中国科学院教材建设专家委员会规划教材
全国高等医学院校规划教材

案例版™

供临床、预防、基础、口腔、麻醉、影像、药学、检验、护理等专业使用

儿 科 学

主　编　冯学斌
副主编　刘文君　刘长云　李海林　贯秀红
编　者　（以姓氏笔画为序）

王永芹　潍坊医学院　　卢思广　徐州医学院
冯学斌　滨州医学院　　刘长云　潍坊医学院
刘文君　泸州医学院　　李海林　昆明医学院
束晓梅　遵义医学院　　吴福玲　滨州医学院
金春姬　延边大学医学院　　周传恩　湖北民族学院
南虎松　延边大学医学院　　贯秀红　滨州医学院
徐　静　昆明医学院　　黄永坤　昆明医学院
董文斌　泸州医学院　　裴连平　滨州医学院

秘　书　李建厂　滨州医学院

科学出版社
北　京

郑　重　声　明

为顺应教育部教学改革潮流和改进现有的教学模式,适应目前高等医学院校的教育现状,提高医学教学质量,培养具有创新精神和创新能力的医学人才,科学出版社在充分调研的基础上,引进国外先进的教学模式,独创案例与教学内容相结合的编写形式,编写了国内首套引领医学教育发展趋势的案例版教材。案例教学在医学教育中,是培养高素质、创新型和实用型医学人才的有效途径。

案例版教材版权所有,其内容和引用案例的编写模式受法律保护,一切抄袭、模仿和盗版等侵权行为及不正当竞争行为,将被追究法律责任。

图书在版编目(CIP)数据

儿科学:案例版/冯学斌主编.—北京:科学出版社,2007
中国科学院教材建设专家委员会规划教材·全国高等医学院校规划教材
ISBN 978-7-03-018155-8
Ⅰ.儿…　Ⅱ.冯…　Ⅲ.儿科学-医学院校-教材　Ⅳ.R72
中国版本图书馆 CIP 数据核字(2006)第 122183 号

责任编辑:胡治国/责任校对:朱光光
责任印制:徐晓晨/封面设计:黄　超

科学出版社 出版
北京东黄城根北街 16 号
邮政编码:100717
http://www.sciencep.com
北京虎彩文化传播有限公司 印刷
科学出版社发行　各地新华书店经销
*
2007 年 1 月第　一　版　　开本:850×1168　1/16
2019 年 2 月第七次印刷　　印张:22 1/2
字数:819 000
定价:59.80 元
(如有印装质量问题,我社负责调换)

前　　言

本教材根据教育部《2003—2007 年教育振兴行动计划》提出的深化教育教学改革的要求，适应课程体系与教学内容改革的需要，在借鉴国外以问题为中心(PBL)教学模式的基础上，以不改变现有教学体系及核心内容为出发点，在教材中增加临床真实病例或标准化病例，融案例教学于课堂理论授课之中，丰富教学内容，启发学生创造性思维，提高学生学习的主动性和积极性，是本教材编写的基本指导思想。

本教材以儿科学基本理论、基本知识和基本技能为重点，在注重科学性和先进性的同时，力求内容简练、实用、易懂，知识点明确，学生好学，教师好教。本教材突出以学生为中心的教育理念，临床案例的学习以学生主动学习为主，教师则以启发学生思考为辅，引导学生提出问题，并给予相应的指导。

本教材以 5 年制医学本科生为主要对象，以临床医学专业为主，兼顾预防、基础、口腔、影像、麻醉、护理等专业需求。教材内容能满足以下 3 个层次的需求：①教育部制定的基本教学要求。②学生毕业后执业医师资格考试的需求。③硕士研究生入学考试的需求。

本教材参编人员均为来自全国 9 所医学院校本科教学一线的教授、专家，他(她)们具有丰富的教学和临床经验，不少教学内容就是他(她)们多年教学经验与研究的结果，所有临床病例资料均来自长期的临床案例积累。教材中配有儿科学专业中英文词汇，有助于学生进行专业英语的学习。

在本教材编写过程中，由于缺乏国内外案例式教材相关参考资料，以及编者水平所限，虽始终严格标准，未敢懈怠，不当之处在所难免，敬请各位同仁及读者批评指正。

冯学斌

2006 年 6 月 10 日

目　　录

第 1 章　绪论 …… (1)
　第 1 节　儿科学的任务和范围 …… (1)
　第 2 节　儿科学的基础和临床特点 …… (1)
　第 3 节　各年龄分期 …… (2)
　第 4 节　我国儿科学的发展与展望 …… (4)
第 2 章　生长发育 …… (6)
　第 1 节　生长发育的规律 …… (6)
　第 2 节　影响生长发育的因素 …… (6)
　第 3 节　体格生长 …… (7)
　第 4 节　各系统的生长发育 …… (9)
　第 5 节　神经心理发育 …… (11)
　第 6 节　神经心理发育的评价 …… (14)
　第 7 节　小儿生长发育障碍 …… (15)
第 3 章　儿童保健与疾病防治原则 …… (18)
　第 1 节　儿童保健 …… (18)
　第 2 节　儿科病史询问和体格检查 …… (22)
　第 3 节　儿科治疗原则及特点 …… (26)
　第 4 节　小儿液体平衡的特点和液体疗法 …… (28)
第 4 章　小儿营养与营养障碍性疾病 …… (38)
　第 1 节　小儿营养基础 …… (38)
　第 2 节　婴儿喂养 …… (40)
　第 3 节　幼儿营养与膳食安排 …… (42)
　第 4 节　营养状况评价 …… (43)
　第 5 节　维生素营养障碍 …… (43)
　第 6 节　蛋白质-能量营养障碍 …… (53)
　第 7 节　微量元素障碍 …… (58)
第 5 章　新生儿与新生儿疾病 …… (61)
　第 1 节　概述 …… (61)
　第 2 节　胎儿生长发育及其影响因素 …… (62)
　第 3 节　正常足月儿和早产儿的特点与护理 …… (62)
　第 4 节　小于胎龄儿与大于胎龄儿 …… (65)
　第 5 节　新生儿重症监护和呼吸支持治疗 …… (66)
　第 6 节　新生儿窒息 …… (68)
　第 7 节　新生儿呼吸窘迫综合征 …… (70)
　第 8 节　新生儿感染性肺炎 …… (72)
　第 9 节　胎粪吸入综合征 …… (73)
　第 10 节　新生儿出血症 …… (75)
　第 11 节　新生儿黄疸 …… (76)
　第 12 节　新生儿溶血病 …… (77)
　第 13 节　新生儿低钙血症 …… (80)
　第 14 节　新生儿低血糖症与高血糖症 …… (81)
　第 15 节　新生儿缺氧缺血性脑病 …… (83)
　第 16 节　新生儿颅内出血 …… (85)
　第 17 节　新生儿寒冷损伤综合征 …… (87)
　第 18 节　新生儿败血症 …… (89)
　第 19 节　新生儿破伤风 …… (91)
　第 20 节　新生儿呕吐 …… (92)
　第 21 节　新生儿坏死性小肠结肠炎 …… (93)
　第 22 节　新生儿脐部病变 …… (95)
　第 23 节　新生儿产伤 …… (95)
　第 24 节　新生儿其他感染性疾病 …… (96)
第 6 章　遗传代谢性疾病 …… (99)
　第 1 节　概述 …… (99)
　第 2 节　21-三体综合征 …… (101)
　第 3 节　先天性卵巢发育不全综合征 …… (104)
　第 4 节　先天性睾丸发育不全综合征 …… (107)
　第 5 节　遗传性代谢缺陷病 …… (108)
第 7 章　小儿免疫与免疫性疾病 …… (118)
　第 1 节　小儿免疫系统发育及其特点 …… (118)
　第 2 节　免疫缺陷病 …… (119)
　第 3 节　支气管哮喘 …… (125)
　第 4 节　风湿性疾病 …… (129)
第 8 章　感染性疾病 …… (140)
　第 1 节　病毒感染 …… (140)
　第 2 节　细菌感染 …… (155)
　第 3 节　结核病 …… (161)
　第 4 节　深部真菌病 …… (171)
　第 5 节　寄生虫病 …… (175)
第 9 章　消化系统疾病 …… (179)
　第 1 节　口炎 …… (179)
　第 2 节　胃食管反流病 …… (180)
　第 3 节　胃炎 …… (183)

第 4 节　消化性溃疡 …………………… (186)
第 5 节　先天性肥厚性幽门狭窄 ……… (188)
第 6 节　肠套叠 ……………………… (190)
第 7 节　先天性巨结肠 ………………… (191)
第 8 节　小儿腹泻 …………………… (193)
第 10 章　呼吸系统疾病 ………………… (199)
第 1 节　小儿呼吸系统解剖生理特点和检查方法 ……………………… (199)
第 2 节　急性上呼吸道感染 …………… (200)
第 3 节　急性感染性喉炎 …………… (202)
第 4 节　急性支气管炎 ……………… (203)
第 5 节　肺炎 ………………………… (205)
第 11 章　循环系统疾病 ………………… (214)
第 1 节　小儿心血管病检查方法 ……… (214)
第 2 节　先天性心脏病 ……………… (216)
第 3 节　常见先天性心脏病 ………… (220)
第 4 节　病毒性心肌炎 ……………… (231)
第 5 节　原发性心内膜弹力纤维增生症 …………………………… (234)
第 6 节　感染性心内膜炎 …………… (234)
第 7 节　小儿心律失常 ……………… (237)
第 8 节　充血性心力衰竭 …………… (243)
第 12 章　泌尿系统疾病 ………………… (248)
第 1 节　小儿泌尿系统的解剖生理特点 ……………………………… (248)
第 2 节　小儿肾脏疾病的主要实验室检查及其临床意义 ……………… (249)
第 3 节　小儿肾小球疾病的临床分类 ……………………………………… (250)
第 4 节　急性肾小球肾炎 …………… (251)
第 5 节　肾病综合征 ………………… (255)
第 6 节　泌尿系统感染 ……………… (259)
第 7 节　肾小管性酸中毒 …………… (261)
第 8 节　血尿 ……………………………… (262)
第 13 章　造血系统疾病 …………………… (265)
第 1 节　小儿造血和血液特点 ………… (265)
第 2 节　小儿贫血 ……………………… (266)
第 3 节　出血性疾病 …………………… (280)
第 4 节　急性白血病 …………………… (284)
第 14 章　神经肌肉系统疾病 …………… (292)
第 1 节　化脓性脑膜炎 ………………… (292)
第 2 节　病毒性脑炎和脑膜炎 ………… (295)
第 3 节　Reye 综合征 ………………… (296)
第 4 节　格林-巴利综合征 …………… (297)
第 5 节　小儿癫痫 ……………………… (298)
第 6 节　脑性瘫痪 ……………………… (304)
第 7 节　进行性肌营养不良 …………… (305)
第 15 章　内分泌疾病 ……………………… (308)
第 1 节　概述 …………………………… (308)
第 2 节　下丘脑-垂体疾病 …………… (309)
第 3 节　甲状腺疾病 …………………… (317)
第 4 节　先天性肾上腺皮质增生症 ……………………………………… (322)
第 5 节　儿童糖尿病 …………………… (325)
第 16 章　小儿急救 ………………………… (330)
第 1 节　小儿心肺复苏 ………………… (330)
第 2 节　急性中毒 ……………………… (332)
第 3 节　小儿惊厥 ……………………… (339)
参考文献 ……………………………………… (343)
附录 …………………………………………… (344)
一、正常小儿外周血液细胞成分正常参考值 ………………………………… (344)
二、小儿尿液检查正常参考值 ………… (344)
三、血液生化检验正常参考值 ………… (345)
四、小儿脑脊液正常参考值 …………… (347)
英汉儿科学专业词汇 ……………………… (348)

第1章 绪 论

儿科学(pediatrics)是一门研究小儿生长发育、身心健康和疾病防治的医学科学。它的服务对象是体格、心理和精神行为均处于不断发育过程中的儿童。各个时期小儿的生理、病理等方面都与成人有所不同,而且具有动态的特点。根据世界卫生组织(WHO)统计资料(1992年),16岁以下人口占总人口的比例在发达国家为21.1%,而在发展中国家则为36.4%。中国1992年全国人口为11.72亿,其中育龄妇女约占总人口的27.1%,16岁以下小儿占总人口的28.9%,这表明我国儿科工作面临着十分重要和艰巨的任务。

第1节 儿科学的任务和范围

一、儿科学的任务

儿科学的任务是以健康的儿童人类的未来为宗旨,不断探索儿科医学理论并在实践中总结经验,努力提高疾病的防治水平,降低儿童发病率和死亡率,保障儿童身心健康,为提高中华民族的健康水平做出贡献。

二、儿科学的范围

儿科学的范围广而且内容多,一切涉及小儿时期健康和卫生方面的问题都属于儿科学范围。这其中既包括医疗和保健预防,又涉及医学研究和科学研究。因此,儿科学不是只涉及某些器官、系统或某类疾病的一门医学科学,而是全面研究小儿的一门临床医学,与诸多医学基础学科和社会人文学科(解剖、胚胎、生理、生化、病理、药理、遗传、免疫、微生物、营养、心理、伦理、教育等)有密切关系。

随着社会经济和医学科学的快速发展,儿科学也不断向纵深发展,学科专业分类日趋多元化、细化。目前,儿科学按性质分为预防儿科学(preventive pediatrics)、发育儿科学(developmental pediatrics)和临床儿科学(clinical pediatrics)。预防儿科学突出预防为主的重要性,除对传染病的预防外,还包括其他器质性和精神情绪疾病的预防;服务对象主要包括自胎儿至青少年各年龄阶段的小儿;内容包括增强体质,提高免疫机能,加强心理卫生,预防行为偏离和精神疾病,防止意外,先天遗传代谢疾病的早期筛查和处理等。发育儿科学是研究和解决小儿生长发育的有关问题,包括体格生长、心理发育,心理性疾病的预防、儿童的学习困难、社交障碍、智能发育迟缓等。临床儿科学即儿科诊疗学,已派生出分支学科如心血管病学、血液病学、神经病学、肾脏病学、内分泌学、遗传病学和临床免疫学等。此外,还出现了小儿传染病学、小儿急救医学等特殊专业。由于小儿生长发育过程中有一定的阶段性特点,因此儿科学又发展形成了以年龄划分为特征的新专业,如围生医学、新生儿学以及青春期医学等。

儿科学除了在专业上愈分愈细、愈来愈深入以外,实践证明儿童的许多健康和卫生问题还需与社会学、教育学、心理学、护理学、流行病学和医学统计学等学科密切合作才能得以解决,因此,今后多学科的多边协作势在必行。此外要实现保障和促进儿童健康这一目的,普及和宣传科学知识也是不容忽视的重要环节。

第2节 儿科学的基础和临床特点

儿科学的研究和服务对象是小儿。小儿从胎儿到成人,整个阶段一直处于不断生长发育的过程中,年龄愈小与成人的差别愈大。小儿不是成人的缩影。因此,在实际工作中掌握各个年龄期小儿的特点非常重要。

一、基础医学方面

(一)解剖

小儿从出生到长大成人,在外观形态上不断发生变化,如体重、身长(高)、头围、胸围、腹围等的增长,身体各部分比例的改变,骨骼发育如颅骨缝、囟门的闭合、骨化中心的出现、出牙换牙等均有一定的规律;内脏器官如心、肝、肾、脾等的大小、位置,以及皮肤、肌肉、神经、淋巴系统等发育也随年龄的增加而变化。只有掌握小儿的正常发育规律,才能判断和识别异常,了解疾病发生的原因,做好保健和医疗工作。

(二)生理生化

不同年龄的小儿,其生理、生化的正常参考值也不同,如心率、呼吸、血压常随年龄的增长而有所改变;新生儿期外周血红细胞、白细胞计数及白细胞分类的正常值也各有其特点;婴儿代谢旺盛而肾功能较差,故比成人容易发生水和电解质紊乱;小儿贫血时易出现髓外造血,恢复胎儿期的造血

笔记栏

功能。

(三) 营养代谢

小儿生长发育快、代谢旺盛,对营养物质特别是蛋白质、水的需要量比成人相对要大。婴儿每天需要热能为 418kJ/kg(100kcal/kg),而成人每日仅需 250kJ/kg(60kcal/kg)。小儿胃肠道的消化功能未趋成熟,故容易造成消化紊乱和营养缺乏。

(四) 病理

由于小儿发育不成熟,机体对病原体的反应因年龄的不同而有差异,如肺炎链球菌所致的肺部感染在婴儿期常为支气管肺炎,而年长儿则发生大叶性肺炎;维生素 D 缺乏时,婴儿出现佝偻病病理改变,而成人则表现为骨软化症;小儿结核病多为原发综合征的病理变化,而成人则不然。

(五) 免疫

小儿非特异性免疫功能较差,如皮肤、黏膜娇嫩,屏障功能差,淋巴系统发育未成熟,防御能力差,补体、调理素等因子活性低下,中性粒细胞的吞噬功能也较差等。特异性体液免疫和细胞免疫也都较成人低下,如婴幼儿时期 IgG、SIgA 水平较低,易患呼吸道及消化道感染。新生儿可通过胎盘自母体获得 IgG,故生后 6 个月内患某些传染病的机会较少;6 个月后,来自母体的 IgG 基本消失,而其自行合成 IgG 的能力一般 6~7 岁时才达到成人水平。母体 IgM 不能通过胎盘,故新生儿血清 IgM 浓度低,易患革兰阴性细菌感染。

二、临床医学方面

(一) 疾病种类

小儿疾病的种类与成人有很大的差异,如婴幼儿先天性、遗传性疾病和感染性疾病较成人多见;小儿心脏病以先天性心脏病为多见,而成人则常见动脉粥样硬化性心脏病;儿童风湿病常伴有风湿性心肌炎,而成人则以风湿性心脏瓣膜病变为多见;中毒型菌痢仅见于小儿;小儿肿瘤疾病中多见急性淋巴细胞性白血病、神经母细胞瘤等,而成人则以其他肿瘤为主。

(二) 临床表现

婴幼儿患急性感染性疾病时往往起病急、来势凶,因缺乏局限能力而易并发败血症;常伴有呼吸、循环衰竭和水、电解质紊乱;病情容易反复波动,变化多端,故临床上应密切观察及时处理。新生儿患感染性疾病时常不伴发热,仅表现为反应差,出现黄疸、体温不升、表情呆滞、外周血白细胞数不增或反而降低,常无明确的定位症状和体征。

(三) 诊断

由于小儿不同年龄阶段疾病种类、临床表现均有其独特之处,故诊断时应重视年龄因素。如小儿惊厥,新生儿期者多考虑与产伤、窒息、颅内出血或先天异常有关;6 个月以内者应考虑是否为婴儿手足搐搦症或中枢神经系统感染;6 个月~3 岁者常以高热惊厥、中枢神经系统感染可能性为大;而>3 岁的年长儿的无热惊厥则以癫痫为多见。小儿常不能自诉病情或不能准确描述病情,故除了向家长和监护人详细询问病史外,应特别注意严密观察病情变化,及时发现问题,以便早期做出确切的诊断和处理。

(四) 治疗

小儿免疫功能低下,调节和适应能力不成熟,患病时容易出现各种并发症,有时几种疾病可同时存在,因此,在治疗主要疾病时,也要注意并发症和并存症的处理。细致的护理和有效的支持疗法是十分重要的儿科治疗措施。

(五) 预后

小儿患病时虽然起病急、来势凶、变化多,但如果诊治及时,恢复也较快。小儿各脏器的修复能力较强,故后遗症一般较成人少见。但年幼、体弱、危重病儿的病情变化迅速,恶化也快,应密切观察,积极抢救,分秒必争,采取有力措施,度过危急时期。

(六) 预防

加强预防工作是降低小儿发病率和死亡率的重要环节。近年来广泛推行计划免疫和加强传染病的管理已使许多小儿传染病的发病率和死亡率明显下降。由于重视儿童保健工作,加强了科学育儿知识的普及,营养不良、贫血、腹泻、肺炎等常见病、多发病的发病率和死亡率也已有显著降低。出生后尽早筛查某些先天性代谢性疾病和及时判断视觉、听觉障碍及智力异常,并加以干预和矫治,从而防止发展成严重伤残,也属于预防的范畴。有些成人疾病应在儿童时期开始预防,如小儿肥胖,可发展成为成年人高血压,动脉粥样硬化性心脏病;成年人的风湿性心瓣膜病多数起源于小儿风湿热;小儿时期的隐匿性肾炎或慢性尿路感染如不彻底治疗即可迁延至成人期,发展为慢性肾功能衰竭。因此加强小儿时期的疾病预防,不仅可增强小儿体质,而且可及时发现和治疗一些潜在的疾病,从而保证成年期的健康。

第 3 节　各年龄分期

小儿的生长发育是一个连续不断的过程,各系统器官组织逐渐长大,功能亦日渐成熟。不同年龄的小儿在解剖、生理、病理等方面确有不同的特点,为了便于进行保健和医疗工作,一般人为地将小儿划分为7个不同的年龄时期,但是须注意各期之间既有区别,又有联系,不能孤立地理解和认识。

(一) 胎儿期(fetal period)

从精子和卵子结合到小儿出生(约为40周)统称为胎儿期。第1周,受精卵从输卵管移动到子宫腔,同时细胞不断分裂;第2周,从受精卵着床到形成内胚层和外胚层;第3周,形成中胚层;第4周,形成体节,心脏开始跳动,以后器官迅速分化。在受精后第8周末各器官的原基均已形成,胚胎初具人型,故最初8周为胚胎期,是机体各器官原基分化的关键时期,此时如受到各种不利因素的影响,便可影响胎儿各器官的正常分化,从而造成流产或各种畸形,因此孕期保健必须从妊娠早期开始。从第9周起到出生为胎儿期,是以组织与器官的迅速生长和功能渐趋成熟为其主要特点的分期。临床上将整个妊娠过程分为3个时期:①妊娠早期:从形成受精卵至不满12周,胎儿在此期基本形成,并可分辨出外生殖器;②妊娠中期:自13周至未满28周,胎儿各器官在此期内迅速成长,功能逐渐成熟,胎龄28周时体重约有1000g,此时肺泡结构基本完善,已具有气体交换的功能,故常以妊娠28周定为胎儿有无生存能力的界限;③妊娠晚期:自满28周至婴儿出生,此期胎儿以肌肉发育和脂肪积累为主,体重迅速增加。

胎儿完全依靠母体而生存。由于胎盘和脐带的异常或其他原因引起的胎儿缺氧、各种感染、理化因素刺激,或孕妇营养不良、吸烟、酗酒、心理创伤等不利因素均可使胎儿生长发育障碍,并导致死胎、流产、早产或先天畸形等严重后果,因此加强孕期保健和胎儿保健十分重要。

(二) 新生儿期(neonatal period)

自出生后脐带结扎时起至生后刚满28天为止。按年龄划分,此期实际包含在婴儿期内。由于此期在生长发育和疾病方面具有非常明显的特殊性,且发病率高,死亡率也高,因此将婴儿期中的这一特殊时期单独列为新生儿期。这一时期小儿脱离母体开始独立生活,内外环境发生了剧烈变化,而新生儿的生理调节和适应能力还不够成熟。因此易发生体温不升,体重下降及各种疾病如产伤、窒息、出血、溶血、感染、先天畸形等,不仅发病率高,而且死亡率也高(约占婴儿死亡率的1/2~2/3),尤其以生后第1周死亡率最高。新生儿期保健特别强调加强护理,如保暖、喂养、消毒隔离、清洁卫生等。

围生期(perinatal period)是指胎龄满28周(体重≥1000g)至生后7足天。这一时期包括了胎儿晚期、分娩过程和新生儿早期,是小儿经历巨大变化、生命遭受最大危险的时期。围生期死亡率是衡量一个国家或地区的产科和新生儿科质量,乃至该地区卫生水平的一项重要指标。

(三) 婴儿期(infancy)

从出生至满1周岁以前为婴儿期。这是小儿出生后生长发育最迅速的时期,身长在一年中增加50%,体重增加2倍;脑发育也很快,1周岁时已开始学走,有利于主动接触周围事物,并能听懂一些话和有意识地发几个音。由于生长迅速,小儿对营养素和能量的需要量相对较大,但由于其消化吸收功能尚不够完善,因此容易发生消化紊乱和营养不良;后半年因经胎盘所获得的被动免疫力逐渐消失,故易患感染性疾病。在这一阶段提倡母乳喂养十分重要,还需有计划地接受预防接种,完成基础免疫程序,并应重视卫生习惯的培养。

(四) 幼儿期(toddler's age)

1周岁以后至满3周岁之前称为幼儿期。此时小儿生长发育速度稍减慢但活动范围增大,接触周围事物增多,故智能发育较快,语言、思维和交往能力增强,但对各种危险的识别能力不足,故应注意防止意外创伤和中毒。其膳食也从乳汁转换到饭菜,并逐步向成人饮食过渡,应注意防止营养不良和消化紊乱。由于活动范围增大而自身免疫力尚不够健全,故仍应注意防止各种传染病。

(五) 学龄前期(preschool age)

3周岁以后(第4年)至6~7岁入小学前为学龄前期。小儿在此阶段生长速度较慢,每年体重约增加2kg,身高约增加5cm,但智能发育更趋完善,好奇多问,模仿性强。由于该时期的小儿具有较大的可塑性,因此要注意培养其良好的道德品质和生活习惯,为入学做好准备。学龄前儿童防病能力有所增强,但因接触面广,仍可发生传染病和各种意外,并易患免疫性疾病,如急性肾炎、风湿热等。

(六) 学龄期(school age)

从6~7岁入学起至12~14岁进入青春期为止称为学龄期,此期小儿体格生长稳步增长,除生殖系统以外的其他器官发育到本期末已接近成人水平。脑的形态发育基本完成;智能发育进一步成熟,早年掌握的运动功能被发展到用于目的明确的活动,如体育竞赛等;由于求知能力加强,理解、分析、综合能力逐步完善,因此此期是接受科学文化教育的重要时期。这一时期的发病率有所降低,但要注意防止近视眼和龋齿;端正坐、立、行的姿势;安排有规律的生活、学习和锻炼,保证足够的营养和睡眠;防治精神、情绪和行为等方面的问题。

笔记栏

(七) 青春期(adolescence)

女孩一般从11～12岁到17～18岁，男孩从13～14岁开始到18～20岁，称青春期，但个体差异较大。在此时期儿童体格生长再次加速，形成第二次高峰，同时生殖系统的发育也加速并渐趋成熟，出现第二性征：男性声音变粗、长出胡须，出现遗精；而女性则骨盆变宽、脂肪丰满，出现月经。此期由于神经内分泌调节不够稳定，可出现良性甲状腺肿、贫血，女孩出现月经不规则、痛经等。由于与社会接触增多，外界环境对其影响越来越大，常可引起心理、行为、精神等方面的不稳定。在保健方面，除了要保证供给足够的营养以满足生长发育迅速增加所需和加强体格锻炼、注意休息以外，尚应根据其心理特点，加强教育和引导，使之树立正确的人生观和培养优良的道德品质，此时期也是学习文化和科学知识的最好时期，因此必须高度重视青春期卫生保健工作，从而保证青少年的身心健康。

第4节　我国儿科学的发展与展望

祖国医学在儿科学方面有极为丰富的经验和杰出的贡献。我国古代医学名著《黄帝内经》(见于《汉书艺文志》)是在战国至西汉时代所著，对儿科病症已有记录。1973年在长沙马王堆三号汉墓出土的帛书医方中也发现当时已有婴儿索痉、婴儿病痫等记载。司马迁所著《史记》在《扁鹊仓公列传》中首次提到"小儿医"的名词，记述扁鹊在秦国治小儿疾病，名闻天下。东汉张仲景《伤寒杂病论》中包括了儿科疾病的诊疗。三国时代的华佗也有治疗儿科疾病的丰富经验。西晋葛洪《肘后救卒方》最早记录了"天行发斑疮(天花)的典型症状和流行情况"，并有治疗结核病、海藻治瘿疾(甲状腺肿)、槟榔治寸白虫病(绦虫病)等的记载。隋唐时代记述小儿疾病的论著渐多。隋朝元方的《诸病源候总论》分别叙述小儿传染病如伤寒、痢疾、肺结核和营养缺乏性疾病，如维生素A缺乏病(夜盲)、维生素B_1缺乏病(脚气病)等；唐代孙思邈所著《备急千金方》论述了小儿发育进程、用兽乳喂哺、用动物肝脏治疗夜盲和雷丸治肠寄生虫病等方法。唐朝对儿科十分重视，在太医署内专设少小科(儿科)与内、外、五官科相并列；此后一直到清代，在太医局、太医院内均设小方脉科，有力地推动了儿科的发展。宋代名医钱乙专业从事儿科40余年，曾撰写《小儿药证直诀》总结了出疹性疾病和小儿常见症状的处理经验；此后刘昉等著《幼幼新书》、无名氏编《小儿卫生总微论方》和陈文中著《小儿病源方论》都是有很高价值的儿科文献，宋代还有《嘉祐补注本草》、《经史证类备急本草》、《太平圣惠方》、《圣济总录》等书，对儿科发展均有贡献。

明代接种人痘预防天花在民间广泛采用，是我国儿科的重大发明。1741年张琰已出版《种痘新书》专著，比英国Jenner发明牛痘早了数10年。明、清两代关于儿科的书籍颇多，如朱棣等集成《普济方》的第九部分专述婴儿病症，张介滨《景岳全书》中的"小儿则"，陈梦雷的《古今图书集成医部全录》中的"幼科心法"，沈金鳌著作《沈氏尊生书》的"幼科释迷"都有其独到之处。

辛亥革命以后，各地纷纷兴办医学院校，但直到20世纪30年代各医学院校才重视儿科教学，到20世纪40年代各大城市才普遍设立儿科，出国学习儿科者也日渐增多，对引进国外儿科学先进经验起了很好的作用。传染病、营养缺乏病和新生儿疾病是当时导致婴儿死亡的主要原因，故儿科界对此进行了较深入的探索。美国儿科专家Holt于1896年编写的《儿科学》为第一本较完整的儿科教材，对培养儿科人才，提高儿科诊疗质量起了一定作用。1943年我国著名儿科学家褚福棠教授编著的《实用儿科学》完稿，并赠给中华医学会刊印出版，至此我国才有自己的较完整的儿科医学参考书，此书几经修订，是目前我国儿科工作者最常参考的高级读物。1937年在上海成立了中华医学会儿科学会，并分别于(上海)1937年和(南京)1944年召开了大会，促进了儿科学术交流。

新中国成立以后，党和政府对儿童健康十分重视，从建国初期就广泛推行新法接生，提倡科学育儿，从而大大降低了新生儿破伤风的发病率。随着广大妇女参加生产和各项社会活动，托幼事业也迅速发展。由于贯彻"预防为主"的卫生方针，大力开展爱国卫生运动，实行计划免疫，使传染病的发病率大幅度下降，天花更已绝迹多年。在小儿常见病、多发病的防治方面也取得了不少成果，如婴幼儿肺炎和腹泻的早期诊治与改进补液方法，使其病死率明显下降；在感染性休克、暴发性流行性脑脊膜炎、流行性乙型脑炎、中毒型菌痢等儿科重症的诊疗方面都取得了令人瞩目的成绩。儿科专题研究也有不少长足的进步，如白血病的综合治疗、小儿先天性心脏病的介入疗法和外科手术、高热惊厥与癫痫及智能发育的研究、微量元素与儿童生长发育等。

儿童医疗保健机构迅速发展，各省、市、区、县级医院大都设有儿科，各省市还建立了儿童医院和妇幼保健院。目前我国共有5.6万名儿科医师从事儿内、儿外、儿传、儿保等医疗保健工作，并随着学科的发展，进一步形成了各种儿科专业，如儿童保健、围生医学、新生儿、呼吸、心血管、血液、消化、神经、内分泌、遗传、感染性疾病等；小儿外科也逐步形成心脏血管外科、泌尿外科、矫形外科、神经外科、新生儿外科和普外科等专业。

在医学教育方面，从20世纪50年代起就在北京、上海、沈阳、重庆等地先后建立儿科系，培养儿科骨干人才，到20世纪90年代初已有14所医学院校设立了儿科系。近年来卫生部还委托各地开办不同专科的全国性讲习班、进修班和学习班以进一步加速儿科人才的培养，并形成了从本科、硕士、博士直到博士后的完善的人才培养体系。

人类社会已经步入21世纪。与20世纪相比，儿

笔记栏

科疾病谱发生了极大的变化，严重的营养不良和传染病已经少见，有些多发病的发病率也在迅速降低，小儿的体质普遍增强。今后，儿科学的任务不仅要着重降低发病率和死亡率，更应着重于保障儿童健康，提高生命质量。儿童保健的服务范围不仅要从大城市普及到中小城市和社区、农村，而且要从单纯的躯体保健向包括智能发育以及气质、行为、情感、社会适应能力等一系列非智力因素在内的全面保健方向深入发展。21世纪将是生命科学的时代，分子生物工程学已经为临床诊断和治疗开辟了一条新途径，生物治疗已经在某些疾病的治疗方面展现了不凡效果，人类基因组学和蛋白质组学的研究将在遗传性、代谢性疾病的诊断、预防方面取得重大突破，这一切必将极大地推动儿科学医疗、预防、保健、科研和教育水平的进一步提高。

（冯学斌）

笔记栏

第2章 生长发育

小儿机体总是处在生长发育的动态变化过程之中。生长发育是小儿不同于成人的重要特点。生长是指小儿身体各器官、系统的长大和形态变化，可以用测量方法表示其量的变化；发育是指细胞、组织、器官的分化完善与功能上的成熟。生长和发育两者紧密相关，生长是发育的物质基础，而身体、器官、系统的发育成熟状况又反映在生长的量的变化上。

第1节 生长发育的规律

小儿各器官、系统生长发育的速度和顺序都遵循一定的规律，熟悉这些规律对正确地评价小儿的生长发育状况，提出指导措施有十分重要的意义。

(一) 生长发育是连续的过程

在整个小儿时期，生长发育是在连续不断地进行，但各年龄阶段生长发育的速度不同。一般体格生长年龄越小，增长越快，如体重和身长在生后前半年，尤其在前3个月增加最快，出现生后的第一个生长高峰；第二年以后生长速度逐渐减慢；至青春期生长速度又加快，出现第二个生长高峰。

(二) 各系统器官的发育不平衡

小儿各系统的发育顺序遵循一定规律，发育快慢不同，各有先后。如神经系统发育较早，脑在生后2年内发育较快；淋巴系统则先快而后缩，在儿童期生长迅速，于青春期前达高峰，此后逐渐降达成人水平；生殖系统发育较晚；其他如心、肝、肾、肌肉等系统的增长基本与体格生长平行(图2-1)。

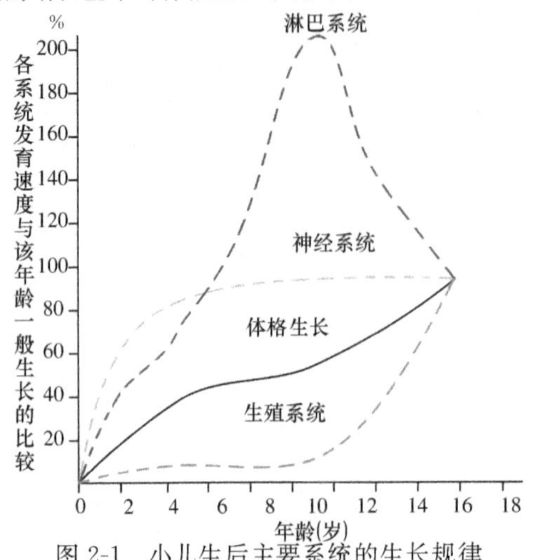

图2-1 小儿生后主要系统的生长规律

(三) 生长发育的一般规律

小儿一般生长发育遵循由上到下、由近到远、由粗到细、由低级到高级、由简单到复杂的规律。如出生后运动发育的规律是：先抬头、后挺胸，再会坐、立、行(由上到下)；从臂到手，从腿到脚的活动(由近到远)；从全掌抓握到手指摘取物品(由粗到细)；先画直线后画圆、图形(由简单到复杂)；先会看、听、感觉事物，认识事物，再发展到有记忆、思维、分析和判断(由低级到高级)。

(四) 生长发育的个体差异

小儿生长发育虽按一定的规律发展，但在一定范围内受遗传、营养、教养、环境的影响而存在相当大的个体差异。如父母身高较高，其子女的身高一般较高；在父母身高相同的情况下，营养状况好的子女的身高要高于营养状况差的子女。每个儿童的生长"轨道"不会完全相同。因此，儿童的生长发育水平有一定的范围，所谓的正常值不是绝对的，必须考虑影响个体的不同因素，才能做出正确的判断。

第2节 影响生长发育的因素

(一) 遗传

机体染色体中的基因是决定遗传的物质基础。小儿生长发育的特征、潜力、趋向等都受到父母双方遗传因素的影响；种族和家族的遗传信息影响深远，如皮肤、头发的颜色、面型特征、身材高矮、性成熟的迟早以及对疾病的易患性等都与遗传有关；遗传性代谢缺陷病、内分泌障碍、染色体畸变等更可直接影响小儿生长发育。

(二) 性别

男、女孩生长发育各有其规律与特点，如女孩的青春期开始约较男孩早2年，体格生长较快，其身长、体重可超过男孩。男孩青春期虽然开始较晚，但其延续时间较女孩为长，最终体格生长还是超越女孩；又如女孩的骨化中心出现较早，骨骼较轻、骨盆较宽、肩距较窄，皮下脂肪较发达，而肌肉不如男孩

笔记栏

发达。故在评估小儿生长发育时应分别按男、女孩标准进行。

(三) 营养

小儿的生长发育必须有完善的营养素供给，充足和调配合理的营养素可使生长潜力得到最好的发挥。年龄越小受营养的影响就越大。宫内营养不良的胎儿不仅体格生长落后，还严重影响脑的发育；出生后营养不良，特别是第1～2年的严重营养不良，可影响体重、身高的增长，使机体的免疫、内分泌和神经等调节功能低下。

(四) 疾病

疾病对生长发育的干扰作用十分明显，急性感染常使体重减轻；长期慢性疾病则影响体重和身高的发育；内分泌疾病常引起骨骼生长和神经系统发育迟缓；先天性心脏病、21-三体综合征、甲状腺功能低下等对小儿体格和智能的发育影响更为明显。

(五) 孕母情况

胎儿在宫内的发育受孕母的生活环境、营养、情绪和疾病等各种因素的影响。妊娠早期的病毒性感染可导致胎儿先天畸形；孕母严重营养不良可引起流产、早产和胎儿体格生长以及脑的发育迟缓；孕母受到某些药物、放射线辐射、环境毒物和精神创伤等影响者，可导致胎儿发育受阻。

(六) 生活环境

阳光充足、空气新鲜、水源清洁、无噪音、住房宽敞等良好的居住环境，能促进小儿生长发育。反之，则会带来不良影响。健康的生活习惯和科学的护理、正确的教养和体育锻炼、完善的医疗保健服务等都是保证儿童生长发育达到最佳状态的重要因素。

综上所述，遗传决定了生长发育的潜力，这种潜力又受到众多外界因素的作用和调节，两方面共同作用的结果决定了每一个体的生长发育水平。作为儿科医务保健人员必须充分熟悉这些因素的作用，正确判断和评价小儿生长发育情况，及时发现偏离和不足，追查原因予以纠正，以保证小儿沿着自己正常的生长轨道不断发育长大成人。

第3节 体格生长

(一) 体格生长的常用指标

1. 体重　为各器官、系统、体液的总重量，是反映儿童体格生长与营养状况的重要指标。临床用药、静脉输液等也常根据体重计算。

新生儿出生体重与其胎次、胎龄、性别和宫内营养状况有关。1995年我国九市城区调查结果显示男婴平均出生体重为(3.3±0.4)kg，女婴为(3.2±0.4)kg，与世界卫生组织的参考值一致。出生后由于摄入不足、胎粪排出和水分丢失等，可出现暂时性体重下降(3%～9%)，称为生理性体重下降，约在生后3～4日达最低点，以后逐渐回升，一般7～10日内恢复到出生时的体重。以后体重增长很快，年龄愈小增长愈快。出生后前3个月每月增长700～800g，4～6个月每月增长500～600g，故出生后前半年每月平均增长600～800g，出现生后第一个增长高峰。7～12个月每月增长300～400g。因此，生后3月龄的婴儿体重约为出生时的2倍(6kg)，12个月龄时婴儿体重约为出生时的3倍(9kg)，即第一年内婴儿体重在前3个月的增加量相当于后9个月的增加量。生后第二年体重增加2.5～3.5kg，2岁时体重约为出生时的4倍(12kg)；2岁至青春前期体重增长减慢，每年增长值约2kg。进入青春期后，由于性激素和生长激素的作用，体格生长又复加快，体重每年增长4～5kg，约持续2～3年，出现第二个增长高峰期。

为便于临床应用，可按下列公式粗略估计体重：

1～6月：体重(kg)＝出生体重(kg)＋月龄×0.7

7～12月：体重(kg)＝出生体重(kg)＋6×0.7＋(月龄－6)×0.4

2岁～12岁：体重(kg)＝年龄×2＋7(或8)

正常同年龄、同性别儿童的体重存在个体差异，一般在10%上下，故大规模儿童生长发育指标测量的平均值仅能作为参考。若正确评价某一儿童的生长状况，最好能连续定期监测其体重变化，如发现体重增长过多或不足，应及时查找原因，予以纠正。

2. 身长(高)　身高指从头顶到足底的全身长度。3岁以内小儿立位测量不易准确，常仰卧位测量，故称身长。身长立位与仰卧位测量值约相差1～2cm。身长(高)的增长规律与体重相似，年龄愈小增长愈快，也出现婴儿期和青春期2个生长高峰。出生时身长平均为50cm，生后第一年身长增长最快，共约增长25cm，其中前3个月约增长11～12cm。第二年身长增长速度减慢，共约增长10cm左右，即2岁时身长约85cm。2岁以后身长(高)稳步增长，每年约5～7cm。2～12岁身长(高)的估算公式为：身高(cm)＝(年龄×7＋70)cm。进入青春早期时出现身高第二个增长高峰，其增长速率达儿童期的2倍，持续2～3年。女孩进入青春期较男孩约早2年，故女孩在10～13岁时常较同龄男孩为高；但因男孩的青春发育期虽开始晚，而持续时间较女孩长，故男孩最终成人身高通常较女孩为高。

身长(高)包括三部分，即头、脊柱(躯干)和下肢，但各部分的增长速度不一致。生后第一年头部生长最快，躯干次之；至青春期时下肢增长最快。故头、躯干和下肢在各年龄期所占身高的比例不同。有些疾病可造成身体各部分的比例失常，这就需要

笔记栏

测量上部量(从头顶至耻骨联合上缘)和下部量(从耻骨联合上缘至足底)以帮助判断。初生婴儿上部量大于下部量(中点在脐上);随着下肢长骨的增长,中点下移,2 岁时中点在脐下;6 岁时中点在脐与耻骨联合上缘之间;12 岁时即位于耻骨联合上缘,即上、下部量相等(图 2-2)。

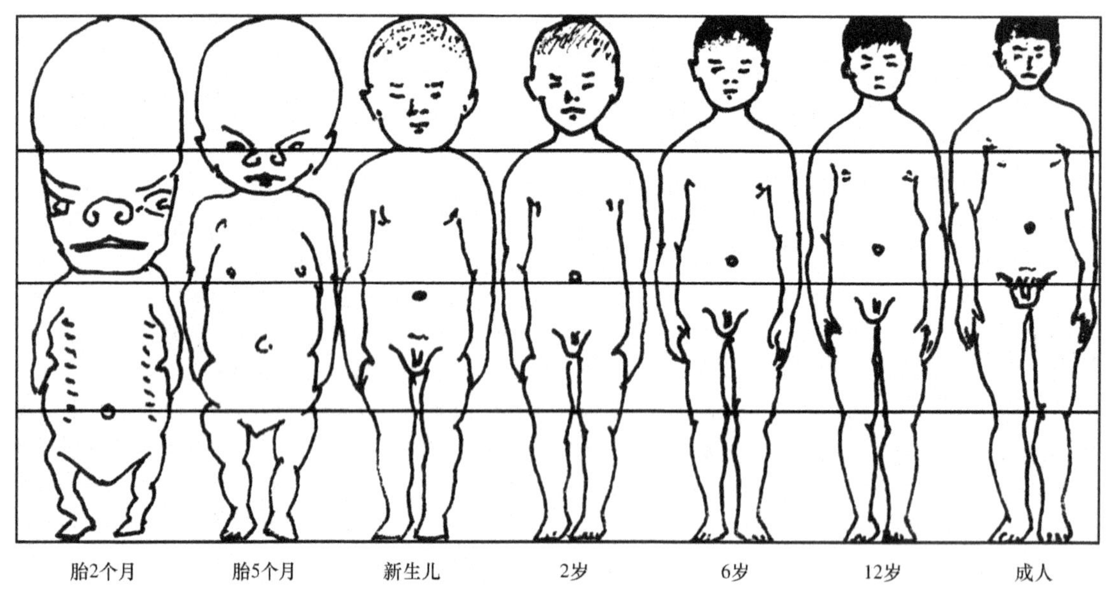

图 2-2　胎儿时期至成人身体各部比例

身长(高)是反映骨骼发育的重要指标。影响身长的因素很多,如种族、遗传、营养、内分泌、运动和疾病等。一般短期的疾病与营养不足不会明显影响身长,身长显著异常大都是由于先天性骨骼发育异常或内分泌疾病所致。

3. 坐高　是由头顶到坐骨节的高度,<3 岁儿童取仰卧位测量,称为顶臀长。坐高的增长代表头颅与脊柱的发育。由于下肢增长速度随年龄增加而加快,坐高占身高的百分数即随年龄而下降,由出生时的 0.67下降到 14 岁时的 0.53。

4. 头围　经眉弓上方、枕后结节绕头一周的长度为头围,与脑的发育密切相关。胎儿期脑发育最快,故出生时头围相对较大,约 33～34cm;1 岁以内头围增长较快,6 个月时 44cm,1 岁时 46cm,1 周岁后头围增长减慢,2 岁时头围 48cm;5 岁时为 50cm;15 岁时头围接近成人约为 54～58cm。头围测量值在 2 岁以内最有价值。较小的头围($<\bar{x}-2s$)常提示脑发育不良;头围增长过速则常提示脑积水。

5. 胸围　沿乳头下缘水平绕胸一周的长度为胸围。胸围的大小与肺和胸廓的发育有关。出生时胸围平均为 32cm 左右,比头围小 1～2cm;1 岁左右胸围等于头围;1 岁以后胸围应逐渐超过头围。营养较差、佝偻病、锻炼不够的小儿胸围超过头围的时间可推迟到 1 岁半以后。1 岁至青春期胸围超过头围的厘米数约等于小儿岁数减 1。

6. 腹围　平脐(小婴儿以剑突与脐之间的中点)水平绕腹一周的长度为腹围。2 岁以前腹围与胸围约相等,2 岁以后则腹围较小。腹围测量不易准确,且影响因素多,故临床意义不大。但在患腹部疾病时(如腹水)需测量腹围。

7. 上臂围　沿肩峰与尺骨鹰嘴连线中点的水平绕上臂一周的长度为上臂围。上臂围值代表上臂肌肉、骨骼、皮下脂肪和皮肤的发育水平,反映了小儿的营养状况。1 岁以内上臂围增长迅速。1～5 岁期间增长缓慢。在无条件测体重和身高的地方,可测量上臂围以普查<5 岁小儿的营养状况:>13.5cm 为营养良好;12.5～13.5cm 为营养中等;<12.5cm 为营养不良。

(二) 体格生长常用指标测量方法

1. 体重　体重测量应在晨起空腹排尿后进行,小儿应脱去衣裤鞋袜。新生儿及婴儿使用婴儿盘式杠杆秤测量,精确读数至 10g;儿童用载重 50kg 杠杆秤测量,精确读数到 50g。

2. 身长(高)　3 岁以下婴幼儿用卧式量板测身长,面部朝上,两腿伸直,头顶及足底紧贴测量板。3 岁以上使用身高计测量,要求小儿直立,正视前方,胸稍挺,腹微收,两臂自然下垂,手指并拢,背靠身长计立柱或墙壁,使两足后跟、臀部及两肩部接触到立柱或墙壁面。

3. 坐高　3 岁以下小儿用卧式量板测坐高(又称顶臀长),测量者提起小儿小腿使膝关节屈曲,大腿与底板垂直,骶骨紧贴底板,移动足板紧压臀部、读量床两侧刻度。3 岁以上小儿坐于坐高计凳上,挺身坐直,骶部紧靠量板,大腿靠拢紧贴凳面与躯干成直角,膝关节屈曲成直角,两脚平放,下移头板与头顶接触,读数。

4. 头围　将软尺 0 点固定于头部一侧的齐眉弓上缘,使皮尺紧贴头皮、绕经枕骨结节最高点回至 0 点。

笔记栏

5. 胸围　3岁以下取卧位(或立位),3岁以上取立位,两手自然平放或下垂,将软尺0点固定于乳头下缘(乳腺已发育的女孩,固定于胸骨中第4肋间,拉软尺接触皮肤,经两肩胛下缘回至0点,取平静呼吸气中间读数,或呼气与吸气的平均值。

6. 腹围　婴儿取卧位,将软尺0点固定于剑突与脐连线中点,经同一水平绕腹一周回至0点。

7. 上臂围　取立位、坐位或仰卧位,双臂自然下垂或平放。常选用左上臂测量,将软尺0点固定于上臂外侧肩峰与鹰嘴连线中点,沿该点水平将软尺绕上臂一周,回至0点。

(三) 体格生长的评价

了解儿童各阶段生长发育的规律及特点和正确评价其生长发育状况,给予适当的指导与干预,促进儿童的健康成长,是儿童保健和临床工作中的一项重要内容。要正确评价个体或群体儿童的生长发育现状及今后发展趋势,必须首先选择一个合适的正常儿童体格生长发育推荐标准参考值作为比较。WHO推荐美国国家卫生统计中心(NCHS)汇集的测量资料作为国际参照人群值。我国卫生部确定1985年调查的中国九大城市儿童的体格发育数据为中国儿童参照人群值,用于制备我国儿童生长发育曲线和比较儿童的营养、生长状况。

1. 评价体格生长的常用方法

(1) 均值离差法:正常儿童生长发育状况多呈正态分布,各常用均值离差法分析,以平均值($\overline{x}$)加减标准差(s)来表示。$\overline{x}\pm s$ 包括68.3%的总体;$\overline{x}\pm 2s$ 包括95.4%的总体;$\overline{x}\pm 3s$ 包括99.7%的总体。通常以 $\overline{x}\pm 2s$ 为均值离差法的正常范围。

(2) 百分位法:适用于正态和非正态分布状况。以第50百分位数为中位数(P_{50});常用 P_3(相当于$\overline{x}-2s$)、P_{10}、P_{25}、P_{50}、P_{75}、P_{90}、P_{97}(相当于$\overline{x}+2s$);自 $P_3\sim P_{97}$包括了95%的总体。通常以 $P_3\sim P_{97}$(包括总体的95%)为百分位数法的正常范围。当变量呈正态分布时,百分位数法与均值离差法两者的相应数值相当接近。

(3) 标准差比值法(Z积分,Zscore,SDS):是用偏离该年龄组标准差的程度来反映生长情况,可在不同人群间进行较为精确的比较:$\text{Zscore}=(x-\overline{x})/s$。其中 x 为测得值,$\overline{x}$为平均值,s 为标准差。Z积分可为正值,也可为负值。通常以$\overline{x}\pm 2s$ 为标准差积分法的正常范围。

(4) 指数法:用两项指标间的相互关系进行比较。常用Kaup指数,即体重(kg)/身高^2(m),是每单位面积的体重值(故亦称为体块指数,BMI),主要反映人体的发育和营养状况;指数值在生后6～8个月内随月龄而增加,1岁以后随年龄增加而下降,正常男孩指数均值为12.71～17.84,女孩为12.67～17.32。

(5) 生长曲线图评价法:用同性别、各年龄组小儿的某一项体格生长指标(如身高、体重等)的各主要百分数值(或离差法的均值和标准差值)画成曲线,可制成生长发育曲线图,供作评价小儿生长的依据。优点是较数字直观,且通过定期纵向观察不仅能准确了解儿童的发育水平,还能判断儿童某项指标的生长趋势有无偏离,便于及早发现原因和采取干预措施。

2. 体格生长评价的主要内容

一般包括发育水平、生长速度和匀称程度三个方面。

(1) 发育水平:发育水平包括所有单项体格生长指标,如体重、身高(长)、头围、胸围、上臂围等,将小儿某一年龄时的某一项体格生长指标测量值(横断面测量)与参考人群值比较,即得到该小儿此项体格生长指标在此年龄的发育水平,但不能预示其生长趋势。

(2) 生长速度:对小儿某一单项体格生长指标(身高、体重为最常用者)进行定期连续测量(纵向观察),即可得到该小儿此项体格发育指标的生长速度。这种动态纵向观察方法可发现每个小儿自己的生长轨道,及时发现生长偏离、加以干预。

(3) 匀称程度:是对体格发育各指标之间的关系进行评估,如:坐高(顶臀高)/身高(长)的比值可反映下肢发育状况,评价身材是否匀称;Kaup指数可指示体型匀称度,是否过胖或过瘦等。

3. 体格生长评价注意事项

(1) 必须采用规范的测量用具和正确的测量方法,力求获得准确的测量数据。

(2) 必须定期纵向观察,以了解儿童的生长趋势,不能单凭一次检查结果就做出结论。

(3) 要根据不同的对象选用合适的参考人群值。

第4节　各系统的生长发育

(一) 骨骼发育

1. 头颅骨发育　颅骨随脑的发育而增长,故较面部骨骼发育为早。可根据头围大小、骨缝和前囟、后囟闭合迟早等来衡量颅骨的发育。颅骨缝出生时尚分离,约于3～4个月时闭合;前囟为额骨和顶骨形成的菱形间隙(图2-3),出生时前囟对边中点连线长度约1.5～2.0cm,后随颅骨发育而增大,6个月后逐渐骨化而变小,约在1～1.5岁时闭合。后囟是两块顶骨和枕骨形成的间隙,出生时即已很小或已闭合,一般于生后6～8周闭合。骨缝和囟门的闭合反映

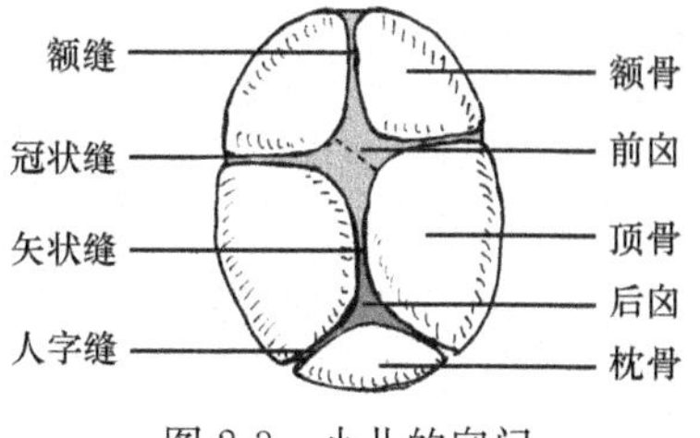

图2-3　小儿的囟门

颅骨的骨化过程，在儿科临床有重要意义，如囟门早闭或过小见于小头畸形，迟闭、过大则见于佝偻病、先天性甲状腺功能低下症等；前囟饱满常示颅内压增高，见于脑积水、脑炎、脑膜炎、脑肿瘤等疾病，而凹陷则见于极度消瘦或脱水小儿。

面骨、鼻骨、下颌骨等的发育稍晚，1～2 岁时随着牙齿萌出面骨变长、下颌骨向前凸出，面部相对变长。

2. 脊柱的发育　脊柱的增长反映脊椎骨的发育。生后第 1 年脊柱增长快于四肢，而 1 岁以后则落后于四肢的增长。新生儿出生时脊柱仅呈轻微后凸；3 个月左右随着抬头动作的发育出现颈椎前凸；6 个月后能坐时出现胸椎后凸；1 岁左右开始行走时出现腰椎前凸；6～7 岁时这 3 个脊椎自然弯曲才为韧带所固定。生理弯曲的形成与直立姿势有关。儿童坐、立、走的姿势不正确及骨骼疾病均可引起脊柱发育异常或造成畸形。

3. 长骨骨化中心的发育　长骨的生长和成熟与体格生长有密切关系。长骨生长主要依靠其干骺端的软骨骨化和骨骺骨化作用使之增长、增粗，当其干骺端骨质融合后，长骨即停止增长。随着年龄的增长，长骨干骺端的骨化中心按一定的顺序和部位有规律的出现，可以反映长骨的生长发育成熟程度。通过 X 线检查长骨骨骺端骨化中心的出现时间、数目、形态变化及其融合时间，可判断骨骼发育情况、测定骨龄。一般摄左手 X 线片，了解其腕骨、掌骨、指骨的发育。腕部于出生时无骨化中心，其出生后的出现次序为：头状骨、钩骨（3 个月左右）；下桡骨骺（约 1 岁）；三角骨（2～2.5 岁）；月骨（3 岁左右）；大、小多角骨（3.5～5 岁）；舟骨（5～6 岁）；下尺骨骺（6～7 岁）；豆状骨（9～10 岁）。10 岁时出全，共 10 个，故 1～9 岁腕部骨化中心的数目约为其岁数加 1。目前临床多用 Greulich 和 Pyle 图谱或 TW_2 评分法，根据每个骨化中心的出现时间、大小、形态、密度等与标准图谱加以比较，其骨骺成熟度相当于某一年龄标准图谱时，该年龄即为其骨龄。骨龄在临床上有重要意义，如生长激素缺乏症、甲状腺功能低下症、肾小管酸中毒等时骨龄明显落后；中枢性性早熟、先天性肾上腺皮质增生症则骨龄超前。

（二）牙齿的发育

人一生有两副牙齿，即乳牙（共 20 个）和恒牙（共 32 个）。出生时在颌骨中已有骨化的乳牙牙孢，但未萌出。小儿出生时无牙，生后 4～10 个月乳牙开始萌出，12 个月尚未出牙者可视为异常。出牙顺序见图 2-4，最晚 2.5 岁出齐。2 岁以内乳牙的数目约为月龄减 4～6，但乳牙的萌出时间也存在较大的个体差异。恒牙的骨化从新生儿时开始，6 岁左右开始萌出第 1 颗恒牙即第 1 磨牙，位于第 2 乳磨牙之后；自 7～8 岁开始，乳牙按萌出先后逐个脱落代之以恒牙，其中第 1、2 双尖牙代替第 1、2 乳磨牙，12 岁左右萌出第 2 磨牙，18 岁以后出现第 3 磨牙（智齿），但也有终身不出此牙者，恒牙一般在 20～30 岁时出齐。

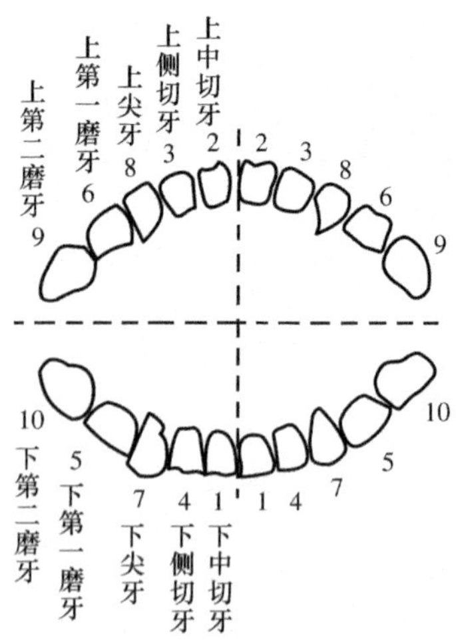

图 2-4　乳牙萌出顺序

出牙为生理现象，但个别小儿可有低热，唾液增多、发生流涎及睡眠不安、烦躁等症状。较严重的营养不良、佝偻病、甲状腺功能低下症、21-三体征等患儿可有出牙迟缓、牙质差等情况。

（三）脂肪组织与肌肉发育

1. 脂肪组织发育　脂肪组织的发育主要是细胞数目增加和体积增大，脂肪细胞数目自胎儿中期开始增加较快，到生后 1 岁末达最高峰，以后渐减速，自 2～15 岁可增加约 5 倍。脂肪细胞体积扩大的速度也以胎儿后期为快，出生时已增加 1 倍，以后逐渐减慢，到学龄前期脂肪细胞大小已增加不多，一直维持到青春期。全身脂肪组织所占体重的百分比也有以上同样趋势，出生时占体重 16%；第 1 年增加至 22%；然后逐渐下降，到 5 岁时仅占体重 12%～15%，以后保持此比例；直到青春前期体格生长突然加速时，脂肪组织占体重比例也上升，尤以女孩为显著，占 24.6%，约为男孩的 2 倍。故青春期女孩大多显得丰满。

皮下脂肪占全身脂肪的 50%以上，测量皮下脂肪厚度可反映全身脂肪量的多少、肥胖或营养不良的程度。临床工作中常选用二头肌、三头肌、肩胛下角或髂上等部位，很少测量腹部皮下脂肪。

2. 肌肉组织的发育　胎儿期肌肉组织发育较差，出生后随小儿躯体和四肢活动增加才逐渐发育。小婴儿肌张力较高，1～2 个月后才逐渐减退，肢体可自由伸屈放松。当小儿运动能力增强，会坐、爬、站、行、跑、跳后，肌肉组织发育加速，肌纤维增粗，肌肉活动能力和耐力增强。学龄前小儿已有一定负重能力，皮下脂肪变薄而肌肉发育显著加强；学龄期儿童肌肉更比婴幼儿粗壮；到青春期肌肉发育尤为加速，男孩比女孩更突出。9～10岁以后男孩肌肉约占体重的 45.9%，女孩为44.2%，以后几年男孩超过50%，女孩则维持不变或下降。肌肉的发育与营养、运动有密切关系，故应保证小儿的营养供给，鼓励小儿多进行体操、球类、游泳等运动锻炼。运动能促进肌肉发达，消耗体内脂肪，避免脂肪积累过多，可预防肥胖，使小儿变得灵活健壮。

(四) 生殖系统发育

生殖系统的发育受内分泌系统的下丘脑-垂体-性腺轴的控制，从出生到青春前期小儿性腺轴功能一直处于低水平，生殖系统处于静止期，保持幼稚状态；10岁左右时，下丘脑对性激素负反馈作用的敏感度下降，促性腺激素释放激素(GnGH)分泌增加，使垂体分泌的促卵泡激素(FSH)、促黄体生成激素(LH)和生长激素量增多，小儿进入青春期，性腺和性征才开始发育。青春期约持续6～7年，分为3个阶段：青春前期(约10～13岁)，女孩比男孩平均早两年开始，体格生长开始加速，第二性征出现(性发育分期Ⅰ～Ⅱ)；青春中期(14～16岁)，出现体格生长的第二个高峰，第二性征全部出现；青春后期(17～20岁)，生殖系统发育在此期内全部完成(性发育分期Ⅲ～Ⅳ)，最终生殖系统完全成熟，体格生长停止。青春期发育的开始和持续时间受多种因素的影响，个体差异亦较大。

1. 男性生殖系统发育　男性生殖器官包括睾丸、副睾、阴茎。出生时睾丸大多已降至阴囊，约10%男婴的睾丸尚可位于下降途径中的某一部位，一般在1岁以内都会下降到阴囊，少数未降者即为隐睾症。在青春期以前，男孩外阴处于幼稚状态，睾丸容积约2.0ml左右、长径<2cm，阴茎长度<5cm。待睾丸容积增大至>3ml时即标志青春期的开始；随即出现阴囊增长，皮肤变红、薄，阴茎增长、增粗；继而出现阴毛、腋毛、胡须和声音低沉等男性第二性征。一般在10～11岁时睾丸、阴茎开始增大，12～13岁时开始出现阴毛，14～15岁出现腋毛、声音变粗，16岁后长胡须，出现痤疮、喉结，肌肉进一步发育；全过程历时约5年或更久，个体差异较大。

2. 女性生殖系统发育　出生时卵巢发育已较完善，但其卵泡处于原始状态。在儿童期卵巢发育非常缓慢，进入青春前期后，在增强的LH和FSH的刺激下，女孩卵巢内即见滤泡发育，乳房出现硬结(B_2)，标志其青春期的开始；随着卵巢的迅速增长，雌激素水平不断上升。乳房、外生殖器、阴毛等依次发育，最后出现月经初潮和腋毛。通常在9～10岁时乳房初现(thelarche)，骨盆开始增宽；10～11岁阴毛初现(pubarche)；13岁左右乳房达B_4期时出现初潮(menarche)。整个过程约1.5～6年。

第5节　神经心理发育

在小儿成长过程中，神经心理的正常发育与体格生长具有同等重要意义。功能的发育是在神经系统生长成熟的基础上进行的，包括感知、运动、语言、情感、思维、判断和意志性格等方面。除先天遗传因素外，小儿的神经心理发育健康与否与其所处的环境和受到的素质教养水平的关系尤为密切。

(一) 神经系统的发育

胎儿时期神经系统发育最早，脑的发育尤为迅速。出生时脑重约370g，占体重的1/9左右(约为成人脑重的25%)，6个月时达600～700g，1岁时达900g(约为成人脑重的60%)，4～6岁时脑重达成人的85%～90%，7岁时接近成人脑重。新生儿脑外观虽已与成人相似，已有主要沟回，但较浅，发育不完善，脑皮层较薄，虽已有细胞分层，但细胞分化差，树突和轴突少而短。3岁时细胞分化基本完成，8岁时已与成人无区别。小儿出生后脑重的增加主要是神经细胞体积增大、树突增多、加长以及神经髓鞘的形成。神经髓鞘的形成遵循先向心神经，后离心神经的规律。一般在4岁左右神经纤维才完成髓鞘化。婴儿期由于神经髓鞘形成不全，当外界刺激作用于神经而传入大脑时，因无髓鞘隔离，兴奋可传入邻近的神经纤维，在大脑皮层内不能形成一个明确的兴奋灶，同时刺激在无髓鞘的神经中传导速度较慢。这就是小儿对外来刺激反应较慢而易于泛化的原因。出生时大脑皮质下中枢如丘脑、苍白球等系统发育已较成熟，但大脑皮质及新纹状体发育尚未成熟，故初生时的活动主要由皮层下中枢调节，故初生婴儿动作多而缓慢如蠕动样，且肌张力高。以后脑实质逐渐增长、成熟，运动转为由大脑皮层调节。新生儿的脑组织富含水分及蛋白质，而类脂质、磷脂及脑苷脂含量较少，1.5岁后与成人相似。长期营养缺乏可引起小儿脑发育落后。小儿的脊髓相对较成人长，在胎儿时脊髓下端位于第二腰椎下缘，4岁时上移至第一腰椎。故在为小儿进行腰椎穿刺时，应注意上述特点，以避免造成脊髓损伤。

小儿出生后已具有觅食、吸吮、吞咽、拥抱、握持等一些先天性反射和对强光、寒冷、疼痛等刺激的反应。随年龄增长一些先天性反射(如吸吮、握持、拥抱反射等)将逐渐消失，如握持反射一般于3～4个月时消失。新生儿和婴儿肌腱反射较弱，腹壁反射、提睾反射不易引出，直到1岁时才稳定。3～4个月小儿四肢屈肌张力较高，Kerning征呈阳性，2岁以下小儿Babinski征呈阳性亦可为生理现象。

出生后2周左右出现第一个条件反射，即被母亲抱起喂奶时出现吸吮动作；2个月开始可形成视、听、味、嗅、触觉相关的条件反射；2～3岁时大脑皮质抑制功能发育完善，至7～14岁时皮质抑制调节功能才达到一定强度。

(二) 感觉发育

出生后各种感觉能力的发育都很迅速，这对小儿

笔记栏

神经心理发育有重要意义。

1. 视觉　新生儿已有光觉反应，遇强光可引起闭目，但视觉不敏锐，对15～20cm范围内的物体看得最清楚，而且眼球运动不协调，可有暂时性斜视或轻度眼球震颤，3～4周自行恢复。第2个月起能协调地注视物体。当一个物体很快接近眼前时可引起小儿瞬目反应；3个月时头眼协调较好，可随物体移动180°；4～5个月开始能认母亲，认识自己的奶瓶；1～1.5岁能区别形状，喜看图画；1.5～2岁两眼调节好，视力达0.5；5岁能区别颜色；6岁后视力达1.0。

2. 味觉　出生时味觉发育较完善。新生儿对酸、甜、苦不同味道已有不同反应。4～5个月对食物的细微变化已很敏感，如不及时添加辅食，常在断乳时遇到很大困难。

3. 听觉　出生时由于中耳鼓室有羊水潴留，妨碍声音传导，故听力较差，但对强声可有瞬目、震颤等反应。3～7天后听力较好，1个月能分辨“吧”和“啪”的声音；3个月时出现定向反应，即头转向声源；6个月能区别父母声音；1岁时能听懂自己的名字。

4. 嗅觉　出生时嗅觉发育已基本成熟，新生儿对母乳香味已有反应；1个月对强烈气味可表示不愉快；3～4个月能区分好闻和难闻的气味；7～8个月时更为灵敏，对芳香气味有反应。

5. 皮肤感觉　可分为触觉、痛觉、温度觉和深感觉。出生时触觉发育已很好，当触及口唇及舌尖时，即引起吸吮动作；当触及口周皮肤时，即有张口动作；7个月时有定位能力，当刺激皮肤某点时，手可准确地抚摸被刺激的地方。新生儿痛觉较迟钝，第二个月起对刺激反应才逐渐敏感。新生儿温度觉已很灵敏，尤其对冷的反应，胎儿离开母体、外界温度骤降即啼哭，当保暖后就安静下来；但对热的反应相对迟钝，故在给新生儿保温时应注意避免烫伤。

6. 知觉　知觉是人对事物的综合反映，包括空间知觉和时间知觉。5～6个月时已有手眼协调动作，1岁末开始有空间和时间知觉，3岁能辨上下，4岁辨前后，5岁辨左右。

（三）运动发育

胎动是小儿运动的最初形式。新生儿期因大脑皮质发育不成熟，传导神经尚未完成髓鞘化，故新生儿动作多属无意识和不协调的。以后由大脑皮层迅速发育、小儿运动功能日臻完善。

小儿运动发育的规律是：由上到下（头尾规律）、由近及远、由粗到细、由不协调到协调、正反规律（如先会抓东西后会放下东西，先会向前走后会向后退等）。粗动作发育过程可归纳为：“二抬四翻六会坐，七滚八爬周会走。”

1. 大运动　大运动包括抬头、翻身、坐、爬、立、走、跑等方面。小儿大运动发育程序如下：

新生儿：俯卧位能将脸从一边转向另一边以避免窒息。仰卧位可出现颈紧张姿势。

1个月：能俯卧位抬头片刻。

2个月：能俯卧抬头45°，从仰位拉至坐位，头后仰。

3个月：俯卧位抬头90°，垂直位能抬头，但控制尚不稳定，出现头晃动。

4个月：仰卧头向中央，四肢对称；俯卧抬头高，并以肘支撑抬起胸部。

5个月：能直腰靠背坐。

6个月：已能用下肢支持身体，喜欢扶腋下跳跃。

7个月：会翻身，俯卧位能向左右旋转追逐物体。

8个月：长时间稳坐，开始学爬。

9个月：扶着栏杆能站立。

10个月：会自己从坐位攀栏站起。

11个月：会扶栏行走或牵着一手走。

12个月：会独立片刻，约1/4小儿能独自行走。

15个月：一般小儿都会独走，会蹲下拣物。

18个月：行走快，很少跌跤，会自己扶栏一次一级地上楼梯，会倒退行走数步。

2岁：能跑。

3岁：双足交替登楼梯。

4～5岁：会单足跳，能奔跑。

2. 细运动　细运动是指手及手指的功能，如取物、搭积木、绘图、扣纽扣等。视觉的发育是细运动发展的必要基础。新生儿手接触物体时出现握持反射。3个月左右随着握持反射消失，出现了主动抓握。5～6个月以后出现了以视觉为线索的抓握，并进而出现手、眼及其他部位肌肉的协调。手的功能发展也有成熟过程：先用手掌尺侧握物，后用桡侧，再用手指；先会用4个手指以一把抓方式取物，后用拇指对食指捏取；先会抓握，后能主动放松。

小儿细运动发育程序如下：

出生～2个月：紧握触手物。

2个月：能短暂留握如摇荡鼓等物体。

3个月：两手放松，常拉自己的衣服及大人的头发。

4个月：两手在胸前玩弄，见到新鲜物体两臂会活动起来。

5个月：手伸向物体，碰到时会随手抓起。

6个月：双手能各拿一块边长2.5cm左右的方木。

7个月：可在两手间传递玩具。能用4个手指一把抓的方式取到小糖丸。

8个月：出现捏弄、敲打及抛掷玩具的动作。

9个月：伸出食指拨弄小物件。此时拇、食指能配合用钳形动作摘拿小丸。

12个月：拇、食指用钳形动作取小丸时已不需尺侧腕部的支持，称为“垂指摘”。

15个月：试搭方木2块。能将小丸放入小瓶中。

18个月：搭方木3～4块。会将小丸从瓶中倒出以取得小丸。开始会用笔在纸上乱画。

2岁：搭方木5～6块。会模仿画竖线、横线。会

笔记栏

逐页翻书。

2.5岁：搭方木8块。会穿上短裤和便鞋。

3岁：会模仿用3块方木“搭桥”，串木珠，解纽扣。会画“圆圈”、“十”字。

4岁：会画方形。

5岁：会画人。

6岁：会画三角，能折纸。

7～8岁：会画菱形，能做手工、泥塑。

（四）语言发育

语言是人类所特有的一种高级神经活动形式，是表达思维和意识的一种形式。小儿语言的发育除受语言中枢控制外，还需要正常的听觉和发音器官。语言能分理解和表达两方面。小儿学语是无理解而后表达，先会发语音而后会用词和句。在词的理解应用上，先是名词而后为动词、形容词、介词。语言能力发展程序如下：

新生儿出生时能大声啼哭。

1个月：能发很小喉音。

2～3个月：能发a(啊)、o(噢)等元音。

4个月：在愉快的社交接触中能大声笑。

6～7个月：发唇音，并能将元音与辅音结合起来，如ma、da等。

8个月：常重复某一音节，如ma－ma、da－da、ba－ba等。

8～9个月：能区别大人语气，对大人的要求有反应，如“拍手”。能模仿发ma、ba等音。

12个月：懂得某些物体的名称，如“灯灯”、“鞋鞋”、“帽帽”，并会用手指出。同时还知道自己的名字。约半数12个月的小儿能有意识叫“爸爸”、“妈妈”。

18个月：能说10个左右有意义的词。会指出身体各部分。

2岁：会说2～3个词构成的简单句。能说出身体各部分的名称。

3岁：词汇增加很快。能说出姓名、性别，懂得介词(如上、下)，能唱简单的儿歌。

4～5岁：能听懂全部说话内容，能简单地叙说一件事情及讲故事。此年龄的特点为喜欢提问。

6岁：说话流利，句法正确。

语言的发育是在第一信号系统基础上形成的，是小儿高级神经活动进入一个质变的阶段，语言发育加深了认识、理解、推理，使小儿智力更进一步发展。语言发育重要时期在生后9～24个月，应早期进行语言训练。

（五）对周围人和物的反应（应人能、应物能）

该反应包括对周围人和物的反应和交往的能力以及独立生活能力。应人能、应物能是随年龄增长而逐渐发展的。其发展程序如下：

新生儿：对周围较淡漠，反复逗引方有反应。对强光反应较快。

1个月：喜欢看熟悉人的脸和颜色鲜艳的物体。

2个月：双眼会追随移动的物体，会注意母亲的脸，开始微笑。

3个月：认识母亲。

4个月：逗引时能发出笑声，能主动以笑脸迎人，母亲离去或不在时会表现不愉快。

5～6个月：能区别熟人和陌生人，喜欢做用手帕遮脸的游戏。会向镜中人微笑。能抚摸或抱着奶瓶。

7～8个月：能注意周围人的行动与表情。能体会说话人的语调，如大人用斥责语调说“不许动”，小儿可出现恐惧表现或马上停止动作。

9～10个月：能模仿成人动作，会招手表示“再见”，对外人表示恐惧。

12个月：对人有爱憎之分，能配合大人穿衣。

18个月：会用语言或手势表示要求，会表示大小便。

2岁：能自己用匙吃饭，动作准确，但吃不干净。基本能控制大小便。能听懂命令，执行简单任务。

3岁：会参加其他孩子的活动，会洗手。

4岁：好奇心强，求知欲强，不断提问。能自己上厕所，脱衣服。

5～6岁：喜欢集体游戏，常扮演想像中的角色，会做简单的家务劳动，如擦桌、扫地等。

小儿中枢神经系统一切功能活动的发育，虽以神经、肌肉和骨骼系统正常发育为前提，但外界环境条件、训练和教养起着重要作用。多让小儿接触外界环境，加强教养、训练，会对小儿神经、精神的发育有促进作用。小儿神经、精神的发育过程见表2-1。

表2-1　小儿神经精神发育过程

年　龄	粗细动作	语　言	适应周围人物的能力和行为
新生儿	无规律、不协调动作；紧握拳	能哭叫	铃声使全身活动减少
2月	直立及卧位时能抬头	发出和谐喉音	能微笑，面部有表情；眼随物转动
3月	仰卧位变为侧卧位；用手摸东西	咿呀发音	头随看到的物品或听到的声音转动180°；注意自己的手

笔记栏

续表

年 龄	粗细动作	语 言	适应周围人物的能力和行为
4月	扶髋部能坐；可在俯卧位时用两手支持抬起胸部；手能握持玩具	笑出声	抓面前物体；自己玩弄手，见食物表示喜悦；较有意识地哭和笑
5月	扶腋下能站直；两手各握一玩具	能喃喃地发出单词音节	伸手取物；能辨别人声；望镜中人笑
6月	能独坐一会儿；用手摇玩具		能认识陌生人和熟人；自拉衣服；自握足玩
7月	会翻身；自己独坐很久；将玩具从一手换入另一手	能发“爸爸”、“妈妈”等复音，但无意识	能听懂自己的名字；自握饼干吃
8月	会爬；会自己坐起来、躺下去；会扶栏杆站起来；会拍手	重复大人所发简单音节	注意观察大人的行动；开始认识物体；两手会传递玩具
10～11月	能独站片刻；扶椅或推车能走几步；拇、食指对指取物	开始用单词，一个单词表示多个意义	能模仿成人的动作；招手、再见；或与人合作游戏
12月	独走；弯腰拾东西；会将圆圈套在耍棍上	能叫出物品名字；指出自己手、眼	有喜憎之分；穿衣能合作；用杯子喝水
15月	走得好；能蹲着玩；能叠一方木	能说出几个词和自己的名字	能表示同意或不同意
18月	能爬台阶；有目标地扔皮球	能认识和指出身体各部分	会表示大小便；懂命令；会自己进食
2岁	能双脚跳；手的动作更准确；会用勺子吃饭	会说2～3个字的句子	能完成简单的动作，如拾起地上的物品；能表达喜、怒、怕、懂
3岁	能跑；会骑三轮车；会洗手、洗脸；脱、穿简单衣服	能说短歌谣，数几个数	能认识画上的东西；认识男、女；自称“我”；表现自尊心、同情心、害羞
4岁	能爬梯子；会穿鞋	能唱歌	能画人像；初步思考问题；记忆力强、好发问
5岁	能单腿跳；会系鞋带	开始识字	能分辨颜色；数十个数；知物品用途及性能
6～7岁	参加简单劳动，如扫地、擦桌子、剪纸、结绳等	能讲故事；开始写作	能数几十个数；可简单加减；喜独立自主

第6节 神经心理发育的评价

小儿神经心理发育的水平反映在感知、运动、语言和心理过程等各种能力表现及性格方面，对这些能力和特征的检查称为心理测试。心理测试是指用较精确的、量化的检测方法研究人的心理发育。儿童在生长发育过程中，可能发生各种原因导致的单纯功能性的或继发于脑器质性损伤的神经——精神发育障碍，如学习障碍、注意力不足、智能迟缓等。心理测试仅能检查障碍的程度，没有诊断疾病的意义，不可替代其他学科的检查。目前常用的心理检测方法有如下几种：

（一）常用筛查测验

1. 丹佛发育筛查法（denver developmental screening test，DDST） 主要用于＜6岁儿童，实际应用时对＜4.5岁的儿童较为适用；共103个项目，分为个人—社会、细运动与适应性行为、语言和大运动四个能区。

2. 绘人测试 适用于5～9岁半的儿童。让小儿根据自己的想像绘出一幅全身人像，计分内容包括身体部位、各部比例和表达方式等。绘人法测试作为一种心理成熟的发育测试筛查法，常用于测试听、视觉、动作协调、观察、思维、记忆、空间能力等。

3. 图片词汇测试（peabody picture vocabulary test，PPVT） 适用于4～9岁小儿的一般智能筛查。可测试儿童听、视觉、知识、推理、综合分析、语言词汇、注意力、记忆力等。PPVT采用120张图片（每张有黑白线条画四幅），测试者说一个词汇，让小儿指出其中相应的一幅画。

（二）常用诊断测验

1. Cesell发育量表 用于4周至3岁的婴幼儿。包括大运动、细动作、个人—社会、语言和适应性行为等五个方面测试，结果以发育商（DQ）表示。

2. Bayley婴儿发育量表 用于2～30月婴幼儿。包括精神发育量表（163项）、运动量表（81项）和婴儿行为记录等。

3. Standford-Binet智能量表 用于2～18岁的小儿。包括测试幼儿具体智能（感知、认知、记忆）和年长儿的抽象智能（思维、逻辑、数量、词汇），用以评价儿童学习能力和对智能迟滞者进行诊断及程度分类。

笔记栏

结果以智商(IQ)表示。

4. Wechsler学前及初小儿童智能量表(WPPSI) 适用于4～6岁半的小儿。采用一整套不同测试题,来衡量小儿不同性质的能力,结果综合后可提示儿童的全面智力才能,客观地反映学前儿童的智能水平。

5. Wechsler儿童智能量表修订版(WISC-R) 适用于6～16岁儿童,内容与评分方法同WPPSI。

第7节 小儿生长发育障碍

一、体格生长障碍

小儿体格生长障碍是儿童生长过程中最常见的问题。大多数儿童体格生长在良好适宜的环境下按照遗传潜力,遵循一定的规律或轨道稳定发展。但由于体内、外各种因素的影响,有些儿童出现生长偏离正常规律或轨道现象。如通过定期生长发育检测中尽早发现,寻找原因加以干预,则有可能纠正偏离,使小儿生长发育回至正常发展轨道,否则会损害小儿身心健康。体格生长障碍有些可起始于胎儿期,多数为后天营养与疾病影响造成,部分为遗传、内分泌代谢疾病所致,还有少数因神经心理因素所致。常见的体格生长障碍有:

(一)体重增长障碍

1. 体重过重(超重) 指体重超出同龄正常儿童体重平均数加2个标准差(或第97百分位)者。体重过重可见于:体重与身高的发育均超过同龄儿童的正常小儿;肥胖症即体重的发育超过身高的发育水平。

2. 低体重 指体重低于同龄正常儿童体重平均数减2个标准差(或第3百分位)者。低体重可见于:与身高发育平行的情况,如家族性矮小;部分有严重宫内营养不良史的儿童,生后体重发育未能追上同龄儿童;因喂养不当、慢性疾病、神经心理压抑(如虐待)以及严重畸形所致的重症营养不良者。

(二)身高增长障碍

1. 高身材 指身高超过同龄正常儿童身高平均数加2个标准差(或第97百分位)者。高身材可见于家族性高身材、垂体性肢端肥大症、Marfan综合征等。

2. 矮身材 指身高低于同龄正常儿童身高平均数减2个标准差(或第3百分位)者。矮身材可见于:家族性矮小、体质性发育延迟者;部分有严重宫内营养不良的儿童,生后生长发育未能追上同龄儿童;因长期喂养不良、慢性疾病,以及严重畸形所致重症营养不良者;某些影响骨骼生长的内分泌疾病如甲状腺功能低下症、生长激素不足症、肾上腺皮质增生症等;骨代谢疾病如软骨发育不良、黏多糖病;染色体疾病,如Turner综合征、21-三体综合征等。

二、心理行为障碍

小儿神经心理发育随年龄增大而渐成熟,在发育过程中如受到体内外各种因素影响,可出现心理行为障碍。近年资料表明我国少年儿童的行为问题检出率为8.3%～12.9%。小儿行为问题表现在儿童日常生活中,容易被家长忽略,或被过分严重估计。小儿行为问题一般分为:①生物功能行为问题,如遗尿、遗便、多梦、睡眠不安、夜惊、食欲不佳、过分挑剔饮食等;②运动行为问题,如咬指甲、磨牙、吸吮手指、咬或吸衣物、挖鼻孔、咬或吸唇、活动过多等;③社会行为问题,如破坏、偷窃、说谎、攻击等;④性格行为问题,如惊恐、害羞、忧郁、社交退缩、交往不良、违拗、易激动、烦闹、胆怯、过分依赖、要求注意、过分敏感、嫉妒、发脾气、躯体诉述等;⑤语言问题,如口吃等。男孩的行为问题常多于女孩,男孩多表现运动与社会行为问题;女孩多性格行为问题。儿童行为问题的发生与父母对子女的期望、管教方式、父母的文化、学习环境等显著相关。多数儿童的行为问题可在发育过程中自行消失。

(一)学习困难

学习困难又称学习障碍。学习的必要条件是要有正常发展的认知能力、正常的感觉器官(听、视觉)功能、正常的运动发育、正常情绪和良好的环境。学习障碍属特殊发育障碍,是指在获得和运用听、说、读、写、计算、推理等特殊技能上有明显困难,并表现出相应的多种障碍综合征。由于各种原因如智力低下、多动、情绪和行为问题、特殊发育障碍所引起的学业失败统称学习困难。中枢神经系统的某些功能障碍也会导致学习技能上的困难。学龄期儿童发生学习障碍者较多,小学2～3年级为发病的高峰;男孩多于女孩。学习困难可有学习能力的偏异(如操作或语言能力);协调运动障碍,如眼手协调差、影响绘图等精细运动技能的获得;听觉辨别能力差,分不清近似音,影响听、说与理解;理解与语言表达缺乏平衡,听与阅读时易遗漏或替换,不能正确诵读,构音障碍,交流困难;知觉转换障碍,如听到"狗"时不能就想到"狗",立即写出"狗"字;视觉一空间知觉障碍,辨别形状能力差,常分不清6与9,b与d等,影响阅读能力等。学习障碍的儿童智力不低,但由于其认知特性导致他(她)们不能适应学校学习和日常生活。在拒绝上学的儿童中有相当部分是学习障碍儿童,对他们应仔细了解、分析原因,采取特殊教育对策。

(二)屏气发作

屏气发作为呼吸运动暂停的一种异常行为,多发于6～18月婴幼儿,5岁前会逐渐自然消失。呼吸暂

笔记栏

停发作常在情绪急剧变化时，如发怒、恐惧、剧痛、剧烈叫喊时出现。常有换气过度，使呼吸中枢受抑制，哭喊时屏气，脑血管扩张，脑缺氧可有昏厥、丧失意志、口唇发绀，躯干、四肢挺直，甚至四肢抽动，持续0.5～1分钟后呼吸恢复。症状缓解，唇、指返红，全身肌肉松弛而入睡，一日可发作数次。这种婴儿性格多暴躁、任性、好发脾气，应加强家庭教养，遇矛盾冲突时应耐心说理解释，避免粗暴打骂，尽量不让孩子有发脾气、哭闹的机会。

（三）吮拇指癖、咬指甲癖

3～4个月后的婴儿生理上有吮吸要求，常自吮手指尤其是拇指以安定自己。这种行为常发生在饥饿时和睡前，多随年龄增长而消失。但有时小儿因心理上得不到满足而精神紧张、恐惧焦急，未获父母充分的爱，又缺少玩具音画等视听觉刺激，孤独时便吮拇指自娱，渐成习惯，直至年长尚不能戒除独自读书或玩耍时吮拇指的行为。长期吮手指可影响牙齿、牙龈及下颌发育，致下颌前突、齿列不齐，妨碍咀嚼。咬指甲癖的形成过程与吮拇指癖相似，也系情绪紧张、感情需求得不到满足而产生的坏习惯，多见于学龄前期和学龄期儿童。对这类孩子要多加爱护和关心。消除其抑郁孤独心理；当其吮拇指或咬指甲时应将其注意力分散到其他事物上，鼓励小儿建立改正坏习惯的信心，切勿打骂讽刺，使之产生自卑心理，也不宜在手指上涂抹苦药等方法来终止。

（四）遗尿症

正常小儿自2～3岁时已能控制排尿，如在5岁后仍发生不随意排尿即为遗尿症，大多数发生在夜间熟睡时，称夜间遗尿症，较少发生在白天。遗尿症可分为原发性和继发性两类：原发性遗尿症较多见，多半有家族史，男多于女(2～3∶1)，无器质性病变，多因控制排尿的能力迟滞所致；继发性遗尿症大多由于全身性或泌尿系疾病如糖尿病、尿崩症等引起，其他如智力低下、神经精神创伤、泌尿道畸形、感染，尤其是膀胱炎、尿道炎、会阴部炎症和蛲虫刺激等都可引起遗尿现象。继发性遗尿症在处理原发疾病后症状即可消失。

原发性遗尿发生在夜间为多，偶见白天午睡时或清醒时。发生频率不一，自每周1～2次至每夜1次甚至一夜数次不等。健康状况欠佳、疲倦、过度兴奋紧张、情绪波动等都可使症状加重，有时会自动减轻或消失，亦可复发。约50%患儿可于3～4年内发作次数逐渐减少而自愈，也有一部分患儿持续遗尿直至青春期或成人，往往造成严重心理负担，影响正常生活与学习。

对遗尿症患儿必须首先除外全身或局部疾病。详细询问病史，有无尿急、尿频、尿痛等泌尿系感染症状；家庭、学校、周围社会情况；及训练小儿排尿的过程等。全身和会阴部检查也很重要。检验包括尿常规、尿糖、中段尿培养等。

原发性遗尿症的治疗首先要取得家长和患儿的合作，建立信心，坚持训练，指导家长安排适宜的生活制度和坚持排尿训练，绝对不能在小儿发生遗尿时加以责骂、讽刺、处罚等，否则会加重患儿心理负担。午后应适当控制入水量，排尿间隔逐渐延长，每次排尿务必排尽；睡前不宜过度兴奋，睡前排尿，睡熟后父母可在其经常遗尿时间之前唤醒，使其习惯于觉醒时主动排尿，必要时亦可采用警报器协助训练。药物治疗效果约80%左右，常用者为去氨加压素，为抗利尿药，以减少泌尿量，100μg/次。晚饭前口服，疗程3～6个月。

（五）儿童擦腿综合征

该综合征是儿童通过擦腿引起兴奋的一种行为障碍。在儿童中并不少见，女孩与幼儿更多见。发生擦腿综合征的儿童智力正常，发作时神志清醒，多在入睡前、醒后或玩耍时发作，可被分散注意力而终止。发作时，女孩喜坐硬物，手按腿或下腹部，双下肢伸直交叉夹紧，手握拳或抓住东西使劲；男孩多表现伏卧在床上来回蹭，或与女孩类似表现。女孩发作后外阴充血，分泌物增多或阴唇色素加重；男孩阴茎勃起，尿道口稍充血，有轻度水肿。有人认为儿童擦腿综合征是因外阴局部受刺激形成反复发作习惯。但因发作年龄有的可小至2个月龄，尚未形成习惯阶段，或按外阴炎或躯蛲虫治疗症状不见好转，而用多巴胺阻滞剂有一定疗效，故推测可能为胆碱系统代谢障碍，引起多巴胺功能亢进。亦有研究认为发作时儿童有性激素水平紊乱。虽然该病病因不明，治疗亦不统一，但使患儿生活轻松愉快，解除心理压力，鼓励其参与各种游戏活动等心理行为治疗是公认的必要措施。发作时以有趣事物分散儿童的注意力、睡前让儿童疲倦以很快入睡、醒后立即起床等均可减少发作机会。从小应注意儿童的会阴清洁，除每回清洗外，婴幼儿白天玩耍时也应使用尿布或纸尿裤，尽早穿封档裤保护会阴皮肤，避免感染。如发作表现需与癫痫鉴别时，应做脑电图。儿童擦腿综合征多随年龄增长而逐渐自行缓解。

（六）注意力缺陷多动症

注意力缺陷多动症（attention-deficithyperactivity disorder，ADHD）为学龄儿童常见的行为问题，主要表现为注意力不集中、多动、冲动行为，但智能正常或接近正常。男孩发生率明显高于女孩。1/3以上患儿伴有学习困难和心理异常。病因目前尚不肯定，与遗传、脑损伤等因素有关。ADHD临床表现可以出现很早，即自幼睡眠不安、喂养困难、脾气不好等。但在患儿进入幼儿园、学前班或小学时，症状更趋明显，如常发现患儿喜欢激惹周围小朋友，在班上坐立不安、注意力分散、不能听从教导和作业完成不好等。神经系统检查基本正常，智商基本正常。多动随患儿发育成熟而趋好转，但注意力不集中却可持续存在。对ADHD患儿应给予合理教育，注意教育方法，减少对患儿的不良刺激如歧视、辱骂等，注意训练小儿的组织能力。药物治疗可选用哌甲酯（利他林）或苯丙胺等。用药过程需定期检测患儿症状，注意副作用。

（七）多发性抽搐

儿童多发性抽搐（multiple tice）又称全身抽搐秽语症（generalized tice with coprolalia），是起病于儿童和青少年期，表现为不自主的、反复的、快速的一个或多个部位肌肉运动抽动和发声抽动综合征，可伴有注意力不集中、多动、强迫动作和思维以及其他行为障碍。近年发病有增加趋势。该病病因不明。本病约1/3病例有家族史，神经递质研究认为本病时脑内多巴胺增多，用多巴胺受体阻滞剂可减轻症状。患儿临床表现可为简单运动性抽动，如眨眼、耸鼻、噘嘴、做鬼脸、点头、上肢突然抖动等；也可为复杂运动性抽动，如咬唇、戳眼动作、冲动性触摸人和物、模仿他人动作、淫秽的姿势等；可同时伴有突然的、无意义的发声，如吸鼻、干咳、尖叫等；或抽动与发声交替出现。治疗多采用药物和心理治疗。针对抽动的药物包括：氟哌啶醇、硫必利（泰必利）和可乐定等；心理治疗应向家长和老师解释该障碍的相关症状，注意解除患儿的各种心理困扰，使患儿正确认识该障碍，积极配合治疗。该障碍大部分患儿到少年后期症状缓解，部分患儿持续到成年。

（冯学斌）

第3章 儿童保健与疾病防治原则

第1节 儿童保健

儿童保健(primary of child care)的主要任务是研究儿童各年龄期生长发育的规律及其影响因素，以采取有效措施，加强有利条件，防止不利因素，促进和保证儿童健康成长。儿童保健学同属儿科学与预防医学的分支，为两者的交叉学科，内容包括：儿童的体格生长和社会心理发育，儿童营养，儿童健康促进和儿科疾病的管理等。

一、各年龄期儿童的保健重点

(一) 胎儿期及围生期的保健重点

胎儿的发育与孕母的躯体健康、心理健康、营养状况和生活环境等密切相关，胎儿期保健是通过对孕母的保健，达到保证胎儿在宫内健康生长发育，直至安全娩出的优生优育的目的。

胎儿期保健的重点在于预防。①预防遗传性疾病及先天畸形：应大力提倡和普及婚前遗传咨询，有遗传性疾病家族史者可通过遗传咨询，预测风险率和做产前诊断，以决定是否保留胎儿；禁止近亲结婚以减少遗传性疾病的可能性；孕母应增强抵抗力以降低病毒感染的机会；应避免接触放射线和铅、苯、汞、有机磷农药等化学毒物；应避免吸烟、酗酒；患有心肾疾病、糖尿病、甲状腺功能亢进、结核病等慢性疾病的孕母应在医生指导下谨慎用药以避免胎儿畸形的发生。②保证充足营养：胎儿最后3月生长发育迅速，尤其脑的发育明显加快，应加强铁、锌、钙、维生素D等重要营养素的补充；注意避免营养摄入过多而致胎儿体重过重，影响分娩。③给予良好的生活环境，保持愉快的心情，注意劳逸结合和胎教，减少精神负担和心理压力。④对高危产妇定期产检，严密监护，出现异常情况，及时就诊，必要时终止妊娠。尽可能避免妊娠合并症，预防早产，流产，异常产的发生。⑤预防产时感染，对早产，低体重，宫内感染，产时异常等高危儿应予以特殊监护。

(二) 新生儿期的保健重点

新生儿娩出后，从子宫内生活转到宫外生活，环境有极大的变化，对外界的适应能力差，抵抗力弱，需要一段时间调整。新生儿期，特别是生后一周内的新生儿发病率和死亡率极高，<1周的新生儿占新生儿死亡数的70%左右，婴儿死亡中约2/3是新生儿，故新生儿保健是儿童保健的重点。

1. 出生时保健　①新生儿娩出后迅速清除口腔内黏液，保持呼吸道通畅，预防新生儿缺氧，窒息及产伤。②注意保暖，产房温度应保持在25～28℃，预防新生儿寒冷损伤综合征(硬肿症)。③预防感染，严格消毒，结扎脐带；保持脐残断清洁干燥；用消毒的纱布沾温水或植物油擦净头皮，耳后，面部，腋下皮褶处的血迹；用0.25%氯霉素滴眼。④生后6小时注意观察生命体征，高危儿送进新生儿重症监护室，正常者与母亲同室。尽早母乳喂养。⑤出院回家前应根据要求进行先天性遗传性疾病筛查和听力筛查。

2. 新生儿日常保健　①应气候温度的变化调节新生儿居室的温度和湿度及衣被，温度20～22℃，湿度以55%为宜，衣被要松软保暖。②指导母亲正确的哺乳方法以维持良好的乳汁分泌，鼓励母乳喂养，满足新生儿的生长需要；确实母乳不足或无法进行母乳喂养，应指导母亲使用科学的人工喂养方法。③新生儿皮肤娇嫩，注意皮肤的清洁和护理，选择合适的衣服和尿布，尿布勤洗勤换，预防红臀。保证充足的睡眠和保持良好的睡姿。④预防感染：新生儿居室应保持清洁卫生，谢绝亲友探望，有病者不能接触新生儿，母亲患感冒喂奶时要戴口罩，尽早接种乙肝疫苗和卡介苗。⑤促进感知觉的发育：母亲经常轻柔地抚摩新生儿，和他说话，用彩色的玩具逗逗他，以促进视、听、触觉的发育。

(三) 婴儿期的保健重点

①合理喂养：婴儿期的体格的生长发育十分迅速，需要丰富的易于消化的各种营养素，但是，婴儿的消化功能尚未成熟，易发生消化紊乱和营养不良等疾病；提倡纯母乳喂养至4～6月，部分母乳喂养或人工喂养婴儿应选择配方奶；4个月以后应逐渐引入其他食物，为离断母乳做准备。②促进感知觉的发育：婴儿期是感知觉发展的快速期，要利用带有声、色的玩具促进其发育，结合日常生活训练社会适应能力和观察力。③定期的体格检查和生长监测，早期发现偏离，早期发现缺铁性贫血，佝偻病，营养不良和发育异常并及时干预和治疗。④体格锻炼：坚持户外活动，进行空气浴，日光浴和被动体操，增强身体对外界环境的适应能力。⑤预防接种：按照计划免疫程序，在1岁以内完成各种疫苗的基础免疫。⑥预防常见疾病：呼吸道感染，腹泻等感染性疾

笔记栏

病；贫血、佝偻病等营养性疾病，以及其他威胁婴儿健康的疾病，必须积极预防。

（四）幼儿期保健重点

①合理安排膳食：幼儿仍需要营养丰富的食物，以满足体格生长，神经心理发育及活动增多的需要；营养素及热能要全面，比例平衡，烹调做到细软，具色、香、味，易于消化吸收。②培养良好的生活习惯：应培养幼儿独立生活能力，安排规律的生活，如：睡眠、进食、排便、沐浴、游戏、户外活动等良好的生活习惯。③早期教育：幼儿感知能力和自我意识的发展迅速，对周围环境产生好奇；乐于模仿，应重视与幼儿的语言交流，通过游戏、讲故事、唱歌等促进幼儿语言和大运动的发展。④定期健康体检和预防接种及进行疫苗的加强免疫。⑤常见疾病的防治。⑥幼儿喜探索，应注意防止异物吸入、烫伤、跌伤等意外事故的发生。

（五）学龄前期的保健重点

学龄前期儿童智力发展快，独立活动范围大，是性格形成的关键时期。①合理膳食：供应平衡膳食，食物多样化以增进食欲，养成定时进食、不偏食、不挑食等良好的饮食习惯。②加强学前教育：注意学习习惯的培养，开发想像力和思维能力，使之具有良好的心理素质，通过日常生活内容锻炼独立生活能力，为小学打好基础。③合理安排日常生活，培养坐立、写字、绘画、看书的正确姿势。④定期健康体检，防治龋齿、弱视以及听力异常。⑤预防疾病及意外事故，应重视预防教育，加强防护措施。

（六）学龄期的保健重点

儿童入学后求知欲强，是获取知识的重要时期。在该时期应提供适宜的学习环境和条件，培养良好的学习习惯，加强素质教育；培养良好的卫生习惯；培养其正确的坐、立、行、走等姿势；合理平衡的膳食，在课间补充适当的食物以保证其身体的发育，减少疲劳，促进注意力的集中；防治近视眼；每年一次的健康体检及心理发育筛查；要循序渐进地开展体育锻炼；开展适合学龄儿童的法制教育，学会遵纪守法，发展良好的同学关系；预防疾病及意外事故的发生。

（七）青春期的保健重点

青春期是儿童过渡到成人的发育阶段，是体格发育的第二个高峰，是获取知识最重要的时期，应加强营养，保证食物的质和量的供应，注意烹调技术，讲究饮食卫生；重视体育锻炼，以增强体质，锻炼意志；加强生理卫生教育，让他们理解人体的发育特点；预防疾病和意外事故的发生；加强法制教育；重视青春期的心理变化与调试，使之安全而健康长大，成为心身俱健的公民。

二、儿童保健的具体措施

（一）护理

护理是儿童保健，医疗工作的基础内容，年龄愈小的儿童，愈需要合适的护理。

1. 居室　应阳光充足，通气良好，具有安全措施；冬季室内温度尽可能保持18～20℃，湿度为55%～60%，无条件者要注意新生儿保暖，主张母婴同室，便于母亲哺乳和料理婴儿的生活，患病者不应进入婴儿的居室，尤其新生儿和早产儿，以减少感染的机会。床垫硬软适当，以免影响脊柱的发育。

2. 衣着(尿布)　应选择浅色，柔软的纯棉制品，清洁且易于穿脱，宽松而少接缝，以免摩擦娇嫩的皮肤造成损伤；不宜穿翻领的毛衣以免刺激皮肤；不在新生儿的衣柜内存放樟脑丸以免发生新生儿溶血症；新生儿及婴儿的衣着和襁褓应宽松，以免影响血液循环，让其自由活动，保持双下肢的屈曲状姿势，有利于髋关节的发育；婴儿最好穿连衣裤和背带裤，不用松紧腰带，有利于胸廓的发育；婴幼儿衣服不用纽扣，以免吸入呼吸道引起窒息；无论男女婴幼儿均应坚持习惯使用尿布和纸尿裤，保护会阴部皮肤，从小养成良好的卫生习惯，学会走路，会表达便意时就尽早穿封裆裤。

（二）营养

营养是保证小儿生长发育及健康的先决条件，必须随时对家长和托幼机构人员给予正确的营养指导，产前就进行宣传，提倡母乳喂养，指导母乳喂养方法，重视辅食的添加及离断奶期的食物转换，重视婴幼儿的食谱安排和饮食行为的培养，保证营养素和能量平衡摄入，主食粗细粮搭配合理，荤素菜不可偏食，花色品种多样化，烹调中防止营养素损失。

（三）计划免疫

计划免疫是根据对传染病疫情监测和人群免疫水平的分析，结合儿童的免疫特点和传染病发生的情况给儿童规定免疫程序，有计划地使用生物制品进行预防接种，以提高人群的免疫能力，达到控制和消灭传染病的目的。

1. 预防接种的种类与程序　目前我国按卫生部规定的免疫程序开展预防接种，婴儿必须在1岁内完成卡介苗、脊髓灰质炎三型混合疫苗、百日咳、白喉、破伤风类毒素混合制剂、麻疹减毒疫苗及乙型肝炎病毒疫苗等预防接种。目前根据流行地区和季节，或根据家长自己的意愿，进行了乙型脑炎疫苗、流行性脑脊髓膜炎疫苗、风疹疫苗、流感疫苗、腮腺炎疫苗、甲

笔记栏

型肝炎病毒疫苗等接种(表 3-1)。

表 3-1 我国儿童计划免疫接种程序

年龄	接种疫苗		
出生	卡介苗		乙肝疫苗
1个月			乙肝疫苗
2个月	脊髓灰质炎疫苗		
3个月	脊髓灰质炎疫苗，	百白破混合制剂	
4个月	脊髓灰质炎疫苗，	百白破混合制剂	
5个月		百白破混合制剂	
6个月			乙肝疫苗
8个月	麻疹疫苗		
1.5～2岁		百白破混合制剂复种	
4岁	脊髓灰质炎疫苗复种		
7岁	麻疹疫苗复种	百白破混合制剂复种	
12岁			乙肝疫苗复种

2. 预防接种的注意事项　预防接种制剂对人体来说是一种外源性刺激,会有不同程度的局部或全身反应。

(1) 接种反应:①卡介苗(BCG)接种后 2 周左右局部可出现红肿浸润, 8～12 周后结痂;若化脓形成小溃疡,腋下淋巴结肿大,可局部处理以防感染。②脊髓灰质炎疫苗接种后极少数婴儿发生一过性腹泻,不治自愈。③百白破混合制剂接种后局部可出现红肿、疼痛、痒或伴低热等,偶见过敏反应,若全身反应重,应及时到医院处理。④麻疹疫苗接种后,局部一般无反应。⑤乙肝疫苗接种后很少有不良反应,个别有发热,不必处理。

(2) 禁忌证:①患自身免疫性疾病、免疫缺陷病者禁用任何生物制品。②有明确过敏史者禁接种白喉类毒素、破伤风类毒素、麻疹疫苗(特别是鸡蛋过敏者)、脊灰糖丸型疫苗(牛奶或奶制品过敏)、乙肝疫苗(酵母过敏或疫苗中的任何成分过敏)。③患结核病、急性传染病、肾炎、心脏病、湿疹及其他皮肤病者不予接种卡介苗。④在接受免疫抑制剂治疗期间、发热、腹泻及急性传染病期忌用脊髓灰质炎疫苗。⑤因百日咳菌苗偶产生神经系统严重并发症,故本人及家庭成员患有癫痫、神经系统疾病,有抽风史等,应禁用百日咳菌苗;发热、急性传染病期暂缓接种,如正常小儿接种后出现血小板减少症,惊厥等严重反应应终止接种程序;接种后出现高热反应者,下次接种时减少剂量。⑥患有肝炎、急性传染病或其他严重疾病者禁用乙肝疫苗。

(四) 儿童心理卫生

世界卫生组织给健康的定义是:不仅是没有疾病和病痛,而且是个体在身体上、精神上、社会适应能力上的完好状态。

1. 习惯的培养

(1) 睡眠习惯:利用时间、地点、声音(语言或音乐)结合形成条件反射,从小培养儿童有规律的睡眠习惯。①1～2 个月小婴儿尚未建立昼夜生活的节律,胃容量小,可夜间哺乳 1～2 次,但不应含奶头入睡,3～4个月后逐渐停止夜间哺乳,以延长夜间连续睡眠的时间;②儿童居室的光线应柔和,睡前避免过度兴奋(愉快或恐惧),婴儿应有自己固定位置的床位,使睡眠环境相对恒定;③婴儿应有相对固定的睡眠作息时间,不要随意改变;④婴儿应有固定的乐曲催眠入睡,一旦夜间醒来,不拍、不摇、不抱,不可用喂哺催眠;对幼儿可用低沉的声音讲故事催眠;⑤保证充足的睡眠对各年龄期儿童来说都十分重要。

(2) 进食习惯:从婴儿期就注意训练儿童的进食能力,培养良好的进食习惯。①随年龄增长,夜间哺乳会影响婴儿白天的食欲,给添加其他食物和离断母乳造成困难,3～4 月龄后就逐渐白天多给婴儿喂奶,多给一些积极的刺激,如:说话、抚摸、玩耍,逐渐停止夜间哺乳;②4～6 月添加辅食促进味觉发育,注意让婴儿适应多种食物的味道,减少以后的挑食、偏食的发生;③学习用勺、杯,促进吞咽,咀嚼及口腔动作协调的发育,4～6 月加辅食时应训练用勺进食,7～8月后学会用杯喝水,奶等;④9～10 月的婴儿开始有主动进食的要求,训练主动进食的能力,先训练自己抓取食物的能力,促进手眼协调的能力,有益于手指肌肉的发育,随小儿与成人共进食的机会的增加,促进小儿自己用勺和筷子进食,巩固了进食行为,同时使儿童的独立性,自主性得以发展。

(3) 排便习惯:①从小培养定时排便的能力,如新生儿期大便次数多,随食物性质的改变和发育的成熟,大便次数逐渐减少到每日 1～2 次,就可以训练婴儿定时大便,当定时大便的条件反射形成后,逐渐养成主动定时排便的习惯;同时训练坐便盆。②当婴儿的排尿次数减少到 10 次以下后可以开始训练定时小便。③学会尽早使用便盆和厕所,标志儿童的生理功能、智力、情绪等已逐渐成熟,也是培养儿童独立生活能力的内容。当儿童学会走路,有一定的表达能力,能听懂成人语言时,就可训练儿童学会控制大小便,用尿布和纸尿裤不会影响大小便能力的培养。

(4) 卫生习惯:从婴儿期就养成每日洗澡的习惯,勤换衣裤,勤剪指甲;婴儿在哺乳或进食后可喂少许温开水清洁口腔,不可用纱布等擦抹以免损伤口腔黏膜和牙龈,2～3 岁后养成每天早晚刷牙,饭后漱口,食前便后洗手的习惯;不吃生水和未洗净的瓜果,不吃掉在地上的食物,不随地吐痰,不乱扔瓜果纸屑,不随地大小便,用尿布和尿裤保护会阴皮肤清洁。

2. 社会适应性行为的培养　从小培养儿童很强的社会适应能力是促进儿童健康成长的重要内容,儿童的社会适应行为是各年龄期相应的神经心理发展的综合表现,与家庭环境、经济能力、育儿方式、儿童

笔记栏

性别、性格、年龄等密切相关，儿童智能水平的判断多基于社会行为的成熟程度。

(1) 独立能力：婴幼儿从日常自我生活中培养独立能力，如自我进食、大小便控制、独立睡眠、自己穿衣鞋等，年长儿培养独立分析和解决问题的能力。

(2) 控制情绪：儿童情绪控制能力与语言、思维的发展和成人教育的影响有关，婴幼儿的生活需要成人的帮助，父母对儿童的需要及时应答有助于儿童心理的正常发育，否则产生消极的行为问题。儿童常常因要求不能满足而产生不能控制自己的情绪，发脾气，侵犯性行为。成人对儿童的要求应按社会标准予以满足，或加以约束，成人应预见性处理问题，减少儿童产生消极行为的机会，用诱导方法而不用强制的方法处理儿童行为问题，减少对立情绪，有利于儿童控制能力的发展。

(3) 意志：在日常生活、游戏、学习、体格锻炼中有意识地培养儿童克服困难的意志，主要表现在自觉、坚持、果断和自制力。

(4) 社交能力：从小给儿童积极愉快的刺激，如喂奶时不断抚摸孩子，与孩子眼对眼地微笑、说话，常抱着孩子说话、唱歌；孩子会走路后，常常与孩子做游戏，讲故事，增加孩子与周围环境和谐一致的生活能力；培养儿童之间的友爱，互相帮助，增进善良的情绪；在游戏中遵守规则，团结谦让，学习与人交流，增进语言交流能力。

(5) 创造能力：人的创造能力与想像力密切相关，通过游戏、讲故事、绘画、听音乐、表演、自制小玩具等，发挥儿童的智慧，启发式地向儿童提问题，引导儿童自己去发现问题和探索问题，促进儿童想像力的发展，发挥儿童的智慧。

3. 父母和家庭对儿童的作用

(1) 父母：父母的教养方式，管理态度，亲子的亲密程度与儿童个性形成及社会适应能力的发展关系密切。从小与父母建立相依感情的儿童，日后会有良好的社交能力和人际关系；父母及时对婴儿咿呀学语的应答可促进儿童的语言及社会应答能力发展；父母对婴儿因生理需要(哭、饥饿、不适)的及时应答，经常与婴儿说话、微笑、抚摸、游戏等对安定婴儿的情绪，建立亲密的亲子关系有积极的意义，促进语言和智能的发育。父母采取民主的方式教育的儿童善于与人交往，机灵、大胆而有分析思考能力；反之儿童缺乏自信心、自尊心，他们的戒备心理使他们对他人的行为和意图产生误解；父母过于溺爱的儿童缺乏独立性，任性，且情绪不稳定。父母应了解不同阶段儿童的心理的发育特点，理解儿童的行为，以鼓励的正面语言教育为主，对儿童的不良行为采取不予理睬的消极强化反应可抑制不良行为的发展，父母是孩子的第一任老师，应提高自身素质，教育儿童要言行一致，意见一致，以身作则。

(2) 家庭：良好的家庭环境对儿童影响很大，包括规律的生活秩序、和谐的家庭气氛、儿童常有机会与成人交往(包括进食、交谈、游戏、旅行)、儿童有自己的活动场所、有益于儿童心理发育的玩具等。有人认为：2 岁以前有较好的生活环境的儿童想像力、思维能力发展较快，儿童的社会活动能力较强，在学校的表现较好。

(五) 定期健康体检

0～6 岁的散居儿童和托幼机构的集体儿童应进行定期的健康检查，系统观察小儿的生长发育、营养状况，健康检查是直接对个体儿童的保健，涉及儿童护理、营养、疾病预防与诊断，体格锻炼，心理与体格发育，教育等内容，及早发现异常，采取相应的干预措施，使儿童健康成长。

1. 新生儿访视　应由社区的妇幼保健人员于新生儿出院返家 28 天内家访 3～4 次，高危儿应适当增加家访次数，目的在于早期发现新生儿问题，及时指导处理，降低和减轻新生儿发病，家访的内容包括有：①新生儿出生情况；②生后生活状态；③预防接种；④喂养与护理指导；⑤体重的监测；⑥体格检查，重点注意有无产伤、黄疸、畸形、皮肤与脐部感染以及视、听觉的检查；⑦咨询与指导。每次访视后，应认真填写访视卡，满月后转至系统保健管理。访视中发现严重问题应立即转至医院诊治处理。

2. 儿童保健门诊　按检查的年龄要求定期到社区儿保单位进行健康检查，连续的观察可获得个体儿童生长趋势和心理发育的信息，以早期发现问题，正确指导。定期检查的频度：6 月以内婴儿每 1 月一次，7～12 月婴儿每 2～3 月一次，高危儿，体弱儿可适当增加检查次数。定期检查的内容包括：①体格测量与评价，3 岁后每年测视力，血压一次；②询问个人史及既往史，包括出生史、喂养史、生长发育史、预防接种、疾病情况、家庭环境与教育等；③全身系统检查；④常见病的实验室定期检测：如缺铁性贫血，寄生虫病，临床可疑佝偻病、微量元素缺乏、发育迟缓等疾病时应做相应的筛查实验。

(六) 意外事故预防

1. 窒息与异物吸入　3 个月以内的婴儿应防止因被褥、父母的身体、吐出的奶块吸入造成窒息，或较大儿童因异物吸入气管(食物、果核、纽扣、硬币、破损的气球、果冻等)造成的呼吸困难。

2. 中毒　保证食物的清洁卫生，防止食物在制作、储备、出售过程中处理不当所致的细菌食物中毒；避免食用有毒的食物如毒蘑菇、含氰果仁(苦杏仁、桃仁、李仁)、白果仁(白果二酸)、河豚中毒、鱼苦胆中毒等；家里存放的药物应置于儿童拿不到的地方，儿童内服和外用药分开存放，防止误服外用药造成损害。

3. 外伤　婴幼儿的居室的窗户、楼梯、阳台、睡床应有栏杆，防止坠床与从高处跌落；远离厨房，避免开水、油、汤等烫伤；妥善存放易燃品，易伤品；教育年长儿不可随意玩火柴、开煤气等危险物品；室内电器、电

笔记栏

源应有安全装置，防止触电。

4. 溺水与交通事故　教育儿童不可独自与小朋友去无安全措施的江河、池塘玩水；教育儿童遵守交通规则。

（七）体格锻炼

1. 户外活动　户外活动一年四季均可进行，可增加儿童对冷空气的适应能力，提高机体免疫力；接受日光照射，降低佝偻病的发生。婴儿应尽早户外活动，四季均可，到空气新鲜，人少的地方，时间由每日1～2次，每次10～15分钟，逐渐延长到1～2小时；冬季户外活动时只暴露面部和手，注意保暖。年长儿除恶劣天气外，应到户外玩耍。

2. 皮肤锻炼

(1) 婴儿皮肤按摩：按摩时可用少量的婴儿润肤霜使之润滑，在婴儿面部、胸部、腹部、背部及四肢有规律地轻揉与捏握，每日早晚进行，每次15分钟以上，按摩不仅可刺激皮肤，有益于循环、呼吸、消化、肢体肌肉的放松与活动，改善睡眠，促进神经系统发育，而且给婴儿愉快的刺激，也是父母与婴儿情感交流的方式。

(2) 温水浴：不仅可保持皮肤清洁，同时利用水的传热能力比空气强，刺激性强的原理，增加皮肤适应冷空气的能力，有益于抵抗疾病，还可促进新陈代谢，增加食欲，有利于睡眠，生长发育。冬季应注意室温、水温，做好温水浴前的准备工作，保证足够的洗浴时间(7～12分钟)以减少体表热能的散发而致病。新生儿脐带脱落后可进行温水浴，每日1～2次。

(3) 擦浴：除每日温水浴外，7～8个月以上婴儿还可进行身体擦浴，擦浴时室温保持16～18℃，水温32～33℃。待婴儿适应后逐渐降至26℃，先用毛巾浸入温水，拧半干，然后在婴儿四肢做向心性擦浴，擦毕后再用毛巾擦至皮肤微红。

(4) 淋浴：适用于3岁以上儿童，效果比擦浴更好。每日一次，每次冲淋身体20～40分钟，水温35～36℃，浴后用干毛巾擦摸至全身皮肤微红。待儿童适应后，逐渐降低水温至16～18℃。

(5) 游泳：有条件者可从小训练，但应有成人监护。

3. 体育运动

(1) 婴儿被动操：被动操是由成人给婴儿做四肢伸曲运动，可促进婴儿的大运动发育，改善全身血液循环，适用于2～6个月的婴儿，每日1～2次为宜。

(2) 婴儿主动操：6～12个月婴儿大运动开始发育，可训练婴儿坐、爬、仰卧起身、扶站、扶走、双手取物等动作。

(3) 幼儿体操：12～18月幼儿学走路尚不稳，在成人的扶持下，幼儿进行有节奏的活动，18～36月幼儿可配合音乐，做模仿操。

(4) 儿童体操：如广播体操、健美操，以增进动作的协调性，有益于肌肉骨骼的发育。

笔记栏

(5) 游戏、田径和球类：年长儿可利用器械进行锻炼，如木马、滑梯，可进行各种田径、球类、舞蹈、跳绳等活动。

（刘文君　唐章华）

第2节　儿科病史询问和体格检查

完整的病历在临床上对患儿疾病的正确诊断与治疗有着重要指导意义，许多疾病通过认真询问病史而获得诊断线索；病历也是对医务人员诊疗疾病、技术水平的评估依据；在医疗纠纷中，病历是具有法律效力的重要证据；在教学和科研上，病历是宝贵的资料。因此，病历书写必须客观、真实、准确、及时、完整。儿科病史的询问、体格检查和病历书写格式在内容、程序、方法和分析判断等方面与成人有所不同。了解儿科病史询问和记录的特点是每个医学学生必须掌握的一项基本技能。

一、病史询问与记录

获得完整而又正确的病史是儿科诊疗工作的重要环节。小儿病史一般由家长、保育员或老师等提供，因此儿科病史的询问较成人困难。在病史询问时，更需要耐心，并具有同情心地倾听代述人对病情的描述，不宜轻易打断，等家长叙述终止时，再提出几个问题让家长补充完整。年长儿童可让他自己叙述病情，但儿童有时会害怕各种治疗或因表达能力欠缺而误说病情，应注意分辨真伪。病情危重时，应先简明扼要地询问病史，边询问边检查和抢救，以免耽误时间，详细病史可以后补问。医生良好的仪表和询问时态度和蔼可亲，将有助于取得患儿和家长的信任和病史的采集。

1. 一般项目　正确记录患儿姓名、性别、年龄(出生年月日)、种族、父母或抚养人姓名、家庭地址、联系电话、病史提供者与患儿的关系及病史可靠程度。不同年龄时期小儿的年龄记录要求不同，新生儿记录天数甚至小时数，婴儿记录月数，1岁以上记录几岁几个月。

2. 主诉　为来院就诊的主要原因和发病时间。主诉字数不宜太多，一般不超过20个字，主诉后附入院时间。

3. 现病史　是病历的重要部分，内容包括：①症状：一般按照出现先后顺序，首先记录起病情况，重点描述主诉中症状的诱因、发生发作时间、持续和间隙时间、发作特点、伴随症状、缓解情况和发展趋势，然后再记录其他症状。婴幼儿常不会叙述自己症状而以特殊行为表示，因此要注意询问家长是否观察到特殊行为，如头痛时打头、腹痛捧腹弯腰或阵发性地哭吵不安等。小儿疾病症状常泛化，可涉及多个系统，如呼吸道感染时常伴有消化道呕吐腹泻等症状，还可因高热引起惊厥。②有鉴别意义的阴性症状也要记录。③一般状况：起病以后精神状态、睡眠、食欲、大小便、性格等有无改变。④既往诊断治疗情况：如到过其他医疗单位就诊者要详细询问诊疗经过，包括实验室检查、治疗方法（尤其是药物名称、剂量、用药时间）及效果，必要时可直接向当地医院询问。⑤询问近期有否传染病接触史不但有助于诊断，还可避免误收早期传染病人入普通病房。

4. 个人史　包括5项内容，询问时根据不同年龄及不同疾病有所侧重，3岁以内小儿应详细询问出生史、喂养史和生长发育史。生活史一般不单独列出。

(1) 出生史：记录胎次、胎龄，分娩方式及过程，出生时有无窒息、产伤，Apgar评分，出生体重。对有神经系统症状、智力发育障碍和疑有先天性畸形的患儿，3岁以上亦应详细询问生产史，还应询问母亲孕期的健康和用药史。新生儿病历应将出生史写在现病史的开始部分。

(2) 喂养史：对婴幼儿要询问喂养方式，人工喂养儿要了解乳品种类、调制方式和量，辅食添加情况，年长儿要询问食欲、饮食习惯、有否偏食等。

(3) 生长发育史：3岁以内患儿或所患疾病与发育密切相关者，应详细询问其体格和智力发育过程。婴幼儿着重了解何时会抬头、会笑、独坐、叫人和会走，前囟门闭合及出牙时间等。年长儿应了解学习成绩、性格，与家人和同学相处关系等。

(4) 预防接种史：曾接种过的疫苗种类、时间和次数，有否不良反应。

(5) 生活史：患儿的居住条件，生活是否规律，睡眠情况及个人卫生习惯，是否经常进行户外活动，以及家庭周围环境、有否饲养宠物等。

5. 既往史　一般不需要对各系统疾病进行回顾，只需询问一般健康情况和有关疾病史。既往健康还是多病，曾患过哪些疾病、患病的年龄，诊断肯定者可用病名，但应加引号，诊断不肯定者则简述其症状。有否患过小儿常见的传染病（如麻疹、水痘、流行性腮腺炎、百日咳等）。过去疾病的治疗和手术情况、有否后遗症。有无食物或药物过敏史，并应详细记录，避免再次发生。

6. 家族史　询问父母年龄、职业和健康状况，是否近亲结婚；母亲历次妊娠及分娩情况；家庭其他成员的健康状况；家庭中有无其他人员患有类似疾病；有无家族性和遗传性疾病；其他密切接触者的健康状况。

二、体格检查

体格检查是临床医生诊断疾病的基本技术，儿科体格检查较成人困难。为了获得准确的体格检查资料，儿科医师在检查时应当注意：①在开始询问病史时即注意与患儿建立良好的关系，态度要和蔼，消除患儿的恐惧感。冬天要将手温暖后再触摸患儿。年长儿应尽量先取得其合作后再检查，同时要顾及到他（她）们的害羞心理和自尊心。对十分不合作的病儿，可待其入睡后再检查。②检查时的体位不必强求，婴幼儿可让其在家长的怀抱中进行，能使其安静为原则。③检查顺序可灵活掌握，一般可先检查呼吸频率、心肺听诊和腹部触诊等；口腔、咽部、眼等易引起小儿反感的部位以及主诉疼痛的部位应放在最后检查。④小儿免疫功能差，为防止交叉感染，检查者宜勤洗手，听诊器等检查用具要经常消毒。⑤对病情危重的患儿，宜边抢救边检查，或先重点检查生命体征和与疾病有关的部位，待病情稳定后再进行全面体格检查。

（一）一般状况

首先可在病儿不注意的情况下进行望诊。注意观察小儿发育与营养状况、精神状态、脸部表情、对周围事物反应、面色、体位、语言应答及活动能力等，根据这些观察，可初步判断小儿的神志状况、发育营养及病情轻重。发热小儿哭闹、摇头、用手拍头时提示头痛或中耳炎。

（二）一般测量

除体温、呼吸、脉搏、血压外，还应测量身高（长）、体重、头围、胸围、坐高等。

1. 体温　可根据不同年龄和病情选择测温方法：①口温：口表置于舌下3分钟，正常不超过37.5℃，只适合于能配合的年长儿。②腋温：体温表置于腋窝处夹紧上臂至少5分钟，正常36～37℃，除了休克和周围循环衰竭者外适用于各年龄组儿童。③肛温：肛表插入肛门内3～4cm，2分钟，正常为36.5～37.5℃，较准确，适用于病重及各年龄组的儿童。④耳温：用耳温测定仪插入外耳道内，20秒左右即可完成测试，可用于各种情况下的儿童，但仪器较贵，尚未在临床普及。

2. 呼吸和脉搏　在小儿安静时测量，年幼儿腹式呼吸为主，可按小腹起伏计数。呼吸过快不易看清者可用听诊器听呼吸音计数，或用少量棉花纤维贴近鼻孔边缘，观察其摆动次数。年幼儿腕部脉搏不易扪及，可计数颈动脉或股动脉搏动。各年龄小儿呼吸脉搏正常值见表3-2。

表3-2　各年龄组小儿呼吸和脉搏（次数/每分钟）

年龄分期	呼吸	脉搏	呼吸:脉搏
<28天	40～45	120～140	1:3
<1岁	30～40	110～130	1:3～1:4
1岁～	25～30	100～120	1:3～1:4
4岁～	20～25	80～100	1:4
8～14岁	18～20	70～90	1:4

3. 血压　一般用汞柱血压计，不同年龄的小儿应选用不同宽度的袖带，合适的袖带宽度应为1/2～2/3上臂长度，过宽测得血压偏低，过窄则偏高。新生儿

笔记栏

及小婴儿可用监护仪测量。小儿年龄愈小血压愈低，儿童时期正常收缩期血压(mmHg)＝[年龄(岁)×2]＋80，舒张压为收缩压的2/3。一般只测任一上肢血压即可，如疑为大动脉炎或主动脉缩窄的病儿，应测四肢血压。

(三) 皮肤及皮下组织

注意观察皮肤的色泽、皮肤湿润度、弹性、皮下脂肪的厚度，有无黄疸、皮疹、出血点、水肿、硬肿、毛细血管扩张和毛发异常等变化。

(四) 淋巴结

检查淋巴结大小、数目、质地、有无粘连及压痛等。正常小儿在颈部、腋下和腹股沟等处可扪及单个淋巴结，大小0.5～1.0cm，质软、无压痛、无粘连。但颏下、锁骨上和滑车上不应扪及。

(五) 头部

1. 头颅　注意头颅大小、形态，头发有否枕秃，前囟门大小及紧张度，有无隆起或凹陷，骨缝是否闭合，有否颅骨软化及缺损等。必要时测量头围。

2. 面部　注意有无特殊面容、眼距、鼻梁高低和双耳位置和形状等。

3. 眼、耳、鼻　注意眼睑有无水肿、下垂、红肿，结膜是否充血、巩膜有否黄染，角膜有无溃疡及混浊，检查瞳孔大小和对光反射。外耳形状，外耳道有无分泌物，提耳时是否疼痛，必要时使用耳镜检查鼓膜。鼻翼有无扇动及鼻腔分泌物。

4. 口　观察口唇有无苍白、发绀、湿润、干燥、出血、皲裂、张口、口角糜烂。黏膜、牙龈有无充血、溃疡、麻疹黏膜斑(Koplik斑)、白膜，腮腺开口处有无红肿及分泌物，口腔内有无异常气味。牙齿的数目和排列，有无龋齿。舌的大小、舌质和舌苔、有否歪斜、颤动、是否经常外伸、舌系带是否过短、有无溃疡，有无腭裂。咽部有无充血、溃疡、疱疹等情况。扁桃体是否肿大，有无充血、分泌物和伪膜。患儿在检查咽部时往往不肯张嘴，此时切忌强行撬开，以免损伤黏膜。检查者必须耐心等其张口时迅速将压舌板进入口中并压在舌根部，利用小儿恶心过程中将口张大的瞬间，迅速观看咽部情况。检查者握持压舌板的姿势也甚为重要，一般用右手拇、食、中三指握在压舌板的前1/3处，同时用无名指抵在小儿的面颊部，这样既可用力压下舌根部，也可避免小儿头部摆动造成的意外损伤。

(六) 颈部

有无短颈和颈蹼等畸形，甲状腺是否肿大，气管是否居中，有无异常的颈部血管搏动、活动受限，有无颈抵抗。

笔记栏

(七) 胸部

1. 胸廓　胸廓是否对称，外观有无畸形，如肋骨串珠、肋膈沟、肋缘外翻、鸡胸、漏斗胸、桶状胸，有无肋间隙饱满、凹陷，心前区隆起等，有无三凹征(胸骨上窝、肋间隙及剑突下吸气时凹陷)和呼吸运动异常等。

2. 肺　注意呼吸节律、频率、幅度有无异常，有无呼吸困难，有无三凹征。触诊有无摩擦感或支气管性震颤感，婴幼儿胸壁薄，叩诊必须轻，叩诊有无浊音、实音或过清音。小儿不合作，可趁其啼哭时检查语颤，利用啼哭后出现深吸气时进行听诊，听诊呼吸音的性质及音响，有无大、中、小湿啰音，捻发音。注意听腋下、肩胛间区和肩胛下区这些容易出现啰音的部位。小儿肋间隙窄，听诊器胸件宜用小号。

3. 心　注意心前区有无隆起、心尖搏动范围及是否弥散。触诊检查心尖搏动的位置及有无震颤，并注意部位和性质。叩心界时宜轻，3岁以内小儿一般只叩心左右界。叩心脏左界时从心尖搏动点左侧起向右叩，叩心右界时从肝浊音界的上1肋间自右向左叩，儿童各年龄组心界参考表3-3。心音常听心尖部、三尖瓣区、主动脉区，肺动脉区正常第一、第二与第三音，心音强弱，有无奔马律等；有无杂音、杂音性质、强弱，杂音在心收缩期或舒张期，杂音的位置，传导的部位，以及体位及运动对于杂音的影响。小婴儿第1、2心音强度几乎相等，儿童时期肺动脉瓣区第2心音比主动脉瓣区第2心音强($P_2>A_2$)。学龄前期及学龄期儿童常可在肺动脉瓣或心尖区听到生理性收缩期杂音。

表3-3　儿童各年龄组的心界

年　龄	左　界	右　界
<1岁	左锁骨中线外1～2cm	沿右胸骨旁线
1岁～	左锁骨中线外1cm	右胸骨旁线与右胸骨线之间
5～12岁	左锁骨中线上或内0.5～1cm	接近右胸骨线
>12岁	左锁骨中线内0.5～1cm	右胸骨线

(八) 腹部

注意腹部大小、形状、膨胀或凹陷 新生儿及消瘦婴儿可见肠蠕动波或肠型，新生儿要特别注意脐部有无分泌物、出血和炎症，稍大后注意有无脐疝。腹部触诊宜在小儿安静或哺乳时进行，较大儿童取仰卧位，并请其作深呼吸，或与其交谈时进行检查，以免由于惊慌或怕痒而不合作。检查有无压痛主要观察小儿表情变化，不能完全依靠小儿的回答。正常婴幼儿肝脏可在肋缘下扪及1～2cm，6～7岁后不应再触及。正常婴儿有时可扪及脾脏。叩诊检查方法和内容与成人相同。听诊小儿肠鸣音常亢进，注意有否腹部血管杂音。腹水患儿需测量腹围。

(九) 脊柱和四肢

观察四肢活动情况，肌肉紧张度，脊柱有无畸形，躯干长和四肢长的比例是否正常，四肢有无"O"形或"X"形腿，手镯或足镯征，有无杵状指(趾)和多指(趾)畸形。

(十) 肛门和外生殖器

注意有无畸形(无肛、尿道下裂、两性畸形等)、腹股沟疝和肛裂等。女孩注意阴道有无分泌物和畸形；男孩注意有无包皮过长、过紧、阴囊鞘膜积液、睾丸位置及大小等。

(十一) 神经系统

根据年龄和病情作必要的检查。

1. 一般检查　包括神志、精神状态、面部表情、反应灵敏度、动作语言发育，有无异常行为，肢体活动能力和四肢 肌张力等。

2. 神经反射　注意觅食、吸吮、握持、拥抱反射的出现和消失时间是否在正常范围。正常小婴儿的提睾、腹壁反射较弱或引不出来，但可出现踝阵挛，2 岁以下的小儿 Babinski 征可呈阳性，但若一侧阳性则应引起重视。

3. 脑膜刺激征　与成人检查基本相同，检查有否颈抵抗、Kerning 征、Brudzinski 征阳性。但小儿哭吵肢体强直时不易准确，要反复检查。

以上体格检查项目在具体操作时不一定完全按照顺序，但在病历书写时体检结果必须按上述顺序书写，不仅阳性体征要记录，重要阴性结果也要记录。

三、门诊病历书写

门诊病人就诊时，一般由接诊护士填写门诊病历首页各项(姓名、性别、年龄、住址、药物过敏史，以及就诊日期和体温等)。医生要在有限的时间内完成门诊病历记录，应当包括主诉、现病史、既往史、体格检查、诊断(印象)、处理意见和医生签名 7 项内容。体格检查主要记录阳性体征和有鉴别意义的阴性体征。处理意见包括要做的实验室检查、治疗药物和建议，如果是传染病必须填写传染病报告单并记录在门诊病历上。

儿科住院病历举例

住 院 病 历

姓名：王××　　出生地：四川省泸州市

性别：男　　入院日期：2005-03-20，16：30

年龄：11 个月　　记录日期：2005-03-20，16：50

民族：汉　　病史陈述者：其母

家长姓名：李××　联系方式：电话 6666666

主诉：发热、咳嗽 3 天，伴喘憋 1 天。

现病史：患儿于 3 天前因夜间受凉后发热，体温在 38～39℃之间，以下午和夜间更高，无畏寒和寒战表现，经用退热药后热稍降，但迅速回升。发热时伴有咳嗽，为阵发性单声干咳。1 天前出现喘憋，尤以夜间明显，哭闹不安，不能安静入眠，喜抱。自病后饮食甚差，偶有呕吐，非喷射状，为胃内容物。大便正常，尿量减少，色黄。发热时不伴有皮疹，未抽风。曾在当地医院就诊，疑为"上呼吸道感染"而用过"青霉素"和退热药物及止咳糖浆等，发热和咳嗽均无缓解，且喘憋加重而来本院，门诊以"急性支气管肺炎"收入院。

既往史：患儿曾在 8 个月时患"肺炎"一次，在当地医院治愈。平时体健，未患过麻疹、百日咳、猩红热、肝炎等传染病，近期内亦无传染病接触史。患儿近 3 月来常出现夜惊、多汗。曾接种"卡介苗、百白破、脊灰疫苗、麻疹"，余预防接种不详。无腹泻、外伤和手术史，无药物、食物过敏史，无输血史。

个人史：

(1) 出生史：患儿系第一胎，第一产，足月顺产，医院接生，生后无窒息史。

(2) 喂养史：新生儿期母乳喂养为主，因奶量不足，后添加奶粉、米糊混合喂养，6 个月后加鸡蛋，每天平均一个，有时添加米饭，至今未断母乳。

(3) 生长发育史：患儿 4 个月抬头，7 个月能坐，8 个月出牙。现能叫"妈妈"，能扶站。

(4) 预防接种史：已接种卡介苗、乙肝疫苗、脊髓灰质炎疫苗、百白破疫苗、麻疹疫苗。

家族史：父母体格均健康。非近亲婚配，无遗传病史。无哮喘、结核、肝炎等疾病。其母孕期健康。患儿居住条件和经济条件一般。

体 格 检 查

T 38.7℃　P 170 次/分　R 68 次/分　体重 8.5kg

发育正常，营养好，神志清楚，气促，鼻翼扇动，面色稍青紫，口周轻度发绀。

皮肤黏膜：皮肤稍干燥，未见出血点和皮疹，无疮疖和溃疡，腹壁皮下脂肪 0.8cm 厚，弹性可。

浅表淋巴结：全身表浅淋巴结未触及肿大。

头部：方颅，毛发黑，前囟未闭，有指尖大小。

眼：眼窝凹陷不明显，眼球活动自如。眼距不宽，眼睑无下垂，结膜无充血，巩膜无黄染，双侧瞳孔等大等圆，对光反射存在。

鼻：鼻外形正常，鼻翼扇动，无流涕和血痂，鼻道通畅。

耳：耳郭无畸形，外耳道无分泌物渗出。

口腔：口唇轻度发绀，口角无糜烂，颊黏膜无麻疹黏膜斑和溃疡，牙齿 4 枚，无龋齿，咽部充血。

颈部：颈软，气管居中，甲状腺无肿大，颈静脉未见充盈怒张。

胸部：轻度鸡胸、串珠肋及肋膈沟。两侧胸廓对称，无明显肋间饱满及心前区隆起。

肺脏：

望诊：呼吸急促、均匀，吸气性三凹征阳性。

触诊：哭闹时检查语颤双侧相同。

叩诊：两肺叩清音，肝相对浊音界位于右侧锁骨中线第五肋间。

听诊：两肺呼吸音粗糙，两肺底部、脊柱两侧均可闻及细小水泡音，较密集，并可闻散在哮鸣音。

心脏：

望诊：心前区无隆起，心尖搏动在左侧第四肋间乳头线上，不弥散。

触诊：各瓣膜区未触及震颤。

叩诊：心左界在锁骨中线外第5肋间1.5cm，心右界位于右胸骨旁线。

听诊：心率170次/分，心律齐，第一心音稍钝。心尖部未闻及杂音。$P_2 > A_2$，无分裂音。

腹部：

望诊：外形稍隆起，无肠型，未见蠕动波，腹壁静脉不显露。

触诊：柔软，无明显压痛区及包块，肝肋缘下3cm，剑下4cm，质地中等硬度，边缘钝。脾肋缘下刚触及。

叩诊：鼓音，无移动性浊音。

听诊：肠鸣音存在，无气过水声，未闻及异常血管杂音。

肛门、外生殖器：外观无畸形，双侧睾丸均可触及，无鞘膜积液。

脊柱、四肢：脊柱无后突及侧弯，四肢活动自如。关节无肿胀，未见手、脚镯征，无杵状指(趾)。四肢末梢温暖，脉搏明显增快，尚有力。

神经系统：脑膜刺激征阴性，病理反射未引出。提睾反射存在，两侧膝腱反射均可引出。

辅助检查

暂缺

病历摘要

患儿，王××，男，11个月，因发热，咳嗽3天，喘憋1天于2005年3月20日4:30pm入院。3天前患儿受凉后发热、伴有咳嗽，近1天来喘憋加重，纳差，精神萎靡，转来我院。自幼混合喂养，按时添加辅食。入院查体：T 38.7℃，P 170次/分，R 68次/分，体重8.5kg。气促，口周紫绀，鼻翼扇动。方颅，前囟未闭，胸有串珠肋，轻度鸡胸及肋膈沟。两侧背部较多细小水泡音，密集。并可闻及散在哮鸣音，心率快，第一心音稍钝，肝肋缘下3cm，剑下4cm，质中等度，边缘钝，脾肋缘下刚触及。

辅助检查：暂缺

初步诊断：

1. 急性支气管肺炎伴心力衰竭
2. 维生素D缺乏性佝偻病(活动期)

医生签名：张××

日期：××××年××月××日

笔记栏

第3节 儿科治疗原则及特点

小儿处于不断生长发育过程，不同年龄阶段的小儿在生理、病理和心理特点上各异，病情变化快和疾病谱的不同，儿科治疗原则与成人有诸多不同之处，在其治疗过程中更需要考虑年龄因素。小儿的表达能力较差，增加了儿科医护人员在治疗过程中观察和判断的难度。因此在儿科治疗中除了药物以外，更需要爱心和耐心，熟练掌握儿科护理、饮食治疗、心理治疗等，才有利于患儿身心健康的早日恢复。

一、护理原则

护理在儿科治疗中占有重要的地位，许多治疗均通过护理工作来实施，良好的护理在促进患儿康复中具有重要作用。儿科医生应关心和熟悉护理工作，医护密切协作以提高治疗效果。

(一) 细致的病情观察

由于小儿语言表达能力有限，常以哭闹来表达身体的不适。婴儿哭闹可以是正常的生理要求，也可能是疾病的表现，细致的观察是鉴别两者的关键。观察到患儿的姿态，面部表情、动作等方面的异样，可能成为诊断的线索。

(二) 合理的病室安排

病室必须保持整齐、清洁、安静、舒适，空气新鲜，室温维持在18～22℃。为提高治疗和护理的质量，根据病室条件，可按年龄、病种、病情轻重和护理要求合理安排病房及病区。

(三) 规律的病房生活

生活要有规律，保证充足的睡眠和休息，定时进餐保证营养，合理安排治疗和诊断操作时间，以免经常打扰患儿的休息。对长期住院的慢性病学龄期小儿，可给他们定期辅导功课。在病情的恢复期适当安排游戏，这样不仅可减轻病儿住院的压力，还可通过游戏评估他们的生长发育水平。

(四) 预防院内感染

对不同病种病儿应尽量分室住，同一病种病儿的急性期与恢复期也应尽量分开，病儿用过的物品需经病室定时消毒、医护人员注意洗手、严格执行无菌操作以防止交叉感染和医源性感染。

(五) 预防意外伤害

病房内的一切设施均应考虑到病儿的安全。病室门要装电子门锁防止病儿外出走失。阳台和窗户应安装护栏。药品要放在病儿拿不到的地方。不能让病儿进入配膳室，以免被烫伤。病床要有护栏。医护人员检查处理完毕要及时拉好床栏，拿走体温表、药杯等物品，防止意外伤害。喂药喂奶要将婴儿抱起，避免呛咳、呕吐引起窒息。

二、饮食与胃肠外营养

根据不同病情和年龄选择适当的饮食将有助于疾病的治疗和康复。不当的饮食可使病情加重，甚至危及生命。

（一）基本膳食

1. 普通饮食　采用易消化、营养丰富、热能充足的食物。

2. 软食　将食物烹调得细、软、烂，介于普通饮食和半流质饮食之间，如稠粥、面条等，供消化功能尚未完全恢复或咀嚼能力弱的病儿。

3. 半流质饮食　呈半流体状或羹状，介于软食和流食之间。

4. 流质饮食　全部为液体，如牛奶、豆浆、米汤、蛋花汤等。适用于高热、消化系统疾病、胃肠道手术后病儿，亦可用鼻饲。

（二）特殊膳食

1. 无盐或少盐饮食　每天食物中食盐含量＜0.5g时为无盐，＜1.5g时为低盐。适用于心、肾功能不全有水肿的患儿。

2. 低蛋白饮食　每天蛋白供给量低于一般标准，适用于尿毒症、肝昏迷和急性肾炎少尿期的患儿。

3. 高蛋白饮食　每天蛋白供给量高于一般标准，适用于营养不良、消耗性疾病患儿。

4. 低热能饮食　热能供给低于一般标准，适用于单纯性肥胖症的患儿。

5. 低脂肪饮食　适用于腹泻，肝、胆、胰疾病和高脂血症患儿。

6. 要素饮食　含各种营养素、易消化吸收的无渣饮食，用于消耗性疾病或对牛乳制品不耐受的营养不良或慢性腹泻病儿。

7. 特殊乳制品　不同比例的稀释奶用于早产儿和患病的初生儿。脱脂奶和酸奶可用于腹泻婴儿，前者因其热量低，不可长期使用。蛋白奶提供丰富的蛋白质，适用于营养不良婴儿。豆制代乳粉不含乳糖，适用于牛乳过敏和乳糖酶缺乏者。

8. 检查前饮食　隐血检查饮食，用于等待消化道出血检查的患儿。胆囊造影饮食（高脂）和肾功能检查（不含氨基酸）饮食等。

9. 其他特殊饮食　无乳糖饮食用于半乳糖血症。低苯丙氨酸饮食用于苯丙酮尿症。

（三）胃肠外营养

不能通过胃肠道获得足够营养的患儿需要用静脉营养液由静脉途径提供各种营养素。静脉营养液由平衡氨基酸、葡萄糖、脂肪乳剂、电解质、多种维生素和微量元素组成。可通过周围小静脉或中心静脉输入。

三、药物治疗原则

药物是治疗疾病的一个重要手段，而药物的过敏反应、副作用和毒性作用常对机体产生不良影响。小儿用药除了不同年龄用药剂量不同以外，还有脏器功能发育未成熟、对药物的毒副作用较成人更为敏感等因素，因此，必须充分了解小儿药物治疗的特点，掌握药物性能、作用机制、毒副作用、适应证和禁忌证，以及精确的剂量计算和适当的用药方法。

（一）小儿药物动力学的特点

小儿对药物的吸收、分布和代谢与成人不同，年龄越小，其差异也越大。①在组织内的分布不同：年龄越小体液占体重的比例越大，药物分布在体液中的比例也就越高。②肝脏的肝酶系统发育不完善：新生儿肝脏功能不成熟，氧化/水解、N-去甲基和乙酰化作用低，有些药物的半衰期延长，毒性作用增加。③肾脏排泄功能不足：新生儿肾小球滤过与肾小球分泌功能均差，婴儿后期这些功能逐渐改善。因此新生儿和小婴儿的药物剂量宜小、次数少。

（二）药物治疗中的一些特殊问题

1. 抗菌类药物　长期使用广谱抗生素容易引起肠道菌群失衡，对小儿更易发生肠道菌群失调而继发真菌感染。氨基糖苷类药对小儿肾和听力损害的后果较成人严重，应慎用。氯霉素可抑制造血功能，对新生儿、早产儿还可导致“灰婴综合征”。四环素可引起牙釉质发育不良，8岁以下小儿禁用。喹诺酮类药动物试验可损害幼年动物软骨发育，在人类虽未证实，但在婴幼儿一般不作为第一线用药。

2. 激素类　长期使用雄激素和肾上腺皮质激素可影响小儿身高，降低机体免疫力。水痘患儿禁用激素。

3. 高浓度氧可引起早产儿晶状体后纤维化而导致失明和支气管肺发育不良。

4. 镇咳药　婴幼儿支气管较窄，又不会咳痰，炎症时易发生阻塞，引起呼吸困难。故婴幼儿一般不用镇咳药，尤其作用强的可待因等应慎用。

5. 退热药　一般使用对乙酰氨基酚和布洛芬，剂量不宜过大，可反复使用。

6. 镇静止惊药　在患儿高热、烦躁不安、剧咳不止等情况下可考虑给予镇静药。发生惊厥时可用苯巴比妥、水合氯醛、地西泮等镇静止惊药。婴儿不宜使用阿司匹林，以免发生 Reye 综合征。

7. 止泻药与泻药　对腹泻患儿不主张用止泻药，因止泻药减少肠蠕动，使肠道内毒素无法排出，反而加重病情。小儿便秘多采用饮食调节和通便法，很少应用泻药。

8. 乳母应慎用药物　因部分药物可经母乳作用于婴儿，如阿托品、吗啡、水杨酸盐、苯巴比妥等。

（三）给药方法

1. 口服法　为首选方法，片剂可研碎加小量水后用小匙沿口角慢慢灌入口中，神志不清、昏迷者采用鼻饲法给药。

2. 注射法　病情危重、化脓性脑膜炎等情况下抗生素宜静脉滴注给药。甘露醇可静脉推注。静脉滴注应根据年龄大小、病情严重程度控制滴速。婴幼儿因臀部肌肉较少，故肌注少用。

3. 外用药　小儿皮肤薄、面积相对大，外用药容易被吸收，不能涂得太多。要注意不让小儿用手抓摸药物，以免误入眼、口引起意外。

4. 其他方法　雾化吸入常用，新生儿鼻部和支气管黏膜嫩薄、血管丰富，安乃近和肾上腺素稀释后可分别作滴鼻和气管内给药。含剂、漱剂很少用于小龄儿，年长儿可用。

（四）药物剂量计算

小儿用药剂量计算方法按年龄、体重、体表面积或按成人剂量折算等多种方法，其中以体重方法计算最常用。无论何种方法计算出的剂量还必须根据病儿具体情况进行调整。如新生儿和肾功能较差的病儿，用药剂量宜小、次数少。抗癫痫药要根据血药浓度进行剂量调整。

1. 按体重计算　每日剂量＝病儿体重(kg)×每日每公斤体重所需药量。年长儿按体重计算，如已超过成人量时则以成人量为上限。

2. 按体表面积计算　按体表面积比按年龄、体重计算更为准确，因其与基础代谢率、肾小球滤过率等生理功能关系更为密切。小儿体表面积计算公式如下：＜30kg 小儿体表面积(m^2)＝体重(kg)×0.035＋0.1；＞30kg 小儿体表面积(m^2)＝[体重(kg)－30]×0.02＋1.05。

小儿药物剂量＝小儿体表面积(m^2)×剂量/(m^2)

3. 按年龄计算　剂量幅度大、不需十分精确的药物，如止咳药、营养药等可按年龄计算，比较简单。

4. 从成人剂量折算　小儿剂量＝成人剂量×小儿体重(kg)/50，或小儿剂量＝成人剂量×小儿体表面积(m^2)/1.73。此法仅用于未提供小儿剂量的药物，所得剂量一般都偏小，故不常用。

四、心理治疗原则

随着医学模式的转变，心理因素在儿科疾病的治疗、康复中的重要性逐渐被重视。儿童的心理和情绪障碍，如焦虑、退缩、抑郁和恐怖等，可发生在一些亚急性、慢性非感染性疾病的病程中，这种障碍既是这些疾病的后果，又可以成为这些疾病病情加重或治疗效果不佳的原因之一。因此，儿科工作者在疾病的治疗中应重视各种心理因素，学习儿童心理学的基本原理，掌握小儿临床心理治疗和护理的基本知识。

常用的心理治疗包括支持疗法、行为治法、疏泄法等，对初次治疗者要考虑到儿童具有自我改善的潜在能力，以暗示和循循善诱帮助儿童疏泄内心郁积的压抑、激发其情绪释放、减轻其心理压力和心理障碍的程度以促使其原发病的康复。疾病可使患儿产生焦虑、紧张，加上住入陌生的病房这种环境改变更使患儿心情不安和孤独，甚至恐惧。表现为哭闹或沉默寡言、闷闷不乐，有的患儿拒食、拒绝治疗或整夜不眠。安静、舒适和整洁的环境，医护人员的爱心、亲切的语言、和蔼的态度、轻柔的动作和周到的服务将会减轻和消除患儿的心理和情绪障碍，有助于疾病的康复。

五、随　　访

当治疗计划完成病儿出院后，随访工作对于他们身心健康的进一步恢复是十分必要的。对急性病病儿，一般可随访1～2 次，使小儿和家长感到即使出院了，医护人员仍在关心他们，有一种心理上的安全感。对于慢性病儿，可每月或每季 1 次，以便了解病儿病情的变化，是否需要进一步治疗。随访的方式根据病儿的病情可通过电话、信访和随访门诊等。

（刘文君　郭渠莲）

第 4 节　小儿液体平衡的特点和液体疗法

一、小儿液体平衡的特点

体液(fluid)是人体的主要组成成分，体液要保持一定容量，一定的分布和一定的成分。保持上述各方面的动态平衡是保证正常生理功能所必需的。体液中水、电解质、酸碱度、渗透压等的动态平衡依赖于神经、内分泌、肺、血循环和酸碱缓冲对，特别是肾脏等系统的正常调节功能。小儿的水、电解质、酸碱及食物成分按单位体重的进出量大，尤其是婴儿在生后数月内肾功能不如成人健全，常不能抵御或纠正水或酸碱平衡紊乱，其调节功能极易受疾病和外界环境的影响而失调。由于这些生理特点，水、电解质和酸碱平衡紊乱在儿科临床中极为常见。

体液平衡主要包括四个方面：①每日液体出入量

的平衡。②组成体液的主要物质即电解质之间的平衡。③酸碱平衡即氢离子浓度的稳定。④分布在各区的体液之间的渗透压平衡。

(一)体液的总量与分布

体液的总量分布于血浆、间质及细胞内,前两者合称为细胞外液(内环境)。在一般情况下,年龄愈小,其体液总量相对愈多,主要是间质液的比例较高,而血浆和细胞内液量的比例则与成人相近。不同年龄的体液分布见表3-4。

表3-4 不同年龄儿童的体液分布(占体重的%)

年龄	总量	细胞外液		细胞内液
		血浆	间质液	
足月新生儿	78	6	37	35
1岁	70	5	25	40
2~14岁	65	5	20	40
成人	55~60	5	10~15	40~45

(二)体液的电解质组成

小儿体液的电解质成分含量与成人相似,但新生儿在生后数日内血钾、氯、磷和乳酸偏高,而血钠、钙和碳酸氢盐偏低。

细胞内液和细胞外液的电解质组成有显著的差别。细胞外液的电解质成分能通过血浆精确地测定。正常血浆阳离子主要为Na^+、K^+、Ca^{2+}和Mg^{2+},其中Na^+含量占该区阳离子总量的90%以上,对维持细胞外液的渗透压起主导作用。血浆主要阴离子为Cl^-、HCO_3^-和蛋白,还有阴离子间隙(anion gap AG)的无机硫和无机磷、有机酸如乳酸、酮体等。组织间液的电解质组成除Ca^{2+}含量较血浆低一半外,其余电解质组成与血浆相同。细胞内液的电解质测定较为困难,且不同的组织间有很大的差异。细胞内液阳离子以K^+、Ca^{2+}、Mg^{2+}和Na^+为主,其中K^+占78%。阴离子以蛋白质、HCO_3^-、HPO_4^{2-}和Cl^-等离子为主。

(三)小儿水的代谢特点

(1)水的生理需要量:水的需要量与新陈代谢、摄入热量、食物性质、经肾排出溶质量、不显性失水、活动量及环境温度有关。小儿水代谢旺盛,婴儿每天摄入及排出的水量约等于细胞外液的1/2;而成人仅为1/7。按体重计算,年龄愈小,每日需水量愈多。小儿排泄水的速度较成人快,年龄愈小,出入量相对愈多。因婴儿对缺水的耐受力差,在病理情况下如进水不足同时又有水分继续丢失时,由于肾脏的浓缩功能有限,将比成人更易脱水。不同年龄小儿每日所需水量见表3-5。每增长3岁所需水量约减少20ml/kg,14岁时所需水量接近成人。

表3-5 小儿每日水的需要量

年龄	需水量(ml/kg)
<1岁	120~160
1~3岁	100~140
4~9岁	70~100
10~14岁	50~90

(2)由于小儿生长发育快,新陈代谢旺盛,所需热量较大,其不显性失水量也较多,按体重计算约为成人的2~3倍。小儿不同年龄的不显性失水量见表3-6。

表3-6 不同年龄儿童的不显性失水量

不同年龄或体重	不显性失水量[ml/(kg·d)]
早产儿或足月新生儿	
750~1000g	82
1001~1250g	56
1251~1500g	46
>1500g	26
婴儿	19~24
幼儿	14~17
儿童	12~14

影响不显性失水量的因素包括:①新生儿成熟程度:孕龄愈小,不显性失水愈多。足月新生儿不显性失水约为每小时0.7~1.6ml/kg,而早产儿则为每小时2~2.5ml/kg。②呼吸增快可使经肺的不显性失水增加。③体温每升高1℃,不显性失水每小时增加0.5ml/kg。④环境温度较高时,不显性失水亦增多,有时可高达3~4倍。⑤应用光疗或红外线辐射热保温时不显性失水可增加15~20ml/(kg·d)。⑥吸入空气湿度或环境湿度增加时不显性失水减少,反之增加。⑦活动增加时不显性失水增多,有时可达30%以上。

(3)正常人每日分泌大量消化液,约为血浆量的1~2倍或细胞外液量的2/3,其中绝大部分被再吸收,仅少量由粪便排出。小儿每日从大便排出的水分约为8ml/100kcal。但当患严重腹泻病时,水的再吸收障碍,使水和电解质大量丢失,从而引起脱水。小儿年龄愈小,消化道的液体交换愈快,所以比成人更易因消化功能障碍造成水和电解质丢失。

(4)肾脏是调节和控制细胞外液容量与成分的重要器官。蛋白质的代谢产物尿素和盐类(主要为钠盐)是肾脏主要的溶质负荷,必须有足够的尿量使其排出,小儿在排泄同量溶质时所需水量较成人为多,故尿量相对较多。小儿年龄愈小,肾脏的浓缩和稀释功能愈不成熟,小婴儿肾脏浓缩能力差,尿量相对较多。当入水量不足或失水量增加时,易于超过肾脏浓缩能力的限度,发生代谢产物潴留和高渗性脱水。新生儿尤其是早产儿肾脏排泄钠能力低,摄入钠盐过多时,容易发生高钠血症。但早产儿回吸收钠能力亦低,尿的基础排钠量较多,若摄入水量过多又易致水肿和低钠血症。年龄愈小,肾脏排钠、排酸、产氨能力也愈差,因而也容易发生高钠血症和酸中毒。

(5)小儿调节水和电解质平衡机制即神经系统、内分泌系统、肺、肾功能不健全,容易发生水和电解质紊乱。

(6)小儿患病时容易发生呕吐、腹泻、进食喝水少、

笔记栏

发热、呼吸快、出汗多,因此容易发生水和电解质紊乱。

二、水、电解质和酸碱平衡紊乱

(一) 脱水(dehydration)

脱水是指由于水的损失量过多和(或)摄入量不足,导致体液总量尤其是细胞外液量减少的病理生理状态。除失水外,还常伴有钠、钾和其他电解质的丢失。

1. 脱水的分度 一般根据精神状态、前囟、眼窝的凹陷与否、皮肤弹性、尿量、肢端温度和循环情况等临床表现综合分析判断,根据水的损失量及临床表现可将脱水分为轻、中、重度见表 3-7。

表 3-7 不同程度脱水的临床表现比较

	失水占体重(%)	精神状态	前囟凹陷	眼窝凹陷	眼泪	口干	皮肤弹性	尿量	末梢循环
轻度脱水	<5	稍差	稍凹陷	稍凹陷	有	略干	正常	稍少	正常
中度脱水	5~10	萎靡或烦躁	明显	明显凹陷	少	明显	稍差	减少	稍差
重度脱水	>10	嗜睡昏迷	深陷	深陷	无	很明显	极差	无	极差,可有休克

(1) 轻度脱水(mild dehydration):失水量约为体重的 5% (50ml/kg),精神稍差,前囟和眼窝稍凹陷,皮肤黏膜稍干燥,弹性尚好,尿量略少,哭时有泪。

(2) 中度脱水(moderate dehydration):失水量为体重的 5%~10% (50~100ml/kg),精神萎靡或烦躁不安,眼窝和前囟明显凹陷,哭时泪少,口唇黏膜干燥,皮肤干燥、弹性较差,尿量明显减少,四肢稍凉。

(3) 重度脱水(severe dehydration) :失水量占体重 10%以上(100~120ml/kg)。除上述症状更明显外,因血容量明显减少,可伴有休克表现,如尿极少或无尿、脉细数、心音低钝、四肢厥冷、皮肤发花、血压下降。

2. 脱水性质 根据水和电解质损失比例不同可将脱水性质分为三种(表 3-8)。临床上等渗性脱水最为常见,其次为低渗性脱水,高渗性脱水少见。

表 3-8 不同类型脱水的临床特点比较

	高渗性脱水	等渗性脱水	低渗性脱水
常见病因	危重状态或医源性的因素	急性胃肠炎	慢性腹泻、营养不良、使用脱水剂、利尿剂等
细胞内外变化	主要为细胞内脱水	细胞内外影响相同	主要为细胞外的脱水
血渗透压	>320mmol/L	280~320mmol/L	<280mmol/L
血钠浓度	>150mmol/L	130~150mmol/L	<130mmol/L
主要表现	烦渴、高热、休克出现迟,脑细胞脱水可有惊厥和脑血管破裂	一般脱水表现	淡漠、嗜睡或昏迷、脱水的体征明显,休克出现早
补液治疗	以 1/3 张的液体为主	以 1/2 张的液体为主	以 2/3 张的液体为主

(1) 等渗性脱水(isotonic dehydration):临床最常见,水和电解质成比例的丢失,血清钠浓度为 130~150mmol/L,血浆渗透压正常。丢失的体液为循环血量和细胞外液,细胞内液量无明显变化。临床表现根据体液丢失量的多少,出现不同程度的脱水症状。等渗性脱水多因呕吐、腹泻、胃肠引流、肠炎及饥饿等原因所致。

(2) 低渗性脱水(hypotonic dehydration):丢失电解质(主要是钠)的量大于失水。血清钠<130mmol/L,血浆渗透压低于正常。细胞外液水分流向细胞内,使血容量进一步减少,在失水量相等的情况下,其脱水征比等渗性脱水明显,易发生外周循环障碍而休克。而出现四肢凉,血压低,脉细弱等,但口渴反而不明显。由于细胞内水肿,尤其脑细胞水肿可出现嗜睡、昏迷等神经系统症状。临床多见于营养不良并腹泻、病程较久或腹泻时补充非电解质溶液过多、反复应用利尿剂及大面积烧伤丢失血浆过多者。

(3) 高渗性脱水(hypertonic dehydration):丢失的水分多于电解质(主要是钠),血清钠>150mmol/L,血浆渗透压高于正常。细胞外液呈高渗状态后,细胞内液的水分向细胞外转移,使细胞内液减少,而细胞外液的水分却得到部分补偿,因此在失水相等的情况下,其脱水症状比其他两种类型轻,循环障碍的症状也较轻。由于细胞内液脱水明显,患儿可表现为烦渴、皮肤黏膜干燥、高热、肌张力增高甚至惊厥;严重者神经细胞脱水、皱缩,可致脑血管破裂出血或脑血栓。临床上多见于不显性失水增多而给水不足(如昏迷、发热、呼吸增快、光疗或红外线辐射保温以及早产儿、新生儿)或呕吐、秋季腹泻和胃肠引流时或补充含钠溶液过多等情况。

笔 记 栏

（二）钾代谢异常

人体内钾主要存在于细胞内，细胞内钾约为150mmol/L细胞液。正常血清钾维持在3.5～5.0mmol/L，对调节细胞的各种功能中起重要作用。

1. 低钾血症（hypokalemia） 当血清钾浓度低于3.5mmol/L时称为低钾血症。

（1）病因：低钾血症在临床较为多见，其发生的主要原因有：①钾的摄入量不足。②丢失过多：由消化道丢失过多，如呕吐、腹泻、各种引流或频繁灌肠而又未及时补充钾；由肾脏排出过多，如酸中毒等所致的钾从细胞内释出，随即大量地由肾脏排出。③钾在体内分布异常：酸中毒纠正后和糖原合成时钾向细胞内转移；在家族性周期性麻痹，病人由于钾由细胞外液迅速地移入细胞内而产生低钾血症。④各种原因的碱中毒。

临床常遇到重症脱水酸中毒病儿血清钾多在正常范围，缺钾的症状也不明显；当输入不含钾的溶液后，血浆钾被稀释，钾随尿量的增加而排出；酸中毒纠正后钾则向细胞内转移；糖原合成时可消耗钾。由于上述原因，使血清钾下降，并出现低钾症状。此外有肾上腺皮质激素分泌过多如Cushing综合征、原发性醛固酮增多症、糖尿病酮症酸中毒、低镁、甲状腺功能亢进、大量利尿、碳酸酐酶抑制剂的应用和原发性肾脏失钾性疾病如肾小管性酸中毒等也可引起低钾。

（2）临床表现：低钾血症的临床表现不仅决定于血钾的浓度，而更重要的是缺钾发生的速度。主要是神经肌肉、循环、泌尿和消化等系统症状。一般当血清钾低于3mmol/L时即可出现症状，当血清钾＜2.5mmol/L时症状更严重。可出现神经肌肉兴奋性减低，精神萎靡，反应低下，躯干和四肢肌肉无力，键反射减弱或消失，严重者可出现弛缓性麻痹。若呼吸肌受累则呼吸变浅，甚至呼吸肌麻痹。平滑肌受累出现腹胀、便秘、肠鸣音减弱甚至消失。心肌兴奋性增高致心率增快，严重者心律失常，心音低钝，重症血压常降低。心电图示：T波增宽、低平或倒置，出现U波（＞0.1mv），逐渐增高，在同一导联中U波＞T波，两波相连呈驼峰样，可融合成为一个宽大的假性T波。Q—T（Q—U）延长，S—T下降。缺钾还可使肾小管上皮细胞空泡变性，对抗利尿激素（ADH）反应低下，浓缩功能降低，尿量增多；肾小管泌 H^+ 和回吸收 HCO_3^- 增加，氯的回吸收减少，可发生低钾、低氯性碱中毒伴反常性酸性尿。

（3）低钾血症的治疗：在补液过程中，应注意及时补钾，以防止低钾血症的发生。通常在治疗前6小时曾有排尿或输液后有尿即可开始补钾。

一般患儿按每日3mmol/kg钾（相当于氯化钾200～300mg/kg）补充，缺钾症状明显者可增至4～6mmol/kg（相当于氯化钾300～450mg/kg）。病情允许可口服补充。静脉补充时，氯化钾静滴浓度不得超过0.3%（40mmol/L）；速度应小于每小时0.3mmol/kg。当低钾伴有碱中毒时，常伴有低氯，故采用氯化钾液补充。

2. 高钾血症（hyperkalemia） 血清钾＞5.5mmol/L时称为高钾血症。血清钾增高常反映体内钾总量过多，但当存在细胞内钾向细胞外转移时，如酸中毒等，体内钾总量亦可正常或减低。

（1）病因：①钾摄入过多：如短时间内给予大量钾等，则易发生高钾血症。②肾排钾障碍：肾功能衰竭，血容量减少（脱水、休克等），肾上腺皮质功能不全，肾脏对醛固酮无反应等，使钾排出减少。③钾从细胞内释放或移出：见于大量溶血、酸中毒、休克、组织分解代谢亢进、严重组织损伤（挤压伤）、洋地黄中毒和胰岛素缺乏等。

（2）临床表现：①神经、肌肉症状：高钾血症时患儿精神萎靡，嗜睡，手足感觉异常，腱反射减弱或消失，严重者出现弛缓性瘫痪、尿潴留甚至呼吸麻痹。②心律紊乱，高钾血症时心率减慢而不规则，可出现室性早搏和心室纤颤，甚至心脏停搏。心电图可出现高耸的T波、P波消失或QRS波群增宽、心室纤颤及心脏停搏等。心电图的异常与否对决定是否需治疗有很大帮助。

（3）治疗：高钾血症的治疗主要是纠正高血钾和治疗原发病。停用钾剂，禁用库存血，暂停含钾丰富的食物和药物。监测血清钾浓度和心电图。

轻症的治疗：血清钾6～6.5mmol/L，心电图正常者，给予阳离子交换树脂保留灌肠或排钾利尿剂等。

紧急治疗：血清钾＞6.5mmol/L或有心电图异常需迅速采取以下措施：

1）拮抗高钾血症对心脏的毒性作用，可用10%葡萄糖酸钙溶液0.5ml/kg加葡萄糖缓慢静注，在数分钟内即显效，但维持时间较短。若心电图无改善，可重复应用。

2）使钾由细胞外液移入细胞内液，可采用葡萄糖加胰岛素（0.5～1g葡萄糖/kg，每3g葡萄糖加1单位胰岛素）静滴；5%碳酸氢钠1～3mmol/kg缓慢静注。

3）沙丁胺醇（salbutamal）5μg/kg，经15分钟静脉应用或以2.5～5mg雾化吸入常能有效地降低血钾，并能持续2～4小时。

4）促进钾排出的措施为：阳离子交换树脂；静注呋塞米或依他尼酸（利尿酸）可促进肾排钾，对心力衰竭和水肿者更为适用。

5）透析疗法：在需迅速降低血清钾，但上述措施又无效时应用。腹膜透析和血液透析均有效。

（三）酸碱平衡紊乱

酸碱平衡是指正常体液保持一定的 H^+ 浓度。细胞外液的pH主要取决于血液中最重要的一对缓冲物质，即 HCO_3^-/H_2CO_3 两者含量的比值。正常 HCO_3^-/H_2CO_3 比值保持在20/1。当两者比值发生改变或体内代偿功能不全时，pH超出7.35～7.45的正常范围时，会出现酸碱平衡紊乱。人体调节pH在较稳定的水平取决于：酸或碱的丢失；肾脏和肺的

笔记栏

调节作用。血液及其他体液的缓冲系统主要包括碳酸、碳酸氢盐系统和非碳酸氢盐系统。在血液非碳酸氢盐系统，主要为血红蛋白、有机及无机磷。在细胞内液，碳酸、碳酸氢盐及非碳酸盐缓冲系统均起作用，后者主要由有机磷蛋白及其他成分组成。

正常儿童血 pH 与成人一样维持在 7.35～7.45。pH<7.30 为酸中毒，pH>7.45 为碱中毒。当肺呼吸功能障碍使 CO_2 排出过少或过多、使血浆中 H_2CO_3 的量增加或减少所引起的酸碱平衡紊乱，称为呼吸性酸中毒或碱中毒。若因代谢紊乱使血浆中 HCO_3^- 的量增加或减少而引起的酸碱平衡紊乱(imbalance of acid-base)，则称为代谢性酸中毒或碱中毒。出现酸碱平衡紊乱后，机体可通过肺、肾调节使 HCO_3^-/H_2CO_3 的比值维持在 20/1，即 pH 维持在正常范围内，称为代偿性代谢性(或呼吸性)酸中毒(或碱中毒)；如果 HCO_3^-/H_2CO_3 的比值不能维持在 20/1，即 pH 低于或高于正常范围，则称为失代偿性代谢性(或呼吸性)酸中毒(或碱中毒)。

1. 代谢性酸中毒 (metabolic acidosis)

(1) 病因：其病因主要系 H^+ 增加或 HCO_3^- 降低。发生原因为：①体内碱性物质经消化道或肾脏大量丢失：见于腹泻，小肠、胰或胆管引流或瘘管，肾小管性酸中毒，应用碳酸酐酶抑制剂(乙酰唑胺)或醛固酮拮抗剂(安体舒通)，各种原因所致的醛固酮缺乏症。②酸性代谢产物产生过多或排出障碍：见于进食不足或吸收不良所致饥饿性酮症，糖尿病酮症，各种原因所致乳酸血症(如由于缺氧、脱水、休克、心跳呼吸骤停、先天性糖代谢障碍)、肾功能衰竭等。③摄入酸性物质过多：如长期服用氯化钙、氯化铵，滴注盐酸精氨酸或水杨酸中毒等。

(2) 临床表现：轻度酸中毒的症状不明显，仅呼吸稍快，若不做血气分析难于做出诊断。较重的酸中毒出现呼吸深长、厌食、恶心、呕吐、疲乏、无力、精神萎靡、烦躁不安；进而嗜睡、昏睡、昏迷，口唇呈樱桃红色。严重酸中毒(pH<7.20)时，心率变慢，周围血管阻力下降。心肌收缩力减弱和心排血量减少，可发生低血压、心力衰竭和室颤阈降低，有致命危险。酸中毒时 HCO_3^- 及 pH 降低均可使 H^+ 进入细胞与 K^+ 交换，致细胞内液 K 降低和细胞外液 K^+ 增高，可促发心律紊乱。酸中毒时血浆游离钙增加，酸中毒纠正后下降，原有低钙血症的患儿可能发生手足搐搦或惊厥。新生儿和小婴儿的呼吸代偿功能较差，酸中毒时其呼吸改变可不典型，往往仅有精神萎靡、拒食和面色苍白等。根据血浆 HCO_3^- 将酸中毒分为轻度(18～13mmol/L)、中度(13～9mmol/L)及重度(<9mmol/L)。

(3) 阴离子间隙(AG)：在诊断单纯或混合性酸中毒时阴离子间隙常有很大的帮助。阴离子间隙是主要测阳离子与阴离子的差值。测得的阳离子为钠和钾，可测得的阴离子为氯和碳酸氢根。因钾离子浓度相对较低，在计算阴离子间隙时常忽略不计。

阴离子间隙 $= Na^+ - (Cl^- + HCO_3^-)$，正常为12mmol/L(范围：8mmol/L～16mmol/L)。

由于阴离子蛋白、硫酸根和其他常规不测定的阴离子的存在，正常阴离子间隙为(12±4) mmol/L。AG 的增加几乎总是由于代谢性酸中毒所致。但是，不是所有的代谢性酸中毒均有 AG 增高。AG 增高见于代谢性酸中毒伴有常规不测定的阴离子如乳酸、酮体尿酸、磷酸等增加。代谢性酸中毒不伴有常规不测定的阴离子增高时 AG 不增高，称为高氯性代谢性酸中毒。在高氯性代谢性酸中毒，碳酸氢根的降低被氯离子所替代，而后者可通过血清电解质的测量获得。计算阴离子间隙可发现常规不测定的阴离子或阳离子的异常增高。

当代谢性酸中毒由肾小管酸中毒或大便碳酸氢盐丢失引起时，阴离子间隙可以正常。当血浆碳酸氢根水平降低时，氯离子作为伴随钠在肾小管重吸收的主要阴离子，其吸收率增加了。由于酸中毒时碳酸氢根浓度降低、血浆氯增高，使总阴离子保持不变。

肾功能衰竭时血磷、硫等有机阴离子的增加；糖尿病人的酮症酸中毒、乳酸性酸中毒、高血糖非酮症性昏迷、未定名的有机酸血症、氨代谢障碍等均可使阴离子间隙增加。阴离子间隙增加也见于大量青霉素应用后、水杨酸中毒等。

阴离子间隙降低在临床上较少见。

(4) 治疗：①积极治疗缺氧、组织低灌注、腹泻等原发疾病；②采用碳酸氢钠或乳酸钠等碱性药物增加碱储备、中和 H^+；③正常 AG 型代谢酸中毒处理原则为减少 HCO_3^- 的损失和补充碱剂；④高 AG 型代谢酸中毒原则为改善微循环和机体缺氧状况。

一般主张当血气分析的 pH≤7.30 时用碱性药物纠正酸中毒。当使用含碱性溶液的混合液补液时，随着循环和肾功能的改善，轻度酸中毒即可纠正。若酸中毒严重时，则应补充碱性溶液。5%碳酸氢钠溶液 1ml/kg 或 11.2%乳酸钠溶液 0.6ml/kg，约可提高血浆二氧化碳结合力 1mmol/L。一般无化验条件时可选用 5%碳酸氢钠溶液 5ml/kg，或 11.2%乳酸钠溶液 3 ml/kg，即约可提高血浆二氧化碳结合力 5mmol/L。然后再根据情况给予。或以测得患儿血浆二氧化碳结合力来计算出总量。先用其半量，然后视病情酌用。其公式如下：

(18－患儿 CO_2CP)mmol/L ×体重(kg) × 1.0 =5%碳酸氢钠溶液 ml 数

(18—患儿 CO_2CP)mmol/L ×体重(kg) ×0.6 =11.2%乳酸钠溶液 ml 数

也可以按以下方法给予：所需补充的碱性溶液 mmol 数=剩余碱(BE)负值×0.3×体重(kg)，因 5%碳酸氢钠溶液 1ml=0.6mmol，故所需 5%碳酸氢钠溶液量(ml)=(－BE)×0.5×体重(kg)。一般将碳酸氢钠稀释成 1.4%的溶液输入；先给予计算量的 1/2，复查血气后调整剂量。纠酸后钾离子进入细胞内使血清钾降低，游离钙也减少，故应注意补钾、补钙。

2. 代谢性碱中毒(metabolic alkalosis)

(1) 病因和发病机制：代谢性碱中毒的原发因素

是细胞外液强碱或碳酸氢盐的增加。主要原因有：①过度的氢离子的丢失，如呕吐或胃液引流导致的氢和氯的丢失，最常见为先天性肥厚性幽门狭窄；②摄入或输入过多的碳酸氢盐；③由于血钾降低，肾脏碳酸氢盐的重吸收增加，原发性醛固酮增多症、Cushing综合征等；④呼吸性酸中毒时，肾脏代偿性分泌氢，增加碳酸氢根重吸收，使酸中毒得到代偿，当应用机械通气后，血 $PaCO_2$ 能迅速恢复正常，而血浆 HCO_3^- 含量仍高，导致代谢性碱中毒；⑤细胞外液减少及近端肾小管 HCO_3^- 的重吸收增加。

代谢性碱中毒时为减少血 pH 的变化，会出现一定程度的呼吸抑制，以 $PaCO_2$ 略升高作为代偿，但这种代偿很有限，因为呼吸抑制时可出现低氧症状，后者又能刺激呼吸。通过肾脏排出 HCO_3^- 使血 pH 降低，此时常见有碱性尿（pH 可达 8.5～9）；当临床上常同时存在低血钾和低血容量时，除非给予纠正，碱中毒常较难治疗。

(2) 临床表现：轻度代谢性碱中毒可无明显症状，重症者表现为呼吸抑制，精神差。神经系统症状常见，表现为倦怠、头昏、反应迟钝、嗜睡，甚至精神错乱或昏迷。失代偿性碱中毒时血中游离钙减少，使神经肌肉兴奋性增加，可出现手足搐搦或惊厥。代偿性呼吸浅慢使肺泡通气量减少，可发生低氧血症。碱血症使 Hb 与氧亲和力增加，氧解离曲线左移，加重组织缺氧，但发绀较轻。当有低血钾时，可出现相应的临床症状。血气分析血浆 $PaCO_2$ 和 HCO_3^- 增高，常见低氯和低钾。

(3) 治疗包括：①去除病因；②停用碱性药物，纠正水、电解质平衡失调；③静脉滴注生理盐水；④重症者给予氯化铵静脉滴注；⑤碱中毒时如同时存在的低钠、低钾和低氯血症常阻碍其纠正，故必须在纠正碱中毒时同时纠正这些离子的紊乱。

3. 呼吸性酸中毒（respiratory acidosis） 由于通气障碍导致体内 CO_2 潴留和 H_2CO_3 升高所致。见于：①呼吸道堵塞：如喉头痉挛或水肿、支气管哮喘、呼吸道异物、分泌物堵塞、羊水或胎粪吸入等。②肺、胸腔和胸廓疾患：如严重肺炎、呼吸窘迫综合征、肺不张、肺水肿、气胸、大量胸腔积液等。③心脏疾患：如心跳骤停、心室颤动、心力衰竭引起肺淤血等。④呼吸肌麻痹或痉挛：见于感染性多发性神经根炎、脊髓灰质炎、严重低血钾、破伤风等。⑤呼吸中枢抑制：见于脑炎、脑膜炎、颅脑外伤、药物过量（安眠药、麻醉药、吗啡、地西泮）等。⑥呼吸机使用不当。

呼吸性酸中毒时常伴有低氧血症及呼吸困难。高碳酸血症可引起血管扩张，颅内血流增加，致头痛及颅内压增高，严重高碳酸血症可出现中枢抑制，血 pH 降低。

呼吸性酸中毒治疗主要应针对原发病，必要可用人工辅助通气。

4. 呼吸性碱中毒（respiratory alkalosis） 因通气过度使血液 CO_2 过度减少，血浆 H_2CO_3 降低所致。见于：①神经系统疾病：脑炎，脑膜炎，脑肿瘤或外伤。②人工呼吸机使用不当。③长时间剧烈啼哭，癔症等。④高热，败血症。⑤水杨酸中毒（早期）。⑥低氧：CO 中毒，严重贫血，肺炎，肺水肿，高山病等。

突出症状为呼吸深快。呼吸性碱中毒临床主要出现原发疾病所致的相应症状及体征。急性低碳酸血症可使神经肌肉兴奋性增加和因低钙所致的肢体感觉异常。血气分析见 pH 增加、$PaCO_2$ 降低、血 HCO_3^- 浓度降低、尿液常呈酸性。

呼吸性碱中毒主要是病因治疗，呼吸改善后可逐渐恢复。有手足搐搦症者给予钙剂。

5. 临床酸碱平衡状态的评估 临床上酸碱平衡状态常通过血 pH、$PaCO_2$ 及 HCO_3^- 三项指标来评估。pH 与 $PaCO_2$ 可直接测定，HCO_3^- 虽能直接测定，但常常用血清总二氧化碳含量，通过算图估计。应该指出的是一般血气分析仪只含测定 pH、$PaCO_2$ 和 PaO_2 三项指标的电极，HCO_3^- 是按 Henderson—Hasselbalch 方程计算的。$PaCO_2$、HCO_3^- 变化与 pH 的关系可从表 3-9 分析、判断。判断单纯的酸碱平衡紊乱并不困难，pH 的变化取决于 $PaCO_2$ 与 HCO_3^- 的比值变化。在临床判断时，首先应确定是酸中毒还是碱中毒；其次是引起的原发因素是代谢性还是呼吸性；第三，如是代谢性酸中毒，其阴离子间隙是高还是低；第四，分析呼吸或代谢代偿是否充分。

表 3-9 酸碱紊乱的分析方法

动脉血气测定			
酸中毒（pH<7.40）		碱中毒（pH >7.40）	
↓[HCO_3^-]	↑$PaCO_2$	↑[HCO_3^-]	↓$PaCO_2$
代谢性酸中毒	呼吸性酸中毒	代谢性碱中毒	呼吸性酸中毒
↓$PaCO_2$代偿	↑[HCO_3^-]代偿	↑$PaCO_2$代偿	↓[HCO_3^-]代偿
呼吸代偿	肾脏代偿	呼吸代偿	肾脏代偿
临床举例：酮症酸中毒；乳酸酸中毒；腹泻、肠液丢失；肾小管性酸中毒等	临床举例：中枢呼吸抑制；神经肌肉疾病；肺实质性疾病等	临床举例：呕吐引起 H^+、Cl^- 丢失；外源性 HCO_3^- 摄入或输入过多等	临床举例：由于精神因素或药物（如水杨酸）中毒所致的呼吸增快

笔记栏

续表

动脉血气测定			
酸中毒(pH<7.40)		碱中毒(pH >7.40)	
代偿效果：每下降 $PaCO_2$ 1.2mmHg 可代偿 1mmol/L 的[HCO_3^-]下降	代偿效果：每下降[HCO_3^-] 3.5mmol/L 可代偿 10mmHg 的 $PaCO_2$ 下降	代偿效果：每上升 $PaCO_2$ 0.7mmHg 可代偿 1mmol/L 的[HCO_3^-]上升	代偿效果：每下降[HCO_3^-] 5mmol/L 可代偿 10mmHg 的 $PaCO_2$ 下降

三、小儿液体疗法常用溶液

(一) 溶液的渗透压

溶液渗透压(osmotic pressure)的大小表示溶液通过半透膜吸水能力的大小,溶液单位体积中溶质颗粒数越多,溶液的渗透压越大吸引水的能力也越大。临床工作中以正常血浆渗透压(280～320mmol/L)为标准,凡溶液渗透压和血浆相等,在 280～320mmol/L 范围内者为等渗液;大于 320mmol/L 者为高渗液;小于 280mmol/L 者为低渗液。

临床工作中也常用张力(tonicity)来表示溶液的渗透压。正常血浆(渗透压 280～320mmol/L)的张力为 1 张,凡溶液渗透压与血浆渗透压相等者为等张(isotonicity)液,低于血浆渗透压者为低张(hypotonicity)液,高于血浆渗透压者为高张(hypertonicity)液。混合液中等张液占总液量的比例数即为该溶液的张力数。

(二) 非电解质溶液

非电解质溶液常用 5%和 10%葡萄糖溶液。葡萄糖液输入后,葡萄糖逐渐被氧化成水及 CO_2,液体的渗透压也随之消失,而成为无张液。仅用于补充水分和部分热量,不能起到维持血浆渗透压的作用。

(三) 电解质溶液

电解质溶液用于补充体液容量,纠正体液渗透压、酸碱和电解质失衡。

1. 0.9%氯化钠溶液(生理盐水)和复方氯化钠溶液(Ringer 溶液) 均为等张溶液。生理盐水含 Na^+ 及 Cl^- 各为 154mmol/L,Na^+ 含量与血浆相仿,但 Cl^- 含量比血浆含量(103mmol/L)高 1/3,大量输给可使血氯增高,血浆 HCO_3^- 被稀释,发生高氯性及稀释性酸中毒。

2. 3%氯化钠 用于纠正低钠血症,每毫升含 Na^+ 0.5mmol。

3. 碱性溶液 用于纠正酸中毒。

(1) 碳酸氢钠:可直接增加缓冲碱,故可迅速纠正酸中毒,但有呼吸衰竭和 CO_2 潴留者慎用,5%溶液为高张液,1.4%溶液为等张液。注意多次使用后可致细胞外液渗透压增高。

(2) 乳酸钠:需在有氧代谢条件下经肝脏代谢生成 HCO_3^- 而起缓冲作用,奏效较缓慢,在休克、缺氧、肝功能不全、新生儿期或乳酸潴留性酸中毒不宜使用。制剂为 11.2%溶液高张液,1.87%为等张液。

4. 氯化钾 用于钾的补充。常用制剂为 10%溶液,静滴时一般配成 0.2%溶液,最高不超过 0.3%,含钾溶液不可静脉直接推注,因可发生心肌抑制而死亡。

5. 氯化铵制剂 为 0.9%等张液(1mmol NH_4Cl =53.5mg),NH_4Cl 在肝内与 CO_2 结合成尿素,释出 H^+ 及 Cl^-,使 pH 下降。用于纠正低氯性碱中毒。心、肺、肝、肾功能障碍者禁用。

(四) 混合溶液

把各种溶液按不同比例配成不同的配制液称为混合液,可以避免各自的缺点,适用于不同情况的补液需要。常用溶液成分见表 3-10,混合液的简单配制见表 3-11。

表 3-10 常用溶液成分

溶液	每 100ml 含溶质或液量	Na^+ (mmol/L)	K^+ (mmol/L)	Cl^- (mmol/L)	HCO_3^- 或乳酸根(mmol/L)	Na^+/Cl^-	渗透压或相对于血浆的张力
血浆		142	5	103	24	3∶2	300mmol/L
ⓐ0.9%氯化钠溶液	0.9g	154		154		1∶1	等张
ⓑ5%或 10%葡萄糖溶液	5g 或 10g						
ⓒ5%碳酸氢钠溶液	5g	595			595		3.5 张
ⓓ1.4%碳酸氢钠溶液	1.4g	167			167		等张
ⓔ11.2%乳酸钠溶液	11.2g	1000			1000		6 张
ⓕ1.87%乳酸钠溶液	1.87g	167			167		等张

笔记栏

续表

溶液	每100ml含溶质或液量	Na^+ (mmol/L)	K^+ (mmol/L)	Cl^- (mmol/L)	HCO_3^- 或乳酸根(mmol/L)	Na^+/Cl^-	渗透压或相对于血浆的张力
ⓖ10%氯化钾溶液	10g		1342	1342			8.9张
ⓗ0.9%氯化铵溶液	0.9g	NH_4^+ 167		167			等张
1∶1含钠液	ⓐ50ml，ⓑ50ml	77		77		1∶1	1/2张
1∶2含钠液	ⓐ35ml，ⓑ65ml	54		54		1∶1	1/3张
1∶4含钠液	ⓐ20ml，ⓑ80ml	30		30		1∶1	1/5张
2∶1含钠液	ⓐ65ml，ⓓ或ⓕ35ml	158		100	58	3∶2	等张
2∶3∶1含钠液	ⓐ34ml，ⓑ51ml，ⓓ或ⓕ17ml	79		51	28	3∶2	1/2张
4∶3∶2含钠液	ⓐ45ml，ⓑ33ml，ⓓ或ⓕ22ml	106		69	37	3∶2	2/3张

表3-11　几种混合液的简便配制(ml)

溶液名称	5%或10%葡萄糖溶液(ml)	10%氯化钠溶液(ml)	5%碳酸氢钠溶液(11.2%乳酸钠溶液)(ml)	液体张力
2∶1等张含钠液	100	6	8(6)	等张
4∶3∶2液	100	4	6(4)	2/3张
2∶3∶1液	100	3	5(3)	1/2张
2∶6∶1液	100	2	3(2)	1/3张
1∶1液	100	4	—	1/2张
1∶4液	100	2	—	1/5张

注：为了配制简便，加入的各液量均用整数，配成的是近似液。以100ml为例，若乘2或乘3即为200ml或300ml所需的混合液。

1. 常用混合液　儿科临床中常用的混合液有：1∶4含钠液(1份生理盐水，4份葡萄糖)；1∶1含钠液(1份生理盐水，1份葡萄糖)；2∶6∶1含钠液(2份生理盐水，6份葡萄糖，1份等渗碱性液)；2∶3∶1含钠液(2份生理盐水，3份葡萄糖，1份等渗碱性液)；4∶3∶2含钠液(4份生理盐水，3份葡萄糖，2份等渗碱性液)；2∶1等张含钠液(2份生理盐水，1份等渗碱性液)。其成分参见表3-10。

2. 常用混合液的适用范围　如1∶4含钠液常用在维持生理需要量；2∶6∶1含钠液常用于高渗性脱水的病人；2∶3∶1含钠液常用于等渗性脱水或脱水性质不能确定的病人；4∶3∶2含钠液常用于低渗性脱水的病人；2∶1等张含钠液常用于扩容或有循环衰竭休克的病人。

3. 常用混合液配制方法　混合液中的比例数是指组成混合液的各种溶液的体积比。配制混合液时，根据比例数即可计算出组成混合液的各种溶液的量，混合配制而成。

100ml 2∶3∶1的配制：

2∶3∶1含钠液是指2份的生理盐水(NS)，3份5%葡萄糖溶液(GS)或10%葡萄糖溶液，1份等渗碱性含钠液(此例中使用1.4%SB)。具体配制计算方法如下：

(1) 计算出每份的量：100ml/(2+3+1)=100ml/6=17(ml)/份

(2) 按比例计算出各种成分的量：

NS　2×17 =34ml；10%GS　3×17=51ml；1.4%SB　1×17=17ml

(3) 为方便配制，把1.4%SB折算成常用的5%SB，5%SB的浓度是1.4%SB的3.6倍，只需把所需1.4%SB数除以3.6，即可折算出5%SB的量：

1.4%SB 17ml=5%SB 5ml+10%GS 12ml

(4) 把计算出各种成分的量相加：

100ml 2∶3∶1液＝NS 34ml ＋ 10%GS 51ml ＋10%GS 12ml ＋5%SB 5ml

就完成了约100ml 2∶3∶1液的配制。为方便临床工作，可按表3-11快速配制。

4. 常用混合液张力的计算

(1) 按溶液中的渗透压计算：混合液的渗透压占血浆渗透压的比例数即为该液体的张力数。

计算2∶3∶1液的张力：通过计算得知2∶3∶1液中Na^+ 79mmol/L，Cl^- 51mmol/L，HCO_3^- 28mmol/L，三者之和为158mmol/L，和血浆300mmol/L相比约为1/2，其张力为1/2张。

笔记栏

(2) 简便计算法：混合液中的等张液占混合液的比例数即为该混合液的张力数，例如 2∶3∶1 液的张力为等渗液在混合液中所占的比例：(2+1)/(2+3+1)=3/6=1/2 张。

> 100ml 2∶3∶1 液由以下溶液组成：NS 34ml；10%GS 51ml；1.4%SB 17ml。其中等张液为：NS 34ml+1.4%SB 17ml=51ml。（计算溶液张力时，5%GS 或 10%GS 均视为无张液。）51ml（等张液量）/100ml（总液量）=1/2 张。

(四) 口服补液盐

口服补液盐(oral rehydration salts，ORS)液是世界卫生组织推荐用以治疗急性腹泻脱水的一种溶液，具有纠正脱水、酸中毒及补钾和钠的作用。经临床应用取得了良好效果，对发展中国家尤其适用。其理论基础是基于小肠的 Na^+-葡萄糖偶联转运吸收机制，即小肠上皮细胞刷状缘的膜上存在着 Na^+-葡萄糖共同载体，此载体上有 Na^+-葡萄糖两个结合位点，当 Na^+-葡萄糖同时与结合位点相结合时即能运转并显著增加钠和水的吸收。

目前有多种 ORS 配方。WHO 推荐的 ORS 液配方为氯化钠 3.5g，碳酸氢钠 2.5g，氯化钾 1.5g，葡萄糖 20g，加水至 1L，其电解质的渗透压为 220mmol/L (2/3 张)，见表 3-12。此液中葡萄糖浓度为 2%，有利于 Na^+ 和水的吸收；Na^+ 的浓度为 90mmol/L，适用于纠正累积损失量和粪便中的电解质丢失量；含有一定量的钾和碳酸氢根，可补充钾和纠正酸中毒，认为效果较好。也可用枸橼酸钠 2.9g 代替碳酸氢钠，优点是口味较好及不易潮解，易于保存。ORS 在我国经多年广泛应用，证明对绝大多数腹泻伴轻、中度脱水有良好效果。累积损失量宜在 4～6 小时内补充，小量多次口服。继续损失可用等量水稀释的 ORS 液补充，生理需要则通过早期喂养及饮白开水供给。

使用 ORS 液时医护人员应教会家庭成员如何合理地配制？如何合理喂液体的方法？如何正确地观察效果和病情等？这是 ORS 液补充成败的关键。

表 3-12 ORS 溶液的配方及成分

成分	浓度	电解质(mmol/L)				渗透压
		Na^+	K^+	Cl^-	HCO_3^-	(mmol/L)
氯化钠	3.5	60		60		
碳酸氢钠(枸橼酸钠)	2.5(2.9)	30			30	
氯化钾	1.5		20	20		
葡萄糖	20					
合计	27.5(27.9)	90	20	80	30	220

四、液体疗法

液体疗法(fluid therapy)是儿科医学的重要组成部分，其目的在于纠正水、电解质和酸碱平衡紊乱，以恢复机体的生理功能。液体疗法包括了补充生理需要量，累积损失量及继续丢失量。由于体液失衡的原因和性质非常复杂，在制定补液方案时必须全面掌握病史、体检和实验室资料，认真进行病情分析，制定合理、正确的输液方案。一般情况下，肾脏、肺、心血管及内分泌系统对体内液体平衡有较强的调节作用，故补液成分及量如基本合适，机体就能充分调整，以恢复体液的正常平衡；但如上述脏器存在功能不全，则应较严格地选择液体的成分，根据其病理生理特点选择补液量及速度，并根据病情变化而调整。

液体疗法的要求是补其所失，供其所需，纠其所偏。遵循三定的原则：①定量；②定性；③定速。按照先快后慢，先浓后淡，先盐后糖，见尿补钾，抽搐补钙和镁的步骤实施。补液的常用方法有口服补液和静脉补液，病情需要时，偶有使用胃管置管法补液和骨穿刺法补液。

补液的总量包括累积损失量、继续损失量和生理需要量三方面。

(一) 补充累积损失量

累积损失量(deficit)是指发病后已经损失的水及电解质总量。

1. 定量　一般根据脱水程度估计：轻度脱水 50ml/kg，中度脱水 50～100ml/kg，重度脱水 100～120ml/kg。学龄前期和学龄期小儿体液组成接近成人，补液应酌减。

2. 定性　根据脱水性质决定补液液体的成分。脱水性质由所测血清钠含量确定。若无条件测定，临床上又难以确定脱水性质时，可先按等渗性脱水补给。等渗性脱水补 1/2 张含钠液，高渗性脱水补 1/3 张含钠液，低渗性脱水补 2/3 张含钠液。由于细胞外液的钠除腹泻时通过消化道丢失外，在脱水时因细胞内液钾的丢失使一部分钠进入细胞内，当补钾后钾进入细胞内液，钠又返回到细胞外液，因此，在补充含钠液体时量不宜过多。

3. 定速度　输液速度取决于脱水程度。对于重度脱水或伴有末梢循环障碍、休克的患儿应尽快恢复循环血量改善肾功能，给予等渗含钠液（常用 2∶1 等张含钠液 20ml/kg，总量不超过 300ml）快速扩充血容量，于30～60分钟快速输入。然后再继续补充累积损失液量。不需快速扩容的患儿则直接从累积损失量补充。累积损失量要求在 8～12 小时补给，或以每小时 8～10ml/kg 的速度补给。低渗性脱水时输液速度可稍快，高渗性脱水输液速度宜稍慢，防止进入神经细胞的水量过多引起脑细胞水肿、惊厥。

(二) 补充继续损失量

在开始补充累积损失量后，腹泻、呕吐、胃肠引流

笔记栏

等损失大多继续存在，以致体液继续丢失，如不予以补充继续损失量(ongoing loses)将又成为新的累积损失。

1. 定量　根据实际损失量计算，但临床上很难准确估计，可根据腹泻次数及脱水恢复情况进行评估。如在禁食情况下，腹泻患儿每日大便量约为10～40ml/kg，引流液的排出量根据记录量确定。各种丢失体液的性质见表3-13。

表3-13　各种体液损失成分表

体液	Na^+ (mmol/L)	K^+ (mmol/L)	Cl^- (mmol/L)	蛋白 (g/L)
胃液	20～28	5～20	100～150	—
胰液	120～140	5～15	90～120	—
小肠液	100～140	5～15	90～130	—
胆汁液	120～140	5～15	50～120	—
回肠造瘘口损失液	45～135	5～15	20～115	—
腹泻液	10～90	10～80	10～110	—
正常出汗	10～30	3～10	10～25	—
烫伤	140	5	10	30～50

2. 定性　一般可用1/3～1/2张含钠液补充。因消化液中除钠、氯含量较高外，含钾量也较多，丢失时应及时补充。

3. 定速度　能口服者可将上述液量分次口服补给。静脉补液以5ml/(kg·h)在12～16小时内均匀输入。

(三)补充生理需要量

生理需要量(maintenance)涉及热量、水和电解质的补充。能口服者尽量口服补充。

1. 定量　每日生理需水主要供给体内不显性失水(经肺、皮肤的水分丢失)及显性失水(汗、尿、便等排出)、维持基础代谢用。按热量代谢计算，每日需水量120～150ml/100 kcal，维持基础代谢所需水量约为60～80ml/50kcal。

也可按如下方法来算：体重10kg以下的小儿液体量为100ml/(kg·d)，体重10～20kg的为1000＋超过10kg体重数×50ml/kg，体重大于20kg的为1500＋超过20kg体重数×20ml/kg。

2. 定性　每日生理需要电解质2～3mmol/100kcal，可用1/4～1/5张含钠液。发热、呼吸加快的患儿应适当增加进液量；营养不良者应注意能量和蛋白质补充；必要时用部分或全静脉营养。

3. 定速度　在补入累积损失量后，生理需要量和继续损失量一起在12～16小时内均匀补给，或按每小时5ml/kg补给。

不同疾病对上述三项的需要虽有不同，但生理需要量则是共同需要的，可根据不同疾病和病情调整其他一项或两项补液的量或质。例如昏迷不能进食者，只需补充生理需要量；胃肠引流或手术后有肠瘘者需补充生理需要量和继续损失量；婴儿腹泻则需按三项补充。

五、几种特殊情况下的液体疗法要点

(一)小儿腹泻病的液体疗法

参见第9章第8节。

(二)肺炎病儿补液要点

(1) 轻症肺炎病儿能进食者可不需另行补液，多饮水有助于痰液的稀释和排出。

(2) 重症病儿补液应限量、限速，不能进食者可给60～80ml/(kg·d)，常用1/4～1/5张液体，补液过多、过快易出现心力衰竭。

(3) 重症肺炎常存在混合性酸中毒，应在保障给氧和肺通气基础上，根据血HCO_3^-给予5%碳酸氢钠或其他碱性药物。

(4) 肺炎合并腹泻脱水者按腹泻脱水的补液原则进行，但应减去1/3～1/4液体量，补液速度亦应减慢。

(5) 一般不补钾盐，但病重不能进食时间较长者可补给生理需要量2～3mmol/(kg·d)。

(三)营养不良病儿补液要点

(1) 由于皮下脂肪少、皮肤弹性差，在判断脱水程度时易于偏重。

(2) 脱水多为低渗性，补液时液体张力应偏高。

(3) 常伴有低钾、低钙、低镁，应注意补给。

(4) 注意热量和蛋白质的补给。

(5) 重度营养不良者脏器功能低下，补液过多或过快易出现心力衰竭和肺水肿。

(四)新生儿疾病补液要点

(1) 每日所需液体量：生后第1天约需60～80 ml/kg，第2天80～100ml/kg一般不需补液，第3天以上约需120～140ml/kg。电解质需要量：钠、钾各1～3mmol/(kg·d)。

(2) 初生儿血钾偏高，1周内一般不补钾；有明显失钾或低钾血症表现者除外。

(3) 新生儿肾功能较差，电解质的排泄能力为成人1/5，补液时张力宜低。

(4) 新生儿肾脏排氢产氨能力差，血氯和乳酸偏高，HCO_3^-较低，故较易发生酸中毒。

(5) 全日补液量应在24小时内均匀补入，补液速度不应快。

(黄永坤　李海林)

笔记栏

第4章 小儿营养与营养障碍性疾病

第1节 小儿营养基础

合理的营养是保障小儿健康生长的重要因素。小儿营养素供应的基本要求是满足生长发育需要，避免营养缺乏或过剩。

（一）能量

机体依靠糖类、脂类和蛋白质三大营养素供应能量，以满足新陈代谢和生长发育等需要。实际供能比例为：1 克糖类供给能量 4kcal(16.8kJ)(1kcal＝4.184kJ)，1 克蛋白质供给能量 4kcal(16.8kJ)，1 克脂肪供给能量 9kcal(37.8kJ)。

小儿对能量需要共分五个方面：基础代谢、食物的热力作用、活动所需、生长所需、排泄损失能量。

1. 基础代谢　是指在清醒、安静、空腹状态下，于 18～25℃环境中，人体各种器官为维持生命进行最基本的生理活动所消耗的最低能量。基础代谢率是指在每单位时间每平方米体表面积基础代谢所需的能量。小儿基础代谢所需能量较成人高，随年龄增长而逐渐减少。婴儿约为 55kcal/(kg・d)，7 岁时约为 44kcal/(kg・d)，12 岁约为 30kcal/(kg・d)，成人为 25～30kcal/(kg・d)。基础代谢约占总能量的 60％。

2. 食物的热力作用(for thermic effect of food, TEF)　是指食物中的营养素在摄入和吸收过程中，出现能量消耗额外增加的现象，即食物代谢过程中所产生的能量，此项作为机体产热而消耗掉，故又叫食物的热力作用。主要包括两部分：摄食后胃肠道消化、吸收以及器官蠕动增强等活动所致；氨基酸的脱氨以及转化成高能磷酸键产生的能量消耗，进入肝脏代谢而耗能。婴幼儿 TEF 约占总能量的 7％～8％，年长儿约为 5％。

3. 活动消耗(for physical activity)　此项与年龄、身体大小、活动强度、活动持续时间及类型有关。爱哭小儿，此项消耗较安静者高 3～4 倍。婴儿约为 15～20kcal/(kg・d)，随年龄增加而逐渐增加，至 12～13岁约为 30kcal/(kg・d)。

4. 生长所需(for growth)　此项为小儿所特需。其需要量与小儿的生长发育速度成正比(每增加 1 克体重约需能量 5kcal)。婴儿期生长发育所需能量为 30～40kcal/(kg・d)，约占总能量的 25％～30％。

5. 排泄消耗(for excreta)　食物中部分营养物质不能完全吸收，随粪便排出体外。正常情况下此项能量损失不超过总能量的 10％。当患腹泻或胃肠疾病时可成倍增加。

上述五部分能量的总和即为小儿总能量需要量。临床上能量需要常用简便计算法为：1 岁以内婴儿平均需要能量 110kcal/(kg・d)，以后每增加 3 岁减去 10kcal/(kg・d)，至 15 岁时为 60kcal/(kg・d)。

（二）糖类

糖类为供能的主要营养素，还可以与脂肪酸或蛋白质结合成糖脂、糖蛋白和蛋白多糖，是构成组织和细胞的主要成分。主要来源包括乳类、谷类、食糖、蔬菜、乳糖等。婴儿对糖类的需要量比成人相对较多，婴儿约为 10～12g/(kg・d)，儿童 8～12g/(kg・d)。供能比例占总能量的 50％～60％。

（三）脂肪

脂肪为机体重要供能营养素，是供能的重要来源，同时也是人体组织和细胞的重要组成成分，具有防止散热、保护脏器等作用。脂类主要包括脂肪、胆固醇、磷脂。主要来源有乳类、肉类、植物油等，植物油中含必需脂肪酸多(亚麻酸、亚油酸、花生四烯酸)。生理需要量婴儿约为 4～6g/(kg・d)，6 岁以上 2～3g/(kg・d)。婴儿期脂肪供能比例应占总热能的 45％(35％～50％)，年长儿约为 25％～30％。必需脂肪酸应占总能量的 1％～3％。

（四）蛋白质

蛋白质是构成机体组织和细胞的基本成分，也是保证生理功能正常的物质基础(如体内的蛋白质激素、各种运载蛋白、酶类和免疫球蛋白等)。小儿生长发育旺盛，蛋白质需要量较成人高。小儿年龄不同蛋白质的需要量不同，1 岁以内小儿蛋白质需要量为 3.0～3.5g/(kg・d)，2～3 岁 2.5～3.0g/(kg・d)，4～7 岁2.0～2.5g/(kg・d)，8～12 岁 1.7～1.8g/(kg・d)；食物种类不同蛋白质需要量也不同，一般母乳喂养儿为 1.7～2.5g/(kg・d)，牛乳喂养 3.5g/(kg・d)，混合喂养 3.0g/(kg・d)，植物蛋白 4.0g/(kg・d)。蛋白质的供应量和质量对于小儿生长发育至关重要，一般小儿食物中优质蛋白质应占 50％以上。由于必需氨基酸不能在体内合成，长期缺乏蛋白质，可发生营养不良，生长发育停滞。乳类、蛋类、肉、鱼和豆类的蛋白质生物学

笔记栏

价值较谷类食物的蛋白质高，由于谷类食物必需氨基酸含量少，故不宜长期单用谷类食物喂养。食物的合理搭配可使蛋白质互补，如小麦、大米、玉米等蛋白质缺乏赖氨酸，而豆类则富含赖氨酸，故谷类配以豆类喂养可补充赖氨酸不足。蛋白质供能比例一般占总能量的8%～15%。

（五）矿物质

矿物质不供给能量，但参与体内各种生理代谢过程，参与构成人体组织成分，比如骨骼、牙齿等硬组织大部分由钙、磷、镁组成，而软组织则含钾丰富；在细胞外液中参与调节细胞膜的通透性，维持电解质的平衡；参与酶的构成，激活酶的活性。现已发现人体有20多种必需的无机元素，约占人体重量的4%～5%。每日需要量在100mg以上的称为常量元素，主要包括钙、镁、磷、钠、钾、氯、硫7种。微量元素是指在体内含量甚少并有一定生理功能的一类元素。常见的必需微量元素包括碘、锌、铁、硒、铜、钼、铬、钴。必需微量元素是酶、维生素活性因子，参与激素的作用和核酸代谢等（表4-1）。

表4-1　常见维生素和矿物质的作用及其主要来源

种　类	作　　用	来　　源
维生素A	促进生长发育，维持上皮组织的完整性，是形成视紫质的必需成分，与免疫功能有关	肝、牛乳、奶油、鱼肝油，有色蔬菜
维生素B_1	是构成脱羧辅酶的主要成分，促进生长发育	米糠、麦麸、大豆、花生、内脏、肠内细菌和酵母可合成一部分
维生素B_2（核黄素）	是构成辅黄酶的主要成分，参与体内氧化	肝、蛋、鱼、乳类、蔬菜
维生素PP（烟酸）	是辅酶Ⅰ、Ⅱ的主要组成成分，维持皮肤、黏膜和神经的健康，防止癞皮病	肝、肉、谷类、花生、酵母
维生素B_6	为转氨酶和氨基酸脱羧酶的组成成分，参与神经、氨基酸及脂肪代谢	各种食物，肠道细菌合成
维生素B_{12}	参与核酸合成，促进四氢叶酸的合成，促进细胞及细胞核的成熟，对造血和神经组织代谢有重要作用	动物性食物
叶酸	参与核苷酸的合成，尤其是胸腺嘧啶核苷酸的合成，丰富，有生血作用；胎儿期缺乏可引发神经管畸形	绿叶蔬菜、肝、肾、酵母较肉、鱼、乳类丰富
维生素C	参与体内羟化和还原过程，参与胶原蛋白、细胞间黏合质、神经递质的合成，类固醇的羟化等	各种水果及新鲜蔬菜
维生素D	调节钙磷代谢，促进肠道对钙的吸收，维持血液钙浓度，有利于骨骼矿化	鱼肝油、肝、蛋黄；皮肤日光合成
维生素K	由肝脏利用，合成凝血酶原	肝、蛋、豆类、青菜；部分由肠道内细菌合成
钙	为凝血因子，能降低神经、肌肉的兴奋性，是构成骨骼、牙齿的主要成分	乳类、肉类、豆类和五谷类
铁	是血红蛋白、肌红蛋白、细胞色素和其他酶系统的主要成分，帮助氧的运输	肝、血、豆类、肉类、绿色蔬菜
锌	参与多种代谢酶的组成	鱼、蛋肉、禽、麦胚、豆、酵母类
镁	构成骨骼和牙齿成分，激活糖代谢酶，与肌肉神经兴奋性有关	谷类、豆类、干果、肉、乳类
碘	合成甲状腺素	海产品

（六）维生素

维生素是维持人体正常生命活动所必需的营养素。与婴幼儿及儿童营养密切相关的维生素有12种，一般分为水溶性与脂溶性维生素。脂溶性维生素排泄缓慢，缺乏时症状出现比较晚，过量时容易致中毒；水溶性维生素需要每日供给，缺乏后症状出现比较早，过量一般不易发生中毒（表4-1）。

（七）食物纤维

食物纤维主要来自植物细胞壁，不为人体吸收。不供给能量，常以原形排除，可促进排便，清洁肠道，俗称“肠道清道夫”。具有生理功能的植物纤维有：①纤维素，能吸收水分，软化粪便。②半纤维素，能与

笔记栏

钙、磷、铁、锌结合，减少矿物质吸收。③木质素，在肠道吸收胆酸，从而降低胆固醇的浓度。④果胶，吸水后形成凝胶，降低食物中糖的浓度，减轻食饵性胰岛素的分泌。

(八) 水

水是维持生命活动必不可少的营养素。所有新陈代谢和体温活动都必须要有水的参与才能完成。水主要来自食物和饮用水(外源水)；食物在体内氧化时也可产生一部分水，即内生水(混合膳食约 100kcal 能量产生 12ml 水)。小儿体内含水量较成人多，新生儿体内含水量约占体重的 78%，1 岁时 65%，成人占 55%～60%。小儿每日失水量较成人多，婴儿每日失水约占体液的 10%～15%，而成人仅为 2%～4%，故小儿对缺水的耐受性较成人差，易发生脱水。小儿年龄越小，每日需水量越大。婴儿为 150ml/kg，以后每增加 3 岁减去 25ml/kg，9 岁时为 75ml/kg，成人 50ml/kg。

(裴连平)

第2节 婴儿喂养

一、母乳喂养

母乳是婴儿天然的、最理想的食物，尤其对 6 个月以下婴儿应大力提倡母乳喂养(breast feeding)。一个健康的母亲可提供新生儿正常生长到 6 个月所需的营养素、能量、体液量以及脂肪酶和 SIgA 等物质。因此，母乳喂养是婴儿从胎内完全依赖母亲供应营养到出生后完全独立生活的一种过渡营养方式。

(一) 母乳成分

母乳成分(表 4-2)随产后不同时期而有所改变。根据世界卫生组织的规定母乳分为初乳、过渡乳、成熟乳和晚乳。

1. 初乳　产后 4 天以内的乳汁。量少，每天约 250～500ml，色深柠檬色，黏稠，含脂肪少而蛋白质多(主要为免疫球蛋白)；初乳中维生素 A、锌、生长因子、牛磺酸含量较多，并含有初乳小球(巨噬细胞及其他免疫活性细胞)，对新生儿的生长发育和抗感染能力非常重要。

2. 过渡乳　产后 5～10 天的乳汁。量有所增多，含脂肪最多，蛋白质、矿物质渐减少。

3. 成熟乳　11 天～9 个月的乳汁。量最多，每日可达 700～1000ml，蛋白质含量更低。

4. 晚乳　10 个月以后的乳汁。总量和营养成分都明显减少。

母乳的成分与泌乳的先后也有关，先分泌的乳汁脂肪低而蛋白质高，以后分泌的乳汁蛋白质逐渐降低而脂肪逐渐升高。

表 4-2　各期人乳成分(g/L)

	初乳	过渡乳	成熟期乳	晚乳
蛋白质	22.5	15.6	11.5	10.7
脂肪	28.5	43.7	32.6	31.6
糖	75.9	77.4	75.0	74.7
矿物质	3.08	2.41	2.06	2.00
钙	0.33	0.29	0.35	0.28
磷	0.18	0.18	0.15	0.13
钠	0.34	0.19	0.11	0.10
钾	0.28	0.59	0.45	0.48
锰	0.06	0.03	0.05	0.04
氯	0.57	0.58	0.35	0.44

(二) 母乳喂养的优点

1. 营养丰富　母乳营养生物学价值高，蛋白质、脂肪、糖比例适当，易消化吸收。蛋白质总量虽少，但含必需氨基酸的比例适宜；且白蛋白多，为乳清蛋白，可促进乳糖蛋白的形成；酪蛋白(主要为 β-酪蛋白)含磷少，乳凝块小。不饱和脂肪酸较多，利于脑的发育；脂肪颗粒小，含解脂酶多。母乳中的糖类以乙型乳糖为主(β-双糖)，利于脑的发育；有利于乳酸杆菌、双歧杆菌生长，产生 B 族维生素；促进肠蠕动；乳糖在小肠远端与钙形成螯合物避免钙在肠腔沉淀，降低肠腔 pH 有利于钙的吸收。钙磷比例适宜(2：1)，易于吸收；母乳中含低分子量的锌结合因子配体，锌利用率高；铁吸收率高于牛乳；含铜、碘比较多；人乳中维生素 D、K 含量较低，应注意补充。

2. 母乳缓冲力小　对胃酸中和作用较弱，便于酶发挥作用，有利消化。

3. 促进小儿神经系统发育　母乳中含优质蛋白、必需氨基酸、乳糖较多，有利于脑发育；长链不饱和脂肪酸可促进大脑细胞增殖；卵磷脂、鞘磷脂可促进乙酰胆碱、神经髓鞘合成；生长调节因子(牛磺酸、激素样蛋白)可促进神经系统的发育。

4. 增强机体免疫力　初乳中含有丰富的 SIgA，在肠道抗感染中发挥重要作用。母乳中有大量免疫活性细胞，初乳中更多，其中 85%～90%为巨噬细胞，10%～15%淋巴细胞；免疫活性细胞释放多种细胞因子而发挥免疫调节作用。人乳中乳铁蛋白多，是人体中重要的非特异性防御因子。含有丰富的溶菌酶能水解 G^+ 细菌细胞壁，使之破坏，并增强抗体的杀菌作用。

5. 人乳喂养方便、卫生、经济。

6. 人乳喂养可促进母子感情，有利小儿发育，可随时观察小儿变化，随时护理。

7. 人乳喂养对母亲健康有利　产后哺乳可促进宫缩，减少产后出血；可推迟月经复潮，哺乳母亲乳腺

笔记栏

癌、卵巢癌发生率低。

(三) 母乳喂养的要点

1. 产前准备 大多数健康的孕妇都具有哺乳的能力,但真正成功的哺乳则需孕妇身、心两方面的准备和积极的措施。保证孕母合理营养,孕期体重增加适当(12～14kg)母体可储存足够脂肪,供哺乳能量的消耗。树立信心,做好产前准备,哺乳则需孕妇身心两方面的准备和积极的措施,保持良好的健康状态,合理营养,充足的睡眠,避免不利因素影响,擦洗乳头,做好乳头保健。妊娠后期每日用清水(切忌用肥皂或乙醇之类)擦洗乳头;乳头内陷者用两手拇指从不同的角度按捺乳头两侧并向周围牵拉,每日一到数次。

2. 产后哺乳 目前主张越早开奶越好,既可防止新生儿低血糖又可促进母乳分泌。正常足月新生儿出生半小时内就可以让母亲喂奶。母乳腺分泌乳汁是一个复杂的神经内调节过程,婴儿反复多次有力吸吮,可反射性地使乳母血中催乳素的浓度水平上升,促进乳汁分泌,因此在最初几日母乳分泌量较少时,要坚持按需喂哺母乳。提倡母婴同室,按需喂养。

哺乳前,母亲应洗手,用清水擦拭乳头,宜先湿热敷乳房3～5分钟后,从外侧边缘向乳晕方向轻拍或按摩乳房,促进乳房感觉神经的传导和泌乳。除分娩后最初几天乳母可采用半卧位喂哺外,一般应采用坐位,哺乳一侧的脚稍搁高(可置一小凳于脚下),抱婴儿斜坐位,让其头、肩枕于哺乳侧的肘弯,用另一手的食指和中指轻夹乳晕两侧,手掌托住乳房,使婴儿含住大部分乳晕及乳头,且能自由地用鼻呼吸。每次喂哺尽量让婴儿吸奶到满足为止,但一般不宜超过15～20分钟。每次哺喂应使两侧乳房轮流吸空,对未吸空的一侧乳房应用吸奶器将乳汁吸出,因乳汁贮留在乳房内会使乳量分泌减少,故应尽量使乳房排空,以刺激乳汁分泌。

哺乳完毕后用食指轻压婴儿下颏,将乳头轻轻拔出。然后将婴儿竖直,头部紧靠在母亲肩上,用手掌轻拍其后背,以帮助其胃内空气嗝出。哺乳后一般应将婴儿保持右侧卧位,以防止呕吐或造成窒息。

3. 哺乳注意事项

(1) 哺乳禁忌:乳母患有HIV感染、慢性肾炎、糖尿病、恶性肿瘤、精神病、癫痫、重度心肾疾病等。

(2) 急慢性传染病者将乳汁挤出,消毒后可以喂哺。

(3) 患有结核感染,但无临床症状,可以喂哺。

(4) 乙肝病毒携带者可以喂哺。

(四) 断奶

小儿从4～5月开始添加辅食,为断奶做准备。一般在10～12月可完全断奶。乳量多者可延至1.5～2岁。断奶应循序渐进,逐渐增加辅食,切忌骤然断奶;应选择小儿健康、气候温和季节。

二、部分母乳喂养

部分母乳喂养指同时采用母乳与配方奶或人工喂养婴儿。包括以下两种情况:

1. 补授法 适宜4个月以内婴儿。每次先喂母乳,再补充牛乳或配方奶。补授法的原则是母乳缺多少补多少。

2. 代授法 用配方奶或牛乳替代一次哺乳量。适用于4～6个月以后的婴儿,为断奶做准备,一日内可几次全部喂牛乳或配方奶。

三、人工喂养

4个月以内的婴儿由于各种不同原因不能进行人乳喂养时,完全采用配方奶或其他兽乳,如牛乳、羊乳、马乳等喂哺婴儿,称为人工喂养。

(一) 牛乳的特点

人工喂养时常用牛乳,但是其成分不适合婴儿,使用时应进行调配,以纠正其缺点。牛乳的主要缺点包括:①乳糖含量低,主要为甲型乳糖,利于大肠杆菌的生长;②蛋白质含量高,酪蛋白多,乳凝块大,不易消化;氨基酸比例不当;③脂肪颗粒大,缺乏脂肪酶,较难消化,不饱和脂肪酸少(2%),低于人乳(8%);④矿物质多,牛乳矿物质比人乳多3～5倍,肾负荷重;含磷高,钙∶磷小于1.2∶1;铁吸收率低;⑤缺乏免疫因子,牛乳缺乏各种免疫因子,是与人乳的最大区别,牛乳喂养的婴儿易患感染性疾病;⑥牛乳容易污染,不方便。

(二) 奶方的配制

牛乳的调配与人乳相仿,并保持无菌和易于消化。

1. 稀释(加水) 牛乳中所含的蛋白质和矿物质比人乳中多2～3倍,为了使它更接近人乳,应加以稀释。稀释的程度与小儿的月龄有关,生后不满两周小儿采用2∶1奶(即2份牛奶加一份水);以后逐渐过度到3∶1或者是4∶1奶;满月后即可用全奶。

2. 加糖 牛奶中糖类浓度低于人乳,加糖以改变三大物质的比例,便于吸收,一般地,100ml牛奶可加蔗糖5g或8g。

3. 煮沸(加热) 奶类最适合细菌的生长,容易传播各种疾病。经煮沸既可达到灭菌的要求,又可使奶中的蛋白质变性,使之在胃中不易凝成大块。除煮沸外,其他的消毒方法有:巴氏灭菌法,将奶加热到65～68℃,持续30分钟,可以杀灭其中99%以上的细菌,但不能杀灭芽胞,该法对奶的香味及维生素影响比较小;蒸汽消毒法,在115～120℃的高压高温中蒸10分钟，杀菌效果好，因蛋白质已变性，较易消化；水浴法，牛奶置于奶瓶中隔水蒸，煮沸时间小于5分钟，然后立刻冷却。此法奶质破坏小，一般家庭都可采用。

（三）奶量的计算

按婴儿每天所需的总能量和总液体量来计算奶量。全牛奶100ml可产生能量67kcal，8%糖牛奶100ml约产生能量100kcal；婴儿每日所需能量为100kcal/(kg·d)，即相当于婴儿每日所需8%糖牛奶的毫升数(100ml/(kg·d))。根据此比例换算可计算婴儿每日需要奶量。需注意，在应用全牛奶喂养时，应两次喂哺之间加水1次。婴儿每日的奶量和水量应达到总液体需要量[150ml/(kg·d)]。

（四）常用乳制品及代乳品

1. 牛乳制品

(1) 全脂奶粉：是将鲜牛乳浓缩喷雾、干燥制成，按重量1∶8，按体积1∶4加开水冲调成乳汁，其成分与鲜牛乳相似，较鲜牛乳易消化，100ml牛奶的能量为67kcal，8%的糖牛奶100ml供能约100kcal。

(2) 酸奶：鲜牛乳加乳酸杆菌，或稀盐酸、乳酸、枸橼酸制成，凝块小，酸度高，便于消化吸收。

(3) 婴儿配方奶粉：全脂奶粉经改变成分制作而成，即将牛乳脱脂及去掉部分盐分，加入乳清蛋白，调整酪蛋白与白蛋白之比，加入植物油以代替牛乳脂肪，再加β乳糖以及强化维生素、铁、锌、铜等，适合于年幼儿童喂养。甜炼乳因糖含量高不易作为婴儿主食。

2. 羊乳　与牛乳相似，白蛋白多，乳凝块小，易消化，但叶酸、维生素B_{12}含量少，易发生大细胞性贫血。

3. 代乳品

(1) 豆制品：豆浆（可加糖、加盐、加淀粉等），豆制代乳品(如5410代乳粉)。

(2) 米面制品：乳儿糕、糕干粉等。只能作辅食，不能作主食。

四、辅助食品的添加

随着小儿的生长发育，一般大于4个月单纯母乳喂养已不能满足生长发育的需要，牛乳喂养者因胃容量有限，也不能单靠增加进乳量来满足其营养需要。一般每日摄乳量达1000ml或每次哺乳量大于200ml时，即应添加辅助食品，以保证小儿健康。

添加辅助食品的目的主要有三方面：一是补充乳类的营养不足，如母乳中含铁、维生素B族和维生素C较少，不能满足小儿生长发育需要。二是逐渐改变食物质量以满足生理需要，随着小儿牙齿的萌出、胃容量的增大，小儿饮食需要从流质、半流质逐渐向软食和固体食物过渡，不仅可为断乳做好准备，同时也有利于咀嚼功能的训练。三是能逐步培养婴儿良好的饮食习惯，从授食过渡到自食。

（一）辅助食品添加原则

1. 从少到多　使婴儿有一个适应过程，如添加蛋黄，宜由1/4个开始，5～7天后如无不良反应可增加到1/3～1/2个，以后逐渐增加到1个；

2. 由稀到稠　从乳类开始到稀粥，再增稠到软饭、固体食物；

3. 由细到粗　增添绿叶蔬菜应从菜汤到菜泥，乳牙萌出后可试食碎菜；

4. 由一种到多种　让小儿适应一种食物后再加另一种，不要同时添加几种，以免造成消化不良；

5. 添加辅食应在婴儿健康、消化功能正常时逐步添加。

（二）辅助食品添加步骤

母乳中所含的维生素C、维生素D不足，故从生后两周起即可逐步添加浓鱼肝油和维生素C，但不作为辅食对待。4个月后辅食添加的步骤按表4-3顺序。

表4-3　添加辅食顺序

月龄	添加的辅食	供给的营养素
1～3个月	鲜果汁、青菜汁、鱼肝油滴剂	维生素A、维生素C和矿物质维生素D
4～6个月	米糊、乳儿糕、烂粥等，蛋黄、水果泥、菜泥	补充热量(用匙)蛋白质铁、维生素、矿物质
7～9个月	软饭、肉末、菜末、蛋、鱼泥、豆腐、配方米粉、水果	增加热能、训练咀嚼、补充蛋白质、铁、锌、维生素
10～12个月	软饭、碎肉、碎菜、蛋、鱼肉、豆制品、水果	热能、矿物质、蛋白质、维生素、纤维素、训练咀嚼

（裴连平）

第3节　幼儿营养与膳食安排

1岁以后小儿大多已经具备较好的咀嚼功能，消化酶活性也较高，生长逐渐平稳，进食相对稳定。食物由乳类逐步向半流质、软饭、固体食物过渡。在此时期幼儿的合理膳食必须符合以下要求：

1. 营养素和能量供应须满足幼儿的生理需要　总热量需要量为每日每千克体重376～418kJ(90～100kcal)，蛋白质2～3g，脂肪3.5g，糖12g，三者比例为1∶1.2∶4。应供给充足的优质蛋白(动物性蛋白质和豆类蛋白质)，不少于总蛋白质的1/3～1/2。

2. 食物性质适合幼儿的消化功能　此时幼儿牙齿逐渐出齐，但咀嚼功能尚差，食物宜细、软、烂、碎，每日给予一定量牛奶或豆浆。外加鱼、肉、蛋、豆、菜、

笔记栏

水果等多样化的膳食。每日 4 餐加 2 点为宜。频繁进食、夜间进食、过多饮水均会影响小儿消化功能。

3. 注意培养良好饮食习惯　应注意食品的多样化和食物的色香味形，以激发小儿食欲；注意让小儿自主择食，培养自我服务的能力，不要强迫小儿进食；要养成良好的进食习惯，如定时进食、不挑食、不偏食、不吃零食等。

（裴连平）

第 4 节　营养状况评价

儿童营养状况评价是指对小儿所摄取的营养素与其所需之间是否合适的评价。定期进行营养状况评价可及时了解和发现儿童群体及个人的营养是否存在问题，以便及时调整饮食，避免营养不良。故营养评价是儿童保健和儿科营养状况流行学调查的常用方法，一般通过临床询问，体格检查、营养调查进行评价。

一、病史询问

询问儿童在家或在托幼机构的进食情况，如每餐进食何种食物及数量、进餐次数；哺乳儿则要详细了解母乳喂哺次数，哺乳后婴儿情况；人工喂养应了解乳品种类、配制浓度、喂哺次数、辅食添加的情况（种类、时间、数量）。经询问大致估计小儿每日能量和主要营养素的摄入情况。此外，还应了解有无营养缺乏病的症状，如消瘦、乏力、夜惊、多汗、面色苍白等。

二、营养调查

全面的营养调查包括：膳食调查、体格检查和体格发育评价、实验室检查。

（一）膳食调查

儿童膳食调查是从其每日摄入食物的种类和数量中计算所摄入的各种营养素的数量，然后参照国家规定的相应营养素供给量标准（RDA），分析其膳食平衡情况。

1. 调查方法　常用的营养调查方法有以下两种：

（1）称重法：是一种比较准确而又复杂的方法，即实际称量调查对象一天进餐食物的重量，按食物的生熟比例，计算其营养素实际摄入量。此方法适用于托幼机构及儿童群体，多用于科研。

（2）记账法：以食物记出入库的数量计算。方法简便易行，但不够准确，适用于集体机构膳食调查。要求记录每日就餐人数及各类食物消耗量，计算每人每日进食各类食物，换算为营养素及能量。

（3）询问法：通过问答方式了解受检对象的膳食状况。方法简单，但不十分准确，常用于散居儿童的膳食调查。

2. 调查结果评价　一般要求全日摄入食物的总能量和蛋白质摄入量应达到推荐同龄儿供给量的 80%以上，且动物性蛋白质和大豆蛋白质应占总蛋白质的 50%以上，至少不低于 30%；三大产能营养素的比例应达蛋白质占 10%～15%、脂肪 25%～35%、糖类 50%～60%。

（二）体格检查与体格发育评价

体格检查时应注意有无营养缺乏或紊乱的体征，如身材瘦胖，皮下脂肪厚薄，皮肤颜色，毛发色泽等。体格发育评价方法参见第 2 章第 3 节。

（三）实验室检查

通过实验方法测定小儿体液或排泄物中各种营养素及其代谢产物、相关化学成分等，了解食物中营养素的吸收利用情况。一般而言，营养素缺乏时，首先是其贮存量减少，然后进一步影响酶活性或生化反应改变，继之出现生理功能改变（症状）、形态改变（体征）。实验室检查可以早期诊断某些营养缺乏症。常用的实验室指标包括：①血液营养成分的浓度；②尿液中营养素的排泄量；③代谢产物含量的测定；④氮平衡试验；⑤营养素负荷试验；⑥组织中营养素浓度测定；⑦酶活性测定。各项测定结果必须参照有关正常值并结合膳食调查、体格检查等进行综合评价。

（裴连平）

第 5 节　维生素营养障碍

一、维生素 A 缺乏病

案例 4-1

患儿，女性，4 岁，因夜间视物不清 1 月于 1998 年 7 月 6 日 9 上午入院。

患儿自 1 月前无明显诱因出现夜间视物不清，白天视物清楚，同时自觉眼部干燥，泪少，畏光，无眼痛、发热、咳嗽等，且经常腹泻，大便每日 3～4 次，为黄色稀便，无脓血，曾在当地诊所诊断为“结膜炎”，予以眼药水外用半个月余，未见效果，夜间视物愈加模糊不清，不能看电视、图画等，今日来院就诊。患儿平素喜素食，少食肉、蛋、奶、水果等，常患上感及腹泻，近 2 个月来一直腹泻，大便 7～8 次/日，为黄色稀便，无脓血，曾服“PPA”等，效果不佳，未用过其他药物。无外伤史。

笔记栏

体格检查：体温36.5℃，脉搏92次/分，呼吸38次/分，体重14kg。发育正常，营养较差，神志清，精神一般，呼吸平稳，无发绀，全身皮肤黏膜干燥，有脱屑，毛囊突起，扪之有粗沙感，浅表淋巴结未触及，头颅无畸形，毛发黄稀疏，双眼结膜角膜干燥，眼球活动时可见结膜出现与角膜同心圆状的皱纹，近角膜处散在点状白斑，耳鼻无异常，口唇无发绀，咽部稍充血，扁桃体Ⅰ°，颈软，双肺呼吸音正常，未闻及啰音，心率92次/分，律齐，未闻及病理性杂音，腹软，肝脾肋下未触及。四肢活动自如，指(趾)甲无光泽，脆薄，条纹多。

思考题：

1. 你首先应考虑做何诊断？
2. 在明确诊断之前，应做哪些实验室检查？
3. 如何处理？

维生素A缺乏病(vitamin A deficiency)是指体内维生素A缺乏所致的以眼和皮肤黏膜病变为主的全身性疾病，多见于1～4岁小儿。轻度维生素A缺乏时无典型临床表现而仅表现为免疫功能下降，又称“亚临床状态维生素A缺乏”，我国儿童中维生素A缺乏病的发生率已明显下降，但在边远农村地区仍有群体流行，亚临床状态缺乏现象还相当普遍。1995年WHO将中国列为中度亚临床维生素A缺乏国家，提示该病目前仍是威胁我国儿童健康的主要疾病之一。

【维生素A的吸收与代谢】 维生素A是所有β-紫香酮(β-ionone)衍生物的总称，以视黄醇(retinol，又称为维生素A)为代表，还包括视黄脂(retinylester)、视黄醛(retinal)和视黄酸(retinoic acid)；视黄醛作用于视觉；视黄酸作用于细胞增生与分化。存在动物性食物如乳类、蛋类中以动物内脏中含量最多，在不发达地区由于此类食物供应较少，往往要依靠以植物来源的胡萝卜素作为维生素A的重要供应来源。胡萝卜素存在于绿色或黄红色蔬菜和水果中，其中最具有维生素A生物活性的是β-胡萝卜素，但其在人类肠道中的吸收利用率很低，大约仅为维生素A的六分之一，其他胡萝卜素的吸收率更低。无论胡萝卜素还是维生素A，在小肠中被乳化后由肠黏膜吸收，在小肠黏膜细胞中经棕榈酸酯化后，以棕榈酸酯储存于肝脏。肝内维生素A储存量占总量的90%～95%。当周围靶组织需要维生素A时，肝内维生素A棕榈酸酯经酯酶水解为视黄醇，与视黄醇结合蛋白(retinal binding protein，RBP)结合，再与前白蛋白(prealbumin，PA)结合，形成维生素A-RBP-PA复合体后释放入血，经血行转运至靶组织。维生素A在体内氧化后转变为视黄酸，视黄酸是维生素A在体内发生多种生物作用的重要活性形式。

【生理功能】 维生素A在维持人体正常代谢、细胞分化、生殖、视觉及抗感染等多种生理功能中发挥重要的作用。

1. 维持全身上皮细胞的正常结构和功能　维生素A是调节糖蛋白合成的一种辅酶，对上皮细胞的细胞膜起稳定作用，维持上皮细胞的形态完整和功能健全。

2. 构成视觉细胞内的感光物质　视网膜上对暗光敏感的杆状细胞含有视紫红质，是一种光受体色素，由11-顺式视黄醛与视蛋白结合而成，为暗视觉的必需物质。被光照射后，11-顺式视黄醛转变为全反式视黄醛并与视蛋白分离。此过程产生电能刺激视神经形成视觉。全反式视黄醛经一系列酶的作用下转变为11-顺式视黄醛，再与视蛋白结合再次形成视紫红质为下一次循环使用。在此过程中，除了消耗能量和酶外，还有部分视黄醛变成视黄醇被排泄，所以必须不断地补充维生素A，才能维持视紫红质的合成和整个暗光视觉过程。

3. 促进生长发育和骨骼发育　维生素A参与细胞的RNA、DNA合成，对细胞分化、组织更新有一定影响。促进硫酸软骨素等粘多糖合成和骨的代谢，参与软骨内成骨，缺乏时长骨形成和牙齿发育均受障碍。

4. 促进生殖功能　维生素A对精子生成、胚胎与胎盘发育都是必需的，缺乏时会导致男性睾丸萎缩，精子数量减少、活力下降，也可影响胎盘发育。

5. 维持和促进免疫功能　目前已经明确，维生素A是一种免疫调节剂，缺乏时细胞免疫和体液免疫功能均下降，易患呼吸道和消化道感染。

6. 改善铁营养状况　可改善铁的吸收，促进储存铁的运转，增进造血功能；β-胡萝卜素也可促进铁的吸收。

【病因】

1. 先天储备不足　维生素A和胡萝卜素都很难通过胎盘进入胎儿体内，因此新生儿维生素A水平明显低于母体，如在出生后不能得到充足的维生素A补充则极易出现维生素A缺乏病。

血浆中视黄醇结合蛋白的水平低下会导致血浆维生素A的下降，新生儿的血浆视黄醇结合蛋白只有成人的一半左右，这也是小年龄儿童容易导致维生素A缺乏的原因之一。

2. 吸收障碍　维生素A为脂溶性维生素，它和胡萝卜素在小肠的消化吸收与胆盐和脂肪含量密切相关。膳食中脂肪含量过低，胰腺炎或胆石症引起胆汁和胰腺酶分泌减少，一些消化道疾病如急性肠炎、粥样泻等造成胃肠功能紊乱都可以影响维生素A和胡萝卜素的消化、吸收。

3. 摄入不足　长期食用缺乏维生素A和胡萝卜素的膳食。

4. 消耗过多　各种急、慢性传染病，长期发热，泌尿系统疾病和肿瘤等均可使体内维生素A存储消耗殆尽致相对缺乏。

5. 代谢障碍　蛋白质和锌可影响维生素A的

笔记栏

转运和利用，肝病、甲状腺功能低下和糖尿病时，先天性胡萝卜素转变成维生素A障碍时，维生素A缺乏而血中胡萝卜素增多，引起皮肤黄染而巩膜不黄。

案例4-1

1. 该患儿平素喜素食，少食肉、蛋、奶、水果等，提示维生素A摄入不足。

2. 近两个月来一直腹泻，大便每日7～8次，提示影响维生素A的消化吸收。

【病理改变】 维生素A缺乏的初期病理改变是上皮组织干燥，继而使正常柱状上皮细胞转变为角状复层鳞状上皮，形成过度角化变性和腺体分泌减少，这种变化累及全身上皮组织，最早受影响的是眼结膜和角膜，表现为结膜和角膜干燥、软化甚至穿孔，以及泪腺分泌减少。皮肤改变则为毛囊角化，皮脂腺、汗腺萎缩。消化道表现为舌味蕾上皮角化，肠道黏膜分泌减少，食欲减退等。呼吸道黏膜上皮萎缩、干燥，纤毛减少，抗病能力减退。消化道和呼吸道感染性疾病的危险性提高，且感染常迁延不愈。泌尿和生殖系统上皮细胞也有同样改变，影响其功能。

【临床表现】 维生素A缺乏早期可无任何症状和体征，即亚临床缺乏，继续发展则表现为：

1. 眼部表现 眼部病变是维生素A缺乏病的早期表现，且逐渐进展。初为暗光中视物不清，但往往不被重视，继之发生夜盲症(night blindless)。上述暗适应力减退的现象持续数周后，由于脱落的上皮细胞堵塞泪腺管，开始出现干眼症的表现，眼结膜和角膜干燥，失去光泽，自觉痒感，泪减少，故本病又称干眼病(xerophthalmia)。眼部检查可见结膜近角膜边缘处干燥起皱褶，角化上皮堆积形成泡沫状白斑，称结膜干燥斑或毕脱斑(Bitots spots)。继而角膜发生干燥、浑浊、软化，即角膜软化症(keratomalacia)，自觉畏光、眼痛，甚至形成角膜溃疡，易继发感染。重者发生角膜穿孔，虹膜、晶状体脱出，导致失明。这些表现多见于小年龄儿童罹患消耗性感染性疾病如麻疹、疟疾等之后，多数为双侧同时发病。

2. 皮肤表现 多见于年长儿，开始时仅感皮肤干燥、易脱屑，有痒感，渐至上皮角化增生，角化物充塞毛囊形成毛囊丘疹，状似"鸡皮"，触之有粗砂样感觉，以四肢伸面、肩部为多，可发展至颈、背部甚至面部。毛囊角化引起毛发干燥，失去光泽，易脱落，指(趾)甲变脆易折、多纹等。

3. 生长发育障碍 严重维生素A缺乏会影响儿童的生长发育，其体格和智能发育轻度落后，骨增长迟滞，牙釉质发育不良，易发生龋齿。

4. 易发生感染性疾病 在维生素A缺乏早期或亚临床状态缺乏时，免疫功能低下就已经可能存在，表现为消化道和呼吸道感染性疾病发生率增高，且易迁延不愈。

5. 其他 维生素A有促进肝脏中储存铁释放入血后的转运，使铁能正常地被红细胞摄入利用。因此维生素A缺乏时会出现贫血，其表现类似缺铁性贫血。血红蛋白、血细胞比容和血清铁水平降低，血清铁蛋白正常，肝脏和骨髓储存铁反而增加。维生素A缺乏能使泌尿器官的上皮发生角化脱屑，并形成一个中心病灶，钙化物以此为中心不断沉淀而形成泌尿系统的结石。

案例4-1

1. 患儿，女性，4岁，自1月前出现夜间视物不清，同时自觉眼部干燥，泪少，畏光。曾以"结膜炎"，治疗半个月余，未见效果，夜间视物愈加模糊不清。

2. 营养较差，全身皮肤黏膜干燥，有脱屑，毛囊突起，扪之有粗沙感，毛发黄稀，双眼结膜角膜干燥，眼球活动时可见结膜出现与角膜同心圆状的皱纹，近角膜处散在点状白斑，指(趾)甲无光泽，脆薄，条纹多。

【诊断】

1. 临床诊断 根据维生素A缺乏病史及眼部和皮肤表现，诊断本病并不困难，为了早期诊断可疑病例或亚临床维生素A缺乏，可进行下列实验室检查。

2. 实验室诊断

(1) 血浆维生素A测定：婴幼儿血浆正常水平为300～500μg/L，年长儿和成人为300～2250μg/L，低于200μg/L可诊断为维生素A缺乏，200～300μg/L为亚临床状态缺乏可疑。血浆维生素A水平并不能完全反映全身组织维生素A营养状态，可以使用相对剂量反应试验(relative-dose-response test, RDR test)进一步确诊。其方法是测空腹时维生素A浓度(A0)，然后随早餐服维生素A 450μg，5小时后午餐前查血浆维生素A(A5)，将数值代入公式：RDR%＝(A5－A0)/A5×100，所得RDR值提示肝脏维生素A储备，如RDR值大于20%为阳性，表示存在亚临床状态维生素A缺乏。

(2) 血浆RBP测定：血浆RBP水平能比较敏感地反映体内维生素A的营养状态，低于正常水平提示维生素A缺乏的可能。

(3) 尿液脱落细胞检查：加1%甲紫于新鲜中段尿中，摇匀计数尿中上皮细胞，如无泌尿道感染，超过3个/mm^3为异常，有助于维生素A缺乏诊断，找到角化上皮细胞具有诊断意义。

(4) 暗适应检查：用暗适应计和视网膜电流变化检查，如发现暗光视觉异常，有助诊断。但不适用于婴幼儿，且锌和蛋白质缺乏暗适应时间可延长。

(5) 眼结合膜印迹细胞学方法：用于检查学龄前儿童和中小学生维生素A的营养状况，较简便适用。经采样、固定、染色，显微镜下区分细胞种类、大小、形态，以判断维生素A营养状况，结果与血清维生素A浓度呈正相关。

笔记栏

案例 4-1

1. 患儿，女性，4 岁，夜间视物不清 1 个月。

2. 病史特点：近 1 月来夜间视物不清，近两个月来一直腹泻，平素喜素食，少食肉、蛋、奶、水果等，按结膜炎治疗无效。

3. 临床特点：营养较差，有眼、皮肤、指（趾）甲的表现。

4. 辅助检查：大便常规：黄、稀。脂肪球（++）。血浆维生素 A 150μg/L。

临床诊断：维生素 A 缺乏病；迁延性腹泻。

【治疗】 无论临床症状严重与否，甚或是无明显症状的亚临床状态维生素 A 缺乏，都应该尽早进行治疗；因为多数病理改变经治疗后都可能逆转而恢复。

1. 一般治疗 包括祛除病因，治疗并存的营养缺乏病及其他慢性疾病，提供富含维生素 A 的动物性食物或含胡萝卜素较多的深色蔬菜。

2. 维生素 A 制剂治疗

（1）亚临床状态维生素 A 缺乏：一天口服维生素 A_1 5000μg 即可。

（2）有症状者：轻症维生素 A 缺乏病及消化吸收功能良好者可以每日口服维生素 A 制剂 7500～15 000μg（相当于 2.5 万～5 万 IU），分 2～3 次服用。如有眼部症状者，可先采用深部肌注维生素 AD 注射剂（每支含维生素 A 7500μg 和维生素 D 62.5μg）0.5～1ml，每日一次。3～5 天后改口服 15 000μg 直至痊愈。经维生素 A 治疗后临床症状好转迅速，夜盲常于治疗后 2～3 天明显改善，干眼症状3～5日消失，结膜干燥、毕脱氏斑 1～2 周后消失，角膜病变也渐好转，皮肤角化则需 1～2 月方痊愈。治疗中应避免维生素 A 过量中毒。

3. 眼局部治疗 有干眼病时可滴消毒的鱼肝油，为预防结膜和角膜发生继发感染，可采用抗生素眼药水（如 0.25%氯霉素）或眼膏（如 0.5%红霉素或金霉素）治疗，一日 3～4 次。如有角膜溃疡时，同时加滴 1%阿托品扩瞳以防虹膜脱出及粘连。治疗及护理时动作要轻柔，以免角膜穿孔，虹膜、晶状体脱出。

案例 4-1

处方及医生指导

1. 去除病因及调整饮食：该患儿需治疗迁延性腹泻；提供富含维生素 A 的食物或采用维生素 A 强化的食品。

2. 维生素 A 制剂治疗：可采用深部肌注维生素 AD 注射剂 0.5～1ml，每日一次。3～5 天后病情好转即改口服 15 000μg 直至痊愈。

3. 眼局部治疗：可滴消毒的鱼肝油加抗生素眼药水治疗，一日 3～4 次，以预防结膜和角膜发生继发感染。

【预防】 应供给富含维生素 A 的动物性食物和深色蔬菜，小年龄儿童是预防维生素 A 缺乏的主要对象，孕妇和乳母应多食上述食物，以保证新生儿和乳儿有充足的维生素 A 摄入。母乳喂养优于人工喂养，人工喂养婴儿应尽量选择维生素 A 强化的乳方，每日推荐供应量婴儿为 500μg 视黄醇当量（RE），年长儿为 750μgRE，孕妇为 1000μgRE，乳母为 1200μgRE（1IU 维生素 A=0.3μgRE=6μg 胡萝卜素）。在维生素 A 缺乏的高发地区，可以采取每隔半年给予一次口服 60 000μgRE（20 万 IU 维生素 A）的预防措施。对患感染性疾病如麻疹、疟疾和结核病等，以及慢性消耗性疾病的病人应及早补充维生素 A 制剂每日1500～3000μg。有慢性腹泻等维生素 A 吸收不良者可短期内肌注维生素 A 数日后再改为口服，采用大剂量维生素 A 作预防时应注意避免由过量而造成中毒。

附 维生素 A 过多症和胡萝卜素血症

维生素 A 摄入过多可以引起维生素 A 过多症（hypervitaminosis A）或维生素 A 中毒（vitamin A toxicity）。维生素 A 过量会降低细胞膜和溶酶体膜的稳定性，导致细胞膜受损，组织酶释放，引起皮肤、骨骼、脑、肝等多种脏器组织病变。脑受损可使颅压增高；骨组织变性引起骨质疏松、变形、骨膜下新骨形成、血钙和尿钙都上升。肝组织受损则引起肝脏肿大，肝功能改变。分为急性、慢性两种：

1. 急性型 婴幼儿一次剂量超过 100 000μg 即可能发生急性中毒。儿童则多因意外服用大剂量维生素 A、维生素 D 制剂引起。临床表现在摄入后 6～8 小时，至多在 1～2 天内出现。主要有恶心、呕吐、嗜睡或过度兴奋、头痛等症状，小婴儿可有前囟隆起，脑脊液检查压力增高。可出现皮肤红肿，继尔脱皮，以手掌、脚底等处最为明显，停维生素 A 后数日内症状好转。

2. 慢性型 较急性多见。多因不遵医嘱长期摄入过量维生素 A 制剂引起，但中毒剂量个体差异很大。婴幼儿每天摄入 15 000～30 000μg 超过 6 个月即可引起慢性中毒；也有报道每天仅服 7500μg 一个月即出现中毒症状者。这种情况常见于采用口服鱼肝油制剂治疗维生素 D 缺乏性佝偻病时，由于鱼肝油制剂既有维生素 D 又含有维生素 A，当口服途径使用较大治疗剂量的维生素 D 时极易造成维生素 A 的过量。

慢性维生素 A 过多症首先出现的常是食欲下降，体重减轻，继之有皮肤干燥、脱屑、破裂、毛发干枯、脱发、齿龈红肿、唇干裂和鼻出血等皮肤黏膜损伤现象，以及长骨肌肉连接处疼痛伴肿胀，体格检查可见贫血，肝脾肿大。X 线检查长骨可见骨皮质增生，骨膜增厚。脑脊液检查可有压力增高。肝功能检查可出现转氨酶升高，严重者可出现肝硬化表现。血浆维生素 A 浓度升高，有时可见血钙和尿钙升高。

根据过量摄入维生素 A 的病史，临床表现，诊断并不困难。结合典型骨 X 线检查及血浆维生素 A 浓度升高，可确诊。

笔记栏

一旦确诊，应立即停止服用维生素A制剂和含维生素A的食物。急性维生素A过多症的症状一般在1～2周内消失，骨骼改变也逐渐恢复，但较缓慢，约需2～3个月。本病预后良好，一般不需其他治疗。高颅压引起的反复呕吐以及因此发生的水和电解质紊乱应给予对症治疗。

胡萝卜素血症 因摄入含胡萝卜素的食物（如胡萝卜、南瓜、橘子等）过多，以致大量胡萝卜素不能充分迅速在小肠黏膜细胞中转化为维生素A而引起。而吸收的胡萝卜素只有一半可以转化为维生素A，故大量摄入胡萝卜素一般不会引起维生素A过多症，但可以使血中胡萝卜素水平增高，发生胡萝卜素血症。血清胡萝卜素含量明显升高，表现为皮肤黄染，以鼻尖、鼻唇皱襞、前额、手掌和足底部位明显，但巩膜无黄染。停止进食后黄疸逐渐消退，不需特殊治疗。肝脏疾病、糖尿病、甲低、先天性酶缺乏者易感。

二、营养性维生素D缺乏

（一）营养性维生素D缺乏性佝偻病

案例4-2

患儿，男性，1岁6个月，因发热，咳嗽3天于2002年2月18日2上午入院。患儿自3天前始出现发热，体温在39℃左右，伴咳嗽，呈阵发性干咳，非痉挛性，同时伴有轻度喘憋，咳剧时伴呕吐，无腹泻，未抽搐，大小便正常，在家予以口服药物（具体不详）2天无效，今日咳喘加重来诊。患儿平素食欲不好，睡眠不安，多汗，户外活动少，且经常患“感冒”，平均1个月左右1次，因肺炎已第三次住院治疗。自生后一直人工喂养，8个月添加辅食，以饼干、大米为主，有时吃少许鸡蛋及蔬菜，一直未加钙剂及鱼肝油。患儿3个月抬头，8个月会坐，1岁会站，1岁2个月出牙，现有乳牙3枚，1岁4个月会走。现仍走不稳。

体格检查：体温38.5℃，脉搏160次/分，呼吸66次/分，体重9kg，身高76cm。发育稍落后，身材矮小，营养较差，神志清，精神不振，呼吸急促，轻度喘憋状，无青紫，无皮疹，方颅，前囟1cm×1cm，平软，咽红，扁桃体Ⅰ°，颈软，胸部呈漏斗胸，可见肋串珠，肋膈沟，双肺呼吸音粗，可闻及广泛中小水泡音。心率160次/分，律齐，心音稍低钝，未闻及杂音，腹部膨隆，肝肋下2.5cm，质软，脾肋下可触及，质软，四肢活动可，四肢肌张力偏低，可触及手镯及脚镯，病理征未引出。

思考题：

1. 考虑做何诊断？诊断依据有哪些？
2. 在明确诊断之前，应做哪些实验室检查？
3. 应与哪些疾病鉴别？如何处理？

营养性维生素D缺乏性佝偻病（rickets of vitamin D deficiency）是小儿体内维生素D不足使钙磷代谢紊乱，产生的一种以骨骼病变为特征的全身慢性营养性疾病。其主要特征为正在生长的长骨干骺端和骨组织矿化不全，或维生素D不足使成熟骨矿化不全，则表现为骨质软化症（osteomalacia）。

本病多见于两岁以下婴幼儿，特别是小婴儿，生长快、户外活动少，是发生营养性维生素D缺乏性佝偻病的高危人群。近年来，严重佝偻病发病率已逐年降低，但轻、中度佝偻病发病率仍较高。但重度佝偻病因免疫功能低下，易合并肺炎，腹泻等病而增加小儿死亡率，因我国北方冬季较长，日照短，北方佝偻病患病率高于南方。

【维生素D的来源及代谢】 人类维生素D来源有二，一是内源性，即人类皮肤中的7-脱氢胆骨醇经日光中紫外线照射（290～320nm波长），转变为胆骨化醇（cholecalciferol），是人类维生素D主要来源，皮肤产生维生素D_3的量与日照时间、波长、暴露皮肤的面积有关；二是外源性，即从食物中获得的维生物D，有来源于植物和动物两种，动物中含维生素D_3，植物中的麦角固醇（ergosterol）经紫外线照射转化为麦角固化醇（calciferol）即维生素D_2。天然食物中，包括母乳，维生素D含量较少，谷物、蔬菜、水果几乎不含维生素D。肉和鱼中维生素D含量很少。食物中的维生素D在胆汁的作用下，在小肠刷状缘经淋巴管吸收。皮肤合成的维生素D_3，直接吸收入血。维生素D_2和D_3在人体内都没有生物活性，它们被摄入血循环后即与血浆中的维生素D结合蛋白（DBP）相结合被转运、贮存于肝脏、脂肪、肌肉等组织内。维生素D在体内必须经过两次羟化作用后始能发挥生物效应。首先经肝细胞微粒体和线粒体中的25-羟化酶作用生成25-羟胆骨化醇（25-hydroxycholecalciferol，25-$(OH)D_3$），是维生素D在人体血液循环的主要形式，常作为评估个体维生素D营养状况的检测指标，但仅有微弱的抗佝偻病作用。循环中的25-$(OH)D_3$与α-球蛋白结合后被运载到肾脏，在近端肾小管上皮细胞线粒体中的1-α羟化酶（属细胞色素P450酶）的作用下再次羟化，生成有很强生物活性的1，25-二羟胆骨化醇（1，25-dihydroxycholecalcifero 1，25-$(OH)_2D_3$）。1，25-$(OH)_2D_3$生物活性约为25-$(OH)D_3$的100～200倍，其主要的靶器官是肠、肾和骨。1，25-$(OH)_2D_3$已作为一种类固醇激素。

【维生素D的生理功能】 正常情况下，血循环中的1，25-$(OH)_2D_3$约85%与DBP相结合；约15%与白蛋白结合；仅0.4%以游离形式存在，可对靶细胞发挥其生物较应。1，25-$(OH)_2D_3$是维持钙、磷代谢平衡的主要激素之一，主要通过作用于靶器官（肠、肾、骨）而发挥其抗佝偻病的生理功能：①促小肠黏膜细胞合成一种特殊的钙结合蛋白（calbindin，CaBP），增加肠道钙磷的吸收，1，25-$(OH)_2D_3$可能有直接促进磷转运的作用，促使骨钙沉积。②增加肾小管对钙、磷的重吸收，特别是磷的重吸收，提高血钙磷浓度，有

笔记栏

利于骨的矿化作用。③促进成骨细胞的增殖和破骨细胞分化,直接作用于骨的矿物质代谢(沉积与重吸收)。④与甲状旁腺素(PTH)、降钙素对维持体液组织的钙、磷内环境起主要作用。

近年来还发现 1,25-$(OH)_2D_3$ 尚参与多种细胞的增殖、分化和免疫功能的调控过程。

【维生素 D 代谢的调节】 机体主要通过控制肾脏 1a-羟化酶活性调控维生素 D 内分泌系统,1,25-$(OH)_2D_3$、PTH、降钙素和血清钙、磷浓度是主要调控因子。

(1) 自身反馈作用:正常情况下维生素 D 的合成是据机体需要,并受血中 25-$(OH)D_3$ 的浓度自行调节,即生成的 1,25-$(OH)_2D_3$ 的量达到一定水平时,可抑制 25-$(OH)D_3$ 在肝内的羟化及 1,25-$(OH)_2D_3$ 在肾脏羟化过程。

(2) 血钙、磷浓度与 PTH、降钙素调节:肾脏生成 1,25-$(OH)_2D_3$ 间接受血钙浓度调节。当血钙过低时,PTH 分泌增加,PTH 刺激肾脏 1,25-$(OH)_2D_3$ 合成增多;PTH 与 1,25-$(OH)_2D_3$ 共同作用于骨组织,使破骨细胞活性增加,降低成骨细胞活性,骨重吸收增加,骨钙释放入血,使血钙升高,以维持正常生理功能。血钙过高时,降钙素(CT)分泌,抑制肾小管羟化生成 1,25-$(OH)_2D_3$。血磷降低可直接促肾脏内 25-$(OH)D_3$ 羟化生成 1,25-$(OH)_2D_3$ 的增加,高血磷则抑制其合成。

【病因】

1. 日照不足 因紫外线不能通过玻璃窗,婴幼儿被长期过多的留在室内活动,使内源性维生素 D 生成不足。大城市高大建筑可阻挡日光照射,大气污染如烟雾、尘埃可吸收部分紫外线。气候的影响,如冬季日照短,紫外线较弱,亦可影响内源性维生素 D 的生成。故本病冬春季多见,北方发病率高于南方。

2. 维生素 D 摄入不足 因天然食物中含维生素 D 少,即使纯母乳喂养婴儿若户外活动少亦易患佝偻病。牛乳中钙磷含量虽高但比例不适合,不利于吸收。蛋黄、动物肝脏和婴儿配方奶粉维生素 D 含量较高。

3. 生长速度快 如早产及双胎婴儿生后生长发育快,而骨骼生长速度与维生素 D 和钙的需要量成正比,故易发生营养性维生素 D 缺乏性佝偻病。重度营养不良婴儿生长迟缓;发生佝偻病者不多。

4. 围生期维生素 D 不足 母亲妊娠期,特别是妊娠后期维生素 D 营养不足,如母亲严重营养不良、肝肾疾病、慢性腹泻,以及早产、双胎均可使婴儿的体内储存不足。

5. 疾病影响 胃肠道或肝胆疾病影响维生素 D 吸收,如婴儿肝炎综合征、先天性胆道狭窄或闭锁、脂肪泻、胰腺炎、慢性腹泻等,肝、肾严重损害可致维生素 D 羟化障碍而引起佝偻病。

6. 药物影响 长期服用抗惊厥药物如苯妥英钠、苯巴比妥,可激活肝细胞微粒体的氧化酶系统活性,使维生素 D 和 25-$(OH)D_3$ 加速分解为无活性的代谢产物。糖皮质激素有对抗维生素 D 对钙的转运而导致佝偻病。

案例 4-2

1. 患儿自生后一直人工喂养,8 个月添加辅食,以饼干、大米为主,有时吃少许鸡蛋及蔬菜,一直未加钙剂及鱼肝油。提示维生素 D 摄入不足。

2. 户外活动少,日照不足,经紫外线照射皮肤合成内源性维生素 D 来源少。

【发病机理】 维生素 D 缺乏性佝偻病可以看成是机体为维持血钙水平而对骨骼造成的损害。骨骼是主要且易被利用的钙源,以维持细胞外液钙浓度正常。维生素 D 缺乏造成肠道吸收钙、磷减少和低血钙,以致甲状旁腺功能代偿性亢进,PTH 分泌增加以动员骨钙释出使血清钙浓度维持在正常或接近正常的水平;但 PTH 同时也抑制肾小管重吸收磷,使尿磷排出增加、血磷降低,血清钙、磷浓度不足时,骺软骨正常生长和钙化受阻,软骨细胞失去正常增殖、分化和凋亡的程序;钙化管排列紊乱,使长骨骺线失去正常的形态,成为参差不齐的阔带,钙化带消失;骨基质不能正常矿化,成骨细胞代偿增生,碱性磷酸酶分泌增加,骨样组织堆积于干骺端,骺端增厚,向两侧膨出形成"串珠"、"手、足镯"等征。长骨和扁骨骨膜下的骨矿化不全,成骨异常,骨皮质被骨样组织替代,骨膜增厚,骨质疏松,容易受肌肉牵拉和重力影响而发生弯曲变形,甚至病理性骨折;颅骨骨化障碍而颅骨软化,颅骨骨样组织堆积出现"方颅"。临床即出现一系列佝偻病症状和血生化改变(图 4-1)。

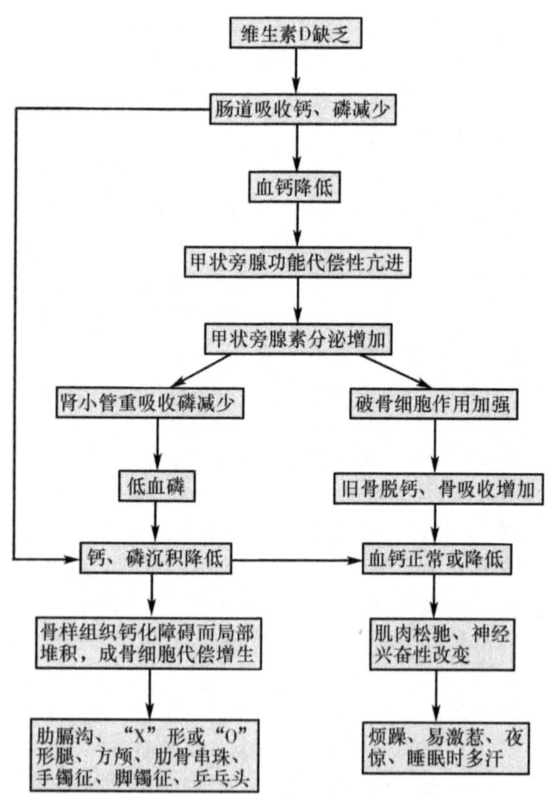

图 4-1 维生素 D 缺乏性佝偻病的发病机制

笔记栏

【临床表现】 本病最常见于3个月～2岁婴幼儿。主要表现为生长最快部位的骨骼改变、肌肉松弛及神经兴奋性改变。因此年龄不同，临床表现不同。佝偻病的骨骼改变常在维生素D缺乏数月后出现，患有骨软化症乳母哺喂的婴儿佝偻病出现较早，可在生后两月内出现佝偻病症状。儿童期发生佝偻病的较少。重症佝偻病患儿还可有消化和心肺功能障碍，并可影响动作和智能发育和免疫功能。佝偻病在临床上可分期如下：

1. 初期(早期) 多见6个月以内，尤其3个月以内小婴儿。主要表现为神经兴奋性增高，如易激惹、烦闹、夜间啼哭、睡眠不安、汗多且与室温无关，尤其是头部多汗刺激头皮而摇头出现枕秃。但这些并非佝偻病的特异症状，仅作为临床早期诊断的参考依据。此期常无骨骼病变，骨骼X线可正常，或钙化带稍模糊；血清25-(OH)D_3下降，PTH升高，血钙正常或稍下降，血磷降低，碱性磷酸酶正常或稍高。

2. 活动期(激期) 早期维生素D缺乏的婴儿未经治疗，继续加重，除初期症状外，主要表现为骨骼改变和运动功能发育迟缓。

6个月以内婴儿的佝偻病以颅骨改变为主，前囟边较软，颅骨薄，检查者用双手固定婴儿头部，指尖稍用力压迫枕骨或顶骨的后部，可有压乒乓球样的感觉，故称"乒乓头"；6月龄以后，尽管病情仍在进展，但颅骨软化消失。正常婴儿的骨缝周围亦可有乒乓球样感觉。额骨和顶骨双侧因骨样组织堆积而膨大形成"方盒状"头形，故称"方颅"，多见于8～9个月以上婴幼儿。严重者可出现前囟闭合延迟，头围增大及乳牙萌出延迟等。1岁左右的小儿可见到胸廓畸形，骨骺端因骨样组织堆积而膨大，沿肋骨方向于肋骨与肋软骨交界处可及圆形隆起，从上至下如串珠样突起，以第7～10肋骨最明显，称佝偻病串珠(rachitic rosary)；胸骨和邻近的软骨向前突起，形成"鸡胸样"畸形；如胸骨剑突部向内凹陷，则为漏斗胸；严重佝偻病小儿胸廓的下缘由于膈肌附着处的肋骨受牵拉而内陷形成一水平凹陷，即肋膈沟或郝氏沟(Harrison groove)。有时正常小儿胸廓两侧肋缘稍高，应与肋膈沟区别，胸廓病变均会不同程度影响呼吸功能，易并发呼吸道感染，甚至肺不张。手腕、足踝部亦可形成纯圆形环状隆起，称手、足镯，多见于6个月以上患儿。由于骨质软化与肌肉关节松弛，小儿开始站立与行走后双下肢负重，可出现股骨、胫骨、腓骨弯曲，形成严重膝内翻("O"型腿)或膝外翻("X"型腿)。正常1岁内小儿可有生理性弯曲和正常姿势变化，如足尖向内或向外等，以后会自然矫正，须予以鉴别。患儿会坐和站立之后，因韧带松弛可致脊柱后凸畸形，严重患儿可伴有骨盆畸形，女孩成年怀孕后易难产。

严重低血磷使肌肉糖代谢障碍，使全身肌肉松弛，肌张力降低和肌力减弱。重症患儿神经系统发育落后，免疫功能低下，易合并感染及贫血。此期血生化除血清钙稍低外，其余指标改变更加显著。X线显示长骨钙化带消失，干骺端呈毛刷样、杯口状改变；骨骺软骨盘增宽(＞2mm)；骨质稀疏，骨皮质变薄；可有骨干弯曲畸形或青枝骨折，骨折可无临床症状。

3. 恢复期 以上任何期经日光照射或治疗后，临床症状和体征逐渐减轻或消失。血钙、磷逐渐恢复正常，碱性磷酸酶约需1～2月降至正常水平。治疗2～3周后骨骼X线改变有所改善，出现不规则的钙化线，以后钙化带致密增厚，骨骺软骨盘＜2mm，骨质密度逐渐恢复正常。

4. 后遗症期 少数严重佝偻病可残留不同程度骨骼畸形或运动功能障碍。多见于2岁以后的小儿。无任何临床症状，血生化正常，X线检查骨骼干骺端病变消失。以上四期临床特点见表4-4。

表4-4 营养性维生素D缺乏性佝偻病临床四期的特点

	初期	激期	恢复期	后遗症期
发病年龄	3月左右	＞3月		多＞2岁
症状	非特异性神经精神症状	骨骼病变和运动功能发育迟缓	症状减轻或接近消失	症状消失
体征	枕秃	生长发育最快部位骨骼改变，肌肉松弛		
血钙	正常或稍低	稍降低	数天内恢复正常	正常
血磷	浓度↓	明显降低	同上	正常
Ca^{2+}P乘积	30～40	＜30	渐正常	
AKP	↑或正常	↑↑	4～6周后改善渐	

案例4-2

1. 患儿1岁6月，患儿平素睡眠不安，多汗，且经常患"感冒"。

2. 发育稍落后，身材矮小，营养较差，方颅，前囟1cm×1cm，胸部呈漏斗胸，可见肋串珠，肋膈沟，腹部膨隆，四肢肌张力偏低，可触及手镯及脚镯。

3. 血钙1.6mmol/L；无机磷0.6mmol/L；碱性磷酸酶300U/L。

4. 双腕部X线片：干骺端临时钙化带模糊，呈毛刷样，骨骺软骨明显增宽，骨骺与干骺端的距离加大，骨质普遍稀疏，密度减低。

5. 胸部平片：双肺纹理粗，可见小斑片状阴影。

【诊断】 早期诊断，及时治疗，可避免发生骨骼畸形。正确的诊断必须依据维生素D摄入不足或日光照射缺乏史、佝偻病临床表现，结合血生化及骨骼

笔记栏

X线检查。应注意早期的神经兴奋性增高的症状无特异性，如多汗、枕秃、烦闹等。因此仅据临床表现的诊断准确率较低。以血清 25-(OH)D_3 水平测定为最可靠的诊断标准，血清 25-(OH)$_3$D 在早期明显降低，其正常值为 25～125nmol/L(10～50ng/L)。但在一般医院无条件进行该项测定，故多数以血生化与骨骼X线的检查来进行诊断。

案例 4-2

1. 患儿，男性，1岁6个月，因发热，咳嗽3天入院。生长发育明显落后。

2. 病史特点：人工喂养，辅食添加较晚，且户外活动少，未补充钙剂及维生素D，伴有反复呼吸道感染病史；生长发育明显落后，出牙延迟，坐、走晚。

3. 临床特点：患儿起病表现为发热、咳嗽、气喘，肺部有明显的密集中小水泡音等肺炎表现；平素多汗，睡眠不安，同时患儿出现典型的方颅、漏斗胸、串珠肋、肋膈沟、手镯及足镯等体征，临床上佝偻病除骨骼病变外，还致免疫功能低下而发生反复呼吸道感染，营养缺乏、感染互为因果，影响小儿生长发育。

4. 辅助检查：肺部有小斑片状阴影表现；腕部呈佝偻病激期表现，碱性磷酸酶升高等。

临床诊断：支气管肺炎；维生素D缺乏性佝偻病(激期)。

【鉴别诊断】 本病需与以下疾病鉴别。

1. 先天性甲状腺功能低下　生后2～3个月开始出现甲状腺功能不足现象，并随月龄增加症状日趋明显，如生长发育迟缓、体格明显矮小、出牙迟、前囟大且闭合晚、腹胀等，与佝偻病相似，但患儿智能低下，有特殊面容，血清 TSH、T_3、T_4 测定可资鉴别。

2. 软骨营养不良　本病出生时即可见四肢短、头大、前额突出、腰椎前突、臀部后凸。骨路X线可见特征性改变，如长骨粗短弯曲，干骺端变宽，呈叭口状，但轮廓光整，部分骨骺可埋入扩大的干骺端中。骨根据特殊的体态(短肢型矮小)及骨骼X线检查可做出诊断。

3. 与其他病因所致的佝偻病的鉴别

(1) 低血磷抗维生素D佝偻病：本病多为X连锁遗传病，其有关基因已定位于 Xp22.1 - p22.2，少数为常染色体隐性遗传，也有散发病例。为肾小管重吸收磷及肠道吸收磷的原发性缺陷所致。佝偻病的症状多发生于1岁以后，2～3岁后仍有活动性佝偻病表现；血钙多正常，血磷明显降低，尿磷增加。对用一般治疗剂量维生素D治疗佝偻病无效时应与本病鉴别。

(2) 远端肾小管性酸中毒：为远曲小管泌氢不足，从尿中丢失大量钠、钾、钙，继发甲状旁腺功能亢进，骨质脱钙，出现佝偻病症状，且维生素D疗效不显著。患儿骨骼畸形显著，身材矮小，有代谢性酸中毒，多尿，碱性尿(尿 pH>6)，除低血钙、低血磷之外，血钾亦低，血氯增高，并常有低血钾症状。

(3) 维生素D依赖性佝偻病：为常染色体隐性遗传，分两型：Ⅰ型为肾脏1-羟化酶缺陷，致 25-(OH)D_3 转变为 1,25-(OH)$_2D_3$ 发生障碍。血中 25-(OH)D_3 浓度增高，Ⅱ型为靶器官 1,25-(OH)$_2D_3$ 受体缺陷，血中 1,25-(OH)$_2D_3$ 浓度增高。两型临床均表现为重症佝偻病，血清钙、磷显著降低，碱性磷酸酶明显升高，并继发甲状旁腺功能亢进，Ⅰ型患儿可有高氨基酸尿症：Ⅱ型患儿的一个重要特征为脱发。

(4) 肾性佝偻病：先天或后天原因所致的慢性肾功能障碍，导致血钙低、血磷高等钙磷代谢紊乱，甲状旁腺功能继发性亢进使骨质普遍脱钙，骨骼呈佝偻病改变。多于幼儿后期症状逐渐明显，形成侏儒状态。

(5) 肝性佝偻病：肝功能不良可能使 25-(OH)D_3 生成障碍。若伴有胆道阻塞，不仅影响维生素D吸收，而且由于钙皂形成会进一步抑制钙的吸收。急性肝炎、先天性肝外胆管缺乏或其他肝脏疾病时，循环中 25-(OH)D_3 可明显降低，出现低血钙、抽搐和佝偻病的表现。治疗可用 25-(OH)D_3 或维生素 D_3 30万IU肌注一次后，改为每天口服 5000IU，直至肝病恢复。

【其他类型佝偻病】

1. 先天性佝偻病　多见于寒冷地区的冬季，母妊期有维生素D缺乏情况及出现低血钙症状，如下肢麻木、腓肠肌痉挛；新生儿期常出现低钙惊厥，颅骨明显软化，前囟大，可有明显肋串珠、鸡胸等骨骼表现，血钙、磷降低，碱性磷酸酶可增高，骨骼X射线摄片可见明显佝偻病变化。

2. 晚发性佝偻病　北方地区学龄儿多见，临床表现与婴幼儿佝偻病不同，发病年龄多在青春期伊始，表现全身乏力、腿痛、也可有多汗，口唇、手足麻木，体征以上下肢变形为主，数月内即出现“X”或“O”形腿，有鸡胸，重症有肋串珠和手足镯征，血生化与婴儿活动期相同，血生化改变较骨骼X射线改变出现早(表 4-5)。

表 4-5　各型佝偻病的实验检查

病名	血清						氨基酸尿	其他
	钙	磷	碱性磷酸梅	25-(OH)D_3	1,25-(OH)$_2D_3$	甲状旁腺素		
维生素D缺乏性佝偻病	正常(↓)	↓(正常)	↑(正常)	↓	↓	↑(正常)	(－)	
家族性低磷血症	正常	↓	↑	正常(↑)	正常	正常	(－)	尿磷↑
远端肾小管性酸中毒	(正常)↓	↓	↑	正常(↑)	正常(↓)	正常(↑)	(－)	碱性尿、高氯低钾

笔 记 栏

续表

病名	血清						氨基酸尿	其他
	钙	磷	碱性磷酸梅	25-(OH)D_3	1,25-$(OH)_2D_3$	甲状旁腺素		
维生素D依赖性佝偻病								
Ⅰ型	↓	↓	↑	↑	↓	↑	(+)	
Ⅱ型	↓	↓	↑	正常	↑	↑	(+)	
肾性佝偻病	↓	↑	正常	正常	↓	↑	(-)	等渗尿、氮质血症、酸中毒

【治疗】 目的在于控制活动期,防止骨骼畸形。

1. 维生素D制剂 ①口服法:治疗的原则应以口服为主,一般剂量为每日维生素D 50～100μg(2000～4000U)或1-25$(OH)_2D_3$ 0.5～2.0μg,一月后改预防量每日10μg(400U)。大剂量维生素D与治疗效果无正比例关系,不缩短疗程,与临床分期无关。且采用大剂量治疗佝偻病的方法缺乏可靠的指标来评价血中维生素D代谢产物浓度、维生素D的毒性、高血钙症的发生以及远期后果。因此大剂量治疗应有严格的适应证。②突击疗法:重症佝偻病有并发症或无法口服者可大剂量一次肌内注射维生素D_3 20万～30万U,2～3个月后改口服预防量。治疗一个月后应复查,如临床表现、血生化与骨骼X线改变无恢复征象,应与抗维生素D佝偻病鉴别。

2. 钙剂 维生素D治疗期应补充适当钙剂。

3. 对有严重骨骼畸形的后遗症期患儿应加强体格锻炼,可采用主动及被动运动方法矫正。严重者可考虑外科手术矫治。

案例 4-2

处方及医生指导

1. 维生素D治疗:每日口服维生素D 2000U,一月后改预防量400U/d。或大剂量一次肌注维生素D_3 20万U,三个月后改预防量。

2. 钙剂治疗:维生素D治疗期间同时补充钙剂。

3. 坚持每日户外活动,注意加强营养。

【预防】 营养性维生素D缺乏性佝偻病是一自限性疾病,充足的日光照射和生理剂量的维生素D(400U)即可保证体内的25-(OH)D_3和1-25$(OH)_2D_3$浓度正常,因此,确保儿童每日获得维生素D400U是预防和治疗的关键。孕妇应多到户外活动,食用富含钙、磷、维生素D以及其他营养素的食物。妊娠后期适量补充维生素D(800U/日)以增加胎儿贮存充足维生素D,满足生后一段时间生长发育所需。早产儿、低出生体重儿、双胎儿生后2周开始补充维生素D800U/日,3个月后改预防量。足月儿生后2周开始补充维生素D400U/日,至2岁。处于生长发育高峰的婴幼儿更应采取综合性预防措施,即保证一定时间的户外活动和给予预防量的维生素D和钙剂并及时添加辅食。夏季户外活动多,可暂停服务或减量。

(二) 营养性维生素D缺乏性手足搐搦症

案例 4-3

患儿,男性,3个月,因反复抽搐2天于2001年3月8日入院。患儿于2天前始无明显诱因出现抽搐,表现为双眼上翻,口角抽动,四肢抖动,持续约1分钟缓解,每日发作10余次,发作间歇期患儿精神好,吃奶可,无呕吐及腹泻,不发热,无咳喘,在当地医院给予肌注药物无效(具体不详),后改为静点药物(内加青霉素)等,仍有抽搐而入我院。系第一胎第一产,35周早产,出生体重2.4kg,无窒息史,因母亲乳量不足而混合喂养,但以奶粉为主,未加钙剂及鱼肝油。母妊娠晚期有腓肠肌痉挛史,未治疗,现患儿抬头不稳,夜间易惊多汗。

体格检查:体温36℃,脉搏112次/分,呼吸40次/分,体重6.0kg。发育正常,营养良好,神志清,精神尚好,呼吸平稳,无青紫。头颅无畸形,前囟2.5cm×2.5cm,平软,枕秃明显,颈软,胸廓无畸形,双肺呼吸音清,无啰音。心率112次/分,律齐,心音有力,未闻及杂音,腹软,肝肋下2cm,质软,脾未触及,四肢活动好,肌张力正常,病理征未引出。

思考题:

1. 你首先应考虑做何诊断?
2. 应与哪些疾病鉴别?如何处理?

维生素D缺乏性手足搐搦症(tetany of vitamin D deficiency)多见于<6月婴儿。因近年普遍开展预防维生素D缺乏的工作,维生素D缺乏性手足搐搦症已较少发生。

【病因和发病机制】 发病原因与佝偻病相同,血清钙离子降低是本病的直接原因。维生素D缺乏时,血钙下降而甲状旁腺不能代偿性分泌物增加;血钙继续降低,当总血钙低于1.75～1.88mmol/L(7mg/dl～7.5mg/dl)或离子钙低于1.0mmol/L(4mg/dl)时可引起神经肌肉兴奋性增高,出现抽搐。正常血清钙分为可弥散钙(diffu sible calcium;约占总钙量的60%)和非弥散钙,后者是与蛋白质结合的部分,大部分与白蛋白结合,其余部分与球蛋白结合。约有80%的可

笔记栏

弥散钙呈离子化状态，其生理功能最重要。影响血清钙离子浓度的主要因素为H^+浓度，磷酸盐离子浓度和蛋白质浓度，酸中毒时，钙与蛋白质结合减少，离子钙增加，碱中毒则相反，血浆蛋白浓度增加时，结合钙增加，离子钙减少，血磷增加可抑制25-(OH)D_3，转化为1,25-$(OH)_2D_3$，血钙离子减少。

【临床表现】 主要为惊厥、喉痉挛和手足搐搦，并伴有程度不等的活动期佝偻病的表现。

1. 隐匿型　无典型发作的症状，但可通过刺激神经肌肉而引出下列体征。①面神经征（Chvostek sign）：以手指尖或叩诊锤骤击患儿颧弓与口角间的面颊部，引起眼睑和口角抽动为面神经征阳性，新生儿期可呈假阳性；②腓反射（Peroneal reflex）：以叩诊锤骤击膝下外侧腓神经处，引起足向外侧收缩者即为腓反射阳性；③陶瑟征（Trousseau sign）：以血压计袖带包裹上臂，使血压维持在收缩压与舒张压之间，5分钟之内该手出现痉挛症状属阳性。

2. 典型发作　血清钙低于1.75mmol/L时可出现惊厥、喉痉挛和手足搐搦。①惊厥：突然发生四肢抽动，两眼上窜，面肌颤动，神志不清，发作时间可短至数秒钟，或长达数分钟以上，发作时间长者可伴口周发绀。发作停止后，意识恢复，精神萎靡而入睡，醒后活泼如常，发作次数可数日1次或1日数次，甚至多至1日数十次。一般不发热，发作轻时仅有短暂的眼球上窜和面肌抽动，神志清楚。②手足搐搦：可见于较大婴幼儿，突发手足强直痉挛呈双手腕部屈曲状、手指伸直、拇指内收掌心，足部踝关节伸直，足趾同时向下弯曲。③喉痉挛：婴儿见多，喉部肌肉及声门突发痉挛，呼吸困难，严重者突然发生窒息，严重缺氧甚至死亡。三种症状以无热惊厥为最常见。

案例 4-3

1. 患儿，男性，3个月，2天前始出现抽搐，表现为双眼上翻，口角抽动，四肢抖动，持续约1分钟缓解，每日发作10余次，发作间歇期患儿精神好，现患儿抬头不稳，夜间易惊多汗。

2. 发育正常，神志清，精神好，前囟2.5cm×2.5cm，平软，枕秃明显，颈软，肌张力正常，无病理征。

【诊断与鉴别诊断】 突发无热惊厥，且反复发作，发作后神志清醒无神经系统体征，结合有佝偻病病史和体征，总血钙低于1.75～1.88mmol/L，钙离子低于1.0mmol/L。应首先考虑本病，并与下列疾病鉴别（表4-6，表4-7）：

案例 4-3

1. 血常规：Hb 120g/L；RBC4.0×10^{12}/L；WBC5.0×10^9/L；N42%；L58%；PLT180×10^9/L。

2. 血生化：Ca^{2+} 1.5mmol/L；无机磷2mmol/L；血糖3.4mmol/L；Mg^{2+} 1.04mmol/L。

3. 尿钙定性阴性。

4. 脑脊液正常；脑电图无癫痫波。

表 4-6　无热惊厥疾病的鉴别诊断

疾病	鉴别要点
低血糖症	常发生于清晨空腹时，有进食不足或腹泻史，严重病例惊厥后转入昏迷，一般口服或静脉注射葡萄液后立即恢复，血糖<2.2mmol/L
低镁血症	偶见新生儿或腹泻迁延过久的小幼儿，常有触觉、听觉过敏，引起肌肉颤动、手足徐动甚至惊厥，血清镁常<0.58mmol/L(1.4mg/dl)，一般无佝偻病体征
婴儿痉挛症	于1岁以内起病，呈突然发作，头、躯干及上肢均屈曲，手握拳，下肢弯曲至腹部，伴点头状抽搦和意识障碍，发作数秒至数十秒后自停；常伴智力异常，脑电图有高幅异常节律
原发性甲状腺功能减低症	表现为间歇性发作惊厥或手足搐搦，间隔几天或数周发作1次；血磷升高，血钙降低，碱性磷酸酶正常或稍低；颅骨X线检查可见基底节钙化灶

表 4-7　感染性疾病的鉴别诊断

疾病	鉴别要点
中枢神经系统感染	各种脑膜炎、脑炎、脑脓肿等所致惊厥大多伴有发热和感染中毒症状；体弱、年幼儿反应差，有时可不发热；有颅内压增高体征及脑脊液改变
急性喉炎	多伴有上呼吸道感染症状，可突然发作喉梗阻，有声音嘶哑伴犬吠样咳嗽和吸气困难，Chvostek sign 征阴性，无低钙症状，钙剂治疗无效

案例 4-3

1. 患儿，男性，2个月，反复抽搐2天。

2. 病史特点：患儿抽搐为全身性，发作间歇期活泼如常，患儿系早产儿，混合喂养，以奶粉为主，易惊多汗，未加鱼肝油及钙剂，母妊娠晚期有腓肠肌痉挛史。

3. 临床特点：患儿精神反应好，抬头不稳，前囟大，2.5cm×2.5cm，枕秃阳性；心、肺、腹部及神经系统无异常。

4. 辅助检查：血钙低，尿钙定性阴性，脑脊液正常。

临床诊断：维生素D缺乏性手足搐搦症。

【治疗】

1. 急救处理

(1) 氧气吸入：惊厥期应立即吸氧，喉痉挛者须立即将舌头拉出口外，以保证呼吸道通畅，并进行口对口呼吸或加压给氧，必要时作气管插管。

(2) 迅速控制惊厥或喉痉挛：可用10%水合氯醛保留灌肠，每次40～50mg/kg，或地西泮每次0.1～0.3mg/kg肌肉或静脉注射。

2. 钙剂治疗　尽快补充钙剂，提高血钙水平，可给10%葡萄糖酸钙1～2ml/kg加入5%～10%葡萄糖溶液10～20ml，缓慢静脉注射(10分钟以上)，以防血钙骤升导致心跳骤停，惊厥反复发作时可6小时后重复一次，直至惊厥停止后改为口服钙剂。轻症手足搐搦患儿可用10%氯化钙加入糖水服用，每日3次，每次5～10ml，服用1～2周。不可皮下或肌内注射钙剂以免造成局部坏死。

3. 维生素D治疗　症状控制后可按维生素D缺乏性佝偻病补充维生素D。

案例4-3

处方及医生指导

1. 惊厥时给氧，保持呼吸道通畅。

2. 迅速控制惊厥：地西泮每次0.1～0.3mg/kg肌内或静脉注射，或用10%水合氯醛保留灌肠。

3. 钙剂治疗：尽快补充钙剂，给10%葡萄糖酸钙1～2ml/kg加入5%～10%葡萄糖液10～20ml，缓慢静脉注射，反复发作时可6小时后重复一次。

4. 维生素D治疗：惊厥控制后按维生素D缺乏性佝偻病活动期补充维生素D。

附　维生素D中毒

长期服用较大剂量维生素D、或误服、或对维生素D敏感者可致中毒，应引起儿科医师的重视。多因以下原因所致：①短期内多次给以大剂量维生素D治疗佝偻病；②维生素D预防量过大，每日摄入维生素D过多，或数月内反复肌内注射大剂量维生素D；③误将其他骨骼代谢性疾病或内分泌疾病诊为佝偻病而长期摄入大剂量维生素D。维生素D中毒剂量的个体差异较大。小儿每日服用500～1250μg (2～5万U)，或每日50μg/kg(2000U/kg)，连续数周或数月即可发生中毒。敏感小儿每日100μg (4000U)，连续1～3个月即可中毒。当过量维生素D引起持续高钙血症，钙盐沉积于各器官组织，则引起相应器官组织受损的表现。

【临床表现】　早期症状为厌食、恶心、倦怠、烦躁不安、低热，继尔呕吐、腹泻、顽固性便秘，体重下降。重症可出现惊厥、血压升高、心律不齐、烦渴、尿频、夜尿甚至脱水、酸中毒；肾小管坏死，肾钙化，尿中出现蛋白质、红细胞、管型等改变，随即发生肾功能衰竭。钙盐沉积于小支气管与肺泡损伤呼吸道上皮细胞引起溃疡钙化，易继发呼吸道感染，在骨骼、中枢神经系统、心血管、皮肤等均可出现钙化，产生不可逆的严重损害，影响体格和智能发育。

【诊断】　①有维生素D过量的病史因早期症状无特异性，且与早期佝偻病的症状类似，应仔细询问病史加以鉴别。②早期血钙升高＞3mmol/L(12mg/dl)，尿钙强阳性(Sulkowitch反应)，尿常规检查示尿蛋白阳性，严重时可见红细胞、白细胞管型。③X线检查可见长骨干骺端钙化带增宽(＞1mm)，致密，骨干皮质增厚，骨质疏松或骨硬化；颅骨增厚，呈现环形密度增深带；重症时大脑、心、肾、大血管、皮肤有钙化灶。④可出现氮质血症、脱水和电解质紊乱。肾脏B超示肾萎缩。

【治疗】　疑为本病时即应停服维生素D，如血钙过高应限制钙的摄入，加速钙的排泄，可用呋塞米(速尿)每次0.5～1mg/kg静脉注射；口服泼尼松每日2mg/kg，可抑制肠内钙结合蛋白的生成而降低肠钙的吸收，一般1～2周后血钙常降至正常。重症可口服氢氧化铝或依地酸二钠减少肠钙的吸收，使钙从肠道排出；还可试用降钙素。注意保持水、电解质的平衡。

第6节　蛋白质-能量营养障碍

一、蛋白质-能量营养不良

案例4-4

患儿，男性，6个月，因腹泻1个月余于1999年1月8日7上午入院。患儿于1个多月前始出现腹泻，大便每日4～5次，最多时每日达10余次。为黄色稀便，有时带黏液，无脓血，不发热。偶有咳嗽，无喘憋，有时呕吐，呕吐物为胃内容物，非喷射性，在家口服“思密达”等及用中药膏贴脐部治疗20余天，效果不明显，且食欲低下，逐渐削瘦而来诊。自发病以来，睡眠较差，精神不振，尿量多，无惊厥等。患儿近3～4个月精神一直不好，少哭，且哭声低，有时出现烦躁不安。系第一胎，第一产，足月顺产，出生体重3.2kg，无窒息史，人工喂养。询问病史得知家属配奶粉时太稀，平均20天吃一袋奶粉，且未加辅食。4个月抬头，现不能坐。预防接种未做。

体格检查：温度35℃，脉搏88次/分，呼吸41次/分，体重4.4kg，身高55cm。发育落后，营养极差，精神萎靡，表情呆滞，呼吸稍促，全身皮肤苍白、干燥，无弹性。头颅无畸形，额部出现邹纹，前囟2.5cm×2.5cm，头发枯黄，枕秃阳性，双眼窝明显凹陷，口周未见青紫，颈软，胸廓无畸形，双肺呼吸音粗，无啰音，心率88次/分，律齐，心音低钝，未闻及病理性杂音。腹平软，腹壁皮下脂肪消失，肝肋下3cm，质韧，脾未触及肿大，

笔记栏

未触及包块。四肢肌张力明显减低，各种反射均未引出。

思考题：

1. 你首先应考虑做何诊断？并发症有哪些？

2. 如何处理？

蛋白质-能量营养不良（protein-energy malnutrition，PEM）是由于缺乏能量和（或）蛋白质所致的一种营养缺乏症，常伴有各种器官功能紊乱和其他营养缺乏，主要见于<3岁婴幼儿。临床上以能量供应不足为主，表现为体重明显减轻、皮下脂肪减少者称为消瘦型；如以蛋白质供应不足为主，表现为水肿者称为浮肿型；介于两者之间者为消瘦—浮肿型。我国目前的营养不良，仍以热能缺乏者多见，重度营养不良已属罕见，但轻、中度营养不良仍常可见。

【病因】

1. 摄入不足　婴幼儿生长发育迅速，必须供给足够的营养物质，尤其是具有优良生物利用价值的蛋白质才能满足需要。喂养不当是导致营养不良的重要原因，如母乳不足而未及时添加其他富含蛋白质的食品；人工喂养调配不当，如奶粉配制过稀；突然停奶而未及时添加辅食；长期以淀粉类食品（粥、米粉、奶糕）喂养等。较大小儿的营养不良多为婴儿期营养不良的继续，或因不良的饮食习惯如偏食、挑食、吃零食过多而影响正餐、早餐过于简单、精神性厌食等引起。

2. 疾病因素　疾病常为诱发因素，如消化系统解剖或功能上的异常如唇裂、腭裂、幽门梗阻、迁延性腹泻、过敏性肠炎、肠吸收不良综合征等均可影响食物的消化和吸收。各种急、慢性传染病如麻疹、伤寒、肝炎、结核的恢复期对营养需要量增加，慢性消耗性疾病如糖尿病、发热性疾病、甲状腺功能亢进、恶性肿瘤等均可使营养素的消耗量增多而导致营养不足。

3. 先天不足　先天不足和生理功能低下如低出生体重儿、早产、双胎及多胎因追赶生长而需要量增加可引起营养不良。

案例 4-4

1. 该患儿人工喂养，询问病史得知家属配奶粉时太稀，平均20天吃一袋奶粉，且未加辅食；提示摄入不足。

2. 患儿于1个多月前始出现腹泻，提示消化吸收不良。

【病理及病理生理】　轻度营养不良的病理变化表现为皮下脂肪减少，糖原储备不足及肌肉轻度萎缩。重度营养不良可见肠壁变薄，黏膜皱襞消失，心肌纤维混浊肿胀。肝脂肪变性，淋巴组织和胸腺萎缩以及各脏器缩小等。其病理生理改变如下：

1. 新陈代谢异常

（1）蛋白质：由于蛋白质摄入不足或蛋白质丢失过多，使体内蛋白质代谢处于负平衡。其中以白蛋白下降为主，球蛋白改变不明显。当血清总蛋白浓度<40g/L、白蛋白<20g/L时，可发生低蛋白性水肿。

（2）脂肪：机体动员脂肪以维持必要的能量消耗，致血清胆固醇浓度下降。肝脏是脂肪代谢的主要器官，浮肿型PEM体内脂肪消耗过多，超过肝脏的代谢能力，导致大量三酰甘油在肝脏累积，引起肝脏脂肪浸润及变性。

（3）糖类：由于糖原储存不足和消耗增多，血糖常偏低。

（4）水、盐代谢：由于脂肪大量消耗，故细胞外液容量增加；PEM时ATP合成减少可影响细胞膜上钠泵的运转，钠在细胞内潴留，细胞外液一般为低渗状态，尤其在胃肠功能紊乱时易出现低渗性脱水，可有低钾、低钙、低镁血症及代谢性酸中毒。

（5）体温调节能力下降：体温偏低，可能与以下有关：①由于热能摄入不足；②皮下脂肪薄散热快；③血糖降低；④氧耗量低、脉率和周围血循环量减少。

2. 各系统功能低下

（1）消化系统：受累最突出，由于消化液和酶的分泌减少、酶活力降低，肠蠕动功能减弱，易发生菌群失调，致消化功能低下及感染，易发生腹泻。

（2）循环系统：心脏收缩力减弱，心排血量减少，血压偏低和脉细弱。

（3）泌尿系统：肾小球和肾小管功能差致肾浓缩功能降低，尿量增多而尿比重下降。

（4）神经系统：重度PEM时大脑总脂质、胆固醇、磷脂、神经节苷脂均减少，神经胶质细胞增殖及神经元生长和分化减慢，整个大脑的DNA和RNA含量减少，影响树状突分枝、髓鞘形成和突触生成，甚至导致永久性运动功能和智力低下。

（5）免疫功能：①非特异性免疫功能：如皮肤黏膜屏障功能、白细胞吞噬功能、补体含量及功能等均下降。②体液免疫：IgG、IgM、IgA浓度降低，并可有IgG_2和（或）IgG_4亚类缺陷。③细胞免疫功能降低：患儿结核菌素等迟发性皮肤反应可呈阴性；T细胞亚群改变等。由于患儿免疫功能全面低下，极易并发各种感染。

【临床表现】　消瘦型营养不良多见于1岁以内婴儿，体重不增是最初症状。继之体重逐渐下降，皮下脂肪逐渐减少以至消失，病程持久时可引起身长低于正常，智力发育落后。皮下脂肪减少的顺序首先是腹部，其次为躯干、臀部、四肢、最后为面颊。皮下脂肪层厚度是判断营养不良程度的重要指标之一。皮肤干燥、苍白、皮肤逐渐失去弹性、额部出现皱纹如老人状，肌张力逐渐降低，肌肉松弛，肌肉萎缩呈“皮包骨”时，四肢可有挛缩。轻度营养不良，精神状态正常，但重度可有精神萎靡，反应差，体温偏低，脉细无力，食欲低下，腹泻、便秘交替。蛋白质严重缺乏所致的水肿型营养不良，常同时伴有能量摄入不足，多见于单纯糖类喂养的小儿。因血浆白蛋白明显下降时，可有凹陷性浮肿、皮肤发亮，严重时可破溃、感染形成

笔记栏

慢性溃疡。常伴肝大，毛发稀疏，易脱落等。重度营养不良可有重要脏器功能损害，如心脏功能下降，可有心音低钝，血压偏低，脉搏变缓，呼吸浅表等。

案例 4-4

1. 患儿，男性，6 个月，近 3～4 个月精神一直不好，少哭，且哭声低，有时出现烦躁不安，1 个多月前始出现腹泻，且食欲低下，逐渐削瘦。

2. 体重 4.4kg，身高 55cm。发育落后，营养极差，精神萎靡，表情呆滞，呼吸急促，全身皮肤苍白、干燥、无弹性，额部出现邹纹，头发枯黄，枕秃阳性，双眼窝明显凹陷，心音低钝，腹壁皮下脂肪消失，四肢肌张力明显减低，各种反射均未引出。

【并发症】

1. 营养性贫血　常伴有营养性缺铁性贫血、营养性巨幼红细胞性贫血或两者兼有。以营养性缺铁性贫血最为常见，贫血与缺乏铁、叶酸、维生素 B_{12}、蛋白质等造血原料有关。

2. 微量营养素缺乏　以维生素 A 缺乏最常见。还可伴维生素 B、C、D 及钙、镁、铜和硒缺乏，在营养不良时，维生素 D 缺乏的症状不明显，在恢复期生长发育加快时症状比较突出。严重水肿型营养不良中约有 3/4的病儿伴有锌缺乏。

3. 感染　由于免疫功能低下，故易患各种感染，如反复呼吸道感染、鹅口疮、肺炎、结核病、中耳炎、尿路感染等；婴儿腹泻常迁延不愈加重营养不良，形成恶性循环。

4. 自发性低血糖　患儿可突然表现为面色灰白、神志不清、脉搏减慢、呼吸暂停、体温不升但无抽搐，若不及时诊治，可因呼吸麻痹而死亡。

案例 4-4

1. 该患儿人工喂养方法不当，营养极差、全身皮肤苍白、干燥、头发枯黄结合血常规提示合并营养性缺铁性贫血。

2. 由于免疫功能低下，腹泻迁延不愈，提示合并感染。

【实验室检查】

1. 血清蛋白　血清白蛋白浓度降低是最为特征性的改变，但其半衰期较长(19～21 天)，轻-中度营养不良时变化不大，故不够灵敏。视黄醇结合蛋白(半衰期 10 小时)、前白蛋白(半衰期 1.9 天)，甲状腺结合前白蛋白(半衰期 2 天)和转铁蛋白(半衰期 8 天)等代谢周期较短的血浆蛋白质水平降低具有早期诊断价值。胰岛素样生长因子 1(IGF-1)不仅反应灵敏且受其他因素影响较小，是诊断蛋白质营养不良的灵敏可靠指标。

2. 血清氨基酸　营养不良小儿牛磺酸、支链氨基酸和必需氨基酸浓度降低而非必需氨基酸变化不大，重度营养不良患儿尿羟脯氨酸排泄减少，其排除量与生长发育有关，故通过计算尿羟脯氨酸指数可评价儿童的蛋白质能量营养状态。尿羟脯氨酸指数＝尿羟脯氨酸浓度(mmol/L)/尿肌酐浓度(mmol/L)×体重(kg)，正常学龄前儿童为 2.0～5.0，生长缓慢者＜2.0。

3. 其他　血清淀粉酶、脂肪酶、胆碱酯酶、转氨酶、碱性磷酸酶、胰酶和黄嘌呤氧化酶等活力均下降，经治疗后可迅速恢复正常；血脂、胆固醇、各种电解质及微量元素浓度皆可下降。血糖水平减低；生长激素水平升高。

案例 4-4

1. 血常规：Hb 70g/L；RBC 3.5×10^{12}/L；MCV 76fL；MCH 25.5pg；MCHC 28%；WBC 5.6×10^{9}/L；N 60%；L 40%；PLT 189×10^{9}/L。大便常规：无异常。

2. 肝功能：TP 36g/L；A 10g/L 余正常。

3. 血生化：钾 3.3mmol/L；钠 132mmol/L；氯 92mmol/L；钙 1.90mmol/L；二氧化碳结合力 16mmol/L；血清锌 8.0μmol/L；血清铁 3.1μmol/L。

【诊断】　根据小儿年龄及喂养史，临床上有体重下降、皮下脂肪减少、全身各系统功能紊乱及其他营养素缺乏的症状、体征及实验室检查，典型病例的诊断并不困难。轻度患儿易被忽略，需通过定期生长监测、营养评估及较敏感的实验指标检测。确诊后还需详细询问病史和进一步检查，以确定病因。

目前最常用的分型分度指标有以下三项：

1. 体重低下(underweight)　其体重低于同年龄、同性别参照人群值的中位数－2*s*，如在中位数－2*s*～－3*s* 为中度；在中位数－3*s* 以下为重度。

2. 生长迟缓(stunting)　其身长低于同年龄、同性别参照人群值中位数－2*s*，如在中位数－2*s*～－3*s* 为中度；在中位数－3*s* 以下为重度。

3. 消瘦(wasting)　其体重低于同性别、同身高参照人群值的中位数－2*s*，如在中位数－2*s*～－3*s* 为中度；在中位数－3*s* 以下为重度。

临床常综合应用以上指标来判断患儿营养不良的类型和严重程度。以上三项判断营养不良的指标可以同时存在，也可仅符合其中一项。符合一项即可进诊断 PEM。

案例 4-4

1. 患儿，男性，6 个月，因腹泻 1 个月入院。

2. 病史特点：腹泻久，次数多，经治疗效果不好，近 3～4 个月精神一直不好，少哭，且哭声低，有时出现烦躁不安。人工喂养，平均 20 天吃一袋奶粉，且未加辅食。

3. 临床特点：体重、身高发育落后，精神萎靡，表情呆滞，皮肤的改变，额部出现皱纹，前囟

笔记栏

大，前囟眼窝凹陷，腹部皮下脂肪消失，四肢肌张力减低，枕秃阳性。

4. 辅助检查：血常规示缺铁性贫血；低蛋白血症；血钙低。

临床诊断：迁延性腹泻；营养不良(重度)；维生素D缺乏性佝偻病活动期；营养性缺铁性贫血。

【治疗】 营养不良应采取积极处理并发症、祛除病因、调整饮食、促进消化功能的综合措施。

1. 及时处理危及生命的并发症　严重营养不良常发生危及生命的并发症，如腹泻时的严重脱水和电解质紊乱、酸中毒、休克、肾功能衰竭、自发性低血糖、继发感染及维生素A缺乏所致的眼部损害等。病情严重、伴明显低蛋白血症，可输白蛋白，严重贫血者，可考虑成分输血。

2. 祛除病因　关键在于查明病因，积极治疗原发病。

3. 调整饮食　PEM患儿的消化道已适应低营养的摄入，一旦摄食量稍多易出现消化不良、腹泻，故饮食调节应根据营养不良的程度、消化能力和对食物的耐受情况而逐渐增加热量和营养物质供应量，不能操之过急。

轻度营养不良可从每日250～330kJ/kg(60～80kcal/kg)开始，较早添加含蛋白质和高热量的食物；中、重度可参考原来的饮食情况，从每日165～230kJ/kg(40～55kcal/kg)开始，逐步少量增加；若消化吸收能力较好，增加能量至满足追赶生长需要时，一般可达每日628～727kJ/kg(150～170kcal/kg)，并按实际体重计算热能需要。也可添加酪蛋白水解物、氨基酸混合液或要素饮食。蛋白质摄入量从每日1.5～2.0g/kg开始，逐步增加到3.0～4.5g/kg，过早给予高蛋白食物，可引起腹胀和肝肿大。如不能耐受肠道喂养或病情严重需禁食，可考虑采用全静脉营养或部分静脉营养。由于营养治疗后组织修复增加，维生素和矿物质的供应量应大于推荐量。

4. 促进消化　其目的是改善消化功能。

(1) 药物：①促进消化：可给予B族维生素和胃蛋白酶、胰酶等。②苯丙酸诺龙：是蛋白质同化类固醇制剂能促进蛋白质合成，并能增加食欲，在供给充足的热量和蛋白质的基础上可应用，每次肌注0.5～1.0mg/kg，每周1～2次，连续2～3周。③正规胰岛素注射：对食欲差的患儿给予，可降低血糖增加饥饿感以提高食欲，通常每日一次皮下注射2～3单位，注射前先服葡萄糖20～30g，每1～2周为一疗程。④锌制剂：可提高味觉敏感度，有增加食欲的作用，每日可口服元素锌0.5～1mg/kg。

(2) 中医治疗：中药参苓白术散能调整脾胃功能，改善食欲；针灸、推拿、抚触、捏脊等也有一定疗效。

5. 加强护理　良好的护理可减少继发感染的机会，保证充足的睡眠、适当的户外活动、纠正不良的饮食习惯。

案例 4-4

处方及医生指导

1. 该病例要治疗迁延性腹泻；改进喂养方法，指导其正确奶粉配制，添加辅食。

2. 调整饮食：该病例为重度营养不良，热能摄入从每日165～230kJ/kg开始，逐步少量增加；同时补充大于推荐量的维生素和矿物质。

3. 促进消化：可给予B族维生素和胃蛋白酶、胰酶等以助消化，该病例存在低蛋白血症，在供给充足的热量和蛋白质的基础上应用苯丙酸诺龙，每次肌注0.5～1.0mg/kg，每周1～2次，连续2～3周。给予锌剂，必要时给予胰岛素注射。

4. 该病例存在低蛋白血症及贫血，可考虑输注白蛋白及成分输血。

【预后和预防】 预后取决于营养不良的发生年龄、持续时间及其程度，其中尤以发病年龄最为重要，发病年龄愈小，其远期影响愈大，尤其是认知能力和抽象思维能力易发生缺陷，如果患儿生长发育广泛受损，智力及体格发育迟缓可能是永久性的。本病的预防应采取综合措施。

1. 加强营养指导　大力提倡母乳喂养，对母乳不足或不宜母乳喂养者应及时补充乳制品，采用混合喂养或人工喂养并及时添加辅助食品；指导好人工喂养儿奶方的调配；指导母亲配制平衡膳食并培养小儿不偏食、挑食、吃零食的不良饮食习惯。

2. 合理安排生活作息制度　坚持户外活动，保证充足睡眠，纠正不良的卫生习惯。

3. 防治传染病和先天畸形　按时进行预防接种；对患有唇裂、腭裂及幽门狭窄等先天畸形者应及时手术治疗。

4. 推广应用生长发育监测图　定期测量体重和进行营养评估，并将体重值标在生长发育监测图上，如发现体重增长缓慢或不增，应尽快查明原因，及时予以纠正。

二、小儿单纯性肥胖

小儿单纯性肥胖(obesity)是由于能量摄入长期超过人体的消耗，使体内脂肪过度积聚、体重超过一定范围的一种营养障碍性疾病。体重超过同性别、同身高参照人群均值的20%即可称为肥胖。近年来，小儿单纯性肥胖症的发病率在我国呈明显上升趋势，目前约占5%～8%。肥胖不仅影响儿童的健康，其中10%～30%发展为成人肥胖症，而后者与心血管疾病、2型糖尿病、肝脏疾病、胆石症、痛风等众多严重危害人类健康的疾病有关，是21世纪严重健康问题和社会问题，应引起社会及家庭的重视。

【病因】 95%～97%的肥胖患儿为单纯性肥胖，

笔记栏

不伴有明显的神经、内分泌及遗传代谢性疾病。其发病与多种因素有关，常见因素有：

1. 摄入过多　摄入的营养素超过机体能量消耗和代谢需要，多余的能量便转化为脂肪贮存体内、导致肥胖。

2. 活动量过少　缺乏适当的活动和体育锻炼也是发生肥胖症的重要因素，即使摄食不多，也可引起肥胖。静逸的生活习惯与肥胖症的发生有很强的相关性，肥胖儿童大多不喜爱运动，形成恶性循环。

3. 遗传和环境因素　单纯性肥胖由遗传与环境因素共同作用而产生，遗传因素所起作用小，环境因素起着重要作用。目前认为肥胖的家族性与多基因遗传有关。肥胖双亲的后代发生肥胖者高达70%～80%；双亲之一肥胖者，后代肥胖发生率约为40%～50%；双亲正常的后代发生肥胖者仅10%～14%。但由于小儿所处环境从出生开始即是父母营造的，父母不良的饮食行为和习惯常直接导致了儿童不良饮食习惯和行为形成，因此家庭生活方式和个人行为模式是主要的危险因素。

4. 出生体重　有调查发现，随着出生体重增加，超重、肥胖发生率呈直线上升。孕期后三个月营养过量、体重增重过大、过速，是子代生后肥胖的孕期危险因素。低出生体重儿肥胖发生率为12.8%；正常出生体重儿为14.7%；而出生体重≥4000g者肥胖发生率为23.3%，且后者以中重度为主，达66.5%。提示高出生体重是儿童期肥胖的一个重要危险因素，尤其是糖尿病母亲所生的巨大儿。

5. 其他　进食过快、主食量、肉食量高、水果、蔬菜量低是肥胖儿童的一个摄食特征。精神创伤(如亲人病故或学习成绩低下)以及心理异常等因素亦可致儿童过量进食。临床资料表明，国内儿童超重肥胖率男童高于女性，且随年龄增长性别差异更明显。而欧美国家则女童多于男童，提示种族和文化不同可能对这种性别差异有一定影响。

【病理生理】　人体脂肪组织的增加包括脂肪细胞数目增多或体积增大。人体脂肪细胞数量的增多主要在出生前3个月、生后第一年和11～13岁三个阶段，若肥胖发生在这三个时期，即可引起脂肪细胞数目增多且体积增大，此时引起的肥胖为多细胞性肥胖，因增加的细胞数此后不会消失，因此治疗较困难且易复发；而不在此脂肪细胞增殖时期发生的肥胖，脂肪细胞体积增大而数目正常，治疗较易奏效，重度肥胖者几乎均有脂肪细胞增加。肥胖患儿可有下列代谢及内分泌改变。

肥胖最根本的病理变化是脂类代谢紊乱，因此肥胖儿血清三酰甘油、总胆固醇、极低密度脂蛋白(VLDL)大多增高，且程度与肥胖程度相关，但高密度脂蛋白(HDL)减少，故易合并心血管疾病及胆石症。其嘌呤代谢异常，血尿酸水平增高，易发生痛风症。肥胖儿有高胰岛素血症同时又存在胰岛素抵抗现象，致糖代谢异常，引起糖原合成增多，脂肪分解减少而合成增加，同时胰岛素抵抗加重了胰岛B细胞负担，因此易患2型糖尿病，血生长激素水平减低，但IGF-1分泌正常，故患儿无明显生长发育障碍，T_3受体减少致产热减少，且肥胖儿对外界温度变化反应不敏感，用于产热的能量消耗少，故有低体温倾向。

【临床表现】　肥胖可发生于任何年龄，但最常见于婴儿期、5～6岁和青春期，但出现严重症状者多见于青少年期。小儿食欲旺盛且喜吃甜食和高脂肪食物。明显肥胖儿童常有疲劳感，用力时气短或腿痛。重度肥胖者中1/3患儿可出现睡眠性呼吸暂停，极少数严重肥胖者由于脂肪的过度堆积限制了胸廓和腹肌运动，使肺通气量不足、呼吸浅快，故肺泡换气量减少，造成低氧血症、气急、紫绀、红细胞增多、心脏扩大或出现充血性心力衰竭甚至死亡，称肥胖-换氧不良综合征(或Pickwickian syndrome)。

体格检查可见患儿皮下脂肪丰满，但分布均匀，腹部膨隆下垂，严重肥胖者胸腹、臀部及大腿皮肤出现皮纹；因体重过重，走路时两下肢负荷过重可致膝外翻和扁平足。女孩胸部脂肪堆积应与乳房发育相鉴别，后者可触到乳腺组织硬结。男性肥胖儿因大腿内侧和会阴部脂肪堆积，阴茎可隐匿在脂肪组织中而被误诊为阴茎发育不良。皮肤因皱褶加深，局部潮湿致皮肤糜烂，炎症。

女孩月经初潮常提前；骨龄常超前；肥胖小儿性发育常较早，故最终身高常略低于正常小儿。由于怕被别人讥笑而不愿与其他小儿交往，故常有心理上的障碍，如自卑、胆怯、孤独等。

【实验室检查】　肥胖儿三酰甘油、胆固醇大多增高，严重患者血清β白蛋白也增高；常有高胰岛素血症，血生长激素水平减低，生长激素刺激试验的峰值也较正常小儿为低。血浆免疫球蛋白，补体C3、C4及T和B淋巴细胞数目降低，血浆铜、锌水干处于亚临床水平缺乏。肝脏超声波检查常有脂肪肝。

【诊断】

1. 身高标准体重(weight-for-height)　是WHO推荐的方法之一，并认为是评价10岁以下儿童肥胖的最好指标。小儿体重为同性别、同身高参照人群均值10%～19%者为超重；超过20%以上者便可诊断为肥胖症；20%～29%者为轻度肥胖；30%～49%者为中度肥胖；超过50%者为重度肥胖。但10岁以上的儿童不能用该法来评价肥胖。

2. 体块指数(body mass index，BMI)　是评价肥胖的另一种指标。BMI是指体重和身长平方比值(kg/m^2)，目前被国际上推荐为诊断肥胖的最有用指标。小儿BMI随年龄性别而有差异，评价时可查阅图表，如BMI值在P_{85}～P_{95}为超重，并具有肥胖风险；超过P_{95}为肥胖。须与可引起继发性肥胖的疾病鉴别。

【鉴别诊断】

1. 伴肥胖的遗传性疾病

(1) Prader-Willi综合征：本病为常染色体显性遗传，可能与位于15q12的SNRPN基因缺陷有关。呈周围型肥胖体态、身材矮小、智能低下、手脚小、肌张力低、外生殖器发育不良。

笔 记 栏

(2) Laurence-Moon-Biedl 综合征：为常染色体隐性遗传，周围型肥胖、智能轻度低下、视网膜色素沉着、多指趾、性功能减低。

(3) Alstrom 综合征：为常染色体隐性遗传，中央型肥胖，视网膜色素变性、失明、神经性耳聋、糖尿病，智商正常。

2. 伴肥胖的内分泌疾病

(1) 肥胖生殖无能综合征(Frohlich syndrome)：本症继发于下丘脑及垂体病变，其体脂主要分布在颈、颈下、乳房、下肢、会阴及臀部，手指、足趾显得纤细、身材矮小、低血压、低体温，第二性征延迟或不出现。

(2) 其他内分泌疾病：如肾上腺皮质增生症、甲状腺功能减低症、生长激素缺乏症等虽有皮脂增多的表现，但均各有其特点，故不难鉴别。

【治疗】 肥胖症的治疗原则是减少产热能性食物的摄入和增加机体对热能的消耗，目的是使体内脂肪不断减少，体重逐步下降同时又不影响儿童身体健康及生长发育。饮食疗法和运动疗法是两项最主要的措施，药物或外科手术治疗均不宜用于小儿。

1. 行为矫治　良好的饮食习惯对减肥具有重要作用，纠正儿童不良饮食习惯应从改变家庭生活方式和个人行为模式做起。如避免晚餐过饱，不吃夜宵，不吃零食，少吃多餐，细嚼慢咽，少吃煎、炸、快餐等高能量食品等。

2. 饮食疗法　鉴于小儿正处于生长发育阶段以及肥胖治疗的长期性，故多推荐低脂肪、低糖类和高蛋白食谱，其能量分配分别为 20%～25%、40%～45%和30%～35%。低脂饮食可迫使机体消耗自身的脂肪储备，但也会使蛋白质分解，故需同时供应优质蛋白质，其量为 1.5～2.5g/(kg·d)。糖类分解成葡萄糖后会强烈刺激胰岛素分泌，从而促进脂肪合成，故必须适量限制。食物的体积在一定程度上会使患儿产生饱腹感，故应鼓励其多吃体积大而热能低的蔬菜类食品，其纤维还可减少糖类的吸收和胰岛素的分泌，并能阻止胆盐的肝肠循环，促进胆固醇排泄，且有一定的通便作用。同时应保证供给适量的维生素、矿物质和水。每周最好能减少体重 0.5kg。

3. 运动疗法　单纯控制饮食不易减轻体重。适当的运动能促使脂肪分解，减少胰岛素分泌，使脂肪合成减少，蛋白质合成增加，促进肌肉发育。应鼓励儿童多参加活动，但要避免剧烈运动激增食欲。肥胖小儿常因动作笨拙和活动后易累而不愿锻炼，可鼓励和选择患儿喜欢和有效易于坚持的运动，如晨间跑步、散步、做操等，每天坚持至少运动 30 分钟，活动量以运动后轻松愉快、不感到疲劳为原则。

4. 心理治疗　应鼓励儿童坚持控制饮食及加强运动锻炼，增强减肥的信心。鼓励小儿多参加集体活动，改变其孤僻、自卑的心理，帮助其建立健康的生活方式，学会自我管理。

5. 基因产品治疗　肥胖基因的蛋白表达产物(Leptin)的临床实验已开始。Leptin 的减肥作用看来是有效的，但不是特效的，只 5%～10%的肥胖者对 Leptin 很敏感。脂肪组织凋亡调控及相关产品的使用将是肥胖症控制中一个前景广阔的领域。

【预防】 孕妇在妊娠后期要适当减少摄入脂肪类食物，防止胎儿体重增加过重；母乳喂养儿发生肥胖者明显低于牛乳喂养者，故应坚持母乳喂养；自婴儿期就应建立良好的饮食习惯，能量摄入要适量，多参加户外活动，以 1～2 小时为宜；要宣传肥胖儿不是健康儿的观点，使家长摒弃“越胖越健康”的陈旧观念；父母肥胖者更应定期监测小儿体重，以免小儿发生肥胖症。定期到儿童保健门诊接受系统的营养监测和指导。

第7节　微量元素障碍

一、锌　缺　乏

案例 4-5

患儿，女性，3 岁，因发热 1 天，厌食、发育落后 1 年，于 1999 年 8 月 7 日 12 上午就诊。患儿自 1 年前出现厌食，食量小，平时只吃少量素食，喜甜食，偏食，以进食儿童零用食品(饮料、麦圈等)为主，不吃肉蛋类食品，有时每天喝半斤牛奶。无腹泻，易患上感，有时食泥土及纸张等，近 2 年来发育缓慢，活动量渐少，不如以前活泼。曾在多家医院就诊，予以“儿康宁”、“小儿消食片”等治疗，均因患儿拒服药而终止。自昨日出现发热，体温 39.6℃，在家未治疗，今日来院就诊，以“上感”收入院。既往无肝炎结核病史及接触史。第一胎，第一产，足月顺产，母乳不足，以牛乳喂养为主，自幼患儿食量小，偏食、吃零食习惯严重，预防接种均按程序接种。

体格检查：体温 39.8℃，脉搏 130 次/分，呼吸 36 次/分，体重 10kg，身高 87cm。发育稍落后，营养较差，地图舌，咽红，神志清，精神一般，呼吸稍促，无紫绀，双侧瞳孔等大等圆，对光反射存在，耳鼻无异常，颈软，心肺检查未见异常，腹软，肝脾肋下未触及，四肢活动自如，生理反射存在，病理反射未引出。

思考题：

1. 你首先应考虑做何诊断？
2. 在明确诊断之前，应做哪些实验室检查？
3. 如何处理？

锌为人体重要的必需微量元素之一。作为多种酶的组成成分广泛参与各种代谢活动，锌缺乏病为人体缺锌引起的全身性疾病，我国自 20 世纪 70 年代以来，各地有大量关于锌缺乏的报道，以小儿为多见。儿童缺锌的主要表现为食纳差，生长发育减慢、免疫机能低下。青春期缺锌可致性成熟障碍。

笔记栏

【病因】

1. 摄入不足　动物性食物不仅含锌丰富而且易于吸收，植物性食物含锌少，故素食者易缺锌。全胃肠道外营养如未加锌也可致严重缺锌。

2. 吸收不良　如食物内含植酸、淀粉和粗纤维，这些均可与锌结合而妨碍其吸收。尤以慢性腹泻如吸收不良综合征，脂肪泻等致锌的吸收减少。牛乳含锌量与母乳相似，但牛乳锌吸收利用不及母乳锌，故长期纯牛乳喂养也可致缺锌。

3. 需要量增加　小儿在生长发育高峰阶段，营养不良恢复期，外科手术后，组织修复过程中等，皆可发生锌需要量增多，而发生相对的锌缺乏。

4. 遗传缺陷　肠病性肢端皮炎（acrodermatitis enteropathica）是一种少见的常染色体隐性遗传病，因小肠吸收锌的功能缺陷，致体内含锌量减少，有肢端皮肤损害，顽固性腹泻，秃发及生长发育障碍，免疫力降低而易患感染。

5. 丢失过多　如烧伤，慢性反复出血、溶血，外伤，肝硬化，糖尿病，肾病等因低蛋白质血症所致高锌尿症，以及长期应用金属螯合剂（如青霉胺）等均可因锌丢失过多而导致锌缺乏。

案例 4-5

患儿自1年前出现厌食，平时只吃少量素食，偏食，以进食零食为主，不吃肉蛋类食品。提示摄入不足。

【临床表现】

1. 生长发育落后　缺锌直接影响核酸和蛋白质的合成和细胞分裂，并妨碍生长激素轴功能以及性腺轴的成熟，影响小儿生长发育，故常表现为生长发育停滞，体格矮小，性发育延迟。

2. 消化功能减退　缺锌影响味蕾细胞更新，使舌黏膜增生、角化不全，使唾液中磷酸酶减少及活性降低致味觉敏感度下降，发生食欲不振、厌食、异嗜癖等症状。

3. 智能发育延迟　缺锌可致脑DNA和蛋白质合成障碍，脑内谷氨酸浓度降低，从而引起大脑功能不全，智能迟缓。

4. 免疫机能降低　缺锌小儿细胞免疫及体液免疫功能降低而容易发生各种感染。

5. 其他　如地图舌、反复口腔溃疡、毛发脱落、创伤愈合迟缓、肠病性皮炎、视黄醛结合蛋白减少出现视敏度降低甚至夜盲等。

案例 4-5

1. 患儿自1年前出现厌食，喜甜食，偏食，有时食泥土及纸张等，近2年发育迟缓，不如以前活泼，易患上感。

2. 发育稍落后，营养较差，地图舌。

【实验室检查】

1. 血清锌测定　正常最低值为11.47μmol/L（75μg/dl）。血清锌受近期饮食含锌量的影响，肝肾疾病及急、慢性感染与应激状态皆可使血清锌下降。

2. 餐后血清锌浓度反应试验（PICR）　测空腹血清锌浓度（A_0）作为基础水平，然后给予标准饮食[按全天总热量的20%计算，其中蛋白质：脂肪：糖类为（10%～15%）：（30%～35%）：（50%～60%）]，餐后2小时后复查血清锌（A_2），按公式PICR＝（A_0－A_2）/A_0×100%计算，若PICR＞15%提示缺锌。

3. 发锌测定　可为慢性缺锌的参考指标。头发生长速度、不同部位的头发和不同的洗涤方法均可影响测定结果，且与血浆锌无密切相关，并非诊断锌的可靠指标，发锌不能反映近期体内的锌营养状况。

4. 血清碱性磷酸酶　锌参与碱性磷酸酶活性中心的形成，故血清碱性磷酸酶活性可有助于反应婴幼儿锌营养状态，缺锌时下降。

5. 白细胞锌　为反映人体锌营养水平较灵敏的指标，但操作复杂，临床不易推广。只有锌摄入不足及实验室指标的改变，无临床症状与体征者，为亚临床锌缺乏。

案例 4-5

1. 血常规：Hb 90g/L；RBC 4.0×10^{12}/L；MCV 78fL；MCH 26.5pg；MCHC 31%；WBC 15.2×10^9/L；N 78%；L 22%。

2. 血清锌：9.0μmol/L；PICR＞15%。

【诊断】　根据缺锌的病史和临床表现，血清锌＜11.47μmol/L；PICR＞15%；锌剂治疗有效等即可诊断。

案例 4-5

1. 患儿，女性，3岁，发热1天，厌食，发育落后1年。

2. 病史特点：自幼以牛乳喂养为主，有挑食、偏食习惯，有异食癖，易感冒，近2年来发育缓慢，经治疗无好转。

3. 临床特点：营养较差，发育稍落后，地图舌，腹部皮下脂肪减少，余正常。

4. 辅助检查：示小细胞低色素性贫血，血象高，血锌低。

临床诊断：上呼吸道感染；营养性锌缺乏症；营养性缺铁性贫血。

【治疗】

1. 针对病因　治疗原发病。

2. 饮食治疗　鼓励多进食富含锌的动物性食物如肝、鱼、瘦肉、禽蛋等。初乳含锌丰富。

3. 补充锌剂　常用葡萄糖酸锌，每日剂量为锌元素0.5～1.0mg/kg，相当于葡萄糖酸锌3.5～7mg/kg，疗程一般为2～3个月。其他制剂如硫酸锌、甘草酸锌、醋酸锌均较少应用。全胃肠道外静脉营养者，每日锌用量为：早产儿0.4mg/kg，3个月以下的足月产儿0.2mg/kg，较大婴儿及幼儿0.1mg/kg；儿童

笔记栏

0.05mg/kg。当锌丢失过多，尤以自胃肠道丢失，用量需加大。婴幼儿，学龄前及青春期前儿童缺锌影响生长发育，可每日口服锌剂 0.5～1.5mg/kg，或按推荐的每日锌元素参考摄入量加倍给予，最大量每日 20mg，疗程 3 个月。

案例 4-5

1. 去除引起缺锌的原因　治疗原发病，进食富含锌的食物。如肝、鱼、瘦肉、禽蛋等。

2. 补充锌剂　每日剂量为锌元素 0.5～1.0mg/kg，疗程一般为 2～3 个月。

3. 同时治疗上呼吸道感染及营养性缺铁性贫血。

【预防】 人初乳含锌量较高，可达 306μmol/L，人乳中的锌吸收利用率较高，故婴儿母乳喂养对预防缺锌有利，但随年龄增加要按时添加辅食，如蛋黄、瘦肉、动物内脏及坚果类含锌较丰富。

锌的每日供给量为：0～6 个月 3mg；7～12 月 5mg；1～10 岁 10mg；＞10 岁 15mg。提倡母乳喂养。平时应提倡平衡膳食，戒绝挑食、偏食、吃零食的习惯。对可能发生缺锌的情况如早产儿、人工喂养者、营养不良儿、长期腹泻、大面积烧伤等，均应适当补锌。

二、碘　缺　乏

碘缺乏(iodine deficiency)是一种分布极广泛的地方病，除了挪威、冰岛等少数国家，世界各国都不同程度地受到缺碘的威胁。据估计全世界约有 8 亿人受到缺碘威胁，我国约有 3.2 亿人口生活于缺碘地区。

【病因】 食物和饮水中缺碘是其根本原因。

【发病机制】 碘的主要功能是合成甲状腺素，缺碘使甲状腺素合成障碍，从而影响机体生长发育。

【临床表现】 临床表现取决于缺碘的程度、持续时间以及患病的年龄。胎儿期缺碘可致死胎、早产及先天畸形；新生儿期可致甲状腺功能低下；儿童和青春期则引起地方性甲状腺肿、地方性克丁病。儿童长期轻度缺碘则可出现亚临床型甲状腺功能减低症，常表现为轻度智能障碍，体格生长发育落后，婴幼儿坐、站、走及语言等发育迟缓，或轻度听力和前庭功能障碍。

【实验室检查】 ①血清总 T_3、T_4 或游离 T_3、T_4 明显降低，而 TSH 增高。②人群尿碘普查结果是判断该地区是否缺碘的一项简便而又有效的方法，若群体尿碘中位数＜20μg/L 为重度缺碘区，20～49μg/L 为中缺碘区，50～99μg/L 为轻度缺碘区，＞100μg/L 为正常。尿碘＜25μg/g 肌酐，是判断个体缺碘的有力佐证。③基础代谢率或甲状腺摄 ^{131}I 率的测定，因操作复杂且干扰因素较多，故现已少用。④X 线骨片：骨龄延迟。⑤脑电图：轻度可出现阵发性同步 θ 波增多，重者出现脑发育不良等波形。

【诊断】 亚临床型甲状腺功能减低的诊断标准。

1. 必备条件

(1) 出生后居住于低碘地方性甲状腺肿病流行区。

(2) 有智能发育障碍，主要表现轻度智能迟缓(＜4 岁用 DDST 筛选，＞4 岁智商为 50～69)。

2. 辅助条件

(1) 神经系统障碍：主要表现为：①轻度听力障碍(电测听高频或低频异常)；②极轻度语言障碍；③精神运动发育障碍。

(2) 甲状腺功能障碍：主要表现有：①极轻度的体格发育障碍；②极轻度的骨龄发育落后；③甲状腺功能低下(T_4 降低，TSH 升高)。

有上述必备条件，以及辅助条件中神经系统障碍或甲状腺功能障碍中任何 1 项或 1 项以上；可排除其他原因如营养不良、锌缺乏可能影响智力、中耳炎可能影响听力以及影响骨龄和体骼发育的其他因素后，便可做出诊断。

【治疗】

1. 碘剂　主要用于缺碘所引起的弥漫型重度甲状腺肿大且病程短者。复方碘溶液 1～2 滴/天(约含碘 3.5mg)，或碘化钾(钠)盐 10～15mg/d，连服 2 周为 1 疗程，两个疗程之间停药 3 个月，反复治疗 1 年。长期大量服用碘剂可致甲状腺机能亢进，应注意观察。

2. 饮食疗法　食用海带、紫菜等海产品补充碘。

3. 甲状腺素制剂　参见甲状腺功能减低症。

【预防】 缺碘性疾病重在预防，在缺碘地区应采用碘化食盐(按 1∶10 万的比例加入碘酸钾)。平时应鼓励多吃海带等富含碘的食物。临床上用的碘油每毫升含碘 475mg，成人 1 次肌内注射 1ml，小儿 0.5ml，作用可维持 5 年左右，但孕妇须慎用。适当补充碘酸钾制剂也是一种有效的预防方法。

推广碘化食盐可使广大人群，特别是小儿免受缺碘所带来的种种危害，但甲状腺功能亢进和患有结节性甲状腺肿的病人应该使用无碘盐并避免食用富碘食物。

(周传恩)

笔记栏

第5章 新生儿与新生儿疾病

第1节 概 述

新生儿(neonate,newborn)系指从脐带结扎到生后28天内(<28天)的婴儿,这一段时期,称为新生儿期。研究新生儿生理、病理、疾病防治及保健等方面的科学称为新生儿学(neonatology),由于新生儿是胎儿的继续,是人类发育的基础阶段,因此新生儿学既属儿科学范畴,又是围生医学的一部分。

围生期(perinatal period)是指产前、产时和产后的一个特定的时期,国内外有四种定义方式:①围生期Ⅰ:这是我国采用的定义方式,即自妊娠28周(此时胎儿体重约1000g)至生后7天;②围生期Ⅱ:自妊娠20周(此时胎儿体重约500g)至生后28天;③围生期Ⅲ:自妊娠28周至生后28天;④围生期Ⅳ:自胚胎形成至生后7天。在此时期内的胎儿和新生儿称为围生儿。按世界卫生组织标准:出生体重≥500g(不论胎龄大小),有呼吸、心跳、脐血管搏动或明确的肌肉收缩等任何一项生命表现者,称为活产儿(live birth)。围生儿死亡率和新生儿死亡率是衡量一个国家卫生水平的标准。

【新生儿分类】

1. 根据胎龄(gestationalage,GA)分类 可分为:①足月儿(term infant):37周≤GA<42周(259~293天);②早产儿(preterm infant):GA<37周(<259天),其中第37周的早产儿因成熟度已接近足月儿,故又称为过渡足月儿;③过期产儿(post term infant):GA>42周(>294天)。

2. 根据出生体重分类 出生体重(birth weight,BW)指出生1小时内的体重。可分为:①超低出生体重儿(extremely low birth weight,ELBW):BW<1000g,又称微小儿(tiny baby);②极低出生体重儿(very low birth weight,VLBW):BW<1500g;③低出生体重儿(low birth weight,LBW):BW<2500g;④正常出生体重儿(normal birthweight,NBW):2500g≤BW≤4000g;⑤巨大儿(macrosomia):BW>4000g。

3. 根据出生体重与胎龄的关系 分为:①小于胎龄儿(small for gestationalage,SGA):BW在同胎龄儿平均体重的第10百分位数以下;②适于胎龄儿(appropriate for gestationalage,AGA):BW在同胎龄儿平均体重的第10至第90百分位数之间;③大于胎龄儿(large for gestational age,LGA):BW在同胎龄儿平均体重的第90百分位数以上。我国15城市不同胎龄新生儿出生体重值见表5-1。

表5-1 我国15城市不同胎龄新生儿出生体重值

胎龄(周)	平均值(g)	标准差(g)	第3百分位数(g)	第10百分位数(g)	第90百分位数(g)	第97百分位数(g)
28	1389	302	923	972	1799	2071
29	1475	331	963	1057	2034	2329
30	1715	400	1044	1175	2255	2563
31	1943	512	1158	1321	2464	2775
32	1970	438	1299	1488	2660	2968
33	2133	434	1461	1670	2843	3142
34	2363	449	1635	1860	3013	3299
35	2560	414	1815	2051	3169	3442
36	2708	401	1995	2238	3312	3572
37	2922	368	2166	2413	3442	3690
38	3086	376	2322	2569	3558	3798
39	3197	371	2457	2701	3660	3899
40	3277	392	2562	2802	3749	3993
41	3347	396	2632	2865	3824	4083
42	3382	413	2659	2884	3885	4170
43	3359	448	2636	2852	3932	4256
44	3303	418	2557	2762	3965	4342

4. 根据出生后周龄分类 ①早期新生儿(early newborn):生后1周以内的新生儿,也属于围生儿;②晚期新生儿(late newborn):出生后第2周开始至第4周末的新生儿。

5. 按照出生时情况 可分为:①正常新生儿;②高危儿(high risk infant),后者是指已经发生或可能发生危重疾病而需要监护的新生儿。常见于:①母亲有糖尿病史,孕期有阴道流血、感染、吸烟、吸毒、酗酒史,母亲为Rh阴性血型,过去有死胎、死产或性传播病史等;②异常分娩,如母亲有妊高征、先兆子痫、羊膜早破、羊水胎粪污染、胎盘早剥、前置胎盘以及各种难产(高位产钳、胎头吸引、臀位产)、分娩过程中使用镇静和止痛药物史等;③出生时异常,如窒息、多胎儿、早产儿、小于胎龄儿、巨大儿、宫内感染、先天畸形等。

笔记栏

第2节　胎儿生长发育及其影响因素

【胎儿生长发育】 受精卵经过分裂和初步分化形成胚胎后，即由输卵管进入子宫，植入子宫内膜，即是妊娠的开始。通常将胚胎发育分为两个时期：

1. 胚胎期(embryo stage)　第1～8周，各个组织器官迅速分化发育，胚胎初具人形，是生长发育十分重要的时期，对环境的影响十分敏感，在某些有害因素(如药物、病毒等)的作用下，可导致先天畸形。

2. 胎儿期(fetus stage)　第9周到出生，胚胎外形和各器官系统成形，有些器官已表现一定的功能活动。胎儿生长依赖两个因素：①胎儿内在生长潜力：受遗传或孕早期宫内感染影响；②宫内环境：这是胎儿生长的支持系统，为其提供营养物质和气体交换，若受到母亲疾病(如妊高征)的影响，将影响胎儿生长速率。

【影响胎儿生长发育的因素】 遗传因素和环境因素均可影响胎儿的生长发育

1. 遗传因素　染色体基因和DNA中碱基序列是重要的遗传物质基础，它们的异常是先天性畸形和代谢性疾病的主要原因，如染色体异常可导致唐氏综合征，但不是唯一的因素，环境因素可通过导致基因改变致畸。因此，遗传因素和环境因素可以相互影响。

2. 环境因素

(1) 母亲年龄：特别是第一胎怀孕的年龄，对胎儿的影响是一种非特异性影响。年龄在35～40岁以上，胎儿唐氏综合征发生率高，难产率和围产儿死亡率高。15岁以下早产发生率高。

(2) 母亲营养：严重营养不良可导致流产、早产和低出生体重儿。

(3) 母亲疾病：心脏病、高血压可导致早产、流产、宫内发育迟缓和宫内缺氧等；糖尿病母亲可生产出巨大儿，造成难产和产伤，还可导致胎儿肺发育不成熟；早期风疹病毒感染可导致先天性心脏病，后期病毒性感染如水痘、单纯疱疹病毒、风疹、巨细胞病毒等可通过胎盘感染发病而致畸。

(4) 母亲用药：不少药物对胎儿有影响。如苯丙胺、氨蝶呤、三甲双酮可导致畸形；沙利度胺[反应停(Thalidomidin)]可引起短肢畸形；奎宁、氨蝶呤、三甲双酮可引起流产；噻嗪类可引起血小板降低；雄激素可使胎儿肌肉发达，形成男性化等。

(5) 放射线：X线和其他射线可使胚胎发育停止而发生畸形，如小头畸形、小眼畸形、智力落后和四肢畸形等。还可使将来婴儿发生肿瘤或出现行为异常。

第3节　正常足月儿和早产儿的特点与护理

正常足月儿(normal term infant)是指出生时GA≥37周和<42周，BW≥2500g和≤4000g，身长在47cm(约50cm)，无疾病的活产婴儿。早产儿是未成熟儿，母亲感染、孕期疾病、外伤、生殖器畸形、过度劳累、胎盘异常、多胎及胎儿畸形等均是引起早产的原因。早产儿在我国发病率为5%～10%，病死率和伤残率高，预防早产，降低新生儿死亡率和伤残率，提供人口素质显得十分重要。

(一) 正常足月儿和早产儿外观特点

临床上，可根据初生婴儿的体格特征和神经发育情况来评价新生儿成熟度。正常足月儿与早产儿在外观上各具特点，见表5-2。

表5-2　足月儿与早产儿外观特点比较

	早产儿	足月儿
皮肤	鲜红发亮、水肿和毳毛多	红润、皮下脂肪丰满和毳毛少
头发	细、乱而软	分条清楚
耳壳	软、缺乏软骨和耳舟不清楚	软骨发育好、耳舟成形和直挺
指、趾甲	未达到指、趾端	达到或超过指、趾端
跖纹	足底纹理少	足纹遍及整个足底
乳腺	无结节或结节<4mm	结节>4mm
外生殖器	睾丸未降至阴囊，阴囊皱纹少大阴唇不能遮盖小阴唇	睾丸已降至阴囊，阴囊皱纹多大阴唇能遮盖小阴唇

(二) 正常足月儿和早产儿生理特点

新生儿组织器官的生理功能尚不成熟，生后生活环境和生活方式发生巨大变化，需进行一些调整才能适应宫外环境。因此，为了进行适当的护理，使新生儿顺利渡过新生儿期，了解新生儿生理特点显得十分重要。

1. 呼吸系统　胎儿在宫内通过胎盘循环获得氧气和排除二氧化碳，不需要肺呼吸；分娩后由于产道的挤压和环境温度的改变等作用于呼吸中枢，建立自主呼吸。此时，肺内液体(足月儿约30～35ml/kg)通过产道的挤压，约1/3肺液由口鼻排出，其余在建立呼吸后被肺间质内毛细血管和淋巴管吸收，如果肺液吸收延迟(如剖宫产儿，未经过产道的挤压)，则可出现湿肺(新生儿暂时性呼吸增快)，多见于足月儿，一般2～3天症状缓解。新生儿胸腔容积小，呼吸肌弱，呼吸主要靠膈肌运动，故呈腹式呼吸，其频率较快，约为40～60次/分。而早产儿呼吸中枢和呼吸器官不成熟，其呼吸运动浅表、不规整，常常出现以下问题：①周期性呼吸：呼吸停止<20秒，不伴有心率减慢及发绀；②呼吸暂停：呼吸停止>20秒，伴心率<100次份及发绀；③肺泡Ⅱ型细胞产生表面活性物质少，易

笔记栏

发生呼吸窘迫综合征;④长时间应用高压力和/或高浓度氧给氧,如机械通气,易引起慢性肺疾病(chronic lung disease,CLD)。

2. 循环系统　新生儿出生后将完成胎儿循环向成人循环的过度,表现在:①脐带结扎胎盘-脐血循环终止;②肺循环阻力下降,肺血流增加;③卵圆孔和动脉导管功能性关闭。新生儿心率通常为 90 次～160 次/分。足月儿血压平均为 70/50mmHg。早产儿心率偏快,血压较低,部分可伴有动脉导管开放。

3. 消化系统　新生儿消化道面积大,肠管壁较薄、通透性高,母乳中的免疫球蛋白容易被吸收,同时肠腔内毒素和消化不全产物也容易进入血循环,引起中毒症状。消化道能分泌大部分消化酶,但淀粉酶在生后 4 个月才达到成人水平,因此不宜过早喂淀粉类食物。胃呈水平位,食管下部括约肌松弛而幽门括约肌较发达,因此新生儿易溢乳。肝内尿苷二磷酸葡萄糖醛酸基转移酶的量及活力不足是新生儿发生生理性黄疸的重要原因,同时对多种药物处理能力(葡萄糖醛酸化)低下,易发生药物中毒。

胎便由胎儿肠道分泌物、胆汁及咽下的羊水、皮脂等组成,呈糊状,为墨绿色,在生后 10～12 小时开始排,约 2～3 天排完。若生后 24 小时仍不排胎便,应检查是否有肛门闭锁或其他消化道畸形。

早产儿吸吮、吞咽的协调能力不成熟,故早产儿易发生乳汁吸入;食管的蠕动较差,易发生胃食道返流;胃排空延迟,易出现腹胀、胃潴留,动力性肠梗阻等喂养不耐受的体征。早产儿胃酶低、蛋白酶活性低,肠黏膜渗透性高,IgA 水平低和动力障碍等,使早产儿发生坏死性小肠结肠炎的可能性增加。肝内酶的量及活力比足月儿更低,生理性黄疸较重,持续时间较长。肝脏合成蛋白能力差,常发生低蛋白血症和水肿,白蛋白减少也可使血清游离胆红素增加,易引起胆红素脑病。糖原储备少,易发生低血糖。

4. 泌尿系统　大多数新生儿在生后 24 小时内开始排尿,少数在 48 小时内排尿,如 48 小时仍不排尿应查明原因。足月儿出生时肾结构发育已完成,但功能低下,尤其肾小球滤过和浓缩功能差,不能迅速处理过多的水和溶质,排除同样的溶质,所需水分比成人多 2～3 倍,容易发生水肿或脱水,因此,对浓缩乳和牛乳喂养的新生儿应补足水分。新生儿肾排磷功能差,而牛乳含磷高,钙磷比例失调,故牛乳喂养儿易发生血磷偏高和低钙血症。

早产儿肾浓缩功能更差,葡萄糖阈值低,易发生糖尿;且排钠分数高,肾小管对醛固酮反应低下,如不注意补充钠,易出现低钠血症。调节酸碱的功能差,表现在碳酸氢根阈值低和肾小管排酸能力差,牛乳中蛋白质含量和酪蛋白比例高使内源性氢离子增加,故牛乳喂养儿易患晚期代谢性酸中毒,表现为面色苍白、反应差、体重不增和代谢性酸中毒。由于早产儿配方奶粉的广泛应用这种情况现已很少发生。

5. 血液系统　足月儿出生时血红蛋白含量为 170g/L(140～200g/L),生后数小时不显性失水、排尿等因素导致血液浓缩,血红蛋白含量上升,在 24 小时达高峰,约在第 1 周末恢复到初生水平,以后逐渐下降。血红蛋白中胎儿血红蛋白占 70%～80%(成人<2%),5 周后降到 55%,随后逐渐被成人型血红蛋白取代。网织红细胞在生后 3 天内为 0.04～0.06,4～7 天后下降到 0.005～0.015。白细胞数生后第 1 天为 $(15\sim20)\times10^9$/L,3 天后明显下降,5 天后接近婴儿值;分类中以中性粒细胞为主,4～6 天与淋巴细胞相近,以后淋巴细胞占优势。血小板出生时已达成人水平。血容量平均为 85～100ml/kg,与脐带结扎时间有关,脐带结扎延迟可以从胎盘多获得 35%的血容量。胎儿肝脏维生素 K 储存量少,凝血因子Ⅱ、Ⅶ、Ⅸ、Ⅹ活性低,故生后常规肌注维生素 K_1 以防治新生儿出血症的发生。

早产儿周围血有核红细胞较多,白细胞和血小板稍低于足月儿。维生素 K、铁及维生素 D 储存较足月儿低,因而更易发生出血、贫血及佝偻病。维生素 E 缺乏亦是生后数周发生早产儿贫血的原因之一。血容量为 85～110ml/kg。

6. 神经系统　新生儿的脑相对较大,其重量为初生体重的 10%～12%(成人仅为 2%),但脑回、脑沟未完全形成。脊髓相对长,其下端约在第 3、4 腰椎下缘,故腰穿时应在第 4、5 腰椎进针。

足月儿大脑皮层兴奋性低,睡眠时间长,觉醒时间一昼夜仅为 2～3 小时。大脑对下级中枢抑制较弱,且锥体束、纹状体发育不全,常出现不自主和不协调动作。出生时已具备多种暂时性的原始反射。常用的原始反射如下:

(1) 觅食反射(rooting reflex):用手指触摸新生儿口角周围皮肤,头部转向刺激侧并张口将手指含入。

(2) 吸吮反射(sucking reflex):将乳头或奶嘴放入新生儿口内,出现有力的吸吮动作。

(3) 握持反射(grasp reflex):将物品或手指放入新生儿手心中,立即将其握紧。

(4) 拥抱反射(Moro reflex):新生儿仰卧位,拍打床面后其双臂伸直外展,双手张开,然后上肢屈曲内收,双手握拳呈拥抱状。

上述反射生后数月自然消失,如新生儿期这些反射减弱或消失常提示有神经系统疾病。

在新生儿时期,年长儿的一些病理反射如克氏征(Kernig 征)、巴彬斯基征(Babinski 征)和佛斯特征(Chvostek 征)可呈阳性反应,而腹壁和提睾反射常不稳定,偶可出现阵发性踝阵挛。

早产儿觉醒时间更短,神经系统成熟度与胎龄有关,胎龄愈小,以上原始反射愈难引出或反射不完全,肌张力低。

由于前囟和颅缝尚未闭合,有颅内病变时脑膜刺激征和颅内高压征多不明显。早产儿尤其极低出生体重儿脑室管膜下存在着发达的胚胎生发层组织,易发生脑室管膜下出血及脑室周围白质软化。

7. 体温　新生儿的产热器官是棕色脂肪,其主要分布在中心动脉、肾周动脉、肩胛间区、颈部和腋窝等处。体温调节中枢功能差、皮下脂肪薄、体表面积相对大，容易散热，因此，生后环境温度显著低于宫内温度，散热增加，如不及时保温，可发生低体温、寒冷损伤综合征、低氧血症、低血糖症和代谢性酸中毒等；如环境温度高、进水少及散热不足，可使体温增高，发生脱水热。早产儿体温调节中枢功能更不完善，皮下脂肪更薄，体表面积相对较大，更易散热，并且胎龄越小，棕色脂肪越少，代偿产热的能力也越差，如环境温度低时，更易发生低体温，甚至体温不升。因汗腺发育差，如环境温度高时，体温也易升高。因此，适宜的环境温度（中性温度）对新生儿至关重要。

中性温度（neutral temperature）又称适中温度，是使机体代谢、氧及能量消耗最低并能维持正常体温的环境温度。足月儿包被时为24℃，生后2天内裸体为33℃，以后逐渐降低。适宜的环境湿度为50%～60%。出生体重愈低或日龄愈小，则中性温度愈高。极低出生体重儿，生后1个月内其裸体中性温度为32～34℃。早产儿的中性温度见表5-3。

表5-3　不同出生体重早产儿的中性温度

出生体重(kg)	中性温度			
	35℃	34℃	33℃	32℃
1.0	初生10天内	10天后	3周后	5周后
1.5	—	初生10天内	10天后	4周后
2.0	—	初生2天内	2天后	3周后
>2.5	—	—	初生2天内	2天以后

8. 免疫系统　新生儿特异性和特异性免疫功能均不成熟。皮肤黏膜薄嫩，易擦伤；脐部为开放伤口，是细菌进入血液的门户。血清中补体水平低，趋化因子缺乏，IgA和IgM不能通过胎盘，因此易患细菌感染，尤其是革兰阴性杆菌；分泌型IgA缺乏，故易发生呼吸道和消化道感染。早产儿非特异性和特异性免疫功能更差，故更易患感染性疾病。

9. 能量及体液代谢　新生儿基础热量消耗为209kJ/kg(50kcal/kg)，加之活动、食物特殊动力作用、大便丢失和生长需要等，每日共需热量约为418～502kJ/kg(100～120kcal/kg)。早产儿所需热卡基本同足月儿，但由于吸吮力弱，消化功能差，在生后数周内不能达到上述需要量，常需肠道外营养。

初生时体内含水量占体重的70%～80%，随日龄增加逐渐减少。由于每日经呼吸和皮肤丢失的水分（不显性失水）20～30ml/kg，尿量25～65ml/kg，粪便中失水量2～5ml/kg，故生后头几天生理需水量为每日60～100ml/kg，以后每日增加30ml/kg，直到每日150～180ml/kg。生后由于体内水分丢失较多，导致体重逐渐下降，约第5～6天降到最低点（小于BW的9%），一般7～10天后恢复到出生体重，称为生理性体重下降（physiological loss of body weight）。

10. 常见的几种特殊生理状态　①生理性黄疸：参见本章第11节。②“马牙”和“螳螂嘴”：在上腭中线和齿龈部位，由上皮细胞堆积或黏液腺分泌物积留形成黄白色的小颗粒，俗称“马牙”，数周后可自然消退；新生儿两侧颊部各有一隆起的脂肪垫，俗称“螳螂嘴”，有利于吸吮乳汁。不可擦拭及挑破“马牙”和“螳螂嘴”，以免发生感染。③乳腺肿大：由于来自母体的雌激素中断，男女新生儿生后4～7天均可有乳腺增大，如蚕豆或核桃大小，2～3周消退，切忌挤压，以免感染。④假月经：部分女婴生后5～7天阴道流出少许血性分泌物，可持续1周，俗称“假月经”，也是因来自母体的雌激素中断所致，出血量大时可按出血症处理。⑤新生儿红斑及粟粒疹：生后1～2天，在头部、躯干及四肢常出现大小不等的多形红斑称为“新生儿红斑”；也可因皮脂腺堆积在形成小米粒大小黄白色皮疹，分布在颜面部、鼻尖、鼻翼等处，称为“新生儿粟粒疹”，几天后自然消失。

（三）足月儿及早产儿护理

1. 保暖　生后应采取各种保暖措施使新生儿处于中性温度的环境中。这些措施有：将新生儿置于自控式开放式抢救台上或自控式温箱，抢救台或温箱可自动调节内部环境温度，保持新生儿体温36.5℃。对早产儿尤其体重低于2000g或体重较大伴低体温者，更应如此。无条件者也可采取其他保暖措施，如用热水袋等，但要避免烫伤。如体温升高，可打开包被散热，并补充水分，体温则可下降。一般不用退热药。

2. 喂养　正常足月儿生后半小时即可哺母乳，以促进乳汁分泌，并防止低血糖。提倡按需哺乳。配方乳可每3小时1次，每日7～8次。喂奶前应清洗乳头，奶后将婴儿竖立抱起、轻拍背部，以排出咽下的空气，防止溢奶。奶量以奶后安静、不吐、无腹胀、胃内无残留（经胃管喂养）和理想的体重增长（15～30g/d，生理性体重下降期除外）为标准。否则应注意查找原因。

早产儿也应以母乳、母乳库奶或早产儿配方奶喂养。由于消化道发育不成熟，开始先试喂5%～10%糖水1～2ml/kg，以后根据胎龄及出生体重，选择自行哺乳、经胃或十二指肠管等喂养方法。早产儿理想的体重增长每天为10～15g/kg，胎龄愈小，出生体重愈低，每次哺乳量愈少，喂奶间隔时间也愈短。哺乳量不能满足所需热量者应辅以静脉营养。

足月儿生后应肌注1次维生素K_1 1mg，早产儿连用3次。生后4天加维生素C 50～100mg/d，10天后加维生素A 500～1000IU/d和维生素D 400～1000IU/d，4周后添加铁剂，足月儿每日给元素铁2mg/kg，极低出生体重儿每日给3～4mg/kg，并同时加用维生素E 25U和叶酸2.5mg，每周2次。

3. 呼吸管理　保持呼吸道通畅，早产儿仰卧时可在肩下放置软垫，避免颈部弯曲、呼吸道梗阻。出现发绀时应查找原因，同时予以吸氧，吸氧流量或浓度以维持动脉血氧分压6.7～9.3kPa(50～70mmHg)或

笔记栏

经皮血氧饱和度85%～93%为宜,以避免高氧可能造成的早产儿视网膜病和慢性肺部疾病。如出现呼吸暂停(apnea),轻者经弹、拍打足底或刺激皮肤等可恢复呼吸;重者需经面罩或气管插管抱球复苏,同时应去除原因并转入NICU进行监护和治疗。反复发作者可给予氨茶碱静脉注入,负荷量为4～6mg/kg,8～12小时后给予维持量1.5～3mg/kg,以后每8～12小时1次。也可予以茶碱或咖啡因口服。

4. 预防感染　遵守消毒隔离制度,是新生儿科预防感染的重要措施。在新生儿护理和治疗的各个环节均应注意无菌操作,工作人员如患上呼吸道或皮肤感染,应暂时隔离。接触新生儿前应洗手等等。对于新生儿自身来说,预防感染还应做到:①清除呼吸道分泌物,保持气道通畅:生后数小时内,让婴儿侧卧位,有助于残存在呼吸道内的黏液自然流出。②保持脐带残端清洁和干燥,防止细菌入侵:每天用酒精棉签擦拭脐带残端和脐窝部。一般生后3～7天残端脱落,脱落后如有严重渗血,应局部消毒并重新结扎。如10天后仍不脱落,则提示可能存在脐部感染。脐部如有黏液,可用酒精棉签擦拭;如有肉芽组织,可用硝酸银烧灼局部;如有化脓感染,用过氧化氢溶液或碘酒消毒。③勤洗澡,保持皮肤清洁:每日用温水清洗头、面、臀及会阴部。清洗后,皮肤皱褶处,如颈部、腋窝、腹股沟处涂抹少许滑石粉或痱子粉,以保持干燥,防止糜烂、皮疹等。④口腔黏膜不能擦洗,以损伤。⑤衣服宜肥大,质软,不用钮扣,应选用柔软、吸水性强的尿布。

5. 预防接种　生后3天接种卡介苗;生后1天、1个月、6个月时应各注射乙肝病毒疫苗1次,每次5μg。母亲为乙肝病毒携带者或乙肝患者,生后应立即肌注高价乙肝免疫球蛋白0.5ml,同时换部位注射乙肝病毒疫苗10μg。

6. 新生儿筛查　应开展先天性甲状腺功能减低症及苯丙酮尿症等先天性代谢缺陷病的筛查。

第4节　小于胎龄儿与大于胎龄儿

一、小于胎龄儿

小于胎龄儿(small for gestational age infant, SGA)是指出生体重在同胎龄儿平均体重的第10百分位以下,或低于平均体重2个标准差的新生儿。有早产、足月、过期小样儿之分,一般以足月小样儿为主。围生期死亡率高。

【病因】

1. 母亲因素　①孕母年龄过大或过小、身材矮小。②孕母患原发性高血压、慢性肾炎、糖尿病、孕期营养不良、妊娠高血压综合征、严重贫血等,均可造成胎盘功能不良、胎儿宫内障碍。但营养不足对胎儿生长发育的影响在孕晚期。③孕妇吸烟、酗酒、吸毒,应用对胎儿有损伤的药物、接触放射线等。④孕妇居住在海拔较高地区,低氧分压环境中使胎儿氧供应不足。

2. 胎儿因素　①双胎或多胎;②先天畸形及染色体疾病,如21-三体综合征等;③慢性宫内感染如风疹病毒、巨细胞病毒、弓形体感染等,尤其在孕早期、胎儿发育的关键时期,引起胎儿某些器官细胞破坏而致宫内生长迟缓。

3. 胎盘和脐带因素　①胎盘功能不全如小胎盘、胎盘绒毛梗死或血管阻塞、大血肿、胎盘早剥等;②双胎输血如发生在妊娠早、中期,供血儿即发生营养不良;③脐带附着异常、双血管脐带;④单脐动脉,较少见。

4. 内分泌因素　胰岛素样生长因子(insulin-like growth factor, IGFs,尤其是IGF-1)及胰岛素样生长因子结合蛋白(IGFBPs)对胎儿生长起中枢性调节作用。甲状腺素和胰岛素对胎儿生长极为重要,任何一种先天性缺陷均可致胎儿生长迟缓。

【临床分型】　根据胎儿重量指数[出生体重(g)×100/出生身长3(cm^3)和身长头围之比可分为以下两种类型:

1. 匀称型　此型占10%～20%。患儿体重、身长、头围成比例减少,体型匀称。重量指数>2.00(胎龄≤37周)或2.20(胎龄>37周);身长与头围之比>1.36。常由染色体异常、遗传代谢性疾病、先天性感染所致。在妊娠早期生长即受损,各器官细胞有丝分裂受影响,细胞数减少,损伤为不可逆性,易发生先天性畸形及永久生长发育迟缓。

2. 非匀称型　此型多见,占80%左右。患儿身长和头围受影响不大,但皮下脂肪消失,呈营养不良外貌。重量指数<2.00(胎龄≤37周)或2.20(胎龄>37周);身长与头围之比<1.36。其原因:在妊娠晚期,母妊高征、胎盘功能不全或血管性疾病导致胎儿生长所必需的物质如氧气、营养缺乏所致。各器官细胞数量正常,但因营养供应不足,细胞浆减少、细胞变小,如补给适当营养,损伤为可逆性,受累细胞可恢复正常大小。

【并发症】

1. 围生期窒息　小于胎龄儿在宫内处于慢性缺氧的环境中,出现围生期窒息,且常有神经系统后遗症。

2. 胎粪吸入　由于子宫内缺氧、肠蠕动增加和肛门括约肌松弛,胎粪使排入羊水中,胎儿可在产前或产程中吸入污染胎粪的羊水,导致胎粪吸入综合征发生。

3. 低血糖　小于胎龄儿有宫内营养不良,故肝糖原贮存少,糖原异生的底物如脂肪酸及蛋白质缺乏,糖原异生酶活力较差,出生时如有缺氧情况,使原已贫乏的糖原贮存更趋于空虚,易发生低血糖。

4. 先天畸形　染色体畸变和慢性宫内感染可引起各种先天畸形。

5. 红细胞增多症-高黏滞血综合征　由于宫内慢性缺氧,导致使红细胞增多,导致血黏滞度增高,血流阻力增加，血流缓慢，引起全身各器官受损，临床出现呼吸窘迫、青紫、心脏扩大、肝大、肌张力增强或降低、惊厥、黄疸、腹胀、便血、胸腔积液等系列症状体征。

【治疗】 小于胎龄儿出生后应放置适中环境温度下并监侧血糖，根据结果和情况采取早期进食或静注葡萄萄糖。红细胞增多症-高黏滞血综合征患儿若有临床症状，可作部分换血治疗，换血量约10～20ml/kg，高胆红素血症患儿可行光疗。

【预防】 加强孕妇保健，避免一切不利于胎儿宫内生长的因素。加强监护，及时发现胎儿宫内生长迟缓。分娩时如有宫内窘迫，应立即行剖宫产。

二、大于胎龄儿

大于胎龄儿（large for gestational age infant，LGA）是指出生体重大于同胎龄平均体重的第90百分位数以上或高于平均体重两个标准差的新生儿。出生体重>4kg者称巨大儿，其中有些为健康儿但亦有不少属病理性，且常与青春期肥胖症有密切关系。

【病因】

1. 遗传因素　父母体格高大，母孕期营养丰富，食欲良好，摄入大量蛋白质者新生儿常巨大，多生理性。

2. 孕母因素　母亲有未控制的糖尿病。

3. 胎儿因素　胎儿患有Rh血型不合溶血病、大血管错位或Beckwith综合征等，常导致大于胎龄儿或巨大儿。

【临床表现】 体格较大，易发生难产造成产伤或窒息。不同病因的临床表现：①血型不合者有贫血、水肿、黄疸，肝脾肿大；②大血管转位者常有低氧血症、紫绀；③糖尿病母亲生的新生儿常有早产史，面如满月、色红，易发生肺透明膜病、低血糖症、高胆红素血症、红细胞增多症和肾静脉栓塞；④Beckwith综合征患儿除体型大外，尚有突眼、大舌、脐疝和其他先天性畸形。

【防治】 对孕期监测发现胎儿较大者应放宽剖宫产指征，以避免产伤和窒息；治疗各种原发疾病。

第5节　新生儿重症监护和呼吸支持治疗

一、新生儿重症监护

随着新生儿医学的发展而逐渐形成的新生儿重症监护（neonatal intensive care unit，NICU）是指用特定的组织和管理方式，将高水平的新生儿急救医护人员、完善的监护治疗设备集中起来，保证危重及时得到救治的临床组织形式。一般设在医学院校的附属医院或大的儿童专科医院。实践证明，NICU的建立，使新生儿病死率和远期发病率明显下降。

（一）收治对象

常要密切监护或抢救治疗的新生儿，包括①应用辅助通气及拔管后24小时内；②重度围生期儿；③严重心肺疾病或呼吸停止儿；④外科大手术术后（24小时内）；⑤极低出生体重儿和超低出生体重儿；⑥全胃肠外营养；⑦需换血术；⑧反复惊厥者；⑨多器官功能衰竭。

（二）主要的监护内容

1. 心电监护　主要监测患儿的心率、节律和心电波形变化如心率增快；减慢，各种节律紊乱和各种原因引起的心电特征性表现等。

2. 呼吸监护　主要监测患儿的呼吸频率、呼吸节律变及呼吸暂停。

3. 血压监护　①直接测定法：有创性，即经动脉（多为脐动脉）插入导管直接连续侧血压。优点：测定值准确，但操作复杂和并发症多，临床仅在周围灌注不良时应用；②间接测压法：无创性，将袖带束于患儿上臂间断测量，可显示显示收缩压、舒张压和平均动脉压。优点：方法简便，无并发症是目前国内NICU最常用的方法；缺点：准确性不高。

4. 体温监护　将患儿放在热辐射式抢救台上或暖箱内，将体温监测仪传感器分别置于腹壁皮肤和肛门内，其腹壁皮肤温度、核心温度和环境温度则自动连续显示。

5. 血气监测　包括经皮脉搏氧饱和度（trapscutaneous oxygen saturation，T_C S02）、氧分压（$T_C PO_2$）和二氧化碳分压（$T_C PCO_2$）。具有无创、连续、自动、操作简便并能较好的反映自身血气变化的趋势等优点，但测量值较动脉血气值有一定差距，尤其在周围血液循环灌住不良时，其准确性更差，因此，应定期检测动脉血气。

二、新生儿呼吸支持治疗

（一）持续气道正压给氧

采用特定的装置，对有自主呼吸患儿在整个呼吸周期均提供一定的正压力，以保持气道处于一定的扩张状态，称为持续气道正压给氧（continuous positive airway pressure，CPAP）。其作用是增加跨肺压，扩张肺泡，增加功能残气量，改善肺顺应性和通气/血流比值等，已广泛应用于临床。临床常用的连接方式主要有：

1. 鼻塞CPAP（nasal prong CPAP，NP-CPAP）临床上最常见的CPAP方式，主要用于轻型呼吸窘迫综合征和频繁的呼吸暂停，也是撤离呼吸机的一种过渡通气方式。优点：易安装、避免气管插管、经济等；缺点：可引起鼻部损伤、不易固定、漏气、哭闹时不易保持压力；体重<1500g的患儿可能无效；氧气容易进入胃肠道导致腹胀。

2. 鼻咽导管CPAP　将气管导管通过鼻固定于

鼻咽部，其顶端在悬雍垂后部。其优点：减少患儿鼻部气道的解剖死腔，减少气道阻力，呼吸功减少；操作简单、因是硅胶管，对鼻黏膜刺激少。

3. 气管内插管CPAP 是临床上提供CPAP最有效的方式，导管通过口、鼻和气管切开放置，将压力直接送到气道，保证了气道压力和氧浓度，是最直接的通气方式，插管容易固定，无漏气。但是一种侵入性操作，容易导致气道损伤和感染等副作用。

（二）常频机械通气

常频机械通气(conventional mechanical ventilation，CMV)是NICU中治疗呼吸衰竭的重要手段。

1. 机械通气的目的 ①改善通气、换气功能；②纠正低氧和高碳酸血症；③改善临床状态，为治疗原发疾病争取时间。

2. 新生儿常频呼吸机类型 是持续气流、压力限定-时间转换型呼吸机。所谓持续气流是指呼吸机在吸气相和呼气相均持续向其管道内送气。吸气相呼气阀关闭气体送入肺内，呼气相呼气阀开放，由于肺的弹性回缩，气体排入大气；压力限定是指呼吸机管道和气道内吸气相时设定的最高压力，超过此压力时气体通过泄压阀排出；时间转换是指呼气阔根据设定的吸气时间及频率进行关闭和开放的转换。

3. 新生儿常用基本通气模式 ①间歇正压同气(intermittent positive pressure ventilation，IPPV)：呼吸机以预设参数施以正压通气，在正压通气间歇患儿进行自主呼吸，总通气量=自主呼吸通气量+正压通气量，正压通气频率=预设频率。缺点：人机不同步，造成气道损伤、CLD、脑室内出血和脑室周围白质软化。②辅助-控制通气(assist-control ventilation，A/C)：也称同步间歇正压通气(synchronized intermittent positive pressure ventilation，SIPPV)：适用于有自主呼吸的患儿辅助通气，自主呼吸触发正压通气，其频率决定正压通气频率；控制通气是指呼吸机按预设的频率进行正压通气，自主呼吸大于RR；若自主呼吸触发与其频率相同的同步正压通气，自主呼吸小于RR。当呼吸机按预设的频率进行正压通气应用A/C模式时，患儿机械通气的频率大于预设频率，这样可以产生过度通气，应调低压力或降低触发灵敏度。③同步间歇指定性通气(synchronized intermittent mandatory ventilation，SIMV)：呼吸机在患者自主呼吸的基础上给予同步的指定性通气，即呼吸机通过识别患儿吸气初期气道压力或流速或腹部阻抗的变化，触发呼吸机以预设的频率进行机械通气(一定探头感知气道压力的变化)。设好压力触发值1～3cmH_2O，流量触发为1～3L/分，自主呼吸大于RR；若自主吸气触发呼吸机与预设频率的正压通气，自主呼吸小于RR；当呼吸机按预设的频率进行正压通气，患儿机械通气的频率=预设频率，优点：SIMV解决了人机不同步现象。

4. 常用的呼吸机参数

(1) 吸入氧分数(fraction of inspiratory oxygen，FiO_2)：指呼吸机送入管道和气道中气体的氧分数，与氧浓度意义等同。增加FiO_2可使肺泡PO_2增加，是最直接的改善氧合的方法。但FiO_2持续高于0.6～0.7可引起CLD和早产儿视网膜病。

(2) 吸氧峰压(peak inspiratory pressure，PIP)：是吸气相呼吸机管道和气道内的最高压力。提高PIP可使肺泡扩张，增加潮气量和肺泡通气量，降低$PaCO_2$，改善通气/血流比值，提高PaO_2。但是过高可以产生气压伤和慢性肺疾病的危险。

(3) 呼气末正压(positive end-expiratory pressure，PEEP)：是指呼气相存留在管道和气道内气体所产生的压力，可以防止呼气末肺泡和终末气道萎陷，维持正常的功能残留量。但过高可减少肺顺应性，减少潮气量和肺泡通气量，增加死腔，阻碍静脉血流。

(4) 呼吸频率(resplratory rate，RR)：即呼吸机送气频率。当潮气量或PIP与PEEP的差值不变时，增加频率可增加每分肺泡通气量，从而降低$PaCO_2$，但在一定频率范围内对PaO_2无影响。高RR通气，可使$PaCO_2$降低，进而舒张肺血管，是治疗新生儿持续肺动脉高压传统而有效的方法。

(5) 吸气时间(time of inspiration，TI)：是指呼气阀关闭，气体进入肺内的时间。TI主要用于改善平均气道压，是改善氧合的重要参数。但TI过长，使肺泡持续扩张，增加肺血管阻力，影响静脉回流和心排血量，可引起肺气压伤及慢性肺疾病；过短不利于改善低氧血症。主张使用0.3～0.6秒。呼气时间(time of expiration，TE)是指呼气 阀门开放，胸廓弹性回缩将肺内气体排除的时间，是影响CO_2排除的参数。吸呼比(inspiration and expiration ratio，I/E)通常情况下<1，主要受TI影响，主要影响平均气道压，从而影响PaO_2。

(6) 流速(flow rate，FR)：是呼吸机将混合气体送入管道和气道的速度。是决定气道压力波形(方波或正弦波)的决定因素。目前新生呼吸机常用流速为8～10L/min其产生的压力为方波，有利于氧合。

5. 新生儿机械通气的临床应用

(1) 机械通气的基本原则：进行有效的通气和气体交换，使血气分析结果在正常范围；促进CO_2的及时排出和O_2的充分摄入。①CO_2的及时排除：每分通气量=(潮气量－死腔量)×RR。定压潮气量取决于PIP与PEEP的差值。在一定范围内可通过增加呼吸频率使$PaCO_2$下降。②O_2的充分摄入：动脉氧合取决于平均气道压(mean airway pressure，MAP)和FiO_2

$$MAP=[(PIP\times TI+PEEP\times TE)/(TI+TE)]\times K$$

K：常数(正弦波为0.5，方波为1.0)。

MAP的应用范围为5～15cmH_2O(1cmH_2O=0.098kPa)。

通过提高PIP、PEEP及I/E中任何一项可提高PaO_2。

(2) 常用新生儿机械通气的指征：其参考标准为：①$FiO_2>0.6$，$PaO_2<50$mmHg或$T_C SO_2<85\%$；

②$PaCO_2$＞70mmHg，伴 pH＜7.25；③严重或药物治疗无效的呼吸暂停。具有以上任何一项即可。确诊为 RDS 者可适当放宽指征。

（3）呼吸机初始参数：新生儿常见疾病机械通气的初始参数见表 5-4。

表 5-4　新生儿常见疾病的参数初调

疾病	PIP（cmH_2O）	EEP（cmH_2O）	RR（次/分）	TI（s）
呼吸暂停	10～12	2～4	15～20	0.5～0.7
RDS	20～30	4～6	20～40	0.4～0.5
MAS	20～25	2～4	20～40	0.5～0.75
肺炎	20～25	2～4	20～40	0.5～0.75
PPHN	20～30	0～2	50～100	＜0.5
肺出血	25～30	4～6	40～60	0.4～0.5

（4）参数调节：一般情况下，每次调节 1 或 2 个参数。血气结果偏差大时，可多参数一起调整。每次参数变化的幅度见表 5-5。

表 5-5　新生儿呼吸机参数调节幅度

呼吸机参数	调节幅度
PIP	1～2cmH_2O
PEEP	1～2cmH_2O
TI	0.05～0.2s
RR	5 次/分
FiO_2	0.05

（5）适宜呼吸机参数的判断：临床上患儿口唇、皮肤无发绀，双侧胸廓适度起伏，双侧呼吸音清晰为宜。血气结果是判断参数的金标准，初调参数后 15～30分钟做血气，病情稳定后每 4～6 小时做（至少每天一次）。同时进行呼吸力学监测（肺顺应性、时间常数、气道阻力、呼吸波等）。

（6）撤机指症：恢复期感染基本控制，一般情况良好，动脉血气正常时应降低参数，锻炼和增强自主呼吸。当 PIP＜18～20cmH_2O，PEEP＝2cmH_2O，频率＜10 次/分，动脉血气结果正常。CPAP 维持原 PEEP 时，增加FiO_2 0.05～0.1，持续 1～4 小时，血气正常撤离呼吸机，极低体重儿直接撤机。

第 6 节　新生儿窒息

新生儿窒息（asphyxia of newborn）是指生后 1 分钟内，无自主呼吸或未能建立规律呼吸，而导致低氧血症和混合性酸中毒。本病是新生儿伤残和死亡的重要原因之一。国内发病率约为 5%～10%。

【病因】　窒息的本质是缺氧，凡能造成胎儿或新生儿缺氧的因素均可引起窒息。多数为胎儿窒息（宫内窘迫）的延续。

1. 母亲因素　①全身疾病，如呼吸功能不全、严重贫血、血红蛋白携氧能力低；②胎盘功能障碍：心力衰竭、血管收缩（妊娠高血压综合征、高血压及肾炎）、低血压（休克、失血）、血管病变（糖尿病）；③吸毒、吸烟或被动吸烟；④母亲年龄＞35 岁或＜16 岁，多胎妊娠。

2. 胎盘因素　前置胎盘、胎盘早剥和胎盘老化等。

3. 脐带因素　脐带受压、脱垂、绕颈、打结、过短和牵拉等。

4. 胎儿因素　①早产儿、小于胎龄儿、巨大儿等；②畸形，如后鼻孔闭锁、喉蹼、肺膨胀不全、先天性心脏病；③胎粪吸入致呼吸道阻塞等；④宫内感染所致神经系统受损等。

5. 分娩因素　①高位产钳、难产、胎头吸引不顺利、臀位；②产程中麻醉药、镇痛药及催产药使用不当等。

【病理生理】

1. 呼吸的改变

（1）原发性呼吸暂停（primary apnea）：在缺氧的初期，新生儿可发生短暂的快速呼吸，如果缺氧存在，则呼吸停止，即原发性呼吸暂停。此时肌张力存在，心率先增快后减慢，血压升高，伴有发绀。此阶段若病因解除，经清理呼吸道和物理刺激即可恢复自主呼吸。

（2）继发性呼吸暂停（secondary apnea）：若病因未解除，低氧血症持续存在，在原发性呼吸暂停后出现几次喘息样呼吸，继而出现呼吸停止，即继发性呼吸暂停。此时肌张力消失，苍白，心率和血压持续下降，对清理呼吸道和物理刺激无反应，需正压通气方可恢复自主呼吸。否则将死亡，存活者可留有后遗症。

临床上有时难以区分原发性和继发性呼吸暂停，为了不延误抢救，均可按继发性呼吸暂停处理。

2. 循环的改变与损伤　在缺氧初期，机体出现代偿性血液重新分布：由于儿茶酚胺分泌增加和其选择性血管收缩作用，使肺、肠、肾、肌肉和皮肤等血流量减少，而脑、心肌和肾上腺的血流量增多。若缺氧继续，肺、肠、肾、肌肉和皮肤等血流量严重减少，脑、心肌和肾上腺的血流量也减少，可导致机体各器官缺血缺氧性损伤，表现为功能和形态改变，如脑和心肌损伤，休克、应激性溃疡等。

缺氧可导致细胞代谢、功能障碍和结构异常，甚至死亡，是细胞损伤从可逆到不可逆的演变过程。不同细胞对缺氧的易患性各异，以脑细胞最敏感，其次是心肌、肝和肾上腺细胞，而纤维、上皮及骨骼肌细胞的耐受性较高。复苏后，由于血流再灌注，导致这些器官血流增加，出现细胞内钙超载和氧自由基增加，从而引起细胞的进一步损伤，称为血流再灌注损伤。

3. 血液生化及代谢改变　缺氧后可出现血 pH 和 PaO_2 下降，PCO_2 升高；窒息时儿茶酚胺及胰高血

笔记栏

糖素释放增加，早期血糖正常或增高，继之出现低血糖。由于酸中毒抑制胆红素与白蛋白结合，降低肝脏酶活力，使游离的未结合胆红素增加。由于左心房心钠素分泌增加，造成低钠血症等。

【临床表现】

1. 胎儿缺氧（宫内缺氧） 早期表现胎动增加，胎心率≥160次/分；晚期表现为胎动减少，胎心率<100次/分，胎动甚至消失；羊水混有胎粪。

2. 窒息程度判定 在临床上，Apgar评分是评价出生窒息程度经典而简易的方法。评价内容包括：皮肤颜色（appearance）、心率（pulse）、对刺激的反应（grimace）、肌张力（activity）和呼吸（respiration）。Apgar为上述5个英文单词的字头。每项0～2分，总共10分（表5-6）。分别于生后1分钟、5分钟和10分钟进行常规评分。1分钟Apgar评分8～10为正常，4～7分为轻度窒息，0～3分为重度窒息。1分钟评分反映窒息严重程度，5分钟及10分钟评分除反映窒息严重程度外，还可反映抢救效果及帮助判断预后。Apgar评分受到多种因素的影响，如胎龄小的早产儿肌张力低或孕母应用镇静药物等，评分较实际低，故近年来认为出生时加做脐血血气分析可增加判断窒息程度的正确性。

表5-6 新生儿Apgar评分标准

体征	评分标准			评分	
	0	1	2	1分钟	5分钟
皮肤颜色	青紫或苍白	身体红，四肢青紫	全身红		
心率（次/分）	无	<100	>100		
弹足底或插鼻管反应	无反应	有些动作如皱眉	哭，喷嚏		
肌张力	松弛	四肢略屈曲	四肢活动		
呼吸	无	慢，不规则	正常，哭声响		

3. 窒息后多器官受损表现 缺血缺氧可造成多器官损伤，窒息程度不同，发生器官损害的种类及严重程度各异。常见并发症有如下几种：①中枢神经系统：缺氧缺血性脑病和颅内出血；②呼吸系统：胎粪吸入综合征、呼吸窘迫综合征及肺出血等；③心血管系统：缺氧缺血性心肌损害（三尖瓣关闭不全、心力衰竭、心源性休克）；④泌尿系统：肾功能不全或衰竭及肾静脉血栓形成等；⑤代谢方面：低血糖、低钙及低钠血症等；⑥消化系统：应激性溃疡和坏死性小肠结肠炎等。

【辅助检查】 对宫内缺氧胎儿，可通过羊膜镜了解羊水胎粪污染程度或胎头露出宫口时取头皮血进行血气分析，以估计宫内缺氧程度，从而决定娩出后的抢救措施；生后应检测动脉血气、血糖、电解质、血尿素氮和肌酐等生化指标。

【治疗】 复苏（resuscitation）必须分秒必争，由产、儿科医生合作进行。参加复苏的人员必须熟悉病史和技术操作，必须准备好各种器械设备。

1. 复苏方案 采用国际公认的ABCDE复苏方案。①A（airway）：清理呼吸道；②B（breathing）：建立呼吸；③C（circulation）恢复循环；④D（drugs）：药物治疗；⑤E（evaluation）：评估和环境（保温）。前三项最为重要，其中A是根本，B是关键，其中评估贯穿于整个复苏过程中。

执行ABCD每一步骤的前后，应对评价指标，即呼吸、心率（计数6秒钟心率然后乘10）和皮肤颜色进行评估。根据评估结果做出决定，执行下一步复苏措施。即应遵循：评估—决定操作—再评估—再决定—再操作，如此循环往复，直到完成复苏。

2. 复苏步骤 将出生新生儿置于预热的自控式开放式抢救台上，设置腹壁温度为36.5℃。用温热毛巾揩干头部及全身，以减少散热；摆好体位，肩部用布卷垫高2～3cm，使颈部轻微伸仰，然后进行复苏。

(1) 清理呼吸道(A)：如羊水清或稍浑浊，应立即吸净口和鼻腔的黏液，因鼻腔较敏感，受刺激后易触发呼吸，故应先吸口腔，后吸鼻腔；如羊水混有较多胎粪，于肩娩出前即开始吸净口腔和鼻腔，在肩娩出后和第一次呼吸前，应立即气管插管吸净气道内的胎粪。

(2) 建立呼吸(B)：包括触觉刺激和正压通气。①触觉刺激：清理呼吸道后拍打或弹足底1～2次或沿长轴快速摩擦腰背皮肤1～2次。如出现正常呼吸，心率>100次/分，肤色红润可继续观察。②正压通气：触觉刺激后无规律呼吸建立或心率<100次，应用面罩和复苏气囊进行正压通气，通气频率40～60次/分，吸呼比1∶2，压力20～40cmH_2O（2.0～3.9kPa），以可见胸廓动和听诊呼吸音正常为宜。面罩正压通气30s后，如无规律呼吸或心率<100次/分，需进行气管插管正压通气，其频率、吸呼比及压力同面罩正压通气。

(3) 恢复循环(C)：即胸外心脏按压。如气管插管正压通气30s后，心率<60次/分或心率在60～80次/分不再增加，应在继续正压通气的条件下，同时进行胸外心脏按压。用双拇指或中食指按压胸骨体下1/3处，频率为120次乃于（每按压3次，正压通气1次），按压深度为1.5～2cm。

(4) 药物治疗(D)：目的是改善心脏功能、增加组织灌流和恢复酸碱平衡。①肾上腺素：经过胸外心脏按压30s后，心率仍然<80次/分或心率为0，应立即给予1∶10000肾上腺素0.1～0.3ml/kg，静推或气管内注入，5分钟后可重复一次。给药30s后，有效者心率>100次/分；无效者应考虑是否存在代谢性酸中毒和有效血容量减少等。②扩容剂：如有急性失血或低有效血容量表现时，应给予扩容剂如全血、血浆、5%白蛋白和生理盐水等。剂量为每次10ml/kg，于5～10分钟内静脉输注。③碳酸氢钠：如疑似或血气分析证实代谢性酸中毒存在时，在保证通气的条件下，给予5%碳酸氢钠3～5ml/kg，加等量5%葡萄糖液后缓慢静脉推注（>5分钟），若心

笔记栏

率>100 次/分，提示效果良好。④多巴胺：应用上述药物后，仍有循环不良者可加用多巴胺，开始剂量为 2～5μg/(kg·min)静脉点滴，以后根据病情可增加剂量。⑤纳洛酮(naloxone)：用于母亲产前 4 小时内用过吗啡类麻醉或镇痛药的新生，应给予纳洛酮，每次 0.1mg/kg，静脉或肌内注射，也可气管内注入。

3. 复苏后的监护与转运 监护内容包括体温、呼吸、心率、血压、尿量、肤色、血气；血糖和电解质，以及窒息后多器官受损的情况等。必要时需转运到 NICU 治疗。

【预防】 ①加强围产保健，及时处理高危妊娠。② 加强胎儿监护，避免宫内胎儿缺氧。③监测临产孕妇，避免难产。④推广复苏技术，培训接产人员。⑤各级医院产房内需配备复苏设备，高危妊娠分娩时必须有掌握复苏技术的人员在场。

【预后】 窒息持续时间和程度对患儿的预后起关键作用。慢性宫内缺氧，先天畸形，重度窒息或 5 分钟 Apagar 评分<6 分，复苏不及时或方法不当者预后不良。

第 7 节　新生儿呼吸窘迫综合征

案例 5-1

患儿，男性，10 小时，因进行性呼吸困难伴呻吟 7 小时入院。患儿系第一胎，第一产，30^{+2} 周因羊水过少而行剖宫产，生后 1 分钟 Apgar 评分 8 分，五分钟评分 10 分。7 小时前出现呼吸急促，呈进行加重，伴呼气呻吟，口周发绀，病后未喂乳，体温不高，已排胎便和初尿，在产科给予吸氧后无缓解，立即送入我院新生儿科。孕期身体健康，产前否认用任何药物史。

体格检查：温度 35.5℃，脉搏 150 次/分，呼吸 66 次/分，体重 1.6 千克。早产儿貌，急性病容，反应差，发育欠佳，呼吸表浅，呼气性呻吟，伴呼气性三凹征，四肢指(趾)甲床青紫明显，前囟 1.5cm×2.0cm，平软，口唇发绀，颈软，双肺呼吸音降低，深吸气时肺底部可闻及少许细湿啰音，心率 150 次/分，律齐，心音低钝，胸骨左缘第三四肋间闻及Ⅱ～Ⅲ级收缩杂音，腹稍胀，柔软。脐带已包扎，无渗血和渗液，肝脾未及肿大。脊柱及四肢无畸形，四肢肌张力减低，生理反射弱。

思考题：

1. 本病例如何进行诊断及诊断依据？
2. 如何进行治疗？
3. 临床上如何预防本病的发生？

新生儿呼吸窘迫综合征(Neonatal respiratory distress syndrome，NRDS)是由于缺乏肺表面活性物质(pulmonary surfactant，PS)，呼气末肺泡萎缩，表现为生后不久出现进行性加重的呼吸困难、青紫、呼吸性呻吟、吸气性三凹征和呼吸衰竭。其病理特征为肺泡壁至终末细支气管壁上附着有嗜伊红透明膜，故又称肺透明膜病(hyaline membrane disease，HMD)。主要见于早产儿，胎龄愈小，发病率愈高，胎龄 37 周者为 5%，32～34 周者为 15%～30%，小于 28 周者为 60%～80%。糖尿病母亲婴儿、剖宫产、双胎之二和男性易发生此病。

【病因与发病机制】 PS 缺乏是本病的病因。PS 是由Ⅱ型肺泡上皮细胞分泌的一种多种脂类、蛋白质和糖类复合物质。能覆盖在肺泡表面，具有降低肺泡表面张力，保持呼气时肺泡张开的作用。PS 于孕 18～20周开始产生，35 周后迅速增加。故本病多见于早产儿，出生胎龄越小，发病率越高。

本病发病机制如下：肺泡Ⅱ型细胞发育不成熟→分泌肺泡表面活性物质不足→肺泡壁表面张力增加→肺泡回缩力增加(肺泡回缩力＝2T/r)→肺泡萎缩→进行性肺不张→缺氧、酸中毒 肺小动脉痉挛→肺动脉高压→卵圆孔及动脉导管开放 右向左分流(持续胎儿循环)→肺灌注量减少→肺组织缺氧更严重→毛细血管通透性增加→纤维蛋白渗出、沉着→透明膜形成→缺氧、酸中毒更严重，造成恶性循环。

案例 5-1

本病例患儿胎龄为 30^{+2} 周，系早产儿，肺发育不良，肺泡Ⅱ型细胞功能不成熟，生成表面活性物质少是导致肺泡塌陷，出现呼吸困难的重要原因。

【临床表现】 多数在生后 2～6 小时(严重者生后)出现进行性加重的呼吸窘迫，表现为呼吸急促(>60 次/分)、发绀、鼻扇、吸气性三凹征和明显的呼气呻吟，其中呼吸呻吟可以是其最早的表现。严重时呼吸浅表，呼吸节律不整、呼吸暂停及四肢松弛，可并发 PPHN 等，反复呼吸暂停是病情恶化的早期表现。查体可见胸廓扁平，听诊呼吸音减低，吸气时可闻及细湿啰音。恢复期常出现动脉导管开放，表现为喂养困难，呼吸暂停，水冲脉，心率增快或减慢，心前区搏动增强，胸骨左缘第二肋间可听到收缩期或连续性杂音，严重者可出现心力衰竭。生后第 2、3 天病情严重，72 小时后明显好转。并发颅内出血及肺炎者病程较长。如出生 12 小时后出现呼吸窘迫，一般不考虑本病。

案例 5-1

本病例患儿在生后 3 个小时即出现进行性加重的呼吸困难伴呼气呻吟，吸氧后不缓解。且查体可见呼气性呻吟，伴吸气性三凹征，口唇发绀，四肢末端发绀，双肺呼吸音降低，深吸气肺底闻及少许细湿啰音。

【辅助检查】

1. 肺成熟度的检查

(1) 泡沫试验(foam test)：取患儿胃液 1ml 加

笔记栏

95%乙醇溶液1ml,振荡15秒,静置15分钟后沿管壁有多层泡沫可除外RDS,无泡沫可考虑为RDS,两者之间为可疑。其原理为PS利于泡沫的形成和稳定,而乙醇则起抑制作用。

(2) PS测定:羊水或患儿气管吸引物中L/S≥2提示"肺成熟",1.5~2可疑、<1.5提示"肺未成熟";PS中其他磷脂成分的测定也有助于诊断。

2. X线检查　胸片表现较特异,对RDS诊断非常重要,有如下改变:

(1) 毛玻璃样(groundglass)改变:两肺呈普遍性透过度降低,可见弥漫性均匀一致的细颗粒网状影。

(2) 支气管充气征(bronchogram):在普遍性肺泡不张(白色)的背景下,充气的支气管(黑色)呈树枝状,显示的更为清晰。

(3) 白肺(white lung):严重时整个肺野呈白色,肺肝界及肺心界均消失。动态拍摄X线胸片有助于诊断及治疗。

3. 血气分析　pH和PaO_2降低,$PaCO_2$增高,碳酸氢根减低提示伴混合性酸中毒。

4. 超声波检查　彩色Doppler超声可确定动脉导管开放和PPHN诊断。

案例 5-1

1. 血常规:Hb 160g/L;RBC 4.8×10^{12}/L;WBC 15×10^9/L;N 62%;L 38%;PLT 120×10^9/L。

2. 胸部平片:两肺呈普遍性透过度降低,可见弥漫性均匀一致的细颗粒网状影。

3. 血气分析:血pH 7.15,PaO_2 48mmHg,$PaCO_2$ 65mmHg。

【诊断与鉴别诊断】 本病根据典型临床表现、胸部X线片即可确诊。应与下列疾病相鉴别。

1. 新生儿湿肺(暂时性呼吸增快)　多见于足月儿,系肺淋巴或/和静脉吸收肺液功能暂时低下,使其积留于淋巴管、静脉、间质、叶间胸膜和肺泡等处,影响气体交换所致,随着肺液被逐渐吸收,呼吸困难逐渐好转,一般2~3天症状缓解消失,因此为自限性疾病。听诊呼吸音减低,可有湿啰音。X线胸片显示肺气肿、肺门纹理增粗和斑点状云雾影,常见毛发线(叶间积液)。对症治疗即可。

2. B组链球菌肺炎(group B streptococcal pneumonia)　是由B组链球菌败血症所致的宫内感染性肺炎,临床及X线胸片表现与本病难以区别。鉴别点为:母亲妊娠晚期有感染、羊膜早破或羊水有臭味史;母血或宫颈拭子培养有B组链球菌生长;机械通气时所需参数较低;病程与RDS不同。

3. 膈疝(diaphragmatic hernia)　表现为阵发性呼吸急促及发绀。腹部凹陷,患侧胸部呼吸音减弱甚至消失,可闻及肠鸣音;X线胸片可见患侧胸部有充气的肠曲或胃泡影及肺不张,纵隔向对侧移位。

4. 吸入性肺炎　以足月儿、过期产儿多见,有窒息史,复苏后立即出现呼吸困难、呻吟,但不呈进行性发展。胃液振荡实验(+),胸片有不规则的斑片状影,肺气肿明显。

案例 5-1

1. 早产儿,起病急,病程短。

2. 30^{+2}周因羊水少剖宫产,产时无窒息,但生后3小时即出现进行性加重的呼吸困难伴呼气呻吟,吸氧后不缓解。

3. 体格检查:早产儿貌,反应差,呼吸浅表,呼气性呻吟,伴吸气性三凹征,口唇发绀,四肢末端发绀,双肺呼吸音降低,深吸气肺底闻及少许细湿啰音。

4. 胸部平片:双肺透亮度减低;血氧饱和度下降。

临床诊断:新生儿呼吸窘迫综合征

【治疗】 本病治疗原则包括保证通换气功能正常;维持最佳的内环境稳定和组织代谢,等待自身表面活性物质产生增加;维持循环稳定,防止异常分流;表面活性物质的替代治疗。

1. 一般治疗　①保温和纠正酸中毒:表面活性物质合成系统对寒冷、缺氧和酸中毒极为敏感,因此,保暖和纠正酸中毒十分重要。应将患儿放置在自控式暖箱内或辐射式抢救台上,保持皮肤温度在36.5℃,同时纠正酸中毒。监测好体温、呼吸、心率、血压和血气等。②保证液体和营养供应:第1天5%或10%葡萄糖溶液65~75ml/(kg·d),以后逐渐增加到120~150ml/(kg·d),并补充电解质。③抗生素:根据肺内继发感染的病原菌(细菌培养和药敏)应用相应抗生素治疗。

2. 关闭动脉导管　①限制液量,并给予利尿剂;②如仍不关闭者,可静脉注射吲哚美辛(消炎痛),剂量为每次0.2mg/kg,首次用药后12,36小时再各用1次,共3次。其机制为:前列腺素E是胎儿及生后初期维持动脉导管开放的重要物质,吲哚美辛作为前列腺素合成酶抑制剂可减少前列腺素E的合成,有助于导管关闭。由于吲哚美辛可导致肾脏、胃肠道的损害,现有学者主张使用布洛芬,首剂10mg/kg,然后5mg/kg,每24小时1次,用2次,即可关闭动脉导管,又可避免消炎痛的副作用;③用药无效时可考虑手术结扎。

3. 呼吸管理

(1) 持续气道正压(CPAP):一旦怀疑为NRDS,即使临床症状不重,要尽早采用持续气道正压(CPAP),其目的:是使有自主呼吸的患儿在整个呼吸周期中都接受高于大气压的气体,以增加FRC,防止呼气时肺泡萎陷提高氧合及减少肺内分流。压力开始为4~6cmH_2O。

(2) 常频机械通气:①当CPAP压力8cmH_2O(0.78kPa)和FiO_2 0.8时,PaO_2<6.7kPa(50mmHg)或$TcSO_2$<85%(紫绀型先心病除外);②$PaCO_2$>9.3kPa

笔记栏

(>70mmHg)伴 pH< 7.25;③频发呼吸暂停。具备 3 项中任何 1 项者即可行 CMV,胎龄小的早产儿,当 FiO_2≥0.6 时,PaO_2<6.7kPa(50mmHg)或 $TcSO_2$<85%。可直接应用 CMV。

近年来研究表明:当 CMV 治疗难以奏效时,改用高频震荡呼吸机,可减少常频呼吸机的副作用,取得较好疗效。

4. 肺表面活性物质替代疗法　采用天然提取或人工合成的肺表面活性物质目前已常规用于预防或治疗 NRD。强调给药时间越早越好,一旦出现呼吸困难、呻吟,立即给药,这样可明显降低 NRDS 病死率及气胸发生率,同时可改善肺顺应性和通换气功能,降低呼吸机参数。

(1) 临床常用的肺表面活性物质,包括:①天然:有Curosurf(猪肺提取)和 Infasurf(牛肺提取);②半合成:如 Survanta,从牛肺中提取,脱脂后加入棕榈酸、PC、三酰甘油而制成,内含 SP-B 和 SP-C;③人工合成:如 Exosurf,含有二软脂酰磷脂酰胆碱(DPPC)、16 烷醇和四丁酚醛,前者起表面活性作用,后两者可改善 PS 在肺泡表面的分布。还有人造肺扩张剂(artificial lungex-pandingcompound,ALEC)等。

(2) 使用方法:一旦确诊,力争生后 24 小时内经气管插管,分别取仰卧位、右侧卧位、左侧卧位和再仰卧位个 1/4 量注入肺内。一次给药量为 100mg/kg 磷脂。根据所用 PS 的不同,其剂量及重复给药的间隔(6 或 12 小时)亦不相同。视病情轻重,可给予 2～4 次。

案例 5-1

1. 置于抢救台或暖箱,加强保暖,保持皮肤温度在 36.5℃。

2. 保持呼吸道通畅,监测各项生命体征。

3. 采用 CPAP 给氧,保持 PaO_2 6.7～9.3kPa(50～70mmHg),$TcSO_2$ 85%～93%为宜;若 CPAP 压力 8cmH_2O(0.78kPa)和 FiO_2 0.8 时,PaO_2<6.7kPa (50mmHg)或 $TcSO_2$<85%;采用机械通气治疗。

4. 关闭动脉导管:严格限制人液量,并给予利尿剂;如仍不关闭者,可静脉注射吲哚美辛,剂量为每次 0.2mg/kg,首次用药后 12,36 小时再各用 1 次,共 3 次。

5. 纠正酸中毒。

6. 可使用肺表面活性物质,如固尔苏等。

【预防】　做好孕期保健,预防早产;对孕 24～34 周需提前分娩或有早产迹象的胎儿,出生 48 小时前给孕母肌注地塞米松或倍他米松,可明显降低 NRDS 的发生或减轻症状,临床上多在分娩前 1 周应用。对胎龄 24～34 周的早产儿,力争生后 30 分钟内常规应用肺表面活性物质。

第 8 节　新生儿感染性肺炎

案例 5-2

患儿,男性,15 天,因口吐白沫伴面色青紫 3 天入院。患儿自 3 天前开始出现口吐白沫,面色青紫伴气促,烦躁不安,无明显发热,无咳嗽,腹泻及惊厥等,在外未行特殊治疗,今来我院就诊。系第一胎,第一产,足月顺产,生后无窒息,一直母乳喂养,未添辅食。患儿母 4 天前有轻度咳嗽、流涕等病史,至今未愈。

体格检查:体温 37.4℃,脉搏 156 次/分,呼吸 65 次/分,体重 3.3kg。足月新生儿貌,反应尚可,呼吸稍快,鼻翼扇动,点头呼吸,口周发绀,可见吸气性三凹征。前囟 1.5×1.5cm,平软,巩膜无黄染。口唇紫绀,颈软,吸气性三凹征明显,双肺呼吸音粗,双肺可闻及中细湿啰音。心率 156 次/分,律齐,规整,未及杂音,腹软,肝脾肋下未及。四肢肌张力正常,指(趾)甲床发绀明显。

思考题:

1. 本病例的诊断及诊断依据是什么?
2. 如何进行治疗?
3. 若要明确病因,还需做哪些检查?

感染性肺炎(infectious pneumonia)是新生儿常见疾病,也是引起新生儿死亡的重要原因,病死率可达 5%～20%。可发生在产前、产时或产后,由细菌、病毒、霉菌等不同病原体引起。

【病因】

1. 产前感染性肺炎　又称先天性肺炎。感染途径有:①上行感染:胎膜早破,细菌如大肠杆菌、克雷伯杆菌、李斯特菌、B 组 β 溶血链球菌或原虫(弓形虫)、支原体等等从阴道上行感染污染羊水,导致胎儿感染。早破时间越长,感染的几率越高。②血行感染:病原体由母体通过胎盘至胎儿循环然后达肺,一般以病毒为主,如巨细胞病毒、风疹、水痘、单纯疱疹、柯萨奇病毒等,也可由李斯特菌、肺炎链球菌、梅毒螺旋体、弓形体原虫。

2. 产时感染性肺炎　①胎膜早破者胎儿在娩出过程中;②产程延长时胎膜通透性增高,产道内细菌可通过未破的胎膜上污染羊水后再感染胎儿;③胎儿吸入了产道中污染的血性分泌物而发生肺炎。病原体有:细菌、沙眼衣原体、巨细胞病毒、单纯疱疹病毒。早产、滞产、产道检查更易诱发感染。

3. 产后感染性肺炎　①呼吸道感染:病原体经飞沫传播由上呼吸道向下至肺,亦可鼻腔内原来带有金黄色葡萄球菌在抵抗力降低时(如受凉、上感后)下行引起感染;②血行感染:病原经血循环至肺所致;③医源性感染:吸痰器、雾化器、气管插管等消毒不严。使用呼吸机患儿较易患铜绿假单胞菌肺炎;广谱使用抗

笔记栏

生素过久者易发生白色念珠球菌肺炎等。

案例 5-2

该患儿母亲有上呼吸道感染，与患儿密切接触，导致交叉感染是重要的发病原因。

【临床表现和实验室检查】

1. 产前感染性肺炎　发病较早，多在 24 小时内发病。上行感染则以呼吸快、呻吟等表现为主，肺部听诊可发现呼吸音粗、减低或啰音等，肺部 X 线发现两肺有广泛、较均匀的浸润阴影等支气管肺炎的影像学改变。尸解时肺内有胎毛、胎脂及角化上皮细胞等羊水内容物。血行感染者黄疸、肝脾肿大、视网膜脉络膜炎、脑膜脑炎等多系统受累表现常较肺炎表现更明显；这是因为胎儿双肺处于压缩状态，肺动脉血流仅少量入肺，大部分血流经动脉导管进入主动脉的缘故。血行感染主要为间质性肺炎，故肺部体征不明显。脐血 IgM 可＞200－300mg/L 或特异性 IgM 增高则有诊断价值。

2. 产时感染性肺炎　发病需经过潜伏期再发病，一般在出生后数日至数周发病，如衣原体感染 3～12 周，细菌感染在生后 3～5 天，Ⅱ型疱疹病毒感染多在生后 5～10 天发病。实验室检查：生后胃液涂片找白细胞和病原体，或取标本、气管分泌物等进行涂片、培养和对流免疫电泳等检查有助于病原学诊断。

3. 产后感染性肺炎 可先有上感，亦可以肺炎起病。常见呼吸浅速、鼻扇、青紫、点头呼吸、口吐白沫、吸气性三凹征。肺部体征早期可不明显，病程中可出现湿啰音。呼吸道合胞病毒感染可表现为喘息，肺部听诊可闻及哮鸣音。实验室检查：鼻咽部分泌物细菌培养、病毒分离和荧光素标记抗体、血清特异性抗体有助于病原学诊断。金色葡萄球菌肺炎易合并脓气胸，X 线检查可见肺大泡。

案例 5-2

1. 晚期新生儿，起病急，病程短；病前有呼吸道感染接触史。

2. 临床表现：口吐泡沫伴面色青紫，吸气性三凹征，肺部听诊有中细湿啰音。

3. 胸片：双肺纹理增多，增粗，可见点片状阴影。

【治疗】 治疗原则包括呼吸道管理，雾化吸入，体位引流，翻身，拍背，吸痰，保持呼吸道通畅。

1. 吸氧　有低氧血症时可用鼻导管、头罩吸氧。有呼吸衰竭时可使用人工呼吸。

2. 抗感染治疗　细菌感染者选用抗生素；李斯特菌可用氨苄西林；衣原体感染首选红霉素；单纯疱疹病毒感染可用阿昔洛韦；巨细胞病毒感染选用更昔洛韦。

3. 支持疗法　纠正循环障碍和水电解质、酸碱失衡，控制输液量和速度，每日液量 60～100ml/kg。保证能量和营养供给，静脉输注血浆、白蛋白和免疫球蛋白。

案例 5-2

1. 吸痰给氧，保持呼吸道通畅；监护各项生命体征。

2. 针对病原抗感染治疗。

3. 支持疗法：注意水电解质、酸碱平衡。必要时输丙种球蛋白等。

第 9 节　胎粪吸入综合征

案例 5-3

患儿，女性，17 小时，因生后气促伴面色青紫 17 小时入院。患儿系第 1 胎，第 1 产，43 周孕，阴道娩出，产时不哭，羊水Ⅲ°污染，经清理呼吸道、刺激呼吸后 10 分钟才哭出声，但生后一直呼吸急促，面色青紫，反应差，急送我院新生儿科。母孕期曾有“胎心减慢”的病史。

体格检查：体温 35℃，呼吸 72 次/分，心率 152 次/分，体重 2.5kg，过期产儿貌，反应差，神志不清，全身皮肤青紫，有胎粪污染，头颅五官无畸形，前囟 2cm×2cm 大小，张力高，呼吸促，鼻翼扇动，三凹征明显，胸廓饱满，双肺呼吸音粗，可闻及痰响和中细湿啰音，心音低，节律齐，腹稍膨隆，脐部包扎，无渗血，肠鸣正常，肛门外生殖器无异常，四肢指（趾）甲黄染，肌张力高，原始反射不能引出。

思考题：

1. 本病诊断和诊断依据是什么？

2. 应与哪些疾病相鉴别？

3. 如何进行治疗？

胎粪吸入综合征（meconium aspiration syndrome，MAS）是一种严重的新生儿呼吸系统疾病，是指胎儿在宫内或娩出过程吸入混有胎粪的羊水后发生的呼吸道和肺泡机械性阻塞和化学性炎症，临床上以呼吸窘迫为主，同时伴有其他脏器受损，多见于足月儿或过期产儿。MAS 发生率约为 1%～3%，死亡率高达 25%。

【病因和病理生理】 胎儿在宫内或分娩过程中出现缺氧，其肠系膜血管痉挛，使肠蠕动增加和肛门括约肌松弛而排出胎粪。同时在缺氧时胎儿出喘息性呼吸，将混有胎粪的羊水吸入气管和肺内，出现如下改变：

1. 机械性阻塞　其结果：①肺不张：部分肺泡因其小气道被较大胎粪完全阻塞，远端肺泡内气体吸收引起肺不张，导致肺内右向左分流，发生低氧血症。②肺气肿：黏稠小的胎粪不完全阻塞部分小气道，形成“活瓣”，吸气时小气道扩张，气体进入肺泡，呼气时因小气道阻塞，肺泡内的气体不能完全呼出，形成肺气肿，使肺泡通气量下降，引起 CO_2 潴留；如肺泡破裂则可发生间质气肿、纵隔气肿或气胸。

笔记栏

2. 化学性炎症　多发生在生后24～48小时；胎粪(主要是其中的胆盐)可刺激局部支气管和肺泡上皮引起化学性炎症，导致弥散和通气功能障碍，从而加重低氧血症和高碳酸血症。近年研究显示，胎粪吸入后可以导致肺部出现广泛的免疫炎症改变，表现为大量的中性粒细胞浸润，同时TNF-α、IL-1、IL-2、IL-6、IL-8等炎症细胞因子产生，这些改变也与MAS的发生发展密切相关。

由于严重缺氧和混合性酸中毒导致肺血管痉挛，出现肺动脉高压，右心压力增高，卵圆孔和(或)动脉导管重新开放，在心脏水平出现右向左分流，进一步加重低氧血症和混合性酸中毒，形成恶性循环，称为新生儿持续肺动脉高压(持续胎儿循环)。此外，还可导致脑、心、肾等其他器官的损害。

案例 5-3

本病例患儿为过期产，产前有“胎心减慢”，产时羊水Ⅲ度污染，提示宫内缺氧，导致胎粪排入羊水是发病的重要原因。

【临床表现】 多为足月儿或过期产儿，有宫内窘迫或初生窒息，皮肤、指(趾)甲、脐窝常被黄染，气管内可吸入含有胎粪的羊水。出生后不久或复苏后立即出现呼吸困难，表现为气促、呻吟、发绀和三凹征。查体可见胸廓饱满，呼吸音减低或有啰音。若呼吸困难突然加重和一侧呼吸音明显减低，应怀疑发生气胸。如出现吸氧(氧浓度＞60%)难以改变的发绀或发绀与肺部体征不平行，要怀疑并发了持续肺动脉高压(持续胎儿循环)，此时在胸骨左缘可闻及收缩期杂音，严重者可出现休克和心力衰竭。

严重肺疾病和先天性心脏病均可出现发绀，临床上可作如下鉴别：①高氧试验：吸入纯氧15分钟，如血氧饱和度或PaO_2明显上升，提示肺部疾病；②高氧-高通气试验：经气管插管，以60～80次/分的频率纯氧通气10～15分钟，若氧分压升高大于30mmHg或血氧饱和度大于8%，提示持续肺动脉高压；③动脉导管前、后血氧分压差：测定动脉导管前(右桡或颞动脉)和动脉导管后(脐或下肢动脉)的PaO_2或血氧饱和度，如PaO_2差值＞15mmHg或血氧饱和度差值＞10%，表明存在动脉导管水平分流的持续肺动脉高压，但卵圆孔水平分流的持续肺动脉高压无明显差异。

严重MAS可并发HIE、红细胞增多症、低血糖、低钙血症、多器官功能障碍及肺出血等。

案例 5-3

1. 患儿产时不哭，羊水Ⅲ°污染，经清理呼吸道、刺激呼吸后10分钟才哭出声，说明存在围生期窒息。

2. 反应差，神志不清，全身皮肤青紫，有胎粪污染，呼吸促，鼻翼扇动，三凹征明显，胸廓饱满，双肺呼吸音粗，可闻及痰响和中细湿啰音，四肢指(趾)甲黄染，符合胎粪吸入综合征的临床表现；出现前囟张力高、肌张力高，原始反射不能引出，说明合并神经系统损害。

【辅助检查】

(1) 血常规和血生化(血糖、血钙)等检查。

(2) 气管吸引物培养及血培养。

(3) 血气分析　可出现PaO_2低、呼吸性、代谢性或混合性酸中毒。

(4) X线检查可见肺气肿、肺不张和弥漫性浸润影，可出现纵隔气肿、气胸。

(5) 彩色Doppler超声检查　可出现肺动脉高压(或)卵圆孔和(或)动脉导管的右向左分流。

案例 5-3

1. 血常规：Hb 170g/L；RBC 5.8×10^{12}/L；WBC 16×10^9/L；N 60%；N 40%；PLT 130×10^9/L。

2. 胸片：两肺呈分布不均的斑片状阴影，可见肺气肿征。

3. 血气分析：血pH 7.0，PaO_2 50mmHg，$PaCO_2$ 70mmHg。

4. 头颅CT(入院后第4天)示：皮质、髓质分界不清，皮质内广泛片状低密度影。CT值≤18Hu。

【诊断】 本病根据病史、临床表现、胸部X线片以及血气分析等即可明确诊断。

案例 5-3

1. 过期产新生儿，产前有“胎心减慢”，即宫内缺氧的表现。

2. 出生时后一直呼吸急促，面色青紫，反应差。

3. 体格检查：过期产儿貌，反应差，神志不清，全身皮肤青紫，有胎粪污染，前囟张力高，呼吸促，鼻翼扇动，三凹征明显，胸廓饱满，双肺呼吸音粗，可闻及痰响和中细湿啰音，四肢指(趾)甲黄染，肌张力高，原始反射不能引出。

4. 两肺呈分布不均的斑片状阴影，有肺气肿征。PaO_2，降低，$PaCO_2$升高。

临床诊断：胎粪吸入综合征

【治疗】 治疗原则包括供氧；保持气道通畅；预防继发感染。

1. 清理呼吸道　当有胎粪污染的羊水出现时，在胎儿的头、面娩出后即进行头面、鼻腔的清理。对病情较重且生后数小时内的MAS患儿，均应常规气管插管吸净胎粪，如果胎粪黏稠可用生理盐水灌洗气道。

2. 支持治疗　清理呼吸道后立即给予高浓度氧，

笔记栏

维持 PaO_2 在 60～80mmHg，$TCSO_2$ 在 90%～95% 为宜，以防止反复低氧血症导致肺动脉痉挛，发生肺动脉高压。在保持气道通畅，提供氧疗的条件下，剩余碱(BE)负值大于 6，需应用碱性药。若血 pH＜7.2，PaO_2＜50mmHg，$PaCO_2$＞60mmHg，应进行机械通气。对重度 MAS 患儿常频通气无效或已经发生气漏时，可改用高频通气。若上述治疗无效，可采用体外膜肺(ECMO)治疗。

3. 肺动脉高压的治疗　①碱化血液：通过快频率(＞60 次/分)机械通气，维持 pH7.45～7.55，PaO_2 80～100mmHg 或 $TCSO_2$ 在 95%～98%，$PaCO_2$ 30～50mmHg，是血液碱化，可降低肺动脉高压。②血管扩张剂：在纠正酸中毒的基础上，静脉注射妥拉唑林 1mg/kg，可减低肺动脉高压，出现皮肤发红，PaO_2 上升 15mmHg 说明有效，然后每小时静脉滴注 1～2mg/kg，当 PaO_2 上升到 70mmHg 停用，有导致体循环血压降低、胃肠道出血等副作用。③一氧化氮吸入(inhaled nitric oxide，iNO)：NO 是血管内皮细胞产生的舒张因子，可导致肺动脉压力下降，而动脉血压无影响。

4. 其他治疗　①气漏的治疗：并发气胸时应抽气，必要进行胸腔闭式引流；纵隔气肿者，可从胸骨旁 2、3 肋间抽气减压。②限制液体入量，因本病可合并脑水肿、心力衰竭等。③适当使用抗生素：对于继发细菌感染者可根据气管分泌物培养情况选择抗生素。

案例 5-3

1. 清理呼吸道，采用生理盐水进行肺泡灌洗，以保持呼吸道通畅；采用高浓度维持 PaO_2 在 60～80mmHg，$TCSO_2$ 在 90%～95%为宜吸氧；必要时使用机械通气。

2. 采用多巴胺和多巴酚丁胺保持循环和血压的稳定。

3. 采用甘露醇降低颅内压。

4. 针对病原抗感染治疗。

5. 支持疗法：注意水电解质、酸碱平衡。

【预防】　重点在于积极防治胎儿宫内窘迫和尽量避免过期产；出生时如发现羊水混有胎粪，应在患儿开始呼吸前进行气管插管，吸净气管内胎粪。严禁使用尼可刹米(可拉明)、洛贝林等呼吸兴奋剂。

第 10 节　新生儿出血症

案例 5-4

患儿，男性，3 天，因呕血、便血 1 天入院。系第一胎，足月顺产，生后 Apgar 评分 10 分，母乳喂养。于生后第 2 天出现呕吐，为暗红色血块，约 5 小时后出现柏油样大便 2 次约 20ml。病后吃奶尚好，尿色稍黄，尿量不少，精神较前差，面色苍白，无发热或抽搐，哭声欠响亮，院外未经任何治疗，以“消化道出血原因待查”收入院。其母孕期身体健康，否认用任何药物史及重要疾病史。家族中无血友病等出血性疾病史。

体格检查：体温 36.6℃，脉搏 152 次/分，呼吸 60 次/分，体重 3.0kg。足月儿貌，贫血貌，反应差，躯干等处皮肤散在出血点，头颅五官无畸形，头发分条可，前囟 1.5cm×1.5cm，平软，面色及甲床苍白，口黏膜未见异常，颈软，胸廓无畸形，双肺呼吸音粗，未闻及啰音，心率 152 次/分，律齐，心音有力，无杂音。腹平软，肝肋下 1cm，质软，脾未及。脐部无渗血、渗液，脐带未脱，肠鸣音存在，脊柱及四肢无畸形，生理反射存在，病理反射征未引出。

思考题：

1. 本病的诊断和诊断依据是什么？
2. 其发病的原因是什么？
3. 应与哪些疾病进行鉴别？

新生儿出血症(hemorrhagic disease of the newborn，HDN)是由于维生 K 缺乏导致体内某些维生素 K 依赖凝血因子活力低下所致的自限性出血性疾病。对初生婴儿常规注射维生素 K_1 后，此病发病率已明显下降。

【病因和发病机制】

(1) 母亲维生素 K 通过胎盘量较少，仅 1/10 的量，胎儿肝内储存量低。

(2) 新生儿出生时肠道无细菌，维生素 K 的合成少。

(3) 母乳中维生素 K 含量低，仅为 15μg/L(牛乳为 60μg/L)，故母乳喂养的初生儿多见。

(4) 患儿有先天性肝胆疾病或慢性腹泻者，影响肠黏膜对维生素 K 的吸收。

(5) 母亲在孕期曾使用抑制维生素 K 代谢的药物。

由于Ⅱ、Ⅶ、Ⅸ、Ⅹ等凝血因子在肝微粒体合成过程中需要维生素 K 的参与，这些凝血因子前体蛋白的谷氨酸残基才能 γ-羧基化，羧基型蛋白具有更多的钙离子结合位点，才具有凝血的生物活性。因此，维生素 K 缺乏时，维生素 K 依赖因子不能羧化，这些蛋白质不能参与凝血过程而致出血。

案例 5-4

患儿为纯母乳喂养儿，母乳中维生素 K 缺乏。

【临床表现】　本病可分为早发型、经典型和晚发型，后者常见于婴儿期。

1. 早发型　在生后 24 小时内发病，常见于孕母使用影响维生素 K 代谢的药物，如双香豆素、抗惊厥药(苯妥英钠、苯巴比妥)、抗结核药(利福平)等，可有头颅血肿、脐带残端渗血，皮肤出血、消化道出血和颅内出血等。

2. 经典型　生后 2～3 天发病，早产儿可迟至两周，常见出血部位为脐残端、胃肠道出血、皮肤受压及

笔记栏

穿刺处。一般为少量或中等量出血，多为自限性，1周后出血者极少。

3. 晚发型　出生1个月后发病，与某些因素有关，如单纯母乳喂养、长期腹泻和长期使用抗生素，肝、胆疾患和母乳喂养等。颅内出血多见，其次为胃肠道出血，预后不良。

案例 5-4

1. 患儿出生3天，母乳喂养。

2. 临床表现为早期无明原因呕血，黑便。

3. 贫血貌，反应欠佳，面部及躯干部皮肤散在出血点。

【实验室检查】 根据凝血酶原时间延长、部分凝血时阿轻度延长或正常、血小板正常，即可确诊。有条件的单位可测定血中Ⅱ、Ⅶ、Ⅳ、Ⅹ因子和维生素K的含量。近年来，建立了测定活性Ⅱ因子与Ⅱ因子总量比值的检查方法来判断维生素K是否缺乏，两者比值<1提示缺乏。也可用免疫学方法(protein induced in vitamin K absence，PIVKA Ⅱ法)直接测定无活性凝血酶原，阳性则提示缺乏。

案例 5-4

1. 血常规：Hb 105g/L；RBC 3.20×10^{12}/L；WBC 15.8×10^{9}/L；N 58%；L 42%；PLT 234 $\times10^{9}$/L。

2. 试管法凝血时间：20分钟不凝血。

【诊断与鉴别诊断】 根据病史、发病时间、临床表现、实验室检查及维生素K治疗有效即可诊断。但需与如下疾病进行鉴别：

1. 新生儿咽血综合征　新生儿在分娩过程中咽下母血，生后不久出现呕血和(或)便血。鉴别点为：①患儿无贫血，凝血机制正常，洗胃后呕吐停止；②Apt试验：将1份呕吐物加5份水，离心10分钟，取上清液4ml，加1%氢氧化钠溶液1ml，液体变为棕色为母血，粉红色为患儿。

2. 新生儿消化道出血　如应激性溃疡、胃穿孔、坏死性小肠结肠炎等，常有诱发因素如窒息缺氧、感染，喂食不当或使用激素等，可见腹胀，腹腔内游离气体，休克等症状体征。

3. 新生儿期其他出血性疾病　如先天性血小板减少性紫癜有血小板减少；弥漫性血管内凝血常伴有严重原发疾病，除凝血酶原时间及凝血时间延长外纤维蛋白原及血小板计数降低。

案例 5-4

1. 足月儿，母乳喂养，起病急，病程短。

2. 临床表现为早期无明原因呕血，黑便。

3. 贫血貌，反应欠佳，面部及躯干部皮肤散在出血点。

4. 试管法凝血时间延长。

临床诊断：新生儿出血症(维生素K缺乏)

笔记栏

【治疗】 患儿有出血现象时，立即静脉注射维生素K_1 1mg，通常2小时内凝血因子水平和功能上升，24小时完全纠正；严重者，可辅新鲜全血或血浆10～20ml/kg，以提高血浆中有活性的凝血因子；胃肠道出血时应暂禁食，静脉补充营养；止血后应根据情况适当纠正贫血。

案例 5-4

1. 维生素K_1 1mg静脉注射。

2. 输血50ml以纠正贫血。

【预防】 凡母孕期有使用抗凝剂、抗结核药等药物史，在孕末3个月应给予维生素K_1 10mg肌内注射3～5天；纯母乳喂养者，母亲口服维生素K_1 20mg，每周两次。新生儿出生后立即肌注维生素K_1 1～2mg；如患儿需长期全静脉营养或有肝、胆疾患，肠道吸收不良者，均应每周1次补充维生素K_1 0.5mg。

第11节　新生儿黄疸

新生儿黄疸(neonatal jaundice)是新生儿期常见的现象，因胆红素在体内积聚引起的皮肤、组织器官黄染所致。当新生儿血中胆红素超过85.5～119.7μmol/L(成人超过34.2μmol/L)可出现肉眼可见的黄疸。由于部分高未结合胆红素血症可引起胆红素脑病(核黄疸)，多留有后遗症，影响到患儿终身的生活质量和国家人口的素质。因此，预防胆红素脑病的发生是围生医学工作者重要而紧迫的任务。

【新生儿胆红素代谢特点】 新生儿时期黄疸之所以常见，这与新生儿胆红素代谢的特点有关，与成人相比，其胆红素代谢有以下特点：

1. 生成过多　血红蛋白、肝脏和其他组织中的血红素以及骨髓中红细胞前体是胆红素来源的主要途径。新生儿每日生成的胆红素明显高于成人(新生儿8.8mg/kg，成人3.8mg/kg)，其原因是：①红细胞数量多、破坏多；②新生儿红细胞寿命短(早产儿低于70天，足月儿约80天，成人为120天)，且血红蛋白的分解速度是成人的2倍；③其他来源的胆红素生成多：肝脏和其他组织中的血红素及骨髓红细胞前体较多。

2. 联结胆红素的能力不足　血浆白蛋白作为胆红素的运输载体，联结胆红素后运送到肝脏进行代谢，与白蛋白联结的胆红素，不能透过细胞膜及血脑屏障防止胆红素脑病的发生。刚娩出的新生儿常有不同程度的酸中毒，可减少胆红素与白蛋白联结；早产儿胎龄越小，白蛋白含量越低，其联结胆红素的量也越少。

3. 肝细胞处理胆红素能力差　①摄取胆红素的能力差：肝细胞受体蛋白缺乏(Y、Z蛋白含量低)；②转化胆红素的能力差：肝酶系统发育不完善(尿苷二磷酸葡萄糖醛酸基转移酶(UDPGT)含量和活性均低：结合胆红素(unconiugatedbilirubin)转变为结合胆红素(coniugatedbilirubin)的过程受限；③排泄胆红素的能力暂时低下:早产儿更为明显,可出现暂时性肝内胆汁淤积。

4. 特殊的肝肠循环使肠壁吸收胆红素增加　肠腔内具有β-葡萄糖醛酸苷酶,可将结合胆红素转变成未结合胆红素,加之肠道内缺乏细菌,导致未结合胆红素的产生和重吸收增加。此外,胎粪约含胆红素80～180mg,如排泄延迟,可使胆红素重吸收增加。

当饥饿、缺氧、脱水、酸中毒、头颅血肿或颅内出血时,更易出现黄疸或使原有黄疸加重。

【新生儿黄疸分类】

1. 生理性黄疸(physiologicaljaundice)　50%～60%的足月儿和80%的早产儿可以出现生理性黄疸,其特点:①一般情况良好。②足月儿生后2～3天出现黄疸,4～5天达高峰,5～7天消退,最迟不超过2周;早产儿多于生后3～5天出现,5～7天达高峰,7～9天消退,最长可延迟到3～4周。③每日血清胆红素升高<85μmol/L (5mg/dl)。

生理性黄疸始终是一除外性诊断,必须排除病理性黄疸的各种原因后方可确定。

2. 病理性黄疸(pathologicjaundice)　出现下列情况之一者考虑病理性黄疸:①出现早:生后24小时内出现黄疸;②程度重:血清胆红素足月儿>222/μmol/L(13mg/dl)、早产儿>257μmol/L(15mg/dl);③加重快:每日上升超过85μmol/L(5mg/ dl);④持续时间长:黄疸持续时间足月儿>2周,早产儿>4周;⑤黄疸退而复现;⑥血清结合胆红素> 34μmol/L(2mg/dl)。

3. 病理性黄疸分类

(1) 感染性

1) 新生儿肝炎:TORCH感染:T:弓形虫(toxoplasma);R:风疹病毒(rubellavirus,RV);C:巨细胞病毒(cytomegalovirus,CMV);H:单纯疱疹病毒(herpessimplexvirus,HSV);O:othes,包括先天性梅毒及其他病毒,如细小病毒B19(parovirus B19)、乙型肝炎病毒等。其特点有:胆红素以直接胆红素为主,肝功能损害,肝肿大,胆红素生成过多 因过多红细胞的破坏及肝肠循环增加,使胆红素增多。

2) 新生儿败血症:见本章18节。

3) 其他:尿路感染,先天性疟疾。

(2) 非感染性

1) 新生儿溶血病:见于血型不合如ABO或Rh血型不合等,我国ABO溶血病多见。

2) 胆道闭锁:其病因尚不清楚,可能与胆道先天性发育异常或宫内感染(病毒)所致的胆管炎、纤维化,最终导致闭锁有关。临床特点:进行性加重的黄疸;进行性肝肿大;进行性肝功能损害;粪便颜色由黄色转变为白色;生后3个月左右出现肝硬化,要求在3个月内做出诊断,否则失去手术机会。

3) 母乳性黄疸:原因不明,现认为与母乳中β-葡萄糖醛酸苷酶,进入患儿肠内,使肠道内未结合胆红素生成增加有关,见于母乳喂养儿,黄疸于生后3～8天出现,1～3周达高峰,6～12周消退,停喂母乳3～5天,黄疸明显减轻或消退有助于诊断。

4) 其他:如红细胞酶缺陷:葡萄糖-6-磷酸脱氢酶(G-6-PD)、丙酮酸激酶和己糖激酶缺陷,遗传性球形红细胞增多症、遗传性椭圆形细胞增多症、遗传性口形红细胞增多症、婴儿固缩红细胞增多症、地中海贫血,α_1-抗胰蛋白酶缺乏症、半乳糖血症、果糖不耐受症、酪氨酸血症等。

第12节　新生儿溶血病

案例 5-5

患儿,男性,3天,因皮肤黄染10小时入院。系第1胎,第1产,38周孕,阴道自然分娩,产时无窒息,胎盘娩出完整,无脐带打节,绕颈,羊水清亮,胎便和初尿已解。10小时前发现面色黄染,渐遍及全身,但奶量可,无发热、抽搐。母孕期无特殊,无药物史,无不规则阴道流血流液史。

体格检查:体温36℃,脉搏136次/分,呼吸44次/分,体重3.2kg。足月儿貌,反应差,巩膜、躯干、四肢等处皮肤中度黄染,结膜、甲床等苍白、无出血点及淤斑。头颅无畸形,前囟1.5cm ×1.5cm,平软,口腔黏膜未见异常。颈软,胸廓无畸形,双肺呼吸音清,无啰音。心率136次/分,律整,心音稍钝,心前区闻未闻及收缩期杂音。腹软,肝肋下1.5cm,质软,脾肋下1.cm,质软。脐带未脱,无渗血渗液。脊柱及四肢无畸形,肌张力不高。

思考题:

1. 新生儿黄疸如何进行鉴别?
2. 本病案的诊断和诊断依据是什么?
3. 如何进行治疗?

新生儿溶血病(hemolytic disease of newborn,HDN)是指母、子血型不合,母血中对胎儿红细胞的血型抗体IgG通过胎盘进入胎儿循环,发生同族免疫反应而引起胎儿、新生儿的免疫性溶血,仅发生在胎儿和早期新生儿。在已发现的人类26个血型系统中,有报道ABO溶血病占新生儿溶血的85.3%,Rh溶血病占14.6%,MN溶血病占0.1%。

【病因和发病机制】　母、子血型不合是其根本原因,但本病发病机制涉及如下三个方面:①产生足够的血型抗体:由父亲遗传而母亲所不具有的显性胎儿红细胞血型抗原,通过胎盘进入母体,刺激母体产生相应的血型抗体;②产生的血型抗体能通过胎盘,因此必须是不完全抗体(IgG);③抗体使胎儿或新生儿红细胞致敏,只有红细胞致敏后才能在单核-吞噬细胞系统内被破坏,引起溶血。上述三个方面缺一不可,否则不会发病。

1. ABO溶血　主要发生在母亲O型而胎儿A型或B型,如母亲AB型或婴儿"O"型,则不发生ABO溶血病,因产生的抗体为IgM,不能通过胎盘。由于

O型母亲在第一胎妊娠前,可受到自然界A或B血型物质(某些植物、寄生虫、伤寒菌苗、破伤风及白喉类毒素等)的刺激,产生抗A或抗B抗体(IgG),因此有40%~50%的ABO溶血病可发生在第一胎。由于胎儿红细胞抗原性强弱不同以及血浆和组织中存在的A、B血型物质,可结合来自母体的抗体使血中抗体减少,因此,在母子ABO血型不合中,仅20%发生ABO溶血病。

2. Rh溶血　Rh血型系统有6种抗原:D、E、C、c、d、e(d抗原未测出只是推测),其抗原性强弱依次:D>E>C>c>e,中国人绝大多数为Rh阳性。Rh溶血病是指母亲为Rh阴性,胎儿为Rh阳性,故Rh溶血病中以RhD溶血病最常见,e抗原性最弱,故Rhe溶血病罕见。

Rh溶血病一般不发生在第一胎,其原因:①Rh血型物质只存在人类和猿的红细胞上,自然界无Rh血型物质;②Rh阴性母亲首次妊娠,在妊娠末期或胎盘剥离(包括流产及刮宫),接触Rh阳性的胎儿血液所需血量相对多(>0.5~1ml),此为初发免疫反应,产生抗体的速度慢(约经过8~9周),产生抗体的类型在早期为IgM抗体,此抗体不能通过胎盘,晚期可产生少量IgG抗体,但胎儿已经娩出;③母亲再次妊娠(与第一胎Rh血型相同),接触Rh阳性的胎儿血液所需血量相对少(0.05~0.1ml),此为次发免疫反应,产生抗体的速度快(几天),抗体的类型大量IgG抗体,该抗体通过胎盘引起胎儿溶血。但是既往输过Rh阳性血的Rh阴性母亲,其第一胎可发病。极少数Rh阴性母亲虽未接触过Rh阳性血,但其第一胎也发生Rh溶血病,这可能是由于Rh阴性孕妇的母亲为Rh阳性,其母怀孕时已使孕妇致敏,故其第一胎发病(外祖母学说)。即使抗原性最强的RhD血型不合者,也仅有1/20发病,这与母亲对胎儿红细胞Rh抗原的敏感性不同有关。

案例5-5

本病例患儿血型为A型RhD(+),母亲为O型RhD(+),存在血型不符是重要的发病原因。

【病理生理】　新生儿溶血病出现的病理生理改变如图5-1:

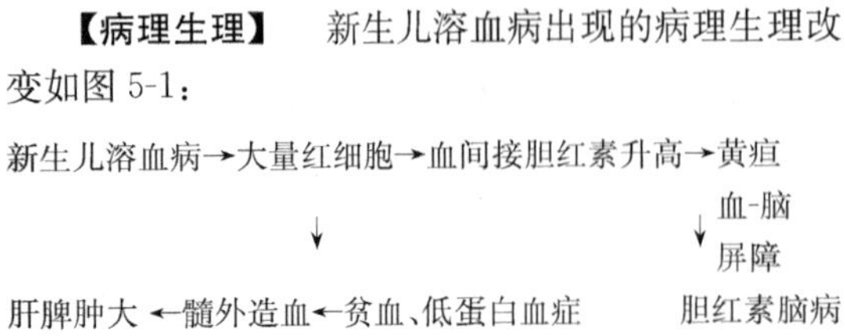

新生儿溶血病→大量红细胞→血间接胆红素升高→黄疸
↓（血间接胆红素升高）　↓血-脑屏障
肝脾肿大←髓外造血←贫血、低蛋白血症　胆红素脑病
↓　↓　↓
心力衰竭→全身水肿(胎儿水肿)　神经系统后遗症

图5-1　新生儿溶血病的病理生理改变

【临床表现】　症状轻重与溶血程度基本一致。总的来说,Rh溶血病症状重,ABO溶血病症状轻。

1. 胎儿水肿　这是最严重的临床表现。出生时已有重度贫血、贫血性心衰、全身水肿、胸腔、腹腔积液和肝脾肿大等,如不及时抢救,大多死亡,甚至死胎。

2. 黄疸　多数ABO溶血病在第2~3天出现,Rh溶血病患儿生后24小时内出现迅速加重的黄疸。黄疸出现愈早,进展愈快,病情就愈重。以未结合胆红素为主,但如溶血严重造成胆汁淤积,结合胆红素也可升高。

3. 贫血　程度与溶血程度有关。重症Rh溶血,生后即可有严重贫血或伴有心力衰竭。有的Rh溶血病,由于抗体持续存在,可于生后3~6周发生"晚期贫血"。

4. 肝脾大　贫血导致髓外造血所致。Rh溶血病患儿由于贫血重,因此肝脾增大多见,ABO溶血病患儿很少发生。

案例5-5

本例患儿在出生3天内出现进行性加重的黄疸,伴有贫血,查体可见反应欠佳,面部、躯干、四肢皮肤中度黄染,巩膜明显黄染,肝脾增大,伴贫血貌。

【并发症】　胆红素脑病(bilirubin encephalopathy),又称核黄疸,是新生溶血病最严重的并发症,早产儿更易发生。由于未结合胆红素透过血脑屏障,在脑组织聚集、结合、沉积,抑制神经细胞的线粒体酶活性,造成细胞能量代谢障碍,甚至造成神经细胞凋亡,产生中枢神经系统的异常表现,是新生儿溶血病最严重的并发症,早产儿更易发生。多于生后4~7天出现症状,临床将其分为4期。

1. 警告期　表现为嗜睡、反应低下、吮吸无力、拥抱反射减弱、肌张力减低等,偶有尖叫和呕吐。持续约12~24小时。

2. 痉挛期　出现抽搐、角弓反张和发热(多于抽搐同时发生)。轻者仅有双眼凝视,重者出现肌张力增高、呼吸暂停、双手紧握双臂伸直内旋,甚至角弓反张。此期约持续12~48小时。

3. 恢复期　吃奶及反应好转,抽搐次数减少,角弓反张逐渐消失,肌张力逐渐恢复。此期约持续2周。

4. 后遗症期　核黄疸四联症:①手足徐动:经常出现不自主、无目的和不协调的动作。②眼球运动障碍:眼球向上转动障碍,形成落日眼。③听觉障碍:耳聋,对高频音失听。④牙釉质发育不良:牙呈绿色或深褐色。此外,也可留有脑瘫、智能落后、抽搐、抬头无力和流涎等后遗症。

【实验室检查】

1. 母子血型检查　检查母子ABO和Rh血型,证实有否血型不合存在。

2. 检查有无溶血　是否存在"三低三高"现象,即三低:红细胞计数、血细胞比容、血红蛋白降低。三高:网织红细胞增高(>6%),血涂片有核红细胞增多(>10/100个白细胞),血清总胆红素和未结合胆红素明显增加。

3. 致敏红细胞和血型抗体测定

(1) 改良直接抗人球蛋白试验:用"最适稀释

笔记栏

度”的抗人球蛋白血清与充分洗涤后的受检红细胞盐水悬液混合，如有红细胞凝聚为阳性，表明红细胞已致敏。Rh溶血病其阳性率高而ABO溶血病阳性率低。该项为确诊实验。

(2) 抗体释放试验(antibody release test)：将患儿血中致敏红细胞通过加热，使血型抗体释放于释放液中，将与患儿相同血型的成人红细胞(ABO系统)或O型标准红细胞(Rh系统)加入释放液中致敏，再加入抗人球蛋白血清，如有红细胞凝聚为阳性。这不仅能检测致敏红细胞，还能检测血型抗体的类型，是确诊实验，Rh和ABO溶血病一般均为阳性。

(3) 游离抗体试验(free antibody test)：在患儿血清中加入与其相同血型的成人红细胞(ABO系统)或O型标准红细胞(Rh系统)致敏，再加入抗人球蛋白血清，如有红细胞凝聚为阳性。表明血清中存在游离的ABO或Rh血型抗体，并可能与红细胞结合引起溶血。此项实验有助于估计是否继续溶血及换血后的效果，但不是确诊试验。

案例 5-5

1. 血常规：Hb 115g/L；RBC 3.5×10^{12}/L；WBC 18.5×10^{9}/L；PLT 168×10^{9}/L；N 58%，L 42%，网织红细胞10%。

2. 肝功能：血清总胆红素220μmol/L；间接胆红素214μmol/L；GPT 42U/L；GGT 56U/L。

3. 血型：患儿为A型RhD(+)；患儿母亲为O型RhD(+)。

4. 抗人球蛋白试验(+)。

【诊断和鉴别诊断】 凡既往有不明原因的死胎、流产、新生儿重度黄疸史的孕妇及其丈夫均应进行ABO、Rh血型检查，不合者进行孕妇血清中抗体检测。孕妇血清中IgG抗A或抗B>1∶64，提示有可能发生ABO溶血病。Rh血型不合者，孕妇在妊娠16周时应检测血中Rh血型抗体作为基础值，以后每2～4周检测一次，当抗体效价上升，提示可能发生Rh溶血病。在孕28周后还应监测羊水中胆红素水平，以了解是否发病及其程度。

新生儿期根据母子血型不合、早期出现黄疸和进行性加重，改良Coombs和抗体释放试验中有一项阳性者即可确诊。

本病需与以下疾病鉴别。

1. 生理性黄疸　由于ABO溶血病可仅表现为黄疸，常与生理性黄疸混淆，可以根据血型不合、溶血三项试验来鉴别。

2. 新生儿贫血　双胞胎的胎—胎间输血，或胎—母间输血可引起新生儿贫血，但无黄疸、血型不合及溶血三项试验阳性。

3. 先天性肾病　有全身水肿、低蛋白血症和蛋白尿，但无病理性黄疸和肝脾大。

案例 5-5

1. 足月新生儿，第一胎，起病急，病程短。

2. 出生3天内出现进行性加重的黄疸，伴有贫血。

3. 查体：反应欠佳，面部、躯干、四肢皮肤中度黄染，巩膜明显黄染，肝脾增大，伴贫血貌。

4. 实验室检查：血红蛋白及红细胞减低，网织红细胞比值增高，母子血型不合。抗人球蛋白试验(+)。

临床诊断：新生儿溶血症(ABO血型不合)

【治疗】

1. 产前治疗　既往有输血、死胎、流产和分娩史的Rh阴性孕妇，本次妊娠Rh抗体效价逐渐升至1∶32或1∶64以上，用分光光度计测定羊水胆红素增高，且羊水L/S(磷脂酰胆碱/鞘磷脂)>2者，提示胎肺已成熟，可考虑提前分娩。对血Rh抗体效价明显增高，但又不宜提前分娩的孕妇，进行血浆置换，以换出抗体，减少胎儿溶血。对胎儿水肿或胎儿Hb<80g/L，而肺尚未成熟者，可直接将与孕妇血清不凝集的浓缩红细胞在B超下注入脐血管或胎儿腹腔内，以纠正贫血。孕妇于预产期前1～2周口服苯巴比妥，可诱导胎儿UDPGT产生增加，以减轻新生儿黄疸。

2. 新生儿治疗　重点是降低胆红素、防治胆红素脑病。

(1) 光照疗法(光疗)：是降低血清未结合胆红素简单而有效的方法。①原理与方法：未结合胆红素在光作用下，转变成水溶性的异构体，经胆汁和尿液排出。其中，波长425～475nm的蓝光最好。绿光(波长510～530nm)、日光灯和太阳光也有效。临床上主要的光疗设备有光疗箱、光疗灯和光疗毯等，光疗箱以单面光160W、双面光320W为宜，双面光优于单面光；上、下灯管距床面的距离分别为40cm和20cm；光照时，婴儿双眼用黑色眼罩保护，以免损伤视网膜，除会阴、肛门部用尿布遮盖外，其余均裸露，照射时间以不超过4天为宜。光疗主要作用于皮肤浅层组织，因此皮肤黄疸消退并不表明血清未结合胆红素正常。②副作用：光疗期间可出现发热、腹泻和皮疹，但无碍光疗；由于蓝光可分解体内核黄素，引起核黄素减少，降低红细胞谷胱苷肽还原酶活性而加重溶血，故光疗时应补充核黄素(光疗时每日3次，5mg/次；光疗后每日1次，连服3日)；光疗时可增加不显性失水，入液量要适当增加。当血清结合胆红素>68μmol/L(4mg/dl)，并且血清谷丙转氨酶和碱性磷酸酶增高时，光疗可使皮肤呈青铜色即青铜症，此时应停止光疗，青铜症可自行消退。③指征：a. 血清胆红素水平：足月儿>205μmol/L(12mg/dl)；LBW>170μmol/L(10mg/dl)；VLBW>102μmol/L(7mg/dl)；ELBW>85μmol/L(5mg/dl)(小早产儿易发生胆红素脑病)。b. 产前已诊断为新生儿溶血症者，出现黄疸即血清胆红素>85μmol/L (5mg/dl)。此外，有学者对VLBW生后进行预防性光疗3天取得良好疗效。

笔记栏

(2) 药物治疗：①供给白蛋白：输血浆每次 10～20ml/kg 或白蛋白 1g/kg，以增加其与未结合胆红素的联结，减少胆红素脑病的发生；②纠正代谢性酸中毒：应用 5%碳酸氢钠提高 pH，以利于未结合胆红素与白蛋白的联结；③肝酶诱导剂：能增加 UDPGT 的生成和肝脏摄取未结合胆红素的能力。常用苯巴比妥每日 5mg/kg，分 2～3 次口服，共 4～5 日，也可加用尼可刹米每日 100mg/kg，分 2～3 次口服，共4～5日；④静脉用免疫球蛋白：可阻断网状内皮系统 Fc 受体，抑制吞噬细胞破坏致敏红细胞，用法为 1g/kg，于 6～8 小时内静脉滴入，早期应用临床效果较好。

(3) 换血疗法(exchange transfusion)：具有下列条件之一者即应进行：①产前已明确诊断，出生时脐血总胆红素＞68μmol/L(4mg/dl)，血红蛋白低于 120g/L，伴水肿、肝脾大和心力衰竭者；②生后 12 小时内胆红素每小时上升＞12μmol/L(0.7mg/dl)者；③总胆红素已达到 342μmol/L(20mg/dl)者；④不论血清胆红素水平高低，已有胆红素脑病的早期表现者；⑤小早产儿、合并缺氧、酸中毒者或上一胎溶血严重者，应适当放宽指征。

其作用：换出抗体和致敏红细胞，减轻溶血；换出体内过高胆红素，防止胆红素脑病的发生；纠正贫血，防止心力衰竭。

Rh 溶血病应选用 Rh 系统与母亲同型、ABO 系统与患儿同型的血液，紧急或找不到血源时也可选用 O 型血；母 O 型、子 A 或 B 型的 ABO 溶血病，最好用 AB 型血浆和 O 型红细胞的混合血，也可用抗 A 或抗 B 效价不高的 O 型血或患儿同型血；有明显贫血和心力衰竭者，可用血浆减半的浓缩血。换血量一般为患儿血量的 2 倍(约 150～180ml/kg)，大约可换出 85%的致敏红细胞和 60%的胆红素及抗体。一般选用脐静脉或其他较大静脉进行换血，也可选用外周动、静脉进行同步换血。

(4) 一般治疗：防止低血糖、低体温，纠正缺氧、贫血、水肿和心力衰竭等。禁用磺胺异恶唑和磺胺苯吡唑等药物。

案例 5-5

1. 一般治疗：维持水电质平衡，避免高渗液体等。

2. 入蓝光箱，光疗。

3. 输人体白蛋白，1g/kg，每日 1 次；酶诱导剂：苯巴比妥 5mg/(kg·d)；大剂量丙种球蛋白治疗：首次 1g/kg，以后每次 400mg/kg，每日 1 次，共 2～4 次。

4. 必要时进行换血治疗。

【预防】 对 RhD 阴性妇女在流产或分娩 RhD 阳性胎儿后，72 小时肌内注射，抗 D 球蛋白 300μg，中和进入母血的 Rh 抗原。

(董文斌)

第 13 节 新生儿低钙血症

案例 5-6

患儿，男性，16 天，因反复抽搐 1 天，于 2005 年 1 月 19 日 9am 入院。

患儿系第 1 胎，第 1 产，胎龄 39 周，顺产儿，出生体重 2950g，生后哭声响亮，无窒息，1 分钟及 5 分钟 Apgar 评分均 10 分，因无母乳，喂以牛奶，无呛奶。自 1 天前突然出现面部及四肢抽搐，持续 1～2 分钟自行缓解，共发作 7～8 次，患儿无发热，发作间期吃奶可，在外肌内注射“鲁米那钠”1 次，效果不佳，今来诊。母孕后期有腓肠肌痉挛史，未服用过钙剂及各种鱼肝油制剂，家族中无癫痫及特殊疾病史及用药史。

体格检查：体温 36.7℃，脉搏 128 次/分，呼吸 44 次/分，体重 3.5kg，足月新生儿貌，反应好，面容无异常，面色略苍白，前囟 2cm×2cm，平坦，颈部无抵抗，双肺呼吸音清，未闻及干湿啰音，心音有力，心率 128 次/分，节律规整，腹部略膨隆，脐带已脱落，脐窝干燥，肠鸣音无异常，脊柱四肢无畸形，四肢肌肉张力略高，膝反射稍增强，踝阵挛阳性。

思考题：

1. 作为一个儿科医生，你首先应考虑做何诊断？

2. 在明确诊断之前，应做哪些实验室检查？

3. 如何明确诊断？如何给出处理建议？

新生儿低钙血症(neonatal hypocalcemia)是新生儿惊厥的常见原因之一，主要与暂时的生理性甲状旁腺功能低下有关。

【病因和发病机制】 妊娠晚期母血甲状旁腺激素(PTH)水平高；胎盘能主动向胎儿转运钙，分娩时脐血总钙和游离钙均高于母血水平(早产儿血钙水平低)，故胎儿通常血钙不低，造成胎儿及新生儿甲状旁腺功能暂时受到抑制，使新生儿 PTH 水平低，骨质中钙不能入血，外源性钙供给不足，导致低钙血症。

1. 早期低血钙　发生于生后 72 小时内，常见于早产儿、低出生体重儿、出生时新生儿评分低的小儿、IDM 及孕妇患妊娠高血压综合征所生婴儿。有难产、窒息、感染及产伤史者由于细胞被破坏，其中的磷与血钙结合所致也易发生低钙血症。

2. 晚期低血钙　指出生 72 小时后发生的低血钙，常发生于牛乳喂养的足月儿，主要是因为牛乳中磷含量高(900～1000mg/L，人乳 150mg/L)，钙：磷不适宜(1.35：1，人乳 2.25：1)，不利于钙的吸收，同时新生儿肾小球滤过率低，肾小管对磷再吸收能力强，导致血磷过高，血钙沉积于骨，发生低钙血症。

3. 其他　因碳酸氢钠等碱性药物可使血中游离钙降低，换血时抗凝剂枸橼酸钠可结合血中游离钙，

笔记栏

故二者均可使血中游离钙降低。若低血钙持续时间长或反复出现，应注意有无下述疾病。

(1) 母甲状旁腺功能亢进：多见于母亲甲状旁腺瘤。由于母血(PTH)水平持续增高，孕妇和胎儿高血钙，使胎儿甲状旁腺被严重抑制，从而生后发生顽固而持久的低钙血症，血磷一般高于 2.6mmol/L (8.0mg/dl)，可伴发低镁血症，应用钙剂可使抽搐缓解，疗程常需持续数周之久。

(2) 暂时性先天性特发性甲状旁腺功能不全：是良性自限性疾病，母亲甲状旁腺功能正常，除用钙剂治疗外，还须用适量的维生素 D 治疗数月。

(3) 先天性永久性甲状旁腺功能不全：系由于新生儿甲状旁腺先天缺如或发育不全所致，为 X 连锁隐性遗传。具有持久的甲状旁腺功能低下和高磷酸盐血症。如合并胸腺缺如免疫缺陷、小颌畸形和主动脉弓异常，称为DiGeorge综合征。

案例 5-6

1. 患儿为新生儿，牛奶喂养。

2. 母孕后期有腓肠肌痉挛史，未服用过钙剂及各种鱼肝油制剂。

【临床表现】 症状多出现于生后 5～10 天，表现轻重不一。主要是神经、肌肉的兴奋性增高，表现为烦躁不安、肌肉抽动及震颤，可有惊跳及惊厥等，手足搐搦和喉痉挛少见。抽搐发作时常伴有呼吸暂停和发绀；发作间期一般情况良好，但肌张力稍高，腱反射增强，踝阵挛可呈阳性。早产儿生后 3 天内易出现血钙降低，通常无明显体征，可能与其发育不完善、血浆蛋白低下和酸中毒时血清游离钙相对较高等有关。

案例 5-6

1. 无热惊厥，发作频繁。

2. 一般情况好，肌张力略高，膝反射增强，踝阵挛阳性。

【辅助检查】 血清总钙＜1.75mmol/L(7mg/dl)，血清游离钙＜0.9mmol/L(3.5mg/dl)，血清磷常＞2.6mmol/L(8mg/dl)，碱性磷酸酶多正常。必要时还应检测母血钙、磷和 PTH 水平。心电图可见 Q—T 间期延长(早产儿＞0.2 秒，足月儿＞0.19 秒)提示低钙血症。

案例 5-6

1. 血电解质：Na^+ 142mmol/L，K^+ 5.4mmol/L，Cl^- 98mmol/L，Ca^{2+} 1.52mmol/L，P 2.9mmol/L，Mg^{2+} 1.0mmol/L，血糖 3.6mmol/L。

2. 心电图：Q—T 间期 0.22 秒。

3. 头颅 CT：脑实质未见异常，中线位置无偏移，无颅内出血。

【治疗】

1. 抗惊厥　钙剂对低钙惊厥疗效明显，惊厥发作时应立即静脉推注 10%葡萄糖酸钙 2ml/(kg·次)，以 5%葡萄糖液稀释 1 倍后静脉缓慢推注，其速度为 1ml/min。必要时可间隔 6～8 小时再给药 1 次。每日最大剂量为 6ml/kg(每日最大元素钙量 50～60mg/kg；10%葡萄糖酸钙含元素钙量为 9mg/ml)。因血钙浓度升高可抑制窦房结引起心动过缓，甚至心脏停搏，故静脉推注时应保持心率＞80 次/分。同时应避免药液外溢至血管外引起组织坏死。若症状在短期内不能缓解，应同时给予镇静剂。惊厥停止后可口服葡萄糖酸钙或氯化钙 1～2g/d 维持治疗。病程长者可口服钙盐 2～4 周，以维持血钙在 2～2.3mmol/L (8.0～9.0mg/dl)为宜。

2. 补充镁剂　使用钙剂后，惊厥仍不能控制，应检查血镁。若血镁＜1.2mEq/L(1.4mg/dl)，可深部肌内注射 25%硫酸镁，按 0.4ml/(kg·次)。

3. 减少肠道磷吸收　可服用 10%氢氧化铝 3～6ml/次，因为氢氧化铝可结合牛乳中的磷，从而减少磷在肠道的吸收。

4. 调节饮食　因母乳中钙磷比例适当，利于肠道钙的吸收，故应尽量母乳喂养或应用钙磷比例适当的婴儿配方乳。

5. 甲状旁腺功能不全者需长期口服钙剂，同时给予维生素 D10 000～25 000IU/d 或二氢速变固醇 0.05～0.1mg/d 或 $1,25(OH)_2D_3$ 0.25～0.5μg/d。治疗过程中应定期监测血钙水平，调整维生素 D 的剂量。

案例 5-6

处方及医生指导

1. 去除病因：停牛奶喂养改为婴儿配方奶喂养。

2. 10%葡萄糖酸钙液 6ml 用 5%葡萄糖液稀释 1 倍静脉缓慢推注。补充维生素 D 制剂。

3. 苯巴比妥钠(鲁米那钠)或 10%水合氯醛镇静。

(王永芹　李加芬)

第 14 节　新生儿低血糖症与高血糖症

一、新生儿低血糖症

案例 5-7

患儿，男性，36 小时，因嗜睡、哭声弱 1 天，于 2005 年 2 月 26 日 9am 入院。

患儿系第 2 胎，第 1 产，胎龄 38 周，行剖宫产娩出，出生体重 3950g，生后哭声响亮，无窒息，1 分钟及 5 分钟 Apgar 评分均 10 分，未开奶，喂以清水，有时呕吐，吐出少量黏液，无呛咳。

笔记栏

自1天前嗜睡、哭声低，不吃，有时伴下颌抖动，尿量少，无抽搐，在外未行处理，今来诊。母孕后期患有糖尿病，无用药史。

体格检查：体温35.7℃，脉搏140次/分，呼吸56次/分，体重3.8kg，嗜睡，面容无异常，反应欠佳，哭声稍弱，面色略苍白，前囟1.5cm×1.5cm，平坦，颈部无抵抗，双肺呼吸音清，未闻及干湿啰音，心音欠有力，心率140次/分，节律规整，腹部略膨隆，脐带未脱落，无渗血，肠鸣音无异常，脊柱四肢无畸形，觅食反射、吸吮反射、握持反射、拥抱反射均减弱。

思考题：

1. 作为一个儿科医生，你首先应考虑做何诊断？

2. 在明确诊断之前，应做哪些实验室检查？

3. 如何给出处理建议？

新生儿低血糖症（neonatal hypoglycemia）是指全血葡萄糖测定低于2.2mmol/L（40mg/dl），不论胎龄及日龄大小。多见于早产儿及小于胎龄儿。低血糖症可分为暂时性和持续性。

【病因及发病机制】 新生儿低血糖症的病因很多，可大致概括以下4类：

1. 肝糖原贮存不足　因肝糖原贮存主要在妊娠后期并取决于宫内营养，因此，胎龄小的早产儿、小于胎龄儿和双胎中体重轻者肝糖原贮存少，如生后不及时进糖水或奶，容易发生低血糖。

2. 葡萄糖消耗增加　如寒冷、创伤、窒息缺氧、酸中毒、呼吸窘迫综合征、败血症等严重疾病均可使代谢增加，消耗葡萄糖增加，加之进奶差，容易并发低血糖症。

3. 胰岛素分泌过多　①糖尿病母婴因母体高血糖致胎儿胰岛细胞代偿增生，生后胰岛素水平高，母亲血糖供给中断，如延迟开奶易发生低血糖。②严重溶血病患儿，由于溶血红细胞破坏释放谷胱甘肽，引起胰岛素分泌较多，故易出现低血糖。③突然停止长期高张葡萄糖静脉补液，胰岛素分泌处于亢进状态。④胰岛细胞增生、胰岛细胞腺瘤、Beckwith综合征等。⑤亮氨酸敏感的新生儿进食含有亮氨酸蛋白质饮食后（如牛乳、人乳），亮氨酸及其代谢产物可刺激其胰岛素分泌增加，引起低血糖。

4. 遗传代谢性病　半乳糖血症、糖原累积病、先天性果糖不耐受症、枫糖尿病；中链酰基辅酶A脱氢酶缺乏等常出现低血糖症。

5. 内分泌疾病　先天性肾上腺皮质增生症、胰高血糖素缺乏、生长激素缺乏等。

此外尚有一些找不出明确原因者，称为特发性低血糖。

案例5-7

1. 患儿母亲有糖尿病。

2. 患儿生后未及时开奶。

笔记栏

【临床表现】 多数患儿并无临床症状；一般症状出现在生后几小时至1周内，多见于生后24～72小时。母患糖尿病的小儿生后几小时即可出现。多表现为：反应差及嗜睡、不吃、震颤、阵发性青紫、呼吸暂停或呼吸增快，哭声减弱或音调变高、肌张力低下、眼球不正常转动、惊厥，也可出现面色苍白、多汗、体温不升、心动过速，哭闹等。

案例5-7

1. 嗜睡、哭声低，不吃，有时伴下颌抖动，尿量少，无抽搐。

2. 体温35.7℃，脉搏140次/分，呼吸56次/分，对刺激反应差，哭声稍弱，面色略苍白，心率140次/分，觅食反射、吸吮反射、握持反射、拥抱反射均减弱。

【辅助检查】 高危儿生后应常规监测血糖。试纸法可用于筛查及监测，确诊需依据化学法，最好用葡萄糖氧化酶法测定血清葡萄糖含量。采血后应立即测定，以免因在室温中放置过久，红细胞糖酵解增加，使血糖下降。持续性低血糖者应查找病因作相应检查。

案例5-7

1. 血常规：Hb 158g/L，RBC 5.6×10^{12}/L，WBC16.3×10^{9}/L，N66%，L32%，PLT195×10^{9}/L。

2. 血Na^{+} 140mmol/L，K^{+} 5.4mmol/L，Cl^{-} 100mmol/L，Ca^{2+} 2.52mmol/L，P 2.1mmol/L，Mg^{2+} 1.0mmol/L，血糖1.51mmol/L。

3. 头颅CT：中线位置无偏移，无颅内出血。

【治疗】 因发病越早、血糖越低，持续时间越长，越易造成中枢神经系统损害，导致脑性瘫痪、智能不全，故应及时治疗。

1. 纠正低血糖　①有症状者应立即推入10%葡萄糖液1～2ml/kg，然后静脉持续滴入5%～10%葡萄糖液，速度为6～8mg/(kg·min)，根据血糖调整输糖速度。如持续性低血糖或输糖仍不能维持正常血糖水平者，则应加用氢化可的松或ACTH，可持续数日至1周。②血糖低而无症状者喂糖水，然后再复查，仍低者可按低血糖处理。③持续性低血糖者可加用胰高血糖素。④高胰岛素血症者可用二氮嗪，及时使血糖稳定在正常值以上。⑤如血糖已上升至正常水平仍有惊厥，则应测血钙、血镁，神志仍昏迷者应作腰椎穿刺除外颅内感染。

2. 调整饮食　对半乳糖血症病儿，应完全停止乳类食品，代以不含乳糖的饮食。对亮氨酸敏感的小儿，应限制蛋白质，因大多数蛋白质饮食均含此必需氨基酸。对糖原代谢病小儿应昼夜喂奶。对先天性果糖不耐受症小儿应限制蔗糖和水果汁。

3. 有遗传代谢性疾病或其他原因者应采取相应治疗。

案例 5-7

处方及医生指导

1. 10%葡萄糖 6ml 静脉缓慢注射，然后给予10%葡萄糖静脉点滴，速度为 6～8mg/(kg·min)。

2. 加强母乳喂养。

二、新生儿高血糖症

新生儿全血血糖>7.0mmol/L(125mg/dl)，称为新生儿高血糖(neonatal hyperglycemia)。

【病因和发病机制】 应激是新生儿高血糖的常见原因。窒息、寒冷或败血症可引起儿茶酚胺、皮质醇、酸碱状况等发生改变，而影响胰高血糖素、糖异生及胰岛素反应改变导致高血糖，内毒素也可直接影响胰岛素反应引起高血糖。多为一过性。

1. 医源性　输注高浓度的葡萄糖或脂肪乳，可引起高血糖。但新生儿对葡萄糖耐受个体差异很大，胎龄越小、体重越轻、对糖的耐受越差，极低体重儿即使输糖速率在 4～6mg/(kg·min)时亦易发生高血糖，

2. 药物　氨茶碱能引起 cAMP 浓度升高，因此激活肝葡萄糖输出。

3. 新生儿糖尿病　十分罕见，可以是：①暂时性(持续3～4 周)；②暂时性以后复发；③永久性糖尿病，约 1/3 患儿有糖尿病家族史，多见于小于胎龄(SGA)儿。

【临床表现】 轻者可无症状；血糖增高显著者表现为脱水、多尿、体重下降，早产儿可因高渗血症致脑室内出血。新生儿糖尿病可出现尿糖阳性、尿酮体阴性或阳性。

【治疗】 减慢葡萄糖输注速率，极低体重儿用5%的葡萄糖；治疗原发病、纠正脱水及水电解质紊乱；高血糖不易控制者可给胰岛素每小时 0.05～0.1U/kg 输注，但应密切监测血糖，以防低血糖发生，血糖正常后停用。

(王永芹)

第 15 节　新生儿缺氧缺血性脑病

案例 5-8

患儿，男性，2 天，因嗜睡 2 天，抽风 3 次，于 2006 年 2 月 13 日 9am 入院。患儿系第 1 胎，第 1 产，胎龄 39 周，因胎儿宫内窘迫，行人工破膜，产钳助产娩出，脐带绕颈 2 周，羊水Ⅲ°污染，出生体重 3750g，生后 1 分钟 Apgar 评分 2 分，生后给予清理呼吸道、吸氧、胸外心脏按压等处理，5 分钟评分 5 分，20 分钟 7 分，母乳喂养，吃奶差，反应差，嗜睡，哭声低，抽风3次，表现为双目凝视，双上肢抖动，持续 1～3 分钟，在外给予肌内注射“鲁米那钠”1 次，效果不佳，今来诊。

体格检查：体温 36.5℃，脉搏 90 次/分，呼吸 48 次/分，体重 3.6kg。足月新生儿貌，嗜睡，反应差，哭声无力，呼吸不规则，皮肤苍白，前囟 1.5cm×1.5cm，饱满，双瞳孔等大，直径约 2mm，颈部无抵抗，双肺呼吸音清，未闻及干湿啰音，心音有力，心率 90 次/分，节律规整，腹部略膨隆，脐带未脱落，肠鸣音无异常，脊柱四肢无畸形，四肢肌张力减低，拥抱反射、吸吮反射减弱，Babinski 征(+)。

思考题：

1. 作为一个儿科医生，你首先应考虑做何诊断？

2. 在明确诊断之前，应做哪些实验室检查？

3. 如何明确诊断？如何给出处理建议？

新生儿缺氧缺血性脑病(neonatal hypoxic-ischemic encephalopathy，NHIE)是指围生期窒息导致脑的缺氧缺血性损害，临床出现一系列脑病的表现。新生儿缺氧缺血性脑病是新生儿死亡和导致神经系统后遗症的重要原因之一。足月儿新生儿缺氧缺血性脑病的病理和临床表现与早产儿不同，诊断标准也应有所区别，目前尚无早产儿新生儿缺氧缺血性脑病的诊断标准。

【病因与病理】

1. 缺氧是发病的核心，围生期窒息是引起新生儿缺氧缺血性脑病的主要原因，出生后严重心肺病变和贫血也可导致新生儿缺氧缺血性脑病。

2. 病理学改变除了与神经元本身的易损性(vulnerability)有关之外，还与缺氧缺血的严重程度、持续时间及胎龄密切相关。海马、脑干、丘脑、基底核和小脑的神经元特别易损。在缺氧缺血的早期可发生弥漫性脑水肿，一般在 36～72 小时达高峰。足月儿易发生大脑皮质局灶性或多灶性神经元坏死和矢状旁区损伤，继而发生脑萎缩。早产儿则易发生脑室周围白质软化和脑室内出血。脑干损伤则多见于足月儿严重而又急起的缺氧缺血。

案例 5-8

1. 有宫内窘迫，羊水Ⅲ°污染，脐带绕颈 2 周，生后有窒息(重度)。

【发病机制】

1. 脑血流改变　严重缺氧时，机体很快发生潜水反射，体内血液重新分布，即减少肺、肾、消化道和皮肤的血流以保证心、脑和肾上腺等重要脏器的血液供应。当严重缺氧持续存在，机体失代偿时脑血流最终将因心功能受损而锐减，出现脑内分流，使有限的血液首先保证代谢最旺盛的部位，如海马、脑干、丘脑、基底核和小脑这些部位的血供，大脑半球血流减少。如缺氧为急性完全性，则上述代偿机制无效，脑损伤易发生在海马、脑干、丘脑、基底核和小脑等代谢最旺

盛的部位。缺氧缺血导致的酸中毒和低灌注压可使脑血管的自主调节功能障碍，形成压力被动性脑血流，此时，轻微的血压波动即会直接影响到脑组织的末梢血管的灌注，容易导致血管破裂而发生颅内出血及缺血性脑损伤。早产儿脑血流自主调节的范围较小，因此较易发生颅内出血。

2. 脑组织代谢改变　葡萄糖是脑组织能量的主要来源，但脑组织中储存的葡萄糖十分有限，因此，脑组织对缺氧缺血十分敏感。缺氧时脑组织的无氧酵解增加，组织中乳酸堆积、ATP 产生减少，细胞膜上钠-钾泵、钙泵功能不足，使 Na^{+}、水进入到细胞内，造成细胞毒性脑水肿；Ca^{2+} 通道开启异常，大量 Ca^{2+} 进入细胞内，引起细胞膜发生脂质过氧化，破坏脑细胞膜的完整性及通透性；缺血再灌注时产生大量氧自由基、兴奋性氨基酸积聚。最终导致脑细胞发生水肿(edema)、凋亡(apoptosis)和坏死(necrosis)。

【临床表现】 临床症状体征主要表现为意识障碍、肌张力及原始反射改变、惊厥、脑水肿颅内高压等神经系统症状。惊厥常发生在出生 24 小时内，脑水肿颅内高压在 24～72 小时内最明显。根据临床表现可分为轻、中、重度(表 5-7)。

表 5-7　HIE 临床分度

	轻度	中度	重度
意识	过度兴奋	嗜睡、迟钝	昏迷
肌张力	正常或稍增加	减低	松软或间歇性伸肌张力增高
拥抱反射	稍活跃	减弱	消失
吸吮反射	正常	减弱	消失
惊厥	无	常有	多见，频繁发作
中枢性呼吸衰竭	无	无或轻	常有
瞳孔改变	无	常缩小，对光反射迟钝	不对称或扩大
前囟张力	正常	正常或稍饱满	饱满、紧张
病程	症状在72小时内消失	症状在 7～14 天(多一周内)消失。	症状可持续数周。病死率高
预后	预后好	可能有后遗症	存活者多有后遗症

案例 5-8

1. 吃奶差，反应差，嗜睡，哭声低，抽风 3 次。

2. 嗜睡，对刺激反应欠佳，哭声无力，呼吸不规则，皮肤苍白，前囟饱满，双瞳孔等大，直径约 2mm，心率 90 次/min，四肢肌张力略低，拥抱反射、吸吮反射减弱。

【辅助检查】

1. 实验室检查　血清肌酸激酶同功酶(creatine kinase，CK-BB)主要存在于脑和神经组织中，其正常值<10U/L。脑组织受损时 CK-BB 值升高。神经元特异性烯醇化酶(neuron-specific enolase，NSE)正常值<6μg/L，主要存在于神经元和神经内分泌细胞中，HIE 时血浆中此酶活性升高。

2. 颅脑影像学检查　B 超显示病变主要为缺血性脑水肿所引起的改变，对脑室及其周围出血有较高的特异性。头颅 CT 可见脑室变窄，双侧大脑半球呈局灶性或弥漫性低密度影，双侧基底核和丘脑呈对称性密度增高等影像变化。有病变者 3～4 周时宜复查。磁共振成像(MRI)对 HIE 病变性质与程度评价方面优于 CT，有条件时可进行检查。常规采用信号弥散 MRI 成像(DWI)，所需时间短，更敏感，病灶在生后第 1 天即可显示为高信号。

案例 5-8

头颅 CT：脑实质内见广泛片状低密度影，CT 值<18Hu(图 5-2)。

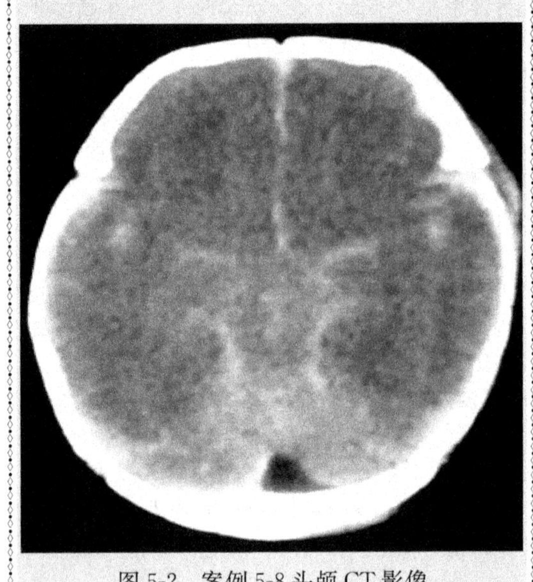

图 5-2　案例 5-8 头颅 CT 影像

【诊断与鉴别诊断】 主要根据病史和临床表现进行诊断。鉴别诊断需排除宫内感染、先天性神经、呼吸、循环、肌肉等系统疾病，产伤及母亲产前使用麻醉、镇静、止痛剂等可影响 Apgar 评分的情况。需同时具备以下 4 条者可确诊，第 4 条暂时不能确定者可作为拟诊病例。本诊断标准仅适用于足月儿。

1. 有明确的可导致胎儿宫内窒息的异常产科病史，以及严重的胎儿宫内窘迫表现(胎心<100 次，持续 5 分钟以上，和(或)羊水Ⅲ°污染)。

2. 出生时有重度窒息，指 Apgar 评分 1 分钟≤3 分，并延续至 5 分钟时仍≤5 分；或者出生时脐动脉血气 pH≤7.00。

3. 出生后 24 小时内出现神经系统表现，如意识改变(过度兴奋、嗜睡、昏迷)，肌张力改变(增高或减弱)，原始反射异常(吸吮、拥抱反射减弱或消失)，惊厥，脑干症状、体征(呼吸节律改变、瞳孔改变、对光反应迟钝或消失)和前囟张力增高。

4. 排除低钙血症、低血糖症、感染、产伤和颅内出血等为主要原因引起的抽搐，以及遗传代谢性疾病和其他先天性疾病所引起的神经系统疾患。

案例 5-8

1. 患儿出生前有宫内窘迫，羊水Ⅲ°污染，脐带绕颈2周。生后有重度窒息史。

2. 吃奶差，反应差，嗜睡，哭声低，抽风3次。

3. 嗜睡，对刺激反应欠佳，哭声无力，呼吸不规则，皮肤苍白，前囟饱满，双瞳孔等大，心率90次/分，四肢肌张力略低，拥抱反射、吸吮反射减弱。

4. 头颅CT：脑实质内见广泛片状低密度影，CT值<18Hu。

临床诊断：新生儿缺氧缺血性脑病

【治疗】 治疗原则为早治、足够疗程、综合措施、周密计划和树立信心。

1. 支持疗法　①维持良好通气换气功能，保持PaO_2>7.98～10.64kPa(60～80mmHg)，$PaCO_2$<5.32kPa(40mmHg)。②维持良好循环功能，使心率和血压保持在正常范围，以保证各脏器的血液灌注。可用多巴胺，以每分钟2.5～5μg/kg速度用静脉输液泵注射，也可同时加用多巴酚丁胺。③维持血糖在正常高值(5mmol/L)，以保持神经细胞代谢所需能源。

2. 控制惊厥　首选苯巴比妥，负荷量15～20mg/kg，缓慢静注，若不能控制惊厥，1小时后再加用10mg/kg。12～24小时后给维持量，每日3～5mg/kg。顽固性抽搐者加用安定，每次0.1～0.3mg/kg静脉滴注。或加用水合氯醛50mg/kg灌肠。

3. 降低颅内压　首选呋噻米。呋噻米每次1mg/kg，静注，2～6次/日。严重者可用20%甘露醇溶液，宜小量，每次0.25～0.5g/kg，静注，每4～6小时1次，连用3～5天。糖皮质激素一般不主张使用。控制输液量及输液速度，每日液体总量不超过60～80ml/kg，速度每小时3ml/kg。

4. 新生儿期后的干预　对HIE的新生儿及早进行智能与体能的康复训练有利于促进脑功能的恢复和减少后遗症。

案例 5-8

处方及医生指导

1. 维持良好通气，维持良好循环功能，维持血糖在正常高值。

2. 鲁米那钠控制惊厥。

3. 速尿、20%甘露醇溶液降颅压。

4. 新生儿期后的干预。

【预后】 本病预后主要与病情严重程度、就诊时间早晚、抢救是否正确及时有关。病情严重、惊厥、意识障碍、脑干症状持续时间超过7天，血清CK-BB、脑电图和MRI持续异常者预后差。幸存者常留有运动和智力障碍、癫痫等后遗症。

【预防】 积极推广新法复苏，做好围生期保健，防止围生期窒息。

(王永芹　李加芬)

第16节　新生儿颅内出血

案例 5-9

患儿，男性，3天，因反复抽风1天，于2005年9月26日11am入院。患儿系第1胎，第1产，胎龄39周，因患儿母亲子宫收缩乏力行胎头吸引助产，出生体重3900g，生后1分钟Apgar评分7分，5分钟评10分，哭声发直，母乳喂养，吃奶少。自1天前出现反复抽风，表现为双目凝视，四肢抖动，持续数秒至数分钟，共发作5余次，拒奶，无发热，在外未行处理，今来诊。

体格检查：体温36.5℃，脉搏140次/分，呼吸52次/分，体重3.8kg。足月新生儿貌，反应差，哭声发直，呼吸不规则，深浅不一，面部及巩膜轻度黄染，面色苍白，前囟1.5cm×1.5cm，饱满，左顶部有1约4cm×4cm大小的囊性包块，触之有波动感，颈部略抵抗，双肺呼吸音稍粗，未闻及干湿啰音，心音有力，心率140次/分，节律规整，腹部略膨隆，脐带未脱落，肠鸣音无异常，脊柱四肢无畸形，握持反射、吸吮反射均未引出，拥抱反射未引出。

思考题：

1. 作为一个儿科医生，你首先应考虑做何诊断？

2. 在明确诊断之前，应做哪些实验室检查？

3. 如何明确诊断？如何给出处理建议？

新生儿颅内出血(intracranial hemorrhage of the newborn)是新生儿期严重的脑损伤，早产儿多见，死亡率高，严重者常留有神经系统后遗症。

【病因与发病机制】

1. 早产　尤其是胎龄32周以下的早产儿，在脑室周围的室管膜下及小脑软脑膜下的颗粒层均存在胚胎生发基质(germinal matrix，GM)。这是由胚胎神经元、神经胶质细胞和未成熟的毛细血管网组成的胶冻状组织。GM的血管网供血源自大脑前动脉、中动脉和颈内动脉，其血管壁只有一层不规则的内皮细胞，缺少胶原和弹力纤维支撑，管壁外与脑室周围组

笔记栏

织也无直接支撑结构。这些血管壁的内皮细胞富含线粒体，耗氧量大，对缺氧十分敏感。GM层的小静脉系统呈"U"字形回路汇于大脑Galen静脉，由于这种走向使得血流明显变慢，容易发生梗死。小静脉栓塞后使毛细血管压力增高，血管破裂造成出血。因此，GM层的血管易受到缺氧、血压波动等因素的损伤。出血在脑室和脑室周围室管膜下GM层开始，向中脑导水管、小脑延髓池和蛛网膜下腔扩散，向外可扩散到脑室周围的白质。凝血造成中脑导水管、正中孔和侧孔的阻塞并影响蛛网膜颗粒吸收脑脊液的功能，在数日内即可形成梗阻性脑积水。脑室周围白质损伤后发生局灶性的坏死导致脑室周围白质软化。32周以后GM逐渐退化，成熟的神经细胞向大脑皮质移行，血管网则发育成为毛细血管。

2. 血流动力学异常　窒息缺氧导致的高碳酸血症和休克时可损害脑血流的自主调节功能，使其变为"压力被动循环"(pressure passive circulatory)模式，此时压力的波动可直接作用于末端毛细血管，使其破裂而出血。低氧和高碳酸症可引起脑血管扩张，静脉淤滞，压力增高而引起栓塞和出血。另外，当新生儿存在动脉导管未闭、先天性心脏病、气胸、严重酸中毒等情况时，或者在治疗过程中快速扩容、吸痰、机械呼吸时吸气峰压过高或呼气末压过高、出现人机对抗等各种原因均可引起血压大幅度波动均可造成毛细血管破裂而导致出血。

3. 外伤　主要为产伤所致。如胎位不正、胎儿过大、产程过短(全程少于3小时)或过长(全程长于24小时)，以及不适当的助产(使用高位产钳，胎头吸引器等)等机械性损伤可使天幕、大脑镰撕裂和脑表浅静脉破裂而导致硬膜下出血。其他如使用面罩加压给氧、头皮静脉穿刺、气管插管等操作时头部过分受压也可致颅内出血。

4. 其他　新生儿患有维生素K缺乏或其他出血性疾病；母亲患原发性血小板减少性紫癜或孕期使用苯妥英钠、苯巴比妥、利福平等药物的新生儿；脑血管畸形；不适当地输入高渗溶液(碳酸氢钠、葡萄糖酸钙、甘露醇等)均可导致血管破裂。

案例 5-9

因患儿母亲子宫收缩乏力行胎头吸引助产。

【临床表现】　新生儿颅内出血的临床表现主要与出血部位和出血量有关，轻者可无症状，大量出血者可在短期内死亡。非特异性表现有低体温、无其他原因可解释的贫血与黄疸、频繁呼吸暂停，严重时可发生失血性休克。神经系统表现有：①颅内压力增高征：前囟隆起，血压增高，抽搐，角弓反张，脑性尖叫；②呼吸不规则；③神志改变：早期可激惹与抑制交替出现，严重者昏迷；④眼征：凝视、斜视、眼球震颤等；⑤瞳孔不等大和对光反应消失；⑥拥抱反射(Moro reflex)减弱或消失。出血主要分为以下5种临床类型：

1. 脑室周围-脑室内出血(periventricular-intraventricular hemorrhage，PVH-IVH)　多见于胎龄小于32周、体重低于1500g的早产儿，胎龄越小、体重越低发病率越高。大多在出生后72小时内发病，常表现为呼吸暂停、嗜睡、肌张力低下和拥抱反射消失。室管膜下出血发生越早，危害越大。根据头颅B超或CT检查可分为4级：Ⅰ级：室管膜下出血；Ⅱ级：脑室内出血但无脑室扩大；Ⅲ级：脑室内出血伴脑室扩大；Ⅳ级：脑室内出血伴脑实质出血。

2. 小脑出血(intracerebellar hemorrhage，ICH)　小脑软脑膜下和小脑叶也存在GM层，因此出血多见于32周以下、体重低于1500g的早产儿。出血分为原发性小脑出血、脑室和蛛网膜下腔等其他部位的出血扩散至小脑、静脉梗塞和外伤所致的小脑或血管撕裂等。神经症状主要表现为脑干症状，如频繁呼吸暂停和呼吸不规则、心动过缓、眼球偏斜、面瘫、间歇性肢体张力增高、角弓反张等。预后较差，严重患儿需及时手术清除积血才能存活。

3. 原发性蛛网膜下腔出血(primary subarachnoid hemorrhage，SAH)　出血部位在蛛网膜下腔内，不包括硬膜下、脑室内和小脑等部位的出血蔓延至蛛网膜下腔的出血。SAH与缺氧、酸中毒和产伤有关，多见于早产儿。出血原因多为缺氧引起毛细血管内血液外渗，故大多数出血量少。少量SAH可无临床症状，预后良好。重症患儿表现为生后第2天出现抽搐，发作间歇期情况良好。出血严重者表现为反复惊厥、昏迷、肌张力低下和中枢性呼吸衰竭，可于短期内死亡。腰穿可见到血性脑脊液，无血凝块形成。大量出血可影响脑脊液吸收导致脑积水。

4. 脑实质出血(intraparenchymal hemorrhage，IPH)　多见于足月儿。为小静脉栓塞后使毛细血管压力增高而导致破裂而出血。如出血部位在脑干，早期可发生瞳孔变化、呼吸不规则和心动过缓等，前囟张力可不高。主要后遗症为脑瘫、癫痫和精神发育迟缓。由于支配下肢的神经传导束邻近侧脑室，向外依次为躯干、上肢、面部神经的传导束，因此下肢运动障碍较多见。出血部位可液化形成囊肿，如囊肿与脑室相通称之为脑穿通性囊肿(porencephalic cysts)。

5. 硬膜下出血(subdural hemorrhage，SDH)　多见于巨大儿、胎位异常、难产或产钳助产者。因机械性损伤使上矢状窦附近的大脑镰或小脑幕撕裂，静脉窦和大脑表浅静脉破裂引起的出血。出血轻者可无症状，一般在出生24小时后出现惊厥、偏瘫和斜视等神经系统症状。严重者可在出生后数小时内死亡。存活者数月后可发生硬脑膜下积液。

案例 5-9

1. 哭声发直，拒奶。反复抽风。双目凝视，四肢抖动，持续数秒至数分钟，共发作5余次，无发热。

2. 反应差，哭声发直，呼吸不规则，面部及巩膜轻度黄染，前囟饱满，左顶部有1约4cm×4cm大小的囊性包块，触之有波动感，颈部略抵抗，握持反射、吸吮反射均未引出，拥抱反射未引出。

笔记栏

【诊断】

1. 了解妊娠史、胎儿成熟状况、分娩史、缺氧及复苏经过等诱因。

2. 了解临床症状和体征，尤其是详细检查神经系统体征。

3. 头颅 B 超、CT 或 MRI 等影像学检查，了解出血部位与程度。B 超对 PVH-IVH 诊断十分灵敏，CT 和 MRI 对蛛网膜下腔、小脑和脑干部位的出血较敏感。

4. 腰穿脑脊液检查可有压力升高，镜下可见皱缩红细胞，蛋白含量明显升高。但少量蛛网膜下腔出血和脑实质部位出血脑脊液可无异常发现。

案例 5-9

1. 3 天足月新生儿。

2. 反复抽风 1 天。有胎头吸引史，出生时轻度窒息。

3. 体格检查：体温 36.5℃，足月儿貌，反应差，哭声发直，呼吸不规则，深浅不一，前囟饱满，左顶部有一约 4cm×4cm 大小的囊性包块，颈部略抵抗，握持反射、吸吮反射未引出，拥抱反射未引出。

4. 辅助检查：血总胆红素 196.32μmmol/L，直接胆红素 18.10μmmol/L，间接胆红素 178.22μmmol/L，头颅 CT 示左顶部头皮血肿，硬膜下出血，血清钙、镁不低。

临床诊断：头颅血肿；硬膜下出血。

【治疗】

1. 支持疗法　保暖，保持患儿安静，维持血压，保证热量供给，注意液体平衡，纠正酸中毒。

2. 止血　可选择使用新鲜冰冻血浆，每次10ml/kg，维生素 K_1、酚磺乙胺[止血敏(ethanlsyate)]和立止血(reptilase)等。

3. 对症治疗　有惊厥时可用苯巴比妥钠和地西泮等抗惊厥药。有脑水肿和颅内压增高症状者可选用呋噻米、白蛋白与地塞米松等抗脑水肿药。贫血、休克时输洗涤红细胞和新鲜冰冻血浆。

4. 外科处理　足月儿有症状的硬膜下出血可用腰穿针从前囟边缘进针吸出积血。脑积水早期有症状者可作侧脑室置管引流，进行性加重者可行脑室-腹腔分流。

案例 5-9

处方及医生指导

1. 保暖，保持患儿安静保证热量及液体供给。

2. 维生素 K_1 静脉注射，止血敏静脉点滴。

3. 鲁米那钠控制惊厥。

4. 先用呋塞米，后用甘露醇降低颅内压。

【预后】　主要与出血部位、范围及严重程度相关。如出血在脑干、脑实质、小脑幕或大脑镰撕裂引起的出血则死亡率高。IVH 的早产儿约 10%～15%发生脑积水，其中大约 65%可停止或消失。IVH 伴有脑实质出血或明显 PVL 者预后较差，幸存者可留下脑瘫、癫痫、智力低下、视力与听力损害等神经系统后遗症。

【预防】

(1) 做好孕妇保健工作，实行产前监护减少早产，提高产科技术，做好窒息复苏及转运各环节工作。对患有出血性疾病的孕妇及时给予治疗。

(2) 及时处理新生儿疾病，预防围生期窒息，纠正异常凝血状况。

(3) 保护脑血流自动调节功能，防止血压过大波动，避免快速大量输液，纠正酸碱失衡，慎用高渗液体。

(4) 孕妇产前给予倍他米松(betamethasone)有助于预防 IVH 和 PVL。

(王永芹　季加芬)

第 17 节　新生儿寒冷损伤综合征

案例 5-10

患儿，男性，5 天，因拒奶、哭声低弱、口吐泡沫、全身凉 1 天，于 2005 年 12 月 18 日 3pm 收入院。系第 1 胎，第 1 产，胎龄 33^{+1} 周，因胎膜早破，经阴道分娩，出生体重 2050g，哭声可，生后 1 分钟 Apgar 评分 8 分(皮肤颜色和肌张力各减 1 分)，5 分钟 Apgar 评分 10 分，生后 20 小时排胎便，尚未排尽，给予配方奶喂养，吃奶较少。生后 3 天出院，患儿家里室温 15℃。自 1 天前出现拒奶，哭声弱，口吐泡沫，反应差，全身发凉，小便量少，未予诊治，今来我院。

体格检查：体温 34℃，脉搏 92 次/分，呼吸 60 次/分，体重 1.9kg。早产儿貌，对刺激反应差，哭声弱，呼吸略表浅，口周青紫，双小腿、大腿外侧及臀部皮肤硬肿，呈暗紫色，四肢末端青紫，发凉，前囟 1.5cm×1.5cm，平坦，颈软，双肺呼吸音粗，可闻及少许细湿啰音，心率 92 次/分，律齐，心音低钝，腹软，肝脾未触及，脊柱四肢无畸形，四肢活动少。

思考题：

1. 作为一个儿科医生，你首先应考虑做何诊断？

2. 在明确诊断之前，应做哪些实验室检查？

3. 如何明确诊断？如何给出处理建议？

新生儿寒冷损伤综合征(neonatal cold injury syndrome)简称新生儿冷伤，因多有皮肤硬肿，亦称新生儿硬肿症(sclerema neonatorun)。是由于寒冷或(和)多种疾病所致。主要表现低体温和皮肤硬肿，重症可发生多脏器损害。

【病因和病理生理】

1. 寒冷和保温不足　新生儿尤其是早产儿，发生低体温和皮肤硬肿的原因是 ①体温调节中枢不成熟。

笔记栏

环境温度低时，其增加产热和减少散热的调节功能差，使体温降低。②失热多，新生儿体表面积相对较大，皮下脂肪少，皮肤薄，血管丰富，易于失热。寒冷时散热增加，导致低体温。③储存热量少。新生儿躯体小，总液体含量少，体内储存热量少，对失热的耐受能力差，寒冷时即使有少量热量丢失，体温便可降低。④代偿能力差。新生儿由于缺乏寒战反应，寒冷时主要靠棕色脂肪(brown fat)代偿产热，但其代偿能力有限；早产儿由于其储存少(胎龄越小储存越少)，代偿产热能力更差；因此，寒冷时易出现低体温。棕色脂肪分布在颈、肩胛间、腋下、中心动脉、肾和肾上腺周围。新生儿由于腋窝部皮下含有较多棕色脂肪，寒冷时氧化产热，使局部温度升高，此时腋温高于或等于肛温(核心温度)。正常状态下，棕色脂肪不产热，$T_{A\text{-}R}<0℃$；重症新生儿冷伤，因棕色脂肪耗尽，故$T_{A\text{-}R}$也$<0℃$；新生儿冷伤初期，棕色脂肪代偿产热增加，则$T_{A\text{-}R}>0℃$。因此，腋温-肛温差($T_{A\text{-}R}$)可作为判断棕色脂肪产热状态的指标。⑤皮下脂肪易凝固。新生儿皮下脂肪中饱和脂肪酸含量高，由于其熔点高，低体温时易于凝固，出现皮肤硬肿。

2. 某些疾病　严重感染、缺氧、心力衰竭和休克等使能源物质消耗增加、热卡摄入不足，加之缺氧又使能源、物质的氧化产能发生障碍，故产热能力不足，即使在正常散热的条件下，也可出现低体温和皮肤硬肿。严重的颅脑疾病也可抑制尚未成熟的体温调节中枢，其调节功能进一步降低，使散热大于产热，出现低体温，甚至皮肤硬肿。

3. 多器官功能损害　低体温及皮肤硬肿，可使局部血液循环淤滞，引起缺氧和代谢性酸中毒，导致皮肤毛细血管壁通透性增加，出现水肿。如低体温持续存在和(或)硬肿面积扩大，缺氧和代谢性酸中毒进一步加重，可引起多器官功能损害。

案例 5-10

该患儿为早产儿，出生体重低；家里室温低，保暖不好；患儿吃奶少，热量供给不足；同时患有肺炎。

【临床表现】　主要发生在冬、春寒冷季节或重症感染时。多侵犯生后1周内的婴儿，尤其是早产儿。低体温、皮肤硬肿和多器官功能损害是本病的主要表现。

1. 一般表现　反应低下，吮乳差或拒乳、哭声低弱或不哭，活动减少，也可出现呼吸暂停等。

2. 低体温　新生儿低体温指体温<35℃。轻症为30～35℃，；重症<30℃，可出现四肢甚或全身冰冷。低体温时常伴有心率减慢。

3. 皮肤硬肿　包括皮脂硬化和水肿两种病变。皮脂硬化处皮肤紧贴皮下组织，不易捏起和推动，按之似橡皮样感，呈暗红色或青紫色。伴水肿者有指压凹陷。硬肿常呈对称性，其发生顺序依次为：下肢→臀部→面颊→上肢→全身。硬肿面积可按头颈部20%、双上肢18%、前胸及腹部14%、背部及腰骶部14%、臀部8%及双下肢26%计算。严重硬肿可妨碍关节活动，胸部受累可致呼吸困难。

4. 多器官功能损害　重症可出现休克、DIC、急性肾功能衰竭和肺出血等多器官衰竭。

案例 5-10

1. 拒奶，哭声弱，口吐泡沫，反应差，全身发凉，小便量少。

2. 查体：体温34℃，脉搏92次/分，呼吸60次/分，体重1.9kg。早产儿貌，对刺激反应差，哭声弱，呼吸略表浅，口周青紫，双小腿、大腿外侧及臀部皮肤硬肿，呈暗紫色，四肢末端青紫，发凉。双肺可闻及少许细湿啰音，心率92次/分，律齐，心音低钝，四肢活动少。

【辅助检查】　根据病情需要，检测血常规、动脉血气和血电解质、血糖、尿素氮、肌酐、DIC筛查试验。必要时可做ECG及胸片等。

案例 5-10

1. 血常规：WBC 12.8×10^9/L；RBC 4.8×10^{12}/L；Hb 165g/L，PLT72 $\times10^9$/L；L56.3%；N38.1%。

2. 电解质：Na^+ 128mmol/L，K^+ 4.3mmol/L，HCO_3^- 18mmol/L；血糖：2.8mmol/L；肾功：BUN 6.8mmol/L。

3. 胸片：双肺纹理增粗，有小点片状阴影。

【诊断】　在寒冷季节，环境温度低和保暖不当，或严重感染、窒息、早产、产伤等史；有体温降低，皮肤硬肿，即可诊断。临床依据体温及皮肤硬肿范围分为：轻度：体温<35℃、皮肤硬肿范围<20%；中度：体温<35℃、皮肤硬肿范围20%～50%；重度：体温<30℃、皮肤硬肿范围>50%，常伴有器官功能障碍。

案例 5-10

1. 患儿为5天新生儿；系33^{+1}周早产，生后吃奶少，患儿环境温度低。

2. 拒奶、哭声低弱、口吐泡沫、全身凉1天。

3. 早产儿貌，对刺激反应差，哭声弱，呼吸略表浅，口周青紫，双小腿、大腿外侧及臀部皮肤硬肿，呈暗紫色，四肢末端青紫，发凉，双肺可闻及细湿啰音，心率92次/分，律齐，心音低钝。

4. 双肺有点片状阴影。

诊断：新生儿寒冷损伤综合征；新生儿肺炎。

【鉴别诊断】　应与新生儿水肿和新生儿皮下坏疽相鉴别。

1. 新生儿水肿　①局限性水肿：常发生于女婴会阴部，数日内可自愈。②早产儿水肿：下肢常见凹陷性水肿，有时延及手背、眼睑或头皮，大多数可自行消退。③新生儿Rh溶血病或先天性肾病：水肿较严重，并有其各自的临床特点。

笔记栏

2. 新生儿皮下坏疽　常由金黄色葡萄球菌感染所致。多见于寒冷季节。有难产或产钳分娩史。常发生于身体受压部位(枕、背、臀部等)或受损(如产钳)部位。表现为局部皮肤变硬、略肿、发红、边界不清楚并迅速蔓延,病变中央初期较硬以后软化,先呈暗红色以后变为黑色,重者可有出血和溃疡形成,亦可融合成大片坏疽。

【治疗】

1. 复温　目的是在体内产热不足的情况下。通过提高环境温度(减少失热或外加热),以恢复和保持正常体温。

(1) 若肛温>30℃,$T_{A-R}>0$,提示体温虽低,但棕色脂肪产热较好,此时可通过减少散热,使体温回升。将患儿置于已预热至中性温度的暖箱中,一般在6~12小时内可恢复正常体温。

(2) 当肛温<30℃时,多数患儿$T_{A-R}<0$,提示体温很低,棕色脂肪被耗尽,虽少数患儿$T_{A-R}\geqslant 0$,但体温过低,靠棕色脂肪自身产热难以恢复正常体温,且易造成多器官损害,所以只要肛温<30℃,一般均应将患儿置于箱温比肛温高1~2℃的暖箱中进行外加温。每小时提高箱温0.5~1℃(箱温不超过34℃),在12~24小时内恢复正常体温。然后根据患儿体温调整暖箱温度。在肛温>30℃,$T_{A-R}<0$时,仍提示棕色脂肪不产热,故此时也应采用外加温使体温回升。

若无上述条件,也可采用温水浴、热水袋、火炕、电热毯或母亲将患儿抱在怀中等加热方法。

2. 热量和液体补充　供给充足的热量有助于复温和维持正常体温。热量供给从每日210kJ/kg(50kcal/kg)开始,逐渐增加至每日419~502kJ/kg(100~120kcal/kg)。喂养困难者可给予部分或完全静脉营养。液体量按0.24ml/kJ(1ml/kcal)计算,有明显心、肾功能损害者,应严格控制输液速度及液体入量。

3. 控制感染　根据血培养和药敏结果应用抗生素。

4. 纠正器官功能紊乱　对心力衰竭、休克、凝血障碍、弥散性血管内凝血、肾功能衰竭和肺出血等,应给以相应治疗。

案例 5-10

处方及医生指导

1. 将患儿放入33℃的暖箱中复温,使患儿体温在6~12小时恢复。

2. 供给热量及液体量,吸氧。

3. 选用哌拉西林、阿莫西林或第三代头孢菌素控制感染。

4. 可选用肝素抗凝治疗。

【预防】　①做好围生期保健和宣传。避免早产、产伤和窒息等,及时治疗诱发冷伤的各种疾病。②尽早开始喂养,保证充足的热量供应。③注意保暖,产房温度不宜低于24℃,生后应立即擦干皮肤,用预热的被毯包裹。小早产儿生后应一直在暖箱中保温,箱温为中性温度,待体重>1800g或室温下体温稳定时,可放置于婴儿床中。在转院过程中应注意保暖。

(王永芹)

第18节　新生儿败血症

案例 5-11

患儿,女性,3天,因反应差、拒奶2天,加重1天,于2006年2月2日11am入院。系第1胎,第1产,胎龄39周,因其母产前两天发热,有胎膜早破,羊水Ⅲ°污染,出生体重3500g,出生时无窒息,生后母乳喂养,自2天前出现拒奶,反应差,哭声弱,嗜睡,无明显发热,近1天来病情加重,不哭,不动,四肢末梢发凉,在外未予以任何药物治疗,今来我院就诊。

体格检查:体温35.2℃,脉搏156次/分,呼吸66次/分,体重3.3kg。足月新生儿貌,对刺激反应差,哭声弱,全身皮肤黄染,面色发灰,前囟1.5cm×1.5cm,平坦,颈软,口周紫绀,双肺呼吸音粗,闻及少许中小水泡音,心率156次/分,律齐,心音略低钝,腹软,脐带未脱落,干燥,肝肋下3cm,质软,脾未触及,四肢末梢发凉,肌张力减低,觅食反射、吸吮反射未引出,拥抱反射减弱。

思考题:

1. 作为一个儿科医生,你首先应考虑做何诊断?

2. 在明确诊断之前,应做哪些实验室检查?

3. 如何明确诊断?如何给出处理建议?

新生儿败血症(neonatal septicemia)是指病原体侵入新生儿血循环,并在其中生长、繁殖、产生毒素而造成的全身性炎症反应。常见病原体为细菌,但也可为真菌、病毒或原虫等其他病原体。本节主要阐述细菌性败血症(bacterial sepsis)。尽管医学和抗生素发展迅速,但新生儿败血症的发病率和病死率仍居高不下,其发生率占活产儿的0.1%~1%,出生体重越轻,发病越高,极低出生体重儿可达16.4%。病死率13%~50%。本病早期诊断困难,易误诊。处理不及时,可导致败血症休克(septic shock)和多器官功能不全(multiple organ dysfunction syndrome,MODS)。

【病因和发病机制】　病原菌因不同地区和年代而异,我国一直以金黄色葡萄球菌最常见,其次是大肠杆菌。近年来随着NICU的发展,静脉留置针、呼吸机和广谱抗生素的广泛应用,以及极低出生体重儿存活率的提高等原因,使机会致病菌(表皮葡萄球菌、铜绿假单胞菌、克雷伯氏杆菌、肠杆菌、变形杆菌、沙雷菌、微球菌等)、厌氧菌(脆弱类杆菌、产气荚膜梭菌)以及耐药菌株所致的感染有增加趋势。空肠弯曲菌、幽门螺杆菌等已成为新的致病菌。B族溶血性链球菌(group B streptococcus,GBS)和李斯特菌为欧美等发达

笔记栏

国家新生儿感染常见的致病菌，但国内极为少见。

1. 非特异性免疫功能 ①屏障功能差，皮肤角质层薄、黏膜柔嫩、脐残端未完全闭合；胃液酸度低、胆酸少，杀菌力弱，加上肠黏膜通透性大；血脑屏障功能差；以上这些因素均有利于细菌进入。②淋巴结发育不全，缺乏吞噬细菌的过滤作用，不能将感染局限在局部淋巴结。③经典补体途径及替代补体途径的部分成分（C3、C5、调理素等）含量低，胎龄越小越低，机体对细菌抗原的调理作用差。④中性粒细胞储备少，趋化性和黏附性低，备解素、纤维结合蛋白、溶菌酶含量低，吞噬和杀菌能力不足。⑤单核细胞产生粒细胞-集落刺激因子（G-CSF）、白细胞介素 8（IL-8）等细胞因子的能力低下，早产儿更甚。

2. 特异性免疫功能 ①新生儿体内 IgG 主要来自母体，胎龄越小，其含量越低；②IgM 和 IgA 分子量较大，不能通过胎盘，新生儿体内含量很低，因此 IgM 缺乏易感染革兰阴性菌，IgA 缺乏易患消化道及呼吸道感染；③T 细胞不能产生足量的细胞因子，对外来特异性抗原的应答差；④巨噬细胞、自然杀伤细胞活性低。

案例 5-11

患儿为新生儿，患儿母亲产前有感染史；羊水Ⅲ°污染。

【临床表现】

（1）根据败血症发病时间的早晚可分为早发型和晚发型。

1）早发型在出生后 7 天内起病，感染发生在出生前或出生时，病原菌以大肠杆菌等 G^- 杆菌为主，多系统受累、病情凶险、病死率高。

2）晚发型在出生 7 天后起病，感染发生在出生时或出生后，病原体以葡萄球菌、机会致病菌或医源性感染为主，常有脐炎、肺炎等局部感染病灶，病死率较早发型低。

（2）新生儿败血症的早期症状常不典型，早产儿尤其如此。表现为进奶量减少、溢乳、嗜睡或烦躁不安、哭声低、发热或体温不升、不吃、不动、不哭、反应低下、面色苍白或灰暗、精神萎靡、嗜睡、体重不增等症状。出现以下表现时，常提示败血症：①黄疸：有时可为败血症的唯一表现。表现为生理性黄疸消退延迟、黄疸迅速加深或黄疸退而复现，无法用其他原因解释。②肝脾肿大：出现较晚，一般为轻至中度肿大。③出血倾向：皮肤黏膜瘀点、瘀斑、紫癜、针眼处流血不止、呕血、便血、肺出血、严重时发生 DIC。④休克：面色苍灰，皮肤出现大理石样花纹，血压下降，尿少或无尿。⑤其他：呼吸窘迫或呼吸暂停、呕吐、腹胀、中毒型肠麻痹。⑥可合并脑膜炎、坏死性小肠结肠炎、肺炎、化脓性关节炎和骨髓炎等。

案例 5-11

1. 患儿拒奶，反应差，哭声弱，嗜睡，无明显发热，不哭，不动，四肢末梢发凉。

2. 体温 35.2℃，脉搏 156 次/分，呼吸 66 次/分，体重 3.3kg。反应差，哭声弱，全身皮肤黄染，面色发灰，口周紫绀，双肺可闻及少许中小水泡音，心率 156 次/分，心音略低钝，肝肋下 3cm，四肢末梢发凉，肌张力减低，觅食反射、吸吮反射未引出，拥抱反射减弱。

【辅助检查】

1. 周围血象 白细胞总数＜5.0×10^9/L 或＞20×10^9/L，中性粒细胞中杆状核细胞所占比例＞0.2、出现中毒颗粒或空泡，或血小板计数＜100×10^9/L 有诊断价值。

2. 细菌培养 ①血培养：应在使用抗生素之前取血作血培养，同时作 L 型细菌和厌氧菌培养可提高阳性率。②脑脊液培养：败血症可合并化脓性脑膜炎，故做腰穿者均应作脑脊液培养。③尿培养：最好从耻骨上膀胱穿刺留取标本，以免污染。④其他：胃液、外耳道分泌物、咽拭子、皮肤拭子、脐残端、肺泡灌洗液等均可作细菌培养，若培养出的细菌与血培养一致则意义更大。因新生儿抵抗力低下，故即使血中培养出机会致病菌也应予以重视，阴性结果不能排除败血症。

3. 直接涂片找细菌 肝素血离心后吸取白细胞层涂片找细菌；脑脊液直接涂片找细菌意义大。

4. 急相蛋白 C 反应蛋白（C-reactive protein，CRP）、触珠蛋白（Hp）、α_1 酸性糖蛋白（α_1－AGP）、α_1-抗胰蛋白酶（α_1-AT）等在急性感染早期即可增加。CRP 最灵敏，细菌感染后 6～8 小时即上升，最高可达正常值（＜8mg/L）的数百倍以上，当感染被控制后短期内即可下降，因此有助于早期诊断及疗效观察和预后判断。

5. 鲎试验 用于检测血和体液中细菌内毒素，阳性提示有 G^- 细菌感染。

6. 病原菌抗原检测 采用对流免疫电泳（countercurrent immuno-electrophoresis，CIE）、酶联免疫吸附试验（enzyme-linked immunosorbent assay，ELISA）、乳胶颗粒凝集（latex agglutination，LA）等方法用于血、脑脊液和尿中致病菌抗原检测。

7. 基因诊断 方法应用质粒（plasmid）分析、限制性内切酶分析（restriction endonuclease analysis，REA）、核酸杂交（nucleic acid hybridization）、聚合酶链式反应（polymerase chain reaction，PCR）等方法用于鉴别病原菌的生物型和血清型，有利于寻找感染源。

案例 5-11

1. 血常规 WBC 20.8×10^9/L；RBC 4.8×10^{12}/L；PLT110×10^9/L；N 89.8%；L 10.2%，部分中性粒细胞胞质中有中毒颗粒。

2. 肝功能 总胆红素 265μmol/L，直接胆红素 22μmol/L，间接胆红素 243μmol/L。

3. C 反应蛋白 阳性。

4. 血培养 有大肠杆菌生长。

5. 胸片 双肺可见小斑片状影。

笔记栏

【诊断】 对7天以内发病者应详细询问有无胎膜早破、产程延长、羊水混浊发臭、胎儿窘迫、新生儿窒息、母有发热等病史。对所有患儿应仔细检查全身有无局部感染表现，有无红臀、脐炎、有无皮肤或黏膜损伤史。有上述病史的新生儿，一旦出现反应差、不吃、不哭、体温异常无法解释时，均应做血培养和外周血象检查，如出现黄疸或黄疸迅速加重、肝脾肿大，则败血症更有可能。

案例 5-11

1. 3天新生儿。其母产前有感染史，羊水Ⅲ°污染。

2. 拒奶，反应差，哭声弱，嗜睡，不哭，不动，四肢末梢发凉。

3. 体格检查　体温35.2℃，反应差，哭声弱，全身皮肤黄染，面色发灰，前囟平坦，口周紫绀，双肺可闻及少许中小水泡音，心音略低钝，四肢末梢发凉，肌张力减低，觅食反射、吸吮反射未引出，拥抱反射减弱。

4. 血常规 WBC 升高，分类中性粒细胞为主，胞浆中有中毒颗粒；C反应蛋白阳性；血培养有大肠杆菌生长。胸片示：双肺可见小斑片状影。

临床诊断：新生儿败血症；新生儿肺炎。

【治疗】

1. 抗生素治疗用药原则　①早用药：对临床拟诊败血症的新生儿，不必等血培养结果即应使用抗生素。②合理用药、联合用药：病原菌未明确前可结合当地菌种流行病学特点和耐药菌株情况选择两种抗生素联合使用；明确病原菌后改用药敏试验敏感的抗菌药；对临床疗效满意、药敏不敏感者也可暂不换药。③静脉给药。④疗程足：血培养阴性者经抗生素治疗病情好转时应继续治疗5～7天；血培养阳性者至少需10～14天；有并发症者应治疗3周以上。⑤注重药物毒副作用：1周以内的新生儿尤其是早产儿，因肝肾功能不成熟，给药次数宜减少，每12～24小时给药1次，1周后每8～12小时给药1次；氨基糖甙类抗生素因可能产生耳毒性不宜使用。

2. 处理严重并发症　①及时纠正休克：输新鲜血浆或全血，多巴胺和多巴酚丁胺。②纠正酸中毒和低氧血症。③积极处理脑水肿和DIC。

3. 清除感染灶　局部有脐炎、皮肤感染灶、黏膜溃烂或其他部位化脓病灶时，应及时予以相应处理。

4. 支持疗法　注意保温，供给足够热卡和液体。

5. 免疫疗法　静脉免疫球蛋白每日300～500mg/kg，3～5日；对重症患儿可行交换输血；中性粒细胞明显减少尤其是骨髓中中性粒细胞储存库衰竭患儿可输中性粒细胞。

案例 5-11

处方及医生指导

1. 可先选用哌拉西林或头孢呋辛或头孢噻肟钠或头孢曲松。然后根据药物敏感试验选用敏感药物。用药10～14天。

2. 吸氧、保暖、供给足够热量及液体、纠正酸中毒等。

3. 可给与静脉免疫球蛋白。蓝光照射。

（王永芹　季加芬）

第19节　新生儿破伤风

案例 5-12

患儿，女性，7天，因吃奶差2天，抽风1天，于2004年3月2日11am入院。系第2胎，第2产，足月，因急产在外行旧法接生，未去医院重新处理脐带，也未注射破伤风抗毒素。出生体重不详，出生时无明显窒息，生后给予母乳喂养，自2天前出现哭闹，张口困难，吃奶差，1天前开始出现抽风，表现为双手紧握拳，上肢屈曲发硬，下肢伸直，意识清醒，有时伴有面色发青，持续约半分钟到3分钟不等，自行缓解，共发作12次，无发热，无恶心、呕吐，在外未予以任何治疗，今来我院就诊。

体格检查：体温37.4℃，脉搏136次/分，呼吸48次/分，体重3.5kg。足月新生儿貌，反应差，全身皮肤略黄染，前囟1.5cm×1.5cm，平坦，苦笑面容，牙关紧闭，刺激后伴有全身抽动，呈角弓反张状，口周无发绀，双肺呼吸音粗，闻及少许痰鸣音，心率136次/分，律齐，心音有力，腹软，脐带未脱落，有脓性分泌物，肝脾未扪及，四肢肌张力高，拥抱反射亢进。

思考题：

1. 你首先应考虑做何诊断？

2. 如何明确诊断？如何给出处理建议？

新生儿破伤风(neonatal tetanus)是由破伤风梭状芽孢杆菌侵入脐部而引起的急性感染性疾病，主要表现为牙关紧闭和全身肌肉强直性痉挛，病死率高。一般在出生后7天左右发病，故俗称“七日风”、“锁口风”。随着我国城乡新法接生技术的推广和医疗水平的提高，本病发病率已明显降低。

【病因和发病机制】 破伤风杆菌为革兰阳性厌氧菌，其芽孢抵抗力强，普通消毒剂无效。本菌广泛分布于土壤、尘埃和人畜粪便中。当用该菌污染的未消毒的器械断脐或包扎时破伤风杆菌即进入脐部，包扎引起的缺氧环境更有利于破伤风杆菌繁殖并产生破伤风痉挛毒素，此毒素沿神经干、淋巴液等传至脊髓和脑干，与中枢神经组织中的神经节苷脂结合，使它不能释放抑制性神经介质(甘氨酸、氨基丁酸)，引起全身肌肉强烈持续收缩。活动越频繁的肌群，越先受累，故咀嚼肌抽搐使牙关紧闭，面肌痉挛而呈苦笑面容，腹背肌痉挛因后者较强，故呈角弓反张。此毒素亦可兴奋交感

笔记栏

神经,导致心动过速、血压升高、多汗等。

案例 5-12

患儿为旧法接生,脐带消毒不严格;生后未注射破伤风抗毒素。

【临床表现】 潜伏期3～14天,多为4～7天,此期越短、病情越重、预后越差。早期仅有哭闹和吃奶困难,此时用压舌板检查口腔时,愈用力张口愈困难,称为“锁口”,此点有助于本病诊断。逐渐出现张口困难、奶头无法放入口中,进一步发展为牙关紧闭、“苦笑”面容、阵发性全身肌肉强直性痉挛和角弓反张,呼吸肌和喉肌痉挛可引起青紫、窒息。痉挛发作时患儿神志清楚,早期多无发热,轻微刺激可诱发痉挛发作。经合理治疗1～4周后痉挛逐渐减轻,发作间隔时间延长,能吮乳,完全恢复约需2～3个月。病程中常并发肺炎和败血症。

案例 5-12

1. 患儿先出现哭闹,张口困难,吃奶差,然后出现抽风,表现为双手紧握拳,上肢屈曲发硬,下肢伸直,意识清醒,有时伴有面色发青,持续约半分钟到2～3分钟不等,自行缓解,共发作12次,无发热。

2. 反应差,苦笑面容,牙关紧闭,刺激后伴有全身抽动,呈角弓反张状,口周无紫绀,双肺呼吸音粗,闻及少许痰鸣音,脐带未脱落,有脓性分泌物,肝脾未触及,四肢肌张力高,拥抱反射亢进。

【治疗】

1. 护理　患儿宜置于安静而避光的环境中,尽量减少刺激以免痉挛的发作。病初应禁食,待痉挛减轻后试用胃管喂养。脐部用3%过氧化氢或1∶4000高锰酸钾清洗,涂抹碘酒、75%乙醇溶液。

2. 中和毒素　破伤风抗毒素(tetanus antitoxin,TAT)只能中和游离破伤风毒素,愈早用愈好。TAT 1～2万U肌注或静脉滴注,另取3000U作脐周注射,用前须做皮肤过敏试验,皮试阳性者需用脱敏疗法注射。也可用破伤风免疫球蛋白(tetanus immune globulin,TIG)500U肌注。TIG半衰期较TAT长,且不会发生过敏反应,不必做过敏试验。

3. 止痉　①地西泮(安定):为首选药,每次0.3～0.5mg/kg,缓慢静脉注射,4～8小时1次,痉挛好转后再由胃管给药,可每次0.5～1mg/kg,必要时可加大至2mg/kg。口服安定的半衰期长达10余小时至3天。用药期间注意观察呼吸、肌张力,防止药物副作用。②苯巴比妥钠:在安定使用过程中仍有痉挛者加用,首次负荷量为15～20mg/kg,静脉注射,维持量为每日5mg/kg,分为4～8小时1次,肌注或静脉注射。③10%水合氯醛:一般作为发作时的临时用药。剂量每次0.5ml/kg,胃管注入或灌肠。

4. 抗生素　用于杀灭破伤风梭状芽孢杆菌。青霉素每日20万U/kg,或头孢菌素、甲硝唑静脉滴注,用7～10天。

案例 5-12

处方及医生指导

1. 护理营养:保持室内安静,避光,禁止不必要刺激,吸氧,及时吸痰,静脉供给营养。

2. 破伤风抗毒素皮试,破伤风抗毒素2万U静脉点滴。3000U作脐周封闭。破伤风免疫球蛋白500U肌内注射。

3. 地西泮1.5mg静脉缓慢注射,6小时1次。

4. 青霉素30万U肌内注射,每天2次,共10天。

5. 3%过氧化氢溶液清洗脐部,并涂以2%碘酒。

【预防】 做好新法接生完全可预防本病的发生。一旦接生时未能严格消毒,需在24小时内将患儿残留脐带剪去一段,重新结扎,用上法重新消毒脐带,同时肌注TAT 1500～3000U,或肌注TIG 75～250U。

第20节　新生儿呕吐

呕吐是新生儿期的常见症状,呕吐是由消化道及其他有关的一些脏器、器官借一系列复杂的神经反射来完成的。它也是消化功能紊乱或消化道梗阻的主要表现。初生新生儿,尤其早产儿的食管下端括约肌发育不够成熟、胃容量小、胃呈水平位,幽门括约肌发育较好而贲门括约肌发育较差,排空时间延迟以及肠道自主神经调节功能低下等特点都使其容易发生呕吐。呕吐物易导致小儿窒息,甚至死亡,因此早期诊断、及时处理甚为重要。

【病因和临床表现】 新生儿呕吐的原因主要有以下几类。

1. 胃黏膜受刺激所致的呕吐　新生儿出生时所吞咽的羊水、产道血液等刺激胃黏膜可引起呕吐,常在生后第一天尚未进食时即发生,开乳后加重,为非喷射性呕吐,呕吐物为泡沫样或咖啡色液体,多于生后1～2天内将吞入液体吐净后呕吐即消失。严重者用1%碳酸氢钠溶液洗胃1～2次即可痊愈。新生儿出血症、应激性溃疡等所致胃内出血时也常以呕吐为首发症状。

2. 胃食管反流(gastroesophageal reflux GER)是新生儿呕吐最常见的原因,上海曾报道54例新生儿检测出胃食管反流阳性者35例(64.8%),其中早产儿的阳性率为80.0%,足月儿为51.7%,主要与食管下端括约肌抗反流机制发育不成熟有关。新生儿GER的主要症状是呕吐,多数在生后一周内出现,常在小儿喂乳后平卧时引起溢乳或非喷射性呕吐,呕吐物为乳汁;当并发反流性食管炎时,呕吐物可带血;部分患儿可无呕吐表现而出现呼吸暂停、心动加速、反复吸入、发育迟缓等,甚至猝死。采取半卧位其右侧卧位即不吐,生后1～2月可痊愈。

3. 幽门痉挛　由于幽门神经、肌肉功能暂时性失调所致，不伴有解剖学异常。多在生后一周内发病；呕吐呈喷射性，但常表现为间歇性；呕吐物为乳汁，有少量乳凝块，但无胆汁。以1∶1000阿托品治疗有效。

4. 感染　胃肠道感染（如感染性腹泻、坏死性小肠结肠炎等）或其他感染（如败血症、脑膜炎、肝炎、上感、肺炎及尿路感染等）均可引起呕吐。这类患儿往往有食欲减退和其他症状，但呕吐也可是感染的唯一症状（如尿路感染）。

5. 先天性代谢缺陷　患儿除呕吐外常伴有其他症状，如氨基酸代谢障碍常有神经症状，排泄物有特殊气味；糖代谢障碍常有黄疸、肝脾大、腹泻等；肾上腺皮质增生症有性征异常、皮肤色泽加深等。

6. 外科疾病　引起新生儿呕吐的外科疾病主要有食管闭锁、肥厚性幽门狭窄、肠闭锁、肠旋转不全、环状胰、胎粪性腹膜炎、先天性巨结肠和肛门直肠闭锁等。

【诊断】

1. 病史

(1) 呕吐出现时间：①生后1～2天内出现者应考虑咽下综合征、消化道畸形、消化道出血或缺氧缺血性脑病、颅内出血引起的颅内压增高等，每次进食时均发生呕吐、咳嗽、青紫，应考虑食管闭锁；②3～7天出现的呕吐可由幽门痉挛、胎粪排出延迟、喂养不当和各种感染引起，但应排除消化道畸形（如肠旋转不全、巨结肠等）引起的不完全梗阻；③7天以上者多考虑与感染、喂养不当等有关，但肥厚性幽门狭窄等肠道畸形仍属可能。

(2) 呕吐物性状：吐出物为原乳者提示病变在食管；吐乳凝块者提示病变在幽门、十二指肠上端；含胆汁者应除外十二指肠壶腹以下的肠道畸形；贫血者应考虑新生儿出血症、胃食道反流和食管裂孔疝等情况。

(3) 呕吐的特点：奶后立即呕吐者可能为胃食管反流、贲门痉挛、喂养方式不当等情况；奶后半小时以上呕吐可能为幽门痉挛、感染或肠道畸形等所致。呕吐呈持续性多见于消化道梗阻；间歇性者多见于幽门痉挛、肠旋转不全；喷射性呕吐多见于肥厚性幽门狭窄。

(4) 其他：24～48小时不排胎粪或量少者应注意肠梗阻的可能性；3～5天仍排出胎便且有腹胀常提示先天性巨结肠；发热、中毒症状提示感染；意识障碍、惊厥提示颅内病变等。

2. 体格检查　持续腹胀提示肠梗阻、坏死性小肠结肠炎；右上腹肿块提示幽门肥厚性狭窄；便秘、腹胀、肠型较粗大、下腹部粪块多提示先天性巨结肠。

3. X线检查

(1) 胸腹透视和摄片：立位腹部平片可见空气积于腹内梗阻部位之上，显示有诊断意义的液平；有钙化影者可诊断胎粪性腹膜炎；有肠壁积气、尤其有门脉积气可诊断坏死性小肠结肠炎。

(2) 钡剂检查：钡灌肠对肠旋转不全、先天性巨结肠等肠道畸形有诊断价值；对怀疑有高位或部分肠梗阻、胃食管反流、肥厚性幽门狭窄、食道闭锁及胃扭转等情况者，或平片未明确诊断时可采用稀薄钡餐检查，以进一步确诊。

4. 食管检查

(1) 食管pH测定：将一根pH探头插入食道下端括约肌上方，对食管pH进行监测，用以诊断为食管反流，阳性率达92%，24小时连续监测可提高阳性率。

(2) 食管压力测定：主要测食管下段压力，分析食管括约肌的功能状态。当食管下端括约肌压力＜1.33kPa(10mmHg)提示括约肌功能不良，本法操作简便安全，符合率为87%。

【处理原则】

1. 明确诊断，治疗基本病因　喂养不当者予喂养指导，羊水吞入引起呕吐可用生理盐水或1% $NaHCO_3$洗胃；幽门痉挛可在喂奶前20分钟服1∶1000阿托品1～5滴；胃食道反流可用多潘立酮（吗丁啉）每次0.3mg/kg，或西沙比利每次0.2mg/kg，奶前20分钟口服，一天3～4次。反流性食道炎可用西米替丁每次4mg/kg，12小时一次。

2 内科性疾病引起呕吐者宜采取右侧卧位，以防呕吐物吸入。

3. 外科性疾病引起呕吐者应禁食；腹胀明显者应做胃肠减压。巨结肠患儿则结肠灌洗，一般不必禁食。

4. 维持水、电解质平衡。

（王永芹）

第21节　新生儿坏死性小肠结肠炎

案例5-13

患儿，男性，10天，因呕吐、腹胀2天，大便带血1天，于2005年2月20日入院。系第1胎，第1产，胎龄34^{+3}周，因胎膜早破，经阴分娩，出生体重2300g，脐带绕颈2周，生后1分钟Apgar评分6分，5分钟Apgar评分10分，生后24小时内排胎便，3天后大便转为黄色，生后因无母乳，一直予以普通牛奶人工喂养，加糖较多，自2天前无明显原因的出现呕吐，日4～5次，吐出胃内奶汁，含咖啡色物质，伴有腹胀，大便呈绿色水样，5～6次/日，每次量多，吃奶较少。自1天前大便呈暗红色水样，共3次，小便量少，无明显发热，在外给予口服"蒙脱石散"1/3包，每日三次，效果不明显，今来我院。

体格检查：体温35.2℃，脉搏150次/分，呼吸56次/分，体重2.3kg。早产儿貌，反应差，哭声弱，全身皮肤黏膜干燥，皮肤弹性差，前囟1.5cm×1.5cm，略凹陷，口唇干燥，颈软，双肺呼吸音稍粗，未闻及干湿啰音，心率150次/分，律齐，心音低钝，腹胀明显，腹壁发红，可见肠型，肝脾未触及，肠鸣音减弱，四肢活动可。

思考题：

1. 你首先应考虑做何诊断？
2. 在明确诊断之前，应做哪些实验室检查？
3. 如何明确诊断？如何给出处理建议？

笔记栏

新生儿坏死性小肠结肠炎(neonatal necrotizing enterocolitis,NEC)是围生期多种致病因素导致的以腹胀、呕吐、腹泻、便血为主要症状,肠壁囊样积气征为X线特征的新生儿肠道疾病。本病多见于早产儿,病情严重,病死率可高达10%~50%左右。近十年来本病发病率有增加趋势。

【病因和发病机制】

1. 早产儿　肠道功能不成熟,胃酸分泌少,胃肠道动力差,消化酶活力低,消化道黏膜通透性高,消化吸收功能差,局部免疫反应低下。当喂养不当、感染和肠壁缺血时易导致肠损伤。

2. 肠黏膜缺氧缺血　因NEC多发生在有窒息的早产儿,故认为肠壁缺血缺氧时发病的直接原因。缺氧时机体重新分配全身血液以保证心、脑等重要脏器的供应,此时肠系膜血管收缩、肠道血流可减少至正常的35%~50%,肠黏膜发生缺氧缺血性损伤。如围生期窒息、严重呼吸暂停、严重心肺疾病、休克等。脐动静脉插管、交换输血、红细胞增多症等也可造成肠道缺血。

3. 感染　败血症、肠炎或其他严重感染时,微生物产生的毒素可直接损伤黏膜、或通过激活免疫细胞产生多种细胞因子,引起微血管中血小板和白细胞的聚集、血流淤滞;另外,肠道内细菌的过度繁殖造成的肠胀气也可导致肠道损伤。常见的细菌有大肠杆菌、梭状芽孢杆菌、铜绿假单胞菌、沙门氏菌、克雷伯杆菌、产气荚膜杆菌等。病毒和真菌也可引起本病。

4. 其他　摄入渗透压过高(>460mOsm/L)的乳汁或药物(如维生素E、茶碱、吲哚美辛等)可直接损伤发育尚未成熟的肠黏膜。

案例 5-13

患儿为早产儿。普通牛奶喂养,加糖较多,故渗透压高。

【病理】　肠道病变轻重悬殊,轻者范围仅数厘米,重者可累及胃至结肠,但十二指肠很少受累,最常受累的是回肠远端和近端升结肠。肠腔充气,黏膜呈斑片状或大片坏死,肠壁有不同程度的积气、出血及坏死。显微镜下黏膜呈凝固性坏死,黏膜下层有弥漫性出血或坏死,肌肉层也有坏死区,重者整个肠壁坏死,可伴有肠穿孔。

【临床表现】　本病多见于早产儿。大多在生后2~3周内发病,极低出生体重儿可迟至2个月。先有胃排空延迟、胃潴留、而后全腹胀。腹胀常为首发症状,以后出现呕吐和腹泻。呕吐物带胆汁或咖啡样物,开始排水样便、数日后变为血便,查体可见肠型、腹壁发红、肠鸣音减弱或消失。最后发展为呼吸衰竭、休克、DIC而死亡。常见并发症有败血症、肠穿孔、气腹和腹膜炎等。

案例 5-13

1. 呕吐,腹胀,大便初为绿色水样,后为血便。

2. 早产儿貌,反应差,哭声弱,全身皮肤黏膜干燥,皮肤弹性差,前囟略凹陷,口唇干燥,心率快,心音低钝,腹胀明显,腹壁发红,可见肠型,肠鸣音减弱。

【辅助检查】　腹部X线平片对本病诊断有重要意义。早期主要表现为麻痹性肠梗阻:小肠排列紊乱、充气明显,肠腔内有多个小液平,呈阶梯状;病情进展肠壁间距因水肿而增宽,肠壁内出现积气,表现为局部密集的小泡沫状透亮区,即肠壁囊样积气,较重病例肠内气体进入门静脉可见门静脉充气征,严重者有袢固定(表明该段肠坏死)、腹水(腹膜炎)和气腹(肠穿孔)。囊壁样积气和门静脉充气征为本病的特征性表现。

案例 5-13

1. 血常规:WBC 13.9×10^9/L;RBC 4.2×10^{12}/L;PLT80×10^9/L;L76.8%;N20.4%。

2. 粪常规:暗红色稀水样便,白细胞++,红细胞+++,OB(粪潜血)+++。

3. 腹部立位平片:肠胀气,可见多个液平,有肠壁囊样积气。

【治疗】

1. 禁食　绝对禁食一般7~14天,重症更长。待临床情况好转,腹胀消失,大便潜血转阴后逐渐恢复饮食。恢复喂养要从水开始,再喂5%糖水、稀释奶、根据病情逐步增加稀释奶浓度。

2. 胃肠减压　禁食期间须常规胃肠减压。

3. 抗感染一般可用氨苄西林、哌拉西林,或第3代头孢菌素,如为厌氧菌首选甲硝唑。疗程7~10天,重症14天或更长。

4. 支持疗法和对症处理,维持水电解质平衡 每日供给液体量120~150ml/kg,根据肠道丢失再作增减。由于禁食时间较长,需用静脉内营养维持能量供给,至少每日供给209kJ/kg(50kcal/kg),逐渐增加至418~503kJ/kg(100~120kcal/kg)。有凝血机制障碍时可输新鲜冰冻血浆或冷沉淀。出现休克时给予抗休克治疗。

5. 外科治疗　有气腹或腹膜炎时应用手术治疗。

案例 5-13

处方及医生指导

1. 禁饮食。给予静脉高营养,保证热量及液体供给。

2. 胃肠减压。

3. 哌拉西林或第三代头孢菌素。

4. 维生素K_1以止血,输新鲜冰冻血浆。

(王永芹　李加芬)

笔记栏

第22节　新生儿脐部病变

一、脐　　炎

【病因】 脐炎(omphalitis)主要是出生时断脐或出生后处理不当,脐残端被细菌入侵、繁殖而引起的局部急性炎症。病原菌以金黄色葡萄球菌最常见,其次大肠杆菌、铜绿假单胞菌、溶血性链球菌等。

【临床表现】 轻者脐轮与脐周皮肤轻度红肿,有少量浆液脓性分泌物。重者脐部及脐周明显红肿发硬,脓性分泌物较多,常有臭味。严重者形成脐周围腹壁的疏松结缔组织炎甚或脓肿,也可沿着尚未闭合的脐血管向上蔓延到腹腔、门静脉,引起腹膜炎及败血症甚至脓毒血症。

【治疗】 局部用3%过氧化氢溶液及75%乙醇溶液洗涤。有脓肿形成者应切开排脓。并发腹膜炎、败血症或脓毒血症者,应根据药敏选用有效抗生素治疗。

【预防】 新生儿娩出断脐时必须无菌操作,生后每天用75%乙醇溶液对脐部消毒处理,并涂以脐带粉防止污染。

二、脐　　疝

脐疝(umbilical hernia)是一种先天性发育缺陷,为新生儿脐部常见病之一。发病率女婴比男婴约多2～3倍。

【病因】 胎儿期有脐血管(二根脐动脉与一根脐静脉)通过脐环,脐血管在生后数周逐渐闭塞萎缩,脐环亦随之闭合并成为腹壁薄弱点之一;新生儿两侧腹直肌及其前后膜在脐部尚未闭合;因此,在各种使腹压增高因素如咳嗽、排便困难、过多啼哭等的作用下,肠管从尚未闭合的脐环(即疝孔)突出而形成脐疝。

【临床表现】 脐部突出,呈圆形或卵圆形,直径1～5cm不等,皮肤颜色正常;直立位、哭闹或咳嗽时,因腹压增高,腹腔内容物可突入疝囊内,疝囊皮肤紧张性越大,腹压越高,则疝囊膨出越大。安静时以手加压后肠管易还纳回腹腔。脐疝婴儿一般并无痛苦,也无胃肠道功能紊乱症状,引起嵌顿或致肠梗阻者极少见。

【治疗】 脐疝在1cm以下者,绝大多数到1岁左右随腹肌发育逐渐使疝孔闭合而自愈,若脐疝环较大并经上述疗法至4岁以上仍未闭合者,可考虑手术修补。

三、脐肉芽肿

脐肉芽肿(umbilical granuloma)是指断脐后脐创面受异物刺激(如爽身粉、血痂)或感染,在局部形成小的肉芽组织增生。脐肉芽组织表面湿润,有少许黏液或黏液脓性渗出物,可用酒精一日数次清洁肉芽组织表面,预后良好。顽固性肉芽组织增生者,呈灰红色,表面有脓血性分泌物,可用硝酸银烧灼或搔刮局部及激光等治疗。

第23节　新生儿产伤

产伤(birth injury)是分娩过程中所发生的机械性损伤,大部分因异常分娩所致,目前,由于助产术的提高和对产前检查的重视其发生率有所下降。

一、头颅血肿

【病因】 头颅血肿(cephahematoma)是由于异常分娩、产钳或负压吸引助产时,因头颅受过度挤压、以致血管破裂,血液积聚于骨膜下引起血肿。

【临床表现】 常见于初产妇所生的新生儿,多见于顶部,偶见于枕、额部、颞部,以一侧多见,偶发生于双侧。生后数小时乃至数天头颅表面可见圆形肿胀,迅速增大,大小不一,小者如鸡蛋,大者可与颅骨块大小相仿。由于血肿受到骨膜限制,不超越骨缝。血肿表面皮肤颜色可正常,负压吸引所致者呈紫红色,触诊时初期有胀满感,吸收过程中变软而有波动感,边缘清楚,由于血肿机化(钙质沉积而骨化)从边缘开始,故在基底部形成硬环,易误诊为凹陷性骨折,逐渐延至血肿中央部位,吸收需1～4个月。血肿较大者,因血肿内红细胞破坏过多,引起血间接胆红素增高,黄疸加重。头颅血肿与产瘤可同时存在,血肿常隐于水肿之下,待水肿消失后显出血肿。

【鉴别诊断】

1. 产瘤(caput succedaneum,先锋头)　见于头位产婴儿,是由于头先露部位头皮血液及淋巴循环受压所致的软组织水肿。出生时出现边界不清的梭状局部肿胀,常越过骨缝,局部皮肤颜色可正常或稍红,按压时凹陷而无波动感,1～4天后吸收消失。

2. 帽状腱膜下出血(subaponeurotic hemorrhage)是头颅帽状腱膜与骨膜间疏松组织内出血,因无骨膜限制出血量较大,易于扩散,常越过骨缝,波动感明显,黄疸较重。出血多可导致贫血或出血性休克,这种情况需早期诊断及时治疗。

【治疗】 一般不需要治疗,大多数病儿可自行吸收而不留痕迹。注意局部皮肤清洁,不宜穿刺抽出血液,以免引起继发感染。

二、锁骨骨折

【病因】 锁骨骨折(fracture of clavicle)是产伤骨折中最常见的一种。多见于难产及巨大儿。肩娩出困难时容易出现锁骨骨折。

【临床表现】 大部分患儿无明显症状,故易漏诊。分为不完全性(即青枝)骨折和完全性骨折。患儿多表现为患侧上肢活动少,移动患侧上肢时哭闹,有的手下垂不能移动或不灵活,常被误诊为臂丛瘫痪。数日后局部软组织肿胀,1～2周后检查锁骨中

笔记栏

1/3 交界处扪及肿块，触之有压痛。有骨折移位时，患侧肩部锁骨中部有突起或肿胀，触之可有骨摩擦感。患侧拥抱反射减弱或消失。X线片可确诊。

【治疗】 不完全性骨折一般不需治疗；完全性骨折则需腋下置一棉垫，并将患肢用绷带固定于胸壁，也有学者主张不需治疗，一般2周左右即可愈合。

三、臂丛神经麻痹

【病因】 臂丛神经麻痹(brachial plexus palsy)是新生儿最常见的周围神经损伤。见于肩部不易娩出而用力牵拉头部或臀位产过度牵拉头部、上肢或躯干时造成臂丛神经受压迫或撕裂而引起上肢完全或部分的弛缓性瘫痪。

【临床表现】 可分为上臂型、中臂型和下臂型三类。

1. 上臂型　即 Ductrnne-Erb 麻痹 最多见，损伤限于颈5、6神经根。肩部不能外展；整个上肢下垂、内收、不能外展、不能外旋；前臂处于内收，伸直、不能旋后和弯曲。肱二头肌反射消失，受累侧拥抱反射不能引出。当膈神经受损则出现膈肌麻痹。

2. 中臂型　颈7神经根的损伤，使桡神经所支配的肌肉发生麻痹，前臂、腕、手的伸展动作丧失或减弱，而肱三头肌、拇指伸肌为不完全麻痹。

3. 下臂型　较少见，由于颈8及胸1神经受损。主要为手的瘫痪，若第一胸椎神经根的交感神经纤维受损，可引起 Horner 综合征，表现为受损侧的眼睑下垂、瞳孔缩小。

轻症病例不易发现，严重损伤的病例可累及整个上肢。有时需与肱骨头脱离和脱臼，肱骨骨折、锁骨骨折或脑性瘫痪等鉴别。

【治疗】 用夹板将上肢固定于外展、外旋，前臂肘关节屈曲的位置。二周内不能活动。以后有肌肉萎缩者可考虑矫形手术。如6个月不恢复，可作神经束吻合术。

【预后】 多数病儿预后良好，经3～6个月可完全恢复。但肌力弱，尤其是三角肌力弱持续较久。如为神经撕裂则留有永久麻痹。

四、面神经瘫痪

【病因】 面神经瘫痪(facial nerve palsy)是因胎儿面部受产钳或骨盆压迫(难产)，损伤第Ⅶ颅神经的周围部分。

【临床表现】 以周围性面神经麻痹又称 Bell 麻痹最常见。表现为婴儿哭叫时，患侧鼻唇沟消失、眼裂不能完全闭合、不能皱眉，口角向健侧歪斜。

【治疗】 90%可在生后数周后自行痊愈，也可用针灸、理疗、维生素 B_1、B_{12} 等促进其恢复，对不能闭合的眼睛要注意保护，久治不愈者可留下后遗症。

（王永芹）

笔记栏

第24节　新生儿其他感染性疾病

一、巨细胞病毒感染

巨细胞病毒感染(cytomegalovirus infection)是由人巨细胞病毒(human cytomegalovirus, HCMV)引起。巨细胞病毒属于疱疹病毒，DNA病毒，普遍存在于自然界。我国是CMV感染的高发地区，孕妇抗体阳性率高达95%左右。成人的感染率很高，但很少发病。

【感染途径】

1. 先天性(宫内)感染　是指母孕期初次(原发)或再发感染时病毒通过胎盘感染胎儿。其中母为原发感染时，30%～40%胎儿被感染；母为再发感染时，仅1%胎儿被感染。

2. 围生期感染　新生儿出生时经产道吸入含CMV的分泌物或出生后不久接触母亲含有CMV的唾液、尿液、摄入带病毒的母乳、输血引起的感染。由于母乳中CMV排毒率约20%～70%，因此，摄入带病毒的母乳是生后感染的重要途径。

【临床表现】

1. 先天性感染(宫内感染)　出生2周内有病毒排出。主要表现状为早产、低体重，黄疸，肝脾肿大。肝功能损害、皮肤瘀斑、血小板减少、贫血、脉络膜视网膜炎、脑钙化、膝股沟疝等多器官、多系统受损的表现。可留下智力低下、运动障碍、癫痫、牙釉质钙化不全，尤为突出的是感觉神经性耳聋，多在1岁左右出现。

2. 围生期感染　出生2～3周内有病毒排出，多数无症状，主要表现为肝炎和间质性肺炎，早产儿还可表现为单核细胞增多症、血液系统受害和心肌炎等，死亡率高达20%。足月儿常呈自限性经过，预后一般良好。输血传播可引起致命的后果。

【实验室检查】

1. 病毒分离　此法最可靠、特异性最强，将尿液、唾液或脑脊液标本接种于成纤维细胞分离病毒。

2. CMV标志物检测　在各种组织或脱落细胞中可检测出典型的包涵体、病毒抗原、颗粒或基因等CMV标志物。检测的方法有：

(1) 瑞氏加姆萨染色：取新鲜晨尿或脑脊液沉渣涂片，在光镜检查下找典型病变细胞或核内包涵体；此法特异性高，但阳性率低，有时需多样才获阳性结果。

(2) 分子生物学技术：①DNA杂交：检测患儿样本中的CMV，这是特异性高、敏感的方法；②PCR技术：在体外扩增特异性CMV基因片段检出微量病毒；

3. 血清学检查　包括血清CMV-IgG、IgM、IgA，其中，IgM、IgA抗体不能通过胎盘；因此，脐血或新生儿生后2周内血清中检出IgM、IgA抗体是先天性感染的标志。但其水平低，故阳性率也低。由于IgG可通过胎盘，血清IgG阳性，可能是从母体获得的抗体，但双份血清

IgG滴度超过4倍高，提示近期感染；从母亲获得的IgG在生后逐渐下降，6～8周降至最低点，若血清IgG滴度升高持续6个月以上，提示宫内感染。

【治疗】 更昔洛韦（丙氧鸟苷）：每日5～6mg/kg，每12小时1次，静脉滴注，疗程6周。副作用主要有白细胞和血小板减少、肝功能损害和脉络膜视网膜炎。

二、衣原体感染

新生儿衣原体感染（chlamydial infection）是由沙眼衣原体（C trachormatis，CT）引起。本病主要通过性传播，是西方社会最常见的性传播性疾病。

【病因】 衣原体是必须在活细胞内生活、增殖的一类独立微生物，它可分为沙眼衣原体、鹦鹉热衣原体和肺炎衣原体等。沙眼衣原体可经眼-手-眼或性接触途径传播；是成人尿道炎、附件炎、宫顶炎、输卵管炎和子宫内膜炎的主要致病菌之一。胎儿通过产道时衣原体可定植于其结合膜和（或）鼻咽部，出生后即发生衣原体结膜炎和（或）肺炎。剖宫产新生儿也有发生，一般常先有胎膜早破，提示为上行感染所致。

【临床表现】

1. 沙眼衣原体结膜炎　潜伏期为5～14天，主要表现为结膜明显充血、水肿，下睑结膜尤甚，先为浆液性分泌物，很快转为脓性。新生儿缺乏淋巴样组织，故无滤泡增生。眼睑常浮肿，可有假膜形成，重症表现如淋球菌眼炎。但后者常在生后1～4天发病，且有角膜溃疡，可在24小时内坏死穿孔；也可有角膜微血管翳或疤痕，但失明罕见。

2. 沙眼衣原体肺炎　多在生后2～4周发病，约半数患儿有结膜炎病史，开始可见咽部充血明显分泌物，不发热或仅有低热，患儿外表尚好，主要表现为呼吸增快，明显的阵发性咳嗽，常影响患儿进食与睡眠，故体重不增。常可听到细湿啰音，少有喘鸣。胸部X线表现较临床表现重，主要表现为两肺充气过度和广泛间质和肺泡浸润，支气管周围炎，以及散在分布的局灶性肺不张，可持续数天、数周至数月。周围血象白细胞计数一般正常，50%～70%患儿嗜酸性细胞>300×10^6/L。

【实验室检查】 结膜炎患儿可取下睑结膜刮片，肺炎患儿可取鼻咽拭子刮片或气管吸取物作为检测标本，刮下的上皮细胞越多，阳性率越高。

1. 直接涂片镜检刮片　用姬姆萨染色或碘染色后镜检找上皮细胞浆内包涵体。

2. 直接荧光素标记抗体（DFA）法和酶免咬试验（EIA）法检测有无沙眼衣原体抗原存在。

3. 聚合酶链反应（PCR）　用PCR扩增DNA，进行DNA分析诊断。

4. 细胞培养　采用McCoy细胞培养48～72小时后供碘染色或姬姆萨染色，发现典型包涵体即阳性。

5. 血清学检查　肺炎患儿特异性IgM常>1∶64，IgG抗体则因由母亲传给胎儿的IgG可持续数周，故需持续增高才有诊断价值。患儿血清IgG及IgM常增高，可2～4倍于同龄小儿正常值。

【治疗】 首选红霉素，每日口服20～50mg/kg，分3～4次，共2周。阿奇霉素具有比红霉素易吸收，易进入细胞内，不良反应少等优点，剂量：每日10mg/kg，1次服用，连用3日。衣原体结膜炎局部可使用0.1%利福平或10%磺胺醋酸钠眼液水滴眼。每日4次，共2周。

三、新生儿梅毒

新生儿梅毒（neonatal syphilis）又称先天性梅毒（congenital syphilis）、胎传梅毒，是指梅毒螺旋体由母体经胎盘进入胎儿血循环所致的感染。多发生在妊娠4个月后，胎儿感染与母亲梅毒的病程及妊娠期是否治疗有关。孕母早期梅毒且未经治疗时，无论是原发或继发感染，其胎儿几乎均会受累，其中50%胎儿发生流产、早产、死胎或在新生期死亡。存活者在出生后不同的年龄出现临床症状，其中2岁以内发病者为早期梅毒，主要是感染和炎症的直接结果、2岁后为晚期梅毒，主要为早期感染遗留的畸形或慢性损害。近年来，我国先天性梅毒发病率已有明显上升趋势。

【临床表现】 大多数患儿出生时无症状，于二三周后逐渐出现。主要的表现有：

1. 一般表现　多为早产，营养障碍、消瘦、皮肤松弛，可有发热、贫血、体重不增等；

2. 皮肤改变　常于生后2～3周出现。皮疹为散发或多发性，呈圆形、卵形或彩虹状，紫色或铜红色浸润性斑块，外周有湿疹，带有鳞屑。多见于口周、臀部、手掌、足趾，甚至全身。口周病损呈放射状皲裂，可持续多年。可出现梅毒性天疱疮，表现为掌趾部呈现大疱或大片脱皮。

3. 黏膜损害　出现鼻塞，张口呼吸，脓性、血性分泌物，含大量病原体，极具传染性，累及鼻软骨时形成“鞍鼻”，累及喉部引起声嘶。

4. 肝脾淋巴结肿大　几乎所有患儿均有肝肿大，其中1/3有梅毒性肝炎，出现黄疸、肝功能受损；可持续数月至半年之久；滑车上淋巴结肿大有诊断价值。

5. 骨损害　约占80%～90%，多发生于生后数周，但多数无临床体征，少数可因剧痛而致“假瘫”。X线表现为对称性长骨骨骺端横行透亮带。

6. 中枢神经系统　在新生儿时期症状罕见，多在生后3～6个月时出现急性化脓性脑膜炎样表现，但脑脊液中细胞数以淋巴为主，糖正常。

7. 其他　如肾损伤、胰腺炎、肺炎、心肌炎等。

【诊断和实验室检查】 诊断主要根据母亲病史、临床表现及实验室检查。确诊可根据：

1. 取胎盘、羊水、皮损等易感部位标本，在暗视野显微镜下找梅毒螺旋体。

2. 性病实验试验盒（venereal disease research laboratories，VDRL）　简便、快速，敏感性极高，但有假阳性，可作为筛查试验。

笔记栏

3. 荧光螺旋体抗体吸附试验(fluorescent disease antibody-absorption, FTA-ABS) 特异性强，常用于确诊。

【治疗】 首选青霉素，为避免因大量杀灭螺旋体而释放异性蛋白出现不良反应，应从小剂量开始，每次 5×10^4 U/kg，每 12 小时 1 次，静脉滴注，共 7 天，以后改为每 8 小时 1 次，共 10～14 天。青霉素过敏者可用红霉素每日 15mg/kg，连用 12～15 日，口服或注射。疗程结束后应在 2、4、6、9、12 个月时追踪监测 VDRL 试验，一直至其滴度持续下降或阴性。

(董文斌)

笔 记 栏

第6章 遗传代谢性疾病

遗传(heredity)是研究遗传物质的复制、传递和遗传信息的表达过程;遗传性疾病是人体由于遗传物质结构或功能改变所导致的疾病,简称遗传病(genetic disease)。医学遗传学是一门研究人类各种遗传病的遗传规律、发病机制及诊治措施的学科。自20世纪以来,随着DNA双螺旋结构的发现与阐明,和人体细胞染色体数目的确定,尤其是重组DNA技术和近年的人类基因组计划的完成,医学遗传学取得了突飞猛进的发展,对遗传性疾病的认识已进入现代分子遗传学水平。科学和社会的进步,医疗卫生水平的提高,感染性疾病得到了有效的控制,而遗传性疾病所占的比重越来越大,虽然每种遗传病的群体发病率较低,但由于中国人口众多,总的患病率并不低,据有关资料分析人类遗传病或与遗传相关的疾病近年来明显升高,且遗传病是导致儿童死亡和先天畸形的主要原因之一。

第1节 概 述

遗传物质主要由生殖细胞、受精卵和体细胞中染色体的基因所组成。染色体(chromosome,CS)是细胞遗传物质(基因)的载体,在保证基因稳定传递、基因分离和自由组合上具有重要意义。人类细胞染色体数为23对,其中22对是常染色体,一对为性染色体。正常男性的染色体核型为46,XY;正常女性为46,XX。所谓基因(gene)是指能够表达和产生一定功能产物的核酸序列(DNA或RNA),是遗传的最小功能单位,在一定条件下,它决定着遗传信息的表达,从而决定人体的遗传性状。基因组(genome)通常是指细胞染色体中的所有基因。

人体细胞的遗传物质信息几乎全部编码在组成染色体的DNA分子长链上,DNA分子是由两条多核苷酸链依靠核苷酸碱基之间的氢键相连接而成的双螺旋结构。其中一条核苷酸链的腺嘌呤(A)、鸟嘌呤(G)必定分别与另一条上的胸腺嘧啶(T)、胞嘧啶(C)连接,互补成对的A和T、G和C即称为互补碱基对。在DNA长链上,每三个相邻的核苷酸碱基组成的特定顺序(密码子)即代表一种氨基酸,即DNA分子储存的遗传信息。单倍体染色体所具有的遗传信息即全部DNA分子称为基因组(genome),人的基因组DNA大约有30亿个碱基对(bp),组成约10万个左右结构基因。每个基因在染色体上都有特定的座位(locus)。人类基因组研究是在整个基因组层次上,总体研究人类所有基因的结构与功能。该计划的最终目标是:确定人类基因组所携带的全部遗传信息,即确定、阐明和记录组成人类基因组的全部DNA序列的结构及功能。其主要任务是:建立人类基因组的遗传图、物理图、DNA序列测定、基因确定和分析。

一、遗传病的分类

根据遗传物质的结构和功能改变的不同,可将遗传病分为三大类,即基因病(gene disorders)、染色体病(chromosome disorders)和体细胞遗传病(somatic genetic disorders)。

(一)基因病

基因病包括单基因遗传病(single-gene disorders)、多基因遗传病(polygenetic disorders)、线粒体遗传病(mitochondrial inheritance disorders)、分子病(molecular disease)。

1. 单基因遗传病

(1) 常染色体显性遗传病(AD):致病基因位于常染色体上,且由单个等位基因突变即可起病的遗传方式。其中包括:①完全显性(正常纯合子AA和杂合子Aa患者在表型上无甚差别,如家族性腺瘤样息肉病);②不完全显性(杂合子Aa患者表型介于显性纯合子患者与正常人之间,常表现为轻病型,如软骨发育不良、家族性高胆固醇血症等);③不规则显性(由于某种原因可使杂合子Aa的显性基因不表现出相应的症状,如多指畸形、马方综合征等);④共显性(等位基因之间无显性与隐性之分,在杂合体时都能表现两种基因作用,如A、B、O血型、人类白细胞抗原等);⑤延迟显性(杂合子Aa在生命早期显性基因并不表达,待一定年龄后才表达,如遗传性舞蹈病等);⑥从性显性(杂合子在不同性别中的表现型不同,如秃发等)。

(2) 常染色体隐性遗传(AR):位于常染色体上的致病基因在杂合状态Aa时不表现相应的疾病(称为携带者),而只有在纯合子aa时才致病,如苯丙酮尿症、胱氨酸尿症、遗传性高度近视等。

(3) X连锁遗传(XL):定位于X染色体上的致病基因随X染色体而传递疾病。包括X连锁显性遗传(抗D佝偻病等)和X连锁隐性遗传(血友病、进行性肌营养不良等)。

(4) Y连锁遗传:定位于Y染色体的致病基因随Y染色体上而传递疾病,故亦称全男性遗传。如性别决定基因(SRY基因)突变所致的性反转等。

2. 多基因遗传病 指两个以上异常基因和环境

笔记栏

因素共同作用，致使超出阈值而起病。此类疾病病种繁多，但每种疾病的发病率却较高，故危害面较广，如高血压、糖尿病等。

3. 线粒体病 指编码多种 tRNA、rRNA 及与细胞氧化磷酸化有关酶的线粒体基因突变所致的疾病。目前已发现 100 余种疾病与线粒体基因突变或线粒体结构异常有关，如帕金森病、母系遗传糖尿病等。

4. 分子病 指生物大分子结构或数量改变所致的疾病。由于生物大分子合成受相关基因调控，故此类疾病的本质是指该类大分子合成的基因变异所致。可涉及血红蛋白（如血红蛋白病等）、血浆蛋白（血友病、肝豆状核变性等）、细胞受体蛋白（遗传性高脂蛋白血症等）、膜转运蛋白（半乳糖吸收不良综合征、胱氨酸尿症等）、酶蛋白（半乳糖血症、苯丙酮尿症等）。

（二）体细胞遗传病

本病指由于体细胞中的遗传物质改变所引起的疾病。各种肿瘤发病中都涉及特定组织细胞中的染色体和癌基因或抑癌基因，故属于体细胞遗传病。某些先天畸形亦属此范畴领域。

（三）染色体病(chromosomal disorder)

染色体病（chromosomal disorder）是指由人类染色体数目畸变或结构畸变（structural aberration）所引起的疾病，可分为常染色体病和性染色体病两大类。该病的共性特点有：①生长发育落后；②智力低下；③皮肤纹理异常；④多发性先天畸形；⑤寿命较短；本病虽发生率较低，但由于引起该类疾病的遗传物质改变较多，通常累及数个甚至上百个基因。因此，染色体疾病大多表现为累及多器官、多系统、复杂的临床综合征。

二、遗传病的基因诊断、治疗和预防

基因诊断是通过检查基因的结构或表达来诊断遗传性疾病的方法和过程。其临床意义在于探知 DNA 和 RNA 的结构变化与否、量的多少及表达情况等，确定被检者是否存在基因水平的异常，以此作为疾病诊断或进行基因治疗的依据。通常采用两种诊断策略，即直接诊断和间接诊断策略。

（一）直接诊断

被检测基因的正常序列和结构已被阐明，直接揭示了导致疾病发生的各种遗传缺陷。常用技术视基因突变性质而定：对已知点突变的基因诊断可采用聚合酶链反应-限制性片段长度多态性（PCR-RFLP）、等位基因特异性寡核苷酸杂交（ASO）DNA 芯片技术等；未知点突变可采用单链构象多态性（SSCP）、变性梯度凝胶电泳（DGGE）、异源双链分析（HA）、DNA 测序及蛋白质截短试验（PTT）等；片段性突变采用 Southern 印迹技术、PCR 等。

（二）间接诊断

所谓间接诊断并非寻找 DNA 的缺陷，而是通过分析 DNA 的遗传标记的多态性来估计被检者患病的可能性。由于目前大部分遗传病的致病基因尚未被定位或克隆，故只能在家系中进行连锁分析。常用技术有限制性片段长度多态性（RFLP）、串联重复可变数目（VNTR）、单核苷酸多态性（SNP）等。

（三）遗传病的基因治疗

目前，在理论上只有通过基因治疗才有可能实现遗传病的根治已成为共识。所谓基因治疗是指运用 DNA 重组技术设法恢复或构建患者细胞中有缺陷的基因，使细胞恢复正常功能而达到治疗疾病或赋予机体新的抗病功能的目的。基因治疗的主要目标包括：①治疗体细胞中的基因缺陷，使患者的症状消失或得到缓解；②治疗生殖细胞中的基因缺陷，这是根治遗传病的方法，使其有害基因不再在人群中散布。目前已在临床实施基因治疗的遗传病有腺苷酸脱氨酶（ADA）缺乏症、血友病 B 等。虽然基因治疗在基因有效转录、安全表达等方面还不尽如人意，但它还是具有巨大的潜能。

（四）遗传病的预防

遗传病是一类严重危害人类身心健康的难治疾患，不仅为家庭及社会带来沉重负担，而且危及子孙后代，直接影响人口素质的提高。因此为减少遗传病的发生，广泛开展预防工作就显得格外重要。

1. 携带者的检出 遗传携带者（genetic carrier）一般是指具有隐性致病基因（杂合子）的染色体，且能传递给后代的外表正常个体。携带者检出：①群体中隐性遗传病的发病率虽然很低，但致病基因携带者却相当多；②双亲之一为染色体平衡易位或罗氏易位，其后代只有 1/18 或 1/6 为正常胚胎；③对显性遗传病携带者的检出则有助于预先控制该病发作的诱因。故及时检出携带者，并在检出后积极进行婚育指导或产前诊断，对预防和减轻遗传病患儿的出生具有现实意义。

2. 医学遗传咨询 医学遗传咨询又称遗传商谈，是由咨询医师（counselor）向遗传病患者本人或其亲属，就某种遗传病或遗传性状在一个家庭中的发生、再发风险和防治上所面临的全面问题进行一系列的交谈和讨论。主要咨询对象应包括：①具有遗传病的家族史及其亲属；②连续发生几代不明原因疾病的家庭成员；③与遗传有关的先天畸形、原发性低智者；

④易位染色体或致病基因携带者；⑤不明原因的反复流产、死胎、死产及不孕（育）夫妇；⑥性发育异常者；⑦孕早期接触放射线、化学毒物、致畸药物或病原生物感染者；⑧有遗传病家族史并拟生育者；⑨近亲结婚的夫妇及其后代。

3. 产前诊断　通过直接或间接地对孕期胚胎或胎儿进行生长和功能状况的检测。常采用的方法都是通过观察胎儿的形态特征（X线、超声、胎儿镜检查）、染色体检查（细胞遗传学技术）及基因分析来诊断。所用标本的采集可由羊膜腔穿刺术、绒毛膜绒毛吸取术（CVS）、脐带穿刺术和从母血中分离胎儿细胞等方法。

4. 出生缺陷监测和预防　出生缺陷（birth defects，BD），是指胚胎发育紊乱所引起的形态、结构、功能、代谢、精神、行为等方面的异常。主要涉及遗传因素和环境因素。出生缺陷监测是指对出生时发现的人类胚胎在结构和功能方面异常的检测。通过对一定数量的出生婴儿进行一定时期、系统地动态监测，可及时掌握人群中出生缺陷的分布、频率等；发现和分析引起的原因及应采取的干预措施；消除不利因素的影响，减少出生缺陷的发生，以达到健康、优生优育的目的。WHO已提出预防出生缺陷的三级概念：①一级预防：防止出生缺陷的发生，普遍开展生殖健康教育、遗传咨询、婚前检查及其孕期保健。②二级预防：减少出生缺陷儿出生。对高危孕妇进行必要的产前诊断，一旦确诊则及时处理。③三级预防：出生缺陷的治疗，包括新生儿护理及疾病筛查、早期诊断和及时治疗等。

第2节　21-三体综合征

案例 6-1

患儿，男性，2个月，因生后反应差、吃奶少，加重半月入院。

患儿生后家长发现该患儿反应差，睡眠多，吃奶少，哭声弱，哭闹时口周青紫。未行诊治，近半月来，精神不振，嗜睡，流涎，较出生时加重，遂来就诊。既往无特殊病史。系第2胎，第1产，足月顺产，无窒息。母乳喂养，至今吃奶欠佳，现不能抬头。生后接种过卡介苗和乙型肝炎疫苗。父母均健康，非近亲婚配，母初孕年龄35岁，孕早期接受X线透视多次，有农药接触史，无家族性遗传病和传染病史。

体格检查：体温36.6℃，脉搏132次/分，呼吸44次/分，体重3.9kg，身长50.5cm，头围34.5cm，胸围34cm。发育营养欠佳，神志清，反应差，呼吸略急促，口周略发绀。全身皮肤未见皮疹及出血点。前囟1cm×1cm，平坦，毛发细软、稀疏，发际低，眼距宽，眼裂小，双眼外侧上斜，有内眦赘皮，鼻梁低平，外耳小，硬腭窄小，舌伸出口外，流涎。颈部无抵抗，双肺可闻及干湿性啰音，心率132次/分，律齐，心音有力，胸骨左缘3、4肋间可及Ⅲ/Ⅳ级SM，向心前区广泛传导，有震颤。腹部平软，肝右肋下3cm，质软，脾肋下未触及。四肢短，肌张力低，关节过度弯曲，手指粗短，小指向内弯曲，通贯手，atd角增大（大于54°），第4、5指桡箕，脚痫指球胫侧弓形纹，第5指仅一条指纹。肛门及外生殖器无畸形。拥抱反射消失，病理反射征未引出。

思考题：

1. 为什么高龄孕妇容易生21-三体综合征的孩子？

2. 有一家庭生了一个易位型先天性愚型，她生正常孩子的概率是多少？

21-三体综合征（21 trisomy syndrome）又名先天愚型或Down综合征（简称DS），是1866年由Langdon Down详尽描述而正式命名，1959年又由Lejeune证实本病的细胞遗传学特征是第21号常染色体呈三体征（trisomy 21）。在活产婴儿中的发病率约为1/（600～800），即0.16%～0.12%，男性稍多于女性（1.65∶1）。本病发病率随孕母年龄增高而增加。临床主要特征为智能障碍、特殊面容、肤纹异常和体格发育落后，并可伴有多发畸形。

【病因】

1. 母亲妊娠年龄过大　孕母年龄愈大，子代发生染色体病的可能性愈大，可能与母体卵细胞老化有关。

2. 放射线　能诱发染色体畸变，畸变率随射线剂量的增高而增高，孕母接触放射线后，其子代发生染色体畸变的危险性增高。

3. 病毒感染　EB病毒、流行性腮腺炎病毒、风疹病毒、肝炎病毒等都可造成胎儿染色体畸变。

4. 化学因素　许多化学药物（如抗代谢药物、抗癫痫药物等）和农药、毒物（如苯、甲苯、砷等）可致染色体畸变增加。

5. 遗传因素　染色体异常的父母（多是易位型）可将畸变的染色体遗传给下一代。

案例 6-1

该患儿母怀孕年龄较大，有流产史；孕早期有放射线接触史；母孕期有农药接触史。

【临床表现】

1. 智能低下　这是本病最突出、最严重的临床表现，但其严重程度不完全相同，一般随年龄增大而逐渐明显，嵌合体型患儿若正常细胞比例较大则智能障碍较轻。智商（intelligence quotient，IQ）通常在25～50之间。由于肌张力低下亦称软白痴或先天性白痴，性格较活泼，喜欢模仿，但行为动作倾向于定型化，抽象思维能力受损最大。

笔 记 栏

2. 特殊面容　患儿出生时即可有明显的特殊面容(图 6-1)：头颅小而圆、表情呆滞、颅缝宽、前囟大、新生儿时可有第三囟门，头发细软而较少，眼距宽、眼裂小、内眦赘皮、外眼角上翘、鼻梁低平，耳位低、耳廓畸形，硬腭窄小、腭弓高，舌大、常张口伸舌，流涎多，颈短，颈蹼；常呈现嗜睡和喂养困难。

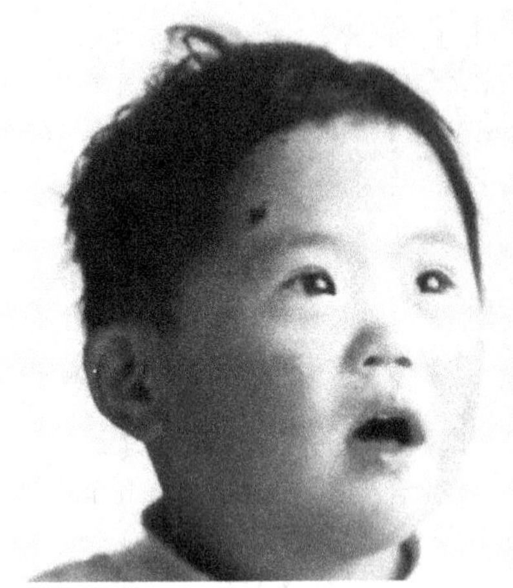

图 6-1　21-三体患儿面容

3. 生长发育迟缓　患儿出生的身长和体重均较正常儿低，生后体格发育、动作发育均迟缓，身材矮小，骨龄落后于实际年龄，出牙迟且顺序异常；四肢短，韧带松弛，关节可过度弯曲；肌张力低下，腹膨隆，可伴有脐疝；手指粗短，小指尤短，中间指骨短宽，且向内弯曲。第 1 与第 2 足趾间距较大，呈草鞋脚(sandal foot)。动作发育和性发育均延迟。

4. 多发畸形　可并发先天性心脏病，其次是先天性消化道畸形、甲状腺功能减低等。50%患儿伴有先天性心脏病；胃肠道畸形高于群体的发生率；患者生长发育明显落后，呈现矮身材，男孩可有隐睾，成年后大多无生育能力，女孩无月经，仅少数可有生育能力；由于韧带松弛可致关节过度弯曲，部分患儿可出现多指(趾)、并指(趾)畸形，四肢短，手指粗短、小指向内弯曲。易患各种感染，白血病的发生率也增高 10%～30%。

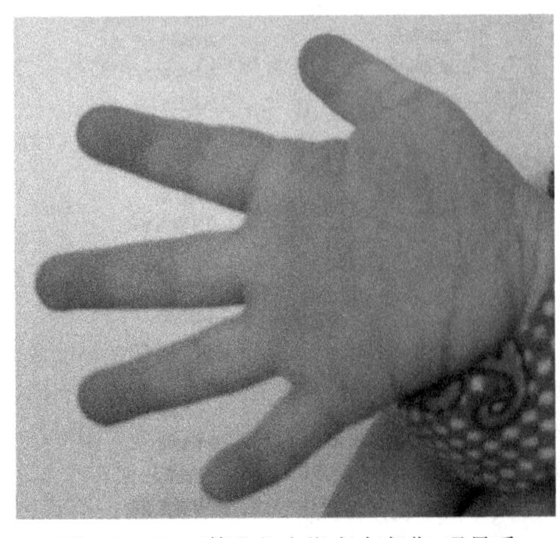

图 6-2　21-三体患儿小指向内弯曲、通贯手

5. 皮肤纹理学改变　尺侧箕形指纹频率高，手掌出现猿线(俗称通贯手)、轴三角的 atd 角度一般大于 54°(图 6-2)，第 4、5 指单一指间褶，无名指桡箕增多，拇趾球区胫侧弓形纹。

案例 6-1

1. 患儿生后呈现嗜睡、喂养困难和反应差，哭声弱，哭闹时口周青紫。

2. 有特殊面容：眼距宽，眼裂小，双眼外侧上斜，有内眦赘皮，鼻梁低平，外耳小，硬腭窄小，舌伸出口外，流涎；身材矮小。

3. 患儿出生的身长和体重均较正常儿低，生后体格发育、动作发育均迟缓，身材矮小，头围小，头发细软而较少，骨龄落后于实际年龄，四肢短，韧带松弛，关节可过度弯曲；肌张力低下，手指粗短，小指向内弯曲。

4. 胸骨左缘 3、4 肋间可及Ⅲ/Ⅳ级 SM，向心前区广泛传导，有震颤。

5. 皮肤纹理特征：通贯手，atd 角增大，第 4、5 指桡箕，脚**指球胫侧弓形纹，第 5 指仅一条指纹。

【遗传学基础】　21-三体的形成是由于在亲代之一的配子形成时或在妊娠初期受精卵卵裂时出现染色体不分离，使一个配子含多余染色体，另一配子染色体有缺失，受精后形成异常的三体型或单体型子代细胞。由于单体型患儿多不能存活，故一般只能出生三体型后代。本病根据染色体核型可分为三型：

1. 标准型　约占 DS 患者总数的 92.5%。该型患者几乎都为新发病例，与父母核型无关。发生机制涉及染色体不分离(chromosome disjunction)，即配子形成中细胞染色体第一次减数分裂不分离(初级不分离)，导致子细胞含多余染色体，破坏了遗传物质间的平衡。不分离现象由于母源之因者占病例总数 95%，此与孕妇高龄导致卵细胞老化有关；父源之因者占 5%。仅有极少数为家族遗传(父母之一是 DS 患者)，其生殖细胞在减数分裂时形成次级不分离。由于本病男性患者不能生育，故不存在遗传子代的问题。其核型特征为 47，XX，+21 或 47，XY，+21(图 6-3)。

2. 嵌合型(mosaic)　约占 2.5%～5%。患者体内具有两种以上细胞系，90%嵌合型为 47，XY，+21/46，XY 或 47，XX，+21/46，XX。其发病机制是受精卵在早期卵裂过程中有丝分裂的不分离，形成异常配子与正常配子结合，使体内一部分为正常细胞，一部分为 21-三体细胞。此两种细胞系可有不同比例，决定不同程度的临床表型。正常核型与畸变核型比率主要决定于发生染色体不分离的时期早晚，发生越晚正常细胞系所占比率就越多；反之则越少。

笔 记 栏

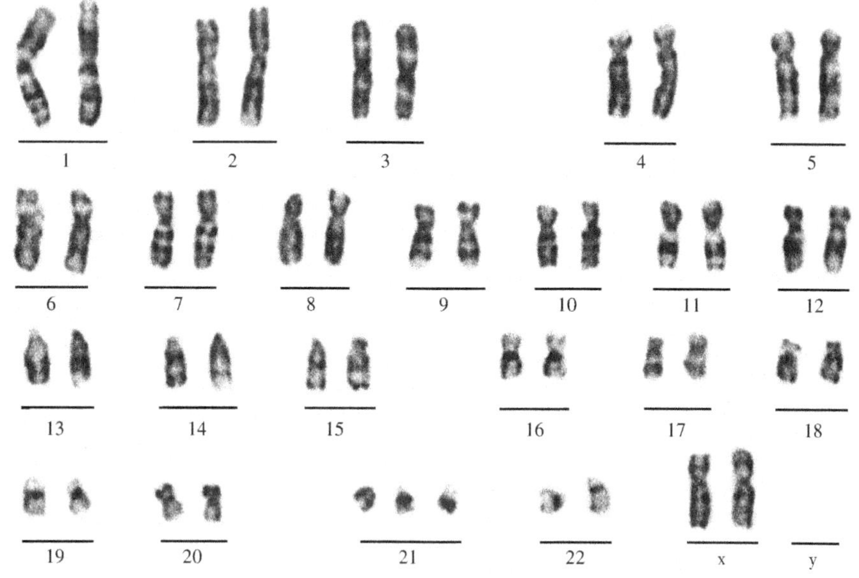

图 6-3　21-三体核型

3. 易位型　约占 2.5% ～ 5%，染色体总数为 46 条，其中一条是额外的 21 号染色体的长臂与一条近端着丝粒染色体长臂形成的易位染色体，即发生于近着丝粒染色体的相互易位，称罗伯逊易位(Robertsonian translocation)，亦称着丝粒融合。有 D/G 易位和 G/G 易位两类：①D/G 易位：最常见，D 组中以 14 号染色体为主，其核型为 46，XY(或 XX)，－14，＋t(14q21q)，少数为 15 号或 13 号染色体。这种易位型约半数为遗传性，即亲代中有 14/21 平衡易位染色体携带者，核型为 45，XX(或 XY)，－14，－21，＋t(14q21q)。②G/G 易位：此型易位中绝大多数为两条 21 号染色体发生着丝粒融合，形成等臂染色体，核型为 46，XY(或 XX)，－21，＋t (21q21q)。少数为 21 号与 22 号染色体之间的易位，核型为 46，XY(或 XX)，－22，＋t(21q22q)(图 6-4)。

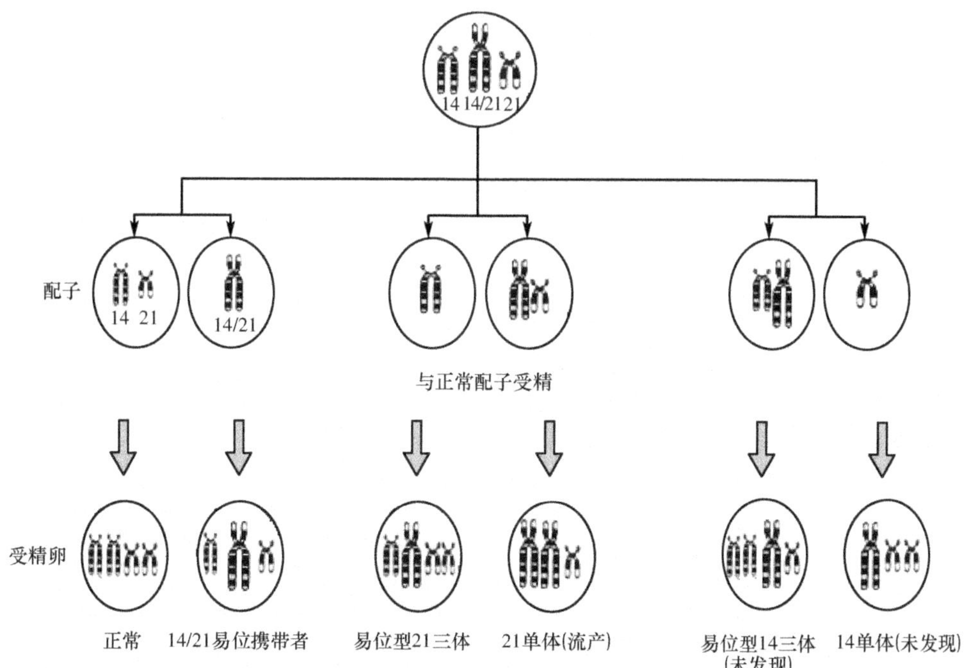

图 6-4　14/21 平衡易位携带者减数分裂后形成 6 种可能的配子及后代核型图解

现已知有关 DS 的关键决定区域可能局限于 $21q^{22}$ 片段上，包含至少 50～100 个基因，研究发现可能与 DS 特定表型相关的基因有 SIM2、ETS2 及 DYRK 等。

【辅助检查】

1. 染色体核型检查　这是临床确诊 21-三体综合

笔 记 栏

征的关键检测手段。外周血细胞染色体检查可发现本病患者第21号常染色体比正常人多一条，即第21号染色体三体，常见的染色体核型有三种。①标准型：47，XX(XY)，+21；②嵌合型：46，XX(XY)/47，XX(XY)，+21；③易位型：有D/G易位和G/G易位，其中常见的为D/G易位，如46，XX(XY)-14，+t(14q21q)。

孕妇4个月后取羊水细胞染色体核型检查是本病产前诊断的有效方法，其常见核型与外周血细胞染色体核型相同。

2. 分子细胞遗传学检查(FISH技术)　以21号染色体或相应片段序列作探针，与外周血中的淋巴细胞或羊水细胞进行FISH杂交分析，在本病患者的细胞中呈现三个21号染色体的荧光信号。若选择DS关键决定区域的特异序列作探针进行FISH杂交分析，可以对第21号常染色体的异常部位进行精确定位而确定诊断。

案例 6-1

1. 该患儿血常规：RBC 3.12×10^{12}/L，HB 105 g/L，WBC 11×10^{9}/L，PLT 120×10^{9}/L，N 67%，L 33%。

2. 心脏彩色多普勒：室间隔缺损(膜周部)，缺损约4mm。

3. 左膝部及腕部X线平片：左股骨远端、胫骨近端骨骺和腕部未见骨化中心。

4. 胸片：双肺纹理粗，心影增大，心胸比例为65%。

5. 染色体核型分析：患儿47XY，+21；双亲正常。

【诊断与鉴别诊断】 根据本综合征的特殊面容、智能低下和皮肤纹理特点，对典型病例不难做出诊断。对嵌合型、新生儿或症状不典型的患儿需作染色体核型分析后可确定诊断。本病主要与先天性甲状腺功能减低症相鉴别。

案例 6-1

该患儿根据本综合征的特殊面容、智能低下和皮肤纹理特点，符合21-三体综合征；先天性心脏病(室缺)的诊断；根据甲状腺素正常可以除外先天性甲状腺功能减低症。

【遗传咨询】 本病发生率随母亲生育年龄的增高而增加，大于35岁者发病率明显上升；而孕母年龄过轻者则可能孕育易位型DS的概率偏高，因此，实施适龄婚育十分重要。对高危孕妇做相应产前诊断，以预防本病患儿出生。预防措施应包括：①保护环境，避免接触致畸、诱变物质。②婚前检查和生育指导。③遗传咨询。④产前诊断等。

对高危孕妇目前都于孕早、中期筛查相关血清标记物。①三联筛查：即甲胎蛋白(AFP)、雌三醇(FE_3)和绒毛膜促性腺激素(HCG)。由于在怀胎DS的孕妇血清中，已发现血清AFP及FE_3水平降低、HCG增高，故可对孕15～21周的孕妇检测此三项值，并结合孕妇年龄，计算出本病的危险度，以决定是否行产前诊断，其检出率在48%～83%之间，假阳性率约为5%；②单联筛查：即二聚体抑制素A，是由黄体与胎盘分泌的一种异二聚体糖蛋白。由于在孕早期(孕11～13周)的DS孕妇血清中，指标已明显升高，方法敏感而特异，又可提早诊断，减轻孕妇痛苦，因此是一种更具优势的临床筛查DS新方法，其检出率为48%，假阳性率4%。患儿为易位型先天性愚型，其染色体多有亲代之一传递而来，双亲表型正常但他们之一是平衡易位携带者，在他们生殖细胞形成时，理论上经减数分裂可产生6种配子(图6-4)，但实际上只有4种配子形成，所以平衡易位携带者和正常人婚配将产生4种核型的个体，咨询时，染色体平衡易位携带者虽外表正常，但其结婚怀孕后，常有自然流产和死胎，所生子女中，约1/3正常，1/3为易位型先天性愚型患儿，1/3为平衡易位携带者。但如果21/21平衡易位携带者，其婚后所生胎儿1/2核型为21单体而流产，1/2核型为21/21易位型先天性愚型，即活婴100%患儿为易位型先天性愚型。对此类双亲之一是染色体平衡易位携带者应劝阻其生育。

【治疗】 目前尚无有效治疗方法。可对本病患儿：①体能训练。②促进智能发育：可试用γ-氨酪酸、谷氨酸、维生素B_6、叶酸等，以促进小儿精神活动，改善智商。

【预后】 本病在自然流产中较常见，75%的患儿可在胎儿早期夭折死亡，多见于孕3月内，仅20%～25%的DS胎儿能怀孕至出生。出生后患儿抵抗力低下，易感染，如伴有其他先天性畸形则死亡率较高；一般寿命比正常人短，只有8%的患者活过40岁。

第3节　先天性卵巢发育不全综合征

案例 6-2

患儿，女性，13岁。因生长发育落后3年，无月经初潮入院。

患儿家长3年前发现改患儿身材发育明显落后于同龄儿童，智力与同龄儿相似。平时常诉乏力，活动时明显。无晕厥、青紫。无多饮、多尿。至今月经未来潮。既往有反复发作中耳炎病史。系第3胎，第1产，足月顺产，出生体重2.5kg，身长46cm，手足背浮肿，1岁消失，颈侧皮肤松弛。母乳喂养，2岁断奶，18月会走，3岁会说话，9岁前发育同同龄儿童。现读小学4年级，学习成绩中等。母亲患“癫痫”，孕期服用苯妥英钠等抗癫痫药物，非近亲婚配，无家族性遗传病和传染病史。

笔记栏

体格检查：体温 36.6℃，脉搏 98 次/分，呼吸 18 次/分，体重 35kg，身高 132cm，头围 54cm，上部量 68cm，下部量 66cm。发育落后，营养中等，神志清，精神好，全身皮肤散在黑色痣。头发浓密，发际低，上睑下垂，内眦赘皮，鼻根稍低平，耳郭无畸形，上唇弯、下唇平直，上颌窄、下颌小，口周无青紫，牙列齐。双侧颈蹼，气管居中，甲状腺无肿大。盾形胸，乳晕不清，双乳头间距远，乳腺无结节，无腋毛，双肺呼吸音清，心音有力，律齐，心底部可闻及Ⅲ/Ⅳ级以上粗糙 SM，向颈部传导。腹平软，肝脾未触及。脊柱无畸形，肘外翻，双侧第 4、5 指短，指甲发育不良，无通贯手。四肢肌力、肌张力正常。幼女外生殖器，无阴毛。生理反射存在，病理反射征未引出。

思考题：

1. 该病儿的临床主要特点有哪些？
2. 为明确诊断应考虑做哪些检查？

先天性卵巢发育不全综合征又名 Turner 综合征（简称 TS），1938 年由 Turner 首先详细描述和总结，故称为 Turner 综合征。1959 年由 Ford 等证实本病的遗传学基础是一条 X 染色体完全或部分缺失，是人类最常见的性染色体畸变。其发生率约为活产女婴的 1/5000 左右，胎儿流产率可达 18%～20%。TS 的主要临床特征是身材明显矮小、特殊体型、性发育呈幼稚型及（或）原发性闭经，该病也是人类唯一能生存的单体综合征。

【临床表现】 TS 患者呈女性表型，临床表现多样。

1. 身材矮小　是患儿最常见的就诊原因之一。其生长障碍在胎内即生长迟缓，出生体重多小于 $-s$；出生后至 3 岁的患儿生长速度可在正常范围但 3 岁后身高增长缓慢，生长速率明显下降，大多低于 $-3s$；青春期至成年身高常不超过 150cm（常见 139～147cm），平均较正常人群矮 20cm。

2. 性腺发育不良及第二性征不发育　原发性闭经（primary amenorrhea）也是常见的就诊原因之一。外生殖器发育不良，外阴可保持幼女状态，阴毛和腋毛稀少，甚至缺如；阴道黏膜薄、无分泌物，不能触及子宫；乳房不发育，乳头间距较宽。

3. 其他多发畸形　新生儿时手、足和背部明显淋巴水肿（lymphedema），颈侧皮肤松弛或颈蹼（neck web），颈后发际较低。短掌骨、肘外翻、短颈、高腭弓；指（趾）甲发育不良，较多黑素痣，盾状胸；可有内脏畸形：包括肾脏畸形（肾旋转、马蹄肾、异位肾、肾积水等）、心脏畸形（二尖瓣和主动脉瓣缩窄等）、高血压、自身免疫性甲状腺炎和听觉损害等。

案例 6-2

1. 身材矮小，出生体重和身长均低下，小于 $-s$，生长迟缓，现身高较正常同龄儿童明显降低。

2. 原发性闭经，13 岁仍无月经初潮，乳腺发育落后，外生殖器幼稚，无腋毛、阴毛生长。

3. 多发畸形：新生儿时手、足和背部明显淋巴水肿，颈侧皮肤松弛和颈蹼，颈后发际较低。肘外翻、短颈、上唇弯、下唇平直，上颌窄、下颌小，指（趾）甲发育不良，较多黑素痣，盾状胸；肾脏畸形（马蹄肾）、心脏畸形（主动脉瓣缩窄）和听觉损害。

【遗传学基础】 TS 的发生是由于亲代生殖细胞在减数分裂过程中或早期合子分裂期中性染色体不分离所致。故临床可见多种染色体核型：单体型、嵌合型及结构变异型，其中以 X 染色体单体型最为常见（可占 95%）。结构变异型包括等长臂染色体、短（长）臂缺失。

目前有关 TS 表型特征的相关分子遗传学研究 SHOX 基因定位于 Xp22 的伪常染色体区 1（pseudo-autosomal region 1，PAR1），包含 7 个外显子，分别编码 292 和 225 个氨基酸残基组成的两种转录蛋白（SHOXa 和 SHOXb），目前推测 SHOX 基因缺陷所致相关蛋白单倍剂量表达不足是与 TS 患者矮身材及骨骼畸形有关。FOXC2 基因定位于 16 号染色体长臂（16q），仅 1 个外显子，该基因缺陷可致患者淋巴管发育不全，淋巴阻塞和继发性淋巴水肿。

【辅助检查】

1. 染色体核型检查　这是临床确诊 TS 的主要依据。外周血有核细胞染色体检查可发现本病患者仅有一条 X 染色体，即 X 染色体呈单体，使细胞染色体总数为 45 条。常见的细胞染色体核型有三种。①标准型：45，XO，（图 6-5）；②嵌合型：46，XX/45，XO；③结构变异型：如 46，Xdel（Xp）或 46，Xdel（Xq）即一条 X 染色体的短臂或长臂缺失；46Xi（Xq）等，即一条 X 染色体的短臂缺失而形成了等长臂 X 染色体。

2. 分子细胞遗传学检查　随着细胞分子遗传学技术的不断发展，为 TS 的临床诊断提供更为精确的基因诊断，如 FISH 和 PCR 技术可提高识别 X 染色体数目和结构异常（如易位等）。

3. 内分泌性激素检查　患儿血/尿雌激素水平明显减少，卵泡刺激激素（FSH）、黄体生成素（LH）明显增高，血清生长激素（GH）降低，其激发峰值常可小于 10ng/ml、24 小时尿 GH 及血清胰岛素样生长因子分泌低下。

4. 其他　B 超检查：可见幼稚型卵巢，或卵巢萎缩呈条索状，子宫发育不良。CT 或 MR 更能清晰地检测。

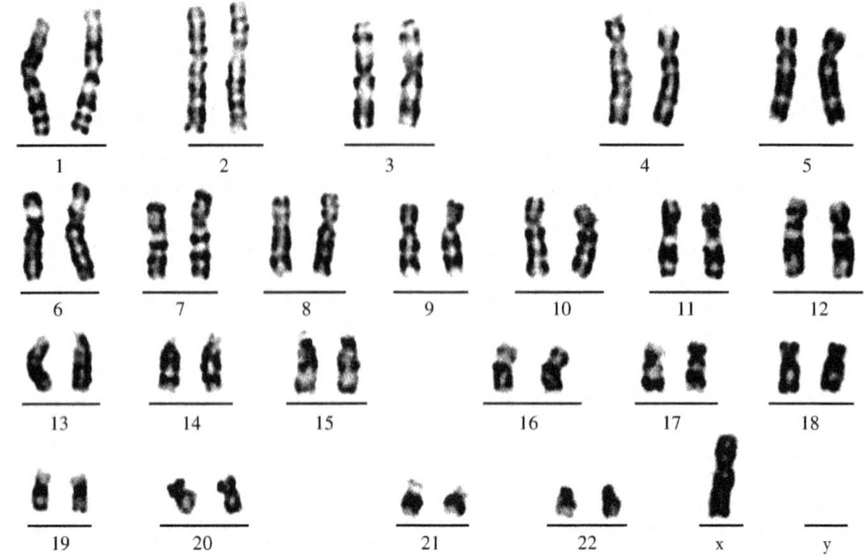

图 6-5　45,XO,核型

案例 6-2

1. 血常规:RBC 3.52×10^{12}/L,HB 115g/L,WBC 7.3×10^{9}/L,PLT 220×10^{9}/L,N 61.7%,L 38.3%。尿常规正常。血糖、肝功能、肾功能均正常。

2. T_3、T_4、TSH 正常,甲状腺微粒体抗体和甲状腺过氧化物酶抗体均阴性。

3. FSH 3.1U/L(正常值 0.26~3.0U/L),LH 0.4U/L(正常值 0.02~0.3U/L),E_2 3pmol/L(正常值 18~40pmol/L)。血清生长激素(GH)降低,其激发峰值常可小于 10ng/ml、血清胰岛素样生长因子低下。

4. 脑干听觉诱发电位:双耳听力轻度损害。

5. 左腕部 X 线平片:下尺骨骺和豆状骨未见骨化中心。

6. 心脏彩色多普勒:主动脉狭窄(瓣上)。腹部 B 超:双侧马蹄肾;子宫发育不良,卵巢组织条束状纤维化。

7. IQ:90。

8. 染色体核型分析:45,XO。

【诊断及鉴别诊断】 儿童 TS 的临床诊断主要依据体格生长明显落后,青春发育期落后,第二性征不发育或原发性闭经,以及 TS 特殊外表特征等可作出临床诊断,其中以染色体核型分析是确诊依据。对高危孕妇应提倡产前诊断,可行常规的超声检查、孕妇外周血三/四联筛查(a-FP,hCG,抑素 A,游离 E_3)及羊水细胞染色体核型分析。本病需与女孩垂体生长激素缺乏症相鉴别。

案例 6-2

该患儿依据体格生长明显落后,青春发育期落后,原发性闭经,特殊外表特征,以及染色体核型分析符合特纳综合征的诊断。虽血清 GH 及其激发峰值、血清胰岛素样生长因子降低,但染色体核型分析可排除垂体生长激素缺乏症。

【治疗】 本病的临床治疗

1. 应用基因重组人生长激素(rhGH)治疗,剂量为每周 1.0IU/kg,皮下注射,改善成年身高。影响 GH 疗效因素包括始治年龄及骨龄、GH 用药剂量及疗程、遗传靶身高、雌激素替代治疗的时间及是否联合类固醇同化类激素治疗。目前认为 rhGH 对成年身高的改善及 GH 应用效价比仍需临床进一步观察分析。

2. GH 联合小剂量雌激素(诺坤复)或蛋白同化类激素(吡唑甲氢龙、康力龙)促生长治疗,但疗效尚未肯定。

3. 雌性激素替代治疗:该治疗能诱导 TS 患者青春发育及人工周期,降低骨质疏松、骨折及 Ins 抵抗综合征相关疾病的风险。

4. 临床可用诺坤复(Estrofen,17β 雌二醇)、倍美力(Premarine)、利维爱(Livial)及尼尔雌醇等。

5. 早期诊断和治疗对改善 TS 患者身高时应注意骨密度检测及性腺检查(彩色超声、活检),同时做好认知评估和心理咨询。

案例 6-2

处方及医生指导

改善其最终成人期身高和性征发育。

1. 基因重组人生长激素,每周 1.0U 皮下注射或合并口服司坦唑醇(康力龙),每日 0.875~1.75g;

2. 该患儿骨龄未达 12 岁,不适于用小剂量雌激素治疗。

笔记栏

第4节 先天性睾丸发育不全综合征

案例 6-3

患儿,男性,14岁,因右侧隐睾入院。

患儿生后家长即发现右侧睾丸未下降至阴囊,未引起重视,平时体质弱,性格内向,智力发育较同龄儿略差。声音高尖,皮肤细嫩等女性化特征明显,遂来诊。系第3胎,第3产,足月顺产,出生正常,儿童期身高高于同龄儿,智能发育略落后,现无遗精现象。父母为果农,母孕期较多接触农药,孕初期有多次"感冒"并接受X线检查史,非近亲婚配,无家族性遗传病和传染病史。

体格检查:体温36.4℃,脉搏88次/分,呼吸18次/分,血压110/70mmHg,体重42kg,身高172cm。瘦高体形,神智清,精神好,皮肤细嫩,皮下脂肪丰满。无绒须,无喉结,心肺、腹部未及异常,阴毛呈女性三角形分布,阴茎短小,右侧隐睾,左侧睾丸小,直径约1.5cm,质硬。四肢无畸形,无蜘蛛指(趾),神经反射正常。

思考题:

1. 为什么先天性睾丸发育不全不能生育?
2. 该患儿的主要临床表现有哪些?

先天性睾丸发育不全亦称Klinefelter综合征(简称KS),是由Klinefelter于1942年首先报道而命名。1959年由Jacobs和Strong证实本病的遗传学基础是多了一条X染色体。是人类仅次于Turner综合征的性染色体畸变。其发生率约为活产男婴的0.1%～0.2%,国内报道约为0.059%。临床主要特征是男性性腺发育不良,身材瘦长,性情体态趋于女性化。

【临床表现】 KS患儿以睾丸发育障碍和成人后不育为主要特征。出生时多正常,其身材在儿童期已较高,呈瘦长体型,但体力较弱。腋毛、阴毛及脂肪分布呈女性型,稀少或无,胡须稀疏,喉结不明显。皮下脂肪发达,皮肤细嫩如女性,音调高尖。阴茎发育不良,睾丸极小而较硬,或为隐睾,曲精细管萎缩或呈玻璃样变和纤维化。不能产生精子,而无生殖功能。患儿体征呈女性化倾向,大部分患者至青春发育期可有乳房发育,皮肤细嫩,部分患儿性格内向,智力发育尚可达正常,少数患儿可表现智能落后。一些患儿有精神分裂症倾向。

案例 6-3

1. 出生正常,儿童期身高高于同龄儿,体弱,智能落后。
2. 阴茎、睾丸发育障碍:隐睾,无遗精,阴茎短小,左侧睾丸小,质硬,条索状改变。
3. 女性性征表现:声音高尖,皮肤细嫩,皮下脂肪丰满。无绒须,无喉结,阴毛呈女性三角形分布。

【遗传学基础】 本病的发生机制可能与患者双亲之一的亲代在生殖细胞形成过程中发生了染色体不分离,即减数分裂中的卵子形成前性染色体不分离,造成含有2X的卵子与一个Y的精子结合起来;或在形成精子时XY不分离,而卵子的X染色体分离,造成含有XY的精子与1个X的卵子结合,形成异常受精卵。本病患儿的额外X染色体有40%来自其父亲,60%可能来自母亲。KS患者不论其核型中有多少条X染色体,只要有一条Y染色体临床即呈现男性表型,这是由于位于Y染色体性别决定区(SRY)基因所决定的。

【辅助检查】

1. 染色体核型检查 染色体核型分析有47,XXY(占80%)图6-6,其他可见48,XXXY或有更多的X染色体;47,XXY/46,XY(XX)或47,XXY/48XXXY等嵌合体。

2. 内分泌性激素检查 血清垂体促性腺激素(FSH、LH)在青春期增高,但血睾酮(testosterone,T)水平低下。

3. B超检查 B超可显示条索状睾丸。

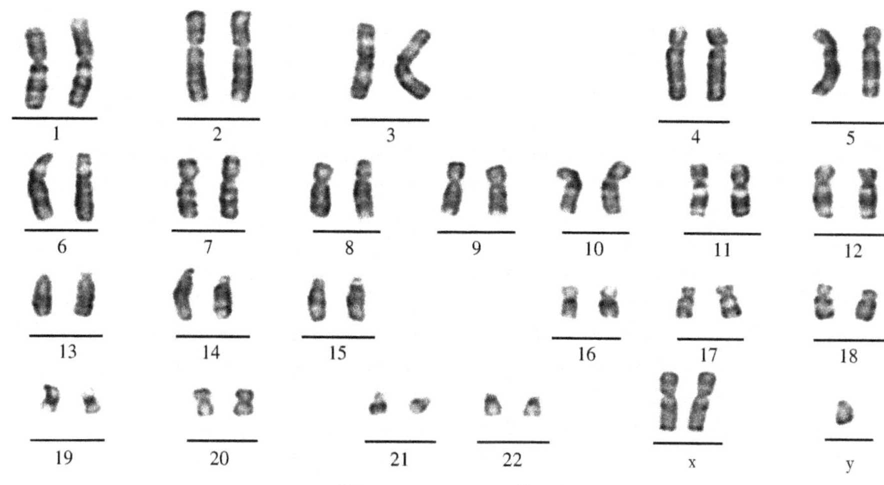

图6-6 47,XXY核型

案例 6-3

1. 该患儿 FSH 4.15U/L，LH 0.4U/L，T 1.55nmol/L（正常值 62～520nmol/L），E_2 53pmol/L（正常值 18～60pmol/L）。

2. 睾丸超声：右侧隐睾，左侧条索状睾丸。

3. IQ（韦氏）：65。

4. 染色体核型分析：患儿 47，XXY；双亲正常。

【诊断及鉴别诊断】 根据临床表现和染色体检查可确定本病。由于该病在青春发育期前多无明显临床症状，因而常被漏诊。如果在儿童期发现睾丸和阴茎极小，即考虑进行细胞遗传学检查，可对本病做出早期诊新。大多数 KS 患儿临床表现为男性，但有极少数可呈现女性表型或两性畸形，这些患儿可做基因检测（如 SRY 基因）以鉴别诊断。

案例 6-3

该患儿根据女性性征表现、睾丸发育不良、血清睾酮低下以及染色体核型分析符合先天性睾丸发育不全综合征。

【治疗】 自幼强化教育培养，可提高患儿技能和学习水平。

1. 雄激素替代治疗　当患者年龄达 11～12 岁时方可开始，一般可选用长效睾酮制剂，如庚酸睾酮（环戊丙酸醋），开始每次肌注 50mg，每 3 周 1 次，每隔 6～9 个月增加剂量 50mg，以临床化验血睾酮值再调整临床用量，直至达到成人剂量（每 3 周 250mg）。

2. 早期教养和评估及心理咨询　有利于促进患儿身心健康，但雄激素只能促进男性化及恢复性功能，而不能恢复成年后的生育能力。

案例 6-3

处方及医生指导

庚酸睾酮（环戊丙酸醋），开始每次肌注 50mg，每 3 周 1 次，每隔 6～9 个月增加剂量 50mg，以临床化验血睾酮值再调整临床用量，直至达到成人剂量（每 3 周 250mg）。

第 5 节　遗传性代谢缺陷病

遗传代谢病（inherited metabolic disorders）是因维持机体正常代谢所必需的某些由多肽和（或）蛋白组成的酶、受体、载体及膜泵生物合成发生遗传缺陷，即编码这类多肽（蛋白）的基因发生突变而导致的疾病。早在 1908 年，Garrod将这类遗传性疾病称之为先天性代谢缺陷（inborn errors of metabolism）。大多为单基因病，多数属于常染色体隐性遗传。这些疾病临床较为少见，误诊率极高，医治难度较大，早期可累及神经系统和留有后遗症。近几十年来，随着人们对该病认识的加深以及各种实验分析技术的提高，临床早期发现、早期诊断、早期治疗已成为现实，但由于该病的难治性，后遗症也不少见，因此，医师必须提高警惕，做好遗传咨询，减少该病的出生，改善和提高人口素质。

遗传代谢病的病种繁多，涉及各种生化物质在体内的合成、代谢、转运和储存等方面的先天缺陷。根据累及的生化物质，可分为以下几类：

1. 糖代谢缺陷　糖原累积病、半乳糖血症、果糖不耐症、蔗糖和异麦芽糖不耐症、乳酸及丙酮酸酸中毒等。

2. 氨基酸代谢缺陷　苯丙酮尿症、酪氨酸血症、黑酸尿症、白化病、枫糖尿症、异戊酸血症、同型胱氨酸尿症、先天性高氨血症、高甘氨酸血症等。

3. 脂类代谢缺陷　如肾上腺脑白质营养不良、GM1 神经节苷脂病、GM2 神经节苷脂病、尼曼匹克病和戈雪病等。

4. 金属代谢病　如肝豆状核变性（Wilson 病）和 Menkes 病等。

一、糖原累积病

糖原累积病（glycogen storage disease，GSD）是一组由于先天性酶缺陷所导致的糖代谢障碍疾病。在欧洲其发病率约有 1/2～1/2.5 万。糖原合成和分解代谢中至少有 8 种必需的酶参与，由于这些酶缺陷所造成的临床疾病有 12 型，其共同的生化特征是糖原贮存异常，绝大多数为糖原在肝脏、肌肉、肾脏等组织中贮积量增加，仅少数糖原贮积量正常，但糖原分子结构异常。

Ⅰ型糖原累积病是由于肝、肾等组织中葡萄糖-6-磷酸酶系统酶缺陷或活性降低造成的临床以低血糖和乳酸血症，血清丙酮酸、三酸甘油酯、磷脂、胆固醇和尿酸等均增高为主要表现的临床症候群；在肝糖原累积病中Ⅰ型最为常见，约占总数的 25%左右。该病确诊依据以肝组织的糖原定量和葡萄糖-6-磷酸酶活性测定为主，其他几型依靠酶学检查确诊。

【发病机制】 人体糖原合成主要有以下几个环节，①葡萄糖磷酸化；②鸟苷二磷酸葡萄糖生成；③α-1，4 糖苷键；④α-1，6 糖苷键。糖原分解是糖原在磷酸化酶作用下，将 α-1，4 糖苷键分解成葡萄糖 1-磷酸，再由葡萄糖转移酶和分支酶作用，将 α-1，6 糖苷键水解生成游离的葡萄糖。GSD 是由于缺乏糖原代谢的有关酶，使糖原分解障碍，导致糖原沉积于组织而引起的疾病。

【临床表现】 根据酶缺陷的不同和糖原在体内沉积的部位而分为不同的类型，临床以Ⅰ型最多见，系因缺乏葡萄糖-6-磷酸酶所致。Ⅰ型与Ⅲ、Ⅳ、Ⅵ、Ⅸ型以肝脏病变为主，Ⅱ、Ⅴ、Ⅶ型则以肌肉组织受损为主。各型糖原累积病的特征见表 6-1。除Ⅸ型为 X-连锁隐性遗传外，其余均为常染色体隐性遗传病。

笔记栏

表 6-1 各型糖原累积病的特征

病名	酶缺陷	基因座位	临床表现	主要受累组织	治疗
Ⅰ型 (Von Glweke 病)	葡萄糖-6-磷酸酶	17	低血糖血症、高乳酸血症及高脂血症引起的皮肤黄色瘤感染、酮中毒、肝肾肿大、生长迟缓、智力迟钝	肝、肾、小肠黏膜、肌肉	少量多次及高糖饮食
Ⅱ型 (Pompe 病)	α-1,4-葡萄糖	$17q^{21-23}$	舌大、肌张力减退、心脏扩大、心力衰竭、发育迟钝	肝、肌肉、心及血细胞、成纤维细胞	少量多次及高蛋白饮食
Ⅲ型 (Cori 病)	淀粉-1,6-葡萄糖	$1\ p^{21}$	同 GSDⅠ型相似、但较轻。有生长迟缓、肝脾大、酸中毒、肌无力、低血糖症则轻或无	肝、肌肉、心及血细胞、成纤维细胞	少量多次及高蛋白饮食
Ⅳ型 (Andersen 病)	淀粉-(1,4→1,6)转葡萄糖苷酶	$3\ p^{12}$	肝脾大、进行性肝硬化	肝、白细胞	无有效的食物或药物疗法
Ⅴ型 (McArdle 病)	肌磷酸化酶	$11\ q^{13\text{-}qter}$	运动后肌痛、肌痉挛、间歇性肌球蛋白尿(红葡萄酒样)、继发性肾衰	肌肉	补充葡萄糖,可活动,避免剧烈活动
Ⅵ型 (Hers 病)	肝磷酸化酶	14 q^{21}-q^{22}	症状轻,偶见空腹低血糖,常有肝大、生长迟缓	肝、白细胞	无有效的食物或药物疗法
Ⅶ型 (Tarui 病)	肌磷酸果糖激酶	1cen-q^{32}	与Ⅴ型相似,运动时耐力减低,较Ⅴ型明显,运动后肌痉挛、肌痛、肌无力、肌球蛋白尿,可伴溶血性贫血等	肌肉	同Ⅴ型
Ⅷ型	磷酸化酶激酶		偶有轻型低血糖症、肝大	肝、白细胞	无有效的食物或药物疗法
Ⅸ型	磷酸甘油酸激酶	$X\ p^{22}$	抽搐、精神迟滞	肝	
Ⅹ型	磷酸葡萄糖变位酶		肌无力、肝脾大	肝、肌肉	无有效的食物或药物疗法
Ⅺ型	肌乳酸脱氢酶缺乏		肌无力	肌肉	同Ⅴ型
未定型	糖原合成酶		低血糖	肝	无有效的食物或药物疗法

【辅助检查】

1. 生化检查 Ⅰ型患者血糖降低,血乳酸和糖原含量增高,血脂酸和尿酸升高。

2. 糖代谢功能试验 肾上腺素耐量试验:注射肾上腺素 60 分钟后,Ⅰ、Ⅲ型血糖不升高。糖耐量试验:均表现糖尿病的特征。

3. 肌肉和组织活检 活检组织作糖原定量和酶活性的测定,可作确诊的依据。

4. 分子生物学检测 应用 PCR、PCR-RFLP、ASO 杂交方法来检测,可以鉴定糖原累积症和杂合子的基因诊断。

【诊断】 根据典型病史、临床特征及相关的实验室检查可确立诊断。

【治疗】 治疗首先维持患儿的血糖水平,阻断异常的生化过程,采用全静脉高营养纠正异常生化改变和改善临床症状。饮食使用日间多次少量进食和夜间使用鼻饲管持续点滴高糖类的方案,以维持血糖水平在 4~5mmol/L,或每 4~6 小时口服生玉米淀粉 7g 混悬液。有蛋白尿者应限制蛋白饮食;尿酸高者用别嘌呤醇;高血脂者应低脂饮食;肝、肾功能衰竭者应考虑肝、肾移植的方案。

二、苯丙酮尿症

案例 6-4

患儿,女性,1 岁 4 月,因尿有霉臭味 1 年入院。

患儿家长 1 年前发现该患儿尿中有霉臭味,渐明显,出现性情异常,激惹、多动、烦躁,走路不稳易摔倒。智力发育落后于同龄儿,现不会叫"爸爸"。系第 1 胎,第 1 产,足月顺产,出生体重 3.5kg,

笔记栏

身长 52cm，头围 35cm。母乳喂养，吃奶好，4 月添加辅食后，1 岁断奶。3 月抬头，6 月会坐，9 月会爬，13 月会走，现仍走不稳，不会讲话，智力落后于同龄儿。父母均健康，非近亲婚配，无家族性遗传病和传染病史。

体格检查：体温 36.4℃，脉搏 114 次/分，呼吸 30 次/分，体重 10.5kg，身高 73cm，头围 46cm。身体有霉臭味，发育落后，营养一般，神志清，反应差，表情呆滞，皮肤白皙干燥，无皮疹及出血点。毛发及虹膜色淡。面部湿疹，咽部无充血，颈部无抵抗，双肺呼吸音清，心音有力，律齐，未及杂音，腹部平软，肝脾不大。四肢肌张力略高，有轻微震颤，膝腱反射亢进。病理反射征未引出。

思考题：

1. 本病的遗传特点有哪些？每胎发生的概率是多少？

2. 本病的临床表现、筛查、诊断和治疗？

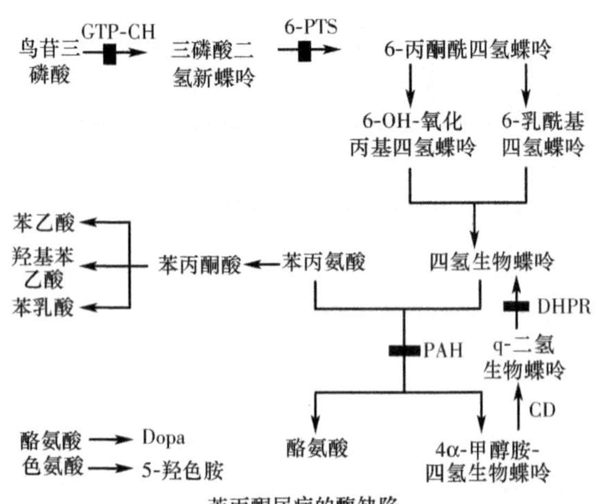

GTP-CH:鸟苷三磷酸环化水合酶 6-PTS:6-丙酮酰四氢蝶呤合成酶 CD:甲醇胺脱水酶 DHPR:二氢生物蝶呤还原酶 PAH:苯丙氨酸-4-羧化酶

图 6-7 PKU 发病机制

苯丙酮尿症（Phenylketonuria，PKU）又称高苯丙氨酸血症（hyperphenylalaninemia，HPA），是一种较常见的遗传性氨基酸代谢病，是由于苯丙氨酸代谢途径中的酶缺陷，使得苯丙氨酸不能转变为酪氨酸，导致苯丙氨酸及其酮酸蓄积并从尿中大量排出而得名。PKU 是一种单基因遗传病，遗传模式为常染色体隐性遗传。临床主要特征为智能低下、癫痫发作和色素减少。本病发病率随种族而异，美国约为 1/14000，日本 1/60000，我国 1/16500。

【病因和发病机制】 苯丙氨酸（phenylalanine，PA）是人体必需的氨基酸之一，正常小儿每日需要的摄入量约为 200～500mg，其中 1/3 供合成蛋白；2/3 则通过肝细胞中苯丙氨酸羟化酶（phenylalanine hydroxylase，PAH）的作用转化为酪氨酸，以合成甲状腺素、肾上腺素和黑色素等。苯丙氨酸转化为酪氨酸的过程中，除需 PAH 外，还必须有四氢生物蝶呤（tetrahydrobiopterin，BH4）作为辅酶参与。人体内的 BH_4 来源于鸟苷三磷酸（GTP），在其合成和再生途径中必须经过鸟苷三磷酸环化水合酶（GTP-CH）、6-丙酮酸四氢蝶呤合成酶（6-PTS）和二氢生物蝶呤还原酶（DHPR）的催化而合成。PAH、GTP-CH、DHPR 三种酶的编码基因分别定位于 $12q^{24.1}$、$14q^{11}$、$4p^{15.1}$-$p^{16.1}$；而对 6-PTS 编码基因的研究尚在进行中。上述任一编码基因的突变都有可能造成相关酶的活性缺陷，致使苯丙氨酸发生异常累积（图 6-7）。

本病分为典型型和 BH_4 缺乏型两类。一类是典型：PKU 是由于患儿肝细胞缺乏 PAH，不能将苯丙氨酸转化为酪氨酸，致使苯丙氨酸在血、脑脊液、各种组织和尿液中的浓度极度增高，由于酪氨酸生成减少，致使甲状腺素、肾上腺素和黑色素等合成不足，而蓄积的高浓度的苯丙氨酸及其旁路代谢产物导致细胞受损。高浓度的苯丙氨酸及其旁路代谢产物在脑、血和各种组织中大量蓄积，并可致脑细胞损害。同时，由于酪氨酸来源减少，造成甲状腺素、肾上腺素和黑色素等合成不足。另一类是 BH_4 缺乏型：PKU 是由于 GTP-CH、6-PTS 或 DHPR 等酶缺乏所导致，BH_4 是苯丙氨酸、酪氨酸和色氨酸等芳香类氨基酸在羟化过程中所必需的共同辅酶，缺乏时不仅使酪氨酸合成障碍，而且造成多巴胺，5-羟色胺等重要神经递质合成受阻，加重了患者的神经系统功能损害，故 BH_4 缺乏型 PKU 的临床症状更重、治疗更困难。绝大多数本病患儿为典型 PKU 病例，仅 1%左右为 BH_4 缺乏型，后者约半数系 6-PTS 缺陷所致。

【临床表现】 出生时患儿正常，随着进奶以后，一般在 3 ～ 6 个月时，即可出现症状，1 岁时症状明显。

1. 神经系统 以智能发育落后为主，严重程度可不尽相同，早期可有神经行为异常，如兴奋不安、多动或嗜睡、萎靡；少数呈现肌张力增高、腱反射亢进，约 1/4 患儿有癫痫发作，继之智能发育落后日渐明显，80%有脑电图异常。癫痫发作可随年龄增大而逐渐减轻或自动停止。神经系统体征不多见，少数可有小头畸形，肌张力增高，步态异常，腱反射亢进，手部细微震颤，肢体重复动作等。BH_4 缺乏型的神经系统症状出现较早且较严重，常见肌张力减低、嗜睡、惊厥，如不经治疗，常在幼儿期死亡。

2. 外貌 约 90%患儿在出生数月后因黑色素合成不足，毛发、皮肤和虹膜色泽变浅而皮肤白皙（图 6-8）。约 1/3 患儿皮肤干燥，常有湿疹，甚至持续数年。

3. 其他 由于患儿的尿和汗液中可排出苯乙酸，故有特殊的鼠尿样臭味。

PKU 的上述症状大部分是可逆的。经过饮食控制后，行为异常可好转，癫痫可控制，脑电图转为正常，毛发由浅变为正常色，特殊气味消失，但智力发育落后很难逆转。因而出生后早发现早治疗才是预防智力发育障碍的最佳手段。

笔记栏

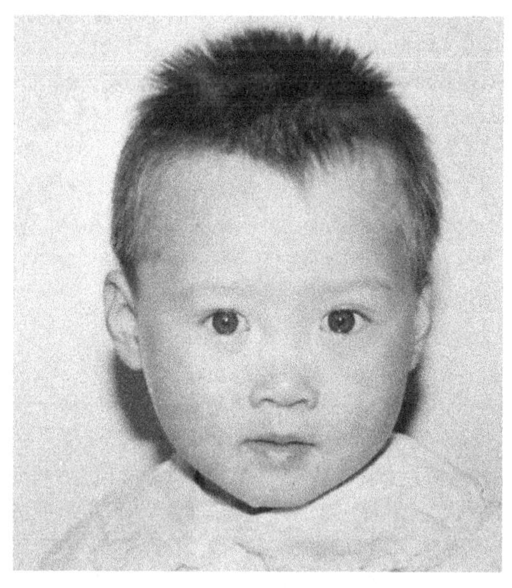

图 6-8 PKU 外貌

案例 6-4

1. 患儿出生时正常，4 月添加辅食后开始出现症状，渐加重。

2. 神经系统表现：患儿智能发育落后，行为异常、多动、行走不稳，身体有霉臭味，发育落后，四肢肌张力略高，有轻微震颤，膝腱反射亢进。

3. 外貌特点：表情呆滞，皮肤白皙干燥，毛发及虹膜色淡，面部湿疹。

4. 体味特点：汗液和尿有霉臭味。

【遗传学基础】 PKU 属常染色体隐性遗传病。经典型 PKU 的分子病理基础是 PAH 基因突变，导致 PAH 活性降低或丧失所致。PAH 基因位于人类第 12 号常染色体长臂（$12q^{24.1}$），基因全长 90kb，CDNA2.4kb。BH_4 型所涉及的 3 个酶的编码基因均已定位，DHPR 相关基因定位于 $4p^{15.3}$、GTP-CH 基因定位于 $14q^{22.1}$ 及 6-PTS 基因位于 $11q^{22.3}$。上述任一编码基因发生病理突变均可造成相关酶活性缺陷，致使体内苯丙氨酸发生异常积聚。

本病绝大多数为典型 PKU，约 1%左右为 BH_4 缺乏型，其中约半数系 6-PTS 缺乏所致。

【辅助检查】

1. 实验室检查

(1) 典型型 PKU：尿三氯化铁试验，用于较大婴儿和儿童的筛查。将三氯化铁滴入尿液，如立即出现绿色反应，则为阳性，表明尿中苯丙氨酸浓度增高。本实验特异性较差，枫糖尿症等代谢病亦可呈阳性反应。此外，二硝基苯肼试验也可检测尿中苯丙酮酸，若呈黄色沉淀则亦为阳性结果。

(2) 尿蝶呤分析：应用高压液相层析（HPLC）测定尿液中新蝶呤和生物蝶呤的含量，用以鉴别各型 PKU。典型 PKU 患儿尿中蝶呤总排出量增高，新蝶呤与生物蝶呤比值正常；DHPR 缺乏的患儿蝶呤总排出量增加，四氢生物蝶呤减少；6-PTS 缺乏的患儿则新蝶呤排出量增加，其与生物蝶呤的比值增高；GTP-CH 缺乏的患儿其蝶呤总排出量减少。

(3) 酶学诊断：PAH 仅存在于肝细胞，因而它的活性检测比较困难，不适用于临床诊断。其他 3 种酶的活性都可采用外周血中红、白细胞或皮肤成纤维细胞测定。

(4) DNA 分析：该技术近年来已广泛用于 PKU 诊断、杂合子检出和产前诊断。但由于基因的多态性众多，分析结果务须谨慎。如多重等位基因特异 PCR（multiplex allele-specific PCR）；STR 和 PCR-ASO：合成诊断 PAH 基因突变的特异性探针，对 PCR 产物进行杂交，根据杂交结果进行 PKU 诊断。

(5) BH_4 负荷试验：口服 BH_4，剂量为 20mg/(kg·d)，检测血 Phe 和酪氨酸含量，共 3 天。可供鉴别诊断时参考。BH_4 缺乏症患者在 72 小时负荷期间，血中 Phe 浓度可见明显下降。

(6) 干纸片法测定红细胞二氢生物蝶呤还原酶。

2. 影像学检查 在典型 PKU 及 BH_4 缺乏症患儿中，CT 和 MRI 检查可见弥漫性脑皮质萎缩、脑白质病变等。

3. 脑电图检查 节律紊乱，各脑区散在灶性棘波、尖波。

案例 6-4

1. 该患儿尿三氯化铁试验阳性。

2. 血浆苯丙氨酸 1.32mmol/L(正常不超过 0.48mmol/L)。

3. 尿蝶呤分析(高压液相分析法)：尿蝶呤总排出量增高，新蝶呤和生物蝶呤的比值正常。

4. 脑电图：节律紊乱，各脑区散在灶性棘波、尖波。

5. 颅脑 CT 和 MRI：弥漫性脑皮质萎缩，脑白质病变。

【诊断】 本病为少数可治性遗传代谢病之一，由于患儿在早期症状不典型，因此，必须借助实验室检测才能在宫内或新生儿期早期确诊。

1. 新生儿筛查 新生儿喂给奶类 3 日后，采集婴儿足跟末梢血一滴，吸在厚滤纸上，晾干后立即寄送至相关筛查实验室。苯丙氨酸浓度可以采用 Guthrie 细菌生长抑制试验半定量测定；亦可在苯丙氨酸脱氢酶的作用下进行比色定量测定，后者的假阴性率较低。

2. 诊断 ①尿三氯化铁试验、二硝基苯肼试验常呈阳性。②血苯丙氨酸(PHE)浓度>1.22mmol/L，即可确诊为经典 PKU(正常小儿血苯丙氨酸浓度为 0.12mmol/L)。③用DNA 分析的方法对经典和非经典 PKU 进行基因诊断。④患儿 CT 和 MRI 检查可见弥漫性脑皮质萎缩，脑白质病变。

案例 6-4

该患儿根据神经系统表现、外貌特点、体味特点以及实验室检查，符合苯丙酮尿症(PAH 缺乏)。

笔记栏

【治疗】 一旦确诊即应给予积极治疗。因开始治疗年龄越小疗效越佳，故目前主要以饮食疗法为主。

1. 低苯丙氨酸饮食　适应证主要是典型的PKU患者，或血Phe浓度持续高于1.22mmol/L者。可喂给特制的低苯丙氨酸奶粉，一般在生后2个月以内约需50～70mg/(kg·d)，3～6个月约40mg/(kg·d)，2岁约为25～30mg/(kg·d)，4岁以上约10～30mg/(kg·d)，应以能维持血中Phe浓度在0.12～0.6mmol/L(2～10mg/dl)为宜。由于Phe是合成蛋白质的必需氨基酸，缺乏时亦会导致神经系统损害，甚至死亡。故应注意不要极度限制Phe摄入，定期检测Phe水平，以便调整饮食。饮食控制至少需持续到青春期以后。

2. 对BH_4型PKU患儿尚应给予此类药物治疗，应从小剂量开始，一般BH_4每天2～10mg/kg、L-DOPA每天5mg/kg、5-羟色胺每天3～13mg/kg，分3、4次给药。

案例6-4

处方及医生指导

1. 饮食控制：以淀粉类、蔬菜和水果等低蛋白质食物为主。

2. 苯丙氨酸：每天315～525mg，维持血中苯丙氨酸浓度0.12～0.6mmol/L。

3. L-DOPA每天52.5mg、5-羟色胺每天31.5～136.5mg，分3、4次给药。

【预防】 避免近亲结婚。对有本病家族史的夫妇应在孕早期(7～9周)采用DNA分析或检测羊水中蝶呤等方法对其胎儿进行产前诊断。开展新生儿筛查，以早发现PKU患儿，早期治疗，以防止发生智力低下。

三、黏多糖病代谢障碍

案例6-5

患儿，男性，1岁5个月，因生长发育落后半年余入院。

患儿家长半年前发现该患儿生长发育明显落后于同龄儿童，身材较同龄儿矮小。平时少动，反应迟钝，饮食差，时有呕吐，无腹泻，无抽搐。小便无特殊异味。有反复呼吸道感染病史。系第2胎，第2产，足月顺产，无窒息。出生体重3.4kg，身长52cm。母乳喂养，吃奶好，4月添加辅食，食欲渐不佳，未断奶。3月抬头，5月翻身，7月会坐，11月会爬，16月会走，现仍走不稳，智力落后于同龄儿。父母均健康，非近亲婚配，有一姐姐，身体健康，无家族性遗传病和传染病史。

体格检查：体温37℃，脉搏120次/分，呼吸28次/分，体重9.5kg，身高72cm，头围50cm，上部量42cm，下部量30cm。发育落后，营养一般，表情呆滞，反应迟钝，全身皮肤粗糙，毛发浓密，发际低，前额及双颧突出，眼裂小，眼距宽，鼻梁低平，鼻孔大，唇厚，出牙18颗，发育不良，牙列不齐，舌体肥厚。颈短，无抵抗。双肺呼吸音清，心音有力，律齐，心前区可闻及Ⅲ/Ⅳ级吹风样SM，传导不明显。腹部膨隆，可见脐疝，肝右肋下4cm，脾左肋下2cm，质软。手指短粗，关节畸形呈爪形手、膝外翻，脊柱侧凸、后凸。生理反射存在，病理反射征未引出。

思考题：

1. 该患儿主要临床特点有哪些？

2. 应注意与哪些疾病鉴别？

黏多糖病(mucopolysaccharidosis，MPS)是一组由溶酶体异常引起的遗传性黏多糖代谢障碍，系酶的活性缺陷使不完全分解的氨基葡萄糖贮积而引起的先天性风湿病。其共同临床特征为丑陋面容、智力落后、有程度不等的骨骼改变、内脏受累和角膜浑浊；生化特点是酸性黏多糖分解代谢缺陷，以致细胞内贮积过多的黏多糖，同时尿中也有过多的黏多糖排出。根据临床表现和不同的酶缺陷，可将MPS分为Ⅰ～Ⅷ型(共8种类别)，除MPSⅡ型为X连锁隐性遗传外，其余均属常染色体隐性遗传。MPS各型之间存在明显的遗传异质性，其中以MPSⅠ型发病率最高、症状最为典型，在新生儿中的发生率约达1/15000，是目前对其发病机制、临床表型及分子遗传学改变研究最为成熟的类型。

【发病机制】 黏多糖是一类含氮的蛋白多糖，其中包括硫酸皮肤素、硫酸乙酰肝素、硫酸角质素、透明质酸和硫酸软骨素5种，前三种和本组疾病关系密切。

黏多糖是构成人体细胞间结缔组织的主要成分，并广泛存在于哺乳动物细胞内。由不同的双糖单位重复连接而成，其分解代谢首先由组织蛋白酶使蛋白多糖复合物的肽链分离并水解，然后经葡萄糖苷酶等逐步降解，最后释出多糖。整个多糖降解过程必须在溶酶体中进行。目前已知有10种溶酶体糖苷酶、硫酸酯酶和乙酰转移酶参与此过程，其中任何一种酶的缺陷都会造成氨基葡聚糖链的分解障碍而积聚于体内，并自尿中大量排出。MPS患儿所缺陷的酶活性常常仅是正常人的1%～10%。本病临床分型见表(表6-2)。

【遗传学基础】 参与黏多糖代谢的各种酶的编码基因均已定位。MPSⅠH型与ⅠS型均为同一种*α-L*-艾杜糖苷酸酶(IDUA)缺乏，其临床分型与IDUA基因缺陷相关。现已知人IDUA基因定位于$4p^{16.3}$，基因全长约19kb，包含14个外显子，CDNA长度为1959bp，编码蛋白由653个氨基酸残基组成。MPSⅠ型是其重型等位基因的纯合子，而MPSⅠS型则为轻型等位基因的纯合子，而表型介于此两型之间的患者则是两等位基因的双重杂合子。目前已发现多种病理性IDUA基因突变，包括无义突变、错义突变、剪接为点突变和缺失或插入。

【临床表现】 自Hunter(1917)和Hurler(1919)分别报告MPSⅡ型和MPSⅠ型病例以来，人们对本病的认识也不断深入。早期曾称为“承霤病”，1952年以后，由于在病人肝内发现硫酸皮肤素沉积，并将这类综合征改称为黏多糖贮积症。1957 年发现病人尿中黏多糖增多。Meltusick 等(1965)根据病人尿中排出黏多糖的类型不同而将本病分为 6 型。近年来随着生物化学和遗传学的迅速发展证明，黏多糖在细胞内沉积是发生在溶酶体内。现已阐明 MPS 的 7 个类型 12 个病种的临床和生化特点。每一个类型都由不同的基因突变所引起。本病主要临床表现见表(表 6-3)。

1. 体格发育障碍　患儿大多在周岁以后呈现生长落后、身材矮小；关节进行性畸变，脊柱后凸或侧凸，常见膝外翻、爪状手等改变。患儿头大，面容丑陋，前额突出，毛发多而发际低，眼裂小，眼距宽，鼻梁低平，鼻孔大，下颌较小，唇厚。ⅠS 型骨骼病变较轻，通常不影响身高。Ⅳ型病变最严重：患儿椎骨发育不良呈扁平，表现为短颈，鸡胸，肋下缘外突和脊柱极度后侧凸；膝外翻严重；因第二颈椎齿状突发育欠佳和关节韧带松弛而常发生寰椎半脱位。

2. 智能障碍　1 岁以后即很明显，行动拙笨，语言发育落后，对周围环境反应迟钝。智力低下的程度与脑脊液中黏多糖的浓度有关。有惊厥发作者可有其他神经系体征，如腱反射减低或亢进、痉挛性瘫痪、病理反射等也都可能出现。

3. 眼部病变　大部分患儿在周岁左右出现角膜混浊，Ⅱ、Ⅳ型发生较晚且较轻，因Ⅲ型酶缺陷仅导致 HS 降解障碍，故无角膜病变。Ⅰ S、Ⅱ和Ⅲ型可能有视网膜色素改变。ⅠS 型可发生青光眼。

4. 心血管症状　可有心脏肥大、肺动脉高压以及由于瓣膜病变而引起的胸骨左缘或心尖部收缩期杂音。冠状动脉广泛梗塞，可引起猝死。

5. 其他　由于黏多糖在各器官的贮积，常见肝脾肿大、耳聋。随着病情进展，可发生肺功能不全、颈神经压迫症状和交通性脑积水等继发病变。(表 6-2，表 6-3)

表 6-2　黏多糖贮积症分型

病型	综合征	发病率	遗传方式	基因型	基因座位	酶缺陷	尿中黏多糖
MPSIH	Hurler	1∶4 万～1∶10 万	常隐	MPSIH 基因的纯合子	22pter～22q^{11}	α-*L*-艾杜糖醛酸酶	硫酸皮肤素，硫酸乙酰肝素
MPSIS	Scheie	1∶50 万	常隐	MPSIS 基因的纯合子		同上	同上
MPSIH-S	Hurler-Scheie	1∶7 万～1∶14 万	伴性隐	MPSIH＋IS 基因的复合		同上	同上
MPSⅡA	Hurler(重型)	1∶5 万	伴性隐	X 染色体基因的半合子	Xq$^{27.3}$～q^{28}	硫酸艾杜糖醛酸硫酸酯酶	同上
MPSⅡB	Hurler(轻型)	1∶5 万	常隐	同上，轻型的等位基因		同上	同上
MPSⅢA	SanfilippoA	1∶5 万	常隐	MPSⅢA 基因的纯合子	1p^{21}	硫酸乙酰肝素硫酸酯酶	硫酸乙酰肝素
MPSⅢB	SanfilippoB	1∶5 万	常隐	MPSⅢB 基因的纯合子(不同等位点)		*N*-乙酰硫酸皮肤素-α-D-氨基葡萄糖苷酶	同上
MPSⅣ	Morquio	1∶4 万～1∶10 万	常隐	MPSⅣ基因的纯合子	3	硫酸软骨素 *N*-乙酰己糖胺硫酸酯酶	硫酸角质素
MPSⅥA	典型 Mar-oteaux-Lamy	1∶10 万	常隐	MPSⅥA 基因的纯合子	5q^{11}～q^{13}	*N*-乙酰半乳糖胺-4-硫酸酯酶	硫酸皮肤素
MPSⅥB	轻型 Mar-oteaux-Lamy	1∶10 万	常隐	同上，等位基因的纯合子		同上	同上
MPSⅦ	β-葡萄糖苷酸酶缺乏型		常隐	突变基因的纯合子	7q$^{21.23}$～q^{22}	β-葡萄糖苷酸酶	同上

表 6-3　各型黏多糖贮积症的特异征

病型	智力低下	其他神经系体征	侏儒	骨骼异常	容貌异常	角膜浑浊	耳聋	肝脾肿大	心脏症状	其他	死亡(岁)
ⅠH	+++	脑积水	+++	+++	+++	+++	++	+++	+++	多毛，疝	＜10
ⅠS	0	神经炎	±	+	±	+++	±	±	±	色素性网膜炎	＞40

续表

病型	智力低下	其他神经系体征	侏儒	骨骼异常	容貌异常	角膜浑浊	耳聋	肝脾肿大	心脏症状	其他	死亡(岁)
ⅠH-S	±	脑积水,神经炎	+	++	++	+++	±	++	+	关节强直	成人
Ⅱ重型	+	脑积水	++	++	++	±	+++	+++	±	多毛,皮肤结节	10～20
Ⅱ轻型	0	神经炎	±	±	±	±	++	+	±	色素性网膜炎	>60
Ⅲ-A	+++	抽搐,多动	0	+		0	++	++	+	网膜变性,颅骨厚	10～20
Ⅲ-B	+++	抽搐,多动	0	+	±	0	++	++	+	网膜变性,颅骨厚	10～20
Ⅲ-C	+++	抽搐,多动	0	+	±	0	++	++	+	网膜变性,颅骨厚	10～20
Ⅲ-D	+++	抽搐,多动	0	+	±	0	++	++	+	网膜变性,颅骨厚	10～20
Ⅳ	0或+	脊髓压迫	+++	+++	±	++	+	±	++	关节松弛,环枕脱位	成人
Ⅵ重型	0	脊髓压迫,脑积水	++	+++	+++	+++	+	++	++	白细胞有异染颗粒	>20
Ⅵ轻型	0	脊髓压迫	+	+	±	±	±	±	+	白细胞有异染颗粒	成人
Ⅶ	++	脑积水	++	++	+	±	0	++	+	白细胞有异染颗粒	?
Ⅷ	++	抽风	++	++	+	0	0	++	±	多毛而粗,细胞膜下有环状异染颗粒	5～20

案例 6-5

1. 体格发育障碍:周岁左右开始生长发育落后,身材矮小,关节进行性畸变,呈爪形手、手指短粗,膝外翻,脊柱侧凸、后凸;全身皮肤粗糙,毛发浓密,发际低,前额及双颧突出,眼裂小,眼距宽,鼻梁低平,鼻孔大,唇厚,出牙延迟,发育不良,牙列不齐,舌体肥厚,颈短。

2. 智能障碍:患儿表情呆滞,反应迟钝,智能落后于同龄儿童。

3. 眼部病变:角膜混浊。

4. 心前区可闻及Ⅲ/Ⅳ级吹风样SM,传导不明显。

5. 腹部膨隆,可见脐疝,肝脾肿大。

【辅助检查】

1. 骨骼X线检查　骨骼普遍疏松且有特殊形态改变,在管状骨主要为引起骨干成型收缩障碍和变短。早期骨干增粗,骨皮质增厚,髓腔狭窄,晚期则皮质变薄,髓腔增宽,骨干的一端或两端变细,常以生长慢的一端明显。这种改变在上肢较下肢明显。上肢长管骨粗短,中间部分膨隆,两端变细,此为本病特征性改变之一。此外,颅骨增大,蝶鞍浅长;脊柱后侧凸,胸、腰椎椎体前下缘呈鱼嘴样前突;肋骨的脊柱端细小而胸骨端变宽,呈飘带状;尺、桡骨粗短,掌骨基底变尖,指骨远端窄圆。

2. 尿液黏多糖检测

(1) 定性试验:甲苯胺蓝呈色法、酸性白蛋白浊度法或氯化十六烷基铵代吡啶试验可作为筛查试验。用层析和醋酸纤维电泳可有助于区分黏多糖类别。

(2) 定量试验:定性阳性者做24小时尿黏多糖定量,MPS患者尿黏多糖排出明显增多。

3. 酶学分析　酶学分析可采用外周血白细胞、血清或经培养的成纤维细胞进行,是目前临床诊断的黏多糖病的重要手段,亦可用于诊断黏多糖病各型别及其酶的缺陷程度。

4. DNA分析　目前较为常用的诊断程序以PCR技术、SSCP、RFLP或测序等技术进行诊断应用于临床检测MPSⅠ型等。由于IDUA基因突变热点相对较集中,使其对表型的预测、遗传咨询、基因诊断呈现较好的前景。

案例 6-5

1. 该患儿血常规:RBC 3.6×10^{12}/L,HB 125g/L,WBC 9.5×10^{9}/L,PLT 128×10^{9}/L,N 37.1%,L62.9%。

2. 血生化:Na^+ 140mmol/L,K^+ 4mmol/L,Cl^- 97mmol/L,Ca^{2+} 2.54mmol/L,P^{3+} 4.6mmol/L,CO_2CP 21mmol/L,AG 13mmol/L。肝、肾功能及血脂正常。

3. 骨骼X线:骨质疏松表现,颅骨增大,蝶鞍浅长;脊柱后、侧凸,椎体楔形改变,胸、腰椎椎体前下缘呈鱼唇样前突;掌骨基底变尖,指骨远端窄圆,豆状骨无骨化中心。

4. 心脏彩色多普勒:二尖瓣、三尖瓣轻度反流。

5. 尿黏多糖检测:甲苯胺蓝呈色法阳性;醋酸纤维薄膜电泳示:硫酸皮肤素(DS)和硫酸肝素(HS)。

6. 裂隙灯检查:角膜混浊。

【诊断与鉴别诊断】 MPS的诊断主要依靠黏多糖尿检和细胞内相关酶活性测定及基因诊断技术,其中细胞内酶活性的测定是目前确诊MPS的唯一方

笔记栏

法，但不易区分各种亚型。本病应与先天性软骨发育不良、黏脂质贮积病、佝偻病、先天性甲状腺功能减低症相鉴别。

案例 6-5

该患儿根据临床表现，骨骼X线特点，糖尿检和细胞内相关酶活性测定符合黏多糖病（ⅠH型）诊断。骨骼X线表现、血清Ca^{2+}、磷和甲状腺素检测可以除外佝偻病、先天性甲状腺功能低下症，骨、软骨发育不良和黏脂质贮积病。

【治疗】 本病迄今尚无有效治疗方法。应用大剂量输注血浆补充缺乏的酶活性，使尿中黏多糖排出量减少，但不能改善已出现的临床症状。骨髓干细胞移植被认为是当今治疗该病的有效方法，特别适用于智能损伤轻微的患儿。但骨髓移植适应征要求严格，且疗效不一，因而从真正改善患者生命质量来看，该法并不十分理想。而酶替代法和基因治疗目前正在研究或探索之中。

四、肝豆状核变性

案例 6-6

患儿，男性，13岁，因言语不清、四肢不自主多动1年，加重半年；呼吸急促1天入院。

患儿1年前开始出现言语不清、构音困难，四肢不自主多动伴细微震颤，渐加重，记忆力下降，表情呆滞，吞咽困难，时有头痛、非喷射性呕吐，曾给予$VitB_6$、维脑路通等治疗，无好转。近半年来，渐加重，智能明显落后于同龄儿，出现行为异常。食欲差，厌油腻，少动，睡眠及大小便未见异常。昨天发现患儿呼吸急促、深大，不能平卧，当地医院给予“氨茶碱、氟美松”等治疗，症状渐加重，遂至我院。半年前因“溶血性贫血”于当地医院治愈。系第1胎，第1产，足月顺产，无窒息。母乳喂养，4月添加辅食，1.5岁断奶。3月抬头，6月会坐，9月会爬，13月会走，1岁会说话，发病前学习成绩中等，半年前退学。父母均健康，非近亲婚配，无家族性遗传病和传染病史。

体格检查：体温36.8℃，脉搏120次/分，呼吸38次/分，血压125/80mmHg，体重35kg。发育正常，营养良好，神志清，精神可，表情呆板，端坐体位。全身皮肤无皮疹及出血点，浅表淋巴结无肿大，双瞳孔等大等圆，光反射灵敏，咽无充血，颈部无抵抗，双侧甲状腺不大。双肺呼吸音粗，无啰音，心音略低钝，律齐，心率120次/分，未及杂音。腹部平软，肝脾肋下未触及，双肾区叩痛。四肢肌张力偏高，双上肢意向性震颤，膝腱反射正常，病理反射征未引出。

思考题：

1. 该患儿你的初步印象是什么？
2. 本病应做哪些辅助检查？

肝豆状核变性（hepatolenticular degeneration）又称Wilson病，于1912年由Wilson报道而命名。本病是一种遗传性铜代谢缺陷病，属常染色体隐性遗传。其特点是由于铜沉积在肝、脑、肾和角膜等组织，而引起一系列临床症状。发病率约为1/100万～1/50万。男性发病略高于女性。

【发病机制】 铜是人体所必需的微量元素之一。许多重要的酶都含有铜离子，如细胞色素氧化酶、过氧化物歧化酶、酪氨酸酶、多巴胺羟化酶、赖氨酸氧化酶和铜蓝蛋白等。由于患者铜代谢障碍，铜自胆汁中排出锐减，但由于患者肠道吸收铜功能正常，因此大量铜贮积在肝细胞中，最终导致肝功能异常和肝硬化。同时由于肝脏合成CP速度减慢，因而血液中CP降低，而非铜蓝蛋白铜增高，致使由尿中排出增加。其细胞毒性机制可能与过多结合蛋白质和核酸、生物膜的脂质氧化或产生过多氧自由基有关，临床出现各系统被累及的相应症状。肝脏是铜代谢的主要器官，食物中的铜约有40%～60%在小肠上段被吸收，经门静脉进入肝脏，肝细胞靠其溶酶体合成铜蓝蛋白，每日约有0.5～1mg铜合成铜蓝蛋白，并分泌人胆汁由大便排出，每日由胆汁排出铜1.2 ～ 7mg。尿中排出量约为0.07mg左右。总之，WD的铜代谢障碍主要表现两方面：①铜经胆汁排泄障碍；②铜与CP结合率下降。

【病理】 肝细胞最初呈现脂肪浸润改变，以门脉区周围为显著，在电镜下可见线粒体形状、大小不一，基质密度增加，其内有空泡状或结晶状包涵体；溶酶体内含有脂质颗粒；过氧化酶体形态不一，且其基质呈颗粒状或絮状。免疫组化染色可见铜在肝小叶的分布不均。色素颗粒（铜）位于肝细胞胞浆内，以后见于溶酶体内，致使溶酶体破裂。随着病程进展，肝组织出现纤维化和肝硬化改变。脑的病变主要位于基底神经结的豆状核及尾状核。脑胶质细胞内及毛细血管周围见铜沉积。肾脏可见肾小管上皮细胞变性，胞浆内有铜沉积。角膜的铜颗粒主要沉积于其周边部分，形成环状，称K-F环（Kayser-Fleisher ring，K-F ring）。

【遗传学基础】 本病相关基因已被精确定位于第13号常染色体长臂（$13q^{14.3}$），与红细胞酯酶D（ESD）基因和视网膜母细胞瘤（RB）基因紧密连锁。由于WD基因的表达产物是一种参与铜转运的三磷酸腺苷酶（ATP7B），故被称为ATP7B基因，包含21个外显子和20个内含子，基因全长约80kb，cDNA序列为4,233bp，编码由1411个氨基酸残基组成的B型铜转运ATP酶。WD存在明显的遗传异质性（heterogeneity），该基因突变类型很多，不同人种间具有差异性突变点。人铜蓝蛋白基因位于$3q^{23\sim25}$，由21个外显子组成，基因全长45kb，推测铜蓝蛋白基因突变亦可能与本病相关。目前已发现6种移码突变，导致编码蛋白功能缺陷或无铜蓝蛋白血症。

【临床表现】 本病常见于近亲结婚。临床症状变异较大。

1. 无症状期　是从出生后开始，在此期间，患儿除有轻度尿铜增高外，其余一切正常，甚少被发现。

2. 肝脏损害　至6岁以后，随着肝细胞中铜沉积量的增加，逐渐出现肝受损症状，发病隐袭。初时因症状轻微，易被忽视，或可反复出现疲乏、食欲不振、呕吐、黄疸、浮肿或腹水等。体检可见肝脾肿大，肝区压痛，浮肿等体征，轻者仅见肝脾肿大，而无临床症状。约15%WD患儿在出现肝病症状前或同时可发生溶血性贫血，严重者合并暴发性肝功能衰竭，甚至死亡。

3. 神经系统损害　主要表现是锥体外系症状，早期症状主要是构语困难、动作笨拙或不自主运动、表情呆板、吞咽困难、肌张力改变等。发展到晚期时精神症状更为明显，常见行为异常和智能障碍。罕见癫痫发作或偏瘫，无感觉障碍，无反射改变，一般没有严重的智力低下。

4. 肾脏损害　主要表现肾小管重吸收功能障碍症状如蛋白尿、糖尿、氨基酸尿和肾小管酸中毒表现，少数患者可有Fanconi综合征症状。

5. 其他　角膜K-F环是本病的特殊体征，开始时铜在角膜周缘的上、下方沉积，逐渐形成环状，呈棕黄色，初期需用裂隙灯检查。部分患儿可发生背部或关节疼痛症状，最易受损的关节是膝、踝关节，双下肢弯曲变形，也可有自发性骨折。

案例 6-6

1. 患儿12岁以后出现症状，言语不清、构音困难，四肢不自主多动伴细微震颤，渐加重，记忆力下降，表情呆滞，吞咽困难以及酸中毒表现。

2. 患儿半年前有“溶血性贫血”病史。

3. 智力低下，表情呆板，端坐体位，呼吸深大，双肺呼吸音粗，无啰音，心音略低钝，未及杂音。双肾区叩痛。四肢肌张力偏高，双上肢意向性震颤。

【辅助检查】 主要改变是血清铜蓝蛋白降低，血清中非铜蓝蛋白的铜增多，尿排铜量增加，肝含铜量增高。

1. 血清铜蓝蛋白(CP)测定　低血清CP是诊断WD的重要依据之一，正常小儿为200～400mg/L，患儿通常低于200mg/L，甚至在50mg/L以下。但有5%～10%的WD患儿血清CP不低或在正常低限，多为不典型WD患者。

2. 24小时尿铜排出量测定　高尿铜亦是本病的显著生化异常之一，正常小儿尿铜低于40μg/24小时；未经治疗的WD患儿明显增高，常达100～1000μg/24小时。

3 肝细胞含铜量测定 肝铜含量增高是诊断WD的重要指标，可采用肝穿刺方法，测定肝组织内的铜含量。患儿可高达200～3000μg/g(正常人肝铜含量多在45μg/g)以下。

4. 血清铜测定　大多数WD患者血清铜含量显著降低，正常人血清铜约占血清总铜量的10%，参考值为3～10岁儿童：5～23.6μmol/L或30～150μg/dl；新生儿：2.5～10μmol/L或15～65μg/dl。非铜蓝蛋白结合铜可作为疗效观察指标，治疗应使其控制在25μg /L以下。非铜蓝蛋白结合铜(μg/L)＝血清铜(μg/L)－0.3%血清铜蓝蛋白(μg/L)。

5. 血清铜氧化酶活性测定　用于早期迅速诊断WD，该酶活性能间接反映血清CP水平，该酶活性的正常光密度(OD)值为0.2～0.53，WD者该酶活性常<0.2 OD。

6. 基因诊断　一般多采用PCR技术检出相关基因突变，SSCP可用于筛查未知突变，继而进行基因测序；对于患者家系中的致病基因携带者和症状前患者的检测及其产前诊断可用限制性片段长度多态性(RFLP)和微卫星标记多态性技术分析。

7. 颅骨CT、MRI检查　患者CT总异常率可达85%，多见征象是脑室扩大、脑干和小脑萎缩、大脑皮层和白质萎缩及基底节低密度改变等，但以双侧豆状核区低密度灶最具特征性；头颅MRI比之CT更具价值，异常信号常见于基底节，其次在丘脑、脑干和齿状核。T_2加权像低信号是本病与铜沉积相关的较具特征性改变。

案例 6-6

1. 该患儿血常规：RBC 3.46×10^{12}/L，HB 112g/L，WBC 10.5×10^{9}/L，PLT 228×10^{9}/L，N 61%，L 39%。尿常规潜血(＋＋)，蛋白(＋)，糖(＋)。

2. 血生化：Na^+ 140mmol/L，K^+ 4mmol/L，Cl^- 127mmol/L，Ca^{2+} 2.54mmol/L，磷4.6mmol/L，CO_2CP 16mmol/L，AG 13mmol/L。肝功能：ALT 60IU/L，TBIL 21μmol/L，DBIL 6μmol/L，ALB 30μmol/L。血糖(空腹)7.1mmol/L。肾功能及血脂正常。

3. 动脉血气分析：pH 7.20，PaO_2 6.67kPa，$PaCO_2$ 4.6kPa，HCO_3^- 9.6mmol/L，BE －9mmol/L。

4. 腹部超声：肝脏实质不均质回声；双肾结石。

5. 颅脑CT：双基底节区对称行片状低密度区。

6. 裂隙灯检查：K-F环阳性。

7. 血清铜蓝蛋白测定：160mg/L(正常200～400mg/L)。

8. 血清免疫球蛋白及T细胞亚群：体液、细胞免疫低下。

9. IQ(韦氏)：35。

【诊断】 本病是目前少数可以对症治疗的单基因遗传病，其疗效与开始治疗的时间密切相关，治疗

笔记栏

开始愈早，预后愈好，所以早期诊断显得尤为重要。但事实上由于本病的早期症状常较隐袭，容易漏诊或延误治疗。因此，对有本病家族史，父母近亲结婚、原因不明的肝病、溶血性贫血、肾脏病变或精神神经症状的患儿，都要考虑本病的可能性，采取必要的实验室检查明确诊断。WD患者的一级亲属需做WD筛查，以早期发现，早期治疗，避免不可逆的肝脏受损。

案例6-6

该患儿根据临床表现、辅助检查符合肝豆状核变性。

【治疗】 WD治疗原则是减少铜的摄入和增加铜的排出，避免铜在体内沉积，以恢复和维持机体正常功能。

1. 低铜饮食　每日食物中含铜量不应>1mg，避免进食富含铜元素的食物和水，如动物内脏、鱼虾海鲜、坚果、巧克力和蘑菇等。

2. 促进铜排出　主要使用螯合剂。右旋青霉胺（*D*-penicillamine）是目前最常用强效金属螯合药物，并促进尿铜排出。剂量为每日20mg/kg，分2～3次餐前半小时空腹口服。治疗期间应监测尿铜排量，通常在第1年内要求每日尿铜排出量>2mg，血浆非铜蓝蛋白结合铜应<25μg/L。一般在服药数周后可改善神经系统症状，而肝功能好转则常需经3～4个月治疗，可根据尿铜、血浆非铜蓝蛋白结合铜及临床症状调整药量并维持。因青霉胺可能有拮抗维生素B_6的作用，故应补充B_6，每日约25mg。该药的副作用有药物疹、血小板减少、蛋白尿、关节炎等，但发生率不高，必要时可药物减量或短期应用糖皮质激素合并治疗。另可选用三乙撑四胺双盐酸盐（triethylene tetramine dihydrochloride，trientine，TETA），是一种高效铜螯合剂，可用于治疗因青霉胺毒性反应而停药的WD患者，剂量为0.5～2.0g/d，分2～4次餐前口服，用药1～2年可见良效。该药副作用少，但药源困难，且价格昂贵。

3. 减少铜吸收　口服锌制剂能促进肝、肠黏膜细胞合成分泌金属硫蛋白，并与铜离子结合而减少肠铜吸收。常用药有硫酸锌或醋酸锌。每日口服量以相当于50mg锌元素为宜，分2～3次餐间服用。服后大便排铜可增加。对严重病例开始给予锌盐和小剂量青霉胺联合治疗，症状善后可单用锌剂。对轻症可单用锌剂治疗。与锌剂联用时，*D*-青霉胺剂量约为每天7～10mg/kg，两药宜间隔2～3小时服用，以免降低疗效。

4. 其他治疗　锥体外系症状可对症处理，如用左旋多巴、安坦等。肝、肾、造血、骨关节等病症可根据病情适当处理。对本病所致的急性肝功能衰竭或失代偿性肝硬化患儿，经上述各种治疗无效者可考虑进行肝移植。

案例6-6

处方及医生指导

1. 低铜饮食：每日食物含铜量<1mg，不食动物内脏、鱼虾海鲜和坚果等含铜量高的食物。

2. 铜络合剂：青霉胺0.75g/d，分2～3次餐前半小时空腹口服，维生素B_6，每日约25mg。

3. 醋酸锌：每日剂量相当于50mg锌为宜，分2～3次，餐间服用。

4. 其他支持治疗：白蛋白每天35g、左旋多巴175mg，分次给予。

5. 肝移植术。

【预后】 未经治疗的WD患者可于数年内逐渐因病情恶化而死亡；无症状期患者即开始治疗可不发病；早期患者或脏器损害较轻者用药后症状消失。长期坚持用药治疗患者可不再复发。晚期病例疗效差且预后不良。

（刘长云　辛　毅）

笔记栏

第7章 小儿免疫与免疫性疾病

第1节 小儿免疫系统发育及其特点

免疫(immunity)是机体的一种生理性保护性反应,具有防御感染,清除衰老、损伤或死亡的细胞、识别和清除突变细胞等重要功能。免疫功能失调可导致异常免疫反应,如反应过高,则表现为变态反应或自身免疫性疾病;如反应过低,则表现为免疫低下或免疫缺陷,易发生感染性疾病或恶性肿瘤等。

人类免疫系统的发生、发育始于胚胎早期,到出生时尚未完善,随着年龄增长逐渐达到成人水平,故小儿,特别是婴幼儿,处于生理性免疫低下状态。

一、非特异性免疫

非特异性免疫也称天然免疫,是机体在长期的种系进化过程中逐渐形成的,其特点为个体出生时即具备,作用范围广,并非针对特定抗原。主要包括屏障结构如皮肤黏膜屏障、血脑屏障和胎盘屏障;非特异免疫效应分子如防御素、补体系统、细胞因子(IL-1、IL-8、TNF-α)、溶菌酶以及氧自由基等;非特异免疫效应细胞如吞噬细胞、NK细胞、肥大细胞、NK T细胞等。

(一) 吞噬细胞

大单核细胞和中性粒细胞是主要的循环吞噬细胞,前者还可分化为定植于组织中的巨噬细胞。胎龄34周时,中性粒细胞的趋化、吞噬和杀菌功能已趋成熟,但新生儿期各种吞噬细胞功能可呈暂时性低下,主要与分娩过程缺氧和新生儿时期缺乏血清补体、调理素、趋化因子等有关。

(二) 补体系统

补体系统是由20余种血清蛋白组成的复杂系统,补体激活后具有放大特异性细胞免疫、抗体免疫以及吞噬作用的效用,并可产生炎症反应。足月婴儿出生时血清C1、C2、C3、C4、C7和备解素的浓度约为成人的60%。约半数新生儿补体经典途径溶血力低于成人水平,呈旁路激活溶血活性低下者更多,一般在生后6~12月,各补体成分浓度及溶血性可达成人正常值。

二、特异性免疫

特异性免疫是机体在与抗原物质接触后产生的,其特点为针对特定抗原,为个体特有,不可遗传但可有免疫记忆。特异性免疫包括特异性细胞免疫(T细胞免疫)和特异性体液免疫(B细胞免疫)。

(一) 特异性细胞免疫(T细胞免疫)

1. 胸腺　是淋巴样干细胞分化发育为成熟T细胞的场所,它在胚胎第6周时,由第3和第4对鳃囊上皮细胞发育而来;到第10周胎龄时,胸腺分成皮质和髓质两部分。髓质中多层上皮细胞形成的Hassall小体能制备和分泌胸腺素。胸腺在出生时重7~15g,与体重之比值是一生中最大的,可在X线胸片前上纵隔部位显影,直到3~4岁胸腺X线影消失,到青春期后胸腺开始萎缩。

2. T细胞　来自胚胎(和)骨髓的淋巴样干细胞进入胸腺,在胸腺内的成熟过程中识别了自我的主要组织相容(MHC)抗原,形成对自身组织的耐受性;同时获得了细胞表面抗原CD3和CD11,以及T细胞受体(TCR)。这些成熟的T细胞中有的具有与T辅助/诱导活性相关的CD4,有的具有与T抑制/细胞毒性相关的CD8。自胎龄13周起先后出现对同种异型移植物的排斥反应和对有丝分裂原的增殖反应;近40周龄时具备了对各种抗原的特异性细胞免疫应答。足月新生儿外周血中T细胞绝对计数已达到成人水平,其中CD4细胞数较多,使CD4/CD8的比值高达3~4,以后逐渐下降,2岁时为2,达成人水平。小于胎龄儿和早产儿的T细胞数量减少,对有丝分裂原的转化率较低,早产儿至1月龄时T细胞数量可达足月儿水平;而小于胎龄儿在1周岁时T细胞可能仍少于同龄正常儿。

3. 细胞因子　机体发生免疫应答过程中可产生多种细胞因子。$CD4^+$ T淋巴细胞受到抗原或丝裂原刺激后可分化为两个功能性亚群,即Th1和Th2,它们分别产生白细胞介素2(IL-2)和γ干扰素(IFN-γ)等,和白细胞介素4、5和10(IL-4、-5、-10)等细胞因子,调节免疫细胞应答时的模式和强度以及免疫细胞与炎性细胞的相互反应。新生儿时期IFN-γ水平为成人的1/8~1/10,IL-4水平约为1/3;使T细胞应答呈TH_2偏移;约3岁时IL-4和IFN-γ达成人水平。

(二) 特异性体液免疫(B细胞免疫)

1. 骨髓和淋巴结　骨髓是造血组织,也是B细胞成熟的场所,起到类囊的功能。在胎儿2~6个月时的类囊结构是肝脏。全身各部位的淋巴结发育先后不一,颈和肠系膜的淋巴结发育最早,在胚胎10周时

笔记栏

已出现，足月新生儿于腹股沟部已能扪到浅在淋巴结。2岁后扁桃体增大，后稍缩小。6～7岁时又增大。12～13岁淋巴结发育达顶点。

2. B细胞　与T细胞免疫相比，B细胞免疫的发育较迟缓。胎儿B细胞对抗原刺激可产生相应的IgM类抗体，而有效的IgG类抗体应答需在出生3个月后才出现。小于胎龄儿出生时外周血中B细胞数量减少，与足月新生儿B细胞量略高于成人形成鲜明对比。B细胞不足比血清Ig水平较低的后果更为严重，不利于抗感染的特异性抗体生成，容易发生暂时性低丙种球蛋白血症。

3. 免疫球蛋白　具有抗体活性的球蛋白称为免疫球蛋白(Ig)，是B系细胞的产物，存在于血管内外的体液中和B细胞的膜上，分为IgG、IgA、IgM、IgD和IgE五类。在胎儿期各种Ig产量都非常少。生后血清中Ig含量不但与年龄有关，而且受种族、营养等因素影响。表7-1为各年龄组正常儿童血清Ig含量。

(1) IgG：脐血IgG等于或稍高于母体水平(可超过10%)。早产儿、小于胎龄儿和过期胎儿的IgG水平则低于母体，IgG有IgG_1、IgG_2、IgG_3和IgG_4四个亚类，在正常成人血清中的比率分别为70%、20%、6%和4%。IgG_3的半衰期为7～8天，其余各IgG亚类的半衰期均约为3周。小儿自身合成各亚类IgG发育过程不完全相同，IgG_4和IgG_2水平的升高迟于IgG_1和IgG_3。达到成人水平的年龄：IgG_1为5～6岁；IgG_3在10岁左右；IgG_2和IgG_4约为14岁。IgG的4个亚类都能通过胎盘，IgG亚类的生物学功能存在很大差异，针对多糖抗原(如肺炎球菌荚膜抗原、流感杆菌荚膜抗原)的抗体主要属IgG_2亚类；对病毒、细菌、外毒素等的蛋白质抗原的抗体主要为IgG_1；抗Rh常发生IgG_1和IgG_2；IgG_4对组织有较低的亲和力，可能与过敏症有关。

(2) IgM：不能通过胎盘。一般认为如出生时血清IgM>0.2～0.3g/L，即表明胎儿在宫内已受过非己抗原的刺激，但为明确是否有宫内感染尚需作特异性抗体检测。IgM达成人水平也先于其他各类Ig(表7-1)。冷凝集素、嗜异性抗体和同族血凝素等乃属IgM类抗体。

表7-1　正常儿童血清免疫球蛋白含量(g/L)

年龄组	IgG	IgA	IgM
新生儿	6.46～17.74	0.004～0.017	0.05～0.27
4月～	3.70～8.30	0.14～0.50	0.33～1.25
7月～	3.50～8.90	0.06～0.54	0.36～1.20
1岁～	5.52～11.46	0.06～0.74	0.60～2.12
3岁～	4.95～12.74	0.33～0.89	0.65～2.01
7岁～	6.09～12.85	0.52～2.16	0.67～2.46
12岁～	6.98～14.26	0.92～2.50	0.56～2.18
15～18岁	7.54～16.02	0.89～3.24	0.72～2.28

(3) IgA：脐血IgA很少超过0.05g/L，若含量增高同样提示宫内感染可能性。血清IgA于少年时期才达到成人水平。分泌型IgA(SIgA)是黏膜局部抗感染的重要因素。它的合成与黏膜部位受抗原刺激有关。出生后2～3周的婴儿眼泪和唾液中可检出IgA。SIgA不易被蛋白酶所破坏，婴儿可从母乳中获取SIgA，发挥肠道抗感染作用。

(4) IgD和IgE：都难以通过胎盘。IgD在新生儿血中含量极微，5岁时才达成人水平的20%，其生物学性状目前尚不清楚。IgE是一种引起Ⅰ型变态反应的抗体，在脐血中含量很少，有可能通过母乳获得，约7岁时达到成人水平。

第2节　免疫缺陷病

免疫缺陷病(immunodeficiency，ID)是指免疫系统的器官、细胞、分子等发生缺陷，引起免疫应答障碍，导致一种或多种免疫功能缺损的一组临床综合征。临床特征为抗感染功能低下，容易发生反复而严重的感染，同时可伴有自身免疫性疾病、过敏性疾病和恶性肿瘤的发病率增高。免疫缺陷病可分为原发性免疫缺陷病(primary immunodeficiency，PID)和继发性免疫缺陷病(secondary immunodeficiency，SID)两大类。1981年又确认了一种与人类免疫缺陷病毒感染有关的免疫缺陷病，称获得性免疫缺陷综合征(acquired immunodeficiency syndrome，AIDS)。

一、原发性免疫缺陷病

原发性免疫缺陷病(primary immunodeficiency disease，PID)自1952年发现首例X-连锁无丙种球蛋白血症(XLA)以来，每年都有新的病种发现，迄今已发现120个病种。PID的发病率估计为1∶10000左右。按此计算，我国每年2500万出生婴儿中，将会增加新病例2500例，累计病例至少为3～6万人。由于PID是一组因免疫系统先天性发育不全，且大多与遗传有关的疾病，往往在婴幼儿或儿童期发病，因而及早诊断、正确处理、改善预后有十分重要的意义。

【病因和发病机制】　PID病因目前尚不清楚，可能是由多因素所致。包括：①遗传因素：在许多原发性免疫缺陷病中起作用，但至今尚未发现与HLA型有关；②宫内因素：曾报道胎儿感染风疹病毒后引起低丙种球蛋白血症伴高IgM，因感染巨细胞病毒使胎儿的干细胞受损而致严重联合免疫缺陷。除了已知腺苷脱氨酶缺陷和核苷磷酸化酶缺陷可分别引起有些常染色体隐性遗传的严重联合免疫缺陷病和Nezelof综合征外，其他PID的生化病理基础都不清楚。目前人们往往只能从免疫系统不同的病损环节来探讨各种PID的发病机制(表7-2)。

【分类】　PID目前尚无统一的分类。国际免疫协会PID专家委员会提出以分子学发病机制为基础（1999年）的分类为：①特异性免疫缺陷病（包括联合免疫缺陷病、抗体缺陷为主的免疫缺陷病、T细胞缺陷为主的免疫缺陷病、伴有其他特征的免疫缺陷病）；②免疫缺陷合并其他先天性疾病；③补体缺陷病；④吞噬细胞缺陷病。目前对PID的认识已从组织细胞水平向分子和基因水平逐渐深化，其分类方法也在不断完善。为便于从临床识别本组疾病，本章仍按不同的免疫功能缺陷分类（表7-2）。

表7-2　原发性特异性免疫缺陷病分类与病理

疾病	功能缺陷	可能的病损环节
抗体缺陷病		
X连锁无丙种球蛋白血症	抗体	前B细胞
常见变异型低丙球血症	抗体	B细胞、T抑制过高或T辅助过
婴儿暂时性低丙球血症	无；Ig低但有抗体	未知
选择性IgA缺陷	IgA抗体	IgA B细胞
分泌片缺陷	分泌型IgA	黏膜上皮
选择性IgM缺陷	IgM抗体	T辅助细胞
伴IgM升高的免疫缺陷	IgG和IgA抗体	IgG、IgAB细胞、转换T细胞表面CD40L缺陷
选择性IgG亚类缺陷	一种或多种IgG亚类抗体	"转换"T细胞？B细胞？
伴IgG近于正常的抗体缺陷	抗体	未知；B细胞？
X-连锁淋巴细胞增殖病	抗EB病毒抗原抗体	B细胞；T细胞
细胞免疫缺陷		
DiGeorge综合征	T细胞；有些抗体	第3，4咽囊发育不良
Nezelof综合征（包括嘌呤核苷磷酸化酶缺陷）	T细胞；有些抗体	未知；胸腺？细胞代谢受损
抗体和细胞免疫联合缺陷		
严重联合免疫缺陷病（AR遗传，腺苷脱氨酶缺陷；X连锁隐性遗传，HLA抗原表达缺陷，网状组织发育不良）	抗体和T细胞；网状组织发育不良者；还伴有吞噬功能缺陷	未知；代谢缺陷；T细胞？干细胞？胸腺？细胞代谢受损
Wiskott-Aldrich综合征	抗体；T细胞	未知
毛细血管扩张、共济失调	抗体；T细胞	B细胞；T辅助细胞
软骨毛发发育不良	T细胞	多种细胞的G_1周期
伴胸腺瘤的免疫缺陷	抗体；有些T细胞	B细胞；T抑制细胞过多
高IgE血症	特异性免疫应答；IgE过多	未知

【PID共同临床表现】　由于病因不同而各有特点，但是本组疾病又有其共同的临床表现，主要包括：反复感染、易患肿瘤和自身免疫性疾病。大多数PID有明显的家族史。

1. 反复和慢性感染　表现为反复、严重、持久的感染。其病原菌多为致病力低或不常见的病原。感染发生的年龄：1岁以内占40%，1～5岁为40%，6～16岁为15%，成人期仅占5%左右；细胞免疫缺陷和联合免疫缺陷感染发生于出生后不久，而抗体缺陷者，因有母体抗体的保护，一般在6～12月以后发生感染；成人期多为CVID。感染的部位：呼吸道最常见，如复发性或慢性中耳炎、鼻窦炎、支气管炎或肺炎等；其次为胃肠道、皮肤感染，也可出现全身感染如败血症等。感染的病原体：抗体缺陷易发生化脓性感染；细胞免疫缺陷则易发生病毒、结核杆菌和沙门菌等细胞内病原体感染，也可发生霉菌和原虫感染；补体缺陷易发生奈瑟菌属感染；中性粒细胞缺陷易发生金黄色葡萄球菌感染。发生感染的病菌一般毒力并不强，常呈机会感染。抗菌治疗效果欠佳。

2. 肿瘤和自身免疫性疾病　PID患儿易发生肿瘤和自身免疫性疾病，尤其是淋巴系统肿瘤，如淋巴瘤、淋巴细胞白血病、霍杰金病等。常见的自身免疫性疾病有溶血性贫血、血小板减少性紫癜、系统性红斑狼疮、皮肌炎、免疫复合物性肾炎等。

3. 其他临床表现　如WAS的湿疹和出血表现，胸腺发育不全的特殊面容、先天性心脏病及难以控制的低钙惊厥等。

【常见PID的临床特点】

1. 抗体缺陷病　抗体介导的免疫缺陷病是发病率最高的原发性免疫缺陷病，占50%以上。抗体缺陷可能是B细胞本身发育缺陷，也可能是缺陷的TH细胞不能向B细胞提供协同信号而致。主要表现为化脓性感染。

（1）X连锁无丙种球蛋白血症（X-linked agammaglobulinaemia）：又称Bruton病。多于4～8月龄后起病，表现为肺炎链球菌、链球菌和嗜血杆菌等胞外菌的反复感染；最常见为鼻窦炎、肺炎、中耳炎、疖、脑膜炎和败血症。除了肝炎和肠道病毒感染外，其他病毒感染过程以及对活病毒疫苗的反应均正常，约有1/3病人出现儿童类风湿性关节炎。患儿的血清IgG<2g/L，IgA和IgM含量极低，缺乏同族血凝素和接种白喉、破伤风、百日咳疫苗的抗体应答。血清和外分

泌液中的抗体缺如是与婴儿暂时性低丙种球蛋白血症相鉴别的要点。Bruton病患儿通常具有正常的吞噬功能，循环T细胞比例正常或升高，对抗原、丝裂原和同种异型抗原的应答正常，皮肤迟发型过敏反应正常。但是患儿循环B细胞缺如或很少；腺样体、扁桃体和外周淋巴结发育不良，罕见浆细胞；而在骨髓中却存在正常量的前B细胞。

案例 7-1

患儿，女性，1岁5个月，因反复咳嗽、发热6个月于1998年12月12日入院。患儿于半年前出现咳嗽，气喘，伴有发热，体温为39.5℃，无寒战及抽搐，在当地医院诊为"支气管炎"，住院治疗10余天好转。此后患儿经常感冒，约1月1～2次，症状时好时重，3个月前因"肺炎"住院治疗15天。3天前又出现咳嗽，发热。自出生6个月后患儿经常皮肤患脓疱疮，左耳流脓性物2月余，系第1胎，第1产，足月顺产，1周岁独站，现在刚会扶走，已接种乙肝疫苗、百白破疫苗等。无家族遗传病史。

体格检查：体温38.5℃，脉搏116次/分，呼吸44次/分，体重8kg。发育落后，营养较差，神志清，精神不振，全身皮肤可见陈旧性瘢痕，未见皮疹及出血点等，浅表淋巴结未及肿大，方颅，前囟未闭，毛发稀疏枯黄，左耳道可见有淡黄色黏液分泌物流出，有臭味，双鼻未见异常，咽充血，咽后壁可见2个小溃疡，扁桃体未见发育，双肺呼吸音粗，可闻及散在干啰音。腹软，肝脾肋下未触及。四肢肌力、肌张力可，生理反射存在，病理反射征未引出。

实验室检查：血常规：Hb 94g/L RBC3.80×10^{12}/L WBC10.3×10^9/L N 70% L 30% PLT 150×10^9/L；血沉 34mm/h；ASO＜400U/L，百日咳及白喉特异性IgG抗体滴度测不出。血清IgG 0.64g/L IgM＜0.05g/L IgA＜0.02g/L；骨髓涂片未见浆细胞。胸部正位X线片示双肺纹理增粗，可见斑片状阴影。

临床诊断：原发性免疫缺陷病先天性低丙种球蛋白血症；支气管肺炎；化脓性中耳炎。

(2) 常见变异型免疫缺陷病(common variable immunodeficiency disease，CVID)是一组病因不明，遗传方式不定，表现为Ig缺如的综合征，临床表现为年长儿或青年人反复呼吸道感染，包括鼻窦炎、肺炎和支气管扩张等；也易患胃肠道感染和肠道病毒性脑膜炎。病人的扁桃腺和淋巴结增大，自身免疫病或肿瘤的发病率很高。血清IgG、IgA低下，IgM正常或降低，部分患者循环B细胞数正常或接近正常，然而血清Ig和抗体应答都呈现严重缺陷。诊断依赖于排除其他原发性免疫缺陷病。

(3) 婴儿暂时性低丙种球蛋白血症：婴儿产生免疫球蛋白的功能低下，至2～4岁血清Ig含量才达到正常水平。患儿容易罹患细菌性皮肤、肺部、脑膜和上呼吸道感染。血清IgG、IgA、IgM总量常低于4g/L，IgG＜2.5g/L，但仍能合成低水平的血型物质抗体(抗A、抗B)和白喉或破伤风的抗毒素；直肠黏膜固有层活检可找到浆细胞。这些是与Bruton病的鉴别点。

(4) IgA缺陷：是常见的原发性免疫缺陷病。缺乏血清IgA(＜0.05g/L)和分泌型IgA。患者可无症状，或于婴幼儿时期出现反复患呼吸道感染，还常伴有自身免疫性疾病(如系统性红斑狼疮、类风湿性关节炎)和过敏性疾病(如哮喘、过敏性鼻炎)。除非并发严重感染，大多能存活到壮年或老年；个别病例的IgA含量能自发地转为正常。近年发现本病常合并IgG_2和IgG_4缺陷。患者的血清总IgG和IgM含量正常或升高，局部IgM往往代偿性增高。

(5) IgG亚类缺陷：患儿血清总IgG水平一般都正常，而一种或多种IgG亚类的含量低于同龄儿正常值2SD。我国儿童IgG亚类缺陷以IgG_3为主，可无症状，也可表现为反复呼吸道感染。IgG_2和IgG_4联合缺陷时，易患荚膜细菌感染。多数患儿随年龄增长症状可自行消失。

案例 7-2

患儿，男性，5岁，因反复发热、咳嗽、口腔溃疡1年余于1999年11月22日入院。患儿自1年前开始出现反复感冒，伴有口腔溃疡，流涎，进食减少，经治疗后好转，但每遇受凉或劳累即出现感冒、咳嗽，平均1月1次以上。近4个月先后在市儿童医院因"支气管炎、肺炎"两次住院治疗。5天前又出现咳嗽，发热。患儿3岁曾患"鼻窦炎"。生长发育较同龄儿稍差，已接种卡介苗、乙肝疫苗、百白破疫苗等。家族中无类似遗传病患者。

体格检查：体温39.5℃，脉搏96次/分，呼吸34次/分，体重16kg。发育尚可，营养较差，神志清，精神尚好，全身皮肤未见皮疹及出血点等，浅表淋巴结未及肿大，舌、牙龈及上腭可见3～4个溃疡，扁桃体无肿大，颈软，双肺呼吸音粗，可闻及少许干啰音。腹软，肝脾肋下未触及肿大。四肢肌张力正常，生理反射存在，病理反射征未引出。

实验室检查：血常规 Hb 114g/L；RBC 4.80×10^{12}/L；WBC 15.3×10^9/L；N 75%；L 25%；PLT 250×10^9/L；血沉 23mm/h；ASO＜400 U/L，百日咳及白喉特异性IgG抗体滴度低于正常儿童水平。血清IgG 10.71g/L、IgM 0.59g/L、IgA 1.56g/L，血清IgG亚类：IgG_1 6.50g/L、IgG_2 1.15g/L、IgG_3 0.48g/L、IgG_4 0.08g/L；胸部正位X线片：双肺纹理增粗。

临床诊断：原发性免疫缺陷病-IgG亚类缺陷病(IgG_2-IgG_4缺陷)；支气管炎。

2. 细胞免疫缺陷病

(1) 胸腺发育不全(DiGeorge anormaly，DA)：系

染色体 $22q^{11-pter}$ 持续基因缺失引起胸腺发育不良（常伴甲状旁腺发育不全或不发育），并伴有心脏畸形（右主动脉弓异常，房、室间隔缺损）、面部异常（人中短、眼距宽、下颌骨发育不良、耳位低等），常常由于在新生儿期发生不易纠正的低钙抽搐而怀疑本症。胸腺严重发育不良的患儿可出现类似重症联合免疫缺陷病的表现，对低毒力或机遇性病原体也易感染，接受未经辐射的全血后容易发生移植物抗宿主（graft versus host，GVH）反应。部分患者为胸腺部分发育不良，残存部分细胞免疫的功能，发生感染者也较少，通常称为部分Diceorge综合征。血清 Ig 水平往往不低，T 细胞减少，对植物血凝素（PHA）和刀豆素 A（conA）的增殖反应缺如或降低。尸检时在上前纵隔位看不到胸腺时需作上纵隔和全颈部连续切片，有时可发现异位胸腺。

案例 7-3

患儿，女性，44 天，因气促 3 天，反复惊厥 1 天于 1990 年 10 月 20 日入院。患儿 3 天前出现气促，无咳嗽、青紫。1 天前患儿突然出现两眼上翻、头后仰、口吐白沫、面色发青，持续发作约 2～3 分钟后自止，惊厥止后仍能吃奶。之后反复发作 5 次。系第 1 胎，第 1 产，足月顺产，人工喂养，出生体重 3.1kg，母亲孕期体健。生后未接种卡介苗。

体格检查：体温 36.0℃，脉搏 138 次/分，呼吸 43 次/分，体重 4.1kg。发育尚可，营养一般，神志清，精神较差，烦躁不安，呼吸急促，口周轻度紫绀。皮肤有湿疹。前囟 2cm×2cm，平坦，颅缝裂开 0.2cm，眼裂小，眼距宽，双瞳孔等大等圆，对光反应存在，鼻梁低平，口唇呈鱼嘴状，下颌小，咽部充血，颈无抵抗，双肺呼吸音粗，可闻及痰鸣音，腹软，肝脏肋下 2.5cm，质软，四肢肌张力不高，病理征未引出。

实验室检查：血常规：Hb 113g/L；RBC $3.60\times10^{12}/L$；WBC $16.3\times10^{9}/L$；N 66%；L 34%；PLT $200\times10^{9}/L$；Ca^{2+} 1.5mmol/L；Mg^{2+} 0.94mmol/L；磷 2.3mmol/L；血培养未见致病菌生长。胸部 X 线正位片示双肺可见点状致密阴影。未见胸腺影。

入院后 30 天突然憋气、发绀、呼吸停止而死亡。尸检病理诊断：1，巨细胞包涵体病累及肺、脑、肝；2，胸腺发育不全（胸腺重 0.4 克）；3，局灶性脑膜脑炎、肠炎、心肌炎。

临床诊断：原发性免疫缺陷病-胸腺发育不全并巨细胞包涵体病、支气管肺炎。

（2）伴核苷磷酸化酶（nucleoside phosphorylase，NP）缺乏的免疫缺陷：NP 是嘌呤分解代谢途径中的一种酶，广泛存在于人体细胞中，以红细胞中浓度最高。缺乏 NP 主要引起细胞免疫功能缺陷，为常染色体隐性遗传。本病起病较 DiGeorge 综合征晚，有些 NP 缺乏患者在婴儿早期接种活疫苗或输注未经辐射的全血后无异常反应，到了婴儿晚期才会出现活疫苗接种后的全身性、致死性合并症；发生输血后的移植物抗宿主反应等细胞免疫严重缺陷的表现。患者常有反复或慢性腹泻，易患重症水痘。血和尿中的尿酸含量明显减少，迟发型皮肤试验阴性，T 细胞增殖反应很差或缺如，血清 Ig 水平不低。

3. 抗体和细胞联合免疫缺陷病　本组疾病中 T 和 B 细胞均有明显缺陷。从临床表现来看 CID 可分为严重的和部分的 T、B 细胞兼抗体免疫缺陷：前者的特征是各种获得性免疫功能都明显丧失，若不经骨髓移植等积极治疗，患儿常在 1 岁以内夭折；后者则多伴有其他系统的严重缺损表现。

（1）严重联合免疫缺陷病（severe combined immunodeficiency disease，SCID）

1）常染色体隐性遗传型 SCID（又称瑞士型 SCID）：患儿在出生后最初数月内就频繁发生中耳炎、肺炎、败血症、腹泻和皮肤感染等疾患；出现消瘦、生长停滞，还易发生白色念珠菌病、卡氏肺囊虫性肺炎、巨细胞病毒感染或接种活疫苗后的全身性疫苗病。由于患儿缺乏排斥非己组织的能力，故处于移植物抗宿主（GVH）病的高危状态，通过胎盘的母亲免疫活细胞或输注了含有 HLA 抗原不一致的淋巴细胞的血制品，都可导致 GVH 反应。若未经恰当治疗，常于 1 岁内夭折。免疫学检查可见血清 Ig 水平很低或缺如，接受抗原免疫后不产生抗体；几乎全无细胞免疫功能，淋巴细胞 $<1.2\times10^{9}/L$，CD3 细胞低于 10%，对有丝分裂原或同种异型细胞的增殖反应极低或缺如，不出现皮肤迟发型超敏反应，不能排斥移植物。典型病人的胸腺 <2g，几乎见不到胸腺淋巴细胞，无哈氏小体，淋巴结的滤泡和副皮质区见不到淋巴细胞，扁桃体、腺样体和肠集合淋巴小结都极度发育不良，甚至缺如。

案例 7-4

患者，男性，5 个月，因腹泻 1 月余，加重伴发热 4 天于 1997 年 9 月 16 日入院。患儿 1 月前出现腹泻，黄色稀便，每日 3～8 次，无脓血，无发热、咳嗽、惊厥等，尿量稍减少，经治疗未见好转。4 天前出现发热 38～39.1℃，腹泻加重，每日多达 10 余次，呈墨绿色，带少许黏液，有腥臭味，进食少，尿量明显减少，精神差，哭声低弱。系第 2 胎，第 2 产，足月顺产，以牛奶喂养为主，出生 3 天接种卡介苗，接种处现已结痂。无结核接触史。父母体健。第一胎亦为男孩，3 个月患肺炎，6 个月因腹泻死亡。

体格检查：体温 38.2℃，脉搏 139 次/分，呼吸 45 次/分，体重 6kg。发育正常，营养一般，神志清，精神萎靡，呼吸急促，中度脱水貌，皮肤干燥，弹性稍差，浅表淋巴结不大，轻度方颅，前囟 1cm×1cm，平坦，双眼窝凹陷，口唇干燥，咽部充血，颈软，双肺呼吸音粗，未及啰音，心率 139 次/分，心音稍低钝，未及杂音，腹软，肝脏肋下 2cm，

笔记栏

质韧，脾未及，病理征未引出。

实验室检查：血常规：Hb98g/L；RBC 3.20 $\times 10^{12}$/L；WBC 10.3$\times 10^{9}$/L；N 86%；L 14%；PLT 97$\times 10^{9}$/L；粪常规：脓细胞少许，大便培养无致病菌生长。Na^{+} 134mmol/L K^{+} 3.6mmol/L Cl^{-} 102mmol/L Ca^{2+} 2.15mmol/L Mg^{2+} 0.94mmol/L 磷 1.23mmol/L。血培养未见致病菌生长。胸部X线正位片示双下肺纹理重。未见胸腺阴影。血清 IgG 1.58g/L IgA<0.01g/L IgM 0.05g/L。

住院17天死亡。尸检病理诊断：1，原发性严重联合免疫缺陷病；2，原发性肠结核综合征，急性全身性粟粒性结核病。

临床诊断：原发性免疫缺陷病-严重联合免疫缺陷病；原发性肠结核综合征，急性全身性粟粒性结核病。

2）伴腺苷脱氨酶（adenosine deaminase，ADA）缺陷的SCID：ADA存在于红细胞、淋巴细胞、羊水细胞及肝、肾、肺等脏器组织中，但以淋巴样组织细胞中此酶活性最高，T细胞内的含量更高于B细胞。当ADA酶缺陷时，脱氧腺苷（deoxyadenosine）及其三磷酸盐大量堆积，抑制DNA的合成，对淋巴细胞呈毒性作用。本病起病于6个月～2岁，表现为淋巴细胞减少性联合免疫缺陷。多数病人尚可出现骨骼系统的发育异常，如肋骨前端展宽、脊椎扁平、长骨干骺端不整齐、骨盆畸形等。

3）X-连锁性遗传型SCID：患儿临床表现、病理改变均与常染色体隐性遗传型相似，但在这类SCID病人及其家系中尚未发现ADA或NP酶缺陷者。

（2）湿疹血小板减少伴免疫缺陷（Wiskott-Aldrich syndrome，WAS）：X染色体短臂的WAS蛋白基因突变是本病病因。其临床特征为湿疹、血小板减少和反复感染。有阳性家族史的新生男婴如出现血小板减少性紫癜、大便带血的腹泻或损伤部位持续渗血等就应疑诊本病。患儿对肺炎链球菌和带多糖夹膜的其他细菌特别易感，易患中耳炎、肺炎、脑膜炎和败血症。卡氏肺囊虫性肺炎和疱疹病毒感染发病率高。患儿IgM水平低下，同族血凝素滴度明显低下或测不出，IgA和IgE升高，IgG正常或稍低，皮肤迟发性超敏反应阴性。

（3）共济失调毛细管血管扩张综合征（ataxia-telangiectasia，AT）：为常染色体隐性遗传性疾病，atm（AT突变）基因的蛋白质产物ATM是本病病因。其临床特点为进行性小脑共济失调，眼结膜和皮肤毛细血管扩张。患儿在会走路后不久即出现共济失调，且进行性加重；一般在3～6岁以前发生毛细血管扩张，伴有反复副鼻窦炎和肺部细菌性感染，患儿血清甲胎蛋白增高。患儿血清 IgG_2、IgG_4、IgA和IgE降低或缺如，抗体反应低下，T细胞数量及功能下降。DNA对放射性非常敏感，且不易修复，易患恶性肿瘤。

4. 原发性非特异性免疫缺陷　主要包括补体缺陷和吞噬细胞缺陷性疾病，在原发性免疫缺陷病中约占10%。C3缺陷的感染与抗体缺陷病症相似；补体的前端成分（C2、C4）缺陷大多有系统性红斑狼疮或膜性增殖性肾炎等表现；补体后端成分（C5、C6和C7）缺陷者对脑膜炎双球菌和淋球菌易感。吞噬细胞缺陷主要见于严重先天性中性粒细胞减少症、白细胞黏附分子缺陷、慢性肉芽肿病等，以易患反复迁延的感染性疾病为特征。

二、继发性免疫缺陷病

继发性免疫缺陷病（secondary immunodeficiency，SID）是出生后由于某些不利的环境因素（如疾病、营养、理化因素等）引起的免疫系统暂时的或持续的障碍，一旦不利因素消除，免疫功能可功恢复正常。SID的发病率远高于PID，在人的一生中，大多数人都可能发生过SID。因此，对SID及早确诊和去除诱因尤为重要。

【病因和发病机制】　SID的病因复杂。主要包括营养紊乱，药物（如免疫抑制剂应用等），遗传代谢性疾病，肿瘤和血液病性疾病，新生儿时期，感染性疾病和其他原因导致的机体免疫功能下降因素。营养紊乱是儿童时期最常见的SID的原因，如蛋白质-热能营养不良、各种营养素的缺乏或亚临床缺乏、肥胖症等。其发病机制目前尚未统一。依其产生的原因不同，其发病机制也不相同（表7-3）。

表7-3　继发性免疫缺陷病常见原因

分类	疾病种类
营养紊乱	蛋白质-热能营养不良，铁缺乏症，锌缺乏症，维生素A缺乏症，肥胖症
免疫抑制剂	糖皮质激素，环孢菌素，细胞毒性药物，放射线，抗惊厥药物
肿瘤与血液病	白血病，淋巴系统肿瘤，霍杰金病，组织细胞增生症，再生障碍性贫血，类白血病
遗传性疾病	染色体异常，酶缺陷病，血红蛋白病，肌萎缩症，先天性无脾症，骨骼发育不全
感染性疾病	细菌感染，病毒感染，霉菌感染，寄生虫感染
其他	新生儿期，糖尿病，肾病综合征，外科手术和创伤

【临床表现】　SID最常见临床表现为反复呼吸道感染、包括反复上呼吸道感染、支气管炎和肺炎；另外，也常见胃肠道感染、皮肤感染等，但一般症状较轻。反复感染既可直接导致免疫功能低下，又可引起或加重营养素的吸收障碍，而营养又可使免疫功能损害加重，形成营养不良-免疫功能下降-感染-加重营养不良的恶性循环，构成了儿童时期特殊的疾病谱。

三、免疫缺陷病的诊断

免疫缺陷病诊断的一般原则包括：①定性诊断，

即确定是否有免疫缺陷；②病因诊断，即区分是原发性还是继发性免疫缺陷；③病情诊断，确定免疫系统缺陷的部位与程度。

（一）病史

重点包括：①感染史：包括感染的频率、部位和病原体种类，通常体液免疫缺陷患者细菌感染率增高，而细胞免疫缺陷者则为病毒、真菌和原虫等多种病原引起的感染；②预防接种史：特别是活免疫疫苗接种后是否发生疫苗病；③其他异常：如神经系统异常（共济失调、抽搐等）提示共济失调毛细血管扩张症或DiGeorge综合征，出血病史提示 WAS，自身免疫表现（关节炎、贫血、皮疹等）的病史提示常见变异型免疫缺陷病和 IgA 缺陷等免疫缺陷病，了解输血后是否发生移植物抗宿主反应；④应注意曾作过的免疫抑制或外科处理，追查切除的淋巴组织所见；⑤采集关于感染、免疫缺陷、自身免疫和恶性肿瘤的家族史。

（二）体格检查及 X 线检查

重点注意以下几方面：皮肤瘢痕、湿疹、瘀斑和紫癜；真菌感染（白色念球菌病）；毛细血管扩张；寻找可扪及的淋巴组织；明确有无扁桃体；要注意面颈、胸、四肢和心脏的先天性异常。胸部 X 线检查还应注意是否有胸腺影。咽部侧位 X 线是否存在腺样体。

（三）实验室检查

免疫异常或免疫低下的最后确诊有赖于机体免疫功能水平的检测，以及对试验结果的正确评估。对临床表现提示免疫缺陷的患儿可先作免疫功能筛查，包括：外周血淋巴细胞和中性粒细胞计数、皮肤迟发型超敏反应、血清 Ig 含量、特异性抗体、白细胞吞噬功能（硝基四唑氮蓝还原试验）、血清 C3 等测定。若无异常发现而临床上仍然提示免疫低下的小儿宜做进一步的免疫检测试验并做出正确评价。必要时可在骨髓、淋巴结或直肠黏膜活检标本中检测 T、B 细胞系统和粒细胞、血小板等的数量和形态。

1. T 细胞数量及功能

（1）外周血淋巴细胞绝对计数：外周血中淋巴细胞 80％为 T 细胞，因此外周血淋巴细胞绝对计数可代表 T 细胞数量，正常值为（2～6）$\times 10^9$/L；低于 1.5 $\times 10^9$/L 提示 T 细胞缺陷。

（2）皮肤迟发型超敏反应（DCH）：DCH 代表 TH_1 细胞功能。皮内注射 0.1ml 抗原或丝裂原引起的迟发型皮肤超敏，是依赖 T 细胞功能局部皮肤免疫应答。常用的抗原有腮腺炎病毒疫苗、结核菌素或结核菌纯蛋白衍化物（PPD）、毛霉菌素、白色念球菌素和白喉类毒素。注射抗原后 48～72 小时观察结果，红斑及硬肿块直径＞5mm 者为阳性，提示 TH_1 细胞功能正常；需结合预防接种史和以往病史来分析阴性皮肤试验的临床意义，两岁以内正常儿童可出现阴性反应，故应该同时进行 5 种以上抗原皮试，如有 1 种抗原皮试阳性即说明 TH_1 细胞功能正常。

（3）T 细胞及其亚群数量的检测：采用单克隆抗体 CD3、CD4、CD8 检测可反映 T 细胞数量和 T 亚群间的比例（正常人外周血单个核细胞中 T 细胞约占 70％，CD4/CD8 为 1.7±0.4）。

（4）T 细胞功能检测：常检测在植物血凝素（PHA）等丝裂原或 PPD、白色念珠菌素等抗原刺激下 T 细胞增殖情况（即淋巴细胞转化试验），结果以每分脉冲数（CPM）或刺激指数（SI）表示。当 SI ＜3 时，认为 T 细胞免疫缺陷。此外，还可以测定上述转化过程中产生的 IFN-γ、IL-2、IL-4 等细胞因子水平以示 T 细胞功能。

2. B 细胞数量及功能

（1）血清 Ig 含量测定：是检测 B 细胞功能最常用的试验。包括 IgG、IgA、IgM、IgE 和 IgD。但需注意：①Ig 测定值需与当地同龄正常人群血清含量（$\overline{x}\pm 2s$）相比较，若 IgG 含量低于正常值低限，宜作 IgG 亚类检测或抗体反应试验；②正常人血清中 IgE 含量极少，正常值从低限到高限可相差数十到数百倍，故测定对某个过敏原的特异性 IgE 较有意义。

（2）抗体检测：①抗 A、抗 B 同种血凝素 1 岁以上的非 AB 血型者，抗 A、抗 B 的同种血凝素效价低于 1∶4，说明病人对抗原刺激后缺乏以 IgM 类为主的抗体形成，缺乏嗜异凝集素也具有同样意义；②抗链球菌溶血素 O（ASO）大于 2 岁的小儿 ASO 低于 50 单位提示 IgG 类抗体缺陷；③预防接种后的抗体在完成百白破三联疫苗基础免疫后 2 周，或加强注射后 2 周作皮肤锡克试验，阳性反应者表示对白喉类毒素抗原刺激缺乏以 IgG 为主的抗体应答；④必要时可注入新抗原（流感杆菌的多糖抗原等），以观察相应抗体的水平。

（3）B 细胞数量检测：常以荧光免疫方法用抗人 Ig 测定 B 细胞特有的细胞膜 Ig，或用单克隆抗体 CD19、CD20 测 B 细胞数量，在外周血单个核细胞中 B 细胞约占 20％左右。

3. 吞噬作用

（1）外周血中性粒细胞计数：若＜1.0$\times 10^9$/L 者为高危易感病人。

（2）硝基四唑氮蓝（nitroblue tetrazolium，NBT）还原试验：阴性提示酶缺乏。白细胞化学发光试验与 NBT 试验的结果相平行，但更加敏感；为进一步测定吞噬功能还可作白细胞趋化试验。

4. 补体

（1）血清 C3：测定血清 C3 浓度能较敏感地反映体内补体激活情况，可作为有些疾病的活动性指标之一。必须指出当 C3 生成障碍，如肝细胞病损时，血清 C3 水平也会降低。

（2）总补体溶血力（CH_{50}）：可反映参与补体经典激活途径的各成分依次激活后的总活性。当 CH_{50} 低下而 C3 含量正常时，应在排除人为因素后做补体其他成分的检测，以便及时发现 C3 以外的其他补体缺陷。

笔记栏

四、免疫缺陷病的治疗

PID 治疗原则是：①保护性隔离，尽量减少与各种病原体的接触；②正确使用抗生素以清除或预防感染；③采用替代疗法或进行免疫重建。早期诊断和合理治疗对疾病预后具有重要意义。SID 的治疗原则是治疗原发病，去除诱发因素，合理进行免疫调节剂治疗，加强儿童保健。

（一）一般治疗

患儿应得到特别的儿科护理，包括适当的保护性隔离，预防和治疗感染，加强宣传教育以增强家长和患儿战胜疾病的信心等。选用抗生素应尽量依据实验室药物敏感试验结果，要注意条件致病菌感染和混合感染，以杀菌药物为佳，剂量和疗程应大于免疫功能正常的患者。IgA 缺乏症患者禁忌输血和血制品，以免病人产生 IgA 抗体，引起严重过敏反应。必要时可输注无症状的 IgA 缺乏的供血者或患者自身的贮血。有严重细胞免疫缺陷的各种病人输血时，需避免发生 GVH 反应，最好使用库血，并先用 X 线（剂量 30Gy）使血内淋巴细胞丧失增殖能力；血浆亦需先经 X 线照射或冻溶 2～3 次，以破坏残留在血浆内的淋巴细胞。先天性胸腺发育不全症患者的低血钙症，除补充钙剂外还需给予维生素 D 或甲状旁腺激素。各种伴有细胞免疫缺陷的病人都禁忌接种活疫苗或活菌苗，以防止发生严重疫（菌）苗性感染。对 SID 患儿应注意调整饮食，合理营养，培养良好的生活习惯。

（二）替代疗法

1. 静脉注射丙种球蛋白（IVIG）　对低丙种球蛋白血症、IgG 亚类缺陷、Ig 水平近于正常的抗体缺陷或 WAS 等患者定期注射 IVIG，可提高免疫力、降低感染率。剂量每月 1 次静注 IVIG100～600mg/kg，持续终身。剂量应个体化，以能有效控制感染为宜。

2. 高效价免疫血清球蛋白（special immune serum globulins，SIG）　包括乙肝、水痘-带状疱疹、狂犬病、破伤风 SIG 等，用于高危患儿的特异性抗感染治疗。

3. 血浆　除含有 IgG 外，尚含有 IgM、IgA、补体和其他免疫活性成分，剂量为 20ml/kg，必要时可加大剂量。

4. 其他替代治疗　腺苷脱氨酶（ADA）缺陷时，可输注红细胞（内含丰富的 ADA）或肌注牛 ADA-多聚乙二烯糖结合物；吞噬细胞缺陷伴严重感染时，可采用新鲜白细胞输注；对免疫缺陷病人可适当选择细胞因子（如胸腺素类、转移因子、IFN-γ、IL-2 等）治疗。

（三）免疫重建

采用正常组织细胞或基因片断植入病人体内，使患儿免疫缺陷得以纠正，称为免疫重建。

1. 干细胞移植

（1）骨髓移植（BMT）：正常富含干细胞的骨髓植入患者体内可促进 T 和 B 淋巴细胞的免疫重建。迄今已有 1000 余例 PID 患儿接受 BMT。目前 BMT 包括：①同种异体同型合子 BMT：取同胞兄弟 HLA-A 和 HLA-B 同源，混合淋巴细胞培养（MLC）无反应的骨髓为供体。MLC 阳性者，移植前后应用免疫抑制剂治疗。②同种异体半合子 BMT：父母或兄弟为供体，于移植前先移除供体骨髓中成熟 T 细胞，并同时进行免疫抑制剂治疗。③无关供体 BMT：不必去除 T 细胞，但在移植成功后仍需接受免疫抑制剂治疗。无关供体 BMT 移植成功率约为 50%，5 岁以内移植成功率可达 85%。

（2）胎肝移植：胎肝内含有多能干细胞，出生 8～10 周胎儿的肝适于移植。肝单细胞悬液静脉输入常因细胞量较少，重建免疫功效不如骨髓移植，故治疗 SCID 效果稍差。

（3）脐血干细胞移植：近年来随着细胞分离技术的进步，利用脐血中造血干细胞表面所特有的 CD34 抗原，可用相应的单克隆抗体将其分离提取、输注给 SCID 患儿，可获一定程度的免疫重建。

2. 胸腺移植　主要用于纠正细胞免疫缺陷。用胎儿胸腺移植于腹肌与筋膜之间和（或）制成胸腺细胞悬液移植于腹腔内，疗效不肯定，目前已少用。

（四）基因治疗

目前许多 PID 的突变基因位点已经明确，为今后基因治疗提供了基础。但是，目前基因治疗 PID 仍处在研究和探索阶段，尚未正式应用于临床。

第 3 节　支气管哮喘

案例 7-5

患者，男性，2 岁 4 个月，因咳嗽、气喘 2 天于 1999 年 6 月 25 日 7pm 入院。

患儿于 2 天前受凉后出现咳嗽，干咳，伴气喘，以午夜为重，有时能从睡眠中憋醒，睡眠较差，无明显发热、呕吐及腹泻等。在家静滴“先锋霉素等药物”治疗 2 天，咳喘愈重，不能平卧，说话断续，进食较少，今晚急诊。生后 1 个月曾患“湿疹”，一直到 4 个月缓解。6 个月时患“喘憋性肺炎”，住院 12 天治愈出院。平时易感冒，且感冒后出现喘息发作已 3 次，均静脉输注“先锋霉素等”缓解。无结核接触史。对青霉素过敏，无食物过敏史。系第 1 胎，第 1 产，足月顺产，人工喂养，平时有挑食、零食习惯。智力发育同同龄儿。其外祖母患“哮喘”多年未愈，仍时有发作。

笔记栏

体格检查：体温36.8℃，脉搏116次/分，呼吸45次/分，体重12kg。发育正常，营养一般，神志清，精神欠佳，呼吸急促，口周略发绀，吸气性三凹征(+)，头颅无畸形，前囟已闭，巩膜无黄染，结膜稍充血，鼻翼扇动，口唇稍干燥，咽部充血，扁桃体Ⅰ°，颈软，胸廓对称，可见肋膈沟，双肺呼吸音粗，可闻及弥漫性哮鸣音，心率116次/分，心律规整，心音有力，未及杂音。腹软，无压痛，肝脾肋下未及肿大，病理反射征未引出。

思考题：

1. 你对该病例的初步印象是什么？
2. 该病例与支气管肺炎如何区别？
3. 结合该病例，应注意排除哪些疾病？

支气管哮喘(bronchial asthma)，简称哮喘，是小儿最常见的慢性呼吸道疾病。根据2002年世界卫生组织(WHO)、美国国立卫生研究院(NIH)、美国心肺和血液研究所(NHLBI)专家组修订的《全球哮喘防治创议》(GINA)提出的哮喘新概念，哮喘是由多种细胞特别是嗜酸粒细胞、肥大细胞、T淋巴细胞和气道上皮细胞参与的慢性气道炎症，由此引起气道高反应性和广泛的可逆性气道阻塞性疾病。临床表现为反复发作的喘息、呼吸困难、胸闷或咳嗽。

哮喘发病率近年呈上升趋势，据统计全球约有1.5亿哮喘患者，一些发达国家发病率高达20%～30%。据我国27省(市)在1988～1990年抽样调查小儿哮喘发病率为0.11%～2.03%，个别地区达5%，估计实际发病率远高于此，70%～80%的哮喘发病于5岁前，3岁前发病者占儿童哮喘的50%，青春期以前患者男女之比为2∶1，成年期则无性别差异。

【病因】 哮喘病因复杂，受遗传因素和环境因素的双重影响。越来越多的证据表明，环境因素较遗传因素更为重要。

1. 遗传因素　目前认为哮喘是一种多基因遗传病。其中特应质(atopy，也称过敏性体质)是哮喘发病的最确定因素。多数哮喘患儿既往有婴儿湿疹、过敏性鼻炎、食物或药物过敏史，不少患儿有明显的家族史。有关哮喘的基因研究已经取得了一些进展，国外学者已发现人体第11对染色体13q区存在与特应质相关的基因，携带此基因者85%出现过敏症状，其中20%患哮喘；有报道染色体$5q^{31\sim33}$存在调控白细胞介素(IL)3、4、5和β2受体基因，这一区域与高水平的IgE和气道高反应性有关。

案例 7-5

本例患儿有明显的特应质和家族史。生后1个月曾患“湿疹”，直到4个月缓解；对青霉素过敏。其外祖母患“哮喘”多年未愈，仍时有发作。

2. 环境因素

(1) 过敏(变应)原：吸入性过敏原对气道持续刺激是引起气道慢性炎症反应的主要原因。1岁以内婴儿由于免疫系统发育尚未完善，最易对吸入过敏原产生过敏。常见的过敏原包括尘螨、蟑螂、花粉、动物皮毛、真菌、被动吸烟等。

(2) 呼吸道感染：据调查95.2%的哮喘患儿发作是由呼吸道病毒感染引起。故认为病毒感染是诱发哮喘发作的最重要因素。病毒既是感染源，又是过敏原。此外，肺炎支原体、细菌感染也是引起哮喘发作的诱因之一。

(3) 气候变化：包括气温、湿度及气压等变化。春末夏初(4～5月)、夏末秋初(9～10月)是哮喘高发季节。气温的突然变化对于气道高反应性的哮喘患者，也是一种常见的诱发因素。

(4) 其他：如剧烈运动、精神紧张、用药不当(阿司匹林)、某些特殊食物(冷饮、鸡蛋、鱼虾)、化妆品等也可诱发哮喘发作。

案例 7-5

本例患儿平时易感冒，每次喘息发作均为感冒诱发。

【发病机制】 哮喘的发病机制极为复杂，目前尚未完全清除。已知与免疫、神经精神、内分泌等因素密切相关(图7-1)。

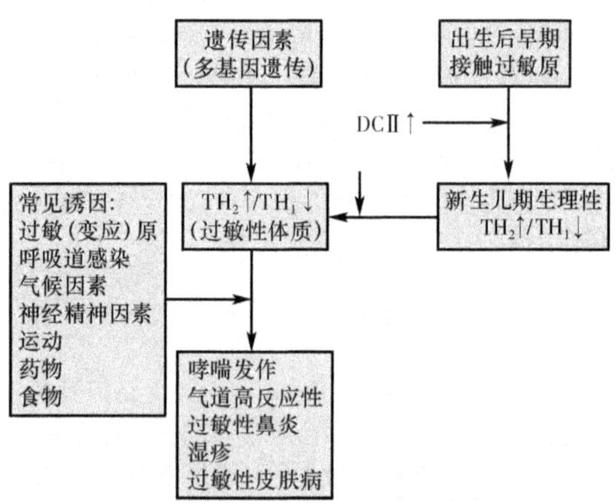

图7-1　支气管哮喘的发病机制

1. 免疫因素　哮喘患者伴有高IgE血症、淋巴细胞、嗜酸粒细胞和肥大细胞参与的气道慢性炎症病理改变，均提示免疫因素在哮喘发病中发挥重要作用。目前认为TH_1/TH_2细胞功能失衡是哮喘免疫学发病机制的重要环节。哮喘患者Ⅰ型树突状细胞(DCⅠ)成熟障碍，分泌IL-12不足，使TH_0不能向TH_1细胞分化；在IL-4诱导下Ⅱ型树突状细胞(DCⅡ)促进TH_0向TH_2发育，结果导致TH_1分泌IFN-γ减少，而TH_2分泌IL-4增高，TH_1/TH_2失衡。TH_2促进B细胞产生大量IgE(特异性IgE)和分泌炎症性细胞因子(包括黏附分子)刺激其他细胞(如上皮细胞、内皮细胞、嗜碱粒细胞、肥大细胞和嗜酸粒细胞等)，产生一系列炎症介质(白三烯、内皮素、前列腺素和血栓素A_2等)，最终诱发速发型变态反应(IgE增高)，产生慢性

笔记栏

气道炎症。新生儿时期是影响DC发育的关键时期，新生儿存在生理性TH_2细胞功能亢进，此时接触过敏原将加强DCII诱导的TH_2优势，促进特应质形成，增加哮喘发生几率。相反，若在新生儿时期用微生物及其蛋白质（如卡介苗等）诱导DCI分泌IL-12，则可抵抗TH_2细胞功能，促进TH_1/TH_2功能平衡，降低哮喘的发生几率。

2. 神经精神因素　肺支气管的植物神经支配很复杂，包括胆碱能神经、肾上腺素能神经和非肾上腺素能非胆碱能（NANC）神经等。β-肾上腺素能受体功能低下和迷走神经张力亢进，或同时伴有肾上腺素能神经的反应性增加，可使支气管平滑肌收缩，腺体分泌增多，哮喘发作。NANC的抑制神经系统是使气道平滑肌松弛的主要神经系统，P物质是NANC的兴奋神经系统的神经递质，它存在于气道迷走神经化学敏感性C类传入纤维中，当气道上皮损伤后暴露出C纤维传入神经末梢时，可使局部病损进一步恶化。情绪剧变可激发小儿和成人哮喘的发作，尤其对那些难治性哮喘病人影响更大。

3. 内分泌因素　约2/3的哮喘在青春发育期可完全缓解；在月经期、妊娠期则可加剧；甲状腺功能亢进时哮喘加重。机制不明。

【病理】　发病早期很少器质性病理改变；死于哮喘持续状态者的病变主要为气道黏膜水肿和以嗜酸粒细胞和淋巴细胞浸润为主的炎症，基底膜和平滑肌都增厚，管腔狭窄。且常含黏液栓，阻塞气道的末端肺泡萎缩或扩张。

【临床表现】　婴幼儿哮喘多为呼吸道病毒感染诱发，起病较缓慢；年长儿大多在接触过敏原后发作，呈急性过程。典型哮喘发作表现为咳嗽、阵发性喘息发作，以夜间和清晨多见。发作前往往先有流涕、打喷嚏和胸闷，发作时出现刺激性干咳，咯大量白黏痰，伴以呼气性呼吸困难和哮吼声，严重者出现烦躁不安、强迫坐位、恐惧不安、面色发青，咳喘剧烈时还可出现腹痛。

体格检查可示胸廓饱满，吸气性三凹征，听诊全肺布满哮鸣音；重症病儿呼吸困难加剧时，呼吸音可明显减弱，哮鸣音亦随之消失。在发作间歇期可无任何症状和体征，有些病例在深呼吸时仍可听到哮鸣音。

若哮喘急剧严重发作，经合理应用拟交感神经药物仍不能在24小时内缓解，称作哮喘持续状态。随着病情变化。患儿由呼吸严重困难的挣扎状态转为软弱、咳嗽无力、血压下降、出现紫绀，甚至死于急性呼吸衰竭。

哮喘长期反复发作者，可出现桶状胸，常伴营养障碍和生长发育落后。到成年期后约50%病例症状体征完全消失，部分病人可留有轻度肺功能障碍。

案例 7-5

该患儿以反复喘息性发作为主要表现，喘息发作已3次；2天前受凉后出现咳嗽，伴气喘，以午夜为著，能从睡眠中憋醒，不能平卧，说话断续。体格检查：精神欠佳，呼吸急促，口周略发绀，吸气性三凹征（+），鼻翼扇动，口唇稍干燥，咽部充血，扁桃体I°，双肺可闻及弥漫性哮鸣音。

【辅助检查】

1. 肺功能测定　测定第一秒钟有力呼气容积（FEV_1）、FEV_1/FVC（有力肺活量）可判断有无气流受阻。$FEV_1/FVC<70\%\sim75\%$提示气流受阻，吸入支气管扩张剂15～20分钟后增加15%以上表明可逆性气流受阻。呼气峰流速（PEFR）反映大气道阻力及其阻塞程度，采用袖珍式峰速仪可随时反复测试PEFR，24小时PEFR变异率$>20\%$为哮喘的特征。对于FEV_1/FVC正常者，可应用激发试验：标准6分钟运动激发试验在5～15分钟时FEV_1下降15%或PEFR下降20%可确诊为哮喘。

2. 胸部X线检查　急性发作期肺部过度充气，透明度增高，肺纹理可能增多；并发支气管肺炎或肺不张时，可见沿支气管分布的小片状阴影。胸部X线检查还可排除肺炎、肺结核、支气管异物以及先天性畸形等。

3. 过敏原检测　用可疑的抗原作皮肤试验有助于明确过敏原，皮肤挑刺法的结果较为可靠。血清特异性IgE测定有一定价值，但血清总IgE测定对于哮喘诊断意义不大。

案例 7-5

本例患儿白细胞数稍高，中性粒细胞比值偏高；胸部X线检查示双肺纹理增多，透光度增强，提示肺部过度充气。

【诊断】　哮喘的诊断依据包括反复发作的喘息表现、家族史、气流受阻的证据以及治疗的反应等，同时可排除其他肺部疾病。1998年全国儿科哮喘防治协作组修订的儿童哮喘诊断标准如下：

1. 婴幼儿哮喘　诊断标准：①年龄<3岁，喘息发作≥3次；②发作时双肺部可闻及呼气相的哮鸣音，呼气相延长；③具有特异性体质，如过敏性湿疹、过敏性鼻炎等；④父母有哮喘等过敏史；⑤除外其他引起喘息的疾病。凡具有①、②和⑤者可确诊。如喘息发作2次，并具有②和⑤者为可疑哮喘或喘息性支气管炎。

2. 儿童哮喘　诊断标准：①年龄≥3岁，喘息呈反复发作（或可追溯与某种变应原或刺激因素有关）；②发作时肺部闻及呼气相为主的哮鸣音，呼气相延长；③支气管扩张剂有显效；④除外其他引起喘息、胸闷和咳嗽的疾病。疑似病例可选用0.1%肾上腺素皮下注射，最大量不超过0.3ml/次，或以沙丁胺醇气雾剂或溶液雾化吸入，观察15分钟，肺部哮鸣音明显减少，FEV_1上升$>15\%$，可诊断哮喘。

3. 咳嗽变异性哮喘（cough variant asthma）　又称过敏性咳嗽。①咳嗽持续或反复发作>1个月，常伴夜间或清晨发作性咳嗽，痰少，运动后加重；②临床无感染症象，或经较长期抗生素治疗无效；③用支气

笔记栏

管扩张剂可使咳嗽发作缓解，是诊断本症的基本条件；④有个人或家族过敏史；⑤气道反应性增高，支气管激发试验阳性；⑥除外其他引起慢性咳嗽的疾病。

案例 7-5

1. 男童，2岁4个月，咳嗽、气喘2天入院。

2. 病史特点：以反复喘息性发作为主要表现；生后1个月曾患"湿疹"，6个月时患"喘憋性肺炎"，平时易感冒，且感冒后出现喘息发作已3次，2天前受凉后出现咳嗽，伴气喘，以午夜为著，有时能从睡眠中憋醒，不能平卧，说话断续。有明显的哮喘家族史。

3. 临床特点：精神欠佳，呼吸急促，口周略发绀，吸气性三凹征(+)，鼻翼扇动，口唇稍干燥，咽部充血，扁桃体Ⅰ°，双肺可闻及弥漫性哮鸣音。

4. 胸部X线检查示双肺纹理增多，透光度增强。

临床诊断：婴幼儿哮喘。

婴幼儿哮喘需与毛细支气管炎、哮喘性支气管炎、支气管淋巴结结核和呼吸道异物等疾病鉴别。

【治疗】 哮喘的治疗原则为去除病因、控制发作和预防复发。应根据病情轻重、病程阶段因人而异地选择适当的防治方案。发作期重点是抗炎、平喘；缓解期主要为坚持长期抗炎、避免诱发因素和自我保健。

1. 去除病因　应避免接触过敏原，积极治疗和清除感染病灶，去除各种诱发因素（如吸烟、漆味、冰冷饮料、气候突变等）。

2. 控制发作　主要是解痉和抗炎治疗，用药物缓解支气管平滑肌痉挛，减轻气道黏膜水肿和炎症，减少黏痰分泌。常用的治疗哮喘的药物有以下几种：

(1) 糖皮质激素：能增加cAMP合成，阻止白三烯、前列腺素、血栓素等缓发介质的释放，抑制血小板激活因子生成；从而可预防和抑制气道炎症反应，降低气道反应性和抑制LAR，是目前治疗哮喘最有效的药物。

1) 吸入用药：一旦确诊哮喘即应使用糖皮质激素吸入剂治疗。常用的有二丙酸倍氯米松(clomethasone dipropionate，必可酮)、布地奈德(budesonide，普米克)，重度患儿剂量为每日300～600μg，分3次吸入；中度患儿200～400μg；轻度患儿200～300μg，间歇发作100～200μg。3岁以下患儿可用储雾罐辅助吸入，重度患儿每日600～800μg，中度患儿400～600μg，轻度患儿200～400μg，间歇发作200μg。吸入治疗至少应持续6个月，每1～3个月评估疗效，哮喘持续控制3月后，可降级治疗。如哮喘反复，应立即升级治疗。以最小而又有效的剂量长期治疗，此即哮喘的阶梯治疗方案。

糖皮质激素吸入治疗的局部不良反应为口咽部念珠菌感染、声音嘶哑、上呼吸道不适。吸入后清水漱口或使用储雾罐可减轻局部不良反应。

2) 口服用药：一般只用于病情较重或其他平喘药物难以控制的反复发作病人，泼尼松每天1～2mg/kg，分2～3次服用，症状缓解后即停药。一般不主张长期使用口服糖皮质激素治疗小儿哮喘。

(2) 支气管扩张剂：支气管扩张剂能迅速控制支气管痉挛，缓解气道高反应性。短效β_2-受体激动剂可通过激活腺苷酸环化酶增加细胞合成cAMP，使支气管平滑肌松弛和肥大细胞膜稳定。此类药物作用时间为4～6小时。常用的这类药物有：①羟甲异丁肾上腺素(salbutamol，沙丁胺醇；舒喘灵)：0.5%沙丁胺醇溶液，每次0.01～0.03ml/kg，最大量1ml，用2～3ml生理盐水稀释，每4～6小时雾化吸入；沙丁胺醇气雾剂每次1～2揿，每日3～4次。②特布他林(terbutaline，喘康速)。长效β_2-受体激动剂作用时间8～12小时，常用丙卡特罗、施力稳(salmaterol)、帮备(banbuterol)等。

采用支气管扩张剂吸入治疗是首选方法，具有用量少、起效快、副作用小等优点。长期使用β_2-受体激动剂可发生耐药性，但停药1～2周可完全恢复。因此不主张长期使用β_2-受体激动剂，而采用间歇使用方法为宜。

茶碱类药物具有解除支气管痉挛、抗炎、抑制肥大细胞和嗜碱细胞脱颗粒以及刺激儿茶酚胺释放等作用，并且有调节TH_1/TH_2细胞因子的效果。茶碱缓释剂舒氟美和优喘平作用时间达12小时，适用于慢性和夜间哮喘发作的控制。

其他支气管扩张剂有抗胆碱药物如异丙阿托品(ipratropine)、钙拮抗剂如硝苯地平等。

(3) 其他药物：色甘酸钠(disodium cromoglycate)为肥大细胞膜稳定剂，能抑制肥大细胞释放组胺、白三烯和前列腺素等，减少气道炎症。用法每次4mg，每日2～4次。其他有白三烯受体拮抗剂(安可来)、酮替酚等。

3. 哮喘持续状态的处理

(1) 吸氧：氧气浓度以40%为宜，相当于4～5L/min，用面罩雾化吸入法较鼻塞法更为合适，使PaO_2保持在9.3～12.0kPa(70～90mmHg)。

(2) 补液、纠正酸中毒：可用1/5张含钠液纠正失水，防止痰液过黏成栓；用碳酸氢钠纠正酸中毒，改善β受体对儿茶酚胺的反应性。

(3) 糖皮质激素静脉滴注：应早期、较大剂量应用。氢化可的松或琥珀酸氢化可的松每6小时静脉滴注1次，每次5～10mg/kg；地塞米松每次0.25～0.75mg/kg。

(4) 支气管扩张剂：可用：①沙丁胺醇雾化剂吸入，每1～2小时吸入1次；②氨茶碱静脉滴注，每次4～5mg/kg，20～30分钟内滴完；③上述治疗不奏效时可予沙丁胺醇静脉注射，学龄期儿童每次5μg/kg，学龄前期小儿用量减半。

(5) 经以上治疗无效时，可试用异丙肾上腺素每分钟0.1μg/kg静滴，每10～20分钟剂量加倍，直至PaO_2及通气功能改善，或心率达180～200次/分时停用，症状好转后可维持用药24小时左右。

(6) 镇静剂：可用水合氯醛灌肠，慎用或禁用其他

笔记栏

镇静剂；在插管条件下，亦可用安定镇静，剂量为每次0.3～0.5mg/kg。

(7) 机械呼吸：其指征为：①严重的持续性呼吸困难；②呼吸音减弱，随以哮鸣音消失；③呼吸肌过度疲劳而使胸廓活动受限；④意识障碍，甚至昏迷；⑤吸入40%氧气而发绀仍无改善、$PaCO_2$≥8.6kPa(≥65mmHg)。

4. 预防复发

(1) 免疫治疗：①脱敏疗法：用于对不可能避免的抗原(如尘埃、尘螨、花粉等)过敏，而一般治疗又未能控制复发者。根据皮肤试验结果，将引起阳性反应的过敏原浸液作皮下注射，浓度由低到高，剂量逐渐递增，每周1次，持续2年。若发作有季节性，则于发作前1月开始上述脱敏治疗，也是每周注射1次，15～20次为1疗程。据报道国内螨脱敏治疗大多有效，偶有发热、局部一过性红肿痒痛、荨麻疹、哮喘发作等副作用；②免疫调节治疗：胸腺肽、中药等免疫调节剂提高机体免疫力。

(2) 色甘酸钠(disodium cromoglycate)：为肥大细胞膜稳定剂，能抑制肥大细胞释放组胺、白三烯和前列腺素等，减少气道炎症。宜在好发季节的前1个月开始用药，每次吸入10～20mg，每日3～4次，经4～6周无效者可停用。一般对运动诱发的哮喘效果较好，对激素依赖性哮喘者，应用本品可减少激素用量。

(3) 酮替酚(甲哌噻庚酮)：作用与色甘酸钠相似，<3岁者每次0.5mg，每日2次；>3岁者每次1mg，每日1～2次，口服6周无效可停用。

(4) 自我管理教育：将哮喘防治知识教给患儿及家属，调动他们的抗病积极性，鼓励病儿参加日常活动和体育锻炼以增强体质。

案例 7-5

处方及医生指导

1. 尽快控制哮喘发作：布地奈德气雾剂每次100mg，一日3～4次，采用储雾罐辅助吸入；同时应用特布他林气雾剂每次1揿，一日3次。必要时可以静脉点滴氢化可的松或氨茶碱。同时予以吸氧，补液，纠正酸中毒。

2. 缓解期要坚持应用布地奈德吸入治疗，根据病情调整用量。同时可使用胸腺素等免疫调节剂治疗，可口服酮替酚治疗。

3. 加强户外活动，增强体质。

第4节　风湿性疾病

风湿性疾病是一组病因不明的自身免疫性疾病。因主要累及不同脏器的结缔组织和胶原纤维，故过去称为结缔组织病或胶原性疾病。一般认为几乎所有的风湿性疾病的发病机理均有其共同规律，即感染原刺激具有遗传学背景的个体(多基因遗传)，发生异常的自身免疫反应。发生在儿童期的常见的风湿性疾病包括：风湿热，儿童类风湿性关节炎，强直性脊椎炎，系统性红斑狼疮，血管炎综合征(过敏性紫癜、皮肤黏膜淋巴结综合征和婴儿多动脉炎等)，皮肌炎，硬皮病和混合性结缔组织病等。本节重点介绍以下4种疾病。

一、风　湿　热

案例 7-6

患儿，男性，7岁，因持续发热20余天，乏力、胸闷、心慌半月于2001年9月23日9am入院。

患儿20余天前无明显原因出现发热，体温波动在38～39℃，以上午发热为主，无咳嗽、呕吐、腹泻等，伴有精神不振、食欲差、乏力、易出汗，有时腹痛，以脐周为多，反复发作。曾在当地医院就诊，予以口服“螺旋霉素、维生素C银翘片、APC”等治疗，发热一直未退。近半月出现胸闷、心慌、乏力明显，有时出现膝关节疼痛，但无红肿及活动受限等。在当地医院以“发热原因待诊”住院12天，予以静脉点滴“青霉素、丁胺卡那霉素、双黄连”等治疗，体温仍波动在38～38.5℃之间，为明确诊断，今日转入我院。自发病以来，患儿食欲不佳、无头痛、头晕，睡眠尚可，大小便正常。既往体健。无结核及肝炎病史及接触史。患儿40天前曾患“化脓性扁桃体炎”予以注射“先锋霉素”5天，热退后停药。现上小学1年级，学习成绩上游，近期未到外地久居，已接种卡介苗、麻疹减毒活疫苗等。

体格检查：体温38.4℃，脉搏122次/分，呼吸32次/分，体重26kg，发育正常，营养中等，神志清，精神不振，面色苍白，呼吸稍急促，未见紫绀及吸气性三凹征等，皮肤黏膜未见皮疹及出血点等，双肘关节伸侧可扪及数个如豌豆粒大小的结节，位于皮下，活动度好，无压痛，对称性分布，颈部浅表淋巴结轻度肿大。头颅正常，巩膜无黄染，结膜稍充血，鼻翼无扇动，咽部充血，扁桃体Ⅱ°，无脓性分泌物，颈软，气管居中，胸廓对称，双肺呼吸音稍粗，未闻及干湿性啰音。心率122次/分，心律尚规整，心音稍低钝，心前区可闻及Ⅲ/Ⅵ收缩期杂音，传导不著。腹软，无压痛，肝脾未及肿大，脊柱、四肢未及异常，诸关节活动正常，未见红肿等，腱反射存在，病理反射征未引出。

思考题：

1. 结合所学知识，你认为该病例的最可能诊断是什么？

2. 长期发热多见于哪些疾病？

3. 你认为对该病例应进行哪些必要的辅助检查？

风湿热(rheumatic fever)是儿童时期最常见的风湿性疾病之一。临床主要特点为心脏炎、游走性关节炎、

笔记栏

舞蹈病、环形红斑和皮下结节，可反复发作。心脏炎是其最严重的表现，反复发作可引起永久性心脏瓣膜病变。本病好发年龄以6～15岁多见，3岁以下少见；冬春季节多见。我国风湿热总发病率约为22/10万，其中风湿性心脏病患病率为0.22‰，低于其他发展中国家，但明显高于西方发达国家；国内农村及边远地区发病率仍高。近年来风湿热的发病率有回升趋向。

【病因和发病机制】 尚未完全明确。多数认为风湿热与A组乙型溶血性链球菌感染后的两种免疫反应密切相关：①变态反应：有些抗链球菌的抗体可与人的心脏、丘脑和丘脑下核等组织发生交叉反应，导致Ⅱ型变态反应性组织损伤；还可因链球菌菌体成分及其产物与相应抗体作用形成的免疫复合物沉积于关节、心肌、心瓣膜导致Ⅲ型变态反应性组织损伤；②自身免疫：风湿性心脏病患者可出现抗心肌抗体，损伤心肌组织发生心脏炎。近年研究提示病毒也可能为致病因素，但尚未被公认。

案例 7-6

患儿，男性，7岁，发病前40天曾患"化脓性扁桃体炎"，予以注射"先锋霉素"5天后停药。提示患儿有A组溶血性链球菌感染的病史，且治疗疗程不足。

【病理】 病变累及全身结缔组织，基本病变为炎症和具有特征性的风湿小体(Aschoff小体)。病理过程可分为渗出、增殖和硬化3期，但各期改变也可同时存在。

1. 渗出期　出现结缔组织渗出性炎性反应，基质水肿伴淋巴细胞和浆细胞浸润，主要累及心脏(包括心肌、心瓣膜和心包)、关节(包括滑膜和关节周围组织)和皮肤。此期临床症状明显。持续2～3周后进入增生期。

2. 增殖期　主要特点是在渗出期病变的基础上，出现本病特征性的风湿性肉芽肿或风湿小体，这是确诊风湿热的依据，也是风湿活动的指标之一。病变主要局限于心肌和心内膜。本期约持续3～4月。

3. 硬化期　细胞浸润减少，纤维组织增生，在肉芽肿部位形成瘢痕，常见于心脏瓣膜，引起瓣膜增厚变形，主要累及二尖瓣和主动脉瓣。

【临床表现】 约半数病例在发病前1～4周有上呼吸道感染史。大多呈急性病程，而以心脏炎或舞蹈病为初发病者则往往呈比较缓慢的发病过程。临床主要表现为心脏炎、关节炎、舞蹈病、皮下结节和环形红斑等，并有反复发作倾向。发热和关节炎是最常见的主诉。

1. 一般表现　急性起病者多有发热，38～40℃，热型不规则，1～2周后转为低热。隐匿起病者可无发热或仅有低热。可伴有精神不振、面色苍白、多汗、疲倦、腹痛和关节痛等症状。

2. 心脏炎　小儿风湿热以心脏炎起病者占40%～50%。年龄愈小，心脏受累的机会愈多，以心肌炎及心内膜炎多见，亦可发生全心炎。轻者可无明显症状，仅心率增快和轻度的心电图变化，严重者可导致心力衰竭。

(1) 心肌炎：患儿心率增快，心尖部第1心音减弱，严重时出现奔马律，亦可出现过早搏动和心动过速等心律失常。心尖区可听到吹风样收缩期杂音，多因心脏扩大发生二尖瓣相对性闭锁不全或狭窄所致，故为可逆性。心电图变化最常见者为Ⅰ度房室传导阻滞，ST段下移和T波平坦或倒置。

(2) 心内膜炎：凡心肌受累者几乎都同时存在心内膜炎，其中以二尖瓣最常受累，主动脉瓣次之。在初次发作的急性期所听到的杂音并非心瓣膜炎症所致。一般来说，需经多次发作才能造成瓣膜变形，导致二尖瓣闭锁不全或二尖瓣狭窄分别需半年和2年左右。

(3) 心包炎：患儿有心前区疼痛、呼吸困难或端坐呼吸。早期可于心底部听到心包摩擦音，一般积液量不多；少见心音遥远、肝肿大、颈静脉怒张和奇脉等大量心包积液的表现。X线检查心脏搏动减弱或消失，心影向两侧扩大，呈烧瓶状，卧位则心腰部增宽，立位时阴影又复变窄。心电图检查早期示低电压、ST段抬高，以后ST段下降和T波平坦或倒置。发生心包炎的病人一般都患有全心炎。

3. 关节炎　约有50%～60%的患者出现关节炎症状。典型者以游走性和多发性为特点，主要累及膝、踝、肩、肘、腕等大关节，局部出现红、肿、热、痛，以疼痛和功能障碍为主。经适当治疗后关节炎可完全治愈而不留畸形。轻症病人仅有关节酸痛而无局部红、肿表现。儿童风湿热伴关节痛较关节炎更多见。

4. 舞蹈病　占风湿热患者的3%～10%。多见于女性患者，儿童多于成人。这是一种累及锥体外系的风湿性神经系统疾病，其特征为以四肢和面部为主的不自主、无目的的快速运动，如伸舌歪嘴、挤眉弄眼、耸肩缩背、语言障碍、书写困难、精细动作不协调等，在兴奋或注意力集中时加剧，入睡后即消失。病程呈自限性。轻症病例在数周内症状消失，平均3个月，偶尔舞蹈样动作可持续6～12个月。舞蹈病可单独存在或与其他症状同时并存，约40%伴心脏损害，伴关节炎者罕见。

5. 皮肤损害

(1) 皮下结节：见于5%～10%的风湿热病人，特别是伴发严重心脏炎的患儿。皮下结节呈圆形、质硬、可活动而无压痛，从粟米到豌豆大小，主要分布于肘、腕、膝、踝等关节伸侧的骨质隆起或肌腱附着处，常在起病数周后才出现，经2～4周自然消失。

(2) 环形红斑、结节性或多形性红斑：见于近5%的风湿热患者见。多分布于躯干和四肢屈侧，呈环形或半环形，如钱币大小，色淡红或暗红，边缘可轻度隆起，环内肤色正常。红斑出现迅速，且常于数小时或1～2天内消失，不留痕迹，可反复出现。

6. 其他　偶见肺炎及胸膜炎。

案例 7-6

1. 长期发热：发热20余天，体温波动在38～39℃，上午发热为主，伴有精神不振、食欲差、

笔记栏

乏力、易出汗，有时腹痛，以脐周为多，反复发作。

2. 心脏炎和关节炎症状：胸闷、心慌、乏力，心率快，心音稍低钝，心前区可闻及Ⅲ/Ⅵ收缩期杂音，传导不著。膝关节疼痛，但无红肿及活动障碍。

3. 皮下结节：双肘关节伸侧可扪及数个如豌豆粒大小的皮下结节，呈对称性分布。

4. 咽部充血，扁桃体Ⅱ°，无脓性分泌物。

【实验室检查】

1. 抗链球菌抗体测定　在链球菌感染后约 2 周左右，抗链球菌的抗体一般均增高，持续 2 个月左右下降。大多数风湿热病人的抗链球菌溶血素"O"(ASO)滴度＞500U，抗链球菌激酶(ASK)和抗透明质酸(AH)等其他链球菌产物的抗体滴度也上升。这些抗体增高只能说明近期有过链球菌感染，提示风湿热可能，不反映风湿活动性。约 20%病人，特别是舞蹈病患儿上述抗体不增高。

2. 风湿热活动期实验室指标　血沉增快、C 反应蛋白和黏蛋白增高都是风湿活动的重要标志，贫血和白细胞计数增高伴以核左移现象也提示风湿活动，但均非风湿热特有的表现。

案例 7-6

1. 血常规：Hb 104g/L；RBC 3.80×10^{12}/L；WBC14.3×10^{9}/L；N 85%；血沉 110mm/h。

2. ASO ＞ 500U/L；RF 阴性；CRP 阳性；心肌酶：GOP 245U/L；CK 465U/L；血清 IgG 12.71g/L；IgM 2.19g/L；IgA 1.86g/L。

3. 胸片：双肺正常，心影稍扩大。

4. 心电图：窦性心动过速。ST 段下移，T 波低平。

【诊断与鉴别诊断】

1. Jones 诊断标准　风湿热的诊断主要依赖于临床表现和实验室的综合分析。1992 年修改的 Jones 诊断标准包括主要表现、次要表现和链球菌感染证据三部分。在确定链球菌感染的前提下，有两项主要表现或一项主要表现伴两项次要表现即可做出诊断(表 7-4)。由于近年不典型和轻症病例的增多，故需结合病史、症状和实验室检查结果综合分析诊断。不可机械照搬 Jones 诊断标准。

表 7-4　风湿热的诊断指标

主要表现	次要表现	链球菌感染证据
心脏炎	发热	ASO 或其他抗链球菌的抗体增加，
游走性多发性关节炎	关节酸痛	咽拭子培养阳性或快速链球菌抗原试验阳性
舞蹈病	血沉增快	
皮下结节	CRP 阳性	
环形红斑	P-R 间期延长	

注：主要表现为关节炎者，关节痛不再作为次要表现；主要表现为心脏炎者，P—R 间期延长不再作为次要表现。在有链球菌感染证据的前提下，存在以下 3 项之一者亦应考虑风湿热：①排除其他原因的舞蹈病；②无其他原因可解释的隐匿性心脏炎；③以往已经确诊风湿热，存在一项主要表现，或有发热和关节痛，或急性期反应物质增高，提示风湿热复发。

确诊风湿热后，应特别了解是否伴有心脏损害。以往有风湿热史者，应明确是否有风湿活动证据。

案例 7-6

1. 男孩，7 岁，因持续发热 20 余天，乏力、胸闷、心慌半月入院。

2. 病史特点：长期发热；发热 20 余天，体温波动在 38～39℃，上午发热为主，伴有精神不振、食欲差、乏力、易出汗，有时腹痛，以脐周为多，反复发作。治疗后体温一直不退。出现胸闷、心慌、乏力症状，伴膝关节疼痛，但无红肿及活动障碍。病前 40 天前曾有链球菌感染史。

3. 临床特点：精神不振，面色苍白，呼吸稍急促，双肘关节伸侧可扪及数个如豌豆粒大小的皮下结节，呈对称性分布，颈部浅表淋巴结轻度肿大。咽部充血，扁桃体Ⅱ°，无脓性分泌物，心率快，心音稍低钝，心前区可闻及Ⅲ/Ⅵ收缩期杂音，传导不著。

4. 辅助检查：轻度贫血表现，白细胞升高，血沉增快，ASO 增高，CRP 阳性，血清免疫球蛋白明显增高，心电图示心肌损害，心肌酶 GOP、CK 升高。

临床诊断：风湿热；风湿性心脏炎。

2. 鉴别诊断　风湿热需注意与下列疾病相鉴别：幼年类风湿性关节炎、急性化脓性关节炎、急性白血病、感染性心内膜炎、病毒性心肌炎等。

【治疗】

1. 一般治疗　无心脏炎的急性风湿热患儿需卧床休息至少 2 周。急性期有心脏炎表现者宜绝对卧床休息至急性症状完全消失、血沉接近正常时，逐渐起床活动；若伴心力衰竭，则应在心功能恢复后再卧床 3～4 周。饮食宜少量多餐，富于营养和易于消化。

2. 清除链球菌感染　肌注青霉素 80 万 U，每日 2 次，持续 2 周以上，以彻底清除链球菌感染。对青霉素过敏者可改用红霉素，剂量为每日 30～50mg/kg，分 4 次口服。

3. 抗风湿药物治疗

(1) 肾上腺皮质激素：皮质激素控制症状比较迅速，故对病情严重，如高热、心脏炎伴心力衰竭、全心炎或严重心律失常者宜早期采用激素治疗。一般用泼尼松或地塞米松口服，前者剂量为每天 1.5～2mg/

笔记栏

kg,后者为每天0.15～0.3mg/kg,均分3～4次口服。严重心脏炎患者,还可予以地塞米松静脉滴注,病情好转后改为口服泼尼松。症状控制后逐渐减量乃至停药,总疗程为8～12周。部分患儿于停药后出现低热、关节酸痛、血沉增快等风湿活动表现,一般可在2～3天内自行消失,称"反跳现象"。

(2) 水杨酸制剂:一般急性风湿热病例,尤其是无心脏炎患儿,可采用水杨酸制剂治疗。常用的阿司匹林剂量为每日80～100mg/kg,分4次,每6小时1次,直至体温恢复正常、关节肿痛消失和实验室活动性指标正常,再减半量继续服用,然后停药。无心脏炎的轻症患者,总疗程约为3～6周。服药期间应注意副作用和中毒症状,如恶心、呕吐、胃痛甚至胃出血、头痛、眩晕、耳鸣和鼻出血等。如出现这些症状应考虑及时停药,改用激素。饭后服药或同时加用氢氧化铝可减少胃刺激症状。加用维生素K可防止凝血酶减少。

4. 充血性心力衰竭的治疗　急性风湿热患者出现心力衰竭时,宜在应用大剂量激素的同时给予吸氧、洋地黄制剂、利尿剂和低盐饮食。洋地黄剂量应为一般剂量的1/2～1/3。

5. 舞蹈病的治疗　药物疗效不佳,一般采用支持和对症疗法。可用镇静剂如苯巴比妥。伴有其他风湿症状者,仍按上述原则给予抗风湿治疗。

案例 7-6

处方及医生指导

1. 绝对卧床休息至症状完全消失。

2. 青霉素每次80万单位,一日两次,肌注。

3. 泼尼松每天1.5～2mg/kg,分3次口服,持续8～12周。

4. 支持治疗:能量合剂,辅酶Q_{10}、维生素C等。

5. 恢复期需加强锻炼,增强体质,定期使用长效青霉素预防复发。

【预防】 预防风湿热的发生的主要措施为增强小儿体质,防止呼吸道感染;避免寒冷潮湿;及时、彻底治疗链球菌感染。对链球菌性咽峡炎、扁桃体炎、中耳炎和猩红热等应尽早给予青霉素肌注,每次40万～80万U,每天2次,疗程不少于10天。对青霉素过敏者可应用磺胺或红霉素等药物治疗。预防性用药适用于链球菌感染流行时。对已患过风湿热的小儿重点是预防复发,首选长效青霉素(苄星青霉素),每月肌内注射120万U,持续至少5年以上。

【预后】 早期诊断,彻底治疗,合理预防,则预后较好。舞蹈病的预后一般良好。首次发作即累及心脏者预后较差;反复多次发作并累及心脏、并发心功能不全或心包炎者,预后不良。

二、幼年类风湿性关节炎

案例 7-7

患儿,女性,3岁,因持续高热半月余,伴皮疹、乏力10天于2000年9月30日9am入院。

患儿于半月前无明显原因出现发热,体温达39～40℃,无寒战、惊厥,亦无咳嗽、呕吐、腹泻等,发热时精神不振、食欲差、乏力,热退后精神好转,有时出现膝关节、踝关节疼痛,伴有关节肿胀,约1～2天后可自行消退。曾在当地医院诊治,予以肌注"青霉素、白霉素"等治疗,体温一直未降至正常。近10天发热时伴有出现红色斑丘疹,大小不等,以胸背部多见,随体温升降而时隐时现,乏力明显,发热时膝关节疼痛加剧,在市医院以"发热原因待诊"住院8天,效果不佳。体温仍波动在38.8～39.5℃之间,今日转来我院住院治疗。自发病以来,患儿精神欠佳、食欲减退,有时头晕,睡眠尚可,大小便正常。既往体健。无结核及肝炎病史及接触史。系第二胎,第二产,新法接生,混合喂养,生长发育正常,已接种卡介苗、麻疹减毒活疫苗等,无药物过敏史。

体格检查:体温39.4℃,脉搏132次/分,呼吸38次/分,体重13kg。发育正常,营养一般,神志清,精神欠佳,面色稍苍白,呼吸稍急促,未见紫绀及三凹征等,皮肤黏膜未见皮疹及出血点等,颈部及耳后浅表淋巴结轻度肿大。头颅正常,巩膜无黄染,结膜稍充血,鼻翼无扇动,咽部充血,扁桃体Ⅰ°,无脓性分泌物,颈软,气管居中,胸廓对称,双肺呼吸音稍粗,可闻及少许干性啰音。心率132次/分,心律尚规整,心音有力,未闻及病理性杂音,腹软,无压痛,肝肋下2.5cm,质韧,脾肋下1cm,质韧,脊柱、四肢未及异常,诸关节活动正常,腱反射存在,病理反射征未引出。

思考题:

1. 你对该病例的初步印象是什么?

2. 该病例的发热有什么特点?

3. 运用所学知识,你认为应该作哪些检查来明确诊断?

幼年类风湿性关节炎(juvenile rheumatoid arthritis,JRA)是一种以慢性关节滑膜炎为特征的、慢性全身性自身免疫性疾病。16岁以下的少年儿童比较多发。临床主要表现为长期不规则发热、皮疹、淋巴结肿大,还可伴有肝、脾、胸膜和心包等内脏损害,最终出现关节炎症状。经治疗多能缓解,有自愈倾向。若反复发作可致关节畸形和功能丧失。

【病因与发病机制】 病因迄今不清楚。推测可能与感染、免疫、遗传等因素有关。

1. 感染　由于细菌、病毒、支原体或其他病原持续感染引起机体一系列免疫应答和免疫调节失衡,导致关节等机体组织免疫病损;也有认为本病直接由感染所致,但尚来获得确切证明。

2. 免疫　JRA患者可能存在体液免疫、细胞免疫异常。表现为:①因IgG、IgA、IgM增高而致高丙种球蛋白血症,血清中可有各种免疫球蛋白(Ig)类型的类风

笔记栏

湿因子(RF);②血清补体各成分含量正常或稍增高,而滑膜液中的CH_{50}、C3和C4含量低下,尤以RF阳性者更低;③血清中炎症性细胞因子明显增高,尤其以TH_1类细胞因子增高为著。

3. 遗传　本病具有明显的遗传学背景。据报道全身型JRA患者血中HLA-DW_7、HLA-DW_8抗原的出现率相当高,而成年类风湿性关节炎病人血中则以HLA-D_4抗原出现率高,提示HLA表型相同的病人具有类同的病因。

4. 其他因素　寒冷、潮湿、疲劳、营养不良、外伤、精神因素等,尤其是前两者更显重要。

【病理】

1. 关节病变　关节滑膜最早受累,出现充血、水肿及淋巴细胞浸润,常有小区浅表性滑膜细胞坏死、糜烂,并覆有纤维样沉积物。病变进一步发展形成血管翳,并逐渐向软骨面伸延,覆盖于关节软骨面上,阻断软骨与滑液的接触,导致营养障碍;另一方面血管翳中释放某些水解酶对关节软骨、软骨下骨、韧带和肌腱中的胶原基质具有侵蚀作用,使关节腔破坏、上下面融合,进而发生纤维化性强硬、错位、甚至骨化,致使关节功能完全丧失,相邻的骨组织也产生废用性疏松。

2. 皮下结节　皮下结节直径由数毫米到数厘米,位于受压或摩擦部位皮下组织,与关节囊相连,可浸入骨膜,对称发生,常见于鹰嘴突、腕部和踝部等处。

3. 眼部病变　可引起眼虹膜睫状体炎、巩膜炎、眼色素层炎或角膜结膜炎,也可导致角膜软化穿孔。

4. 其他　在肌肉组织、周围神经鞘、心包和胸膜等处的结缔组织内可有淋巴细胞浸润并聚集成小结节。可以发生小动脉炎,在动脉各层有较广泛炎性细胞浸润。

【临床表现】　本病可发生于任何年龄,但多见于2～3岁和9～12岁两个年龄段。临床上可分为3型。

1. 全身型　又称急性发病型(Still型),多见于2～4岁幼儿,约占JRA的20%。以全身症状起病,弛张高热,体温每日波动在36～40℃之间,发热可自然消退,热退后小儿玩耍如常。发热可持续数周或数月。发热期常伴有一过性多形性皮疹,随体温的升降而时隐时现。胸膜、心包或心肌可受损,淋巴结、肝、脾常有不同程度肿大。白细胞计数升高($>15\times10^9$/L)和贫血;RF阴性。发热几乎都先于关节症状,从而使临床诊断成为棘手问题。约25%的本型患儿可在6个月内发展成为慢性多关节炎。

2. 多关节型　系指有5个及5个以上关节受累。多见于学龄儿童,有RF阴性和RF阳性两类。临床表现与成人患者基本相似,尤以RF阳性多关节型更接近成人型。起病缓慢,低热、纳呆、消瘦。主要特征是进行性的多发性关节炎,随后伴以明显的X线改变与关节破坏。关节病变可由一侧发展到对侧,由指、趾等小关节发展到膝、踝、肘等大关节。先呈游走性,然后固定于对称性的多关节,产生肿痛和活动受限。手指呈梭形改变,膝、腕、踝关节腔可有渗液,关节晨僵程度和持续时间与疾病活动度相一致。慢性炎症可持续数周或数月,关节病变大部分呈反复发作,且病情递次加重,多次受侵关节的周围组织发炎变厚,皮肤肌肉萎缩,终至病变关节发生畸形和强直,并常固定于屈曲位置。50%以上RF阳性的多关节型JRA患者可发生这种严重的关节炎,且多伴抗核抗体阳性。

3. 少关节型　临床较多见。往往只出现单个关节症状,一般受累关节最多不超过4个。全身症状轻微,有低热或无热,且主要累及膝、踝、肘等大关节,无严重的关节活动障碍。RF阴性。本型可并发虹膜睫状体炎,尤其多见于女性患儿。虽然这些病人的关节炎可能不严重,但虹膜睫状体炎却能持续活动,以致严重损害视力,其中约2/3患者抗结核抗体阳性。有的本型患者可出现髋、腰及骶髂关节受累,甚至发展为强直性脊椎炎,后者与HLA-B_{27}相关。

案例7-7

1. 长期发热:发热半月,39～40℃,热退后精神好转,经治疗体温一直未下降。

2. 膝关节、踝关节疼痛、肿胀,约1～2天可自行消退。

3. 皮疹:近10天发热时伴有出现红色斑丘疹,大小不等,以胸背部多见,随体温升降而时隐时现。

4. 颈部及耳后浅表淋巴结轻度肿大,咽部充血,扁桃体Ⅰ°,双肺可闻及少许干性啰音,心率快,肝脾肿大。

【辅助检查】

1. 血液检查　JRA患者活动期可有轻度或中度贫血,多数患儿白细胞增高,以中性粒细胞增高为主,特别是全身型者可高达$(60\sim70)\times10^9$/L,甚至出现类白血病反应;血沉加快,C反应蛋白、黏蛋白大多增高。

2. 免疫检测　IgG、IgM、IgA均增高,血清抗核抗体与类风湿因子的阳性率与临床类型相关。补体CH_{50}及C3仅在严重病例可能下降。在JRA患儿血清中可能测出抗CD4T细胞的抗体(曾称JRA因子),CD4/CD8值下降。HLA检测有助于预后估计与强直性脊椎炎的早期诊断。

3. X线检查　起病数周后可出现关节部位骨质疏松。病程持续数月以上者可见到关节间隙缩小和骨质受侵蚀。当关节软骨破坏后可见两骨间的关节面融合,此外还可见到骨膜反应和关节半脱位等。骨同位素扫描、MRI有助于发现骨关节损害。

案例7-7

1. 血常规:Hb 102g/L;RBC 3.50×10^{12}/L;WBC24.3×10^9/L;N 88%;L12%;血沉96mm/h。

2. ASO＜500U/L,RF阴性,抗核抗体阳性,CRP阳性;血清IgG 9.71g/L;IgM 1.89g/L;IgA 1.06g/L。

3. 胸部X线片示双肺纹理增粗,心影无扩大。

笔记栏

4. 血培养未见致病菌生长；结核菌素试验人型 PPD、BCG-PPD 均阴性。

【诊断和鉴别诊断】 具有以小关节为主的对称性关节炎、晨僵、关节畸形等典型症状者诊断不难。无明显关节症状或仅累及单个大关节的 JRA 易被误诊，需与下列疾病鉴别。

1. 败血症　与急性发热的全身型 JRA 不易鉴别，血培养阳性，皮疹刺破处查菌阳性为鉴别的主要依据。

2. 结核性关节炎与化脓性关节炎　少关节型 JRA 需与结核性关节炎鉴别，后者可伴有其他部位的结核病变和结核中毒症状，且同时侵犯两个以上关节者很少见，X 线检查关节以骨质破坏为主，有时可出现冷脓疡；化脓性关节炎发病急，单个关节发炎，局部红、肿、热、痛明显，且伴有全身中毒症状，白细胞总数及中性粒细胞均明显增高。

3. 风湿热　以游走性大关节受累为主，X 线不见骨质损害，心肌炎发病率高，血沉和 抗“O”滴度均增高。

4. 系统性红斑狼疮　关节畸形少见，有典型的面部蝶形皮疹，肾脏累及率高，抗核抗体阳性率甚高等可资鉴别。

案例 7-7

1. 女孩，3 岁，因持续高热半月余，伴皮疹、乏力 10 天入院。

2. 病史特点：长期发热：发热半月，39～40℃，热退后精神好转，经治疗体温一直未下降。伴膝关节、踝关节疼痛、肿胀，约 1～2 天可自行消退；近 10 天发热时伴有出现红色斑丘疹，大小不等，以胸背部多见，随体温升降而时隐时现。无结核病史及接触史。

3. 临床特点：精神欠佳，面色稍苍白，呼吸稍急促，颈部及耳后浅表淋巴结轻度肿大，咽部充血，扁桃体 I°，双肺可闻及少许干性啰音，心率快，心律规整，肝脾肿大。

4. 辅助检查：轻度贫血，白细胞明显增高，血沉增快，ASO 增高，RF 阴性，抗核抗体阳性，CRP 阳性，血清免疫球蛋白增高。

临床诊断：小儿类风湿病(全身型)。

【治疗】 本病无特效治疗。治疗的目的为保存关节功能，减轻关节外症状，对患者和家长进行心理支持，保证患儿正常生长发育。

1. 一般原则　除急性期应卧床休息外，不主张过多卧床休息，鼓励患者参加适当活动，采取有利于关节功能的姿势，尽可能减轻关节强直和软组织萎缩。增加营养。有关节变形、肌肉萎缩、运动受限等病变时则应配合理疗、按摩和医疗体育，必要时作矫形手术。

2. 抗炎治疗

(1) 非甾类抗炎药物(NSAID)：是治疗 JRA 的常用药物。包括阿司匹林、萘普生、布洛芬等。

1) 阿司匹林(ASP)：以肠溶性阿司匹林为代表。推荐剂量为每天 60～90mg/kg，分 4～6 次口服，约 1～4 周内见效，病情缓解后减量至每天 10～30mg/kg，维持治疗数月。ASP 的治疗副作用主要是肝毒性和严重的胃肠道反应，因此需要定期检测肝功能。赖氨匹林、精氨匹林是 ASP 的新剂型，副作用较少，适用于儿童治疗。

2) 萘普生：为高效低毒抗炎剂，长期服用耐受良好，剂量为每日 10mg/kg，分 2 次口服，副作用为出血时间延长和胃肠道反应。

3) 布洛芬：对各种类型 JRA 都有效，剂量为每日 50mg/kg，偶有轻度液体贮留、胃肠道反应及血清转氨酶增高等副作用。

4) 吡罗昔康(炎痛喜康)：为强力长效抗炎剂，成人剂量为每日 20mg，1 次顿服，小儿酌减，长期服用应注意血象及肝、肾功能。

(2) 病情缓解药：如 NSAID 类治疗 3～6 月无效，应加用治疗类风湿的二线药物，即病情缓解药。这些药物需用2～3月才显效，常与 NSAID 合用：①羟氯喹：每天 5～7mg/kg，1 次口服；②青霉胺：开始剂量每天 5mg/kg，2 周后渐增至每天 10mg/kg；③金制剂：注射用药较口服更为有效。

(3) 皮质激素：不作首选。仅用于全身型 JRA 出现内脏受累，特别是伴有心肌和眼部病变者，宜尽早采用大剂量激素。泼尼松每日 1～2mg/kg，分次服用，待症状基本控制、血沉恢复正常后渐减量。长期应用不能防止 JRD 关节病变的破坏过程，且可能促使无血管性软骨坏死及生长延迟。

(4) 免疫抑制剂：常用硫唑嘌呤、环磷酰胺、甲氨蝶呤(MTX)等。有效；剂量为每次 5～10mg/m^2，每周 1 次，疗程可个体化，最长的达 3 年之久。并认为可适当替代慢作用抗风湿药。

案例 7-7

处方及医生指导

1. 发热期卧床休息，热退后可适当活动，注意保持关节功能位。

2. 肠溶阿司匹林每天 60～90mg/kg，分 4～6 次口服，热退后逐渐减量，需定期检测肝功能。同时可加用泼尼松口服或短期静脉滴注。

3. 加强支持治疗：维生素 C、维生素 B_6 等。

4. 恢复期需注意关节功能保护，防治关节病变。

三、过敏性紫癜

案例 7-8

患儿，女性，6 岁，因反复皮肤紫癜半月，全身浮肿 5 天于 2000 年 6 月 20 日 10am 入院。

患儿于半月前无明显诱因出现皮肤紫癜，

以臀部、双下肢、足背为著，伴双下肢疼痛，活动受限，伴有低热，体温37.8℃，轻咳嗽。在家口服抗过敏药治疗3天，皮疹加重，同时出现腹痛、腰痛，尿色加深，无肉眼血尿，遂到当地县医院住院，予以静点“先锋霉素Ⅴ，地塞米松”7天，皮疹一度消退，但后又反复出现。5天前出现全身浮肿，以双下肢、眼睑明显，尿量减少，尿常规检查尿蛋白(+++)，红细胞(++)，予以利尿、止血药物治疗，尿蛋白仍(+++～++)，浮肿未退，今日来我院就诊。患儿自发病以来，食欲欠佳，睡眠欠佳，无头痛、头晕等。既往体健，1月前患儿出现感冒、发烧、咳嗽，在家注射“青霉素”5天，咳嗽减轻。无肝炎、结核病史及接触史。无食物及药物过敏史。近日亦未作预防接种。

体格检查：体温37.5℃，脉搏89次/分，呼吸30次/分，血压135/105mmHg，体重22kg。发育正常，营养尚可，神志清，精神尚好，呼吸平稳，双侧臀部、下肢及上肢皮肤散在暗红色紫癜，压之不退色，略高出皮面，呈对称性分布，双下肢轻度凹陷性水肿，头颅未见异常，双眼睑及颜面部轻度浮肿，巩膜无黄染，结膜无充血，双瞳孔等大等圆，对光反射存在。咽部充血，扁桃体Ⅱ°，颈软，双肺呼吸音粗，可及少许干啰音，心率89次/分，律整，心音有力，未及杂音，腹软，无压痛及反跳疼，肝脾肋下未及肿大，肠鸣音正常，四肢活动自如，肌张力正常，生理反射存在，病理反射征未引出。

思考题：

1. 请问怎样区别皮肤紫癜与皮肤瘀斑？
2. 你对该病例的初步诊断是什么？
3. 该病例最应该做什么检查？

过敏性紫癜(anaphylactoid purpura)又称亨-舒(Henoch-schonlein)综合征，是一种以小血管炎为主要病变的系统性血管炎。临床特点为皮肤紫癜、常伴关节肿痛、腹痛、便血和血尿等。多发生于2～8岁的儿童，男孩多于女孩；一年四季散发，但以春秋两季居多。

【病因和发病机制】 本病病因不明。可能与感染(细菌、病毒或寄生虫等)、药物(抗生素、磺胺药、异烟肼、水杨酸类、苯巴比妥钠等)、食物(鱼、虾、蟹、蛋、牛奶等)及其他(花粉吸入、虫咬、疫苗注射等)等因素有关。但是，目前均无确切证据。近年研究表明，约50%的过敏性紫癜患儿有链球菌性呼吸道感染史，30%的过敏性紫癜肾炎患儿肾小球系膜有A组溶血性链球菌抗原沉积，提示A组溶血性链球菌感染可能是诱发过敏性紫癜的重要原因。

本病存在以B细胞多克隆活化为特征的免疫功能失调。患儿T淋巴细胞和单核细胞CD40配体(CD40L)的过度表达，促进B细胞分泌大量IgA、IgE。约30%～50%的患儿血清IgA水平增高。IgA、补体C_3和纤蛋白沉积于肾小球系膜、皮肤和肠道毛细血管，引起广泛的毛细血管炎，严重时可发生坏死性小动脉炎，血管壁通透性增加导致皮肤、黏膜和内脏器官出血及水肿。

案例7-8

本例患儿病前1月曾患感冒、发烧、咳嗽，在家注射“青霉素”5天，咳嗽减轻。发病后仍有低热，体温37.8℃，伴轻咳。提示患儿有感染史。

【病理】 过敏性紫癜的基本病理改变为较广泛的急性无菌性毛细血管和小动脉的炎性反应，可出现血管壁灶性坏死，纤维沉积，在受累血管周围有中性粒细胞、嗜酸粒细胞、淋巴细胞和单核细胞浸润，还有不少由中性粒细胞解体而成的核碎裂(又称核尘)以及进入组织的血管外红细胞。真皮、泌尿道和胃肠道黏膜均可因受累而出血。肾脏的病理变化轻重不一，轻者为局灶性肾炎，重者为增殖性肾炎伴新月形改变。在电镜下观察肾小管系膜可见免疫复合物沉积，主要是IgA(少量为IgG、IgM)抗体与抗原的复合物。

【临床表现】 本病多为急性起病，初发症状以皮肤紫癜为主，约半数患儿有关节肿痛或腹痛。在起病前1～3周常有上呼吸道感染史。可伴有低热、乏力、纳差等。

1. 皮肤紫癜　反复出现皮肤紫癜为本病特点。多见于下肢和臀部，对称分布，分批出现，严重者延及上肢和躯干。紫癜大小不等，呈紫红色，高出皮肤，可伴有荨麻疹、多形红斑和血管性水肿，少数重症的紫癜可融合成大疱以致出血性坏死。皮肤紫癜一般在4～6周后消褪，间隔数周或数月可又复发。

2. 胃肠道症状　约有2/3病人可反复出现突发性腹痛、恶心、呕吐或便血，有的还发生在皮肤紫癜显现以前，腹痛位于脐周或下腹部，是由于肠道病变引起肠蠕动增强或痉挛所致。偶尔发生肠套叠、肠梗阻或肠穿孔。

3. 关节症状　约1/3病人出现膝、踝、肘等关节肿痛，活动障碍。可单发亦可多发，呈游走性，有积液，不遗留关节畸形。

4. 肾脏症状　30%～60%患儿可伴发肾脏受损的症状。常于病程1～8周内出现，症状轻重不一。多数患者出现血尿，有管型，尿蛋白阳性，伴血压增高和浮肿，称为紫癜性肾炎。少数呈肾病综合征表现。虽有些病儿的血尿、蛋白尿持续数月至数年，但大多数都能完全恢复。约6%患儿发展为慢性肾炎，偶有发展为急性肾功能衰竭死于尿毒症。

5. 其他症状　偶可发生颅内出血，导致失语、瘫痪、昏迷、惊厥，还可出现鼻出血、牙龈出血、咳血等出血表现。

案例7-8

1. 皮肤紫癜：双侧臀部、下肢及上肢皮肤散在暗红色紫癜，压之不褪色，略高出皮面，呈对称性分布，伴双下肢疼痛，活动受限；同时伴腹痛。

笔记栏

2. 肾脏损害：腰痛，尿量减少，尿色加深；双下肢轻度凹陷性水肿，双眼睑及颜面部轻度浮肿；尿蛋白增多，尿红细胞增多等。

3. 咽部充血，扁桃体Ⅱ°，双肺可及少许干啰音。

【实验室检查】

1. 外周血象　白细胞数正常或轻度增高，可伴嗜酸粒细胞增高。血小板计数、出血和凝血时间、血块退缩试验正常。血沉轻度增快。约半数患儿的毛细血管脆性试验阳性。

2. 尿常规　尿中可有红细胞、蛋白、管型，重症有肉眼血尿。

3. 粪常规　粪隐血试验可呈阳性反应。

4. 免疫学检查　血清 IgA 浓度大多增高，IgG、IgM 正常或增高，C3、C4 正常或升高，抗核抗体及 RF 阴性。

5. 其他　重症可有血浆黏度增高；腹部 B 超可有助于早期诊断肠套叠。

案例 7-8

1. 血常规：Hb 118g/L；RBC4.17×10^{12}/L；WBC 15.0×10^9/L，N 67％；L 32％，PLC 380×10^9/L。

2. 尿常规：尿蛋白（＋＋＋），红细胞（＋＋＋），白细胞（＋＋）。

3. 粪常规：镜检（－），未见虫卵，OB（＋）。

4. 肝功正常，HBV 阴性。Na^+ 131mmol/L；K^+ 4.28mmol/L；Cl^- 103mmol/L；BUN 7.6mmol/L；Cr143mmol/L。

【诊断和鉴别诊断】　根据本病特征性的皮肤紫癜，又同时合并消化道、关节或肾脏症状以及反复发作史，诊断一般不难。若临床表现不典型、紫癜延迟出现或不出现者，则容易误诊为其他疾病，故本病应与特发性血小板减少性紫癜、风湿性关节炎、急性腹痛病症等疾病鉴别。

案例 7-8

1. 女孩，6 岁，因反复皮肤紫癜半月，全身浮肿 5 天，伴有低热、咳嗽等上感症状。

2. 皮肤紫癜：双侧臀部、下肢及上肢皮肤散在暗红色紫癜，压之不褪色，略高出皮面，呈对称性分布，伴双下肢疼痛，活动受限；同时伴腹痛。

3. 肾脏损害：腰痛，尿色加深，尿量减少，血压增高，双下肢轻度凹陷性水肿，双眼睑及颜面部轻度浮肿；尿蛋白（＋＋＋），红细胞（＋＋＋），白细胞（＋＋），肾功能受损。

4. 咽部充血，扁桃体Ⅱ°，双肺可及少许干啰音。

临床诊断：过敏性紫癜，紫癜性肾炎。

【治疗】

1. 一般治疗　急性期应卧床休息。尽可能寻找并避免致病因素，积极治疗感染，卡巴克洛（安络血）可增加毛细血管对损伤的抵抗力；维生素 C 可改善血管脆性；伴有血管神经性水肿或荨麻疹时，可应用抗组胺药物、钙剂等。消化道出血时应禁食，可静脉输注西米替丁每日 20～40mg/kg。

2. 肾上腺皮质激素与免疫抑制剂　肾上腺皮质激素可改善腹痛和关节症状，但不能减轻紫癜或减少肾脏损害的发生率，也不能防止复发。一般仅于急性发作症状明显时服用泼尼松，每日 1～2mg/kg，分次口服，症状缓解后即可停药，疗程多在 10 日以内。严重病例可静脉滴注皮质类固醇制剂，若并发肾炎且经激素治疗无效者，可试用环磷酰胺治疗。

3. 抗凝治疗　可选用阻止血小板聚集和血栓形成的药物，如阿司匹林、双嘧达莫（潘生丁）等。也可应用肝素、尿激酶等治疗。

4. 中医中药　常用复方丹参片或注射液，银杏叶片等治疗。

案例 7-8

处方及医生指导

1. 休息，注意限盐饮食；

2. 头孢菌素每日 50～100mg/kg，静脉滴注，7～10 天；

3. 泼尼松每日 1～2mg/kg，分 3 次口服，尿蛋白转阴后，缓慢减量；

4. 抗过敏药物及抗凝治疗，如安络血、双嘧达莫等。

【预后】　本病预后一般良好，除少数重症病人可死于肠道出血、肠道坏死或神经系统损伤外，大多痊愈。轻症经 7～10 天痊愈，重症病程则可长达数周至数月，也可反复发作持续 1 年以上。绝大部分患者预后良好，发生肾功能衰竭或伴颅内出血者预后不良。

四、川　崎　病

案例 7-9

患儿，女性，1 岁 8 个月，因发热 6 天，伴皮疹 3 天于 2000 年 10 月 18 日 7am 入院。

患儿于 6 天前受凉后出现发热，体温39.5～40.0℃，伴轻咳，无寒战、惊厥等，亦无呕吐及腹泻等。在当地卫生所予以静脉输注“青霉素、双黄连”，体温持续不退，服用退热剂后热退而复升。热退间期，精神尚好，饮食尚好。3 天前发热时出现全身皮疹，呈红色斑疹，以胸、背部为著，压之褪色，热退后皮疹减退，同时出现双手掌及双足底肿胀，握拳不紧。在当地医院治疗，仍持续高热不退，今日转来我院。既往体健。无结核及肝炎病史及接触史。系第二胎，第二产，足月顺产，生后无窒息及抽风等。母乳喂养至1周岁，自4个月始加辅食。已接种卡介苗、脊髓灰质炎减毒活疫苗、麻疹减毒活疫苗等。

体格检查：体温39.5℃，脉搏140次/分，呼吸39次/分，体重12kg。发育正常，营养良好，神志清，精神一般，呼吸急促，面色赤红，全身皮肤隐约散在斑片状暗红色斑疹，压之褪色，以背部、胸部、臀部明显，无脱屑。颈部可扪及2个0.5cm×0.6cm大小淋巴结，活动，无压痛。方颅，前囟已闭，双眼结膜充血，双瞳孔等大等圆，对光反应灵敏。口唇干燥，皲裂，咽部明显充血，扁桃体Ⅱ°，舌呈杨梅样，颈软，双肺呼吸音粗，未闻及啰音，心率140次/分，心律规整，心音有力，可闻及Ⅱ/Ⅵ收缩期杂音，腹软，肝脏肋下1.5cm，质软，无压痛，脾未及肿大。四肢活动正常，诸关节无肿痛。双手掌及足底明显肿胀，部分指趾见有膜状脱皮。生理反射存在，病理反射征未引出。

思考题：

1. 本例病人的发热有什么特点？
2. 该病例的初步诊断是什么？
3. 确诊本病还需做哪些检查？

川崎病(Kawasaki disease，KD)又称皮肤黏膜淋巴结综合征(mucocutaneous lymphnode syndrome，MCLS)，是一种病因未明的血管炎综合征，幼儿高发。1967年日本川崎富作首次报道，我国1976年首次报道。临床特点为急性发热、皮肤黏膜损害和淋巴结肿大。约15%～20%未经治疗的患儿发生冠状动脉损害。本病好发于婴幼儿，80%以上患儿<5岁，男多于女。发病无明显季节性。

【病因与发病机制】 本病病因尚不清楚。流行病学资料提示立克次体、丙酸杆菌、葡萄球菌、反转录病毒、支原体感染与本病有密切关系。

本病发病机制尚未阐明。目前认为可能是感染原的特殊成分(如超抗原)可不经单核/巨噬细胞处理，直接激活T细胞，诱导B细胞的多克隆活化和凋亡减少，产生大量的免疫球蛋白和细胞因子(如IL-1、IL-2、IL-6、TNF-α)。中性粒细胞胞浆抗体、抗内皮细胞抗体和细胞因子损伤血管内皮细胞，使其表达细胞间黏附分子-1(ICAM-1)和内皮细胞性白细胞黏附分子-1(ELAM-1)等黏附分子，导致血管壁进一步损伤。

案例 7-9

该患儿有受凉感冒病史，扁桃体Ⅱ°肿大，提示与感染有关。

【病理】 本病基本病理变化为血管周围炎、血管内膜炎或全层血管炎，涉及动脉、静脉和毛细血管。皮疹活检可见到毛细血管周围炎性改变，单个核细胞浸润，皮肤水肿。淋巴结活检呈现类似“急性淋巴炎”的病变。致死病例中最严重的病变在心脏，特别是冠状动脉有增殖性炎症和血栓形成。此外，还可有心包炎、心肌炎、脑炎、肝炎和肾炎等损害。

【临床表现】 本病大多为自限性，病程一般为6～8周，但有心血管症状者可持续数月至数年。

1. 主要表现

(1) 发热：为最早出现的症状，体温达38～40℃以上，可持续1～2周，呈稽留热或弛张热。

(2) 皮肤黏膜表现：①皮疹：于发热同时或发热后不久发生，呈向心性、多形性，最常见为遍布全身的荨麻疹样皮疹，其次为深红麻疹斑丘疹，还可见到猩红热样皮疹，无水疱或结痂；②手足症状：为本病特点。急性发热早期，手足皮肤广泛硬性水肿，指、趾关节呈梭形肿胀，并有疼痛和强直，与急性类风湿性关节炎相似，继之手掌、脚底弥漫性红斑，体温渐降时手足硬性水肿和皮疹亦随之消退，同时出现膜样脱屑，即在指、趾端和甲床交界处，沿甲床呈膜状或薄片脱皮，重者指、趾甲亦可脱落；③黏膜表现：双眼球结膜充血，但无脓性分泌物或流泪，持续于整个发热期或更长些，口腔咽部黏膜里弥漫性充血，唇红干燥、皲裂、出血或结痂，舌乳头突起呈杨梅舌。

(3) 淋巴结肿大：一般在发热同时或发热后3天内出现，质硬、不化脓、不发热。常位于单侧颈部，少数为双侧，有时枕后或耳后淋巴结亦可受累。

2. 心脏表现　起病后1～6周可出现心包炎、心肌炎、心内膜炎、心律失常等。少数可因冠状动脉炎伴有动脉瘤和血栓梗塞而引起猝死。症状也可以迟至急性期后数月，甚至数年才发生。在急性发热期，如心尖部出现收缩期杂音、心音遥远、心律不齐和心脏扩大，即提示冠状动脉损害。发热末期可出现充血性心力衰竭、心包炎和二尖瓣关闭不全等，亦可发生高血压或心源性休克。在亚急性期和恢复期，可因冠状动脉和动脉瘤而发生心肌梗死；其中约半数病人的动脉瘤可在一年内消散。

3. 其他症状　部分患者可出现消化道症状如腹泻、呕吐、腹痛，少数患儿可发生肝肿大、轻度黄疸和血清转氨酶活性升高；少数可有间质性肺部感染；偶有无菌性脑膜炎。

案例 7-9

1. 高热6天，体温39.5～40.0℃，伴轻咳，体温持续不退，热退间期，精神尚好。

2. 皮肤黏膜改变：出现全身红色斑疹，以背部、胸部、臀部明显，无脱屑，压之褪色，热退后皮疹减退；双手掌及足底明显肿胀，部分指趾见有膜状脱皮；黏膜改变：面色赤红，口唇干燥，皲裂，双眼结膜充血，咽部明显充血，扁桃体Ⅱ°，未见脓性分泌物，杨梅舌。

3. 淋巴结肿大：颈部可扪及2个0.5cm×0.4cm大小淋巴结。

4. 其他：心率快，心律规整，心前区可闻及Ⅱ/Ⅵ收缩期杂音，肝脏肋下1.5cm，质软。

【辅助检查】

1. 血液改变　轻度贫血，白细胞计数升高，且以中性占优势；早期血小板数正常，以后升高。发热期血沉明显增快，C反应蛋白增高。蛋白质电泳显示α_2球蛋白明显增高。部分病例谷丙转氨酶和谷草转氨酶增高。抗"O"滴度正常。

2. 免疫学检查　血清IgG、IgA、IgM和IgE增高，循环免疫复合物升高，总补体和C3正常或增高。TH_2类细胞因子如IL-6明显增高。

3. 尿与脑脊液等检查　尿中白细胞可能增多或有脓尿，脑脊液也可出现以淋巴细胞为主的白细胞增高。但各种体液的排泄物作细菌培养均为阴性。

4. 心脏检查　少数患儿心电图有改变，主要为ST段和T波改变、PR间期和Q—T间期延长、低电压、心律失常等。R波和T波下降是预测冠状动脉病变的主要线索。二维超声为诊断冠状动脉损伤最可靠的无创伤方法，如冠状动脉扩张（直径＞3mm，≤4mm为轻度；4～7mm为中度）、冠状动脉瘤（≥8mm）、冠状动脉狭窄等。

案例7-9

1. 血常规：Hb 125g/L；RBC4.67×10^{12}/L；WBC 21.7×10^9/L；N 86%；L 14%；PLC 432×10^9/L；ESR 62mm/h。

2. 血培养：两次血培养均未见致病菌生长。

3. 免疫学检查：CRP(＋)，ASO＜400单位，RF阴性；血清IgG 7.71g/L IgA 1.43g/L IgM 1.02g/L；冷凝集试验1∶4；嗜异性凝集试验1∶16；肥达反应及外斐反应均阴性。

4. 结核菌素试验：人型PPD(－)，BCG-PPD(－)，PHA 20mm×24mm。

5. 肝功：GPT 27U/L，GGT38U/L；HBV(－)。

6. 心脏检查：心电图示窦性心动过速，S—T段压低，T波稍低平。心脏彩色多普勒：右冠状动脉近入口处内径约4.5mm，左冠状动脉内径为3.5mm。

【诊断和鉴别诊断】　本病的诊断主要依靠临床表现和排除其他类似的发疹性热病，实验室检查仅作参考。日本KD研究会的诊断标准为：①持续发热5天以上；②眼结合膜充血；③口唇鲜红、皲裂，口腔黏膜弥漫性充血，杨梅舌；④急性期手足硬肿、掌趾红斑，恢复期指趾端膜状脱皮；⑤多形性红斑样皮疹；⑥颈淋巴结肿大。6条中凡具备包括发热在内的5条即可确诊，但应排除其他疾病。一旦做出KD诊断即应进行各种心血管检查，以便及时评估心血管病变。

案例7-9

1. 女孩，1岁8个月，因发热6天，伴皮疹3天入院。

2. 病史特点：高热：发热6天，体温39.5～40.0℃，伴轻咳，体温持续不退，热退间期，精神尚好。皮疹：发热时出现全身红色斑疹，以胸、背部为著，压之褪色，热退后皮疹减退，同时出现双手掌及双足底肿胀，握拳不紧。无结核及肝炎病史及接触史。

3. 临床特点：全身皮疹：皮肤隐约散在斑片状暗红色斑疹，压之褪色，以背部、胸部、臀部明显，无脱屑；双手掌及足底明显肿胀，部分指趾见有膜状脱皮。黏膜改变：面色赤红，口唇干燥，皲裂，双眼结膜充血，咽部明显充血，扁桃体Ⅱ°，未见脓性分泌物，杨梅舌。淋巴结肿大：颈部可扪及2个0.5cm×0.4cm大小淋巴结。心率快，心律规整，心前区可闻及Ⅱ/Ⅵ收缩期杂音，肝脏肋下1.5cm，质软。

4. 血象明显增高，ESR增快，CRP阳性，ASO＜400U，RF阴性，两次血培养均阴性。心电图示心肌损害，心脏彩色多普勒发现右冠状动脉明显扩张。

临床诊断：川崎病（皮肤黏膜淋巴结综合征）并冠状动脉扩张、心肌损害。

本病需与败血症、猩红热、儿童类风湿病和渗出性多形红斑等疾病相鉴别。

【治疗】

1. 阿司匹林　为首选药物，具有抗炎、抗凝作用。以往主张大剂量应用，每天30～50mg/kg；退热后可逐渐减量至每天3～5mg/kg，维持6～8周，直到症状消失，血沉正常，一般约1～3月。有冠状动脉扩张（CAD）者需延长用药时间并加用维生素E每天20～30mg/kg，或双嘧达莫（潘生丁）每天3～5mg/kg，直至冠状动脉内径缩到＜3mm。

2. 静脉注射丙种球蛋白（IVIG）　早期（病程10天以内）应用可明显减少冠状动脉病变发生。剂量为1～2g/kg，于8～12小时左右静脉缓慢输入，部分对IVIG效果不好者，可重复使用1～2次。

3. 糖皮质激素　IVIG治疗无效的患儿可考虑使用皮质激素治疗，但应与阿司匹林、双嘧达莫等合并使用。剂量2mg/kg，用药2～4周。单独应用皮质激素可促进血栓形成，易发生冠状动脉瘤和影响冠状动脉修复。

4. 其他　给予对症和支持治疗。有心肌损害者给予ATP、辅酶A等；若发生心肌梗死、心源性休克等应及时进行心肺复苏术；抗生素仅用于控制继发感染。本症患儿需随访半年～1年，有CAD者需长期随访，至少每半年作一次超声心动检查，直至CAD消失。严重冠状动脉病变者可进行冠状动脉搭桥术。

笔记栏

案例 7-9

处方及医生指导

1. IVIG 治疗：本例患儿因伴发心肌损害、冠状动脉扩张，故应首选大剂量 IVIG 治疗，2g/kg，一次缓慢输注，根据病情需要再重复。

2. 阿司匹林、维生素 E、双嘧达莫口服治疗。

3. 支持治疗：能量合剂、辅酶 Q_{10} 等。

4. 定期随访冠状动脉恢复情况。

（冯学斌）

第8章 感染性疾病

第1节 病毒感染

一、麻　　疹

案例 8-1

患儿，男性，1岁2个月，因发热4天，出疹、咳嗽1天，伴呼吸困难半天，于1998年3月15日7am入院。患儿于4天前开始发热伴流眼泪及流涕，体温高时达39～40℃，在家曾服"APC"、"阿莫西林"、"复方大青叶合剂"治疗，疗效不佳，仍高热不退，1天前自耳后、颈部及面部出现较多小红疹，逐渐遍及胸背及四肢，同时出现咳嗽，干咳，持续高热，精神差。于半天前患儿咳嗽变成犬吠样咳嗽，并出现呼吸困难、烦躁不安，急来就诊。发病以来无吐泻，食欲减低。平素健康。患儿堂姐3岁，半月前患麻疹，患儿与其接触较密切。系第一胎，足月顺产，母乳喂养，4月添加辅食(鸡蛋、米粥、青菜饼干等)，尚未断奶。已注射卡介苗、白百破疫苗，未接受麻疹疫苗注射。

体格检查：体温38.8℃，脉搏140次/分，呼吸42次/分，体重10kg。发育正常，营养中等，热性病容，神志清，精神不振，呼吸急促，呈吸气性呼吸困难，有吸气性喉鸣音，哭声嘶哑，口周轻度发绀，皮肤弹性可，耳后发际、颈部、面部及躯干部可见较多暗红色斑丘疹，压之褪色，疹间皮色正常，以前后发际及耳后为著，双手及双足心亦见有皮疹。前囟闭合，双眼畏光、多泪，结膜充血明显，口周略青灰，咽红，双侧颊黏膜近第二磨牙处可见散在直径1mm的白色小点，外周有红晕或暗红色，颈软，胸廓无畸形，轻度吸气三凹征，双肺呼吸音粗，可闻及较多干啰音，心率140次/分，律整、心音有力、无杂音。腹软，肝脾未及肿大，四肢活动好，生理反射存在、病理反射征未引出。

思考题：

1. 试述对该病的初步印象？
2. 该病的皮疹有哪些特点？
3. 怎样鉴别其他出疹性疾病？

麻疹(measles)是小儿常见的急性呼吸道传染病之一。本病传染性很强。临床主要特点为发热、上呼吸道炎(咳嗽、流涕)、结膜炎、口腔麻疹黏膜斑(柯氏斑，Koplik's spots)及皮肤特殊性斑丘疹，易并发肺炎。本病病后免疫力持久，大多终身免疫。我国自1965年开始广泛应用麻疹减毒活疫苗以来，本病发病率大幅度下降。但是，近年麻疹发病率又有所增加。

【病因】 麻疹病毒属副黏病毒，呈球形颗粒，直径约100～250nm，有六种结构蛋白。麻疹病毒只有一个血清型，抗原性稳定。该病毒不耐热，对日光和消毒剂均敏感，但在低温中能长期保存。

【流行病学】 本病传染性极强，发生季节以春季发病数较多，高峰在2～5个月份。我国发病年龄6个月至5岁小儿发病率最高。

1. 传染源　麻疹的传染源主要是急性期患者和亚临床型带病毒者。在前驱期和出疹期，患者口、鼻、咽、气管及眼部的分泌物中均含有麻疹病毒。麻疹病人自出疹前5天至出疹后5天均有传染性，如合并肺炎，传染性可延长至出疹后10天。

2. 传播途径　主要通过喷嚏、咳嗽和说话等由飞沫传播，密切接触者亦可经污染病毒的手传播，间接传播甚少见。

3. 易感人群　人群普遍易感，易感者接触后90%以上均可发病。病后免疫力持久，大多终身免疫。

【发病机制】 麻疹病毒侵入呼吸道上皮细胞内复制繁殖，通过局部淋巴结进入血液(初次病毒血症)；病毒被单核-吞噬细胞系统吞噬并大量复制繁殖，大量病毒再次进入血液，造成第2次病毒血症，引起全身广泛性损害而出现一系列临床表现。目前认为麻疹的发病机制：①麻疹病毒侵入细胞直接引起细胞病变；②全身性迟发型超敏性细胞免疫反应在麻疹的发病机制中起了非常重要的作用。麻疹病毒可直接侵入T淋巴细胞，引起一过性细胞免疫抑制。易发生细菌性继发感染，常继发鼻窦炎、中耳炎和支气管肺炎，常使结核病复燃，阳性的结核菌素反应变成阴性。亚急性硬化全脑炎(subacute sclerosing panencephalitis, SSPE)，常发生在患麻疹后7～11年，其致病机制与免疫致病机制有关。

【病理】 麻疹病毒侵袭任何组织时均出现单核细胞浸润及形成多核巨细胞(也称华-佛细胞，warthin-Finkeldey giant cell)。整个呼吸道可见充血、水肿及单核细胞浸润，并见细胞内含包涵体和有多核巨细胞。因病毒或免疫复合物在皮肤真皮浅表血管，是真皮充血水肿。真皮毛细血管内皮细胞增生、血浆渗出、红细胞相对增多形成麻疹淡红色斑丘疹和黏膜疹。由于皮疹处红细胞裂解，疹退后形成棕色色素。SSPE患者有皮质和白质的变性，细胞核及细胞浆内均可见包涵体。这些损害在脑内分布不均匀，且在病程早、晚期改变也不一致，故脑活检无诊

笔记栏

断意义。患儿的心、肝、肾等器官可有细胞混浊肿胀和脂肪变性等改变。

【临床表现】

1. 典型麻疹可分为四期 多见于未接种过麻疹疫苗或接种失败的患儿。

(1) 潜伏期：大多数为6～18天(平均10天左右)。潜伏期末可有低热、全身不适。

(2) 前驱期：也称发疹前期，从发热至出疹一般为3～4天。这一期的主要表现类似上呼吸道感染症状：①发热，多为中度以上，热型不一，骤发高热者可伴惊厥。②咳嗽、流涕、喷嚏、咽部充血等卡他症状，以眼部症状明显，有结膜充血、流泪、畏光及眼睑水肿，下眼睑边缘有一条明显充血横线(Stimson线)，对诊断有帮助。③麻疹黏膜斑(Koplik斑)：在发疹前24～48小时出现，开始仅在对着下臼齿相对应的颊黏膜上，可见直径约1.0mm灰白色小点，外有红色晕圈，常在1～2天迅速增多可累及整个颊黏膜并蔓延至唇部黏膜，于出疹后2～3天内迅速消失，可留有暗红色小点。④其他：部分病例可有一些非特异症状。如全身不适、食欲减退、精神不振等。婴儿尚有呕吐、腹泻、腹痛等消化系统症状。偶见皮肤荨麻疹，隐约斑疹或猩红热样皮疹，在出现典型皮疹时消失。

(3) 出疹期：多在发热后3～4天出皮疹，体温增高至40～40.5℃。皮疹先出现于耳后、发际、颈部，逐渐蔓延至额面、躯干及四肢。疹形是玫瑰色斑丘疹，继而色加深呈暗红，可融合呈片，疹间可见正常皮肤，同一部位皮疹持续2～3天，不伴痒感。此期全身毒血症状加重，嗜睡或烦躁不安，甚至谵妄、抽搐、咳嗽加重，肺部有湿性啰音，X线检查可见肺纹理增多或轻重不等弥漫性肺部浸润。全身淋巴结肿大，肠系膜淋巴结肿大可引起腹痛和呕吐。

(4) 恢复期：出疹3～4天后皮疹按出疹顺序开始消退。若无并发症发生，食欲、精神等其他症状也随之好转。疹退后，皮肤有糠麸状脱屑及棕色色素沉着，7～10天痊愈。

案例8-1

1. 患儿1岁2个月，春季发病，有麻疹接触史，未接受过麻疹疫苗注射，持续高热，病程第3天出疹，出疹顺序为自耳后、发际、颈部及面部逐渐遍及全身。

2. 全身可见较多暗红色斑丘疹，压之褪色，疹间皮色正常，呼吸快，有吸气性喉鸣音，声嘶，眼部有改变，咽红，口腔可见麻疹黏膜斑，轻度吸气三凹征，双肺可闻及较多干啰音。

2. 非典型麻疹

(1) 轻型麻疹：多见于在潜伏期内接受过丙种球蛋白、成人血注射者，或<8个月尚有母亲抗体的婴儿。潜伏期长、前驱期短、临床症状轻，如发热低、上呼吸道症状轻。麻疹黏膜斑不明显，皮疹稀疏、色淡，疹退后无色素沉着或脱屑，病程约1周，无并发症。

(2) 重型麻疹：体温持续40℃以上，中毒症状重，伴惊厥，昏迷。皮疹密集融合，呈紫蓝色者，常有黏膜出血，如鼻出血、呕血、咯血、血尿、血小板减少等，称为黑麻疹，可能是弥散性血管内凝血(DIC)的一种形式。若皮疹少、色暗淡，常为循环不良表现。或皮疹骤退、四肢冰冷、血压下降出现循环衰竭表现。此型患儿多体弱多病、免疫力低下或继发严重感染，可有肺炎、心力衰竭等并发症，死亡率高。

(3) 异型麻疹(非典型麻疹综合征)：主要见于接种过麻疹灭活疫苗或减毒活疫苗再次感染麻疹者。接种疫苗到发病时间一般为数月至数年，高热起病、全身乏力、肌痛、头痛，无麻疹黏膜斑。皮疹不典型，呈多形性伴四肢水肿，皮疹出现的顺序相反，本病少见，临床诊断较困难，血清麻疹血凝抑制抗体检查有助诊断。

(4) 无皮疹型麻疹：主要见于用免疫抑制剂的患儿，或体内尚有母传抗体的婴儿，或近期接受过被动免疫者。整个病程无皮疹，有时可见Koplik斑，呼吸道和发热等其他症状可有可无、可轻可重，无特异性，临床诊断困难，只有依赖前驱症状及血清中麻疹抗体滴度增高才能确诊。

【并发症】

1. 肺炎 以出疹期1周内常见，是麻疹最常见的并发症，占麻疹患儿死因的90%以上。多见于5岁以下患儿，麻疹病毒本身引起的巨细胞肺炎多不严重，主要为继发性肺炎，也可为多种菌混合感染，按病原可分为病毒性与细菌性。治疗不当易并发脓胸和脓气胸。

2. 喉炎 并发率为1%～4%，麻疹患儿常有轻度喉炎表现，随皮疹消退、体温下降其症状随之消失。但继发细菌感染所致的喉炎，临床表现为声音嘶哑、犬吠样咳嗽、吸气性呼吸困难及三凹征，严重者可窒息死亡。

3. 心肌炎 麻疹并发心肌炎并非少见，多见于2岁以下重型麻疹或并发肺炎和营养不良的小儿，轻者仅有心音低钝、心率增快、一过性心电图改变，重者可出现心力衰竭、心源性休克。

4. 神经系统

(1) 麻疹脑炎：发病率约为0.1%～0.2%，多发生在出疹后2～6天，也可发生于麻疹病程中任何时期，与麻疹轻重无关，其临床表现和脑脊液检查同一般病毒性脑炎。约15%在1周内死亡，多数经1～5周恢复，部分可留有运动、智力或精神上的后遗症。

(2) 亚急性硬化性全脑炎：是麻疹病毒持续感染引起的脑炎，发病率约为百万分之一，男多于女。主要见于2岁前患过麻疹者，偶可见接种过麻疹活疫苗者。一般在麻疹数年才出现脑炎的症状、体征。发病后先有数月的进行性痴呆，此后病情进行性恶化，出现肌阵挛等表现，以及典型的脑电图改变，血清和脑脊液中存在高滴度的麻疹病毒抗体。患儿一般在6～12个月死亡。

5. 结核病恶化 麻疹患儿的免疫反应受到暂时性抑制，对结核菌蛋白的延迟皮肤超敏反应消失，可持续几周，可使原潜伏结核病灶变为活动甚至播散而

笔记栏

致粟粒性肺结核或结核性脑膜炎。

6. 营养不良与维生素A缺乏症　患麻疹过程中由于高热、食欲不振，可使营养状况变差和维生素缺乏，常见维生素A缺乏引起干眼症，重者出现视力障碍，甚至角膜穿孔、失明。

【实验室检查】

1. 血象　血白细胞总数正常或稍减低，淋巴细胞相对增多。

2. 血清学检查

(1) 抗体检测：与病程早期及恢复期各采血一次作血凝抑制试验、中和试验及补体结合试验。抗体效价增高4倍以上为阳性。目前有用ELISA测定血清特异性IgM和IgG抗体，敏感性和特异性均好。但IgM的阳性率与取血时间有关，疹后3天IgM多呈阳性，两周时IgM达高峰。但成人约7.9%IgM抗体始终阴性。

(2) 抗原检测：取前驱期或出疹初期病人的眼、鼻咽分泌物分离麻疹病毒，或用免疫荧光方法检测鼻咽部脱落细胞内的麻疹病毒抗原。也可采用标记的麻疹病毒cDNA探针，用核酸杂交方法测定病人细胞内麻疹病毒RNA。

案例 8-1

1. 血常规：Hb 118g/L；RBC 3.62×10^{12}/L；WBC 3.6×10^{9}/L；PLT 152×10^{9}/L；N 22%；L 78%。

2. 胸片：双肺纹理增多。

3. 麻疹病毒特异性抗体阳性。

【诊断】　典型麻疹诊断不难。根据接触史、前驱期出现Koplik斑、皮疹形态和出现顺序、出疹与发热关系、退疹后皮肤脱屑及色素沉着等特点，诊断较容易。但确诊需做特异性实验室检查。

案例 8-1

1. 患儿，男性，1岁2个月，发热4天伴皮疹、咳嗽1天。

2. 病史特点：患儿为幼儿，春季发病，病前有麻疹接触史，未接受过麻疹疫苗注射，持续高热，病程第3天出疹，出疹顺序为自耳后、发际、颈部及面部逐渐遍及全身，同时出现咳嗽，干咳，精神差。

3. 临床特点：体温高，呼吸快，有吸气性喉鸣音，全身可见较多暗红色斑丘疹，压之褪色，疹间皮色正常，眼部有改变，咽红，有麻疹黏膜斑，轻度吸气三凹征，双肺可闻及较多干啰音。

4. 血常规：白细胞总数偏少，淋巴细胞增多，胸片双肺纹理增多，麻疹病毒特异性抗体阳性。

【鉴别诊断】　鉴别诊断包括各种发热、出疹性疾病，见表8-1。

表8-1　小儿出疹性疾病的鉴别诊断

	病　原	全身症状及其他特征	皮疹特点	发热与皮疹关系
麻疹	麻疹病毒	呼吸道卡他性炎症，结膜炎，发热第2～3天口腔黏膜斑	红色斑丘疹，自头面部→颈→躯干→四肢，退疹后有色素沉着及细小脱屑	发热3～4天，出出疹期热更高
风疹	风疹病毒	全身症状轻，耳后、枕部淋巴结肿大并触痛	面部→躯干→四肢，斑丘疹，疹间有正常皮肤，退疹后无色素沉着及脱屑	发热后半天至1天出疹
幼儿急疹	人疱疹病毒6型	一般情况好，高热时可有惊厥，耳后枕部淋巴结亦可有肿大	红色斑丘疹，颈及躯干部多见，一天出齐，次日消退	高热3～5天，热退疹出
猩红热	乙型溶血性链球菌	高热，中毒症状，咽峡炎，杨梅舌，环口苍白圈，扁桃体炎	皮肤弥漫充血，上有密集针尖大小丘疹，持续3～5天退疹，1周后全身大片脱皮	发热1～2天出疹，出疹时高热
肠道病毒感染	埃可病毒柯萨奇病毒	发热、咽痛、流涕、结膜炎、腹泻、全身或颈、枕后淋巴结肿大	散在斑疹或斑丘疹，很少融合，1～3天消退，不脱屑，有时可呈紫癜样或水泡样皮疹	发热时或热退后出疹
药物疹		原发病症状	皮疹痒感，摩擦及受压部位多，与用药有关，斑丘疹、疱疹、猩红热样皮疹、荨麻疹	发热、服药史

【治疗】　无特异抗病毒疗法，采取支持及对症治疗，预防感染。

1. 一般治疗　卧床休息，保持室内通风，温度适宜。眼、鼻、口腔保持清洁，避免强光刺激。给予容易消化富有营养的食物，多饮水。

2. 对症治疗　高热者可酌用小量退热剂，避免急骤退热致虚脱。烦躁可适当给予镇静剂。频繁剧咳可用非麻醉镇咳剂或超声雾化吸入。继发细菌感染可给抗生素。补充维生素A。体弱者可用丙种球蛋白。

3. 并发症的治疗　有并发症者给予相应治疗。

【预防】　采取预防接种为主的综合性措施。

1. 管理传染源　流行期间，儿童集体机构应加强晨间检查，及时发现麻疹患者，患者一般隔离至出疹后5天，合并肺炎者延长至出疹后10天。接触麻疹的易感者应检疫观察3周，并给予被动免疫。

2. 切断传播途径　流行季节易感儿尽量少去公共场所。无并发症的病人在家隔离，医护人员应做好消毒隔离工作。

3. 保护易感人群

(1) 主动免疫：未患过麻疹的小儿应接种麻疹减毒活疫苗，初种年龄国内规定为生后8个月，7岁时复种一次。易感者在接触病人2天内若接种疫苗，仍有可能预防发病或减轻病情。凡6周内接受过丙种球蛋白者，应推迟3个月接种。

(2) 被动免疫：年幼、体弱患病的易感儿接触麻疹后，接触后5天内立即给予人血免疫球蛋白0.25ml/kg可预防发病。在接触麻疹6天后使用，可减轻症状。

4. 开展麻疹病毒基因变异的监测　20世纪80年代后分离到的病毒在抗原性和生物学特性上已出现变异，应密切监测麻疹病毒野生型的基因变异和抗原性改变，从分子病毒学上深入研究这些变化，为最终消灭麻疹做出努力。

二、风　　疹

案例 8-2

患儿，男性，1岁3个月，因发热3天，全身皮疹伴双耳后肿物2天，于1999年4月7日10am入院。患儿于3天前始发热，体温高达39℃左右，伴喷嚏，流少量清涕，2天前见其面部、颈部迅至全身皮肤出现较多小红疹，同时发现患儿双耳后均有花生米大小之肿物，压之疼痛，无咳嗽，在院外曾服用"清开灵"、"螺旋霉素"等治疗，体温降至37.5℃左右，但耳后肿物逐渐增大，今日来院就诊。平时健康，无传染病史。当地有类似发热、出疹性病儿。系第一胎、足月顺产，混合喂养，1岁断乳后饮食同成人。6月会坐，1岁会走、会说话。生后曾接种卡介苗，曾接受过麻疹疫苗及乙肝疫苗注射。

体格检查：体温37.1℃，脉搏108次/分，呼吸26次/分，体重12kg。发育正常，营养一般，神志清，精神尚好，面部、颈部及全身皮肤满布淡红色小丘疹，直径约1.5～2mm，压之褪色，疹间皮色正常，双耳后、枕后及颈部均可触及1～3枚黄豆至花生米大小之淋巴结，活动可，轻压痛，局部皮肤无红肿，咽充血、扁桃体不大，颈软，双肺呼吸音清，未闻及干湿性啰音。心律整、心音有力、各瓣膜区未闻及杂音。腹软，肝脾未触及。神经系统生理反射存在，病理反射征未引出。

思考题：

1. 该病的诊断依据是什么？
2. 发病特点有哪些？

风疹(german measles, rubella)是风疹病毒感染引起的急性传染病，临床特点是全身症状轻微，皮肤红色斑丘疹及枕后、耳后、颈后淋巴结肿大伴触痛，合并症少见。孕妇在孕早期感染风疹后，病毒可通过胎盘传给胎儿而致各种先天缺陷，称为先天性风疹综合征。

【病因】 风疹病毒属披膜病毒科(togavirus family)，只有一个血清型。病毒呈球形，直径50～70nm，包膜上有血凝素(HA)，能凝集鸽、鹅、鸡红细胞和人O型红细胞。风疹病毒不耐热，在37℃和室温中很快灭活；对外界环境抵抗力较弱，能被紫外线及多种消毒剂杀灭，但对寒冷及干燥环境有一定耐受力，－20℃可短期保存，－60℃可相对稳定几个月。出疹前7天及疹退后7～8天，鼻咽部分泌物中可发现病毒。

【流行病学】

1. 传染源　风疹传染源是病人，在出疹前、中、后数天内传染性最强；除鼻咽分泌物外，血、粪、尿中亦有病毒存在，亚临床型患者亦具有传染性。

2. 传播途径　通过飞沫传播。

3. 易感人群　1～5岁儿童多见，男女发病率均等，病后有较持久的免疫力。

4. 流行特点　多在冬、春季节发病，母亲的抗体可保护6个月内婴儿不发病。广泛使用疫苗后发病率降低，发病年龄提高。母亲孕期原发感染可导致胎儿宫内感染，其发生率和致畸率与感染时的胎龄密切相关，以孕早期为最高；先天性风疹患儿在生后数月内仍有病毒排出，具有传染性。

【发病机制】 风疹病毒主要侵犯上呼吸道黏膜，继之侵入耳后、枕部、颈部等浅表淋巴结，并可发展为病毒血症，出现典型临床表现。当孕妇在妊娠早期感染风疹病毒时，病毒可经胎盘感染胎儿，直接影响胎儿发育，引起宫内发育迟缓和先天畸形。生后也可在婴儿体内检出较多的病毒继续繁殖排出。

【临床表现】

1. 后天性风疹

(1) 潜伏期：一般为14～21天。

(2) 前驱期：较短，大多只有1～3天。有低热和卡他症状，多数较轻，常因症状轻微或时间短暂而被忽略。

(3) 出疹期：典型临床表现为先有淋巴结肿大，以耳后、枕部及颈后为主伴触痛，持续1周左右；皮疹在淋巴结肿后24小时出现，呈多形性，大部分是散在斑丘疹，也可呈大片皮肤发红或针尖状猩红热样皮疹，开始在面部，迅速向躯干、上肢扩散，24小时内遍及全身；常是面部皮疹消退而下肢皮疹方现，一般历时3天，也可短至1天或长达5天。出疹后脱皮极少。在前驱期末和出疹早期，软腭可见红色点状黏膜疹，与其他病毒感染所致黏膜疹相似，无特异性。出疹时可伴低热，持续1～3天，轻度脾肿大常见。

(4) 并发症：风疹很少有并发症，临床可见的以呼吸道感染为主；偶见出疹期内并发肺炎、感染后脑炎和血小板减少性紫癜等，预后均良好。

笔记栏

案例 8-2

1. 患儿先有高热 1 天，伴喷嚏，流少量清涕，而后出疹。

2. 皮疹出现顺序是自面部、颈部迅至全身，同时发现患儿双耳后均有花生米大小之肿物，压之疼痛，无咳嗽。

3. 体格检查：精神尚好，面部、颈部及全身皮肤满布淡红色小丘疹，直径约 1.5～2mm，压之褪色，疹间皮色正常，双耳后、枕后及颈部均可触及 1～3 枚黄豆至花生米大小之淋巴结，活动可，轻压痛，局部皮肤无红肿，咽充血，心肺腹未及异常。无病理反射。

2. 先天性风疹综合征（congenital rubella syndrome，CRS） 风疹病毒通过抑制细胞有丝分裂、细胞溶解、胎盘绒毛炎等引起胎儿损伤，可产生：①一过性新生儿期表现；②永久性器官畸形和组织损伤；③慢性或自身免疫引起的晚发疾病，这些迟发症状可在生后 2 个月至 20 年内发生。见表 8-2。

表 8-2 先天性风疹综合征的临床表现

一过性	永久性	发育	迟发性
常见			
肝脾肿大	宫内发育迟缓	精神运动落后	糖尿病
高结合胆红素血症	生后生长迟缓	行为障碍	慢性一过性风疹样皮疹
紫癜	动脉导管未闭	肌张力减低	
血小板减少	周围性肺动脉狭窄		
淋巴结肿大	肺动脉瓣狭窄		
X 线长骨透亮带*	白内障		
脑膜脑炎	小眼睛		
	视网膜病		
	感觉神经性听力丧失		
	耳聋		
少见			
早产	室间隔缺损	孤独症	慢性进行性全脑炎
心肌炎	房间隔缺损		间质性肺炎
角膜云翳	青光眼		甲状腺功能亢进
肝炎	小头		甲状腺功能减低
间质性肺炎	脑内钙化		甲状腺炎
溶血性贫血	肾动脉狭窄，高血压		性早熟
低γ-球蛋白血症	甲状腺发育不良		生长激素缺乏
大囟门	牙齿形态异常		视网膜下新血管形成
白细胞数降低			圆锥形角膜
			晶体吸收

*芹菜梗样病损，见于股骨、肱骨。

【实验室检查】

1. 血象 白细胞计数正常或稍减低，淋巴细胞相对增多，可见非典型细胞。

2. 病毒学检测 患儿咽部分泌物及血清中可分离出病毒。孕妇原发感染风疹病毒后，可采取羊水、胎盘绒毛或胎儿活检组织进行病毒分离和鉴定。方法包括电镜观察、典型的细胞病变效应、干扰试验、免疫沉淀试验、荧光或酶标法检测风疹病毒抗原等。亦可采用间接免疫荧光法或免疫斑点法直接检测 RV（rubella virus）抗原，或应用斑点杂交法检测 RV RNA，后者是取代病毒分离的一种有前途的方法。

3. 血清学检查 采取急性期和恢复期双份血清，用血凝抑制试验（HI）、单扩溶血试验（SRH）、免疫酶荧光法（ELFA）和时间分辨荧光免疫试验（TR-FIA）等方法检测特异性抗体，4 倍以上升高者诊断为近期感染，快速诊断 RV 感染则常检测血清中 IgM 抗体和测定特异性 IgG 亲和力法。

案例 8-2

1. 血常规：Hb 115g/L；RBC 3.81×10^{12}/L；WBC 4.1×10^{9}/L；PLT 405×10^{9}/L；N 30.2%；L 69.8%；MCV 88.3 fl；MCH 28 pg；MCHC 33%。

2. 血沉：11mm/h。

3. 风疹病毒特异性抗体阳性。

【诊断和鉴别诊断】 根据流行史，耳后、颈后和枕后淋巴结肿大，有触痛，出疹迅速、消疹快、全身症状轻的特点，临床诊断不难。对亚临床型感染病人，必要时可做病原学或血清学检查确诊。

先天性风疹综合征诊断标准是：①典型先天性缺陷如白内障、青光眼、心脏病、听力丧失、色素性视网膜炎等；②实验室分离到病毒、或检出风疹 IgM 抗体、或血凝抑制滴度持续增高等。如未见畸形而仅有实验室证据，称之为先天性风疹感染。

案例 8-2

1. 1 岁 3 个月男孩，发热 3 天、全身皮疹伴双耳后肿物两天。当地有类似发热、出疹性病儿，已接种麻疹疫苗。

2. 全身皮肤满布淡红色小丘疹，直径约 1.5～2mm，压之褪色，疹间皮色正常，双耳后、枕后及颈部均可触及肿大的淋巴结，活动可，轻压痛，局部皮肤无红肿。

3. 辅助检查：血常规正常，风疹病毒特异性抗体阳性。

临床诊断：风疹。

风疹与幼儿急疹的鉴别在于后者常发高热，热退疹出；药疹患者则无淋巴结肿大；肠道病毒感染伴皮疹者，常有呼吸道或消化道症状表现，亦无淋巴结肿大；与轻型猩红热及不典型麻疹有时会混淆，血清学有助于鉴别。

【治疗】 本病无特效药物，主要为对症和支持治疗。先天性风疹患儿可长期带病毒，影响其生长发育，应早期检测视、听力损害，给予特殊教育与治疗，以提高其生活质量。

【预防】 隔离期：至出疹后5天。

1. 被动免疫　易感者肌注免疫血清球蛋白可获被动保护减轻疾病症状，唯其效果不确切，通常不用此法预防。但如易感孕妇接触风疹后不愿或不能作治疗性流产，则应立即肌注免疫血清球蛋白20～30ml。

2. 主动免疫　国外已采用疫苗预防，效果肯定。注射疫苗后，98%易感者可获终身免疫。一般用于15个月至青春发育期之间的女性，未孕妇女证实抗体阴性而且能在接种后3个月内不怀孕者亦可使用。即使妊娠妇女不慎应用，亦很少发生先天性风疹综合征。

三、幼儿急疹

案例 8-3

患儿，男性，9个月，因发热4天，全身皮疹1天，于2000年3月6日9am入院。患儿于4天前始无明诱因出现发热，体温达39～40℃，无咳嗽及吐泻，于3天前突然抽风一次，表现两眼上翻、口吐少许泡沫、颈后仰、四肢抽动，约持续1～2分钟自行缓解如常。在院外按“上感、高热惊厥”治疗，给予肌注退热镇静药物（鲁米那钠、地塞米松）及服“罗红霉素”治疗，体温仍不退，波动在39℃左右，于1天前自其颈部渐及全身出现红色斑丘疹，且未再发热。平素健康，无传染病史，一周前其堂姐曾有类似病史，已愈。与其接触密切。系第一胎第一产，足月顺产，母乳喂养，4个月始添加辅食，尚未断奶。6月独坐，现能扶站，预防接种按计划进行。

体格检查：体温36.8℃，脉搏106次/分，呼吸35次/分，体重10kg。发育正常，营养良好，神志清，精神可，全身较多淡玫瑰色斑丘疹，直径约2～3mm，压之褪色，以躯干、腰、臀部为著，疹间皮色正常，枕后及颈后可触及1～2枚黄豆大小之淋巴结，咽赤，颈软，双肺呼吸音清，心率106次/分，律整，心音有力，无杂音，腹软，肝肋下1cm，质软，脾未触及。四肢活动好，神经系统无异常。

思考题：

1. 该病的发病年龄是多大？

2. 特征性的临床特点是什么？

幼儿急疹（exanthema subitum）又称婴儿玫瑰疹（roseola infantum）是人类疱疹病毒6型（human herpesvirus 6）导致的婴幼儿期发疹性热病，特点是持续高热3～5天，热退疹出。

【病因和流行病学】 病原体为人类疱疹病毒6型。无症状的成人患者是本病的传染源，经呼吸道飞沫传播。胎儿可通过胎盘从母体得到抗体，出生后4个月时抗体阳性率为25%，11月为76%，5岁时90%，17岁时达98%。本病多见于6～18月小儿，3岁以后少见，春、秋雨季发病较多，无男女性别差异。

【临床表现】 潜伏期7至14天，平均10天。起病急骤，病初即有高热，体温达39～40℃，可出现高热惊厥及上呼吸道炎症状。持续3～5天而骤降，热退后疹出。发热期间食欲精神尚好，咽峡部充血，偶有前囟膨隆，热退后9～12小时内出疹，皮损呈红色斑疹或斑丘疹，主要散布在躯干、颈部及上肢，皮疹间有3～5mm空隙，偶尔在皮疹周围可见晕圈。几小时内皮疹开始消退，一般在2～3天内消失，无色素沉着及脱屑。在流行时，少数病例亦可无皮疹出现。起病第1天白细胞计数增加，中性粒细胞占优势，第2天以后白细胞数明显下降，淋巴细胞相对增高，可达90%。

案例 8-3

1. 患儿有发热，伴抽风一次，体温正常后全身皮肤出现红色斑丘疹。

2. 精神好，全身皮肤较多淡玫瑰色斑丘疹，直径约2～3mm，压之褪色，以躯干、腰、臀部为著，疹间皮色正常，枕后及颈后可触及1～2枚黄豆大小之淋巴结，咽赤，颈软，心肺未及异常，腹软，肝肋下1cm，神经系统无异常。

【诊断和鉴别诊断】 本病发热期无特殊体征，但依据典型的热退疹出表现，结合年龄易做出诊断。不典型病例需依赖病毒分离。以间接免疫荧光法检测特异性抗体在急性期为阴性，恢复期转阳性，且效价升高4倍以上。

案例 8-3

1. 9个月男孩，发热4天，热退后出现皮疹1天，有类似病人接触史。

2. 临床特点：精神好，全身有淡玫瑰色斑丘疹，疹间皮色正常，枕后有肿大淋巴结。

3. 辅助检查：外周血象不高以淋巴细胞为主。

临床诊断：幼儿急疹并高热惊厥

【治疗】 无特殊治疗，高热时除降低周围环境温度外，应给予足够水分，酌情给予解热镇静剂。可服用清热解毒的中成药。

【预防】 无预防方法。预后良好。

四、水　　痘

案例 8-4

患儿，女性，7岁，因发热3天、皮疹2天，于1999年3月9日10am入院。患儿于3天前始无明显诱因出现发热，体温高达39～39.5℃，无咳嗽及吐泻。于2天前始胸、背部皮肤渐及面部出现斑状红疹，部分皮疹中央部出现小水泡、发痒。发病以来精神尚可，饮食好，曾服退热药物"APC及清开灵"治疗，效果不佳，未行其他治疗。平素健康，10天前有类似发热出疹性疾病接触史。已接种卡介苗、乙肝疫苗、麻疹疫苗、白百破疫苗、脊灰疫苗等计划免疫用药。

体格检查：体温37.4℃，脉搏88次/分，呼吸22次/分，体重24kg。发育营养好，神志清，精神尚可，皮肤无黄染，面部、躯干及四肢皮肤均可见淡红色斑疹，直径约5mm×5mm，部分皮疹中央部有似"露珠"样椭圆形小水泡、部分皮疹有结痂，有抓痕，以面部发际、胸背部为多，四肢未见皮损。头颅正常，咽充血，扁桃体不大，软、硬腭部黏膜散在小红丘疹及溃疡，颈软，心肺无异常，腹软，肝脾未触及，四肢活动好，神经系统无异常。

思考题：

1. 该病的皮疹特点及出疹时间如何?
2. 如何明确诊断？如何预防?

水痘(chickenpox，varicella)是一种传染性极强的儿童期出疹性疾病，临床特点是皮肤黏膜出现瘙痒性水疱疹，全身症状轻微。

【病因】 病原体为水痘-带状疱疹病毒(varicella-zoster virus，VZV)，即人类疱疹病毒3型。儿童初次感染时引起水痘，恢复后病毒可长期潜伏在脊髓后根神经节或颅神经的感觉神经节内，少数人在青春期或成年后，受不良因素的影响，病毒被激活导致带状疱疹。该病毒在外界环境中生活力弱，不耐高温、不耐酸，不能在痂皮中存活。

【发病机制】 水痘病毒经口、鼻侵入人体，首先在呼吸道黏膜细胞内增殖，2～3天后进入血液，产生病毒血症，可在单核-吞噬细胞系统内再次增殖后入血引起第2次病毒血症，引起皮肤黏膜损害而发病。病毒侵入血中为间歇性，皮疹分批出现。偶尔累及内脏。皮疹出现1～4天后，产生特异性细胞免疫和抗体，病毒血症消失，症状随之缓解。儿童初次感染时引起水痘，由于特异性抗体存在，受染细胞表面靶抗原消失，逃避致敏T淋巴细胞免疫识别，病毒可长期潜伏在颅、脊神经节中，少数人在青春期或成年后，受冷、热、药物、创伤、恶性病或放射线等因素作用，病毒被激活导致带状疱疹。

【病理】 疱疹只限于皮肤的表皮层，呈退行性变和水肿。由于细胞裂解、液化和组织液的渗入，形成水疱。黏膜病变与皮疹类似。疱疹基底有多核巨细胞，核内有嗜酸性包涵体，周围有清楚的晕圈与核膜分开。有免疫缺陷或免疫功能受抑制者可发生全身播散性水痘，病变可波及呼吸道、食管、胃、肺、肝、脾、胰、肾上腺和肠道等，受累器官可有局灶性坏死、炎性细胞浸润。并发脑炎者，可有脑水肿、充血和点状出血等。

【流行病学】 水痘呈全球分布，全年均可发生，以冬春季节多见，散发，也可爆发流行。

1. 传染源　病人为唯一传染源，病毒存在于病变皮肤黏膜组织、疱疹液及血液中，可由鼻咽分泌物排出体外，出疹前1天至疱疹完全结痂均有传染性。

2. 传播途径　主要通过直接接触水痘疱疹液和空气飞沫传播，也可通过污染的用具传播。

3. 易感人群　人群普遍易感，主要见于儿童。病后免疫力持久，一般不再发生水痘，但体内高校价抗体不能清除潜伏的病毒，故多年后仍可发生带状疱疹。

【临床表现】

1. 典型水痘　潜伏期多为2周左右。皮疹出现前24小时可呈现前驱症状，如发热、不适、厌食等。也可见猩红热样前驱疹，但很快消失。幼儿常无前驱期。皮疹特点：①皮疹呈向心性分布，集中在皮肤受压或易受刺激处，开始为躯干部，以后至面部，四肢末端稀少，瘙痒感重。②皮疹分批出现，开始为红色斑丘疹或斑疹，迅速变成椭圆形泪滴样小水泡，周围红晕。约24小时内水疱内容物变为混浊，且疱疹出现脐凹现象，水疱易破溃，2～3天左右迅速结痂。在疾病高峰期可见到丘疹、早、晚期水泡和结痂同时存在。皮疹脱痂后一般不留瘢痕。③黏膜皮疹可出现在口腔、结膜、生殖器等处，易破溃形成溃疡。水痘多为自限性疾病，10天左右自愈，一般患者全身症状和皮疹均较轻。

2. 重症水痘　多发生在体弱幼儿、用免疫抑制剂治疗者或免疫功能受损病儿。临床症状重，出现高热及全身中毒症状。出疹1周后体温仍可高达40～41℃，皮损呈离心性分布，皮疹可融合或出血性，暴发性紫癜可发生在第1周末，伴有坏疽。

3. 先天性水痘　母亲在妊娠期患水痘，胎儿25%可受感染，在妊娠的头4个月患水痘者，将引起胚胎病，称先天性水痘综合征，表现多样，主要影响皮肤、肢体、眼和脑。如瘢痕性皮肤病变、肢体萎缩、视神经萎缩、白内障及智力低下等。如母亲在产前或产后1周患水痘，新生儿常发病，且病情严重，易形成播散性水痘，病死率高。新生儿水痘的皮疹有时酷似带状疱疹的皮疹。

案例 8-4

1. 发热1天后出疹，有痒感。

2. 皮疹特点为分批出现红色斑疹及水疱样疹、有的已结痂，皮疹分布呈向心性，口腔黏膜皮疹出现破溃形成浅溃疡。

【并发症】

1. 皮肤继发感染　常见为脓疱疮、丹毒、蜂窝组织炎,甚至由此导致败血症等。

2. 血小板减少　可致皮肤、黏膜甚至内脏出血;包括肾上腺出血,预后不良。

3. 水痘肺炎　儿童不常见,临床症状迅速恢复,X线肺部病变可持续6～12周,偶有死亡报道。

4. 神经系统　可见水痘后脑炎、格-巴综合征、横贯性脊髓炎、面神经瘫痪、Reye综合征等。

5. 其他　少数病例可发生心肌炎、肝炎、肾炎、关节炎及睾丸炎等。

【实验室检查】

1. 外周血白细胞计数　白细胞总数正常或稍低。

2. 疱疹刮片　刮取新鲜疱疹基底组织涂片,用瑞氏染色找到多核巨细胞与核内包涵体,可供快速诊断。

3. 病毒分离　将疱疹液接种人胎羊膜组织培养可分离出病毒,但阳性率不高。仅用于非典型病例。

4. 血清学检查　补体结合试验法简单易行,抗体在出疹1～4天后即出现,2～3周后滴度增加可确诊。如能证实血清特异性IgG或总抗体滴度增高4倍,也可确诊。

5. PCR检测患者呼吸道上皮细胞和外周血白细胞中的特异性病毒DNA,是敏感快捷的早期诊断方法。

案例 8-4

1. 血常规:Hb122g/L;WBC 4.10×10^9/L;PLT 220×10^9/L;N 60%;L 40%。血沉10mm/h。

2. 疱疹刮片:直接荧光素标记抗体染色查到多核巨细胞。

【诊断和鉴别诊断】　根据水痘接触史、典型水痘疹,一般诊断不难。必要时从水痘疱疹液、咽部分泌物及血液作病毒分离,但阳性率不高。水痘应与丘疹性荨麻疹以及那些能引起疱疹性皮肤损害,如肠道病毒和金黄色葡萄球菌感染、虫咬性皮疹、药物和接触性皮炎等相鉴别。

案例 8-4

1. 7岁女孩,发热1天后出现皮疹,呈红色斑丘疹,有的呈水泡样疹,有痒感,有同类病接触史。

2. 临床特点:一般情况好,呈向心性分布的皮疹,部分皮疹中央部有似"露珠"样椭圆形小水泡、部分皮疹有结痂,口腔黏膜有红丘疹及溃疡。

3. 血象正常,疱疹刮片查到多核巨细胞。

【治疗】

1. 一般治疗　加强护理,供给足够水分和易消化的饮食;剪短患儿指甲、戴连指手套以防抓伤;勤换内衣,消毒水洗浴,减少继发感染;局部或全身使用止痒、镇静剂。

2. 抗病毒药物　阿昔洛韦为首选,治疗越早越好,一般应在皮疹出现后48小时以内开始。<1岁10mg/(kg·次),>1岁,500mg/(m^2·次),每8小时静脉滴注,疗程7天或至无新的皮疹出现后48小时。口服阿昔洛韦80mg/(kg·次)对免疫健全的儿童水痘病例有一定的益处而且无毒性,但只有在水痘发病后24小时内开始治疗才有效。早期使用α-干扰素能较快抑制皮疹发展,加速病情恢复。

3. 其他　继发细菌感染时给抗生素治疗。因脑炎出现脑水肿颅内高压者应脱水治疗。皮质激素对水痘病程有不利影响,可导致病毒播散,一般不宜用。水痘免疫球蛋白对已经发病的病人无价值。

【预防】　所有易感儿童和成人都应进行水痘减毒活疫苗接种。对已患病病儿隔离至皮疹全部结痂为止。

高危易感个体(免疫受损者、妊娠、接受免疫抑制治疗者)接触水痘后的预防,可选用以下三种办法之一:①在接触水痘72小时内肌注水痘-带状疱疹免疫球蛋白125～625U/kg。②阿昔洛韦,在接触后8天或9天内使用,持续用药7天。③在接触后3天内接种水痘减毒活疫苗。

五、脊髓灰质炎

案例 8-5

患儿,男性,2岁,因发热4天,四肢活动不灵1天,于1988年6月17日10am入院。患儿于4天前始发热,体温在37.8～38.5℃之间,伴出汗多,烦躁哭闹不安,在抱起时哭闹加剧,无呕吐、腹泻及咳喘,曾服"新达罗"、"臣功再欣"等药物治疗2天热降,但于1天前体温再次升高并出现双手不能持物,双下肢走路摔跤,渐不能站立,急来诊。本次发病前10天曾"感冒"发热轻咳2～3天,服大青叶合剂后愈。无肝炎、肺结核、伤寒等传染病接触史。系第一胎,足月顺产,母乳喂养,6月添加辅食(鸡蛋、面食)1岁6月断奶后饮食基本同成人。6月坐、1岁独走、会说话。生后曾接种卡介苗及白百破疫苗,未接受其他预防接种。

体格检查:体温37.6℃,脉搏96次/分,呼吸35次/分,体重12kg。发育正常,营养一般,神志清,精神尚可,呼吸稍促,皮肤弹性可,左上臂卡痕(+),无青紫,咽充血,颈软,胸廓双侧对称,呼吸运动幅度偏小、增快,三凹征(+),双肺叩诊清音,呼吸音稍低,未闻及干湿性啰音。心率96次/分,律整、心音有力,无杂音。腹软,肝脾未触及,四肢肌张力均较低,左、右上肢肌力各约Ⅲ及Ⅳ级,持物无力,双下肢肌力约Ⅱ～Ⅲ级。四肢痛温觉存在。腹壁反射减弱,肱三头肌反射

笔记栏

消失，肱二头肌反射减弱，双膝腱反射征未引出。Kernig征阴性，Babinski征阴性。

思考题：

1. 试述你对该病例的初步印象？
2. 该病的临床特点有哪些？

脊髓灰质炎（poliomyelitits）又称小儿麻痹症，是由脊髓灰质炎病毒引起的小儿急性传染病，多发生在<5岁小儿，尤其是婴幼儿，四季均可发病，较集中于夏秋季。病毒侵犯脊髓前角运动神经元，造成迟缓性肌肉麻痹，无感觉障碍，其临床表现及病情轻重差异很大，大部分病例可治愈，仅小部分留下瘫痪后遗症。自从口服的脊髓灰质炎减毒活疫苗投入使用后，发病率已明显降低，许多国家已消灭本病。

【流行病学】

1. 传染源　为各型患者及病毒携带者，其中隐性感染者和无瘫痪的患者是最危险的传染源。

2. 传播途径　本病以粪-口感染为主要传播方式传播，鼻咽分泌物在病初数天可以带病毒，因而也可以通过飞沫传播，但为时短暂。而粪便中排出病毒不仅量多且持续时间长，病初2周出现血清特异性IgM抗体，后转为IgG抗体，唾液及肠道可产生分泌型IgA，此特异性抗体可通过胎盘或母乳传给小儿，故6个月以下很少患病，发病年龄以6个月至5岁最高，占90%以上。

3. 易感者　人群普遍易感。感染后人体对同型病毒产生持久免疫力。隐性感染率高达90%以上，在流行地区，大多数5岁以下儿童及成人通过隐性感染获得免疫。

【病因】　脊髓灰质炎病毒（poliovirus）属于小RNA病毒科的肠道病毒，按其抗原不同，可分为Ⅰ、Ⅱ、Ⅲ型，Ⅰ型易引起瘫痪，各型间很少交叉免疫。该病毒体外存活力很强，在水和粪便中存活甚久，低温环境中能长期保存活力；高温、紫外线照射和漂白粉、过氧化氢等氧化剂均能杀灭之。

【发病机制】　病毒从咽部进入体内，因其耐酸故可在胃液中生存，并在肠黏膜上皮细胞和局部淋巴组织中增殖，同时向外排出病毒，此时机体免疫反应强，病毒可被消除，则形成隐性感染，否则病毒可经淋巴进入血循环，形成第一次病毒血症，进而扩散到全身淋巴组织中增殖，病毒大量增殖后再次入血形成第二次病毒血症。如果病毒未侵犯神经系统，机体免疫系统又能清除病毒则形成顿挫型感染；病毒侵入神经系统，轻者不发生瘫痪，称无瘫痪型；重者发生瘫痪，称瘫痪型。在此期间，一些因素如劳累、感染、局部刺激（如外伤、肌内注射）、手术及预防接种均可使机体抵抗力降低，使病情加重，并可促进瘫痪的发生。

【病理】　病变主要累及运动和自主神经元，一般引起溶细胞感染，直接破坏受感染的细胞，使其变性和坏死，伴有多形核白细胞、淋巴细胞和巨噬细胞等炎性细胞浸润。神经细胞坏死溶解、胶质细胞增生。主要受累部位是脊髓前角灰质和桥脑及延髓的运动神经核。中脑、小脑幕神经核以及大脑中央前回也可受累。

笔记栏

【临床表现】　潜伏期一般为5～14天。临床表现因轻重程度不等而分为无症状型，占90%以上；顿挫型占4%～8%。瘫痪型仅占0.1%。

1. 隐性感染或无症状型　感染后不出现症状或症状不明显，在鼻咽分泌物和粪便中排出病毒，并有血清特异性抗体升高。

2. 顿挫型　主要表现为发热、纳差、乏力、多汗、咽痛、咳嗽及流涕上呼吸道感染症状。尚可见恶心、呕吐、腹泻、腹痛等消化道症状。持续1～4天，多数患者体温下降，症状消失。早期有排毒，恢复期血清可检出特异性抗体。

3. 无瘫痪型　患者除有顿挫型症状外，还出现明显的神经系统症状，但不发生瘫痪。热度高、剧烈头痛、烦躁不安，背、颈、四肢疼痛，婴幼儿表现为拒抱。可有脑膜刺激征椎体外系症状，脑脊液呈无菌性脑膜炎改变。通常3～5天内热退，其他症状随之消失而愈。确诊有赖于血清学或病毒学检查。

4. 瘫痪型　为本病之典型表现，可分为以下各期。

(1) 前驱期：与顿挫型表现相似，主要表现为发热、纳差、乏力、多汗、咽痛、咳嗽及流涕上呼吸道感染症状。尚可见恶心、呕吐、腹泻、腹痛等消化道症状。持续1～4天，多数患者体温下降，症状消失，称顿挫型。

(2) 瘫痪前期：前驱期症状消失后1～6天再次发热，头痛、恶心、呕吐严重，也可无前驱期而从本期开始。皮肤发红、有短暂的膀胱括约肌障碍，颈后肌群、躯干及肢体强直灼痛，便秘常见。小婴儿拒抱，肢体震颤，较大患儿体检可见：①三角架征（tripod sign）：病儿坐起时需两臂向后伸直以支撑身体呈特殊的"三角架征"；②吻膝试验（kiss-the-knee test）阳性：小儿坐起、弯颈时唇不能接触膝部；③头下垂征（head drop sign）：将手置患者肩下，抬起其躯干时，头与躯干不平行（正常者头与躯干平行）。亦可有多汗、烦躁不安等自主神经系统症状。此时脑脊液已出现异常，呈现细胞蛋白分离现象。若3～5天后热退则无瘫痪发生（无瘫痪型）；若病情继续发现，且出现反射改变（最初是浅反射，以后是深腱反射抑制），可能发生瘫痪。

(3) 瘫痪期：瘫痪大都于瘫痪前期的第3～4天出现，无法截然将这两期分开，特别是不出现双峰热时，前驱期直接进入瘫痪期。瘫痪随发热而加重，热退后瘫痪不再进展，无感觉障碍。可分为以下几型：

1) 脊髓型：表现为弛缓性瘫痪，分布不对称，腱反射消失，肌张力减低，近端大肌群常较远端小肌群瘫痪出现早且重。如累及颈背肌、膈肌、肋间肌时，可出现竖头及坐起困难、呼吸运动障碍、矛盾呼吸等表现。腹肌或肠肌受累则可发生顽固性便秘；膀胱肌受累时出现尿潴留或尿失禁。

2) 延髓型：又称球型，系颅神经的运动神经核及延髓呼吸中枢、循环中枢累及，此型占瘫痪型的5%～10%，临床出现颅神经瘫痪及呼吸、循环受损的表现。

3) 脑型：较少见。表现为高热、烦躁不安、惊厥或嗜睡昏迷，有上运动神经元痉挛性瘫痪表现。

4）混合型，兼有以上几型的表现，常见脊髓型合并延髓型。

（4）恢复期：恢复进程持续几周至几个月，从肢体远端开始，脑神经受损所致的肌肉瘫痪多能恢复正常。最初1～2个月恢复较快，6个月后恢复较慢。轻症1～3个月恢复，重症需12～18个月甚至更长时间才能恢复。

（5）后遗症期：如果运动神经元损伤严重而发生的瘫痪和肌肉萎缩，1～2年内仍不恢复则为后遗症，引起肌肉萎缩，肢体发生畸形，如脊柱弯曲、足内翻或外翻、足下垂等，导致或不能站立、行走，并影响小儿的生长发育。

案例 8-5

1. 有前驱上感史，前驱期热退后1天再次发热（双峰热）并伴四肢活动不灵。

2. 呼吸稍促，呼吸运动幅度偏小、增快，三凹征（+），心肺未闻及异常，四肢瘫痪表现（四肢肌张力均较低，左、右上肢肌力各约Ⅲ及Ⅳ级，持物无力，双下肢肌力约Ⅱ～Ⅲ级。肱三头肌反射消失，肱二头肌反射减弱，双膝腱反射未引出）。四肢痛温觉存在。腹壁反射减弱，无病理征。

【并发症】 瘫痪型最主要的并发症在呼吸系统，呼吸肌麻痹者易继发吸入性肺炎、肺不张。呼吸肌瘫痪、颅神经受累造成呼吸道梗阻及呼吸中枢本身受损等，均可致呼吸衰竭。胃肠麻痹可出现消化道出血、穿孔。尿潴留易并发泌尿系感染；长期卧床可致褥疮、肌萎缩、骨质脱钙、尿路结石和肾衰等。

【实验室检查】

1. 血象　无特殊变化。

2. 脑脊液　瘫痪前期始出现异常，其变化与病毒性脑炎相似，细胞数通常在（50～500）×10^6/L之间，早期中性粒细胞增多，蛋白增加不明显，晚期则以淋巴细胞为主，这种细胞蛋白分离现象对诊断有一定参考价值。至瘫痪第3周，细胞数多已恢复正常，而蛋白质仍继续增高，4～6周后方恢复正常。呈蛋白-细胞分离现象。

3. 病毒分离　起病后1周内，从患儿鼻咽部、血、脑脊液及粪便中可分离出病毒。

4. 血清学检查　用补体结合试验及中和试验检测血中特异性抗体，前者抗体在体内保持2～3个月，表示近期患过本病，后者阳性持续时间较长，表示以前曾患过本病。病程中双份血清抗体滴度4倍以上增高有诊断意义。用ELISA法检测血及脑脊液中特异性IgM抗体，阳性率高，第1～2周即可出现阳性，可作早期诊断。

案例 8-5

1. 血常规：Hb 128g/L；WBC 7.6×10^9/L；PLT 215×10^9/L；N 46%；L 54%。血沉：10mm/h。

2. 脑脊液检查：外观清亮，白细胞350×10^6/L，多核细胞52%，单核细胞48%，蛋白质0.3g/L，糖4mmoL/L，氯化物119mmoL/L，脑脊液中特异性IgM抗体阳性。

3. 胸片：未见异常。PPD三联试验正常。

【诊断与鉴别诊断】 脊髓灰质炎出现典型瘫痪症状时，诊断并不困难。瘫痪出现前多不易确立诊断。血清学检查及病毒分离阳性可确诊。

案例 8-5

1. 2岁男孩，夏季发病，热程4天后出现瘫痪，有痛觉过敏史（拒抱），未接种脊髓灰质炎疫苗。

2. 临床特点：呼吸浅促，胸廓呼吸动度小，吸气三凹征阳性，双肺未闻及干湿性啰音；四肢肌张力、肌力均低，持物无力，四肢痛温觉存在；深浅神经反射减弱甚至消失，无病理征。

3. 脑脊液细胞数高，且有细胞蛋白分离现象，脑脊液中特异性抗体阳性，血象正常，X线胸透阴性。

临床诊断：脊髓灰质炎

脊髓灰质炎出现瘫痪者需与下列疾病鉴别：

1. 感染性多发性神经根神经炎（Guillain-Barre综合征）（表8-3）。

表 8-3　脊髓灰质炎（瘫痪型）与感染性多发性神经根神经炎的鉴别要点

	脊髓灰质炎	感染性多发性神经根神经炎
发病早期	多有发热	很少有发热
瘫痪肢体	不对称弛缓性瘫痪，且近端重于远端	对称弛缓性瘫痪，且近端轻于远端
感觉过敏	有	无
感觉障碍	无	有
早期脑脊液变化	呈细胞蛋白分离	呈蛋白细胞分离
遗留后遗症	多有	多无

2. 周围神经炎　由于肌内注射、维生素缺乏、瘫痪型脑带状疱疹、白喉后神经病变等均可引起瘫痪，可根据病史、感觉检查和有关临床特征鉴别。

3. 家族性周期性瘫痪　瘫痪突然出现，无前驱症状，呈对称性，发展迅速，常有家庭史及周期性发作史，血钾降低，补钾后很快恢复。

4. 假性瘫痪　常见者有外伤（挫伤、扭伤、骨折、骨骺分离），非特异性滑膜炎（髋及膝多见，一侧性，跛行）、急性风湿热、坏血病（维生素C缺乏史，骨X线特征表现）、婴儿先天性髋关节脱位等可见假性瘫痪，应与鉴别。

【治疗】 目前尚无药物可控制瘫痪的发生和发

展，只是对症处理。处理原则是减轻恐惧，减少骨骼畸形，预防及处理合并症，康复治疗。

1. 前驱期和瘫痪前期

(1) 卧床休息：必须卧床休息至热退后1周，避免劳累过度和肌注或进行任何手术。

(2) 对症治疗：全身肌肉痉挛不适和疼痛，局部可用温热敷或口服镇痛剂。温热敷可每2～4小时一次，每次15～30分钟；热水浴亦有良效。

(3) 药物：静脉滴注高渗葡萄糖及维生素C，可减轻神经组织水肿。有条件可静脉输注丙种球蛋白400mg/(kg·d)连用2～3天，可中和病毒，有减轻病情的作用。早期应用α-干扰素可抑制病毒复制，还有重要免疫调节作用，100万U/d肌注，14天为一疗程。

2. 瘫痪期

(1) 正确的姿势：睡平板床使身体成一条直线，瘫痪肢体置功能位置，防止下垂或其他畸形。

(2) 适当的营养：给予营养丰富的饮食和大量水分。

(3) 药物：地巴唑有兴奋脊髓、扩张血管的作用，0.1～0.2mg/(kg·d)顿服，10天为一疗程。加兰他敏0.05～0.1mg/(kg·d)肌注，一般急性期后用，促进神经传导，20～40天为一疗程。维生素B_{12}能促进神经细胞的代谢，0.1mg/天肌注。其他对症治疗：如呼吸肌瘫痪者应给氧，并及早采用人工呼吸器；呼吸中枢麻痹者可用呼吸兴奋剂、吞咽困难者输液或用胃管保证营养。同时选用适宜的抗生素，防止肺部继发感染。

3. 恢复期及后遗症期　可通过按摩、针灸、理疗及功能锻炼等方法，促进肌肉功能恢复，防止发生肌萎缩。如有肢体畸形，可用手术矫正。

【预防】　主动免疫是预防本病的主要而有效的措施。

1. 主动免疫　多采用口服脊髓灰质炎混合多价糖丸，一般首次免疫从2月龄开始连服3次，间隔4～6周，4岁时再加强一次。

2. 被动免疫　未服过疫苗而与患者有密切接触者注射丙种球蛋白0.3～0.5ml/(kg·次)，每日1次连用2日，注射后1周内发病者可减轻症状，2～5周仍不发病者可认为已获得免疫，免疫效果可维持2个月左右。

临床上如见到可疑病例，及时隔离，隔离期自发病日至40天；密切接触者应医学观察20天。

六、流行性腮腺炎

案例8-6

患儿，男性，6岁，因发热伴双腮肿痛3天，于2000年6月22日入院。病儿于3天前始发热，继之发现其左腮肿胀，自述疼痛，当天下午右腮也出现肿痛，在张口咀嚼及食酸性食物时疼痛加剧，体温最高时可达39℃，无吐泻及咳嗽，发病以来纳差伴头晕，时有头痛，左上腹不适，恶心、呕吐，呈非喷射性，呕吐物为胃内容物，无明显腹痛。在院外曾肌注"青霉素"治疗，服退热药物(不详)，效果不佳来诊。平素健康。无传染病史。当地有"流行性腮腺炎"流行。系第一胎，第一产，生于当地，生长、智力发育同一般同龄儿。饮食同成人，生后曾接种卡介苗。

体格检查：体温38.6℃，脉搏100次/分，呼吸26次/分，体重21kg。发育正常，营养一般，神志清，精神不振，呼吸稍促，无紫绀，咽充血，扁桃体不大，双侧腮腺以耳垂为中心肿大，约3.5cm×4.0cm，软，无结节，局部皮肤无红热，触痛明显，颈部轻度抵抗，双肺呼吸音清，心率100次/分，律整，无杂音。腹稍胀，肝脾未触及，左上腹轻压痛，肠鸣音正常。四肢肌张力可，Brudzinski征(＋)，Kernig征(－)，Babinski征左侧(＋)、右侧(－)。

思考题：

1. 该病例腮腺肿大是否为化脓性炎症？

2. 为明确诊断应做哪些实验室检查？

流行性腮腺炎(mumps，epidemic parotitis)是小儿常见的急性传染病。主要发生在儿童和青少年。本病为世界性疾病，四季均有发病，以冬春季为高峰。临床特征为腮腺或其他唾液腺非化脓性肿大及疼痛，脑膜脑炎、睾丸炎为常见合并症。

【病因】　其病原体为腮腺炎病毒(mumps virus)，系RNA病毒，属副黏病毒类，病毒呈球形，包膜有脂蛋白，表面有小突起的糖蛋白。基因分型可分为A～J10个基因型，此病毒含有6种主要蛋白，即核蛋白(NP)，多聚酶蛋白(P)和L蛋白，以上均为可溶性抗原，2个包膜糖蛋白即血凝素和神经氨酸酶(HN)糖蛋白，以及血溶-细胞融合(F)糖蛋白又称V抗原，此外还有基质蛋白(M)在包装病毒中起作用。在体外此病毒加热至55～60℃后20分钟就失去感染性，10%甲醛溶液或紫外线均能将其杀灭，然而耐低温。

【流行病学】

1. 传染源　人是病毒的唯一宿主。患者腮腺肿大前7天至肿大后9天，能从唾液中分离出病毒。有脑炎表现者能从脑脊液中分离出病毒。

2. 传播途径　本病病毒通过直接接触、飞沫、唾液污染食具和玩具等途径传播。

3. 人群对本病普遍易感，以年长儿及青少年发病者为多，两岁以内婴幼儿少见。感染后具持久免疫。

【发病机制】　病毒经口、鼻侵入机体后，在上呼吸道黏膜上皮细胞中增殖，引起局部炎症和免疫反应。然后进入血液，引起病毒血症。病毒经血液至全身各器官，使多种腺体(腮腺、舌下腺、颌下腺、胰腺、生殖腺等)发生炎变，也可侵犯神经系统。在这些器官中病毒再度繁殖，并再次侵入血循环，并侵犯第一

笔记栏

次未曾受累的其他器官，临床呈现不同器官相继出现病理改变。

【病理】 主要病理变化是非化脓性炎症，腺体及周围组织充血、肿胀、水肿，被膜上点状出血、腺泡坏死。间质有纤维素性渗出物和淋巴细胞、单核细胞浸润，腮腺管水肿，管腔内有脱落的坏死上皮细胞堆积，使腺体分泌排出受阻，唾液淀粉酶经淋巴系统进入血液在从尿中排出，而使血、尿淀粉酶增高。其他器官如胰腺、睾丸等可见类似病理改变。

【临床表现】 本病潜伏期14～25天，平均18天。前驱期很短、症状较轻。表现为体温中度增高，头痛、肌痛、纳差。腮腺肿大常是疾病的首发体症。体温可上升达40℃，腮腺肿大常先见一侧，然后另一侧也相继肿大，肿大以耳垂为中心，向前、后、下发展，边缘不清，表面发热不红，触之有弹性感，有疼痛及触痛，咀嚼食物时疼痛加重。腮腺管口可见红肿。腮腺肿大约3～5天达高峰，一般一周左右消退。颌下腺和舌下腺也可同时受累，或单独出现腮腺肿大。可有不同程度发热，持续时间不一，短者1～2天，多为5～7天，亦有体温始终正常者。可伴有头痛、乏力、食欲减退等。不典型病例可无腮腺肿胀而以单纯睾丸炎或脑膜脑炎的症状出现，也有仅见颌下、舌下腺肿胀者。

流行性腮腺炎是全身性疾病，其病毒有嗜腺体和嗜神经性，故病毒常侵入中枢神经系统、其他腺体或器官而产生下列症状。

1. 神经系统

(1) 脑膜脑炎：较常见，男性较女性多3～5倍，其发生机制：①神经元为原发感染，腮腺炎与脑炎同时发生；②感染后脑炎伴有脱髓鞘病变，此型脑炎常在腮腺肿大后10天左右发生。28%有中枢神经系统症状，表现为发热、头痛、呕吐、神经系统体征可阳性，但很少惊厥。约半数病例脑脊液可有细胞数升高，细胞数大多<500×10^6/L，偶可>2000×10^6/L者，以淋巴细胞为主，蛋白稍高，糖和氯化物正常。在疾病早期，脑脊液中可分离出腮腺炎病毒。大部分预后良好，但也偶见死亡病例及留有神经系统后遗症者。有报道腮腺炎感染后引起大脑导水管狭窄和脑积水。

(2) 感音性耳聋：多为一侧性，年长儿发病率高，大多于发病后10天内出现，如并发脑炎，耳聋的发生率则更高约为23.8%。由于听神经水肿所致耳聋，经降低水肿、改善局部微循环，大约6个月内可恢复，而由听神经变性所致耳聋，可成为永久性和完全性耳聋。

2. 生殖系统 睾丸炎或卵巢炎，前者较后者多见，此并发症多见于青少年或成人，儿童期少见。多发生于腮腺肿胀后3～13天，单侧较多。早期症状为发热、寒战、头痛、恶心、下腹疼痛，阴囊肿大且有压痛，约半数病例可发生萎缩，双侧萎缩者可导致不育症。卵巢炎的发生率较睾丸炎少，临床症状也轻，仅有腰部酸痛、月经失调等。无影响生育力的证据。

3. 胰腺炎 可见于年长儿，大多数发生于腮腺肿胀后3～5天至一周。主要表现为体温骤然上升，伴有反复频繁的呕吐、上腹剧烈的疼痛、腹泻、腹胀或便秘。上腹部压痛明显，局部肌紧张，B超有时显示胰腺肿大。血、尿淀粉酶增高，但90%单纯腮腺炎病例淀粉酶也可轻或中度增高。血清脂肪酶测定，有助于胰腺炎的诊断。近年有测定淀粉酶同工酶，可区分腮腺(P型)及唾液腺(S型)淀粉酶。

4. 其他 尚可有心肌炎、甲状腺炎、乳腺炎、肾炎、泪腺炎、角膜炎、关节炎、肝炎等，均可在腮腺炎发生前后发生。

案例 8-6

1. 发热，继之先后出现左右腮肿胀，伴疼痛，在张口咀嚼及食酸性食物时疼痛加剧，体温最高时可达39℃，发病以来纳差伴头晕，时有头痛，左上腹不适，恶心、呕吐，呈非喷射性，呕吐物为胃内容物，无明显腹痛。

2. 咽充血，双侧腮腺以耳垂为中心肿大，约3.5×4.0cm，软，无结节，局部皮肤无红热，触痛明显。精神不振，颈部轻度抵抗、病理征阳性提示中枢神经系统受累。腹稍胀，肝脾未触及，左上腹轻压痛。

【实验室检查】

1. 常规检查 白细胞计数和尿常规一般正常，有睾丸炎者白细胞可增高，有肾损害时尿有改变。

2. 血清和尿淀粉酶测定 90%患者发病早期有血清和尿淀粉酶增高，故测定淀粉酶可与其他原因的腮腺肿大或其他病毒性脑膜炎相鉴别。血清及尿中淀粉酶活力与腮腺肿胀程度平行，血脂肪酶增高，有助于胰腺炎的诊断。

3. 血清学检查 ①抗体检查：ELISA法检测血清中腮腺炎病毒核蛋白的IgM抗体可作为近期感染的诊断，有报告认为用于患者唾液检查结果阳性率亦很高。②抗原检查：应用特异性抗体或单克隆抗体来检测腮腺炎病毒抗原，可作早期诊断。应用逆转录PCR技术检测腮腺炎病毒RNA，可提高可疑患者的诊断。

4. 病毒分离 应用早期患者的唾液、尿或脑膜炎患者的脑脊液，接种于原代猴肾、Vero细胞或Hela细胞分离腮腺炎病毒，3～6天内组织培养细胞可出现细胞病变形多核巨细胞。

案例 8-6

1. 血常规：Hb 120g/L；RBC 4.20×10^{12}/L；WBC 8×10^9/L；N 43%；L 54%；M 3%。

2. 尿淀粉酶：1850U/dl（正常值200～1200U/dl）。

3. 血淀粉酶：298U/dl(正常值35～200U/dl)。

4. 脑脊液：无色、清，WBC 198个/mm^3，多核细胞28%，单核细胞72%，糖2.9mmol/L，Cl^- 118mmol/L，蛋白质270mg/L。

5. 脑电图：广泛异常性脑电地形图。

笔记栏

【诊断与鉴别诊断】 依据流行史、接触史、腮腺肿痛特点且除外其他原因引起的腮腺肿大情况下，临床做出流行性腮腺炎的诊断并不困难。对可疑病例确诊需依靠血清学检查和病毒分离。

案例 8-6

1. 6 岁男孩，发热伴双腮肿痛 3 天。

2. 病史特点：发热为中等程度发热，腮肿痛，以食酸性食物为重，有呕吐、头痛，有流行性腮腺炎接触史。

3. 临床特点：精神差，咽赤，双侧腮腺以耳垂为中心肿大，颈抗，右上腹压痛，病理征阳性。

4. 血、尿淀粉酶增高，脑电图异常，脑脊液细胞数高。

临床诊断：流行性腮腺炎并脑炎、胰腺炎。

需与下列疾病相鉴别：

1. 化脓性腮腺炎 主要是一侧性腮腺肿大，腮腺剧烈疼痛及触痛，导管中有脓液流出，白细胞总数和中性粒细胞增高。

2. 其他病毒性腮腺炎 流感病毒、副流感病毒、巨细胞病毒、AIDS 病毒（HIV）等均可引起的腮腺肿大，依靠病毒分离方可鉴别。

3. 其他原因引起的腮腺肿大 如糖尿病、慢性肝炎、结节病、白血病、淋巴瘤、口眼干燥关节炎综合征或罕见的腮腺肿瘤等。一般不伴急性感染症状。

【治疗】 对症处理。急性期避免刺激性食物，多饮水，保持口腔卫生。高热者给予退热剂或物理降温。严重头痛和并发睾丸炎者可给解热止痛药。中药是常用药，可采用内服与局部外敷。青黛散调醋局部涂敷腮腺肿处。方药常用普济消毒饮加减。临床已试用α-干扰素治疗似有加速消肿、缩短热程的效果。发病早期可试用利巴韦林 15mg/(kg·d)静滴，疗程 5～7 天。氦氖激光局部照射治疗流行性腮腺炎，对止痛、消肿有一定效果。脑炎症状明显者可按乙型脑炎治疗。对重症脑膜脑炎、睾丸炎或心肌炎患儿必要可采用中等剂量的糖皮质激素进行 3～7 天的短期治疗。

【预防】 隔离病人直至腮腺肿胀完全消退为止。集体机构的易感儿应检疫 3 周。保护易感儿：被动免疫可给予腮腺炎免疫γ球蛋白；主动免疫目前已有单价腮腺炎减毒活疫苗和腮腺炎-麻疹-风疹三联疫苗（MMR）应用于预防，取得了良好保护作用，除皮下接种外还可采用气雾喷鼻法。孕妇、先天或获得性免疫低下者以及对鸡蛋蛋白过敏者不能使用腮腺炎活疫苗。

七、获得性免疫缺陷综合征（艾滋病）

获得性免疫缺陷综合征（acquired immunodeficiency syndrome，AIDS，即艾滋病）是由人类免疫缺陷病毒（human immunodeficiency virus，HIV）所引起的一种传播迅速、病死率极高的慢性传染病。HIV 感染人体后主要引起辅助性 T 淋巴细胞即 $CD4^+$ T 淋巴细胞的损伤和减少，同时导致其他免疫功能的损伤，从而引起各种机会性感染及肿瘤，最终导致病人死亡。

【病因】 目前已知 HIV 有两个型，即 HIV-Ⅰ和 HIV-Ⅱ。两者均能引起 AIDS，均为单链 RNA 病毒，分类上属于反转录病毒科，本病毒为圆形或椭圆形，外层为类脂包膜，表面有锯齿样突起，内有圆柱状核心，由 RNA 反转录酶、DNA 多聚酶和结构蛋白等组成。HIV 的基因组由两条正链 RNA 组成，包括两个长末端重复和 9 个基因，其中 3 个基因编码结构蛋白。病毒对热敏感，56℃ 30 分钟能灭活，50%乙醇溶液、0.3%过氧化氢溶液、0.2%次氯酸钠溶液及 10%漂白粉，经 10 分钟能灭活病毒，但对甲醛溶液、紫外线和γ射线不敏感。

【流行病学】 自从 1982 年美国报道了首例儿童 HIV 感染，估计全球每天有 1000 例 HIV 感染的新生儿出生。据美国及欧洲国家的儿科学术会议及儿科杂志报道，此病在小儿发生日益增多，治疗困难，预后极差，国内儿科临床工作者必须予以应有的关注。

1. 传染源 病人和无症状病毒携带者是本病的传染源，特别是后者。病毒主要存在于血液、精子、子宫和阴道分泌物中。其他体液如唾液、眼泪和乳汁亦含有病毒，均具有传染性。小儿患病自人传播而来。患有艾滋病或处于无症状 HIV 携带者妊娠妇女或哺乳期的母亲，是将 HIV 感染传播给胎儿、新生儿或婴儿的重要传染源。

2. 传播途径 ①注射传播：药瘾者共用注射器和针头而传播。接受 HIV 感染者的血液或被污染的血液制品也是重要的传染途径。②母婴传播：感染本病的孕妇可以通过胎盘、产程中及产后血性分泌物或喂奶等方式传播给婴儿。③性接触传染：是本病的主要传播途径。欧、美国家以往是同性恋传播为主，近年以异性恋传播为主。④其他：应用病毒携带者的器官进行移植、人工授精等。目前研究尚未证实空气、昆虫、水及食物或与 AIDS 病人的一般接触，如握手、公共游泳、被褥等会造成感染，亦未见到偶然接触发病的报告。

【发病机制】 HIV 进入人体后，其抗原成分与 $CD4^+$ T 淋巴细胞表面相应的抗体结合，病毒的核心，包括其 RNA 进入细胞内，在反转录酶作用下反转录与病毒 RNA 互补的双链 DNA。这些 DNA 进入细胞核，与细胞染色体 DNA 整合、形成病毒的环状 DNA，并处于潜伏状态。以后在某些细胞因子的作用下病毒被激活，由病毒 DNA 转录mRNA，不断复制。使得人体 $CD4^+$ T 淋巴细胞大量遭受破坏，造成免疫缺陷。同时，未受感染的 $CD4^+$ T 淋巴细胞可与受感染细胞释放的 gp^{120} 结合，而细胞毒性 T 淋巴细胞可识别这些细胞并对其发挥细胞毒性作用而造成更多的 $CD4^+$ T淋巴细胞破坏。近年研究发现 HIV 侵入 $CD4^+$ T 淋巴细胞时，必须借助融合素（fusin），可使 $CD4^+$ T 淋巴细胞

笔记栏

融合而直接遭受破坏。由于 $CD4^+$ T 淋巴细胞被大量破坏，丧失辅助 B 淋巴细胞分化的能力，使体液免疫功能亦出现异常，表现为高免疫球蛋白血症、出现自身抗体和对新抗原反应性降低。抗体反应缺陷，使患儿易患严重化脓性病变；细胞免疫功能低或衰竭，引起各种机会性感染，如结核菌、卡氏肺囊虫、李司忒菌、巨细胞病毒等感染，常是致死的原因。

【病理】 HIV 感染后由于存在免疫缺陷，组织中炎症反应少，而病原繁殖多。主要病理变化在淋巴结和胸腺等免疫器官。淋巴结呈反应性病变和肿瘤性病变两种。早期表现是淋巴组织反应性增生，随后可出现类血管免疫母细胞淋巴结病，继之淋巴结内淋巴细胞稀少，生发中心空虚，脾脏小动脉周围 T 细胞区和脾小结淋巴细胞稀少，无生发中心或完全丧失淋巴成分。胸腺上皮严重萎缩，缺少胸腺小体。艾滋病患儿往往发生严重的机会性感染，其病理改变因病原体不同而异。HIV 常侵犯中枢神经系统，病变包括胶质细胞增生，灶性坏死，血管周围炎性浸润，多核巨细胞形成和脱髓现象。

【临床表现】 本病潜伏期较长，一般 2～10 年左右发展为艾滋病。

1. HIV 侵入人体后可分为四期

(1) Ⅰ期：急性感染，原发 HIV 感染后小部分病人可以出现发热、全身不适、头痛、厌食、恶心、肌痛、关节痛和淋巴结肿大，类似血清病的症状。此时血液中可检出 HIV 及 p24 抗原。由于 $CD8^+$ T 细胞升高导致 CD4/CD8 的比例倒置，同时可出现血小板减少。一般症状持续 3～14 天后自然消失。

(2) Ⅱ期：无症状感染，本期可由原发 HIV 感染或急性感染症状消失后延伸而来。临床上没有任何症状，但血清中能检出 HIV 以及 HIV 核心蛋白和包膜蛋白的抗体，具有传染性。此阶段可持续 2～10 年或更长。

(3) Ⅲ期：持续性全身淋巴结肿大综合征(PGL)，主要表现为除腹股沟淋巴结以外，全身其他部位两处或两处以上淋巴结肿大。其特点是淋巴结肿大直径在 1cm 以上，质地柔韧，无压痛，无粘连能自由活动。活检为淋巴结反应性增生。一般持续肿大 3 个月以上，部分患者淋巴结肿大 1 年后逐步消散，亦有再次肿大者。

(4) Ⅳ期：艾滋病，本期可以出现 5 种表现：①体质性疾病，即发热、乏力、不适、盗汗、厌食、体重下降，慢性腹泻和易感冒等症状。除全身淋巴结肿大外，可有肝脾肿大。曾称为艾滋病相关综合征(ARS)。②神经系统症状，出现头痛、癫痫，进行性痴呆，下肢瘫痪等。③严重的临床免疫缺陷，出现各种机会性病原体感染。包括卡氏肺孢子虫(*Pneumocystis carinii*)、弓形虫、隐孢子虫、隐球菌、念珠菌、结核杆菌、鸟分支杆菌、巨细胞病毒、疱疹病毒、EB 病毒感染等。④因免疫缺陷而继发肿瘤，如卡波济肉瘤、非霍奇金病等。⑤免疫缺陷并发的其他疾病，如慢性淋巴性间质性肺炎等。

以上是美国疾病控制中心(CDC)关于 HIV 感染的分类。目前 CDC 与世界卫生组织(WHO)提出的 HIV 感染的临床分类，分为三大类，每类根据 $DC4^+$ T 淋巴细胞计数和总淋巴数又可分为三级。

1) A 类：包括原发临床 HIV 感染(即急性 HIV 感染)、无症状 HIV 感染和持续性全身淋巴结肿大综合征。

2) B 类：为 HIV 相关细胞免疫缺陷所引起的临床表现，包括继发细菌性肺炎或脑膜炎，咽部或阴道念珠菌病，颈部肿瘤，口腔毛状白斑，复发性带状疱疹，肺结核，特发性血小板减少性紫癜，不能解释的体质性疾病等。

3) C 类：包括出现神经系统症状，各种机会性病原体感染，因免疫缺陷而继发肿瘤及并发的其他疾病。

根据 $CD4^+$ T 淋巴细胞和总淋巴细胞数的分级为：①$CD4^+$ T淋巴细胞＞0.5×10^9 L，总淋巴细胞数＞2.0×10^9 L；②$CD4^+$ T 淋巴细胞为 0.2～0.49×10^9 L，总淋巴细胞数为 1.0～1.9×10^9 L；③$CD4^+$ T 淋巴细胞＜0.2×10^9 L，总淋巴细胞数＜1.0×10^9 L。

2. 艾滋病患者常见各系统的临床表现

(1) 肺部：尽管多种病原体可引起艾滋病病人的肺部感染，但必须强调的是 70%～80%的患者可经历一次或多次肺孢子虫肺炎。在艾滋病因机会性感染而死亡的病例中，约一半死于肺孢子虫肺炎，因此必须及时诊断、预防和治疗。其临床表现主要是慢性咳嗽及短期发热，呼吸急促和紫绀，动脉血氧分压降低。仅少数病人肺部能闻及啰音。肺部 X 线征为间质性肺炎，但无特异性。诊断需依靠痰或支气管灌洗液等应用六甲烯四胺银染色印片或改良美蓝染色作快带诊断。新近开展应用单克隆抗体检测肺孢子虫抗原和应用 PCR 法进行诊断。此外巨细胞病毒、结核杆菌、鸟分支杆菌、念珠菌和隐球菌等均常引起肺部感染。卡波济肉瘤亦常侵犯肺部。发展中国家以结核杆菌和鸟分支杆菌感染多见。

(2) 胃肠系统：以口腔和食管的念珠菌病及疱疹病毒和巨细胞病毒感染较为常见，表现为口腔炎、食管炎或溃疡。主要症状为吞咽疼痛和胸骨后烧灼感，诊断依靠食管镜。病人胃肠黏膜常受疱疹病毒、隐孢子虫、鸟分支杆菌和卡波济肉瘤的侵犯。临床表现为腹泻和体重减轻。艾滋病患者肝脏亦常受鸟分支杆菌、隐孢子虫和巨细胞病毒感染而出现肝肿大和 ALT 升高。

(3) 神经系统：本病出现神经系统症状者可达 30%～70%。其中包括①机会性感染：如脑弓形虫病、隐球菌脑膜炎、进行性多病灶脑白质炎、巨细胞病毒脑炎和格林-巴利综合征。②机会性肿瘤：如原发中枢淋巴瘤和转移性淋巴瘤。③HIV 感染：艾滋病痴呆综合征、无菌性脑膜炎等。诊断除脑脊液检查外，可作 CT 协助诊断。

(4) 皮肤黏膜：卡波济肉瘤常侵犯下肢皮肤和口腔黏膜，表现为紫红色或深蓝色浸润斑或结节，可融

笔记栏

合成大片状，表面出现溃疡并向四周扩散。这是一种恶性组织细胞病，能向淋巴结和内脏转移。其他常见的有念珠菌口腔感染，口腔毛状白斑(oral hairy leucoplakia)表现为舌的两侧边缘有粗厚的白色突起，目前认为是EB病毒在舌上皮细胞中非溶细胞性高水平复制，且表达病毒编码的抗凋亡所致。此外外阴疱疹病毒感染、尖锐湿疣等均较常见。

(5) 眼部：艾滋病患者眼部受累较为广泛，但常被忽略。常见的有巨细胞病毒性视网膜炎，弓形虫视网膜脉络膜炎，眼底棉絮状白斑，后者常为巨细胞病毒感染所致，眼部卡波济肉瘤常侵犯眼睑、睑板腺、泪腺和结膜、虹膜等。

【实验室检查】

1. 病原学诊断

(1) 病毒分离：从血浆、单个核细胞或脑脊液中分离出HIV。

(2) 抗原检测：主要是检测病毒核心抗原P_{24}，一般在感染后1～2周内即可检出。对一月龄以内婴儿不宜单用此法诊断或排除HIV感染，因为在这一阶段该检查法出现假阳性结果的频率高。

(3) 病毒核酸检测：利用PCR或连接酶链反应(LCR)技术，可检出微量病毒核酸。

(4) 病毒抗体检测：包括：①初筛试验：血清或尿的酶联免疫吸附试验，血快速试验；②确认试验：蛋白印迹试验或免疫荧光检测试验。

2. 免疫缺陷的实验诊断

(1) 血淋巴细胞亚群检测：T细胞绝对计数下降，$CD4^+$ T淋巴细胞计数也下降，$CD4^+/CD8^+$倒置，自然杀伤细胞活性降低，皮肤迟发性变态反应减退或消失。β_2-微球蛋白增高，尿中新蝶呤升高。

(2) 各种机会性感染病原的检查：根据不同的特点采取不同的方法，以便及时明确感染病原，以便针对性治疗。

【诊断】

1. 临床诊断　急性感染期，可根据高危因素及类似血清病的表现；慢性感染期则结合流行病学史属高危人群、伴严重机会性感染或机会性肿瘤以及CD4/CD8比例倒置等，应考虑本病可能，并进一步作HIV抗体或抗原检测。高危人群存在下列情况两项或两项以上者，应考虑艾滋病可能。①近期体重下降10%以上；②慢性咳嗽或腹泻1个月以上；③间歇或持续发热1个月以上；④全身淋巴结肿大；⑤反复出现带状疱疹或慢性播散性单纯疱疹感染；⑥口咽念珠菌感染。对可疑者应进一步作实验室检查确诊。

2. 实验室诊断

(1) HIV-1抗体检查：主要检查p24抗体和gp120抗体。一般ELISA连续两次阳性，再作免疫印迹法(WB)和固相放射免疫沉淀试验(SRIP)等来确诊。因为ELISA虽然敏感性高，但特异性并不高。

(2) 抗原检查：可用ELISA法测定p24抗原。

(3) 应用Northern blot或RT-PCR法检测HIV RNA。目前应用定量PCR试验或支链DNA分析来作HIV定量，这不仅对诊断和估计预后有帮助，且可作抗病毒治疗的疗效考核。

小儿HIV感染和AIDS的诊断标准(中华医学会儿科学分会感染学组、中华医学会儿科学分会免疫学组共同制定，2002年)：

(1) 小儿无症状HIV感染

1) 流行病史：①HIV感染母亲所生的婴儿；②输入未经HIV抗体检测的血液或血液制品。

2) 临床表现：无任何症状、体征。

3) 实验室检查：≥18个月儿童，HIV抗体阳性，经确认试验证实者；患儿血浆中HIV RNA阳性。

4) 确诊标准：①≥18个月小儿，具有相关流行病史，实验室检查中任何一项阳性可确诊。②<18个月小儿，具备相关流行病学史，两次不同时间的血浆样本HIV RNA阳性可确诊。

(2) 小儿AIDS

1) 流行病史同无症状HIV感染。

2) 临床表现：不明原因的持续性全身淋巴结肿大(直径>1cm)、肝脾肿大、腮腺炎；不明原因的持续发热超过1个月；慢性反复发作性腹泻；生长发育迟缓；体重下降明显(3个月下降>基线10%)；迁延难愈的间质性肺炎和口腔霉菌感染；常发生各种机会感染等。与成人AIDS相比，小儿AIDS的特点为：①HIV感染后，潜伏期短，起病较急，进展较快；②偏离正常生长曲线的生长停滞是小儿HIV的一种特殊表现；③易发生反复的细菌感染，特别是对多糖荚膜细菌更易感染；④慢性腮腺炎和淋巴细胞性间质性肺炎常见；⑤婴幼儿易发生脑病综合征，且发病早、进展快、预后差。

3) 实验室检查：HIV抗体阳性并经试验证实，患儿血浆中HIV RNA阳性；外周血$CD4^+$ T淋巴细胞总数减少，$CD4^+$ T淋巴细胞占淋巴细胞数百分比减少(表8-4)。

4) 确诊标准：患儿具有一项或多项临床表现，≥18个月患儿HIV抗体阳性(经实验证实)或HIV RNA阳性者；<18个月患儿2次不同时间的样本HIV RNA阳性者均可确诊。有条件者应做$CD4^+$ T细胞计数和百分比以评估免疫状况(表8-4)。

表8-4　AIDS患儿$CD4^+$ T细胞计数和$CD4^+$ T细胞百分比与免疫状况分类

免疫学分类	小于1岁(%)	1～5岁(%)	6～12岁(%)
无抑制	≥1500/mm³ (≥25)	≥1000/mm³ (≥25)	≥500/mm³ (≥25)
中度抑制	750～1499mm³ (15～24)	500～999/mm³ (15～24)	200～499/mm³ (15～24)
重度抑制	<750/mm³ (<15)	<500/mm³ (<15)	<200/mm³ (<15)

【治疗】　目前所采用的治疗方法对HIV感染有肯定疗效，但均不能根治，治疗目的是减少病毒负荷

笔记栏

量，改善病儿免疫状态及防止机会性感染。

1. 抗病毒治疗　目前抗 HIV 的药物可分三大类。

(1) 核苷反转录酶抑制剂：此类药物能选择性地与 HIV 反转录酶结合，并渗入正在延长的 DNA 链中，使 DNA 链中止，从而抑制 HIV 的复制与转录。如齐多夫定(zidovudine，AZT)剂量 500mg/d，二脱氧肌苷(DDI)200～400mg/kg/d、拉米夫定(lamivudine，STC)150mg/d 和司坦夫定(stavudius，d4T)80mg/d。

(2) 非核苷反转录酶抑制剂：其主要作用于 HIV 反转录酶的某个位点，使其失去活性，从而抑制 HIV 复制。由于此类药物不涉及细胞内的磷酸化过程，能迅速发挥抗病毒作用。如维乐命(Nevirapine，NVP)，Delavirdine(DLR)。

(3) 蛋白酶抑制剂：它能阻断 HIV 复制和成熟过程中所必需的蛋白质合成，从而抑制 HIV 的复制。如沙奎那韦(saquinavir)800mg/d、英地那韦(indinavir，IDV)1600mg/d、奈非那韦(nelfinavir)2250mg/d 和利托那韦(ritonavir)200mg/d。

艾滋病仅用一种药物治疗易诱发 HIV 的突变，产生耐药性，目前提倡 2 种以上药物联合治疗，但药物常用三联或四联。已确诊的 AIDS 患儿应转入指定医院接受治疗。实践证明联合治疗能延缓 AIDS 发病和延长病人生命。联合治疗的疗程是 HIV 从潜伏感染的细胞中复制和维持症状的持续缓解。

目前认为不论 $CD4^+$ T 细胞计数如何，当外周血 HIV 载量达 1000～10000 拷贝/ml 以上时就应进行抗病毒治疗。此外无症状病人 $CD4^+$ T 细胞低于 0.5×10^9/L 和有症状患者均应开始抗病毒治疗。本病使用抗病毒药物的指征为：HIV 感染的临床症状，包括临床表现 A、B 或 C。$CD4^+$T细胞绝对数或百分率下降，达到中度或严重免疫抑制；年龄在 1 岁以内的病儿，无论其临床、免疫学或病毒负荷状况；年龄大于 1 岁的病儿，无临床症状者，除非能明确其临床疾病进展的危险性极低或存在其他需延期治疗的因素，也主张早期治疗。应严密监测未开始治疗的病例的临床、免疫学和病毒负荷状态。

2. 免疫学治疗　基因重组 IL-2 与抗病毒药物同时应用对改善免疫功能是有益的，IL-12 是另一个有治疗价值的细胞因子，体外实验表明 IL-12 能增强免疫细胞杀伤被 HIV 感染细胞的能力。

3. 支持及对症治疗　包括输血及营养支持疗法，补充维生素特别是维生素 B_{12} 和叶酸。乙酸甲地孕酮能刺激病人食欲，可用于进行性消瘦者。

4. 抗感染和抗肿瘤治疗　发生感染或肿瘤时，应给予相应的治疗。

5. 预防性治疗

(1) 结核菌素试验阳性者，应接受异烟肼治疗 1 个月；

(2) $CD4^+$ T 淋巴细胞少于 0.2×10^9/L 者，应接受肺孢子虫肺炎预防，包括戊烷脒气雾剂 300mg，每月喷雾吸入 1 次，或口服 TMP-SMZ；

(3) 医务人员被污染针头刺伤或实验室意外者，在 2 小时内应进行 ZDV 等治疗，疗程 4～6 周。

【预防】 儿童 AIDS 病的预防应特别注意以下几点：①严格禁止高危人群献血，在供血员中必须排除 HIV 抗体阳性者。②严格控制血液及各种血制品的质量。③加强宣传教育，普及 AIDS 知识，尤其对育龄期女性，让他们懂得自我保护，做好卫生消毒工作。④HIV 感染者避免妊娠。⑤HIV抗体阳性母亲及其新生儿应服用 AZT，以降低母婴传播。⑥疫苗预防：目前正在美国和泰国等地进行美国 Vax Gen 公司研制的 AIDS VAX 疫苗是用基因重组技术，针对 HIV-I 的糖蛋白 gp120 为靶位点，目前正在进行三期临床试验。

(吴福玲)

第2节　细菌感染

一、败　血　症

案例 8-7

患儿，女性，10 岁，因发热两个月伴咳嗽 7～8 天，于 1995 年 5 月 30 日 10pm 入院。患儿于两个月前无明诱因出现发热，体温高时达 40℃，伴寒战，病后纳差，无头痛、恶心、呕吐及抽搐。病初曾反复出现躯干皮肤淡红小丘疹数日，不痒，热退后无痕迹。病后在院外间断静点“青霉素、氨苄青霉素”及抗痨治疗 20 余天，体温时高时低，近 7～8 天来持续高热伴轻咳嗽，在当地医院查肥达氏反应、冷凝集试验均为阴性，骨髓检查为“感染骨髓象”，因治疗效果欠佳转来我院。既往体健，无肝炎、结核病等病史及其接触史，曾接种卡介苗。系第一胎，生于当地，未到过外地，生长发育同同龄儿，现上小学三年级，学习成绩一般。

体格检查：体温 38℃，脉搏 102 次/分，呼吸 36 次/分，血压 102/76mmHg，体重 29kg。发育正常，营养中等，神志清，精神不振，呼吸急促，皮肤无皮疹及出血点，浅表淋巴结无肿大，头颅无畸形，双侧瞳孔等大、等圆，光反应灵敏，口唇无紫绀，咽充血，扁桃体不大，颈软，气管无明显移位，胸廓无畸形，右肺中下叩浊，左肺呼吸音稍促，右肺中下部呼吸音减低。心率 102 次/分，律整，心音有力，无杂音。腹软，肝肋下 1.5cm、剑下 3cm，质软，触痛不显，脾肋下 1cm，质软，四肢活动好，生理反射存在、病理反射未引出。

思考题：

1. 该病例发热时间较长应与哪些疾病鉴别？
2. 该病的治疗关键是什么？

败血症(septicemia)过去的定义系指致病菌进入血循环并在其中繁殖，产生毒素而引起的全身性严重

笔 记 栏

感染。近年来，微生物及其毒素所产生的全身反应引起人们的重视，并将宿主对微生物感染的全身反应称为 sepsis(脓毒血症)，其病原包括引起人类感染的一切微生物。全身炎症反应综合征(systemic inflammatory response syndrome, SIRS)是指人体对各种损害因素所引起的全身性炎症反应。新的败血症的定义是指微生物进入血循环并在其中繁殖，产生毒素，并发生 SIRS。败血症病人出现低灌注和脏器功能失调者称为重症败血症。

【病因】 各种致病菌都可引起败血症。①G^+球菌：主要为葡萄球菌、肠球菌和链球菌；②G^-细菌：主要为大肠埃希菌、肺炎克雷伯杆菌、假单胞菌属、变形杆菌、克雷白菌属等；③厌氧菌：以脆弱类杆菌、梭状芽孢杆菌及消化道链状菌为多见；④真菌：以白色念珠菌为多见；⑤其他：为曲菌、隐球菌等；其他还有一些致病力很弱的条件致病菌，如腐生葡萄球菌、分支杆菌等，败血症致病菌种类可因不同年龄、性别、感染灶、原发病、免疫功能、感染场所和不同地区有一定差别。抗生素应用以来，特别是随着新型抗生素的不断问世和广泛应用于临床，使G^+球菌有所下降，G^-球菌及耐药菌株逐年上升。但近年来G^+又有所抬头，且复数菌感染常见。在细菌学方面，G^+球菌中金葡菌已取代肺炎球菌而占主导地位，G^-菌中肺炎杆菌、假单孢菌属、阴沟杆菌、不动杆菌等大幅度增加，厌氧菌和真菌也逐渐增多。由于糖皮质激素等免疫抑制剂及抗肿瘤药物的广泛应用，随着防御机能受损，致使一些既往认为不致病或致病力弱的条件致病菌引起的败血症亦有所增加。

【发病机制】 侵入人体的病原微生物能否引起败血症，不仅与微生物的毒力及数量有关，更重要的是取决于人体的免疫防御机能。当人体的抵抗力因各种原因受到削弱时，致病微生物可自局部侵入血循环，细菌进入血循环后，在生长、增殖的同时产生了大量毒素，G^-杆菌释放出的内毒素或G^+细菌胞膜含有的脂质胞壁酸与肽聚糖形成的复合物首先造成机体组织受损，进而激活 TNF、IL-1、IL-6、IL-8、IFN-γ 等细胞因子，由此触发了机体对入侵细菌的阻抑反应，在抗感染源的同时，发生了 SIRS，激活补体系统、凝血系统、血管舒缓素、激肽系统等，造成广泛的内皮细胞损伤、凝血及纤溶过程改变，血管张力丧失及心肌抑制，引发感染性休克、DIC 和多器官功能衰竭(MOF)。详见图8-1。

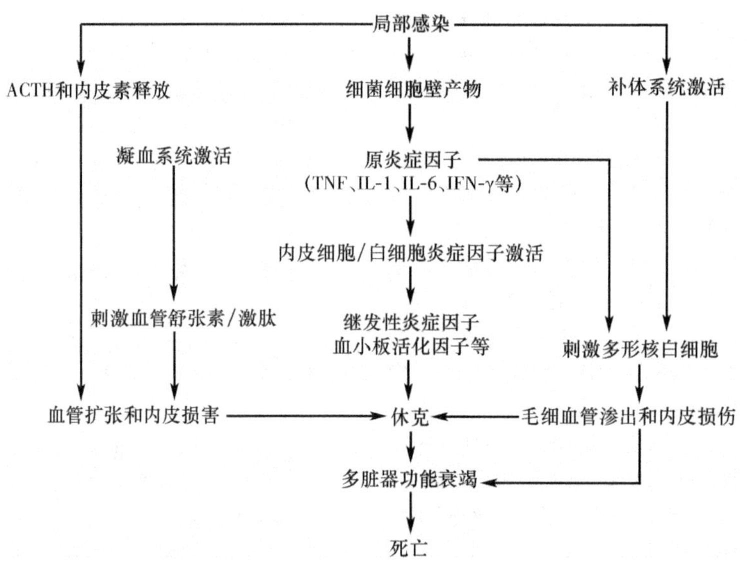

图 8-1 败血症的病理过程

【病理】 毒血症引起的中毒改变是败血症患者共同的和最显著的病理变化。组织器官细胞变性、微血管栓塞、组织坏死与出血。除肺、肠、肝、肾、肾上腺等具有上述病变外，心、脾也常被波及。脏器可呈混浊肿胀，细胞变性与灶状坏死和炎症细胞浸润。

【临床表现】

1. 原发感染灶 各种病原菌的原发局部炎症与细菌在人体存在的部位有关。多数败血症病人都有轻重不等的原发感染灶，其特点为所在部位红、肿、热、痛和功能障碍，重者可有不同程度的毒血症表现，如发热、畏寒、皮疹、身痛与乏力等。

2. 感染中毒症状 指病原体在血液中繁殖引起的严重毒血症。突然发热或先有畏冷或寒战，继之高热，热型不定，弛张热或稽留热。体弱、重症营养不良和婴儿可不发热，甚至体温不升。精神萎靡或烦躁不安，面色苍白或青灰、头痛，肌肉、关节酸痛，软弱无力、厌食、气急、脉速，甚至呼吸困难。少数患者可有胃肠道症状。重者可出现中毒型脑病、中毒型心肌炎、肝炎、肠麻痹、感染性休克、DIC 等。

3. 皮肤损害 各种皮肤损害以皮疹常见，分布在躯干、四肢、眼结膜、口腔黏膜等处。金黄色葡萄球菌败血症可出现猩红热样皮疹、荨麻疹；脑膜炎双球菌败血症常有大小不等的瘀点、瘀斑。坏死性皮疹可见于铜绿假单胞菌败血症。

4. 肝脾肿大 以婴、幼儿多见，轻或中度增大，当发生中毒型肝炎或肝脓肿时则肝增大显著且伴明显

笔 记 栏

压痛，并可出现黄疸。

5. 迁徙性病灶　随病原菌种类及病情轻重而不同，常见的迁徙性病灶有皮下及深部肌肉脓肿、肺炎、渗出性胸膜炎、肺脓肿、脓胸、感染性心内膜炎、化脓性心包炎、脑脓肿、骨髓炎等。

案例 8-7

1. 急性起病，突然高热、寒战、纳差，伴一过性皮疹，出现迁徙性病灶，如肺炎，出现肝脾肿大，间断用抗生素治疗，效果差。

2. 临床特点：精神不振，呼吸急促，右肺中下叩浊，右肺中下部呼吸音减低，肝脾肿大。

【实验室检查】

1. 血象　白细胞总数以及中性粒细胞增加，胞浆中出现中毒颗粒。可有核左移，少数患儿呈类白血病样反应。重症或衰弱者白细胞总数减少，红细胞以及血红蛋白常降低，重者血小板减少。

2. 病原学检查　瘀点、瘀斑或抗凝血离心后，取白细胞层涂片寻找病原菌。从不同部位取双份血样均培养出同一细菌更有诊断价值。必要时做骨髓及尿培养。为提高病原菌检出率，尽量于早期、抗菌药物治疗之前多次于发热和寒战发作期间采血，必要时应同时做厌氧菌、L 型细菌和真菌培养。

3. 其他检查　四唑氮蓝试验：正常小于 10%，大于 20%提示细菌感染。鲎溶解物试验（LLT）可检测血清等标本中 G^- 菌的内毒素，有助于判断 G^- 菌败血症。聚合酶链反应（PCR）可用于检测病原菌 DNA，方法快速，敏感性强，但易出现假阳性。对流免疫电泳、乳胶凝集试验用于检测病原菌抗原，有辅助诊断价值。

案例 8-7

1. 血常规：Hb 85g/L；RBC 2.7×10^{12}/L；WBC 27.0×10^{9}/L；N 84%；L 16%；血沉 40mm/h。

2. 血生化、抗链"O"实验、肝功正常，C 反应蛋白阳性。肥达氏反应、外斐氏反应、嗜异凝集试验及冷凝集试验均正常。

3. 血培养：生长金黄色葡萄球菌。

4. 胸正位片及双肺 CT 示：右肺中叶见片状影，边缘模糊，双肺门、纵隔内未见肿块及肿大淋巴结影。

5. PPD 三联：PHA 12mm × 15mm，人型（－），牛型 10×10mm。

【诊断和鉴别诊断】　凡急性发热、白细胞及中性粒细胞明显增高，而无局限于某一系统的急性感染时，都应考虑有败血症的可能。凡新近有皮肤感染、外伤，特别是有挤压疮疖史者，或者呼吸道、尿路等感染病灶或各处局灶感染虽经有效抗菌药物治疗体温仍未控制且感染中毒症状明显，应高度怀疑有败血症的可能。如在病程中出现皮疹、肝脾肿大、迁徙性脓肿等，则败血症的临床诊断可基本成立。血培养（和骨髓培养）阳性为败血症确诊的依据，但一次血培养阴性不能否定败血症的诊断。对病情较严重或弱小婴儿，一有败血症可疑迹象，即应作必要的有效治疗，先行经验治疗，不需等血培养结果。

败血症应与伤寒、粟粒性肺结核、恶性组织细胞病、中毒型菌痢、脑炎、结缔组织病如幼年特发性关节炎（全身型）、变应性亚败血症等相鉴别，它们有其特有的临床表现，血培养多次阴性，抗生素无效。

案例 8-7

1. 女性患儿，10 岁，因发热两个月伴咳嗽 7～8 天。伴一过性皮疹。

2. 临床特点：精神不振，呼吸急促，右肺中下叩浊，右肺中下部呼吸音减低，肝脾大。

3. 血象高，以中性粒细胞为主，血沉快，血培养阳性；CRP（＋）；X 线正位片及双肺 CT 示：右肺中叶见片状影，边缘模糊。

临床诊断：金葡菌败血症；右肺炎症

【治疗】　败血症的治疗原则：①彻底清除原发病灶和迁徙性损害。②合理使用有效抗生素尽快消灭血液中所有细菌。③及早发现新的迁徙性病灶，随时彻底清除。④提高机体免疫力，加强支持疗法。⑤对症治疗。⑥周密细致的护理。⑦如合并感染性休克或 DIC，应及时抢救。其中抗生素的合理应用至关重要。

1. 一般治疗　包括休息、饮食调节，加强护理，注意电解质平衡及维生素补充，防止褥疮等发生，对危重体弱者加强支持疗法。感染中毒症状严重者可在足量有效抗生素的同时给予糖皮质激素短程（3～5 天）治疗。

2. 抗菌治疗　在未获得病原学结果之前应根据情况给予经验性抗菌药物，多选用广谱、强杀菌作用的药物，剂量要充足，多需要联合应用。以后再根据病原菌种类和药敏试验结果调整给药方案。常选用二联或三联杀菌性抗生素联合静脉给药，2～3 周病情稳定后改用肌注或口服。疗程需持续到症状改变，退热后 2～3 周，或血培养转阴后 1～2 周或连续 2～3 次血培养阴性后方可停药。

针对革兰阳性球菌，可用青霉素或头孢菌素；金黄色葡萄球菌与表皮葡萄球菌对抗菌药物的耐药性有增加趋势，对青霉素耐药达 90%以上，对苯唑西与头孢唑啉为 30%，但对利福霉素与万古霉素仍敏感。耐药性革兰阴性菌可用头孢三代抗生素；对超广谱 β 内酰胺酶阳性革兰阴性菌，则应用碳氢酶素类抗生素，如泰能（imipenen）或美平（meropenen）。真菌败血症则选用氟康唑、两性霉素等。厌氧菌用甲硝唑或氯霉素，亦可用青霉素。军团菌用红霉素或利福平。抗生素宜用足量或大剂量静脉给药，无尿或少尿者不宜用对肾脏有毒副作用的药物。如有化脓病灶，则在全身应用抗生素的同时还应进行外科切开引流或穿刺排脓等处理。

笔记栏

3. 并发症的防治

(1) 感染性休克,详见有关章节。

(2) 原发炎症及迁徙性化脓性炎症或脓肿,应及时进行处理,有效引流。

(3) 基础病的治疗,败血症易在某些有基础疾病患者发生,如糖尿病、肝硬化、慢性肾炎、恶性肿瘤等。对这些基础疾病仍应继续治疗。

二、中毒型细菌性痢疾

案例 8-8

患儿,男性,5岁,因发热、腹泻半天、抽风3次于2000年8月3日9am入院。病儿于半天前始发热,体温最高达40.5℃,无流涕及咳嗽,伴呕吐,呈喷射性,抽风3次,表现为双眼上翻、口吐泡沫、颈后仰、四肢抖动,每次持续约2~3分钟,经按压人中、合谷穴后缓解,缓解后精神不好,入睡。第二次发作时伴大便失禁。同时出现腹泻两次,为绿色稀便,无明显脓血,量中等。在院外肌注退热药物、静点"青霉素"治疗1次,疗效不佳。既往体健。无传染病史及其接触史。3天前从床上摔下,但未发现有外伤。系第一胎,第一产,足月顺产,母乳喂养,1岁断乳后饮食同成人。生长及智力发育同一般同龄儿。已接种卡介苗。

体格检查:体温39.1℃,脉搏160次/分,呼吸35次/分,血压88/56mmHg,体重16.5kg。发育正常,营养中等,神志恍惚,精神极差,皮肤无皮疹及出血点,弹性可,浅表淋巴结未触及肿大,头颅无畸形。双侧瞳孔等大、等圆,对光反射尚灵敏,耳、鼻无异常分泌物,口唇无紫绀,咽无充血,颈软,双肺呼吸音稍粗,未闻及啰音。心率160次/分,律整,心音有力,无杂音。腹软,肝肋下1.5cm,质软,脾未触及。四肢活动好,生理反射存在,脑膜刺激征阳性,Babinski征阳性。

思考题:

1. 本案例有消化道症状也有神经系统症状,你对此怎么判断?

2. 该病与其他消化道细菌感染有何区别?

中毒型细菌性痢疾(bacillary dysentery, toxic type)是急性细菌性痢疾的危重型。起病急骤,病情经过极为凶险,如治疗不及时患儿可很快发生呼吸或/和循环衰竭而死亡。本型多见于2~7岁健壮儿童。

【病因】 病原是各型痢疾杆菌,属于肠杆菌的志贺菌属,分A、B、C、D四群(志贺菌、福氏菌、鲍氏菌、宋内氏菌),我国以福氏志贺菌多见。近年来,痢疾杆菌对各种药物的耐药性逐渐上升,同一株菌痢疾杆菌可对多种抗生素具有耐药性。

【发病机制】 志贺菌属经口进入胃肠道,依靠其毒力质粒所编码的一组多肽毒素侵入结肠上皮细胞,并生长繁殖,细菌裂解后产生大量内毒素与少量外毒素。中毒型痢疾的发病机制尚不十分清楚,可能和机体对细菌毒素产生异常强烈的过敏反应(全身炎症反应综合征)。志贺菌内毒素从肠壁吸收入血后,引起发热、毒血症及急性微循环障碍。内毒素作用于肾上腺髓质及兴奋交感神经系统释放肾上腺素、去甲肾上腺素等,使小动脉和小静脉发生痉挛性收缩。内毒素直接作用或通过刺激网状内皮系统,使组氨酸脱羧酶活性增加,或通过溶酶体释放,导致大量血管扩张物质释放,使血浆外渗,血液浓缩;还可使血小板聚集,释放血小板因子3,促进血管内凝血,加重微循环障碍。中毒型菌痢的上述病变在脑组织中最为显著。可发生脑水肿甚至脑疝,出现昏迷、抽搐及呼吸衰竭,是中毒型菌痢死亡的主要原因。

【病理】 中毒型菌痢由于全身应急反应来势迅猛,肠道病变轻微,多见充血水肿,个别病例结肠有浅表溃疡,但全身病变重,多脏器的微血管痉挛及通透性增加,其中大脑及脑干水肿明显,神经细胞变性及点状出血,这种改变可能是中枢性呼吸衰竭而致早期死亡的原因。肺脏可见肺内淤血、肺泡内出血、肺泡及间质水肿、小血管内有凝血和血栓,这些改变在肺型病例尤为明显。心肌有淤血、间质水肿、细胞变性。肝脏有脂肪变性。肾小管上皮细胞变性坏死,部分病例肾上腺充血、皮质出血和萎缩。

【临床表现】 潜伏期为数小时至1~2天,起病急,发展快,高热可>40℃(少数不高),但严重休克者可体温不升。多数患儿有意识障碍、谵妄或躁动,可有频繁抽搐或呈惊厥持续状态,并进入昏迷;肠道症状多不明显甚至无腹痛与腹泻;也有在发热、脓血便后2~3天始发展为中毒型。根据其主要表现又可分为以下三型。

1. 休克型(皮肤内脏微循环障碍型) 早期可见精神萎靡、面色灰白、四肢厥冷、脉细速、呼吸急促、血压正常或偏低、脉压小;后期微循环淤血、缺氧,口唇及甲床发绀、皮肤花斑,血压下降或测不出,可伴心、肺、血液、肾脏等多系统功能障碍。

2. 脑型(脑微循环障碍型) 反复惊厥、昏迷和呼吸衰竭(因脑缺氧、水肿)。轻者有嗜睡、呕吐、头痛、心率相对缓慢,出现阳性病理反射。重度表现为中枢性呼吸衰竭。也可发生脑疝。此型较严重,病死率高。

3. 肺型(肺微循环障碍型) 又称呼吸窘迫综合征,以肺微循环障碍为主,此型少见,常在中毒型痢疾脑型或休克型基础上发展而来,病情危重,病死率高。

4. 混合型 上述两型或三型同时或先后出现,是最为凶险的一型,病死率很高。

案例 8-8

该患儿起病急骤,高热伴吐泻,同时有抽搐。查体:神志恍惚,精神极差,体温高,脑膜刺激征及Babinski征阳性。

【实验室检查】

1. 粪常规 肉眼观察为黏液便、黏液血便、脓血便，镜检有成堆脓细胞、红细胞和吞噬细胞。

2. 粪培养　可分离出志贺菌属痢疾杆菌。

3. 外周血象　白细胞总数多增高至(10～20)×10^9/L以上。中性粒细胞为主，并可见核左移。当有DIC时，血小板明显减少。

4. 快速诊断法　可采用荧光素标记抗体染色法、免疫染色法或玻片固相抗体吸附免疫荧光技术等快速检测方法。其优点是快速、敏感、简便，但其敏感性与特异性尚有待进一步提高。现在可采用PCR快速诊断。

5. 血清电解质及二氧化碳结合力测定　血钠、血钾、血氧及二氧化碳结合力多偏低。

案例 8-8

1. 血常规：Hb 129g/L；RBC 3.76×10^{12}/L；WBC 18.9×10^9/L；PLT 119×10^9/L；N 82.6%；L 17.4%；HCT 0.35；MCV 90.7 fl；MCH 34 pg；MCHC 340g/L。

2. 粪常规：黄黏便，WBC(++)；RBC 少许；大便培养：生长福氏志贺氏菌。

3. 血生化：Na^+ 135mmol/L；K^+ 4.34mmol/L；Cl^- 101mmol/L；Ca^{2+} 2.30mmol/L；Mg^{2+} 0.87mmol/L；磷 1.09mmol/L；BUN 2.4mmol/L；BS 4.5mmol/L；Cr 48mmol/L。

4. 脑脊液：正常。

5. 头颅CT：平扫未见异常。

【诊断】　2～7岁健壮儿童，夏秋季节突起高热，伴反复惊厥、脑病和(或)休克表现者，均应考虑中毒型菌痢，可用肛拭子或灌肠取粪便镜检，有大量脓细胞或红细胞可初步确诊。

【鉴别诊断】

1. 高热惊厥　多见于6个月～3岁小儿，常在上感体温突然升高时出现惊厥，抽搐时间短，止惊后一般情况好，无感染中毒的其他症状。一次病程多发生1次惊厥，粪常规正常。

2. 流行性乙型脑炎　发病季节、高热、惊厥与本病相似，但昏迷多在2～3天后发生，多不出现循环衰竭。脑脊液检查可异常而粪便检查正常。

3. 大叶性肺炎　该病与中毒型菌痢都起病急，外周血细胞总数及中性粒细胞升高，早期可致休克、脑水肿，但胸片有改变。

4. 其他侵袭肠黏膜细菌所致肠炎、结肠炎　主要依据大便致病菌培养结果确诊。

案例 8-8

1. 5岁男孩，发热、腹泻半天、抽风3次，夏季发病，病情重，发展快。

2. 神志恍惚，精神极差，体温高，脑膜刺激征及Babinski征阳性。

3. 外周血象高，脑脊液正常，大便培养阳性。

临床诊断：中毒型细菌性痢疾

【治疗】

1. 降温止惊　高热易引起惊厥，加重脑缺氧和脑水肿，可综合使用物理、药物降温或亚冬眠疗法。如用冷盐水灌肠，即可降温又可获取大便送检；常用降温药很多。惊厥不止者，可用地西泮0.1～0.3mg/kg肌内注射或静脉注射(最大剂量≤10mg/次)；或用10%水合氯醛40～60mg/kg保留灌肠；或肌注苯巴比妥钠5～8mg/(kg·次)。

2. 治疗循环衰竭

(1) 扩充血容量，纠正酸中毒，维持水与电解质平衡。

(2) 改善微循环：在充分扩容的基础上应用血管活性药物以改善微循环，常用药物有东莨菪碱、酚妥拉明、多巴胺或间羟胺等。

(3) 其他药物：如糖皮质激素，应早用、大剂量、短程应用，常用地塞米松0.2～0.5mg/(kg·次)静滴，每天1～2次，疗程3～5天。纳络酮能有效提高血压和心肌收缩力，剂量0.01～0.02mg/(kg·次)，肌注或静注，必要时可重复使用。

3. 防治脑水肿和呼吸衰竭　保持呼吸道通畅，给氧。降颅压，首选20%甘露醇降颅压，剂量0.5～1g/(kg·次)静注，每6～8小时一次，疗程3～5天，或与利尿剂交替使用，可短期静脉推注地塞米松，剂量同上。若出现呼吸衰竭应及早使用呼吸机。

4. 抗菌治疗　为迅速控制感染，应静脉给予强力广谱抗生素，根据局部地区流行菌株药物敏感性或耐药状况选择抗菌药物。通常选用两种痢疾杆菌敏感的抗生素静脉滴注。因近年来痢疾杆菌对氨苄西林、庆大霉素等耐药菌株日益增多，故可选用阿米卡星、头孢噻肟钠或头孢曲松钠等药物。

三、猩　红　热

案例 8-9

患儿，女性，5岁，因发热两天、皮疹伴腹痛1天而于1998年3月5日8pm入院。患儿于2天前开始发热，体温可达39℃，伴咽痛，无咳嗽及吐泻，在家给予"螺旋霉素、复方大青叶、清开灵"口服治疗，效果不佳，于1天前自面、颈部渐及全身皮肤出现较多小红疹，且全身皮肤发红尤以胸背部为重，伴脐周痛，呈持续性疼痛。为求进一步诊治来诊。既往健康，无肝炎、结核接触史，当地有类似发热出疹性疾病患儿。系第一胎、第一产，生后母乳喂养，1岁断奶后饮食同成人，无异食癖，6月会坐，1岁独走、会说话。现上学前班，生长及智力发育同同龄儿。预防接种按程序进行。

体格检查：体温38.6℃，脉搏102次/分，呼吸32次/分，体重20kg。发育正常，营养良好，神志清，热性病容，精神稍差，颈部及颌下淋巴结

笔记栏

肿大，颈部、面部及全身皮肤布满针尖大小的红色丘疹，触之似砂纸感，疹间皮肤充血明显，压之暂呈苍白，约数秒钟可恢复红色。面部发红，口周皮肤明显苍白，双腋下及双肘窝、腹股沟处皮疹明显密集，呈紫红色线状，其局部有散在性针尖大小出血点，咽部充血，扁桃体Ⅱ°，局部散在小脓栓，舌黏膜充血鲜红，舌乳头红肿，散在部分灰白色舌苔，心肺听诊无异常，腹软，肝脾未触及，脐周轻压痛，麦氏点压痛(—)，四肢肌张力可，生理反射存在，病理反射征未引出。

思考题：

1. 你对该病的初步印象是什么？
2. 如何明确诊断？怎样处理？

猩红热(scarlet fever)是由产红疹毒素的A族溶血性链球菌引起的急性传染病。本病全年均可发病，但以冬、春季多见。5～15岁为好发年龄。其临床特征有发热、咽炎、草莓舌、全身弥漫性红色皮疹、疹退后片状脱皮。少数患儿在病后2～3周发生风湿热或急性肾小球肾炎。

【病因】 链球菌分甲(α)型半溶血性、乙(β)型完全溶血性、丙(γ)型不溶血性三种。其中乙型溶血性链球菌致病力强，常引起人和动物多种疾病；根据其细胞壁多糖抗原的不同，又可分为A～H和K～V等不同的族。感染人类的是A族乙型链球菌，能产生致热性外毒素(pyrogenic exotoxin；又称红疹毒素，erythrogenic toxin)，是本病的致病菌，能致发热和猩红热皮疹，还可抑制吞噬系统功能，影响T细胞功能及触发Schwartzman(内毒素出血性坏死)反应。链激酶扩散因子，透明质酸酶能溶解组织的透明质酸，利于细菌在组织内扩散。该细菌对热及干燥的抵抗力较弱，加热56℃ 30min及一般消毒剂均可将其杀灭，但在痰及脓液中可生存数周。

【流行病学】

1. 传染源　传染源为病人和带菌者。A族β型溶血性链球菌引起的咽炎，排菌量大且不易被隔离，是重要的传染源。

2. 传播途径　主要通过呼吸道飞沫传播，也可经破损的皮肤传播，引起"外科型"猩红热；此外，偶可见细菌污染玩具、食物、生活用具等经口传播。

3. 易感人群　普遍易感。儿童尤其是3～7岁是主要的易感人群，感染后可获得较长久的抗菌和抗红疹毒素能力。由于红疹毒素有5种血清型，其间无交叉免疫，而且近年猩红热轻型较多，早期应用抗生素使病后免疫不充分，故患猩红热后仍可再患。

【发病机制】 链球菌表面有纤丝，其胞壁能分泌脂性胞壁酸(lipoteichoic acid)，侵入人体后，黏附在呼吸道上皮细胞表面，其纤丝含有的M蛋白能抵抗机体白细胞的吞噬作用；其释出的链球菌溶血素(streptolysin)、脱氧核糖核酸酶(DNAse)、透明质酸酶和蛋白酶等多种毒素和酶则可导致血栓形成和化脓过程，使感染进一步扩散到附近组织，引致扁桃体周围脓肿、咽后壁脓肿、中耳炎、鼻窦炎，甚至肺炎、败血症和骨髓炎等严重感染。链球菌产生的多种致热性外毒素(A－C)具有发热作用和细胞毒性，可导致发热，并使皮肤充血、水肿、上皮细胞增生、白细胞浸润，以毛囊周围最为明显，形成典型的猩红热皮疹；这类毒素还可增强内毒素的作用引致中毒型休克。少数患儿对细菌毒素可发生过敏反应，在病程2～3周时会发生心、肾和关节滑膜等处的胶原纤维变性或坏死、小血管内皮细胞肿胀和单核细胞浸润病变，临床呈现风湿热、肾炎等疾病。

【临床表现】 潜伏期1～7天，平均3天；外科型1～2天。其临床表现轻重判别较大，可有几种不同类型。

1. 普通型　典型病例可分为3期。

(1) 前驱期：起病较急，从发热到出疹时间约数小时到24小时。可有高热(38～40℃)，幼儿常有惊厥，年长儿有畏寒、头痛、咽痛、全身不适。咽部及扁桃体充血水肿明显，扁桃体腺窝处可有点状或片状白色脓性分泌物，易剥离。软腭处可见针尖大小出血点或红疹。病初舌被白苔，红肿的乳头突出于白苔之处，称为白草莓舌(white strawberry tongue)；以后白苔脱落，舌面光滑鲜红，舌乳头红肿突起，称为红草莓舌。颈及颌下淋巴结常肿大并有压痛。

(2) 出疹期：一般在发热第二天出现皮疹，颈部、腋下和腹股沟等处先出现且皮疹密集，于24小时内布满全身。在全身皮肤弥漫性充血潮红的基础上，有均匀、密集的红色细小皮疹广泛分布，呈鸡皮样，触之似砂纸感，用手按压可消退，去压后红疹又出现。面部皮肤潮红而口鼻周围皮肤发白，形成口周苍白圈。皮疹在皮肤皱折处如腋窝、肘窝、腹股沟处密集并伴有出血点，形成明显的横纹线，称为帕氏线(pastia line)。与出疹同时体温更高，体温一般持续1周左右。

(3) 恢复期：一般情况好转，体温降至正常，皮疹按出疹时的顺序于3～4天消退，疹退1周后开始脱皮；脱皮程度与出疹程度一致，轻者呈糠屑样，重者则大片状脱皮，个别患儿可持续长达6周。

案例 8-9

1. 患儿发热两天，体温可达39℃，伴咽痛，无咳嗽及吐泻，1天后自面、颈部渐及全身皮肤出现较多小红疹，且全身皮肤发红尤以胸背部为重，伴脐周痛，呈持续性疼痛。

2. 热性病容，精神稍差，颈部及颌下淋巴结肿大，颈部、面部及全身皮肤布满针尖大小的红色丘疹，触之似砂纸感，疹间皮肤充血明显，压之暂呈苍白，约数秒钟可恢复红色。面部发红，口周皮肤明显苍白，双腋下及双肘窝、腹股沟处皮疹明显密集，呈紫红色线状，其局部有散在性针尖大小出血点，咽部充血，扁桃体Ⅱ°，局部散在小脓栓，舌黏膜充血鲜红，舌乳头红肿，散在部分灰白色舌苔，心肺听诊无异常，腹软，脐周轻压痛，麦氏点压痛(—)。

笔记栏

2. 轻型　发热、咽炎和皮疹等临床表现轻微，易被漏疹，常因脱皮或并发肾炎等症时才被回顾诊断。

3. 重型　又称中毒型，除上述症状明显外，全身中毒症状重，并可出现不同程度的嗜睡、烦躁或意识障碍，常并发化脓性脑膜炎、肺炎、败血症等；甚至可发生中毒型休克、中毒型肝炎。近年来本型已很少见。

4. 外科型　细菌经损伤的皮肤侵入，故无咽炎及草莓舌，而有局部急性化脓性病变，皮疹首先出现在伤口附近皮肤，然后蔓延至全身。

【实验室检查】

1. 血象　白细胞总数可达(10～20)×10^9/L或更高，中性粒细胞>0.8，有时胞浆中可见到中毒颗粒。

2. 咽拭子或伤口细菌培养有A族乙型溶血性链球菌生长。

3. 血清学检查　85%～90%链球菌感染患者于感染后1～3周至病愈后数月可检出链球菌溶血素O抗体，一般其效价在1∶400以上，并发风湿热患者的血清滴度明显增高。

案例 8-9

1. 血常规：Hb 125g/L；WBC 14×10^9/L；PC 158×10^9/L；N 88%；L 12%；ASO>400U。

2. 咽拭子培养为A族乙型溶血性链球菌。

【诊断和鉴别诊断】　依据发热、咽炎、草莓舌及典型皮疹即可诊断；病原学检查阳性者更可确诊。

案例 8-9

1. 5岁女孩，发热1天后起皮疹，全身性，伴腹痛，当地有类似发热出疹性病人。

2. 临床特点：全身皮肤布满针尖大小红色丘疹，有砂纸感，疹间皮肤明显充血，压之褪色，有口周苍白圈，皮肤皱折处有帕氏线，咽红，扁桃体有脓栓，草莓舌，浅表淋巴结肿大。

3. 辅助检查：外周血象高，ASO高，咽拭子培养阳性。

临床诊断：猩红热。

需注意与下列疾病鉴别：

1. 金黄色葡萄球菌感染　本菌某些菌株的内毒素分子结构有部分与红疹毒素相同，也可引起猩红热样皮疹。但消退快，皮疹消退后全身症状不减轻，且无脱皮表现，并常伴有迁徙性病灶，病原学检查为金黄色葡萄球菌。

2. 出疹性传染病　见本章第1节表8-1小儿出疹性疾病的鉴别诊断。

3. 川崎病　发热持续时间较长，可有草莓舌、猩红热样皮疹，同时伴有眼结膜充血、口唇干裂、一过性颌下淋巴结肿大及指趾末端膜状或套状脱皮，可引起冠状动脉病变，病原学检查阴性，抗感染治疗无效。

【治疗】

1. 一般治疗　做好呼吸道隔离，急性期应卧床休息；供给充足水分和营养；保持皮肤清洁，防止继发感染。

2. 抗菌治疗　首选青霉素，每日3万～5万U/kg，分2次肌注，疗程7～10天；重症病人加大青霉素用量并予静脉注射，或两种抗生素联合应用；如有青霉素过敏，可选用红霉素、头孢霉素等药物。

【预后】　早发现、早治疗常能很快痊愈。年幼体弱患儿可因病菌在体内扩散引起败血症、脑膜炎等。在恢复期可发生变态反应性疾病，如急性肾小球肾炎或风湿热。

【预防】　目前尚无有效的自动免疫，重在控制传播。患者应隔离至咽拭子细菌培养阴性。对曾有密切接触病人的易感者，可给予复方新诺明，口服3～5天；或青霉素肌注。

（吴福玲）

第3节　结　核　病

一、概　　述

结核病(tuberculosis)是由结核杆菌引起的慢性感染性疾病。全身各脏器均可受累，但以肺结核最为常见。20世纪80年代，人类免疫缺陷病毒(HIV)的流行和AIDS的出现、多药耐药性结核菌株(MDR-TB)的产生，已成为防治结核病的严重问题。全球结核发病率有所回升，根据WHO报道，全球约有19亿人感染结核，每年新增结核病人约800万。WHO于1993年宣布"全球结核处于紧急状态(global emergency)"，1997年将3月24日定为世界结核病日。因此，结核病的防治工作仍然艰巨，任重而道远。

【病因】　结核病的病原菌由Koch于1882年从病人的痰液中发现，因形如杆状，故称结核杆菌。结核杆菌属于分支杆菌属，为需氧菌，革兰染色阳性，具抗酸性，抗酸染色呈红色。结核杆菌分裂繁殖缓慢，在固体培养基上需4～6周才出现菌落。然而用同位素标记的选择性营养液体培养基(BACTEC)放射测量系统中生长1～3周即可鉴别。结核杆菌可分为4型：人型、牛型、鸟型和鼠型。对人类有致病力的主要为人型，其次是牛型。

【流行病学】

1. 传染源　开放性肺结核(open pulmonary tuberculosis)患者是主要传染源。

2. 传播途径　呼吸道为主要传染途径，小儿吸入带结核菌的飞沫或尘埃后即可引起感染，形成肺部原发病灶。少数经消化道传染者，可引起咽部或肠道原发病灶；经皮肤或胎盘传染者少见。

3. 易感人群　处于生活贫困、居住环境拥挤、营养不良、社会经济落后的人群是结核病高发的人群。新生儿对结核杆菌非常易感。儿童发病与否主要取决于①结核菌的毒力及数量。②机体抵抗力的强弱：患

笔记栏

麻疹、百日咳等传染病及白血病、淋巴瘤或艾滋病时，小儿免疫功能受抑制或接受免疫抑制剂治疗，尤其好发结核病。③遗传因素：与本病的发生有一定关系。单卵双胎儿患结核病的一致性明显高于双卵双胎儿；亚洲人种(主要为菲律宾)发病率最高，白人最低；身材瘦长者较矮胖者易感。另外，经研究发现组织相容性抗原(HLA)与结核病密切相关，特别是有 HLA-BW35 抗原者发生结核病的危险性比一般小儿高 7 倍。

【发病机制】 小儿初次接触结核杆菌后，是否发展为结核病，不仅取决于结核杆菌的数量、菌群、毒力及机体的免疫力，尤其与细胞免疫力强弱相关。机体在感染结核杆菌后，在产生免疫力的同时，也产生变态反应。其均为致敏 T 淋巴细胞介导的，属同一细胞免疫过程的两种不同表现。

1. 细胞介导的免疫反应　其特征是巨噬细胞吞噬和消化结核杆菌，并将特异性抗原传递给辅助 T 淋巴细胞($CD4^+$ 细胞)。巨噬细胞(主要为树突状细胞)通过分泌 IL－12，诱导 $CD4^+$ 细胞向 TH_1 细胞转化，分泌和释放 IFN－γ。IFN－γ进一步促进单核细胞聚集、激活、增殖和分化，产生大量反应性产物、释放氧化酶和消化酶及其他杀菌素，以吞噬和杀灭更多的结核杆菌。同时，IFN－γ增强细胞毒性 T 淋巴细胞(CTL、$CD8^+$ 细胞)和自然杀伤(NK)细胞的活性，溶解已吞噬结核杆菌和受抗原作用的巨噬细胞。上述细胞免疫反应，可最终消灭结核杆菌，但亦可导致宿主细胞和组织破坏。当细胞免疫反应不足以杀灭结核杆菌时，结核杆菌尚可通过巨噬细胞经淋巴管扩散到淋巴结(图 8-2)。

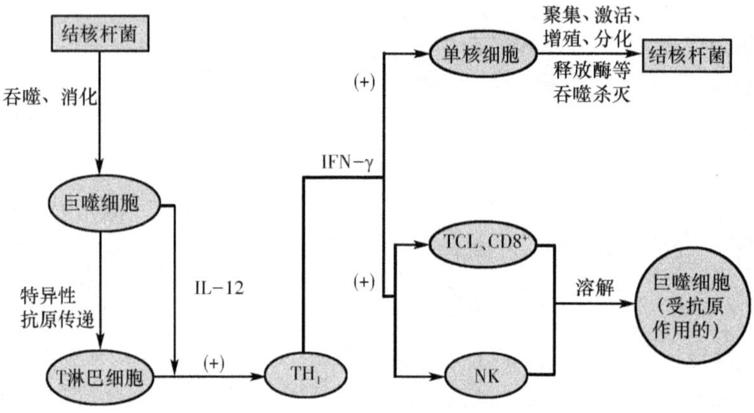

图 8-2　细胞介导的免疫反应

2. 迟发型变态反应　是机体对结核杆菌及其产物的超敏反应。亦由 T 细胞介导，巨噬细胞为效应细胞。在一定条件下，如局部聚集的抗原量较少时，这种反应有利于预防外源性再感染，并在局部扑灭血源播散的结核杆菌。大多数情况下，这种迟发型变态反应的直接和间接作用，导致细胞坏死及干酪样病变，甚至形成空洞。

机体感染结核杆菌后可获得免疫力，其中，90%可终生不发病；5%因免疫力低下当即发病，为原发性肺结核；另 5%于日后机体免疫力降低时发病，称为继发性肺结核，为成人肺结核的主要类型。初次感染结核杆菌除潜匿于胸部淋巴结外，亦可随感染菌血症转到其他脏器，并长期潜伏，最终发展成为肺外结核(extra pulmonary tuberculosis)。

【诊断】 早期诊断主要包括尽早发现病灶，并决定其性质、范围和是否排菌，作为进行预防和治疗的根据。

1. 病史

(1) 结核中毒症状：包括长期低热、轻咳、盗汗、乏力、食欲减退、消瘦等。

(2) 结核病接触史：应特别注意家庭病史，肯定的开放性结核病接触史对诊断有重要意义。年龄愈小，意义愈大。

(3) 预防接种史：接种卡介苗可能提高对结核病的抵抗力，应仔细检查患儿双上臂有无卡介苗接种后疤痕。

(4) 伴发急性传染病：尤其是麻疹、百日咳等传染病，可使机体免疫功能暂时降低，致使体内隐伏的结核病灶活动、恶化。

(5) 结核过敏表现：如结节性红斑、疱疹性结膜炎等。

2. 结核菌素试验　小儿受结核杆菌感染 4～8 周后，其结核菌素试验即呈阳性反应。其发生机制主要是由于致敏淋巴细胞和巨噬细胞积聚在真皮的血管周围，血管通透性增高，在注射局部形成硬结所致。

(1) 方法：目前结核菌素试验采用结核菌素纯蛋白衍生物(protein purified derivative，PPD)皮内注射，一般采用 0.1ml 含 5 单位 PPD(0.0001mg)，注入左前臂掌侧面中下 1/3 交界处皮内，使之形成直径为 6～10mm 的皮丘，注射后 48～72 小时观测反应结果，测定局部硬结的平均直径(横径和纵径的平均值)，反应大小以 mm 纪录。硬结平均直径不足 5mm 为阴性，≥5mm 为阳性(＋)；10～19mm 为中度阳性(＋＋)，≥20mm 为强阳性(＋＋＋)，局部除硬结外，还有水疱、破溃、淋巴管炎及双圈反应等为极强阳性反应(＋＋＋＋)。

若患儿结核变态反应强烈，如患疱疹性结膜炎、结节性红斑或一过性多发性结核过敏性关节炎等，宜

笔记栏

用1个结核菌素单位的PPD试验，以防局部的过度反应及可能的病灶反应。

(2) 临床意义：结核菌素试验的结果应根据试验的目的分析，硬结大小的阳性意义随有关流行病学因素而异。

1) 阳性反应见于：①接种卡介苗后。②年长儿无明显临床症状仅呈一般阳性反应，表示曾感染过结核杆菌。③婴幼儿尤其是未接种卡介苗者，阳性反应多表示体内有新的结核病灶。年龄愈小，活动性结核可能性愈大。④强阳性反应者，表示体内有活动性结核病。⑤由阴性反应转为阳性反应，或反应强度由原来小于10mm增至大于10mm，且增幅超过6mm时，表示新近有感染。

卡介苗接种的广泛推行，使结核菌素试验的诊断价值受到一定限制。接种卡介苗后与自然感染阳性反应的主要区别见表8-5，此外，非结核分支杆菌(NTM)感染也可致PPD皮试阳性。国外已制作出NTM的各种敏感素，如PPD-B、PPD-K、PPD-Y、PPD-G等，同时和结核杆菌提取物PPD-S作皮试比较可以区分结核感染和NTM。

表8-5 接种卡介苗与自然感染阳性反应的主要区别

	接种卡介苗后	自然感染
硬结直径	5～9mm	10～15mm
硬结颜色	浅红	深红
硬结质地	较软、边缘不整	较硬、边缘清楚
阳性反应持续时间	较短，2～3天即消失	较长，可达7～10天以上
阳性反应的变化	有较明显的逐年减弱倾向，一般3～5年内逐渐消失	短时间内反映无减弱倾向，持续若干年，甚至终身

2) 阴性反应见于：①未感染过结核；②结核迟发性变态反应前期(初次感染后4～8周内)；③假阴性反应，由于机体免疫功能低下或受抑制所致，如部分危重结核病；急性传染病如麻疹、水痘、风疹、百日咳等；体质极度衰弱者如重度营养不良，重度脱水，重度水肿等；应用糖皮质激素或其他免疫抑制剂治疗时；原发或继发性免疫缺陷病；④技术误差或结核菌素失效。

3. 实验室检查

(1) 结核杆菌检查：从痰、胃液(婴幼儿可抽取空腹胃液)、脑脊液、浆膜腔液中找到结核杆菌是重要的确诊手段。如痰和胃液中找到结核杆菌是活动性肺结核的证据。目前，采用厚涂片法或荧光染色法。

BACTEC系统为一标准化培养系统，其主要原理为测定分支杆菌的代谢产物，结核杆菌阳性培养时间需两周左右，用于鉴别结核杆菌与非典型分支杆菌。

结核杆菌L型是结核杆菌的一种变异型，感染后可引起无反应性结核病，易通过胎盘感染胎儿，治疗效果不佳。此型结核杆菌抗酸染色不易被发现，常规方法难于培养，故建立L型菌培养分离技术对结核病的诊断有重要实用价值。

(2) 免疫学诊断及分子生物学诊断：

1) 聚合酶链式反应(PCR)：选择性地扩增对结核杆菌复合物有特异性的MP-B_{64}蛋白质的编码基因片断，用于快速诊断结核病。临床应用的不足之处在于假阳性和假阴性，避免的关键在于试剂的标准化、操作的规范化及建立严格的质控管理体系。

2) 线条DNA探针杂交试验：将不同寡聚核苷酸探针固定在硝酸纤维膜上，与PCR扩增产物杂交反应，用以诊断多耐药结核病(multidrugs resistant tuberculosis，MDR-TB)。

3) DNA探针：利用基因探针技术和分支杆菌DNA放大和杂交技术，快速检测结核杆菌。

4) 酶联免疫吸附试验(ELISA)：检测结核病人血清、浆膜腔液、脑脊液等的抗结核杆菌抗体，可作为结核病辅助诊断指标之一。

5) 酶联免疫电泳技术(ELIEP)：是将ELISA与电泳结合起来的一项免疫技术，是各种结核性疾病较为可靠的血清学诊断方法。

(3) 血沉：多增快。若有结核病的临床表现及X线表现，可作为结核病活动的证据之一。但血沉正常不能完全否定病灶的活动性。

4. 结核病影像学诊断

(1) X线检查：胸部X线检查是筛查小儿结核病不可缺少的重要手段。应同时拍摄正侧位片。可检出结核病灶的范围、性质、类型、活动或进展情况。重复检查有助于结核与非结核疾病的鉴别，亦可作为治疗过程中疗效判断的指标。

(2) 计算机断层扫描(CT)：胸部CT检查具有较高的分辨度和灵敏度，可以较准确而全面反映结核病变的病理变化。有利于发现隐蔽区病灶。可显示早期(两周内)粟粒性肺结核，超过4mm的肺门纵隔淋巴结。对淋巴结的钙化显示率也高于X线检查。

(3) 磁共振影像(MRI)：用于结核病与非结核病的鉴别诊断。

5. 其他辅助检查

(1) 纤维支气管镜检查：有助于支气管内膜结核及支气管淋巴结结核的诊断。

(2) 周围淋巴结穿刺液涂片检查：可发现特异性结核改变，有助于结核病的诊断和鉴别诊断。

(3) 肺穿刺活检或胸腔镜取肺活检：病理和病原学检查，对特殊疑难病例确诊有帮助。因属于创伤性检查，需慎重操作。

【治疗】

1. 一般治疗　加强营养，选用富含蛋白质和维生素的食物，特别是维生素A和维生素C；有明显结核中毒症状及高度衰弱者应卧床休息外，适当户外活动，呼吸新鲜空气；居住环境应阳光充足，空气流通；避免接触各种传染病，特别是麻疹、百日咳等。避免继续接触开放性结核病人，防止反复感染；一般原发型结核病可在门诊治疗，填报疫情，定期随诊。

2. 抗结核药物　抗结核治疗目的：①杀灭病灶中

笔记栏

的结核菌；②防止血行播散。治疗原则为：①早期治疗；②适宜剂量；③联合用药；④规律用药；⑤坚持全程；⑥分段治疗。

(1) 目前常用的抗结核药物有两类：

1) 杀菌药物：①全杀菌药：有异烟肼(INH)和利福平(RFP)。此类药对细胞内外处于生长繁殖期的结核菌及干酪病灶内代谢缓慢的结核菌均有杀灭作用，且在酸性和碱性环境中均能发挥作用；②半杀菌药：有链霉素(SM)和吡嗪酰胺(PZA)。SM能杀灭在碱性环境中生长、分裂、繁殖活跃的细胞外的结核菌；PZA能杀灭在酸性环境中细胞内结核菌及干酪病灶内代谢缓慢的结核菌。

2) 抑菌药物：常用者有乙胺丁醇(EMB)及乙硫异烟胺(ETH)。具有抑菌作用，与其他抗结核药物连用可延缓耐药性的出现。

(2) 针对耐药菌株的几种新型抗结核药：

1) 老药的复合剂型：有 Rifamate(内含 INH 和 RFP)；Rifater(内含 INH、RFP 和 PZA)等。

2) 老药的衍生物：Rifapentine，一种长效利福霉素的衍生物，对利福霉素以外抗结核药物耐药的结核杆菌有较强的杀菌作用。

3) 新的化学制剂：力排肺疾(dipasic)，是一种独立合成的新型抗结核药，具有较好的耐受性，属 INH 类，可延迟对 INH 的耐药性。

(3) 抗结核药的使用：见表 8-6。

表 8-6 小儿抗结核药物

药 物	剂量(kg/d)	给药途径	主要副作用
异烟肼(INH 或 H)	10～20mg (≤300mg/d)	口服、肌注、静滴	肝毒性、末梢神经炎、过敏、皮疹、发热、失眠等
利福平(RFP 或 P)	10～20mg (≤450mg/d)	口服	肝肾毒性、恶心、呕吐、流感样症状、血细胞减少等
链霉素(SM 或 S)	20～30mg (≤0.75g/d)	肌注	Ⅷ颅神经损伤、肾毒性、过敏、皮疹、发热
吡嗪酰胺(PZA 或 Z)	20～30mg (≤0.75g/d)	口服	肝毒性、高尿酸血症、关节炎、过敏、发热
乙胺丁醇(EMB 或 E)	15～25mg	口服	皮疹，视神经炎
乙硫异菸胺(ETH)	10～15mg	口服	胃肠道反应、肝毒性、末梢神经炎、过敏、皮疹、发热
丙硫异菸胺			
卡那霉素	15～20mg	肌注	肾毒性，Ⅷ颅神经损伤
卷曲霉素	10～15mg	肌注	肾毒性，Ⅷ颅神经损伤
环丝氨酸	10～15mg (≤0.75g/d)	口服	惊厥、精神障碍、皮疹
对氨柳酸	150～200mg	口服	胃肠道反应，肝毒性，过敏、皮疹、发热

(4) 化疗方案

1) 标准疗法：适用于无明显自觉症状的原发型肺结核。每日服用 INH、RFP 和(或)EMB，疗程为 9～12 个月。INH，10～20mg/kg·d (≤300mg/d)，每日 1 次或分 3 次口服；RFP，10～20mg/kg·d (≤450mg/d)，每日 1 次清晨空腹顿服或分 2 次空腹服；EMB，15～25mg/kg·d，每日 1 次，口服。

2) 两阶段疗法：适用于活动性原发型肺结核、急性粟粒性结核病及结核性脑膜炎等。①强化治疗阶段：联用 3～4 种杀菌药物。目的是迅速杀灭敏感菌即生长繁殖活跃的细菌与代谢低下的细菌，防止或减少耐药菌株的产生，为化疗的关键阶段。INH，全日量的半量静滴，余量口服，1～2 周后病情好转改为口服；RFP 和 EMB 同前；SM，20mg/kg，每日 1 次，肌注。此阶段时间，长期化疗需 3～4 个月；短程疗法为 2 个月。②巩固治疗阶段：联用 2 种抗结核药物，目的是杀灭持续存在的细菌以巩固疗效，防止复发。此阶段时间，长期化疗需 12～18 个月；短程疗法时，一般为 4 个月。

3) 短程疗法：为结核病现代疗法的重大进展。直接监督下服药与短程化疗是 WHO 治愈结核病人的重要策略。其作用机制是快速杀灭机体内处于不同繁殖速度的细胞内、外结核菌，使痰菌早期转阴并持久阴性，病变吸收消散快，远期复发少。可选用以下几种 6 个月短程化疗方案：①2HRZ/4HR(数字为月数，以下同)；②2SHRZ/4HR；③2EHRZ/4HR。若无 PZA 则将疗程延长至 9 个月。

【预防】

1. 控制传染源　痰涂片结核菌阳性病人是主要传染源，早期发现及合理治疗痰涂片结核菌阳性病人，是预防小儿结核病的根本措施。

2. 普及卡介菌接种　卡介苗接种是预防小儿结核病的有效措施。目前我国计划免疫要求在全国城乡普及新生儿卡介苗接种。但有下列情况之一者禁止接种卡介苗：①先天性胸腺发育不全症或严重联合免疫缺陷病患者；②急性传染病恢复期；③注射局部有湿疹或患全身性皮肤病；④结核菌素试验阳性。

3. 预防性化疗

(1) 适应证：①密切接触开放性肺结核者；②3 岁以下未接种卡介苗的婴幼儿，结核菌素试验阳性者；③结核菌素试验新近由阴性转为阳性者；④结核菌素试验阳性伴有结核中毒症状者；⑤结核菌素试验阳性，新患麻疹或百日咳的小儿；⑥结核菌素试验阳性小儿需较长期使用糖皮质激素或其他免疫抑制剂者。

(2) 方法:INH,10mg/kg·d(≤300mg/d),疗程6～9个月。或INH,10mg/kg·d(≤300mg/d)联合RFP,10mg/kg·d(≤300mg/d),疗程3个月。

二、原发型肺结核

案例 8-10

患儿,男性,5岁3个月,因发热20天,伴咳嗽5天入院。患儿于20天前起无明显诱因发热,体温在38℃左右。纳差,盗汗,无呕吐及腹泻。在当地诊所按"上呼吸道感染"给予口服消炎药物及退热药物(具体不详),先后输青霉素7天、先锋Ⅴ号10天,效果不佳。近5天来患儿咳嗽明显,呈干咳,非痉挛性。为明确诊断和治疗来我院。自幼健康,无传染病史。系第一胎,第一产,生于当地未到过外地,混合喂养,1岁断奶后饮食同成人。生长及智力发育如同龄儿。生后曾注射卡介苗。其祖母患肺结核病已半年,现仍治疗中,与其接触密切。父母健康。

体格检查:体温38.6℃,脉搏110次/分,呼吸32次/分,体重19公斤。发育正常,营养一般,精神不振,热性病容,呼吸稍急促,口唇无发绀。方颅,咽稍充血,颈软,肋骨串珠(+),呈钝圆。双肺叩诊清音,呼吸音稍粗糙,未闻及干、湿性啰音。心率110次/分,律整,心音有力,未闻及杂音。腹部软,肝右锁骨中线肋下0.5厘米,脾未触及。神经系统无异常。左上臂可见卡痕。

思考题:

1. 长期发热时,你都考虑哪些疾病?
2. 诊断之前,应做哪些实验室检查?
3. 该患者的诊断是什么? 如何治疗?

原发型肺结核(primary pulmonary tuberculosis)是结核杆菌初次侵入肺部而发生的原发感染,是小儿肺结核的主要类型,约占儿童各型肺结核总数的85.3%。包括原发综合征(primary complex)和支气管淋巴结结核(tuberculosis of trachebronchial lymphnodes)。原发综合征由肺部原发病灶、局部淋巴结病变和与两者相连的淋巴管炎组成;支气管淋巴结结核以胸腔内肿大淋巴结为主,肺部原发病灶因其范围较小,或被纵隔影掩盖,X线片无法查出,或原发病灶已经吸收,仅遗留局部肿大的淋巴结。临床上将两者并为一型,即原发型肺结核。

【病理】 肺部原发病灶多位于肺上叶底部或下叶的上部,近胸膜处,以右侧多见。基本病理改变为渗出、增殖、坏死。渗出性病变以炎症细胞、单核细胞及纤维蛋白为主要成分;增殖性改变以结核结节及结核性肉芽肿为主;坏死性改变的特征为干酪样病变,常出现于渗出性病变中。结核性炎症的主要特征是上皮样细胞结节及朗汉斯细胞。

原发综合征的典型病理改变呈"双极"病变,即一端为原发病灶,另一端为肿大的肺门淋巴结。由于小儿机体处于高度过敏状态,使病灶周围的炎症甚广泛,原发病灶范围扩大到一个肺段甚至一个肺叶。小儿年龄愈小,此种病变愈明显。淋巴结肿大多为单侧,但亦有对侧淋巴结受累者。

原发性肺结核病理转归如图8-3。

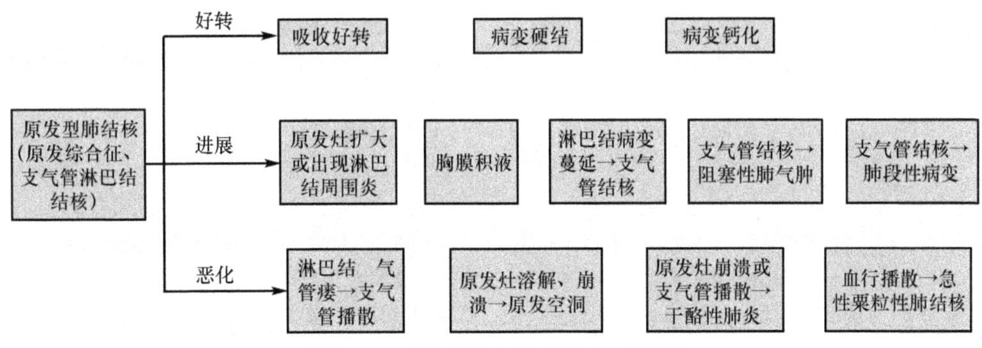

图8-3 原发综合征病理转归示意图

【临床表现】 症状轻重不一,轻者无症状,仅在X线检查时被发现。年长儿一般起病缓慢,可有低热、食欲不振、消瘦、疲乏、盗汗等结核中毒症状。婴幼儿和症状较重者可急性起病,体温高达39～40℃,但一般情况尚可,与发热不对称。高热持续2～3周后转为低热,并伴有结核中毒症状,干咳和轻度呼吸困难是最常见的症状。婴儿可表现为体重不增或生长发育障碍。部分高度过敏状态小儿可出现眼部疱疹性结膜炎,皮肤结节性红斑及(或)多发性一过性关节炎。当胸内淋巴结高度肿大时,可产生一系列压迫症状:压迫气管分叉处可出现类似百日咳样痉挛性咳嗽;压迫支气管使其部分阻塞时可引起喘鸣;压迫喉返神经可致声音嘶哑;压迫静脉可致一侧或双侧胸部静脉怒张。

体格检查可见周围淋巴结不同程度肿大。肺部体征与肺内病变不一致,胸片已呈中到重度肺结核病变者,50%以上仍可无体征。如原发病灶较大,叩诊可呈浊音,听诊呼吸音减低或有少许干、湿啰音。婴儿可伴肝脏肿大。

笔记栏

案例 8-10

1. 该患者为学龄前儿童。热程较长，有纳差、盗汗，咳嗽等结核中毒症状。有结核接触史。

2. 查体仅呼吸稍促，呼吸音稍粗。符合肺部体征可不明显的特点。

【诊断和鉴别诊断】

1. 诊断　早期诊断很重要。必须全面结合病史、临床表现及其有关检查进行综合分析。

案例 8-10

1. 患儿系学龄前儿童。有结核接触史。

2. 病史特点：热程较长，超过 2 周，体温在 38℃左右，伴纳差、盗汗、咳嗽。

3. 体格检查：体温 38.6℃，呼吸稍促，双肺呼吸音稍粗糙。有方颅、肋骨串珠。

4. 辅助检查：血沉：增快；5 单位 PPD 试验：强阳性；胸片：右肺上叶及肺门可见团块状阴影，其中间索条状连接，呈哑铃状(图 8-4)。

临床诊断：原发型肺结核；维生素 D 缺乏性佝偻病(后遗症期)。

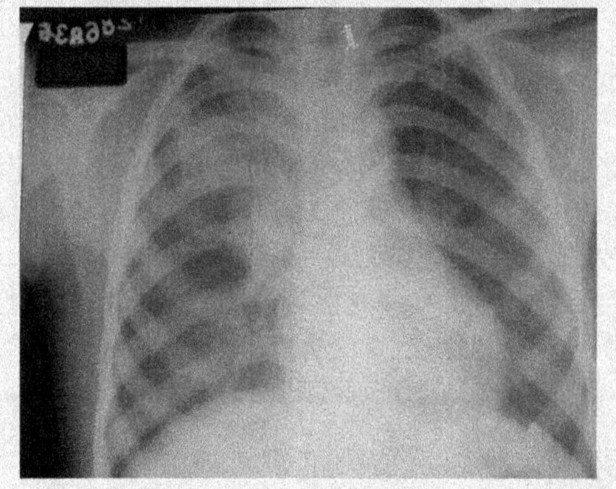

图 8-4　原发综合征

右肺上叶及肺门可见团块状阴影，其中间索条状连接，呈哑铃状

2. 鉴别诊断　本病应与上呼吸道感染、百日咳、风湿热、伤寒、肺炎、支气管扩张、纵隔良性及恶性肿瘤等相鉴别。鉴别方法主要为寻找结核菌、结核菌素试验、实验室检查、X 线摄片动态观察及淋巴结活检等。

【治疗】　治疗原则及一般治疗见总论。

抗结核药物的应用：

(1) 无明显症状的原发型肺结核：选用标准疗法，每日服用 INH、RFP 和(或)EMB，疗程 9～12 个月。

(2) 活动性原发型肺结核：采用直接督导下短程化疗(DOTS)。强化治疗阶段宜用 3～4 种杀菌药：INH、RFP、PZA 或 SM，疗程 2 个月；巩固治疗阶段宜用 INH、RFP 或 EMB，疗程 4 个月，其方案为 2HRZ/4HR。

案例 8-10

1. 一般治疗：注意营养，选用富含蛋白质和维生素的食物、卧床休息。物理降温。

2. 抗结核治疗：用两阶段短程疗法，即 INH、RFP、PZA 或 SM 2～3 个月；INH、RFP 或 EMB4 个月(2HRZ/4HR)。INH：每日 300mg；RFP：每日 250mg；PZA：每日 500mg；SM：每日 300mg。

判断小儿结核病具有活动性的参考指标为：①结核菌素试验呈强阳性者；②未接种过卡介苗且<3 岁，尤其是<1 岁婴儿结核菌素试验阳性者，年龄愈小，活动性可能性愈大；③有发热及其他结核中毒症状者；④痰、胃液、胸腔液及其他排出物中找到结核菌者；⑤胸部 X 线检查显示活动性原发型肺结核改变者；⑥血沉加快而无其他原因可解释者；⑦纤维支气管镜检查有明显支气管结核病变者。

三、急性粟粒性肺结核

案例 8-11

患儿，女性，12 岁。因发热、咳嗽 20 天，加剧伴咯血 5 天入院。20 天前起无明显诱因发热，体温波动在 38～39.5℃之间，热前无寒战，用退热药后热退汗出，同时伴有咳嗽，单声干咳为主，咳嗽频繁，夜间不能安睡，口服止咳糖浆、感冒药等，病情无好转。后在当地医院诊断为“肺炎”，给予头孢噻肟钠、双黄连治疗 10 天，体温未降，仍有咳嗽。改用阿奇霉素及头孢曲松静脉滴注，效果仍不佳。近 5 天来高热不退，持续在 39～40℃，伴盗汗、消瘦，咳嗽剧烈时有少量咯血。既往，患儿体质较弱，易患感冒，曾有三次支气管肺炎病史。

体格检查：体温 38.9℃，脉搏 92 次/分，呼吸 28 次/分，体重 26kg。神志清楚，营养差，消瘦明显。精神萎靡，面色稍苍白，面部无发绀。皮下脂肪菲薄。双颌下、颈部、腋下、腹股沟可扪及数枚绿豆到黄豆大小浅表淋巴结，可活动、无压痛。咽部稍充血，扁桃体不肿大。心率 92 次/分，律齐，未闻及杂音。呼吸浅快，两肺呼吸音减低，可闻及少许干啰音，偶可闻及中、小湿啰音。腹部稍膨隆，肝肋下 1.0cm，质软，无压痛；脾未触及；无移动性浊音，肠鸣音正常、脊柱四肢无畸形。神经系统无异常。

思考题：

1. 该病人可能患什么疾病？

2. 明确诊断还需做哪些检查？

3. 如何治疗？

急性粟粒性肺结核(acute miliary tuberculosis of the lungs)又称急性血行播散性肺结核，是结核杆菌经血行播散而引起的肺结核，常是原发综合征发展的结果，主要见于小儿时期，尤其是婴幼儿。患麻疹、百日咳或营养不良时，机体免疫力低下，特别是 HIV 感染易诱发本病。婴幼儿和儿童常并发结核性脑膜炎。

【病理】 多在原发结核感染后3～6个月以内发生。由于婴幼儿免疫功能低下，机体处于高度敏感状态，感染结核后，易形成结核杆菌血症。当原发病灶或淋巴结干酪样坏死发生溃破时，大量细菌由此侵入血循环而引起血行播散型结核病。若细菌由肺动脉播散，仅肺部受累，为粟粒型肺结核；若细菌侵入肺静脉，则通过体循环播散到全身，引起全身粟粒性结核病，可累及肺、脑膜、脑、肝、脾、肾、心、肾上腺、肠、腹膜、肠系膜淋巴结等。播散到上述脏器中的结核菌，在间质组织中形成细小结节。在肺脏中的结核结节分布于上肺部者多于下肺部，为灰白色半透明或淡黄色不透明的结节，如针尖或粟粒一般，约1～2mm大小。镜检显示结核结节由类上皮细胞、淋巴细胞和郎格汉斯细胞加上中心干酪坏死性病灶组成。

【临床表现】 起病多急骤，突然高热（39～40℃），热型呈稽留热或弛张热，而部分病例体温可不太高，呈规则或不规则发热，常持续数周或数月。多数伴有寒战、盗汗、食欲不振、咳嗽、面色苍白、气促和发绀等。肺部可听到细湿啰音而易被误诊为肺炎。部分患儿伴有肝、脾肿大，以及浅表淋巴结肿大等，易与伤寒、败血症等相混淆。少数婴幼儿主要表现为一般中毒症状如发热、食欲不振、消瘦和倦意等而被误诊为营养不良。约50%以上的病儿在起病时就出现脑膜炎征象。全身性粟粒性结核病患者的眼底检查可发现脉络膜结核结节，分布于视网膜中心动脉分支周围。

案例 8-11

1. 患儿，女性，12岁，平时体质较差；

2. 持续高热，咳嗽频繁，干咳为主，后期有咯血；

3. 体格检查：消瘦明显，皮下脂肪菲薄，全身浅表淋巴结肿大，肝肋下1.0cm；两肺呼吸音减低，可闻及少许干啰音，偶可闻及中、小湿啰音；

4. 胸片：双肺可见均匀分布的大小、密度相同的粟粒状病灶。胃洗出液内找结核菌（+）。PPD呈假阴性（图8-5）。

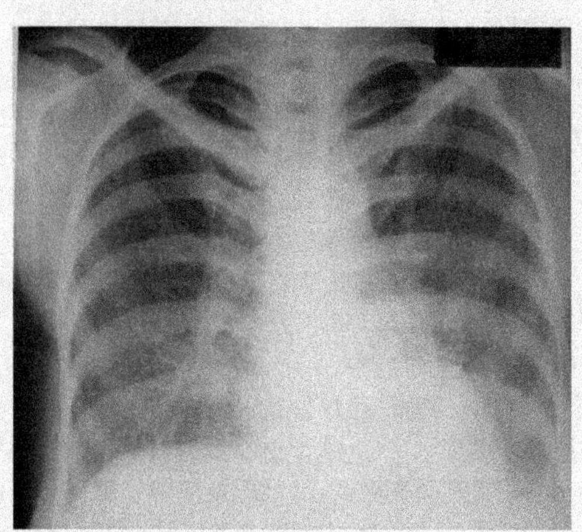

图8-5 粟粒性肺结核

双肺可见均匀分布的大小、密度相同的粟粒状病灶

【诊断和鉴别诊断】 诊断主要根据结核病接触史、临床表现、肝脾肿大及结核菌素试验阳性，可疑患者应进行细菌学检查、血清抗结核菌抗体检测及胸部X线摄片。胸部X线摄片常对诊断起决定性作用，但早期不易查出。至少在发病2～3周后胸部摄片方可发现大小一致、分布均匀的粟粒状阴影，密布于两侧肺叶。肺部CT扫描可见大小（1～3mm）、密度（中度）、分布（全肺）一致阴影，部分病灶有融合。

本病应与肺炎、伤寒、败血症、组织细胞增生症X及肺含铁血黄素沉着症等相鉴别。

案例 8-11

1. 高热20天，持续不退，伴咳嗽、咯血；

2. 消瘦，呼吸急促，呼吸音减低，偶尔闻及少许中、小湿啰音；肝、淋巴结肿大；

3. 胸片示粟粒性肺结核改变；

4. 胃洗出液内找出结核杆菌（+）。

临床诊断：急性粟粒性肺结核

【治疗】 治疗原则及一般支持疗法见总论。

早期抗结核治疗甚为重要。

1. 抗结核药物 目前主张两阶段疗法。即强化治疗阶段及维持治疗阶段，此方案可提高疗效。见总论。

2. 糖皮质激素 有严重中毒症状及呼吸困难者，在应用足量抗结核药物的同时，可用泼尼松1～2mg/(kg·d)，疗程1～2个月。

案例 8-11

1. 注意营养，选用富含蛋白质和维生素的食物、卧床休息。物理降温。

2. 抗结核治疗：用两阶段疗法，即INH、RFP、PZA及SM 3～4个月；INH、RFP12个月。其中INH：每日300mg，清晨空腹顿服；RFP：每日300mg，每晚睡前或清晨空腹顿服；PZA：每日750mg，分3次口服；SM：每日500mg，分2次肌注，1～2月后改为隔日1次肌注。

3. 糖皮质激素：泼尼松每日45mg，分3次口服，疗程1～2个月。

【预后】 病情多急重，但若能早期诊断和彻底治疗仍可治愈。如延误诊断和治疗，则可导致死亡。

四、结核性脑膜炎

案例 8-12

患儿，男性，1岁6个月。因发热7天，呕吐4天，抽搐、昏迷1天入院。患儿1周前无明显诱因发热，体温在38～39℃之间，并哭闹不安。先后给予青霉素、头孢曲松钠静脉滴注3天，无明显效果。4天前起频繁呕吐，呕吐为喷射性，于当地医院给予头孢呋辛加青霉素及对症治疗，呕吐症状有所改善。但持续发热。昨日患儿突然昏迷，伴四肢抽动。平时体质较弱，否认有肺结核、麻疹、水痘等传染病史，否认有结核等传染病接触史。患儿母亲在大市场做生意，平时患儿跟随母亲。未接种过卡介苗、乙脑、流脑疫苗。

体格检查：体温38.8℃，脉搏140次/分，呼吸38次/分，体重8.0kg。浅昏迷状态，消瘦，面色稍苍白，全身皮肤黏膜无黄染，未见皮疹，皮下脂肪菲薄、双颌下、颈部可摸及数枚绿豆到黄豆大小浅表淋巴结，活动、无压痛。前囟已闭，双瞳孔等大等圆，直径约2.5mm，左侧瞳孔对光反射稍迟钝，右侧灵敏；左侧鼻唇沟变浅，口角稍向右侧歪斜；咽部稍充血，扁桃体无肿大，颈部有明显抵抗感。心率140次/分，律齐，心音中等，未闻及杂音。呼吸快，两肺呼吸音粗，未闻及干、湿啰音。腹部平坦，肝肋下1cm，质软，无压痛；脾肋下未触及；无移动性浊音，肠鸣音正常。右侧肢体肌力较左侧减弱，肌张力增高；腹壁反射及右侧提睾反射未引出，左侧提睾反射存在，双膝反射亢进，克氏征阳性、布氏征阳性，双侧巴氏征阳性。

思考题：

1. 发热、伴有呕吐、抽搐及昏迷时，你都考虑哪些疾病？
2. 诊断之前，应做哪些实验室检查？
3. 怎么诊断？如何治疗？

结核性脑膜炎（tuberculous meningitis）简称结脑，是小儿结核病中最严重的类型。常在原发感染结核后1年内发生，尤其在初染结核3～6个月最易发生。多见于1～5岁小儿，3岁以内约占60%，其中半数在1岁以内。以冬春季发病较多。自普及卡介苗接种和有效抗结核药物应用以来，本病的发病率较过去明显降低，预后有很大改进，但若诊断不及时和治疗不当，病死率及后遗症的发生率仍较高。

【发病机制】 结脑常为全身粟粒性结核病的一部分，多通过血行播散而来。亦可由脑实质或脑膜的结核病灶破溃，结核菌进入蛛网膜下腔及脑脊液中所致。偶见脊椎、颅骨或中耳与乳突的结核病灶直接蔓延侵犯脑膜。婴幼儿时期中枢神经系统发育不成熟、血脑屏障功能不完善、免疫功能低下与本病的发生密切相关。

【病理】 软脑膜弥漫充血、水肿、炎性渗出，并形成许多结核结节。蛛网膜下腔大量炎性渗出物积聚，因重力关系、脑底池腔大、脑底血管神经周围的毛细血管吸附作用等，使炎性渗出物易在脑底诸池聚集。渗出物中可见上皮样细胞、郎格汉斯细胞及干酪样坏死。浆液纤维蛋白渗出物波及脑神经鞘，包围挤压颅神经引起颅神经损害。常见第Ⅶ、Ⅲ、Ⅳ、Ⅵ、Ⅱ对颅神经障碍的临床症状。早期出现急性动脉炎，病程较长者，增生性结核病变较明显，可见栓塞性动脉内膜炎，严重者可引起脑组织梗死、缺血、软化而致偏瘫。炎症可蔓延至脑实质，或脑实质原已有结核病变，可致结核性脑膜脑炎。少数病例脑实质内有结核瘤。室管膜及脉络丛受累，出现脑室管膜炎。如室管膜或脉络丛结核病变使一侧或双侧室间孔粘连狭窄，可出现一侧或双侧脑室扩张。脑底部渗出物机化、粘连、堵塞使脑脊液循环受阻可导致脑积水。有时炎症蔓延至脊膜、脊髓及脊神经根，脊膜肿胀、充血、水肿和粘连，蛛网膜下腔完全闭塞。

【临床表现】 典型结脑发病多较缓慢。根据临床表现，未经治疗的自然病程大致可分为3期。但各期之间无明显界限。

1. 早期（前驱期） 约1～2周，主要症状为小儿性格改变，如以往活泼可爱的孩子变得少言、懒动、易倦、烦躁、易怒等。可有发热、纳差、呕吐、消瘦、便秘（婴儿可为腹泻）、盗汗等。年长儿常诉头痛，轻微或非持续性。婴儿则表现为蹙眉皱额、凝视、嗜睡，或发育迟滞等。

2. 中期（脑膜刺激期） 约1～2周，有剧烈头痛、喷射性呕吐、嗜睡或烦躁不安、惊厥等。出现明显脑膜刺激征，颈项强直，Kernig征、Brudzinski征阳性。幼婴则前囟膨隆、颅缝裂开。此期可出现颅神经障碍，最常见有面神经瘫痪，其次为动眼神经和外展神经瘫痪。部分患儿出现脑炎体征，如定向障碍、运动障碍或语言障碍等。眼底检查可见视神经乳头水肿、视神经炎或脉络膜粟粒状结核结节。

3. 晚期（昏迷期） 约1～3周，以上症状逐渐加重，意识状态由朦胧、半昏迷继而昏迷。频繁的阵挛性或强直性惊厥，可出现角弓反张或去大脑强直。患儿极度消瘦，呈舟状腹。粪便干燥。常伴水、盐代谢紊乱。终因颅内压急剧增高导致脑疝、呼吸及心血管运动中枢麻痹而死亡。

不典型结脑表现为：①婴幼儿起病急，进展快，有时仅以惊厥为主诉；②早期脑实质损害者，可表现为舞蹈症或精神障碍；③早期脑血管损害者，可表现为肢体瘫痪；④合并有脑结核瘤者，出现颅内肿瘤样表现；⑤当颅外结核病变极端严重时，脑膜炎表现被掩盖而不易识别；⑥在抗结核治疗过程中发生脑膜炎时，常表现为顿挫型。

根据小儿结脑的病理变化、病情轻重及临床表现，将结脑分为以下4型：

(1) 浆液型：特点为浆液渗出物仅局限于脑底，脑膜刺激征及颅神经障碍不明显，脑脊液变化轻微。见于疾病早期，病情较轻。

(2) 脑底脑膜炎型：为最常见的类型。炎性病变主要位于脑底，浆液纤维蛋白性渗出物较弥漫。临床特征有明显脑膜刺激征，高颅压及颅神经障碍。但没有脑局灶性症状。脑脊液呈典型结脑改变。多见于疾病中期，病情较重。

(3) 脑膜脑炎型：脑膜和脑实质均受累。脑血管变化明显，可出现脑局灶性症状，如肢体瘫痪或偏瘫，

笔记栏

语言障碍，甚至失语，手足徐动或震颤，颅高压或脑积水症状显著。脑脊液改变较轻，恢复较快，与临床表现不平行。此型病程长，迁延不愈或恶化、复发，预后差。

（4）脊髓型：炎症蔓延至脊髓或脊髓膜，除脑及脑膜症状明显外，出现脊髓和神经根障碍，如截瘫、感觉障碍、括约肌功能障碍等。因脑脊液通路梗阻，脑脊液可呈黄色，有明显蛋白细胞分离现象。此型病程长，多见于年长儿，临床恢复慢，常遗留截瘫后遗症。

案例 8-12

1. 患儿，1.5 岁，平时体质较弱，未按时预防接种；持续高热，全身中毒症状明显；呕吐频繁，为喷射性；症状进行性加重 出现抽搐、昏迷。

2. 患儿出现明显的脑膜刺激征、颅神经损害症状、颅内压增高症状，提示为中枢神经系统感染。

【诊断】 特别强调早期诊断。主要包括详细的病史询问、周密的临床观察及对本病高度的警惕性，最可靠的诊断依据是脑脊液中查见结核杆菌。

1. 病史 ①结核接触史，对小婴儿的诊断尤有意义。大多数结脑患儿有结核接触史，特别是家庭内开放性肺结核患者接触史。②卡介苗接种史，大多数患儿未接种过卡介苗。③既往结核病史，尤其是 1 年内发现结核病又未经正规治疗者，对诊断颇有帮助。④近期患急性传染病常为结核病恶化的诱因，如麻疹、百日咳等。

2. 临床表现 凡有以上病史，又出现性格改变、头痛、不明原因的呕吐、嗜睡或烦躁不安相交替及顽固性便秘时，即应考虑本病的可能。眼底发现脉络膜粟粒结节对诊断有帮助。

3. 脑脊液检查 是确诊本病的依据。

（1）常规检查：外观无色透明或呈毛玻璃样，蛛网膜下腔阻塞时，可呈黄色；脑脊液压力增高；静置 12～24 小时后，脑脊液中可见蜘蛛网状薄膜形成，取薄膜涂片做抗酸染色，可找到结核杆菌。白细胞数多为 $(50\sim500)\times10^6$/L，以淋巴细胞为主，但急性进展期，脑膜新病灶或结核瘤破溃时，白细胞数可 $>1000\times10^6$/L，其中 1/3 病例分类以中性粒细胞为主。蛋白含量增高，多为 1.0～3.0g/L，椎管阻塞时可高达 40～50g/L；糖和氯化物均降低为结脑的典型改变。对脑脊液改变不典型者，需重复化验，动态观察变化。脑脊液（5～10ml）沉淀物涂片抗酸染色镜检阳性率可达 30%。

（2）其他检查

1）结核菌抗原检测：以 ELISA 双抗夹心法检测脑脊液中结核菌抗原，是敏感、快速诊断结脑的辅助方法。

2）抗结核抗体测定：以 ELISA 法检测结脑患儿脑脊液中 PPD-IgM 和 PPD-IgG，其水平常高于血清中的水平。PPD-IgM 抗体于发病后 2～4 天开始出现，2 周达高峰，至 8 周时基本降至正常，为早期诊断依据之一；而 PPD-IgG 抗体于病后 2 周起逐渐上升，至 6 周达高峰，约在 12 周时降至正常。

3）腺苷脱氨酶（adenosine deaminase，ADA）活性测定：ADA 主要存在于 T 细胞中，约有 63%～100% 的结脑患者脑脊液 ADA 增高（$>9\mu$/L），ADA 在发病 1 个月内明显增高，治疗 3 个月后明显降低，为简单可靠的早期诊断方法。

4）结核菌素试验：阳性对诊断有帮助，但约 50% 的患儿可呈阴性反应。

5）脑脊液结核菌培养：是诊断结脑可靠的依据。

6）聚合酶链反应（PCR）：应用 PCR 技术在结脑患儿脑脊液中扩增出结核菌所特有的 DNA 片段，可准确地检测出脑脊液中极微量结核菌体 DNA，其灵敏度和特异性超过目前使用的各种实验手段。

4. X 线检查、CT 扫描或磁共振（MRI） 约 85% 结脑患儿的胸片有结核病改变，其中 90% 为活动性病变，粟粒型肺结核占 48%。胸片证明有血行播散性结核病对确诊结脑很有意义。脑 CT 在疾病早期可正常，随病情进展可见基底节阴影增强，脑池密度增高、模糊、钙化、脑室扩大、脑水肿或早期局灶性梗塞症等。

案例 8-12

1. 有发热、消瘦等结核中毒症状。

2. 明显的脑膜刺激症状、颅神经损害症状、颅内压增高症状。

3. 脑脊液外观浑浊，细胞总数 140×10^6/L，以单核为主；脑脊液生化示：葡萄糖和氯化物同时降低，蛋白质升高；脑脊液腺苷脱氨酶活性升高。

4. 头颅 CT 出现基底节阴影增强，脑池密度增高、模糊。

5. 1 岁 6 个月幼儿未接种卡介苗，PPD（++）。

临床诊断：结核性脑膜炎。

【鉴别诊断】

1. 化脓性脑膜炎（以下简称化脑） 婴儿结脑常急性起病，易误诊为化脑；治疗不正规、不彻底的化脑脑脊液中细胞数不甚高时，易误诊为结脑，应注意鉴别。主要靠脑脊液检查：化脑脑脊液外观混浊，细胞数多 $>1000\times10^6$/L，分类以中性粒细胞为主，涂片或培养可找到致病菌，鉴别一般不难。但治疗不正规、不彻底的化脑脑脊液改变不典型，仅凭脑脊液检查有时难与结脑鉴别，应结合病史、临床表现及其他检查综合分析。

2. 病毒性脑膜炎 一般起病较急，早期脑膜刺激征较明显。脑脊液无色透明，细胞数 $(50\sim200)\times10^6$/L，分类以淋巴细胞为主，蛋白质轻度增高，一般不超过 1.0g/L，糖和氯化物含量正常。

3. 隐球菌脑膜炎 起病比结脑更缓慢，病程更长，多有长期使用广谱抗生素及（或）免疫抑制剂史。无明显发热，而颅高压症状显著，头痛剧烈，与脑膜炎

笔记栏

其他表现不平行。视力障碍及视神经乳头水肿较常见，其症状有时可自行缓解。结核菌素试验阴性，脑脊液呈蛋白细胞分离现象，糖显著降低，多次脑脊液涂片墨汁染色可找到厚荚膜圆形发亮的菌体。

4. 脑肿瘤　婴幼儿较常见的髓母细胞瘤可经蛛网膜下腔播散转移，易发生颅神经障碍、脑膜刺激征及脑脊液改变，易误诊为结脑。但脑肿瘤一般无发热，少见的抽搐、昏迷，颅高压症状与脑膜刺激征不相平行，脑脊液改变较轻微，结核菌素试验阴性。脑部CT扫描或磁共振(MRI)有助于诊断。

【并发症及后遗症】　最常见的并发症为脑积水、脑实质损害、脑出血及颅神经障碍。早期后遗症甚少，晚期发生后遗症者约占2/3。严重后遗症为脑积水、肢体瘫痪、智力低下、失明、失语、癫痫及尿崩症等。

【治疗】　治疗的重点环节为抗结核治疗和降低颅高压。

1. 一般疗法　应卧床休息，细心护理，经常变换体位，防止褥疮和坠积性肺炎的发生。做好眼睛、口腔、皮肤的清洁护理。注意喂养，昏迷患者可予鼻饲或胃肠外营养，以保证足够热量。

2. 抗结核治疗　采用分阶段治疗方法。联合应用易透过血脑屏障的抗结核杀菌药物。

(1) 强化治疗阶段：联合使用INH、RFP、PZA及SM，疗程3～4个月。开始治疗的1～2周，将INH全日量的一半加入10%葡萄糖中静脉滴注，速度为每小时5mg/kg，余量口服，待病情好转后改为全日量口服。

(2) 巩固治疗阶段：继用INH、RFP或EMB。抗结核药物总疗程不少于12个月，或待脑脊液恢复正常后继续治疗6个月。早期患者也可采用9个月短程治疗方案(3HRZS/6HR)。

3. 降低颅高压　由于室管膜炎症的刺激，脑脊液分泌增多；加之脑底大量炎性渗出物及肉芽充填，使脑脊液循环通路受阻而产生各种类型脑积水。发病10天即可出现脑积水，故应及时控制颅内压。

(1) 脱水剂：常用20%甘露醇，其作用机制为使脑脊液渗入静脉而降低颅内压。每次0.5～1.0g/kg，于30分钟内快速静脉注入，4～6小时1次。脑疝时可加大剂量至每次2g/kg。2～3日后逐渐减量，7～10日停用。

(2) 利尿剂：乙酰唑胺(diamox)系碳酸酐酶抑制剂，可减少脑脊液的产生而降低颅内压。一般于停用甘露醇前1～2天开始使用，20～40mg/(kg·d)(<0.75g/d)，每日服或间歇服(服4日，停3日)，根据颅内压情况，可服用1～3个月或更长。

(3) 侧脑室穿刺引流：适用于急性脑积水而其他降颅压措施无效或疑有脑疝形成时。引流量根据脑积水严重程度而定，一般每日50～200ml，持续引流时间为1～3周。有室管膜炎时可予侧脑室内注药。应特别注意防止继发感染。

(4) 腰穿减压及鞘内注药：适应证为：①颅内压较高，应用激素和甘露醇效果不明显，但不急需做侧脑室引流或没有做侧脑室引流的条件者；②脑膜炎症控制不好以致颅内压难于控制者；③脑脊液蛋白量>3.0g/L以上者。方法为根据颅内压情况，放出一定量脑脊液以减轻颅内压。3岁以上每次注入INH 20～50mg及地塞米松2mg；3岁以下剂量减半。开始为每日1次，1周后酌情改为隔日1次，以后1周2次及1周1次。2～4周为1疗程。

(5) 分流手术：由于脑底脑膜粘连梗阻发生梗阻性脑积水时，经侧脑室引流等难以奏效，而脑脊液检查已恢复正常时，为彻底解决颅高压问题，可考虑做侧脑室小脑延髓池分流术。

4. 糖皮质激素　是抗结核治疗有效的辅助疗法，早期使用效果好。可减轻中毒症状及脑膜刺激症状，能抑制炎症渗出而降低颅内压，可减少粘连，利于脑脊液循环，从而减轻或防止脑积水的发生。一般使用泼尼松，每日1～2mg/kg(<45mg/d)，1个月后逐渐减量，疗程8～12周。

5. 对症治疗

(1) 惊厥的处理：见惊厥篇。

(2) 水、电解质紊乱的处理：①稀释性低钠血症：由于丘脑下部视上核和视旁核受炎症渗出物刺激，使垂体分泌抗利尿激素增多，导致远端肾小管回吸收水增加，造成稀释性低钠血症。如水潴留过多，可致水中毒，出现尿少、头痛、频繁呕吐、反复惊厥甚至昏迷。治疗宜用3%氯化钠静脉滴注，每次6～12ml/kg，可提高血钠5～10mmol/L，同时控制入水量。②脑性失盐综合征：结脑患儿可因间脑或中脑发生损害，调节醛固酮的中枢失灵，使醛固酮分泌减少；或因促尿钠排泄激素过多，大量Na^+由肾排出，同时带出大量水分，造成脑性失盐综合征。应检测血钠、尿钠，以便及时发现。可用2∶1等张含钠液补充部分失去的体液后，酌情补以3%氯化钠液以提高血钠浓度。③低钾血症：宜用含0.2%氯化钾的等张溶液静滴，或口服补钾。

6. 随访观察　复发病例全部发生在停药后4年内，绝大多数在2～3年内。停药后随访观察至少3～5年，凡临床症状消失，脑脊液正常，疗程结束后2年无复发者，方可认为治愈。

案例8-12

1. 卧床休息，细心护理；加强营养，鼻饲；经常变换体位；做好眼睛、口腔、皮肤的清洁护理。

2. 抗结核治疗：①强化治疗阶段：联合使用INH、RFP、PZA及SM。疗程3～4个月。开始治疗的1～2周，将INH全日量的一半加入10%葡萄糖中静脉滴注，余量口服，待病情好转后改为全日量口服。INH：每日150mg；RFP：每日100mg；PZA：每日200mg及SM每日120mg。②巩固治疗阶段：继用INH、RFP(或EMB)，疗程9～12个月。抗结核药物总疗程不少于12个月，或待脑脊液恢复正常后继续治疗6个月。早期患者可采用9个月短程治疗方案(3HRZS/6HR)有效。

笔记栏

3. 降低颅高压：20%甘露醇溶液 40ml，于 30 分钟内快速静脉注入。4～6 小时一次，如有脑疝时可加大剂量至每次 80ml。2～3 日后逐渐减量，7～10 日停用。乙酰唑胺(diamox)停用甘露醇前 1～2 天开始加用，每日 200mg，服用 1～3 个月或更长，每日服或间歇服(服 4 日，停 3 日)。

4. 泼尼松：每日 15mg，1 个月后逐渐减量，疗程8～12 周。

【预后】 与下列因素有关：①治疗时间早晚：治疗愈晚病死率愈高，早期病例无死亡，中期病死率为 3.3%，晚期病死率高达 24.9%；②发病年龄：年龄愈小，脑膜炎症发展愈快，愈严重，病死率愈高；③病期和病型：早期、浆液型预后好，晚期、脑膜脑炎型预后差；④结核杆菌耐药性：原发耐药菌株已成为影响结脑预后的重要因素；⑤治疗方法：剂量不足或方法不当时可使病程迁延，易出现并发症。

(南虎松　尹永日)

第 4 节　深部真菌病

深部真菌病(deep mycosis)是指由致病真菌所引起的黏膜、皮肤深层和内脏等病变的总称。真菌广泛分布于自然界，某些真菌可以感染人体而致病。致病真菌可分为两大类：①原发病原菌：如组织胞浆菌、球孢子菌、新型隐球菌、芽生菌等；②条件致病菌：如念珠菌、曲霉菌、毛霉菌等。其中较常见的致病菌为念珠菌、隐球菌、曲霉菌及组织胞浆菌等。深部真菌病多在糖尿病、血液病、恶性肿瘤、大面积烧伤、严重营养不良或其他慢性消耗性疾病的基础上发病；或长期应用抗生素、糖皮质激素、免疫抑制剂，使机体内菌群失调或抑制了机体的免疫功能而诱发。由于以上诱因，深部真菌病发病率有明显上升趋势，已引起医学界高度重视。而深部真菌病的临床表现无特殊性，与某些疾病症状相似，容易误诊。因此在上述疾病基础上并发感染，经积极治疗无显著疗效时，应警惕深部真菌病的可能。

一、念珠菌病

念珠菌病(candidiasis)是由数种念珠菌引起的疾病。多见于儿童，部分自婴儿发病后，长期潜伏至成人时再发病。最常引起人类疾病的念珠菌是白色念珠菌，其主要特点如下。

【病因和发病机制】 白色念珠菌(candida albicans)是一种酵母样菌，菌体呈圆形或椭圆形，直径 3～6μm，主要以出芽方式繁殖，产生孢子和假菌丝，易在酸性环境中繁殖，革兰染色阳性。白色念珠菌属于条件致病菌，正常情况下不致病，通常存在于正常人皮肤、口腔、上呼吸道、肠道及阴道等处，健康小儿带菌率达 5%～30%。当机体抵抗力降低时可致病，称内源性感染，其原发灶常在口腔，感染自口、咽部向下蔓延而引起食管、胃和肠病变。外源性感染由接触引起，可有(或无)诱发因素。深入组织的真菌可产生菌丝，当机体抵抗力降低时菌丝进一步穿透弥散，导致血行播散。幼婴、慢性腹泻、营养不良、白细胞减少、T 细胞功能异常或长期使用广谱抗生素、皮质醇类或免疫抑制剂者，其免疫功能低下，易感染念珠菌。

【病理】 根据念珠菌侵犯的不同器官和发病阶段，病理改变可以呈炎症、化脓或肉芽肿等。黏膜病变主要为溃疡、坏死或假膜形成；内脏病变多呈肉芽肿；急性播散型病灶呈灰白色的微小脓肿。病灶内可见孢子及假菌丝，外围有中性粒细胞及组织细胞浸润。血管受累时呈急、慢性坏死性血管炎改变，易破裂出血，亦可见微血管内血栓形成。严重免疫抑制者炎症反应较轻，仅见念珠菌及坏死组织形成的脓肿。

【临床表现】 分为皮肤黏膜型和内脏型。

1. 皮肤黏膜型　擦烂最常见，好发于皮肤皱褶处。多见于新生儿和小婴儿，尤其是肥胖多汗者。病变多见于肛周、臀部、外阴、腹股沟、腋窝、颈前及下颌等部位。皮肤潮红、糜烂，边界清楚，上有灰白色脱屑，周围见散在的红色丘疹、小水泡或脓疱。镜检见菌丝和芽孢，培养为白色念珠菌。患者如有免疫缺陷，皮肤可呈肉芽肿性改变；播散型可见全身性粟粒疹。

黏膜病变以鹅口疮(thrush)最多见。在颊黏膜、齿龈、上下颚黏膜表面可见白色乳酪状物，不易擦去，如强行剥削后可见鲜红色糜烂面，可有溢血。免疫功能低下时，病变蔓延至咽喉、食道、气管、肺和血液循环内。因此，鹅口疮可以是消化道、呼吸道念珠菌病的局部表现，也可以是播散型念珠菌病的早期征象，应予以重视。

2. 内脏型

(1) 消化道念珠菌病(gastrointestinal candidiasis)

1) 念珠菌性肠炎(candida enteritis)：多发生在慢性或迁延性腹泻病基础上，大便呈稀便、水样便或豆腐渣样便，多泡沫，有发酵气味，便次每日 3～10 余次不等，常伴低热。严重者肠黏膜溃疡而出现血便。

2) 念珠菌食管炎(candida esophagitis)：主要症状为恶心、呕吐、吞咽困难，年长儿诉胸骨下疼痛、烧灼感和吞咽痛，故有时出现拒食现象。X 线检查见食道狭窄，蠕动改变。食道镜检可见白色厚膜。

(2) 呼吸道念珠菌病(respiratory candidiasis)：以念珠菌性肺炎(candida pneumonia)多见。大多继发于婴幼儿细菌性肺炎、肺结核及血液病，亦可从口腔直接蔓延或经血行播散。起病缓慢，具有支气管肺炎的症状和体征，常咳出无色胶胨样痰，有时带血丝，可闻及中、小湿啰音，当病灶融合时可出现相应肺实变体征。X 线表现与支气管肺炎相似。起病缓慢，病程迁延，抗生素治疗无效时应注意本病可能。

(3) 泌尿道念珠菌病(urinary tract candidiasis)：多为白色念珠菌经血行播散所致。肾皮质和髓质均

笔记栏

可见小脓肿，很少影响膀胱。轻者临床症状不明显，重者有尿频、尿急、尿痛及肾功能改变。

(4) 播散性念珠菌病综合征和念珠菌菌血症(syndrome of disseminated candidiasis and candidemia)：主要表现为长期发热，在原发病(白血病、恶性肿瘤等)的基础上体温增高，症状加重，全身状况恶化。念珠菌播散时往往累及多个器官，以肾、心、脑及眼最常受累。因累及的部位不同而出现相应表现，如心肌炎、心内膜炎、心包炎、肺炎、肾脓肿、脑膜炎、骨髓炎及眼炎等。念珠菌心内膜炎的赘生物较大，脱落后易发生栓塞；亦可经血行播散引起脑膜炎、脑脓肿，病死率高。念珠菌脑膜炎患儿脑膜刺激征阳性，但视神经乳头水肿和颅内压升高可不明显，脑脊液中淋巴细胞增多，蛋白增高，糖降低，易发现念珠菌。

【诊断】 本病多为继发性，临床表现无特殊性，容易漏诊。有下列情况之一者宜考虑本病：①同时伴有浅表部位的真菌感染；②原有疾病迁延不愈或病情有突变；③幼婴、营养不良、免疫缺陷、长期使用抗生素、皮质激素及其他免疫抑制剂者，要经常注意发生本病的可能。以下检查有助于诊断。

1. 真菌检查　咽拭、痰液、尿液、粪便、病灶组织或伪膜、渗液等，均可检查。因念珠菌是常驻菌，查到孢子不能肯定其为致病菌，必须在镜下见到出芽的酵母菌与假菌丝，结合临床表现才能确定念珠菌病的诊断。①病灶组织或伪膜、渗液等标本镜检，见到厚膜孢子及假菌丝，且多次镜检阳性有诊断意义。②标本真菌培养1周内出现乳白色光滑菌落，菌落数大于50%，有诊断意义。

2. 血清学试验　抗体滴度升高，其中抗体凝集试验和沉淀反应比补体结合试验更有价值。

3. 病理诊断　病理组织中发现真菌和相应病理改变即可确诊。

4. 眼底检查　念珠菌菌血症患者视网膜和脉络膜上可见白色云雾状或棉球样病灶。

二、隐球菌病

隐球菌病(cryptococcosis)是一种急性或慢性侵袭性真菌疾病。由单相荚膜酵母菌引起，其中新型隐球菌(cryptococcus neoformans)是人类主要的致病菌。主要侵犯中枢神经系统，亦可播散至肺部、皮肤、黏膜、骨骼、关节和其他内脏，各年龄均可发病。

【病因和发病机制】 新型隐球菌(cryptococcus neoformans)是一种圆形或椭圆形酵母菌，直径约5～20μm，四周包围肥厚的胶质样荚膜，以芽生方式繁殖，不产生假菌丝。新型隐球菌广泛分布于自然界，存在于土壤、干鸽粪、水果、蔬菜、正常人皮肤和粪便中。在干燥鸽粪中可以生存达数年，是人的主要传染源。

本病常继发于胰岛素依赖型糖尿病、白血病、淋巴瘤、组织细胞增生症X、免疫缺陷病和接受糖皮质激素或免疫抑制剂治疗的患者，部分原发患者可无明显诱因。近年随艾滋病发病率的迅速增高，本病的发生率也相应增高。一般认为该菌可经呼吸道或皮肤黏膜破损处侵入人体，血行播散至脑、骨骼和皮肤。80%病例单纯中枢神经系统受损，可能隐球菌从鼻腔沿嗅神经及淋巴管传至脑膜所致。正常人血清中存在可溶性抗隐球菌因子，而脑脊液中缺乏，故利于隐球菌生长繁殖。

【病理】 早期为弥漫性浸润渗出性改变，晚期为肉芽肿形成。早期病灶组织中有大量的新型隐球菌集聚成团，因菌体周围包绕胶样荚膜，使菌体与组织没有直接接触，所以组织炎症反应不明显。肉芽肿的形成常在感染数月后，可见巨细胞、巨噬细胞及纤维细胞的增生、淋巴细胞和浆细胞浸润，偶见坏死灶及小空洞形成。脑组织较其他组织更易形成小空洞，脑膜增厚，有肉芽肿形成，以基底节及皮层的灰质受累最严重。肺部病变可见少量淋巴细胞浸润、肉芽肿形成、广泛纤维化。

【临床表现】

1. 隐球菌脑膜炎(cryptococcal meningitis)　是真菌性脑膜炎中最常见的类型。起病缓慢，初为轻度阵发性头痛，以后逐渐加重，也可自然缓解，恶心、呕吐、晕眩及不同程度发热。数周或数月后出现颅内压增高症状及颅神经受累的表现，常有眼底和视网膜渗出性改变。晚期可出现偏瘫、共济失调、抽搐、昏迷等。临床表现颇似结核性脑膜炎，但有间歇性自然缓解为其特点。如隐球菌肉芽肿局限于脑某一部位，临床表现与脑脓肿或脑肿瘤相似。

2. 肺隐球菌病(pulmonary cryptococcosis)　常与中枢神经系统感染并存，亦可单独发生。起病缓慢，常因无明显症状而被忽略，仅于X线检查时被发现。如有症状，则与肺结核不易区分，如低热、咳嗽、盗汗、乏力、体重减轻等，多趋自愈，严重者罕见。少数患儿呈急性肺炎的表现。如病灶延及胸膜，可有胸痛和胸膜渗出。X线片可显示单侧或双侧块状病变，亦可为广泛性浸润、支气管周围浸润或粟粒状病变，但不侵犯肺门或纵隔淋巴结。肺部感染一般预后良好。

3. 皮肤黏膜隐球菌病(mucocutaneous cryptococcosis)　常为全身性隐球菌病的局部表现。主要表现为痤疮样皮疹、硬结、肉芽肿等。中央可见坏死，形成溃疡、瘘管等。黏膜损害见于口腔、鼻咽部，表现为结节、溃疡和肉芽肿样，表面覆盖黏性渗出性薄膜。自觉症状不严重，病程较长。

【诊断】 凡病原未明的脑膜炎，特别是颅内压增高明显，视力障碍；脑脊液含糖量很低者，应考虑本病的可能，及时做真菌检查。

1. 病原体检查　①墨汁染色法：是迅速、简便、可靠的方法。根据受损部位不同取所需检查的新鲜标本，如脑脊液、痰液、病灶组织或渗液等，置于玻片上，加墨汁1滴，覆以盖玻片，在显微镜暗视野下找隐球菌，可见圆形菌体，外周有一圈透明的肥厚荚膜，内有反光孢子，但无菌丝。反复多次查找可提高阳性率。脑脊液应离心后取沉淀涂片。②真菌培养：取标本少许置于培养基中，在室温或37℃培养3～4天可见菌

笔记栏

落长出。

2. 血清学检查　检测新型隐球菌荚膜多糖体抗原，是早期诊断的主要手段。这是一项特异性强，快速、灵敏的诊断方法。抗原滴度的升、降可提示疗效、病程和预后。

三、曲霉菌病

曲霉菌病(aspergillosis)是由致病曲霉菌所引起的慢性深部真菌病。致病菌主要经呼吸道吸入侵犯肺部，也可侵犯皮肤、黏膜。严重者可发生败血症，致使其他组织和系统受累。本病小儿较成人少见。近年来证明一些曲霉菌可致癌。

【病因和发病机理】　曲霉菌(aspergillosis)属丝状真菌，是一种常见的条件致病性真菌。引起人类疾病的常见致病菌是烟曲霉菌(aspergillus fumigatus)和黄曲霉菌(aspergillus flavus)。曲霉菌孢子呈椭圆形，直径2～3μm，在组织及培养基内呈菌丝形生长。曲霉菌广泛分布于自然界，存在于土壤、空气、植物、野生或家禽动物及飞鸟的皮毛，也常见于农田、马棚、牛栏、谷仓等处。也可寄生于正常人的皮肤和上呼吸道，为条件致病菌。正常人对曲霉菌有一定的抵抗力，不引起疾病。曲霉菌病大多为继发性，当机体抵抗力降低时，病原菌可经皮肤黏膜损伤处或呼吸道侵入气管、肺，继而进入血液循环到其他组织或器官而致病。过敏体质者吸入曲霉菌孢子可触发IgE介导的变态反应而引起支气管哮喘。

【病理】　最常侵犯支气管和肺，病变早期为弥漫性浸润渗出性改变；晚期为坏死、化脓和肉芽肿形成。病灶内可找到大量菌丝。菌丝穿透血管可引起血管炎、血管周围炎、血栓形成等，血栓形成又使组织缺血、坏死。病变亦可侵犯鼻窦、外耳道、眼和皮肤，或经血行播散至全身各器官。

【临床表现】

1. 肺曲霉菌病(pulmonary aspergillosis)　最常见，多发生在慢性肺部疾病基础上。临床上分两型：①曲霉菌性支气管肺炎(aspergillus bronchopneumonia)，大量曲霉孢子被吸入后引起急性支气管炎，若菌丝侵袭肺组织，则引起广泛的浸润性肺炎或局限性肉芽肿，也可引起坏死、化脓，形成多发性小脓肿。急性患者有高热或不规则发热、咳嗽、气促、咯绿色脓痰；慢性者反复咳嗽、咯血等类似肺结核表现。肺部体征不明显或闻及粗湿啰音。X线检查见肺纹理增多，肺部可见弥漫性斑片状模糊阴影、团块状阴影。②球型肺曲霉菌病(aspergilloma，fumgusball)，常在支气管扩张、肺结核、肺脓疡等慢性肺疾患基础上发生。菌丝体在肺内空腔中繁殖、聚积并与纤维蛋白和黏膜细胞形成球形肿物，不侵犯其他肺组织。多数患者无症状或仅表现原发病症状，或发热、咳嗽、气急、咯黏液脓痰，其中含绿色颗粒。由于菌球周围有丰富的血管网，可有反复咯血。肺部X线检查可见圆形曲霉球悬在空洞内，形成一个新月体透亮区，有重要的诊断价值。

2. 变态反应性曲霉菌病(allegic asperigillosis)　过敏体质者初次吸入大量含有曲霉孢子的尘埃，引起过敏性鼻炎、支气管哮喘、支气管炎或变应性肺曲霉菌病。吸入后数小时出现咳嗽、咳痰、喘息和发热，3～4天缓解。如再次吸入后出现同样症状，如此反复发作，可导致肺纤维化及多发性浸润性病变。患者痰中可检出大量嗜酸性粒细胞和菌丝，培养见烟熏色曲霉菌生长。血嗜酸粒细胞增多，血清IgE升高。

3. 全身性曲霉菌病(disseminated aspergillosis)　多发生于原发性或继发性免疫缺陷者。曲霉菌多由肺部病灶侵入血循环，播散至全身各脏器组织；也可通过烧伤创面、损伤的皮肤黏膜等进入血循环。白血病、恶性淋巴瘤、肿瘤、慢性肺部疾患、长期使用抗生素和皮质激素等，是发生本病的诱因。临床表现随所侵犯的脏器而异，临床上以发热、全身中毒症状和栓塞最常见。可累及心内膜、心肌或心包，引起化脓、坏死和肉芽肿。中枢神经系统受累引起脑膜炎和脑脓肿。消化系统以肝受累多见。

【诊断】　以找到病原菌为主要诊断依据。

1. 病原体检查　因曲霉菌是实验室常见的污染菌，必须反复涂片或培养，多次阳性且为同一菌种才有诊断价值。

2. 病理组织检查　取受损组织或淋巴结活检，可根据真菌形态确诊。尤其对播散性曲霉菌病。可及时作出诊断。

四、组织胞浆菌病

组织胞浆菌病(histoplasmosis)是由荚膜组织胞浆菌引起的一种传染性很强的真菌病，以侵犯网状内皮系统或肺部为主，并可累及全身各脏器。其变型菌杜氏组织胞浆菌(histoplasma duboisii)引起者，以累及皮肤或骨骼为主，不侵犯肺部。本病约半数为儿童，6个月至两岁发病率最高，且多为播散型。

【病因和发病机制】　荚膜组织胞浆菌(histoplasma capsulatum)是一种双相真菌，在自然界以菌丝形态存在，在人体组织中以酵母菌形态出现，以出芽方式繁殖。本菌存在于被蝙蝠、鸡粪等污染的土壤中，在污染严重的地区可见区域性爆发和流行。人类感染的主要途径是经呼吸道吸入小分生孢子，分生孢子芽增殖成酵母菌，引起肺部感染，经血源播散到单核巨噬细胞系统。细胞介导的免疫可使病变局限，形成肉芽肿，不治自愈，临床上无症状。免疫功能低下者，病灶内的组织胞浆菌可经淋巴和血液途径播散到全身各脏器，引起广泛病变。目前认为，Ⅱ型和Ⅳ型变态反应参与了肺组织胞浆菌病的发病。

【病理】　本病典型的病理变化是单核/巨噬细胞系统的组织细胞和吞噬细胞吞噬组织胞浆菌以后，在肺、肝、脾、肾上腺和其他组织器官形成上皮样或组织细胞样肉芽肿、结核样结节、干酪样坏死及钙化，部分形成空洞，但很少化脓。播散型除软骨和骨皮质外，全身任何部位均可被侵犯。组织细胞的明显浸润和增生，常破坏受累器官的正常结构，50%患者发生肾上腺皮质坏死。

【临床表现】

1. 急性肺组织胞浆菌病(acute pulmonary histoplasmosis)　起病急，全身不适、寒颤、发热、咳嗽、胸痛、呼吸困难。肺部体征很少，可闻湿啰音，肝脾肿大。胸部X线检查，可见弥漫性与多个浸润区，愈后再检查可见多个大小分布一致的钙化点为本病特征。

2. 慢性肺组织胞浆菌病(chronic pulmonary histoplasmosis)　由肺部原发病灶蔓延所致，亦可为二重感染。任何年龄均可发病，2岁以下婴幼儿最多见。病程长，肺部呈进行性、退化性病变。临床表现很似肺结核，发热、咳嗽、盗汗、乏力、体重下降等。胸部X线检查，肺实变，以单或双侧上肺多见，部分患者肺尖形成空洞。病情进行性加重，最终导致肺纤维化和肺功能减退。病死率高。

3. 播散性组织胞浆菌病(disseminated histoplasmosis)　多数患者免疫功能低下，其中1/3发生于婴幼儿。起病急缓不一，全身症状明显，寒战、发热、咳嗽、呼吸困难、头痛、胸痛、腹痛、腹泻、便血、肝脾及淋巴结肿大、低色素性贫血、白细胞和血小板减少。婴幼儿患者类似严重的粟粒性结核。部分儿童伴有皮肤黏膜损害。

【诊断】

1. 病原体检查　血、尿、痰、骨髓和分泌物涂片，或培养分离出组织胞浆菌，或病理切片发现酵母型真菌即可诊断。播散型患者周围血涂片 Wright-Giemsa 染色在中性粒细胞和单核细胞内、外见典型芽状的酵母型组织胞浆菌。

2. 组织胞浆菌素皮肤试验　皮试后48～72小时看结果，红肿硬结≥5mm为阳性。阳性提示过去或现在有感染。

3. 组织胞浆菌抗体检测　①补体结合试验检测抗体：敏感性高、特异性强，抗体滴度≥1∶8或近期升高4倍以上为阳性。②酶联免疫吸附试验：简便易行，抗体滴度≥1∶16为阳性。但应注意，免疫功能低下者可呈假阴性。

4. 组织胞浆菌抗原检测　从血清、尿液、脑脊液中可检出抗原，阳性提示活动性感染。对免疫缺陷的患者更具诊断意义。

五、深部真菌病的治疗

(一) 一般治疗

1. 控制原发病。

2. 尽可能停用抗生素、糖皮质激素和免疫抑制剂。严格掌握其使用指征。

3. 加强支持疗法，补充维生素和微量元素，提高机体免疫功能。

笔记栏

(二) 抗真菌治疗

根据病变部位不同，药物的选择、应用及疗程也不同。

1. 制霉菌素(nystatin)

(1) 局部用药：剂型有油剂、霜剂、粉剂、溶液等，浓度为含制霉菌素10万U/g或10万/ml基质，根据患者具体情况选用一种剂型局部涂擦，每日2～4次。

(2) 口服：肠道念珠菌病口服制霉菌素，新生儿每日20～40万U，2岁以下每日40～80万U，2岁以上每日100～200万U，分3～4次饭前服用，疗程7～10日。此药口服不易吸收，全部由粪便排出。不良反应有恶心、呕吐、轻微腹泻。

(3) 雾化吸入：适用于呼吸系统念珠菌病，制霉菌素5万U溶于20ml生理盐水溶液中雾化吸入。

2. 二性霉素B(amphotericin B)　为广谱抗真菌药，是目前治疗隐球菌病、组织胞浆菌病和全身念珠菌病的首选药物，但对曲霉菌病效果较差。为多烯类抗生素，与真菌胞膜上的固醇类结合，改变膜的通透性，使菌体破坏，起到杀菌作用。

(1) 静脉滴注：宜从小剂量开始，每日0.1mg/kg，如无不良反应，逐渐增至每日1～1.5mg/kg，疗程1～3个月。用5%葡萄糖液稀释，浓度不超过0.05～0.1mg/ml，缓慢静滴，时间不少于6小时滴完。浓度过高易引起静脉炎，滴速过快可发生抽搐、心律失常、血压骤降，甚至心跳停搏。

(2) 椎管内注射或脑室内注射：仅用于隐球菌性脑膜炎病情严重或静脉滴注失败的病例。儿童鞘内注射，首次0.01mg，用蒸馏水稀释，浓度不超过0.25mg/ml或将药物与腰穿时引流出的脑脊液3～5ml混合后缓慢注入。以后每日一次，剂量渐增，约1周内增至每次0.1mg，第二周起每隔1～3日增加0.1mg，直至每次0.5mg为止，不超过0.7mg。疗程一般约30次。如有副作用，减量或暂停用药。脑脊液内药物过多可引起珠网膜炎而脑脊液细胞数增多、暂时性神经根炎、感觉消失、尿潴留，甚至瘫痪、抽搐等。如及早停药，大多能缓解。

(3) 二性霉素B的副作用：恶心、呕吐、腹痛、寒颤、发热、头痛、头晕、贫血、血小板减少、血栓性静脉炎等，对肝、肾、造血系统也有一定毒性。可于治疗前半小时及治疗后3小时给予阿司匹林，以减轻其副作用。严重者静脉滴注氢化可地松或地塞米松。用药期间，每隔3～7天检查血、尿常规及肝、肾功能，血清肌酐＞2.5mg/dl时应减量。尿素氮＞40mg/d时应停药。停药2～5周恢复正常后，再从小剂量开始给药。注射局部易发生血栓性静脉炎，输液部位宜先从四肢远端小静脉开始。

3. 5-氟胞嘧啶(5-fluorocytosine)　是一种合成的口服抗真菌药物，对隐球菌和白色念珠菌有良好抑制作用。与二性霉素B合用，治疗全身性隐球菌病。剂量为每日50～150mg/kg，分4次口服，疗程4～6周。婴儿剂量酌减。此药口服吸收良好，血清浓度高，脑脊液浓度可达血清的64%～88%。但容易产生耐药性。副作用有恶心、呕吐、皮疹、中性粒细胞和血小板减少，肝、肾损伤。与二性霉素B合用，可减少耐药性、减少药量、减轻毒性反应、缩短疗程。

4. 克霉唑(clotrimazole)　为广谱抗真菌药。外用或口服。1%～5%软膏皮肤外用。口服易吸收，每日20～60mg/kg，分3次口服。全身性深部真菌感染可与二性霉菌B联合使用。副作用有胃肠道症状、兴奋、失眠、荨麻疹、白细胞减少、ALT升高等。

5. 酮康唑(ketoconazole)　合成的口服抗真菌药，系咪唑类衍生物。通过抑制麦角甾醇的合成，改变真菌细胞的通透性，导致真菌死亡。此药抗菌谱广，口服吸收良好，毒性反应低。对念珠菌病、曲霉菌病、组织胞浆菌病等疗效均显著。初始剂量：体重30公斤以下者每日100mg；30公斤以上每日200～400mg；1～4岁者每日50mg；5～12岁，每日100mg。小儿每日达400mg高剂量时，可有恶心、呕吐、一过性的低胆固醇血症和肝功能异常。

6. 氟康唑(fluconazol)　双三唑类抗真菌药。作用机理和抗菌谱与酮康唑相似，体内抗真菌活性比酮康唑强，生物利用度高，口服吸收好。对念珠菌、新型隐球菌等有抑制作用，可在脑脊液中达到有效治疗浓度。3岁以上儿童每日3～6mg/kg，1次顿服或静滴。副作用有胃肠道反应，皮疹，偶致肝功能异常。

（南虎松　尹永日）

第5节　寄生虫病

寄生虫病(parasitic disease)是小儿时期常见病，对小儿健康危害较大，严重者可致生长发育障碍。1988～1992年在我国首次寄生虫病流行病学调查显示：我国寄生虫平均感染率为62.5%，0～15岁儿童寄生虫感染率为55.3%～73.3%，说明我国广大儿童的寄生虫病是一个不可忽视的重要问题。以下介绍小儿时期常见的四种寄生虫病。

一、蛔　虫　病

蛔虫病(ascariasis)是最常见的严重危害儿童健康与发育的寄生虫病之一。人蛔虫亦称似蚓蛔线虫(ascaris lumbricoides linnaeus)，简称蛔虫，是寄生于人体内的最大线虫。成虫寄生于人体小肠，可引起蛔虫病(ascariasis)，幼虫能在人体内移行引起内脏移行症(visceral larva migrans)或眼幼虫移行症(ocular larva migrans)。

【病因和流行病学】　蛔虫是寄生于人体肠道内最大的线虫之一。雌雄异体，形似蚯蚓，活虫略带粉红色或微黄色。成虫寄生于人体小肠，以肠内容物为食物，雌虫每天排卵可多达20万个，随粪便排出。排出的虫卵在适宜环境条件下5～10天发育成熟，即为感染性虫卵。感染性虫卵被人吞食后，大部分被胃酸杀灭，仅少数随食物到小肠，幼虫破卵而出穿入肠壁静脉，通过门静脉系统循环而进入肺，穿破肺组织进入肺泡腔，沿支气管向上移行到气管又重新被吞咽。幼虫进入小肠逐步发育成熟为成虫。在移行过程中幼虫也可随血流到达其他器官，一般不发育为成虫，但可造成器官损害。自人体感染到雌虫产卵约需60～75天，雌虫寿命为1～2年。

蛔虫病患者是主要的传染源，通过被感染性虫卵污染的食物、水或手经口吞入是主要的传染途径，虫卵亦可随飞扬的尘土被吸入咽下。由于雌虫产卵量极大和虫卵具有对恶劣环境条件的抵抗力而广泛流行，虫卵可在泥土中生存数月仍具感染力，在5～10℃可生存2年。

据WHO统计，全球感染蛔虫病人数有13亿，以学龄前儿童感染率最高。在温暖、潮湿和卫生条件差的地区感染较普遍。感染率农村高于城市，儿童高于成年人。在国内，蛔虫是感染率最高、分布最广的寄生虫，约有5.31亿人感染，平均感染率为46.99%，最高达71.12%。由于在全国学校贯彻肠道感染综合防治方案，近年来感染率逐渐下降。

【临床表现】

1. 幼虫移行引起的症状　①蛔蚴性肺炎(Loeffler综合征)：蛔虫卵或幼虫移行至肺引起。表现为发热、咳嗽、胸闷、哮喘、血丝痰等，症状1～2周消失。肺部体征不明显，可闻及哮鸣音。血嗜酸性细胞增多。X线胸片可见肺部点状、片状或絮状阴影，病灶易变或很快消失。②异位蚴虫症：少数严重感染者，幼虫可侵入脑、肝、脾、肾、甲状腺和眼等，引起相应的临床表现，如癫痫、肝大、腹痛等。

2. 成虫引起的症状　成虫寄生于空肠，以肠腔内以半消化食物为食。临床表现为食欲不振或多食易饥，异食癖；常有一过性脐周部疼痛，不剧烈，喜按揉，不定时，反复发作；部分病人烦躁、易惊或萎靡、磨牙；虫体的异种蛋白可引起荨麻疹等过敏症状。感染严重者可造成营养不良，影响生长发育。

3. 并发症　蛔虫有钻孔的习性，在人体不适(发热、胃肠病变等)或大量食入辛辣食物和服用驱虫药物剂量不当等因素刺激下，蛔虫可钻入开口于肠壁的各种管道，引起胆道蛔虫症、蛔虫性肠梗阻，上窜阻塞气管、支气管造成窒息死亡，亦可能钻入阑尾或胰管引起炎症。

(1) 蛔虫性肠梗阻：是最常见的并发症，多见于10岁以下的儿童，以2岁以下发病率最高。大量感染成虫可因蛔虫团形成肠梗阻，或蛔虫毒素刺激肠壁引起痉挛所致。常为不完全性肠梗阻，起病急骤、脐周或右下腹阵发性剧痛、呕吐、可吐出蛔虫、腹胀、肠鸣音亢进、可见肠型和蠕动波、可扪及条索状包块。腹部X线检查可见肠充气和液平面。

(2) 胆道蛔虫症：是常见的并发症。成虫堵塞胆道的病例多发生在感染严重的儿童。临床表现突起剧烈腹部绞痛、屈体弯腰、哭叫打滚、恶心、呕吐，腹部检查无明显阳性体征或仅有右上腹压痛。部分患儿可发

笔记栏

生胆道感染，出现发热、黄疸、外周血白细胞数增高。

(3) 肠穿孔及腹膜炎：由于肠壁血液循环障碍导致缺血、坏死而穿孔，发生腹膜炎。多继发于持续较久的蛔虫性肠梗阻或阑尾炎。表现为剧烈腹痛、明显的腹膜刺激症状，全身衰竭时可出现进行性腹胀。腹部X线检查见膈下游离气体。

【诊断】 根据症状和体征、有排蛔虫或呕吐蛔虫史、粪便查到蛔虫卵即可确诊。若出现上述并发症时，需与其他外科急腹症鉴别。

【治疗】

1. 驱虫治疗

(1) 甲苯达唑(mebendazole)：为广谱驱虫药，是治疗蛔虫病的首选药物，能杀灭蛔、蛲、钩虫等。可抑制虫体对葡萄糖的摄入，导致ATP生成减少，使虫体无法生存，并在杀灭幼虫、抑制虫卵发育方面亦起作用。>2岁，每日200mg，日2次，连服3天。虫卵阴转率90%～100%，未治愈者可于3周后重复第二疗程。副作用小，偶见胃肠不适、头昏、头痛等，不需特殊处理。复方甲苯达唑(mebenda-zole compound)每片含甲苯达唑100mg和左旋咪唑25mg，剂量同前。

(2) 枸橼酸哌嗪(piperazine citrate)：为安全有效的抗蛔虫和蛲虫药物，阻断虫体神经肌肉接头冲动传递，使虫体不能吸附在肠壁而随粪便排出体外。因麻痹前不兴奋虫体，适用于有并发症的患儿。每日剂量150mg/kg(最大剂量不超过3g)，睡前顿服，连服2日。严重者，1周后再重复治疗。此药毒性低，量大时偶有恶心、呕吐、腹痛、荨麻疹、震颤、共济失调等。肝肾功能不良及癫痫患儿禁用。在肠梗阻时，最好不用，以免引起虫体骚动。

(3) 左旋咪唑(levamisole)：为广谱驱肠虫药，可选择性抑制虫体肌肉中琥珀酸脱氢酶，抑制无氧代谢，减少能量产生，使虫体肌肉麻痹随粪便排出。口服吸收快，由肠道排泄，无蓄积中毒。驱蛔效果达90%～100%，对钩虫、蛲虫也有效，同时也是一种免疫调节剂，可恢复细胞免疫功能。驱蛔虫每日2～3mg/kg，睡前或晨起顿服。副作用有头痛、恶心、呕吐、腹痛，偶有白细胞减少、肝功损害、皮疹等，肝肾功能不良者慎用。

2. 并发症的治疗

(1) 胆道蛔虫症：主要为解痉止痛、驱虫、控制感染及纠正脱水、酸中毒及电解质紊乱。驱虫最好选用虫体肌肉麻痹驱虫药。内科治疗持久不缓解者，必要时可手术治疗。

(2) 蛔虫性肠梗阻：不完全性肠梗阻可采用禁食、胃肠减压、输液、解痉、止痛等处理，疼痛缓解后可予驱虫治疗。完全性肠梗阻时应及时手术治疗。

(3) 蛔虫性阑尾炎或腹膜炎一旦诊断明确，应及早手术治疗。

【预防】 普及卫生知识，注意饮食卫生和个人卫生，做好粪便管理，不随地大小便。广泛给易感人群投药以降低感染是比较可行的方法，但蛔虫病的感染率极高，应隔3～6月再给药。最重要的是人粪便必须进行无害化处理后再当肥料使用和提供对污水处理的卫生设施才是长期预防蛔虫病的最有效措施。

笔记栏

二、蛲 虫 病

蛲虫又称蠕形住肠线虫(enterobius verrnicularis)。蛲虫感染可引起蛲虫病(enterobiasis)，是幼儿期的常见病。

【病因和流行病学】 蛲虫的成虫细小，乳白色线头状。雌雄异体，雄虫长2～5mm，尾部弯曲，雌虫长8～13mm，中部较粗。寄生于人体的回肠下段、盲肠及结肠。在人体内存活2～4周，一般不超过2个月，交配后雄虫很快死亡；雌虫向肠腔下段移行，当人熟睡时，雌虫从肛门爬出，受温度、湿度改变和空气的刺激大量排卵，然后大多数死亡，少数雌虫可再进入肛门及阴道、尿道等处，引起异位损害。虫卵在肛周约6小时发育成为感染期虫卵。当虫卵污染患儿手指，再经口食入而自身感染。感染期虫卵抵抗力强，在室内一般可存活2～3周，虫卵可散落在衣裤、被褥或玩具、食物上，经吞食或空气吸入等方式传播。蛲虫患者是唯一的传染源，蛲虫病常在集体儿童机构和家庭中传播流行。

蛲虫感染呈世界性分布，国内感染也较普遍。据国内抽样调查资料表明，人群蛲虫平均感染率为26.36%。

【临床表现】 蛲虫感染可引起局部和全身症状，最常见的症状是肛门搔痒和睡眠不安，局部皮肤可因搔损而发生皮炎和继发感染。全身症状有胃肠激惹现象，如恶心、呕吐、腹痛、腹泻、食欲不振，还可见不安、夜惊、易激动及其他精神症状。也可引起慢性阑尾炎，女孩尿道炎、阴道炎、腹膜炎等。末梢血见嗜酸性细胞增多。

【诊断】 主要依靠临床症状，检出虫卵或成虫可确定诊断。因蛲虫一般不在肠内产卵，故粪便直接涂片法不易检出虫卵，必须从肛门周围皮肤皱襞处直接采集标本。于凌晨用透明胶纸紧压肛周部位粘取虫卵，在显微镜下观察，容易看到虫卵，但有时需多次检查。在肛周皮肤皱褶处见白色小线虫时，应用酒精保存留做显微镜检查。

【治疗】 蛲虫的寿命一般20～30天，如能避免重复感染，即使不治疗也能自行痊愈。单纯用药物治疗而不结合预防则甚难彻底治愈及杜绝流行。

1. 内服药 ①噻嘧啶(pyrantel pamoate)：为广谱高效驱虫药，可抑制虫体胆碱脂酶，阻断虫体神经肌肉接头冲动传递，麻痹虫体，安全排出体外。而且口服很少吸收，毒性极低。剂量为11mg/kg(最大量1g)，一次口服，2周后重复一次。②甲苯达唑：剂量和用法与驱蛔虫治疗相同，2周后重复一次。

2. 外用药 每晚睡前清洗会阴和肛周，局部涂擦蛲虫软膏(含百部浸膏30%、甲紫0.2%。)杀虫止痒；或噻嘧啶栓剂塞肛，连用3～5天。

【预防】 应强调预防为主，培养良好的卫生习惯。

饭前便后要洗手，勤剪指甲，纠正吮手指习惯。婴幼儿尽早穿满裆裤，玩具、用具、被褥要常清洗和消毒。

三、钩 虫 病

钩虫病(ancylostomiasis)是由于钩虫寄生于人体小肠所引起的疾病。主要表现为贫血、营养不良、胃肠功能失调。本病轻者无症状，称钩虫感染。长期反复感染可影响小儿生长发育和智力。严重贫血可致心功能不全。

【病因和流行病学】 钩虫(hookworm)是钩口科线虫的统称，寄生人体的钩虫常见有十二指肠钩虫(ancylostoma duodenale)和美洲钩虫(necator americanus)，锡兰钩虫(ancylostoma ceylanicum)较少见。成虫半透明灰白或米黄色，长约1cm，雌雄异体，寄生于人体小肠上段，以其口囊咬吸在肠黏膜上，摄取血液及组织液。成熟十二指肠钩虫雌虫每日产卵1万～3万个；美洲钩虫雌虫每日产卵0.5万～1万个。虫卵随粪便排出，在温暖、潮湿、疏松土壤中孵育成杆状蚴，在1～2周中，经过二次蜕皮后发育为丝状蚴，即感染期蚴。丝状蚴通过毛囊、汗腺口或皮肤破损处钻入人体进入血管和淋巴管，随血流经右心至肺，穿过肺微血管进入肺泡，向上移行至咽部，被吞咽入胃，达小肠发育为成虫。成虫在人体内一般可存活3年左右，最长可达15年。

钩虫病患者为主要传染源。皮肤接触污染的土壤是主要感染途径；进食污染的食物也是感染途径之一；婴幼儿可因尿布、衣服晾晒或落在沾有丝状蚴的土地上而感染，或因坐地、爬玩而感染。据统计全世界约有十亿人感染钩虫，在热带、亚热带和温带地区特别流行。我国除青海、新疆、内蒙古、西藏、黑龙江等地外，其他地区均有不同程度流行，尤以四川、浙江、湖南、福建、广东、广西等地较重。在华东和华北地区以十二指肠钩虫为主；在华南和西南地区以美洲钩虫为主；在福建、四川、台湾等省发现锡兰钩虫感染。其感染率农村高于城市，成人高于儿童。小儿年龄越大，感染率越高。

【临床表现】

1. 钩蚴引起的症状

(1) 钩蚴皮炎：钩蚴入侵的部位多见于足趾或手指间皮肤较薄处及其他暴露的皮肤，可出现红色点状丘疹或小水泡，烧灼、针刺感、奇痒，数日内消失。因搔抓破溃后常继发感染，形成脓疱，并可引起发热和淋巴结炎。

(2) 呼吸道症状：急性钩蚴感染，幼虫移行至肺，穿破微血管，引起炎症细胞浸润及出血，临床可见发热、咳嗽、血痰、气急和哮喘，痰中带血丝，甚至大咯血。胸部X线检查见肺部有短暂的浸润性病变，血嗜酸粒细胞增高。病程数日或数周。

2. 成虫引起的症状

(1) 贫血：失血性贫血是主要症状。表现为不同程度的贫血、皮肤黏膜苍白、乏力、眩晕，影响小儿体格和智力发育。严重者可致心功能不全。

(2) 消化道症状：初期为贪食、多食易饥，但体重下降。后期食欲下降、胃肠功能紊乱、腹胀不适、异食癖等，严重者可出现便血。

3. 婴儿钩虫病　临床表现为急性便血性腹泻，大便黑色或柏油样，胃肠功能紊乱，发热，生长发育迟缓，面色苍白，心尖部明显收缩期杂音，肝脾肿大，血红蛋白低于50g/L，大多数患儿白细胞总数增高，嗜酸粒细胞显著增高，有时呈类白血病样反应。发病多在5～12个月，亦有新生儿发病的报道。

【诊断】 根据有流行病史、胃肠功能紊乱、异食癖、贫血、营养不良、生长发育迟缓等表现，应考虑钩虫病的可能。粪便中检出钩虫卵或孵化出钩蚴是确诊的依据。

【治疗】

1. 驱虫治疗

(1) 苯咪唑类药物：是一类广谱驱肠线虫药，具有杀死成虫和虫卵的作用。因为能选择性及不可逆地抑制寄生虫对葡萄糖的利用，影响虫体能量代谢而达驱虫目的。但驱虫作用缓慢，治疗3～4天才排钩虫。不良反应轻，少数病人有头痛、恶心、腹痛等。常用剂型有：①甲苯达唑(mebendazole)：不分年龄，每次100mg，每日服2次，连用3日。治愈率达90%以上。严重肝、肾疾病患者慎用。②阿苯达唑(albendazole)：儿童200mg，单剂有效。

(2) 噻嘧啶(pyrantel pamoate)：也是一类广谱驱肠线虫药，为神经肌肉阻滞剂，使虫体麻痹而被排出。驱虫作用快，服药1～2天即可排虫。常用剂量为10mg/kg(基质)，每日1次，睡前顿服，连服2～3日。副作用轻，可见恶心、腹痛、腹泻等。急性肝炎、肾炎暂缓用药。

2. 对症治疗　纠正贫血，给予铁剂和充足营养，严重贫血可少量多次输血。

【预防】 加强卫生宣教，注意饮食卫生，不随地大便，加强粪便无害化管理。在流行区定期普查普治，加强个人防护，防止感染。

四、绦 虫 病

绦虫病(taeniasis)是由绦虫寄生人体肠道引起的疾病。常见的有猪带绦虫病和牛带绦虫病，系因进食含有活囊尾蚴的猪或牛肉而感染。

【病因和流行病学】 绦虫(cestode)又称带虫(tapeworm)，成虫扁长如带，长约2～4m，乳白色，雌雄同体。虫体分为头节、颈节和体节三部分：头节具有固着器官，上有吸盘和小钩(牛肉绦虫无小钩)；颈节具有生发作用，节片由此向后连续长出；体节靠近颈节部分因其生殖器官未发育成熟称为未成熟节，中间部分节片因生殖器官发育成熟称为成熟节，后部节片中存满虫卵称为孕节。成虫寄生于人的小肠，虫卵或孕节随粪便排出体外，当虫卵被猪、牛等中间宿主吞食后，卵内的六钩蚴虫在其小肠内逸出，钻进肠壁血管或淋巴管随血循环或淋巴循环到达全身，主要在运动较多的肌肉组织中发育成为囊尾蚴，囊尾蚴如黄豆大，内有白色米粒大小的囊尾蚴头节。这种含有囊尾蚴的肉(俗称米猪肉)未经煮熟而被人摄入后即在人小肠中发育为成虫而致病。人也可以成为猪绦虫的中间宿主，即由于吞食的虫卵或孕节在人体内发育成囊尾蚴所造成，称为囊虫病(cysticercosis)，但这种囊尾蚴不能在人体内继续发育为成虫。寄生在人体的绦虫除大量掠夺宿主的营养外，其固有器官吸盘和小钩对宿主肠道亦造成机械刺激和损伤。囊尾蚴在人体内寄生的危害性比绦虫病更大，其程度因囊尾蚴寄生的部位和数量而不同，其中以脑囊虫病最为严重。大脑是对包囊最敏感的器官，当入侵大脑的包囊数目多或其阻塞脑脊液通路时，可导致症状。包囊死亡分解后，可完全吸收或钙化。

绦虫在全世界分布很广，主要流行于欧洲、中美一些国家和东南亚等国。我国各地都有绦虫病，以内蒙古、新疆、广西、云南、贵州、四川等地多见，呈局限性流行或散在发生。在绦虫病严重流行区，居民有爱吃生的或未煮熟的猪、牛肉的习惯，对本病的传播起着决定的作用。生熟砧板不分，易造成交叉污染，而致感染。患者农村多于城市，以青壮年为主，小儿受感染者也不少。

【临床表现】

1. 成虫引起的症状　潜伏期为2～3个月。临床表现差异较大。最常见症状是孕节自肛门逸出，造成肛门骚痒或不愉快感，在排节片前肛门或直肠内有5～10分钟的蠕动感。腹痛常见于中上腹和脐部，多为隐痛，有时烧灼感或剧烈绞痛，进食后腹痛缓解为其特征。腹痛和恶心在晨间明显，部分患儿恶心、呕吐、腹泻、便秘、食欲不振或亢进、体重减轻等。

2. 囊尾蚴寄生的症状　因囊虫寄生的部位和数量不同而异。

(1) 脑囊虫病：症状极为复杂多样，可全无症状，也可突然猝死。癫痫发作、颅内压增高和精神症状是三个主要的症状。癫痫发作是最突出的症状，一般在排虫后或皮下囊包出现后半年发生。脑脊液检查多属正常，少数病例可见细胞数和蛋白轻度增加。依颅内寄生部位分为皮质型、脑室型、蛛网膜下腔型或颅底型，而产生不同的症状，也有寄生于椎管而压迫脊髓。

(2) 肌肉与皮下组织囊虫病：常无症状，仅在偶然触摸皮肤或体检时发现。囊尾蚴侵入肌肉和皮下组织形成圆形或卵圆形结节，微隆起或不隆起于皮肤表面，如黄豆或蚕豆，大小相近，中等硬度如软骨，与周围组织无粘连，无压痛。常分批出现，也可自动消失。肌肉内寄生者，可出现假性肌肥大，经一定时间最后钙化。

(3) 眼囊虫病：可发生在眼的任何部位，以玻璃体和视网膜多见。轻者视力障得，重者失明，以单眼多见。眼底检查在玻璃体内可见大小不等的圆形或椭圆形的浅灰色包囊，周围有红晕光环。

【诊断】　根据有生食或进食半生的牛、猪肉史，粪便中发现绦虫节片或检出虫卵即可确诊绦虫病。囊虫病的诊断依据：①有猪绦虫病史，或粪便中发现有绦虫卵或妊娠节片。②皮下结节病理检查见囊尾蚴。③免疫试验：囊尾蚴抗原皮内试验、补体结合试验阳性，用囊尾蚴液纯化抗原与患者脑脊液进行酶联免疫吸附试验阳性。免疫金银染色(IGSS)是近10年发展的高敏感性的方法。④患病时间较长者，囊虫已死亡而有钙化者(一般显示需5年以上)，可拍X线头颅片或脑室造影帮助诊断。但脑室造影近年已被CT取代。⑤头颅CT对脑囊虫病的诊断具有重要价值，可对定位、鉴定活动性病灶、脑脊液通路梗阻、考核疗效提供依据。⑥磁共振成像(MRI)对活动性病灶较CT更灵敏，更易查出脑室、脑室孔部位的病灶，但对钙化灶的显示不如CT。

【治疗】

1. 驱虫治疗

(1) 阿苯达唑(albendazole)：又名丙硫咪唑。其作用温和、缓慢、副反应轻，疗效确切，目前用做首选药。总有效率98%左右。剂量：15～20mg/(kg·d)，分2次饭后服用，10天为1疗程，一般需2～3个疗程或更长，每疗程间隔2～3周。未愈者适当增加疗程或改服吡喹酮治疗。

(2) 吡喹酮(praziquantel)：治疗绦虫病和囊虫病均有效，总有效率98%，杀虫迅速，效果良好。治疗肌肉与皮下组织囊虫病，总剂量120mg/kg，日3次，分4天口服；脑囊虫病，总剂量180mg/kg，日3次，分9天口服。间歇2～3个月重复一次。此药副作用较为严重，多因虫体死后，炎症反应和水肿加重，致原有症状加剧，颅内压明显增高，个别病例因脑疝死亡。故应高度警惕，必要时先降颅压再行治疗。

(3) 槟榔与南瓜子：槟榔对绦虫的头节和前段有瘫痪作用，南瓜子能使绦虫中、后段节片瘫痪，两者合用可使虫体变软，借小肠蠕动作用随粪便排出体外。驱猪绦虫服35%槟榔煎剂60～120ml，清晨顿服。驱牛绦虫，先服炒熟去皮南瓜子30～60g，2小时后服上述剂量的槟榔煎剂。一般服药后3小时内有完整虫体排出。

驱绦虫治疗的注意事项：①无论用何种药驱绦虫，在排便时应坐在盛有水温与体温相同的生理盐水中排便，以免虫体遇冷收缩而不能全部排出。②留集24小时粪便寻找头节。③治疗3个月无虫卵和节片排出为治愈。

2. 手术治疗　眼囊虫病目前主张以手术摘除为宜。颅内尤其脑室内单个囊虫也可行手术治疗。

3. 对症治疗　降颅压，控制癫痫发作等。

【预防】　加强卫生宣传教育，改变不良饮食习惯；加强肉品检验，不吃未煮熟的猪、牛肉；仔细清洗蔬菜与水果；应区分生、熟食品的砧板；彻底治疗绦虫病患者。

(南虎松　尹永日)

笔记栏

第9章 消化系统疾病

第1节 口 炎

口炎(stomatitis)是口腔黏膜由于各种感染引起的炎症,常由病毒、真菌、细菌感染引起。若病变限于局部如舌、齿龈、口角亦可称为舌炎、齿龈炎或口角炎等。本病多见于婴幼儿。

一、小儿口腔解剖生理特点

口腔是消化道的起端,具有吸吮、吞咽、咀嚼、消化、味觉、感觉和语言等功能。足月新生儿出生时已具有较好的吸吮吞咽功能。新生儿及婴幼儿口腔黏膜薄嫩,血管丰富,唾液腺不够发达,口腔黏膜干燥,因此易受损伤和局部感染;3~4个月时唾液分泌开始增加,5~6个月时明显增多,但婴儿口底浅,尚不能及时吞咽所分泌的全部唾液,因此常发生生理性流涎。

二、鹅 口 疮

案例 9-1

患儿,女性,4个月,因腹泻黄色稀水便25天伴口腔内有白色块状物4天入院。

患儿于25天前无明显诱因出现腹泻,为黄色稀水便,无黏液和脓血,每日4~5次,量和水分不多。吃奶欠佳,无呕吐,伴低热,体温37.6℃左右,无咳嗽、气喘等,尿量多。曾在家服用抗菌药物半月多,症状未见明显好转。近4天进食较少,喂奶时发现患儿口腔内有白色块状物、患儿精神欠佳、易哭闹、无惊厥等。

体格检查:体温37.5℃,脉搏110次/分,呼吸33次/分,体重6.0kg。发育正常,营养一般,神志清,反应尚好,无脱水貌。全身皮肤无皮疹、出血点等。前囟2cm×1cm,平坦,张力不高,口唇无青紫,口腔黏膜可见片状乳白色凝块状物,不易擦去,用压舌板强行剥落后,局部黏膜潮红,粗糙,少量渗血。颈软,双肺呼吸音清晰,心率110次/分,律齐,心音有力,未及杂音,腹软,肝脾未触及肿大。

思考题:

1. 本病例如何进行诊断?
2. 如何处理?

鹅口疮(thrush,oral candidiasis)为白色念珠菌感染引起黏膜表面形成白色斑膜的疾病。多见于新生儿和营养不良、腹泻、长期使用广谱抗生素或激素的患儿。

【临床表现】 表现为口腔黏膜表面覆盖白色乳凝块样小点或小片状物,可逐渐融合成大片,不易擦去,周围无炎症反应,强行剥离后局部黏膜潮红、粗糙、可有溢血、不痛、不流涎,一般不影响吃奶,无全身症状;重症则整个口腔均被白色斑膜覆盖,甚至可蔓延到咽、喉头、食管、气管、肺等处而危及生命。重症患儿可伴低热、拒食、吞咽困难。取白膜少许放玻片上加10%氢氧化钠溶液1滴,在显微镜下可见真菌的菌丝和孢子,即可确诊。

案例 9-1

1. 患儿,女性,4个月。
2. 腹泻25余天伴低热,有长期服抗生素史。
3. 口腔黏膜处可见片状乳白色凝块状物覆盖,强行剥去易出血。
4. 粪常规:脂肪球(+),白细胞少许,查见真菌。

诊断:小儿腹泻病,鹅口疮。

【治疗】 可用弱碱性溶液,如2%碳酸氢钠溶液于哺乳前后清洁口腔。或局部涂抹10万~20万U/ml制霉菌素混悬溶液,每日2~3次。亦可口服肠道微生态制剂,纠正肠道菌群失调,抑制真菌生长,必要时可加用抗真菌的药物。预防应注意哺乳卫生,加强营养,适当增加维生素B_2和C。

案例 9-1

处方及医生指导

1. 加强口腔的护理,2%碳酸氢钠溶液清洁口腔;
2. 指导家属对小孩的合理喂养;
3. 微生态制剂。

三、疱疹性口腔炎

案例 9-2

患儿,男性,1岁6月,因发热4天伴流涎多2天入院。

患儿于4天前始发热,体温39℃左右,轻咳,无气喘,无抽搐,2天前出现流涎,烦躁不安,

笔记栏

易哭闹，拒食，有时呕吐，为胃内容物，大便稍稀。病后曾用抗生素及退热药（具体不详），效果不佳，而来诊。

体格检查：体温39.2℃，脉搏130次/分，呼吸34次/分，体重11kg。发育正常，营养良好。神志清，精神欠佳，呼吸急促，哭闹不安，烦躁。全身皮肤无皮疹。双侧颌下淋巴结肿大。前囟闭合，咽部充血，颊黏膜、舌尖及唇内可见数粒小疱疹，直径约2mm，有的已破溃形成溃疡，齿龈红肿，触之出血。口角及唇周亦有疱疹，双肺呼吸清晰。心率130次/分，律齐，心音有力，未及杂音。腹软，无压痛，肝脾未触及。脊柱及四肢未见异常，双侧巴氏征阴性。

思考题：

1. 如何做出诊断？
2. 应做哪些实验室检查？
3. 如何明确诊断？

疱疹性口腔炎（herptic stomatitis）由单纯疱疹病毒感染所致。多见于1～3岁小儿，发病无明显季节差异，传染性强，主要通过飞沫或直接接触感染。从患者的唾液、皮肤病变和大小便中均能分离出病毒。

【临床表现】 起病时发热可达38～40℃，1～2天后，齿龈、唇内、舌、颊黏膜等各部位口腔黏膜出现单个或成簇的小疱疹，直径约2mm，周围有红晕，迅速破溃后形成溃疡，有黄白色纤维素性分泌物覆盖。有时累及软腭、舌和咽部。由于疼痛剧烈，患儿可表现拒食、流涎、烦躁，所属淋巴结经常肿大，有压痛。体温在3～5天后恢复正常，病程约1～2周。局部淋巴结肿大可持续2～3周。

本病应与疱疹性咽峡炎鉴别，后者大都为柯萨奇病毒所引起，多发生于夏秋季。常骤起发热及咽痛，疱疹主要发生在咽部和软腭，有时见于舌但不累及齿龈和颊黏膜，此点与疱疹性口腔炎迥异。

案例 9-2

1. 1岁6月男孩，因发热4天，流涎2天入院。
2. 先发热，2天后出现流涎，拒食。
3. 体温高，口腔黏膜有小疱疹，破溃后易形成溃疡，口角及唇周有疱疹，局部淋巴结肿大。
4. 外周血象正常。

诊断：疱疹性口腔炎。

【治疗】

1. 治疗原则　保持口腔的清洁，抗病毒治疗，对症治疗。

2. 治疗方案

（1）一般治疗：饮食以清淡为宜，可进食微温的流质或软食，多饮水。发热时宜卧床休息，热退后可适当活动，注意保持室内空气流通。

（2）药物治疗：①局部治疗：保持口腔清洁，局部可涂碘苷（疱疹净）抑制病毒，亦可喷撒西瓜霜、锡类散等。可涂2.5%～5%金霉素鱼肝油，1～2小时一次。防止继发感染。利巴韦林喷口腔，疼痛严重者可在进食前用2%利多卡因涂局部。②抗病毒：利巴韦林每日10～15mg/kg，分2～3次服用。③对症治疗：发热时可用退热剂如对乙酰氨基酚每次10mg/kg，每4～6小时口服一次，或用冰袋等物理方法降温。合并细菌感染可用抗生素如阿莫西林。

案例 9-2

处方及医生指导

1. 予口腔的护理，保持口腔清洁，多饮水。
2. 合理饮食：微温或凉的流质。
3. 雾化吸入疗法：利巴韦林（病毒唑）。
4. 对症处理：发热时用退热剂。

第2节　胃食管反流病

一、小儿食管、胃的解剖生理特点

新生儿和婴儿的食管呈漏斗状，黏膜纤弱、腺体缺乏、弹力组织及肌层尚不发达，下食管括约肌发育不成熟，控制能力差，常发生胃食管反流，绝大多数在8个月至10个月时症状消失。婴儿吸奶时常吞咽过多空气，易发生溢奶。

胃容量新生儿约为30～60ml，1～3个月时90～150ml，1岁时250～300ml，5岁时为700～850ml，成人约为2000ml，故年龄愈小每天喂养的次数愈多。但哺乳后不久幽门即开放，胃内容物陆续进入十二指肠，故实际胃容量不完全受上述容量限制。婴儿胃略呈水平位，当开始行走时其位置变为垂直。胃平滑肌发育尚未完善，在充满液体食物后易使胃扩张。由于贲门和胃底部肌张力低，幽门括约肌发育较好，故易发生幽门痉挛而出现呕吐。胃排空时间随食物种类不同而异，稠厚含凝乳块的乳汁排空慢；水的排空时间为1.5～2小时；母乳2～3小时；牛乳3～4小时；早产儿胃排空更慢，易发生胃潴留。

二、胃食管反流病

案例 9-3

患儿，男性，3岁。反复呕吐2年余伴胸骨后烧灼感半年。患儿生后2月始有进食后呕吐，非喷射状，为胃内容物，时有少量胆汁，多至5次/日，少则1次/日，吐后寻食，伴嗳气，无腹胀、腹泻病史，无头痛、抽搐病史，经常咳嗽、喘息，曾因“支气管炎”和“肺炎”多次住院治疗。生长发育较同龄儿差，近半年患儿诉胸骨后烧灼感，上腹部不适，纳差。

体格检查：体温 36.5℃，脉搏 98 次/分，呼吸 28 次/分，体重 17kg，身高 90cm。神志清楚，精神稍差，营养欠佳，皮肤弹性稍差，睑结膜、甲床、口唇稍苍白，浅表淋巴结未扪及，巩膜无黄染，两侧瞳孔等大等圆，对光反射灵敏，唇周无紫绀，咽部无充血，颈软，胸廓无畸形，胸骨无压痛，两肺呼吸音清，心率 98 次/分，律齐，未闻及杂音，腹部软，肝肋下 1.5cm，质软，脾肋下未及，未扪及包块，神经系统：四肢肌力和肌张力正常，Kernig 征阴性，Babinski 征阴性。

思考题：

1. 如何诊断胃食管反流病？
2. 胃食管反流病应与哪些病鉴别？
3. 本病的治疗原则是什么？

胃食管反流病（gastroesophageal reflux disease，GERD）是指胃内容物，包括从十二指肠流入胃的胆盐和胰酶等反流入食管引起的一种疾病。临床主要表现呕吐、食管炎和返流综合征。随着直立体位时间和固体饮食的增多，到 2 岁时 60%患儿的症状可自行缓解，部分患儿症状可持续到 4 岁以后。

【病因和发病机制】

1. 抗反流功能低下　正常情况下，食管下端括约肌（lower esophageal sphincter，LES）位于食管末端与胃相连接处，其相应的食管黏膜有增厚改变呈“Z”形线，此线在抗反流中也起一定的作用。由 LES 形成高压区是最有效的抗反流屏障，LES 压高于胃内压，当胃内压增高时，LES 反应性主动收缩，超过其增高的压力。因此食管下端括约肌压力降低是引起 GER 的主要原因。如因某种因素使上述正常功能发生紊乱时，LES 短暂性松弛即可导致胃内容物反流入食管。LES 周围组织作用减弱，例如缺少腹腔段食管，致使腹内压增高时不能将其传导至 LES 使之收缩达到抗反流的作用；小婴儿食管角（由食管和胃贲门形成的夹角，即 His 角）较大（正常为 30°～50°）；膈肌食管裂孔钳夹作用减弱；膈食管韧带和食管下端黏膜瓣解剖结构存在器质性或功能性病变时；以及胃内压、腹内压增高等，均可破坏正常的抗反流功能。

2. 食管廓清能力降低　正常情况时，食管有效地通过蠕动行清除作用，当食物吞咽至食管上端起始部，即反射性地产生“原发性”顺蠕动波，将食物输送入胃中，有时食物从胃反流到食管，而食管功能良好，且食管上端又可产生“继发性”顺蠕动波，迅速地将反流到食管的食物再送回胃内。而在某些病理性 GER 患儿时常可见到患儿食管蠕动振幅低及食管黏膜抗酸能力变弱。继发性顺蠕动减弱或消失，则胃内容物可由逆蠕动波继续向上反流溢出，食管炎患儿往往其蠕动能力也受到影响，直接影响到清除酸性内容物时间延长，增加了对黏膜的损伤。

3. 食管黏膜的屏障功能受损　反流物中的某些物质，如胃酸、胃蛋白酶以及十二指肠反流入胃的胆盐和胰酶使食管黏膜的屏障功能受损，引起食管黏膜炎症。

4. 胃、十二指肠功能失常　胃排空、扩张及胃内容物量的变化均可影响到 GER。胃底部有蠕动发出点，当发生食管裂孔疝，其胃底部往往纳入胸腔，导致胃底对液体排空的作用受到影响，发生反流。反之，在蠕动波与幽门开放之间缺乏协调作用时也可影响到胃的排空。反流性碱性食管炎，十二指肠内容物中胃蛋白酶也有对胃及食管下端黏膜破损作用。十二指肠病变时，幽门括约肌关闭不全则导致十二指肠胃反流。

【临床表现】　主要有三大表现即呕吐、食管炎和反流综合征。

1. 呕吐　新生儿和婴幼儿以呕吐为主要表现。呕吐程度轻重不一，多数发生在进食后，有时在夜间或空腹时，严重者呈喷射状。呕吐物为胃内容物，有时含少量胆汁，也有表现为溢乳、反刍或吐泡沫。年长儿以反胃、反酸、嗳气等多见。

2. 食管炎　常见症状有①烧灼感：见于有表达能力的年长儿，位于胸骨下端，饮用酸性饮料可使症状加重，服用抗酸剂症状减轻；②咽下疼痛：婴幼儿表现为喂奶困难、烦躁、拒食，年长儿诉咽下疼痛，如并发食管狭窄则出现严重呕吐和持续性咽下困难；③呕血和便血。

3. Barrette 食管　由于慢性 GER，食管下端的鳞状上皮被增生的柱状上皮所替代，抗酸能力增强，但更易发生食管溃疡、狭窄和腺癌。溃疡较深者可发生食管气管瘘。

4. 反流综合征

(1) 呼吸系统疾病：反流物直接或间接引发反复呼吸道感染、吸入性肺炎、难治性哮喘、早产儿窒息或呼吸暂停及婴儿猝死综合征等。

(2) 营养不良：主要表现为体重不增和生长发育迟缓、贫血。

(3) 其他：如声音嘶哑、中耳炎、鼻窦炎、反复口腔溃疡、龋齿等。部分患儿可出现精神、神经症状：①Sandifer综合征：是指病理性 GER 患儿呈现类似斜颈样的一种特殊“公鸡头样”的姿势。此为一种保护性机制，以期保持气道通畅或减轻酸反流所致的疼痛，同时伴有杵状指、蛋白丢失性肠病及贫血；②婴儿哭吵综合征：表现为易激惹、夜惊、进食时哭闹等。

案例 9-3

1. 患儿，男性，3 岁。

2. 反复呕吐 2 年余伴胸骨后烧灼感半年。伴嗳气，无腹胀、腹泻病史；经常咳嗽、喘息，曾因“支气管炎”和“肺炎”多次住院治疗。近半年患儿诉胸骨后烧灼感，上腹部不适，头晕，纳差。

3. 体温 36.5℃，脉搏 98 次/分，呼吸 28 次/分，体重 17kg，身高 90cm。精神不佳，营养欠佳，皮肤弹性稍差，睑结膜、甲床、口唇稍苍白，上腹部有轻压痛。

笔记栏

【辅助检查】

1. 食管钡餐造影　可对食管与胃连接部的组织结构进行观察，并能观察到食管裂孔疝以及严重病例的食管黏膜炎症改变。

2. 食管内镜检查　可确定是否存在食管炎病变及Barrette食管。内镜下食管炎可分为3度：1度为充血；2度为糜烂和(或)浅溃疡；3度为溃疡和(或)狭窄。

3. 24小时食管pH动态监测　将微电极放置在食管括约肌的上方，24小时连续监测食管下端pH，如有酸性GER发生则pH下降。可反映GER的发生频率、时间、反流物在食管内停留的状况，以及反流与起居活动、临床症状之间的关系，有助区分生理性和病理性反流，是目前最可靠的诊断方法。

4. 食管动力功能检查　应用测压仪，了解食管运动情况及LES功能。对于LES压力正常患儿应连续测压，动态观察食管运动功能。

5. 超声学检查　B型超声可检测反流情况，同时可探查有无食管裂孔疝。

6. 胃-食管同位素闪烁扫描　可了解食管运动功能，明确呼吸道症状与GER的关系。

案例 9-3

1. 血常规：Hb 90g/L；RBC 2.80×10^{12}/L；WBC 8.0×10^{9}/L；N 0.42；L 0.58。

2. 粪常规：镜检阴性，粪潜血(++)。

3. 心电图：窦性心律不齐；心脏超声：房室大小正常。

4. 全胸片：肺纹理紊乱，未见斑片状影。

5. 钡餐造影：有胃食管反流现象。

6. 食管内镜发现有食管充血和糜烂炎性病变。

【诊断】　临床中有不明原因的反复呕吐、反复发作的慢性呼吸道感染、难治性哮喘、反复呼吸暂停生长发育迟缓、营养不良等症状时应考虑GERD的可能，针对不同情况，选择必要的辅助检查以明确诊断。

案例 9-3

1. 不明原因反复呕吐、胸骨下端烧灼感、反复发作的慢性呼吸道感染、生长发育迟缓、营养不良、贫血。

2. 食管碘油或钡餐造影，有胃食管反流现象。

3. 食管内镜发现有食管炎病变。

诊断：胃食管反流病(GERD)。

【鉴别诊断】

1. 生理性胃食管反流　往往出现于日间餐时或餐后短时间内，而无GERD的临床表现。

2. 贲门失弛缓症　又称贲门痉挛，是指LES松弛障碍导致的食管功能性梗阻。婴幼儿表现喂养困难、呕吐，重者有营养不良；年长儿诉胸痛、胃灼热感、反食。通过食管钡餐、内镜和食管测压可鉴别。

3. 先天性肥厚性幽门狭窄　典型表现为喷射性呕吐，胃蠕动波和右上腹橄榄状包块，X线碘油或钡餐造影见幽门管窄长如线状可鉴别。

【治疗】

1. 治疗以内科为主，其原则包括体位治疗、饮食治疗、药物治疗和手术治疗。

2. 治疗方案

(1) 体位治疗：取右侧卧位，上半身抬高30度，是一种简单、有效的治疗方法。

(2) 饮食疗法：少量多餐黏稠食物有助于防呕吐，以高蛋白、低脂肪饮食为主。避免食用降低食管下括约肌张力的食物和药物。

(3) 基本药物治疗：

1) 促胃肠动力剂：GERD是胃肠动力性疾病，治疗应首先改善动力。甲氧氯普胺(胃复安)为中枢多巴胺拮抗剂，能提高食管括约肌张力，增加食管蠕动和胃排空，但有引起锥体外系症状的副作用，尤其婴儿应慎用。剂量为每次0.1mg/kg，口服4次，饭前30分钟及睡前服。多潘立酮(吗丁林)为一种周围性多巴胺拮抗剂，能增加胃排空，但对食管动力改善不明显。剂量每次0.3mg/kg，每日服3～4次，饭前10～30分钟及睡前服。

2) 抑酸剂：可直接抑制组胺、阻滞乙酰胆碱和胃泌素分泌，达到抑酸和加速溃疡愈合的目的。治疗中选用一种，疗程6～8周，此后改为维持治疗。西米替丁(cimetidine)，每日10～15mg/kg，分4次于饭前10～30分钟口服，或用5%～10%葡萄糖稀释后静滴。雷尼替丁(ranitidine)，每日4～6mg/kg，每12小时1次，或每晚1次口服，或将上述剂量分2～3次，用5%～10%葡萄糖稀释后静滴，肾功能不全者剂量减半，疗程为4～8周。法莫替丁(farmotidine)，0.9mg/kg，睡前一次口服，或1次/日静脉滴注，疗程2～4周。质子泵H^+、K^+-ATP酶抑制剂奥美拉唑(洛赛克)，每日0.6～0.8mg/kg，清晨顿服，4～6周为一疗程。

3) 黏膜保护剂：硫糖铝保护黏膜免受盐酸、胆盐和胰蛋白酶的侵蚀，剂量3岁以上每日15～25mg/kg，分3次服。碾磨以化成糊剂，两餐间及睡前服为宜。近年应用的还有胶体次枸橼酸铋和思密达。

3. 外科治疗　对保守治疗后症状仍严重、有严重并发症如食管狭窄等及有神经系统障碍的GERD患儿应考虑手术治疗。

具有下列指征时可考虑外科手术：①内科连续正规治疗6～8周无效。②复发性吸入性肺炎或窒息。③食管炎出血、贫血严重、食管狭窄或发现有食管裂孔疝者。④进餐后呕吐、难以维持正常发育、合并严重神经系统疾病者。

案例 9-3

处方及医生指导

1. 加强护理。

2. 一般治疗　①体位治疗：取右侧卧位，上半身抬高30度。②饮食疗法：少量多餐黏稠食

笔记栏

物，以高蛋白、低脂肪饮食为主。

3. 药物治疗　多潘立酮剂量为每次0.3mg/kg，每日服3～4次，饭前10～30分钟及睡前服。奥美拉唑(洛赛克)，每日0.7mg/kg，清晨顿服，4～6周为一疗程。硫糖铝，每日15～25mg/kg，分3次服，碾磨以化成糊剂，两餐间及睡前服用。思密达，每次1/2包，每日三次。

第3节　胃　　炎

胃炎(gastritis)是指由各种生物性或理化性、环境性有害因子引起的胃结构和组织炎性改变的一种疾病。根据病程可分急性和慢性两种。

一、急性胃炎

案例 9-4

患儿，女性，6岁，因呕吐上腹痛3天收入院。

患儿3天前因进食较多肉制品及饮料后出现呕吐，约7次/日，呕吐物为胃内所进食，后为黏液。上腹疼痛，呈阵发性，能忍受，不发热，无头痛，尿量减少，无尿急和尿痛。病后曾在当地输液及对症治疗2天。既往健康，无类似疾病发作史。无外伤史。

体格检查：体温36.4℃，脉搏100次/分，呼吸32次/分，体重23kg。发育正常、营养一般、神志清，精神欠佳、皮肤稍干燥、弹性稍差、全身未见皮疹及出血点。面色苍白，两眼窝轻度凹陷，双肺呼吸音清晰，心率100次/分，律规整，心音有力，无杂音，腹部软，剑下局限性压痛，无反跳痛及包块，肝脾未触及。四肢活动正常，病理征阴性。

思考题：

1. 小儿急性胃炎的临床特点是什么？
2. 小儿急性胃炎如何治疗？

急性胃炎(acute gastritis)是由各种有害因子引起胃的急性炎性改变和损伤的一种疾病。发病急骤，轻者仅有食欲不振、腹痛、恶心、呕吐，严重者可出现呕血、黑便、脱水、电解质及酸碱平衡紊乱。

【病因和发病机制】

1. 内源性病因　指有害物质通过血流到达胃黏膜引起炎症，主要为：

(1) 细菌和病毒感染性疾病：在全身感染的同时，细菌毒素可通过血流引起胃炎，如白喉、猩红热、肺炎、扁桃体炎、流行性感冒等。

(2) 应激反应：严重感染、休克、脏器(心、肺、肾、脑)功能衰竭和白血病晚期等严重疾病所致应激反应，导致胃黏膜病变。

(3) 其他：情绪波动、体内各种因素所致变态反应，也可导致本病。

2. 外源性病因　指有害物质通过口腔进入胃内引起胃黏膜炎症，主要为：

(1) 化学因素：①服用对胃黏膜有损害作用的药物，如阿司匹林、皮质激素、铁剂等。②误服毒物或腐蚀剂等。③食物过敏。

(2) 物理因素：过冷或过热的食物、饮料、浓茶、咖啡、烈酒、刺激性调味品及过于粗糙的食物等。

(3) 细菌、病毒及其毒素：常见致病菌为沙门菌、嗜盐菌、致病性大肠杆菌等，常见毒素为金黄色葡萄球菌及肉毒杆菌毒素。病毒也可引起本病。

(4) 其他：胃内异物、胃区放射治疗等。

案例 9-4

3天前因进食较多肉制品及饮料后出现呕吐。

【病理】　急性胃炎表现为上皮细胞变性、坏死，固有膜大量中性粒细胞浸润，无或极少有淋巴细胞、浆细胞，腺体细胞呈不同程度变性坏死。

【临床表现】　急性胃炎发病急骤，轻者仅有食欲不振、腹痛、恶心、呕吐，严重者可出现呕血、黑便、脱水、电解质及酸碱平衡紊乱。有感染者常伴有发热等全身中毒症状。常见体征为上腹部及脐周压痛。

案例 9-4

1. 6岁患儿，因呕吐3天就诊。

2. 发病前曾进食较多肉制品及饮料，呕吐物为胃内所进食，上腹疼痛，呈阵发性，能忍受，不发热，无头痛，尿量减少，无尿急和尿痛。

3. 精神欠佳，皮肤弹性稍差，眼窝轻度凹陷，剑下局限性压痛。

【诊断】　多数病例根据病史、临床表现不难做出诊断。少数病例需做纤维胃镜检查，可见黏膜充血、水肿、黏液增多，表面有灰黄色渗出物等。少数可见黏膜大面积糜烂、浅表溃疡和出血。

案例 9-4

1. 6岁患儿，因呕吐3天就诊。

2. 发病前曾进食较多肉制品及饮料，呕吐物为胃内所进食，上腹疼痛，呈阵发性，能忍受，不发热，无头痛，尿量减少，无尿急和尿痛。

3. 精神欠佳，皮肤弹性稍差，眼窝轻度凹陷，剑下局限性压痛。

4. 粪便潜血阳性，上消化道钡餐示胃黏膜粗乱，蠕动波紊乱，胃窦部有液体潴留。

诊断：急性胃炎。

【治疗】　本病的治疗主要是去除病因、积极治疗原发病及对症治疗。

患儿应注意休息，重者卧床。进食清淡流质饮食，少食多餐，避免生冷及刺激性食物及药物。及时

笔记栏

纠正水、电解质及酸碱失衡。细菌感染者，应用抗生素，病毒感染可用利巴韦林(病毒唑)等。呕吐明显者可予多潘立酮。腹痛明显者可给阿托品等。若有上消化道出血，应积极止血治疗，可用冰生理盐水洗胃，去甲肾上腺素加生理盐水口服或胃管滴注。出血量多时，应输血或血浆。

案例 9-4

处方及医生指导

1. 加强护理，合理饮食。
2. 去除病因。
3. 补液维持水、电解质平衡。
4. H_2 受体拮抗剂：法莫替丁。
5. 胃黏膜保护剂：思密达，硫糖铝。
6. 合理使用抗生素：阿莫西林。

二、慢性胃炎

案例 9-5

患儿，女性，9岁。上腹部胀痛伴不适10月余。近四周来加重，疼痛能忍受，无明显诱因和规律性，进食后自觉中上腹不适，伴恶心，无反酸，病程中无发热、咳嗽、咳痰，二便正常。其母有"胃炎"病史，疼痛时不规则服用"胃舒平"，余无特殊疾病史，无心、肾、肝脏疾病史。

体格检查：体温37.2℃，脉搏80次/分，呼吸25次/分，血压100/60mmHg。神志清楚，营养发育中等，皮肤巩膜无黄染、出血点及紫斑，浅表淋巴结未触及，两侧瞳孔等大等圆，对光反应灵敏，颈软，两肺呼吸音清，未闻及啰音，心率80次/分，律齐，各瓣膜未闻及杂音，腹软，中上腹剑突下压痛，麦氏点反跳痛阴性，四肢脊柱无异常，神经系统未引出病理反射征。

思考题：

1. 小儿慢性胃炎的临床特点是什么？
2. 总结慢性胃炎的胃镜下表现。
3. 列举出根除幽门螺杆菌的两个治疗方案。

慢性胃炎(chronic gastritis)是有害因子长期反复作用于胃黏膜引起损伤的结果，小儿慢性胃炎中以浅表性胃炎最常见，约占90%～95%，萎缩性胃炎极少。

【病因和发病机制】 病因迄今尚未完全明确，一般认为与周围环境有害因素及易感体质有关。可能与下列因素有关。

1. 感染因素　多种细菌、病毒感染，已证实幽门螺杆菌(helicobater pylori，Hp)所致的胃内感染是胃炎的主要病因，在活动性、重度胃炎中Hp检出率达90%～100%。慢性胃炎亦有家族聚集倾向。

2. 化学因素　长期大量服用非甾体类抗炎药，如阿司匹林等。

3. 物理因素　长期进食过热、过冷、粗糙、辛辣刺激性食物。

4. 精神神经因素　持续精神紧张、压力过大，可使消化道激素如胃泌素等分泌异常。

5. 胆汁反流　胆盐刺激减低了胃黏膜对离子通透的屏障功能，使得胃液中氢离子得以反弥散进入胃黏膜引起炎症。

6. 某些疾病　如慢性心功能衰竭、肝硬化并发门脉高压、营养不良、慢性肾炎、尿毒症、重症糖尿病、甲状腺疾病、类风湿关节炎、系统性红斑狼疮等，常合并慢性胃炎。

7. 其他因素　如X线照射、胃窦内容物潴留、遗传、免疫、营养等因素均与发病有关。

【病理】 慢性胃炎，浅表性胃炎可见上皮细胞变性，小凹上皮细胞增生，固有层炎症细胞主要为淋巴细胞、浆细胞浸润。萎缩性胃炎主要为固有腺体萎缩，肠腺化生及炎症细胞浸润。

【临床表现】 病程迁延，多有不同程度消化道症状。常见症状为：①反复上腹或脐周疼痛，幼儿常伴有不安或哭闹；年长儿症状与成人相似，疼痛常发生于进餐过程中或餐后。②不同程度的恶心、呕吐、食欲不振、厌食等，年长儿可有反酸、嗳气。③少数患儿可有少量上消化道出血。④部分患儿可影响生长发育，导致营养不良。

案例 9-5

1. 女性，9岁，上腹胀痛不适10月余。
2. 腹部胀痛，疼痛能忍受，规律性，进食后自觉中上腹不适伴恶心，无返酸，病程中无发热、咳嗽、咳痰；母有胃炎史；无心、肾、肝脏疾病。
3. 中上腹及剑突下压痛；营养及生长发育正常，血压正常；皮肤未见出血点、黄染及紫斑；心肾肝脏查体无异常。

【实验室检查】

1. 胃镜检查　为最有价值、安全、可靠的诊断手段。可直接观察胃黏膜病变及其程度，可见黏膜广泛充血、水肿、糜烂、出血，有时可见黏膜表面的黏液斑或反流的胆汁。Hp感染胃炎时，还可见到胃黏膜微小结节形成(又称胃窦小结节或淋巴细胞样小结节增生)。同时可取病变部位组织进行幽门螺杆菌和病理学检查。

2. X线钡餐造影　多数胃炎病变在黏膜表层，胃窦部有浅表炎症者有时可呈现胃窦部激惹征，黏膜纹理增粗、迂曲、锯齿状，幽门前区呈半收缩状态，可见不规则痉挛收缩。

3. 幽门螺杆菌检测

(1) 胃黏膜组织切片染色与培养：Hp培养需在微氧环境下用特殊培养基进行，3～5天可出结果，是最准确的诊断方法。

(2) 尿素酶试验：尿素酶试剂中含有尿素和酚红，Hp产生的酶可分解其中的尿素产生氨，后者使试剂中的 pH 上升，从而使酚红由棕黄色变成红色。将活检胃黏膜放入上述试剂（滤纸片）中，如胃黏膜含有 Hp 则试剂变为红色，此法快速、简单，特异性和敏感性可达 90%以上。

(3) 血清学检测抗 Hp 抗体：但即使是 IgM 抗体也可在清除了 Hp 几个月后仍保持阳性，限制了其诊断意义。亦可用 PCR 法检测血中 Hp 的 DNA。

(4) 核素标记尿素呼吸试验：让患儿口服一定量同位素 ^{13}C 标记的尿素，如果患儿消化道内含有 Hp，则 Hp 产生的尿素酶可将尿素分解产生 CO_2，由肺呼出。通过测定呼出气体中 ^{13}C 含量即可判断胃内 Hp 感染程度，其特异性和敏感性均达 90%以上。

案例 9-5

1. 血常规：WBC 7.4×10^9/L，RBC 3.12×10^{12}/L，PLT 198×10^9/L，尿常规、粪常规正常，CRP 9mg/L，CHOL 4.01mmol/L，TG 1.1mmol/L。肝肾功能正常，两对半阴性。

2. 幽门螺杆菌检测：快速尿素酶实验阳性，^{13}C呼气试验阳性。

3. 胃镜检查：胃体黏膜充血，胃窦黏膜皱壁增粗。

4. 病理检查：胃黏膜的固有膜有炎症细胞主要为淋巴细胞、浆细胞浸润。

5. B 超：肝胆胰脾无异常。

6. 心电图：正常心电图。

7. 胸片：心肺无异常。

【诊断和鉴别诊断】 根据病史、体检、临床表现、胃镜和病理学检查，基本可以确诊。由于引起小儿腹痛的病因很多，急性发作的腹痛必须注意与外科急腹症、肝、胆、胰、肠等腹内脏器的器质性疾病，以及腹型过敏性紫癜相鉴别。慢性反复发作性腹痛应与肠道寄生虫、肠痉挛等疾病鉴别。

1. 肠蛔虫症　常有不固定腹痛、偏食、异食癖、恶心、呕吐等消化功能紊乱症状，有时出现全身过敏症状。往往有吐、排虫史，粪便查找虫卵，驱虫治疗有效等可协助诊断，随着卫生条件的改善，肠蛔虫症在我国已经大为减少。

2. 肠痉挛　婴儿多见，可出现反复发作的阵发性腹痛，腹部无异常体征，排气、排便后可缓解。

3. 心理因素所致非特异性腹痛　是一种常见的儿童期身心疾病。原因不明，与情绪改变、生活事件、家庭成员过度焦虑等有关。表现为弥漫性、发作性腹痛，持续数十分钟或数小时而自行缓解，可伴有恶心、呕吐等症状。临床和辅助检查往往无阳性发现。

案例 9-5

1. 反复上腹部隐痛饱胀，偶有嗳气，腹痛无明显节律，无放射痛。

2. 查体除上腹部压痛外，无异常发现。

3. 胃镜检查诊断为浅表性胃炎。

4. 病理检查：胃黏膜的固有膜有炎症细胞浸润。

5. 幽门螺杆菌检测阳性。

诊断：慢性胃炎幽门螺杆菌感染。

【治疗】

1. 治疗原则　积极寻找病因，去除病因；饮食宜软、易消化，避免进食过于粗糙或过热的食物；积极对症处理；使用合理的药物治疗。

2. 治疗方案

(1) 强固屏障功能、促进上皮生长：硫糖铝，每日 10～25mg/kg，分 4 次，饭后 2 小时服，疗程 4～8 周。胶体次枸橼酸铋，每日 6～8mg/kg，分 3 次口服，疗程 4～6 周。

(2) 促进胃蠕动、减少肠液反流：甲氧氯普安（胃复安），0.1mg/kg，每日 3 次，餐前半小时服（由于服用后部分病人可出现锥体外系的不良反应，现已很少使用）。多潘立酮，每次 0.3mg/kg，每日 3 次，餐前半小时服。

(3) 制酸剂和碱性药物

1) H_2受体拮抗剂：可直接抑制组胺、阻滞乙酰胆碱和胃泌素分泌，达到抑酸和加速溃疡愈合的目的。治疗中选用一种，疗程 6～8 周，此后改为维持治疗。西米替丁（cimetidine），每日 10～15mg/kg，分 4 次于饭前 10～30 分钟口服，或用 5%～10%葡萄糖稀释后静滴。雷尼替丁（ranitidine），每日 4～6mg/kg，每 12 小时 1 次，或每晚 1 次口服，或将上述剂量分 2～3 次，用 5%～10%葡萄糖稀释后静滴，肾功能不全者剂量减半，疗程为 4～8 周。法莫替丁（farmotidine），0.9mg/kg，睡前一次口服，或 1 次/日静脉滴注，疗程 2～4 周。

2) 质子泵抑制剂：奥美拉唑（洛赛克），每日 0.6～0.8mg/kg，清晨顿服，4～6 周为一疗程。

案例 9-5

处方及医生指导

1. 去除病因，积极治疗原发病。

2. 饮食治疗：养成良好的饮食习惯和生活规律。饮食定时定量，避免服用刺激性食品和对胃黏膜有损害的药物。

3. 药物治疗：

1) 黏膜保护剂：硫糖铝、蒙脱石粉剂等。

2) H_2 受体拮抗剂：法莫替丁等。

3) 胃肠动力药：多潘立酮。

4) 有幽门螺杆菌感染者应进行规范的抗 Hp 治疗。

3) 碱性药物：氢氧化铝，5 岁以上小儿 0.15～0.3mg/kg，每日 3 次，餐后 1 小时服。此外还可应用复方氢氧化铝片（胃舒平）、铝碳酸镁片（达喜）或复方碳酸咀嚼片（罗内）。

笔记栏

(4) 消除幽门螺杆菌感染:可同时使用胶态铋、抗生素和甲硝唑3种药治疗,合用2周为一疗程。

(5) 其他:缺铁性贫血者可补充铁剂,有大细胞贫血者可使用维生素 B_{12}。有些研究发现慢性萎缩性胃炎病人血清中的微量元素锌、硒等含量均降低,可适当给予补充。

第4节 消化性溃疡

案例 9-6

患儿,女性,10岁,反复中上腹隐痛饱胀两年,近二个月来腹部不适加重,疼痛常因进餐时间不规则,或饥饿引起,疼痛于进食后两小时出现,常有嗳气、返酸,疼痛有时呈烧灼样,但可以忍受,进食少许饼干可缓解,曾有过黑便两次,未引起重视。

体格检查:体温37℃,脉搏88次/分,呼吸22次/分,血压100/60mmHg。神志清楚,营养发育中等,皮肤黏膜未见紫绀与黄染,浅表淋巴结未触及,两侧瞳孔等大等圆,对光反应灵敏,两肺呼吸音清晰,心率88次/分,律齐,各瓣膜区未闻及杂音,腹软,中上腹压痛,以脐右上方为重,肝脾肋下未及;未引出病理反射征。

思考题:

1. 结合本病例分析小儿消化性溃疡的临床表现。
2. 总结小儿消化性溃疡的药物治疗方法有哪些。
3. 结合本病例总结小儿消化性溃疡应与哪些疾病进行鉴别诊断。

消化性溃疡(peptic ulcer PU)是常见的慢性消化系统疾病,胃肠道与酸性胃液接触的任何部位均可发生,但以胃、十二指肠溃疡最常见。各年龄儿童均可发病,以学龄儿童多见。男孩多于女孩,可有明显的家族史。其临床特征为反复发作性脐周及上腹痛,可伴呕吐,严重者呕血、便血、穿孔,甚至危及生命。

【病因和发病机制】 本病病因尚不十分清楚。目前多数学者认为是对胃和十二指肠黏膜有损害作用的侵袭因子(酸、胃蛋白酶、胆盐、药物、微生物及其他有害物质)与黏膜自身防御因子(黏膜屏障、黏液重碳酸盐屏障、黏膜血流量、细胞更新、前列腺素、表皮生长因子等)之间失衡的结果。一般认为,与酸有关因素对十二指肠溃疡的意义较大,而组织防御因素对胃溃疡有更重要的意义。

1. 侵袭因子

(1) 胃酸和胃蛋白酶:是对胃和十二指肠黏膜有侵袭作用的主要因素,它们破坏黏膜屏障而形成溃疡。

(2) 幽门螺杆菌(Helicobacter pylori, Hp):大量研究证实Hp与PU的发病有关。

(3) 胃肠激素:一些胃肠激素有致溃疡作用,如胃泌素、血管活性肠肽、促甲状腺激素释放激素等。

(4) 药物:阿司匹林、吲哚美辛、保泰松及肾上腺皮质激素等药物可抑制胃黏膜前列腺素的合成,降低胃黏膜的防御能力。

(5) 食物因素:PU在食米地区较面食为主地区发病率高;浓茶、咖啡、含碳酸盐的饮料,过冷、油炸、辛辣食品或暴饮暴食、不吃早餐、晚上贪吃等不良习惯都可对胃黏膜造成损伤。

(6) 其他:遗传因素,PU属常染色体显性遗传病,25%~60%患儿有家族史。精神因素,研究表明PU患者39%有受精神刺激病史,如管教太严、心理负担过重、父母不合等。

2. 防御因子

(1) 黏液-黏膜屏障:正常情况下胃和十二指肠黏膜为其上皮所分泌的黏液所覆盖、黏液与完整的上皮细胞膜及细胞间连接形成一道防线,称黏液-黏膜屏障。此屏障可被多种侵袭因子破坏,从而形成溃疡。

(2) 黏膜的血液循环和上皮细胞更新:某些原因使血液循环发生障碍,引起黏膜缺血坏死,细胞更新不及时,则可能在胃酸、胃蛋白酶作用下形成溃疡。

(3) 前列腺素:存在于胃黏膜,有细胞保护作用;促进上皮细胞分泌黏液和 HCO_3^-,加强黏膜血循环和蛋白合成作用;还可抑制组胺引起的胃酸分泌。

(4) 胃肠激素:在实验性溃疡中发现,一些胃肠激素如生长抑素、神经降压素、R-内啡肽、蛙皮素、降钙素对黏膜有保护作用。

继发性溃疡是因全身疾病引起胃、十二指肠黏膜局部损害,见于各种危重疾病所致应激反应。

【病理】 胃溃疡多见于胃窦、胃体交界的小弯侧,溃疡大小不等,深浅不一,胃镜下观察呈圆形、不规则圆形或线形,底部有灰白苔,周围黏膜充血、水肿。十二指肠溃疡多发于球部。球部因黏膜充血、水肿,或因多次复发后纤维组织增生和收缩而导致球部变形,有时出现假憩室。胃和十二指肠同时有溃疡时称复合溃疡。

【临床表现】 小儿消化性溃疡临床表现多样,不典型,大致分为3类。

1. 潜在型 常缺乏溃疡病史,因突然出现出血、穿孔等急性并发症而就医。

2. 消化不良型 常诉上腹或脐周隐痛、饱胀等不适,伴恶心、呕吐、反酸、食欲较差。患儿多消瘦,部分有黑便史。

3. 疼痛型 表现上腹部无规律性或偶有规律性疼痛,常伴反酸、嗳气,进食后或服制酸剂后可临时缓解。

不同年龄患儿临床表现不一,新生儿、婴幼儿多以突然呕血、排柏油样便,或发生消化道穿孔为首发症状来诊,常为伴发于败血症、休克、心脏病、严重呼吸困难等病症的应激性溃疡。学龄前儿童可表现为腹痛、呕吐、消瘦,腹痛常位于脐周,常考虑为肠痉挛,直至出现上消化道出血,才想到本病。学龄儿童溃疡病的症状和成人相似,上腹痛为常见症状呈周期性发

笔记栏

作，多为钝痛；胃溃疡常为饭后痛，十二指肠溃疡多在饭前，进食后可减轻或完全缓解，并常有夜间痛。可有流涎、嗳酸、嗳气、恶心、呕吐，单独或与腹痛伴发。由于进食少，常消瘦。有幽门梗阻者呕吐更为明显，常吐出宿食。慢性失血可致粪便隐血阳性和贫血。偶可急性大量出血，出现呕血、便血或黑粪；或胃、十二指肠穿孔到腹腔或邻近器官，发生腹膜炎、胰腺炎、休克、贫血等，多见于继发性溃疡。

案例 9-6

1. 女性，10 岁，反复中上腹疼痛两年。

2. 常于进食 2～3 小时后出现；腹痛特点有烧灼感，上腹饱胀，反酸嗳气，食欲下降，解黑便两次。

3. 体格检查：中上腹压痛；血压正常；皮肤未见出血点、黄染及紫绀；心肾肝脏查体无异常。

【并发症】 主要为出血、穿孔和幽门梗阻。出血重时可出现失血性休克和贫血，溃疡穿孔可出现腹膜炎、胰腺炎等，炎症和水肿较广泛时可出现急、慢性梗阻。

【实验室检查】

1. 胃十二指肠钡餐造影是诊断 PU 的重要手段。典型表现为胃、十二指肠球部龛影。间接征象为幽门痉挛梗阻，球部充盈欠佳、缩小、持久性不张和压迹、固定畸形和明显压痛等。

2. 上消化道内镜检查是当前公认诊断溃疡病准确率最高的方法。内镜观察不仅能准确诊断溃疡、估计病灶大小、溃疡周围炎症的轻重、溃疡表面有无血管暴露，而且可以评估药物治疗的效果，同时又可采取黏膜活检做病理组织学和细菌学检查，还可以在内镜下控制活动性出血。

3. Hp 检测可通过胃黏膜活组织细菌学检查、尿素酶试验、血清学检测抗 Hp 抗体，也可用核素标记尿素呼吸试验等方法。

4. 粪便隐血试验阳性提示溃疡有活动性。

案例 9-6

1. ①血常规：WBC 5.4×10^9/L；N 58%；L 40%；M 2%；RBC 3.8×10^{12}/L；Hb 110g/L；PLT 120×10^9/L；②尿常规正常；③大便隐血试验阴性；④总胆红素 82μmol/L，间接胆红素 61.5μmol/L，CHOL 5.01mmol/L，TG 0.9mmol/L；⑤肝肾功能正常，两对半阴性；⑥血电解质 K^+，Na^+，Cl^-，Ca^{2+} 均在正常范围。

2. 胃镜检查：十二指肠球部变形，前壁见 0.8cm×0.8cm 溃疡一个，边缘光整，周围黏膜明显充血水肿。

3. 上消化道钡餐造影：十二指肠球部变形，有龛影及激惹等征象。

4. 幽门螺杆菌检查：快速尿素酶试验阳性。

【诊断和鉴别诊断】

1. 诊断要点　下列情况应做胃十二指肠钡餐造影或胃镜检查以确诊：①反复发作性脐周及上腹痛，伴恶心、呕吐、反酸、流涎等症状；②原因不明的上消化道出血、穿孔、幽门梗阻及失血性休克者，尤其新生儿及婴幼儿。

2. 鉴别诊断

(1) 慢性胃炎：本病常有上腹痛和其他消化不良症状，多与消化性溃疡相混淆，鉴别主要依靠胃镜。

(2) 功能性消化不良：是一种有消化不良症状而无器质性病变的疾病。本病常有上腹痛、饱胀、嗳气、食欲减退等消化不良症状，但胃镜和消化道钡餐造影正常，故本病不符合功能性消化不良。

(3) 肠痉挛：不定期、无规律腹部疼痛，体检无固定压痛点，与进食、饥饿无关，胃镜与消化道钡餐造影正常。其特点为突然发作性腹痛，间歇期缺乏腹部异常体征。

(4) 过敏性紫癜：除腹痛外，还有双下肢皮疹、关节疼痛、便血及血尿等。

(5) 腹型癫痫：是以腹痛、呕吐为主要表现的癫痫，脑电图有特殊的癫痫样波型。

案例 9-6

1. 慢性节律性、反复中上腹痛两年。

2. 疼痛节律为：疼痛一进食一缓解。

3. 有黑便史。

4. 中上腹有压痛，以脐右上方为重。

5. 胃镜检查：十二指肠球部变形，前壁见溃疡；上消化道钡餐造影示十二指肠球部变形，有龛影及激惹等征象。

诊断：十二指肠球部溃疡。

【治疗】

1. 目的　缓解和消除症状，促进溃疡愈合，防止复发，并预防并发症。治疗原则：消除病因，控制症状，注意休息，避免食用具有刺激性、对胃黏膜有损害的食物和药物，积极治疗原发病，使用合理的药物治疗。

2. 一般治疗　养成良好的生活习惯，饮食定时定量，避免过度疲劳及精神紧张，适当休息，消除有害因素如避免食用刺激性、对胃黏膜有损害的食物和药物。调整好精神状态。

急性出血时，应监测生命体征如血压、心率及末梢循环。禁食同时注意保证有效的血容量，如失血严重时应及时输血。应积极进行消化道局部止血及全身止血。

3. 药物治疗

(1) 抗酸和抑酸剂

1) 制酸剂：目前多采用复合制剂，以加强疗效和减少副作用，剂型以液态和粉剂较好。氢氧化铝，5 岁以上小儿 0.15～0.3mg/kg，每日 3 次，餐后 1 小时服。此外还可应用复方氢氧化铝片(胃舒平)、铝碳酸

笔记栏

镁片(达喜)或复方碳酸咀嚼片(罗内)。

2) H_2受体拮抗剂:可直接抑制组胺、阻滞乙酰胆碱和胃泌素分泌,达到抑酸和加速溃疡愈合的目的。治疗中选用一种,疗程6～8周,此后改为维持治疗。西米替丁(cimetidine),每日10～15mg/kg,分4次于饭前10～30分钟口服,或用5%～10%葡萄糖稀释后静滴。雷尼替丁(ranitidine),每日4～6mg/kg,每12小时1次,或每晚1次口服,或将上述剂量分2～3次,用5%～10%葡萄糖稀释后静滴,肾功能不全者剂量减半,疗程为4～8周。法莫替丁(farmotidine),0.9mg/kg,睡前一次口服,或1次/日静脉滴注,疗程2～4周。

3) 乙酰胆碱受体拮抗剂:阿托品,每次0.01mg/kg,每日3次。

4) 质子泵抑制剂:常用奥美拉唑(omeprazole,洛赛克),剂量为每日0.6～0.8mg/kg,清晨顿服。疗程2～4周。

(2) 增强胃黏膜抵抗力

1) 硫糖铝能凝聚成糊状物覆盖于溃疡表面起保护作用,尚可增强内源性前列腺素合成,促进溃疡愈合。剂量每日10～25mg/kg,分4次,饭后2小时服疗程4～8周。

2) 枸橼酸铋钾:在酸性环境中沉淀,与溃疡面的蛋白质结合,覆盖其上,形成一层凝固的隔离屏障。促进前列腺素分泌,还具抗幽门螺杆菌的作用,剂量每日6～8mg/kg,分3次口服,疗程4～6周。本药有导致神经系统不可逆损害和急性肾功能衰竭等副作用,长期大剂量应用时应谨慎,最好有血铋监测。

3) 蒙脱石粉、麦滋林-S颗粒剂:亦有保护胃黏膜、促进溃疡愈合的作用。

4) 米索前列醇:有前列腺素样作用,但因其副作用临床应用较少。

(3) 根除幽门螺杆菌:有Hp感染的消化性溃疡,需用抗菌药物治疗。临床常用的药物有:枸橼酸铋钾6～8mg/(kg·d);阿莫西林50mg/(kg·d);克拉霉素15～30mg/(kg·d);甲硝唑25～30mg/(kg·d);呋喃唑酮5～10mg/(kg·d),分3次口服。已证明奥美拉唑亦具有抑制Hp生长的作用。由于Hp栖居部位环境的特殊性,不易被根除,目前多主张联合用药。以下方案可供参考:

1) 以PPI为中心药物的"三联"方案:一种是PPI加上述抗生素中的2种,持续2周;另一种是PPI加上述抗生素中的2种,持续1周。

2) 以铋剂为中心药物的"三联""四联"治疗方案:一种是枸橼酸铋钾4～6周加2种抗生素(阿莫西林4周、克拉霉素2周、甲硝唑2周、呋喃唑酮2周);另一种是枸橼酸铋钾4～6周加H_2RI 4～8周加上述2种抗生素2周。

4. 外科治疗　如有以下情况可考虑外科治疗:上消化道大出血内科治疗无效;合并有胃肠道急性穿孔;器质性幽门梗阻;复发较频繁的难治性溃疡。

笔 记 栏

本病的预后良好,关键问题在于是否会复发。不论用何种药物治疗,溃疡的复发率均可高达70%左右。当前预防溃疡复发的主要措施是口服抗溃疡药物维持量,即当溃疡愈合后继续服药半年或一年。

案例9-6

处方及医生指导

1. 一般治疗　应培养良好的生活习惯,饮食定时定量,避免过度疲劳及精神紧张,适当休息,消除有害因素如避免食用刺激性、对胃黏膜有损害的食物和药物。

2. 药物治疗

(1) 质子泵抑制剂(PPI)奥美拉唑,剂量为每日0.6～0.8mg/kg,清晨顿服,疗程2周。

(2) 胃黏膜保护剂:硫糖铝:剂量为每日10～25mg/kg,分4次口服,疗程4周。

(3) 抗幽门螺杆菌治疗:阿莫西林50mg/(kg·d)和呋喃唑酮5～10mg/(kg·d),分3次口服。

3. 对症处理

(1) 有腹痛明显口服颠茄。

(2) 小量出血,注意饮食和休息,积极监护治疗,监测生命体征如血压、心率及末梢循环。

第5节　先天性肥厚性幽门狭窄

案例9-7

患儿,男性,4个月,因反复呕吐2月余,加重1周入院。

患儿于2月前出现呕吐,多在进奶后5～30分钟,呈喷射性呕吐,呕吐物为胃内容物,混有奶块,带酸味,几乎每次进奶后均吐,有时喝水亦吐,无发烧,不咳嗽,呕吐后吃奶好。大便约2～3天1次。未用药治疗。1周前呕吐较频繁,量多,奶块较多,不含胆汁。吐后饥饿欲食,未抽搐,日渐消瘦,尿量少。到当地医院给予解痉药口服无效。为明确诊断来我院。患儿系第1胎,第1产,足月顺产,出生体重3.5kg,母乳喂养,未添加辅食。

体格检查:体温36℃,脉搏120次/分,呼吸36次/分,体重4.5kg。发育正常,营养较差,神志清,精神萎靡,呼吸急促,未见紫绀。全身皮肤干燥,弹性较差,腹部皮下脂肪近消失,双下皮肤松弛,未见出血点及皮疹等。前囟约2.5cm×2.5cm,凹陷,张力不高。心肺未闻及异常。上腹部可见胃蠕动波及肠型,右上腹可触及一橄榄样包块,约1.5cm×1.5cm,可移动,肝脾未触及。四肢肌张力低下。生理反射存在,病理反射未引出。

思考题：

1. 结合本病例分析先天性肥厚性幽门狭窄的临床特点。

2. 先天性肥厚性幽门狭窄的治疗方法。

3. 结合本病例总结先天性肥厚性幽门狭窄与哪些疾病进行鉴别诊断？

先天性肥厚性幽门狭窄(congenital hypertrophic pyloric stenosis)系因幽门环肌增生、肥厚，致使幽门管腔狭窄，引起上消化道不完全性梗阻，是新生儿常见的消化道畸形。主要临床表现为喷射性呕吐、胃蠕动波及腹部肿块。占消化道畸形的第三位。男性多见，患儿多为足月儿。

【病因和发病机制】 至今尚未完全清楚，一般认为与下列两种因素有关。

1. 遗传因素　本病为多基因遗传病，父或母有本病史者，其子代发病率可高达7%左右；母亲有本病史的子代发病机会比父亲有本病史者为高。

2. 胃肠激素紊乱　近年发现幽门环状肌中含脑啡肽、P物质和血管活性肠肽的肽能神经纤维有不同程度的稀疏甚至缺如，血清胃泌素升高，这些胃肠激素分泌紊乱导致幽门环肌持续收缩，进而增生肥厚。

【病理】 幽门肌肉全层增生、肥厚，以环肌更为明显。幽门明显增大呈橄榄形，色苍白，表面光滑，质地硬。肿块随日龄而逐渐增大。肥厚的肌层渐向胃壁移行，胃窦部界限不明显，十二指肠端则界限清楚。肥厚组织突然终止于十二指肠始端，使十二指肠黏膜反折呈子宫颈样。幽门管腔狭窄，易造成食物潴留，胃扩张。胃黏膜可见有炎症和溃疡。

【临床表现】 典型症状和体征为无胆汁的喷射性呕吐，胃蠕动波和右上腹肿块。

1. 呕吐　为本病首发症状，可在生后至数周内出现，但多见于2～4周，开始溢乳，偶有呕吐，以后呕吐频繁，几乎每次喂奶后立即或不久即吐，逐渐变为喷射状。吐出物为带凝块的奶汁。少数病例，因剧烈呕吐使胃黏膜毛细血管破裂，呕吐物呈咖啡色或带血。随着胃逐渐扩张和弛缓，奶在胃内残留量增加，呕吐次数可减少，但吐出量常明显增多。患儿食欲旺盛，吐后即饥饿欲食，吮奶急。

2. 胃蠕动波　常见，但非特有体征。蠕动波从左季肋下向右上腹部移动，到幽门即消失。在喂奶时或呕吐前容易见到，轻拍上腹部常可引出。

3. 右上腹部肿块　80%～90%的病例在右上腹肋缘下与右侧腹直肌间可触及一枣核至橄榄大小肿物，表面光滑，硬如软骨，稍能移动。此体征为本病所特有，具有诊断意义。

4. 1%～2%患儿伴有黄疸，以间接胆红素增高为主。

5. 其他随病情进展，呕吐加重，出现营养不良、佝偻病、脱水、低钾与低氯性碱中毒、代谢性酸中毒及各种微量元素缺乏等。

案例 9-7

1. 4个月患儿，因反复呕吐2月余，加重1周就诊。

2. 频繁呕吐，呈喷射性，呕吐物为奶汁及奶块，无胆汁，吐后饥饿感明显，尿少，大便减少，日渐消瘦，解痉药治疗无效。

3. 营养差，精神萎靡，体重低，皮肤弹性差，皮下脂肪近消失，右上腹一橄榄样包块。

【辅助检查】

1. 腹部B型超声检查　可发现幽门肌层肥厚，也可显示肥厚肌层的厚度、幽门直径和幽门管长度。根据幽门厚度、前后径和管长，可帮助诊断本病。

2. X线钡餐造影　可用于临床和B超诊断不明确的病例。幽门管变细变长呈线状为本病直接征象。间接征象有胃腔扩大、蠕动增强及胃排空时间延长。

案例 9-7

1. 血常规：Hb 119g/L；RBC 4.0×10^{12}/L；WBC 9.0×10^{9}/L；N 32%，L 68%。

2. 血生化：Na^+ 126mmol/L；K^+ 3.5mmol/L；Cl^- 106 mmol/L；CO_2CP 21mmol/L。

3. 腹部B超：示胃扩张，幽门环增厚达0.5cm。

【诊断和鉴别诊断】 根据典型的呕吐病史，右上腹部扪及橄榄状肿块，行腹部B型超声检查和X线钡餐造影，确诊并不困难。对疑似病例应与下列疾病鉴别。

1. 喂养不当　由于喂奶过多、过急；人工喂养时过多气体吸入胃内；喂奶后体位放置不当等，可为小婴儿呕吐的常见原因。如系喂养不当引起的呕吐，针对上述原因，加以注意，喂奶后抱起小儿，轻拍后背使积存在胃内的气体排出，呕吐会减少或停止。

2. 幽门痉挛　发病早，多于生后数日出现呕吐，呈间歇性，量少，不影响小儿营养状况，右上腹摸不到肿物，用解痉及镇静剂效果良好。

3. 胃食管反流病　呕吐为非喷射状，竖立位时停止；无胃蠕动波；无右上腹肿块。X线钡餐造影、食管动力功能检查可确诊。

4. 胃扭转　发病较早，呕吐多在喂奶后，尤其是变换体位后，量多，一般不影响生长发育，腹部无阳性体征，X线钡餐造影可确诊。

5. 高位肠梗阻　十二指肠或高位空肠不全性梗阻可表现反复呕吐，但呕吐物中多含有胆汁。

案例 9-7

1. 4个月患儿，因反复呕吐2月余，加重1周就诊。

2. 频繁呕吐，呈喷射性，为奶汁及奶块，无胆汁，吐后饥饿感明显，尿少，大便减少，日渐消瘦，解痉药治疗无效。

笔记栏

3. 营养差，精神萎靡，体重低，皮肤弹性差，皮下脂肪近消失，右上腹一橄榄样包块。

4. 腹部B超示幽门环增厚，血钠低。

诊断：先天性肥厚性幽门狭窄；营养不良；低钠血症。

【治疗】 确诊后应及早进行幽门环肌切开术，手术方法简便，效果良好。

案例 9-7

外科行幽门环肌切开术。

第6节 肠 套 叠

一、小儿肠道解剖生理特点

小儿肠管相对比成人长，一般为身长的5～7倍，或为坐高的10倍。小肠的主要功能包括运动（蠕动、摆动、分节运动）、消化、吸收及免疫保护。大肠的主要功能是贮存食物残渣、进一步吸收水分以及形成粪便。小儿肠黏膜肌层发育差，肠系膜柔软而长，结肠无明显结肠带与脂肪垂，升结肠与后壁固定差，易发生肠扭转和肠套叠。肠壁薄故通透性高，屏障功能差，肠内毒素、消化不全产物和过敏原等可经肠黏膜进入人体内，引起全身感染和变态反应性疾病。由于小儿大脑皮层功能发育不完善，进食时常引起胃-结肠反射，产生便意，所以大便次数多于成人。

二、肠 套 叠

案例 9-8

患儿，男性，6月，因阵发性哭闹10小时收入院。其母代述病史，可靠。

患儿于10小时前无诱因出现哭闹不安，呈阵发性，面色苍白，蜷曲体位，出汗，间隙10～20分钟后反复发作，同时伴呕吐数次，呕吐物为奶块。大便1次，呈果酱样。病后精神差，拒乳，不发热，不咳嗽，未抽搐。来急诊。既往健康，未患过其他疾病。患儿系混合喂养，5月添加辅食，3月抬头，现已认人。预防接种按时进行。

体格检查：体温36℃，脉搏140次/分，呼吸38次/分，体重7kg。发育正常，营养良好。神志清，精神差，哭闹不安。面色苍白，前囟平、软。双肺呼吸音粗，无啰音。心率140次/分，律齐，心音有力，未及杂音，腹胀，右侧中腹可触及约9cm腊肠样包块，右下腹似有空虚感，肠鸣音活跃，四肢未见异常，活动好。病理反射征未引出。

思考题：

1. 结合本病例分析肠套叠的临床特点。

2. 肠套叠的诊断与治疗。

3. 结合本病例总结肠套叠与哪些疾病进行鉴别诊断？

肠套叠（intussusception）系指部分肠管及其肠系膜套入邻近肠腔所致的一种绞窄性肠梗阻，是婴幼儿时期最常见的急腹症之一，是3个月至6岁期间引起肠梗阻的最常见原因。主要临床表现为腹痛、呕吐、便血及腹部肿块。男孩发病率多于女孩，约为4∶1。

【病因和发病机制】 病因尚不完全清楚。本病分为原发性和继发性两种。前者约占95%，多见于婴幼儿。一般认为婴幼儿肠系膜的某些解剖特点，如回盲部系膜固定差，活动度大，可能是易致肠套叠的解剖因素。腹泻、饮食改变、环境和气候改变等所致的肠蠕动紊乱，均可能是促发因素。病毒（如腺病毒）感染或其他原因引起回盲部集合淋巴结肿大也可诱发本病。后者指肠壁或肠腔内器质性病变，如肠息肉、肿瘤、美克尔憩室、肠囊肿、肠壁血肿等翻入，牵带肠壁作为起点引起的肠套叠，多见于年长儿，约占5%。

【病理】 肠套叠多为近端肠管套入远端肠腔内，依据其套入部位不同分为：①回盲型：回盲瓣是肠套叠头部，带领回肠末端进入升结肠，盲肠、阑尾也随着翻入结肠内，此型最常见；②回结型：回肠从距回盲瓣几厘米处起，套入回肠最末端，穿过回盲瓣进入结肠；③回回结型：回肠先套入远端回肠内，然后整个再套入结肠内；④小肠型：小肠套入小肠，少见；⑤结肠型：结肠套入结肠，少见；⑥多发型：回结肠套叠和小肠套叠合并存在。肠套叠时，由于鞘部尤其是颈部的痉挛收缩，挤压套入肠管，牵拉和压迫肠系膜，使静脉和淋巴回流受阻。套入部肠管淤血、水肿、肠壁增厚、颜色变紫，并有血性渗液及腺体黏液分泌增加，产生典型果酱样血便。随着肠系膜绞窄逐渐加重，静脉压及组织压力升高，影响动脉血运，最后套入肠管发生缺血性坏死并出现全身中毒症状。若肠管过度膨胀和长期严重痉挛，末梢小动脉血运障碍，亦可出现散在灰白色缺血坏死灶，易发生穿孔和并发腹膜炎。年长儿肠腔较大，多表现为不完全性肠梗阻。

【临床表现】

1. 腹痛　小孩突然出现剧烈的阵发性肠绞痛，哭闹不安，面色苍白、拒食、出汗，持续数分钟或更长时间后，腹痛缓解，安静或入睡，间歇10多分钟又反复发作。

2. 呕吐　早期呕吐物为奶块或食物，次数不多。晚期呕吐物中含有胆汁，甚至粪便样物，为肠梗阻严重的表现。呕吐后常拒绝再进食。

3. 血便　为重要症状。出现症状的最初几小时大便可正常，以后大便少或无便。约85%病例在发病后6～12小时排出果酱样黏液血便，或作直肠指检时发现血便。

4. 腹部包块　多数病例在右上腹季肋下可触及有轻微触痛的套叠肿块，呈腊肠样，光滑不太软，稍可移动。晚期病例发生肠坏死或腹膜炎时，出现腹胀、腹水、腹肌紧张和压痛，不易扪及肿块，有时腹部扪诊和直肠指检双合检查可触及肿块。

5. 全身情况早期一般情况尚可，仅有面色苍白、精神欠佳、食欲不振。晚期出现精神萎靡、嗜睡、脉搏快而弱、发热、脱水、腹胀，甚至休克及腹膜炎等。

案例 9-8

1. 6 个月婴儿，因阵发性哭闹就诊。

2. 哭闹不安伴面色苍白，蜷曲体位，反复发作，同时伴呕吐，吐出物含胆汁，排果酱样大便。

3. 精神差，哭闹烦躁，腹胀，腹肌紧，右上腹可触及腊肠样包块，右下腹有空虚感。

【辅助检查】

1. 腹部 B 超检查　在套叠部位横断扫描可见同心圆或靶环状肿块图像，纵断扫描可见"套筒征"。

2. 空气灌肠　由肛门注入气体，在 X 线透视下可见杯口阴影，能清楚看见套叠头的块影，并可同时进行复位治疗。

案例 9-8

1. 血常规：Hb 110g/L；RBC 3.5×10^{12}/L；WBC 12×10^{9}/L，N 55%，L 45%。

2. 粪常规：白细胞(＋)，潜血(＋)。

3. 腹部透视：示中腹部可见多个气液平面，呈梯状排列。右下腹密实。

4. 肠套叠空气灌肠复位记录：经双腔管加压注入空气，于结肠脾曲处显示"杯口状"充盈缺损，缓慢加压排注气体，套头逐渐回复，气体进入小肠内，软组织充盈缺损消失。

【诊断和鉴别诊断】　健康婴幼儿突然出现阵发性哭闹或腹痛、呕吐、便血和腹部肿块者，诊断并不困难。对可疑病例应做空气灌肠造影、腹部 B 超或直肠指检胁助诊断。本病应与以下疾病鉴别。

1. 急性细菌性痢疾　以发热、腹痛、里急后重及黏液脓血便为主要症状。

2. 过敏性紫癜　除腹痛、便血外，有双下肢皮疹、关节疼痛、血尿等。该病由于肠功能紊乱和肠壁血肿，亦可并发肠套叠。

3. 急性坏死性小肠结肠炎　主要表现腹痛、便血、腹泻，常伴休克，腹部 X 线检查见轻度动力性肠淤张，不同程度的非特异性肠充气、扩张、积液等。

案例 9-8

1. 6 个月婴儿，因阵发性哭闹就诊。

2. 病史特点：哭闹不安伴面色苍白，蜷曲体位，反复发作，同时伴呕吐，吐出物含胆汁，排果酱样粪便。

3. 临床特点：精神差，哭闹烦躁，腹胀，腹肌紧，右上腹可触及腊肠样包块，右下腹有空虚感。

4. 腹透可见多个气液平面，呈梯状排列，空气灌肠后病变消失。

诊断：肠套叠。

【治疗】

1. 非手术疗法　灌肠疗法：适用于病程在 48 小时以内的原发性回结型和结肠型肠套叠，一般状况较好，无明显腹胀及腹膜刺激症状者。

(1) 空气灌肠复位法：为目前治疗肠套叠的常规首选疗法。其原理是通过肛门向肠道注入气体，以空气压力变化促使肠管复位。

(2) 钡剂灌肠复位：无空气灌肠复位器时，可用此法。

(3) 注意事项：灌肠复位时应作如下观察：①拔出肛管后排出大量带臭味的黏液血便和黄色粪水；②患儿很快入睡，不再哭闹及呕吐；③腹部平软，触不到原有的包块；④灌肠复位后给予 0.5～1g 活性炭口服，6～8 小时后应有炭末排出，表示复位成功。

2. 手术治疗　肠套叠超过 48～72 小时，或虽时间不长但病情严重疑有肠坏死或穿孔者，以及小肠型肠套叠均需手术治疗。根据患儿全身情况及套叠肠管的病理变化选择进行肠套叠复位，肠切除吻合术或肠造瘘术等。5%～8%患儿可有肠套叠复发。灌肠复位比手术复位的复发率高。

案例 9-8

本例经空气灌肠，使套叠的肠管复位。

第 7 节　先天性巨结肠

案例 9-9

患儿，男性，3 月，因间断呕吐、便秘 40 余天收入院。其母代述病史，可靠。

患儿于 40 余天开始呕吐，呕吐物为所进奶汁，有时含少量胆汁，呈喷射状，伴腹胀。无发热、咳嗽，无抽搐。大便秘结，约 6～7 天排便 1 次，均在应用开塞露或肥皂条塞肛后，方能排出较多大便，排便时排出较多气体，有恶臭，排便后腹胀减轻。自发病以来，食欲低下，体重不增且日见消瘦。患儿系第一胎，第一产，足月顺产，无窒息及惊厥史，其母孕期无服药、接触放射线病史。生后一般情况好，生后 2 天排胎便，1 周后排净，母乳喂养，未添加辅食。已接种乙肝疫苗、卡介苗。

体格检查：体温 36℃，脉搏 120 次/分，呼吸 41 次/分，体重 4kg。发育正常，营养差，神志清，精神差，轻度贫血貌，皮肤黏膜未见皮疹及出血

笔记栏

点等，头颅无异常，前囟 1.5cm×1.5cm，稍凹陷，眼窝轻度凹陷。胸廓无畸形，双肺呼吸音粗，未闻及啰音，心率 120 次/分，律整，心音低钝，无杂音。腹膨隆，腹壁静脉显露，可见肠型和蠕动波。左下腹可触及包块，肠鸣音活跃。四肢活动正常。病理反射征未引出。

思考题：

1. 结合本病例分析先天性巨结肠的临床特点。

2. 先天性巨结肠如何诊断与治疗？

3. 结合本病例总结先天性巨结肠应与哪些疾病进行鉴别。

先天性巨结肠（congenital megacolon）是由于直肠或结肠远端的肠管持续痉挛，粪便淤滞在近端结肠，使该肠管肥厚、扩张。本病是小儿常见的先天性肠道畸形，发病率为1/5000～1/2000，男女之比 3～4∶1，有遗传倾向。主要临床表现为顽固性便秘和腹胀。

【病因和病理生理】 目前认为是一种多基因遗传和环境因素共同作用的结果。其基本病理变化是肠壁肌间和黏膜下神经丛内缺乏神经节细胞，致使远端无神经节细胞的肠段经常处于痉挛状态，发生非器质性肠狭窄，粪便通过困难，近端肠管逐渐扩张、肥厚，形成巨结肠。除形成巨结肠外，其他病理生理变化如排便反射消失等。

【临床表现】

1. 顽固性便秘　多数患儿生后 24～48 小时不排或仅排少量胎便，以后每 3～5 天或更长时间才排便一次，甚至不能自行排便，必须用开塞露、扩肛或灌肠。本病患儿易发生小肠结肠炎而出现腹泻，故便秘与腹泻交替出现，是该病特点之一。

2. 腹胀　为本病最突出体征，逐渐加重。典型患儿腹胀明显，腹壁皮肤紧张发亮，静脉怒张，脐突出，可见肠型和蠕动波，甚至压迫膈肌引起呼吸困难。

3. 呕吐、营养不良、发育迟缓　由于功能性肠梗阻，可出现呕吐，量不多，呕吐物含少量胆汁，严重者可见粪样液，加上长期腹胀，便秘使患儿食欲下降，影响营养物质吸收致发育迟缓、消瘦、贫血或有低蛋白血症伴水肿。

4. 直肠指检　直肠壶腹部空虚，拔指后由于近端肠管内积存多量粪便，可排出恶臭气体及大便。

案例 9-9

1. 3 个月男孩，因间断呕吐、便秘 40 余天就诊。

2. 反复呕吐，顽固性便秘，体重不增，生后排胎便延迟。

3. 营养差，轻度脱水征，腹胀，可见肠型和蠕动波，腹壁静脉显露。

笔记栏

【并发症】

1. 小肠结肠炎　为本病的常见并发症。患儿表现有高热、高度腹胀、呕吐、排出恶臭并带血的稀便。重者炎症侵犯肌层，出现浆膜充血、水肿、增厚，导致渗出性腹膜炎。由于吐泻及扩张肠管内大量肠液的积存，会迅速出现脱水和酸中毒，而至死亡。

2. 肠穿孔　多见于较小婴儿，常见的穿孔部位为乙状结肠和盲肠。

3. 继发性感染　如败血症等。

【辅助检查】

1. X 线检查　有利于确定诊断。

(1) 腹部立位平片：常显示低位结肠梗阻，近端结肠扩张，下腹部或盆腔无气体。

(2) 钡剂灌肠检查：可显示痉挛段及其上方的扩张肠管，排钡功能差。若黏膜皱襞变粗（锯齿状变化），提示伴有小肠结肠炎。

2. 直肠肛管测压　当直肠受膨胀刺激时，正常人肛门外括约肌收缩，压力升高，内括约肌弛缓，肛管压力下降，称直肠肛管反射。本病患儿肛门外括约肌收缩，内括约肌无变化或有明显收缩，肛管压不变或升高。

3. 直肠黏膜组织化学检查　患儿直肠黏膜乙酰胆碱含量和胆碱酯酶活性均较正常儿高 5～6 倍。

4. 直肠肌层活检　从直肠壁取肌层组织活检，计数神经节细胞数量。患儿缺乏神经节细胞，而无髓鞘的神经纤维增殖。

案例 9-9

1. 血常规：Hb 90g/L；RBC 4.10×10^{12}/L，MCV 28 fl，MCH 27pg，MCHC 30%；WBC 5.6×10^{9}/L，N 34%，L 66%；PLT 120×10^{9}/L。

2. 钡灌肠检查：腹透示降结肠及部分横结肠示扩张积气，钡剂依次充盈直肠、乙状结肠、降结肠及横结肠达升结肠。示直肠末端呈“鸟嘴样”改变。直肠大部及乙状结肠、降结肠、横结肠大部均示明显扩张。

【诊断和鉴别诊断】 新生儿生后胎粪排出延迟或不排胎粪者；婴幼儿长期便秘，腹胀者，均应考虑本病。确诊需做 X 线钡剂灌肠检查、直肠肛管测压，有条件者可做直肠黏膜组织化学染色检查或活检。需与下列疾病鉴别：

1. 单纯性胎粪便秘　新生儿可有便秘、腹胀，甚至呕吐。但直肠指检多能诱发排便反射，盐水灌肠排出胎粪后，腹胀减轻，便秘消失。

2. 功能性便秘　是一种原因不明的慢性便秘，分为慢传输型、出口梗阻型及混合型。表现为排便次数少、排便费力、粪质较硬或呈球状、排便不尽感，有时需借助人工方式（手抠）来协助排便。诊断需钡剂灌肠或肠镜检查排出器质性疾病。

3. 先天性低位肠闭锁　表现为低位肠梗阻。腹部直立 X 线片可见多个大液平面，下腹部无气体。钡灌肠见结肠细小。

4. 特发性巨结肠　该症与排便训练不当有关，特点是患儿直、结肠有正常的神经节细胞。表现为无新生儿期便秘史，2～3岁出现症状，慢性便秘常伴肛门污便，便前常有腹痛。肛诊感觉除直肠扩张积便外，括约肌处于紧张状态，直肠肛门测压有正常反射。

5. 继发性巨结肠　先天性肛门直肠畸形术后、肛门直肠外伤后瘢痕挛缩狭窄等，可引起排便不畅、粪便滞留、结肠继发性扩张。根据病史及临床检查不难鉴别。

6. 先天性甲状腺功能减退症　除有腹胀、便秘外，还有特殊面容和体态、生长发育迟缓、智能发育低下、T_4降低及TSH升高等。

案例 9-9

1. 3个月男孩，因间断呕吐、便秘40余天就诊。

2. 反复呕吐，顽固性便秘，体重不增，生后排胎便延迟。

3. 营养差，轻度脱水征，腹胀，可见肠型和蠕动波，腹壁静脉显露。

4. 外周血示小细胞低色素性贫血，钡灌肠检查结果符合巨结肠。

诊断：先天性巨结肠；营养性缺铁性贫血。

【治疗】 应进行根治手术切除无神经节细胞肠段和部分扩张结肠。先天性巨结肠许多并发症发生在生后2个月内，故要特别重视此期间的治疗。

1. 手术治疗　一旦确诊，应尽早手术，最好做根治术，若条件不成熟，可先做造瘘术；择期再行根治术。

2. 内科治疗　适用于轻症、并发感染或全身情况较差者。

(1) 维持营养及水、电解质平衡。

(2) 温生理盐水反复洗肠：每次50～100ml，使粪便、气体排出，可每日或隔日1次。可口服缓泻剂和润滑剂，也可用开塞露。忌用肥皂水或清水灌肠，以防发生水中毒。

案例 9-9

1. 择期手术治疗。

2. 维持营养及水、电解质平衡。

第8节　小儿腹泻

一、小儿消化功能和粪便的特点

1. 肝　年龄愈小，肝脏相对愈大。婴儿肝脏结缔组织发育较差，肝细胞再生能力强，不易发生肝硬变，但易受各种不利因素的影响，如缺氧、感染、药物中毒等均可使肝细胞发生肿胀、脂肪浸润、变性、坏死、纤维增生而肿大，影响其正常功能。婴儿时期胆汁分泌较少，故对脂肪的消化、吸收功能较差。

2. 胰腺　出生后3～4个月时胰腺发育较快，胰液分泌量也随之增多，出生后一年，胰腺外分泌部生长迅速，为出生时的3倍。胰液分泌量随年龄生长而增加，至成人每日可分泌1～2升。酶类出现的顺序为：胰蛋白酶最先，而后是糜蛋白酶、羧基肽酶、脂肪酶，最后是淀粉酶。新生儿所含脂肪酶活性不高，直到2～3岁时才接近成人水平。婴幼儿时期胰腺液及其消化酶的分泌易受炎热天气和各种疾病的影响而被抑制，容易发生消化不良。

3. 小儿肠道细菌　在母体内，胎儿肠道是无菌的，生后数小时细菌即侵入肠道，主要分布在结肠和直肠。肠道菌群受食物成分影响，单纯母乳喂养儿以双歧杆菌占绝对优势，人工喂养和混合喂养儿肠内的大肠杆菌、嗜酸杆菌、双歧杆菌及肠球菌所占比例几乎相等。正常肠道菌群对侵入肠道的致病菌有一定的拮抗作用。婴幼儿肠道正常菌群脆弱易受许多内外界因素影响而致菌群失调，引起消化功能紊乱。

4. 健康小儿粪便的特点　食物进入消化道至粪便排出时间因年龄而异：母乳喂养的婴儿平均为13小时，人工喂养者平均为15小时，成人平均为18～24小时。

(1) 人乳喂养儿粪便：为黄色或金黄色，多为均匀膏状或带少许黄色粪便颗粒，或较稀薄，绿色、不臭，呈酸性反应(pH4.7～5.1)。平均每日排便2～4次，一般在添加辅食后次数即减少。

(2) 人工喂养儿粪便：为淡黄色或灰黄色，较干稠，呈中性或碱性反应(pH6～8)。因牛乳含蛋白质较多，粪便有明显的蛋白质分解产物的臭味，有时可混有白色酪蛋白凝块。排便1～2次/日，易发生便秘。如果只是排便间隔超过48小时，不伴任何不适，不应称为便秘。

(3) 混合喂养儿粪便：人乳加牛乳者的粪便与单喂牛乳者相似，但较软、黄。添加淀粉类食物可使大便增多，稠度稍减，稍呈暗褐色，臭味加重。添加各类蔬菜、水果等辅食时大便外观与成人粪便相似，初加菜泥时，常有小量绿色粪便排出。便次每日1次左右。

二、小儿腹泻

案例 9-10

患儿，男性，10月。呕吐腹泻五天伴尿少1天入院。患儿5天前始呕吐，非喷射状，呕吐物为食入奶汁，时伴有黏液，3～5次/日。腹泻黄稀水便，量中，18～20次/日，伴有发热，体温38℃左右。入院前1日起患儿烦躁不安，口渴，精神差，尿量减少。入院时患儿萎靡嗜睡，反应差，10小时未解小便。

笔记栏

> 体格检查：体温 37.8℃，脉搏 150 次/分，呼吸 60 次/分，血压 70/50mmHg，体重 8kg。嗜睡，意识朦胧，呼吸深长，前囟明显凹陷，双眼深陷，口唇干燥，皮肤弹性差，颈软，两肺呼吸音粗，未闻及干湿性啰音，心率 150 次/分，心音低钝，腹软，肝肋下 1cm，质软，脾肋下未及，未及包块，肠鸣音亢进，10 次/分。四肢端凉，有花纹，脉细弱。Kernig 征阴性，Babinski 征阴性，病理反射征未引出。
>
> **思考题：**
>
> 1. 小儿腹泻脱水的临床表现有哪些？
> 2. 中度以上脱水病儿如何进行补液治疗？
> 3. 补钾的原则是什么？

小儿腹泻（infantile diarrhea），或称腹泻病，是一组由多病原、多因素引起的以大便次数增多和大便性状改变为特点的消化道综合征，是我国婴幼儿最常见的疾病之一。根据病因分为感染性和非感染性两类，以前者更为多见。发病年龄多在 2 岁以下，1 岁以内者约占半数，夏秋季发病率最高，是我国儿童重点防治的“四病”之一；是造成小儿营养不良、生长发育障碍的主要原因之一。

【病因】

1. 易感因素　婴幼儿易患腹泻，主要与下列因素有关。

(1) 消化系统特点：婴儿消化系统的发育还不成熟，各种消化酶的分泌少，活性低，因而对食物的耐受力差，不能适应食物质和量的较大变化；小儿生长发育迅速，需要的营养物质相对较多，胃肠的负担较重，消化功能经常处于紧张状态，因此易发生消化功能紊乱。

(2) 机体防御功能差：胃内酸度低，婴儿胃排空快，对胃内的细菌杀灭能力弱；婴儿血液中免疫球蛋白（尤其是 IgM，IgA）和胃肠道分泌型 IgA 均较低，免疫功能较差；正常肠道菌群对入侵的致病微生物有拮抗作用，新生儿生后尚未建立正常肠道菌群时，或由于使用广谱抗生素等引起肠道菌群失调，均易患肠道感染。

(3) 人工喂养：人工喂养儿由于牛乳等动物乳类中所含的体液因子（分泌型的 IgA、乳铁蛋白等）和巨噬细胞及粒细胞等在加热时被破坏，人工喂养的食物和食具又易污染，故人工喂养儿肠道感染发病率明显高于母乳喂养者。

2. 感染因素

(1) 肠道内感染：可由病毒、细菌、真菌、寄生虫引起。以前两者多见，尤其是病毒。

1) 病毒感染：轮状病毒是引起秋季腹泻的常见病原。诺沃克病毒侵犯儿童及成人，与婴幼儿腹泻关系不密切。其他病毒如埃可病毒、柯萨奇病毒、腺病毒、冠状病毒、星状病毒等虽可引起肠炎，但不是主要病原，在正常小儿肠道亦常可检出。

2) 细菌感染（不包括法定传染病）：

A. 大肠埃希菌：①致病性大肠埃希菌：近年来发现本菌可黏附在小肠黏膜表面，使微绒毛损伤而致病。②产毒性大肠埃希菌：可产生不耐热和（或）耐热毒素而致腹泻，是引起腹泻的最常见病原。③侵袭性大肠埃希菌：可侵入结肠黏膜引起细菌性痢疾样病变和临床症状。④出血性大肠埃希菌：可产生 Vero 毒素而致病，多为 O_{157} ：H_7。

B. 空肠弯曲菌：是近 20 年来才认识到的引起肠炎的重要病原菌。本菌可侵入空肠、回肠和结肠，有些还可产生肠毒素。

C. 耶尔森菌：亦为近年来认识到的较常见的病菌。主要是小肠结肠炎耶氏杆菌。

D. 其他：鼠伤寒沙门菌、克雷白菌、变形菌、铜绿假单胞菌、枸橼酸杆菌等亦可引起腹泻。大量滥用广谱抗生素引起肠道菌群失调，可诱发白念珠菌、金黄色葡萄球菌、难辨梭状芽孢杆菌等肠炎。

3) 真菌：长期应用广谱抗生素和肾上腺皮质激素，使机体免疫功能低下，亦易发生真菌性肠炎。

4) 原虫：梨形鞭毛虫或结肠小袋虫可引起急慢性肠炎。蠕虫感染偶可发生腹泻。

(2) 肠道外感染：患中耳炎、上呼吸道感染、肺炎、肾盂肾炎、皮肤感染以及其他急性传染病时均可伴腹泻，由于发热及病原体的毒素作用可使消化功能紊乱所致。有时肠道外感染的病原体（主要是病毒）可同时感染肠道。

3. 非感染因素

(1) 饮食因素：喂养不当是引起轻型腹泻的常见原因，多见于人工喂养儿。喂养过多、过少、不定时，食物成分不适宜，如过早地喂大量淀粉类或脂肪类食物，或突然改变食物品种或断奶，均可引起消化功能紊乱而发生腹泻。个别婴儿对牛奶或其他食物过敏或不耐受（如乳糖酶缺乏），喂食后可发生腹泻。

(2) 其他因素：气候骤变，腹部受凉使肠蠕动增加；天气过热使消化液分泌减少，而由于口渴又吃奶过多，加重消化道负担，均易诱发腹泻。

【发病机制】

1. 感染性腹泻　病原微生物多随污染的食物或饮水进入消化道，亦可通过污染的日用品、手、玩具或带菌者传播。病原微生物能否引起肠道感染，决定于宿主抵抗能力、肠道的微生态状况和感染病原菌量的多少及其毒力。

近年来对小儿感染性腹泻发病机制的研究，认为大致有以下几种方式：

(1) 细菌毒素作用：如产毒素型大肠杆菌及霍乱弧菌等，并不直接侵袭破坏肠黏膜，但能分泌肠毒素。细菌在肠腔释放 2 种肠毒素，即不耐热肠毒素（LT）和耐热肠毒素（ST），LT 与小肠上皮细胞膜上的受体结合后激活腺苷酸环化酶，致使三磷酸腺苷（ATP）转变为环磷酸腺苷（cAMP），cAMP 增多后即抑制小肠绒毛上皮细胞吸收 Na^+、Cl^- 和水，并促进肠腺分泌 Cl^-；ST 则通过激活鸟苷酸环化酶，使三磷酸鸟苷

笔记栏

(GTP)转变为环磷酸鸟苷(cGMP),cGMP 增多后亦使肠上皮细胞减少 Na^+ 和水的吸收、促进 Cl^- 分泌。两者均使小肠液总量增多,超过结肠的吸收限度而发生腹泻,排出大量水样便,导致患儿脱水和电解质紊乱。

(2) 病原菌直接侵袭作用:典型的侵袭型细菌如痢疾杆菌、侵袭型大肠杆菌、沙门菌等,这类细菌直接侵袭小肠或(和)结肠黏膜细胞,使肠黏膜发生炎症充血、水肿、渗出,甚至发生溃疡,临床上出现黏液脓血便。

(3) 渗透性腹泻:指由于肠腔内液体渗透压过高所引起的腹泻,其中以双糖酶先天性或继发性缺乏最常见,某些高渗药如 50%硫酸镁溶液、乳果糖、甘露醇等口服也可引起。肠内渗透压增高时,不但影响水的吸收,更使细胞外液渗入肠腔的液体增多,引起腹泻。

(4) 病毒作用:轮状病毒能侵犯小肠上皮细胞,破坏其微绒毛,影响水和食物的消化吸收,由于微绒毛受损引起双糖酶缺乏,尤其乳糖酶最易受累,所以渗透性腹泻也可是病毒性腹泻的发病机制之一。

近年来发现病毒性肠炎的病灶呈斑点状,病灶之间仍有正常黏膜,肠黏膜吸收面积很大,实践证明轮状病毒肠炎口服补液仍然可以取得成功。

2. 非感染性腹泻　主要是由饮食不当引起。当进食过量或食物成分不恰当时,消化过程发生障碍,食物不能被充分消化和吸收而积滞在小肠上部,使肠腔内酸度降低,有利于肠道下部的细菌上移和繁殖;食物发酵和腐败,分解产生的短链有机酸使肠腔内渗透压增高,腐败性毒性产物刺激肠壁使肠蠕动增加导致腹泻,进而发生脱水和电解质紊乱。

【临床表现】　不同病因引起的腹泻常各具临床特点和不同临床过程。按病程临床分为急性腹泻即连续病程在 2 周以内的腹泻,迁延性腹泻即病程 2 周至 2 个月,慢性腹泻的病程为 2 个月以上。

1. 急性腹泻

(1) 按病情分型

1) 轻型腹泻:多为饮食因素或肠道外感染所致,亦可由肠道内病毒或非侵袭性细菌感染引起。主要是胃肠道症状,食欲减退,有溢奶、呕吐;大便每天 10 次以内,稀薄、呈黄或黄绿色,稍有酸味,大便镜检可见大量脂肪球。全身症状不明显,精神尚好,体温大多正常,偶有低热,体重不增或稍降,无脱水症状,多在数日内痊愈。

2) 重型腹泻:有重度脱水或有明显的中毒症状,其特点如下:

a. 多由肠道内感染所致。常急性起病,也可由轻型逐渐加重转变而来。除有较重的胃肠道症状外,还有明显的水和电解质紊乱及发热等全身中毒症状,一般状态较差,烦躁不安、精神萎靡、意识朦胧,甚至昏迷。

b. 胃肠道症状:食欲低下,常有呕吐,严重者可吐出咖啡渣样液体。腹泻频繁,每日 10 至数十次。大便呈黄绿色、黄色或微黄色,每次量多,呈蛋花汤或水样,可有少量黏液。大便镜检可见脂肪球及少量白细胞。

c. 水、电解质和酸碱平衡紊乱症状:由于吐泻丢失体液和摄入量不足,使体液总量尤其是细胞外液量减少,导致不同程度(轻、中、重)脱水。由于腹泻患儿丧失的水和电解质的比例不尽相同,可造成等渗、低渗或高渗性脱水,以前两者多见。出现眼窝、囟门凹陷,尿少泪少,皮肤黏膜干燥、弹性下降,甚至血容量不足引起的末梢循环的改变。

代谢性酸中毒发生的原因是由于:腹泻丢失大量碱性物质;进食少,肠吸收不良,热量不足使机体得不到正常能量供应导致脂肪分解增加,产生大量酮体;脱水时血容量减少,血液浓缩使血流缓慢,组织缺氧导致无氧酵解增多而使乳酸堆积;脱水使肾血流量亦不足,其排酸、保钠功能低下使酸性代谢产物滞留体内。

呕吐和腹泻丢失大量钾盐(腹泻时大便中含钾量约为(17.9±11.8)mmol/L);进食少,钾的摄入量不足;肾脏保钾功能比保钠差,缺钾时仍有一定量钾继续排出,所以腹泻病时常有体内缺钾。但在脱水未纠正前,由于血液浓缩,酸中毒时钾由细胞内向细胞外转移,尿少而致钾排出量减少等原因,体内钾总量虽然减少,但血清钾多数正常。随着脱水、酸中毒被纠正、排尿后钾排出增加、大便继续失钾以及输入葡萄糖合成糖原时消耗钾等因素使血钾迅速下降,出现不同程度的缺钾症状,如精神不振、无力、腹胀、心律紊乱、碱中毒等。

腹泻患儿进食少,吸收不良,从大便丢失钙、镁,可使体内钙镁减少,活动性佝偻病和营养不良患儿更多见。但是脱水、酸中毒时由于血液浓缩、离子钙增多等原因,不出现低钙的症状,待脱水、酸中毒纠正后则出现低钙症状(手足搐搦和惊厥)。极少数久泻和营养不良患儿输液后出现震颤、抽搐。用钙治疗无效时应考虑有低镁血症可能。

案例 9-10

1. 患儿,男性,10 月。呕吐、腹泻已五天,呕吐3~5 次/日,腹泻 18~20 次/日,烦躁不安、口渴、精神萎靡、嗜睡、反应差。尿量减少转为无尿。

2. 患儿意识朦胧,呼吸深长,前囟和双眼深陷,口唇红、干燥,皮肤弹性差,肠鸣音亢进,四肢凉,有花纹,脉细弱,神经系统无阳性体征。

以上临床特点表明有重度脱水,酸中毒存在。

3. 辅助检查:粪常规:黄稀水样,脓细胞 0~2 个/HP,RBC 0~1 个/HP,潜血(-)。血生化:Na^+ 138mmol/L,Cl^- 103mmol/L,K^+ 4.0mmol/L,Ca^{2+} 2mmol/L,pH 7.20,HCO_3^- 12mmol/L,$PaCO_2$ 30mmol/L,BE −8mmol/L。

根据电解质检查,提示患儿脱水的性质是等渗性的;血气分析提示有代谢性酸中毒。

笔记栏

(2) 几种常见类型肠炎的临床特点

1) 轮状病毒肠炎：轮状病毒是秋、冬季婴幼儿腹泻最常见的病原。主要经粪-口传播，也可经呼吸道感染而致病。主要侵犯6个月至2岁婴幼儿。潜伏期1～3天。起病急，常伴发热和上呼吸道感染症状，并有呕吐，后出现腹泻。大便次数多、量多、水分多，黄色水样或蛋花样便，无腥臭味，常并发水电解质紊乱和酸中毒。本病为自限性疾病，不喂乳类的患儿恢复更快，病程约3～8天。大便镜检多无异常，偶有白细胞。感染后1～3天即有大量病毒自大便中排出，最长可达6天。血清抗体一般在感染后3周上升。有条件可直接用电镜检测病毒，或用ELISA法检测病毒抗原、抗体，或PCR技术检测病毒抗原。

2) 产毒性细菌引起的肠炎：该菌通过产生毒素引起腹泻，多发生在夏季。潜伏期1～2天，起病较急。主要表现腹泻、呕吐，大便呈蛋花汤样或水样便，重者可有脱水、电解质及酸碱平衡紊乱。自限性疾病，自然病程3～7天，亦可较长。

3) 侵袭性细菌(包括侵袭性大肠杆菌、空肠弯曲菌、耶尔森菌、鼠伤寒杆菌等)性肠炎：全年均可发病，多见于夏季。潜伏期长短不等。主要表现黏液脓血便，有腥臭味，伴发热、呕吐、腹痛、里急后重等，严重者可出现明显中毒症状，甚至休克。起病急、高热甚至可以发生热惊厥。大便镜检有大量白细胞及数量不等的红细胞。粪便细菌培养可找到相应的致病菌。

4) 出血性大肠杆菌肠炎：大便次数增多，常先有腹痛，后出现腹泻，初为稀便或水样便，随后转为血水便，有特殊臭味。大便镜检有大量红细胞，常无白细胞。

5) 抗生素诱发的肠炎：长期应用广谱抗生素使肠道菌群失调，耐药金黄色葡萄球菌、某些梭状芽孢杆菌、白色念珠菌等大量繁殖引起肠炎。多在持续用药2～3周后发病，亦有短至数日者。体弱、患严重疾病、长期应用肾上腺皮质激素或免疫抑制剂及免疫功能低下者更易发病。

a. 金黄色葡萄球菌肠炎：多继发于使用大量抗生素后，病程与症状常与菌群失调的程度有关，主要临床表现为腹泻，呈黄色或暗绿色海水样便，黏液较多，少数有血便。可有恶心、呕吐、腹痛。严重者可有发热、脱水、电解质紊乱、酸中毒，甚至休克等。粪便镜检有大量脓细胞和成簇革兰阳性细菌，大便培养阳性，凝固酶试验阳性。

b. 难辨梭状芽孢杆菌肠炎：由难辨梭状芽孢杆菌引起。本病症状轻重不一，轻者每日腹泻数次，停抗生素后很快缓解。重者腹泻频繁，为黄色或黄绿色水样便，可有伪膜排出(故也称伪膜性小肠结肠炎)，少数大便带血。可出现脱水、电解质紊乱及酸中毒，伴有腹痛、腹胀、发热、乏力、谵妄，甚至休克。除万古霉素和胃肠道外用的氨基糖苷类抗生素外，几乎各种抗生素均可诱发本病。可在用药1周内或迟至停药后4～6周发病。亦见于外科手术后或患有肠梗阻、肠套叠、巨结肠等病的体弱患者。对可疑病例可行结肠镜检查。大便厌氧菌培养、组织培养法检测细胞毒素可协助确诊。

c. 真菌性肠炎：多为白色念珠菌所致，2岁以下婴儿多见。常并发于其他感染，或肠道菌群失调时。病程迁延，大便次数多，为泡沫较多、带黏液的黄色稀便，有时可见豆腐渣样细块(菌落)，偶有血便。可伴有鹅口疮。大便镜检见真菌子孢和菌丝、少量白细胞、红细胞，真菌培养阳性。

6) 隐孢子虫肠炎：是一种人畜共患病，在世界范围内流行，小儿较常见，年龄越小，患病率越高。主要通过粪-口途径传播。表现腹泻、呕吐、发热及脱水等。大便常为黄或黄绿色水样便，黏液无或较少，粪常规检查无或有少量白细胞。诊断依靠肠黏膜组织学检查或粪便中查到隐孢子虫囊合子，后者简单、灵敏、快速、经济，病人无痛苦，为目前常用方法。螺旋霉素、大蒜素有一定疗效。

2. 迁延性、慢性腹泻　引起此类疾病的危险因素包括营养不良、佝偻病、早产儿、人工喂养儿、急慢性感染、原发性或继发性双糖酶缺乏、原发性或继发性免疫功能低下、长期滥用广谱抗生素致肠道菌群失调、对牛乳或某些食物成分过敏或不耐受，以及急性腹泻未及时彻底治疗等。临床表现以消化功能紊乱和慢性营养紊乱为主。腹泻迁延不愈，或时好时坏，食欲低下，生长发育迟缓，促发或加重营养不良、贫血、多种维生素及微量元素缺乏，免疫功能低下，易发生呼吸道、消化道、泌尿道等继发感染，形成恶性循环。若不积极正确治疗，病死率较高。

【诊断和鉴别诊断】　根据发病季节、病史(包括喂养史和流行病学资料)、临床表现和大便性状可以做出临床诊断。必须判定有无脱水(程度和性质)、电解质紊乱和酸碱失衡。临床常与以下疾病鉴别：

1. “生理性腹泻”多见于6个月以内婴儿，外观虚胖，常有湿疹，生后不久即出现腹泻，除大便次数增多外，无其他症状，食欲好，不影响生长发育。添加辅食后，大便即逐渐转为正常。

2. 细菌性痢疾　起病急，全身症状重，便次多，量少，排脓血便伴里急后重，大便镜检有较多脓细胞和红细胞，大便细菌培养有痢疾杆菌生长可确诊。

3. 坏死性肠炎　中毒症状较严重，腹痛、腹胀、频繁呕吐、高热，大便暗红色糊状，出现典型的赤豆汤样血便，常伴休克。腹部立、卧位X线摄片呈小肠局限性充气扩张，肠间隙增宽，肠壁积气等。

案例 9-10

1. 急性起病，大便每日10次以上，除有较重的胃肠道症状外，有明显水、电解质和酸碱平衡紊乱表现及全身中毒症状。

2. 患儿呕吐、腹泻五天，尿少1天，无尿12小时。

3. 嗜睡与烦躁交替，BP 70/50mmHg，前囟凹陷，双眼深陷，口唇和皮肤干燥弹性差，四肢凉，

笔记栏

有花纹，脉细弱，150 次/分，呼吸深长，60 次/分，肠鸣音亢进。

4. 中度酸中毒：血 HCO_3^- 9～13mmol/L。

诊断：小儿腹泻病伴重度脱水。

【治疗】 原则为：加强护理，调整饮食，预防和纠正脱水，合理用药，预防并发症。不同时期的腹泻病治疗重点各有侧重，急性腹泻多注意维持水、电解质平衡及抗感染，迁延及慢性腹泻则应注意肠道菌群失调问题及饮食疗法问题。治疗不当往往会得到事倍功半或适得其反的结果。

1. 急性腹泻的治疗

(1) 加强护理：做好胃肠道隔离；及时更换尿布。每次大便后用温水冲洗臀部，以预防上行性泌尿道感染、尿布疹和臀部感染。

(2) 饮食疗法：腹泻时进食和吸收减少，而肠黏膜损伤的恢复，发热时代谢旺盛，侵袭性肠炎丢失蛋白等因素使得营养需要量增加，如限制饮食过严或禁食过久常造成营养不良，并发酸中毒，以致病情迁延不愈影响生长发育。故应强调继续饮食，满足生理需要，补充疾病消耗，以缩短腹泻后的康复时间，应根据疾病的特殊病理生理状况、个体消化吸收功能和平时的饮食习惯进行合理调整。以母乳喂养的婴儿继续哺乳，暂停辅食；人工喂养儿可喂以等量米汤或稀释的牛奶或其他代乳品，由米汤、粥、面条等逐渐过渡到正常饮食。有严重呕吐者可暂时禁食 4～6 小时(不禁水)，待好转后继续喂食，由少到多，由稀到稠。病毒性肠炎多有继发性双糖酶(主要是乳糖酶)缺乏，对疑似病例可暂停乳类喂养，改为豆制代乳品，或发酵奶，或去乳糖配方奶粉以减轻腹泻，缩短病程。腹泻停止后逐渐恢复营养丰富的饮食，并每日加餐一次，共 2 周。

(3) 纠正水、电解质紊乱及酸碱失衡

1) 口服补液(第 3 章)。

2) 静脉补液：适用于中度以上脱水、吐泻严重或腹胀的患儿。输用溶液的成分、量和滴注持续时间必须根据不同的脱水程度和性质决定，同时要注意个体化，结合年龄、营养状况、自身调节功能而灵活掌握。

a. 第 1 天补液

A. 总量：包括补充累积损失量、继续丢失量和生理需要量。一般轻度脱水约需 90～120ml/kg，中度脱水 120～150ml/kg，重度脱水 150～180ml/kg。其中累积损失量轻度脱水为 50ml/kg，中度脱水为 50～100ml/kg，重度脱水为 100～120ml/kg。

B. 补充液体种类：应根据脱水的性质(等渗性、低渗性、高渗性)分别选用适当的溶液。一般等渗性脱水用 1/2 张含钠液(如 2∶3∶1 液)、低渗性脱水用 2/3 张含钠液(如 4∶3∶2 液)、高渗性脱水用 1/3 张含钠液(如 2∶6∶1 液)。判断脱水性质有困难，可先按等渗脱水处理。

C. 输液速度：主要取决于脱水和腹泻严重程度。一般分为补充累积损失量阶段和维持输液两个阶段。

补充累积损失量阶段(纠正脱水阶段)：中、重度脱水有明显周围循环障碍者，不论脱水性质如何，均应先予等张含钠液 20ml/kg 扩容，30～60 分钟内快速静脉滴入，以迅速增加血容量，改善循环功能。若代谢性酸中毒严重，可适当增加等渗碳酸氢钠溶液比例。

经扩容循环功能改善后，应继续补充累积损失，以纠正脱水。中度脱水无明显周围循环障碍者无需扩容，可直接从本阶段开始。输液速度一般为 8～10ml/(kg·h)，于 8～12 小时内基本纠正脱水。

维持输液阶段：脱水基本纠正后，生理需要量和继续丢失量应以 5ml/(kg·h)的速度在 12～16 小时内补充完。若吐泻缓解，可改为口服补液并酌情减少静脉补液量。

D. 纠正酸中毒：一般酸中毒随输入混合液后循环和肾功能改善而纠正；重症酸中毒可根据血气检测结果另用碱性溶液纠正(第 3 章)。

E. 补钾：入院前 6 小时或输液后有尿即可开始补钾。一般患儿按每日 3～4mmol/kg(相当于氯化钾 200～300mg/kg)，缺钾症状明显者可增 4～6mmol/kg(相当于氯化钾 300～450mg/kg)。氯化钾静脉滴注浓度常为 0.2%，不超过 0.3%。补钾时间不宜短于 8 小时。细胞内钾浓度恢复需一定时间，纠正缺钾血症应补钾 4～6 日以上。

F. 补钙和镁：治疗过程中如出现抽搐者，给予 10%葡萄糖酸钙溶液 1ml/kg(最大量不超过 10ml)加葡萄糖稀释后静脉缓推或静脉滴注。当疑有低镁时，则给予 25%硫酸镁溶液每次 0.1ml/kg，深部肌内注射，必要时重复使用。

b. 第 2 天及以后的补液：主要是补充生理需要量和继续丢失量。若吐泻缓解，可口服补液；若腹泻仍频繁或口服量不足，应继续静脉输液。一般生理需要量用 1/5 张含钠液补充；继续丢失量原则是丢多少补多少，用 1/3～1/2 张含钠液。将两部分加在一起于 12～24 小时内匀速输入。

(4) 合理药物治疗

1) 控制感染：国内学者根据我国腹泻病原谱组成及临床观察认为不需抗生素治疗者约占 70%。应注意避免滥用抗生素。①水样便腹泻患者多为病毒及非侵袭性细菌所致，一般不用抗生素，应合理使用液体疗法，选用微生态制剂和黏膜保护剂。如伴有明显中毒症状不能用脱水解释者，尤其是对重症患儿、新生儿、小婴儿和衰弱患儿(免疫功能低下)应选用抗生素治疗。②黏液、脓血便患者多为侵袭性细菌感染，应根据临床特点，针对病原经验性选用抗菌药物，再根据大便细菌培养和药敏试验结果进行调整。大肠杆菌、空肠弯曲菌、耶尔森菌、鼠伤寒沙门菌所致感染常选用庆大霉素、卡那霉素、氨苄西林、红霉素、氯霉素、头孢霉素、诺氟沙星、环丙沙星、呋喃唑酮、复方新诺明等。金黄色葡萄球菌肠炎、伪膜性肠炎、真菌性肠炎应立即停用原使用的抗生素，根据症状可选用万

笔记栏

古霉素、新青霉素、利福平、甲硝唑或抗真菌药物治疗。婴幼儿选用氨基糖甙类及其他副作用较为明显的抗生素时应慎重。

2）微生态疗法：有助于恢复肠道正常菌群的生态平衡，抑制病原菌定植和侵袭，控制腹泻。常用双歧杆菌、嗜酸乳杆菌、粪链球菌、需氧芽孢杆菌、蜡样芽孢杆菌制剂。

3）消化道黏膜保护剂：能吸附病原体和毒素，维持肠细胞的吸收和分泌功能，与肠道黏液糖蛋白相互作用可增强其屏障功能，阻止病原微生物的攻击，如蒙脱石粉。

4）对症治疗：①呕吐轻者不必处理，重者可予多潘立酮、氯丙嗪等。②一般不用止泻剂。对经治疗后好转、中毒症状消失而腹泻仍频繁者，可给予次碳酸铋，柔酸蛋白。③腹胀常与缺钾有关，可补充钾盐。必要时肛管排气或肌注新斯的明。④腹痛可给予颠茄、阿托品、654-2。⑤助消化药如多酶片、胃蛋白酶、干酵母等，可酌情使用。

案例 9-10

处方及医生指导

1. 加强护理，注意消毒隔离、观察病情等。调整饮食、继续进食以预防营养不良。

2. 纠正水电解质紊乱及酸碱失衡。第一天的补液内容包括：

(1) 确定补液总量：150ml/kg×8kg=1200ml。

(2) 确定液体种类：重度脱水先用 2∶1 等张含钠液扩容；因是等渗性脱水，随后选用 2∶3∶1(1/2 张)溶液继续补液。

(3) 补液的速度

1) 补充累积损失量阶段（纠正脱水阶段）：重度脱水有明显周围循环障碍，用 2∶1 等张含钠液，以 20ml/kg，在 30～60 分钟内快速输入。累积损失量的余量以 8～10ml/(kg·h)的输液速度，在 8～12 小时输完。

2) 维持输液阶段：以 5ml/(kg·h)的输液速度于 12～16 小时内静脉滴注，若吐泻缓解，可酌情减少补液量或改为口服补液。

(4) 纠正酸中毒：因输入的混合溶液中已含有一部分碱性溶液，输液后循环和肾功能改善，酸中毒可纠正。

(5) 补钾：输液后有尿时即可开始补钾，补钾的量按 200mg/kg 计算加入到 2∶3∶1 液中，氯化钾静脉滴注浓度不超过 0.3%，补钾时间不宜短于 8 小时。连续补钾 4～6 日。

3. 药物治疗

微生态疗法：用妈咪爱制剂；肠黏膜保护剂：思密达。

2. 迁延性和慢性腹泻治疗　此两类腹泻常伴营养不良和其他并发症，病情较复杂，除上述治疗外，还应注意以下几点：①仔细寻找病程迁延原因，采取针对性治疗。②严格选用抗生素，切忌滥用，以免引起菌群失调。③调整饮食，增加热量、多种维生素及微量元素供给，以保证营养需要，应用微生态调节剂和肠黏膜保护剂。必要时胃肠外营养。中医辨证论治有良好疗效，并可配合中药、推拿、捏脊、针灸和磁疗等。因迁延性、慢性腹泻常伴有营养不良和其他并发症，病情较为复杂，必须采取综合治疗措施。

【预防】 合理喂养，提倡母乳喂养，及时添加辅助食品，每次限一种，逐步增加，适时断奶。人工喂养者应根据具体情况选择合适的代乳品。

加强卫生宣传，加强食品、水源及粪便管理。培养卫生习惯，饭前便后洗手。对食物、食具、尿布、便器、玩具等要做好日常消毒工作。注意气候变化，避免过热和受凉。

轮状病毒肠炎流行甚广，接种疫苗为理想的预防方法，口服疫苗已见诸报道，保护率在 80%以上，但持久性尚待研究。

（黄永坤　李海林）

笔记栏

第10章 呼吸系统疾病

小儿呼吸道疾病包括上、下呼吸道急、慢性炎症，胸膜疾病，呼吸道异物，呼吸道变态反应性疾病，先天畸形及肺部肿瘤等。其中以急性呼吸道感染最为常见，约占儿科门诊的60%以上，北方地区发病率则更高。

本章仅介绍小儿呼吸系统解剖、生理特点和常见的急性呼吸道感染性疾病。

第1节 小儿呼吸系统解剖生理特点和检查方法

小儿时期呼吸系统感染性疾病的发病率较高，这与小儿呼吸系统解剖生理特点和机体免疫特点密切相关。呼吸系统以环状软骨下缘为界，分为上、下呼吸道。上呼吸道包括鼻(及鼻旁窦)、咽(及咽鼓管)、喉(及会厌)等；下呼吸道包括气管、支气管、毛细支气管及肺泡。

【解剖特点】

1. 上呼吸道

(1) 鼻：婴幼儿鼻和鼻咽腔相对短，鼻道狭窄，无鼻毛，位置较低。鼻黏膜柔嫩并富于血管，感染时鼻黏膜肿胀，易造成鼻塞，导致呼吸困难或张口呼吸。

(2) 鼻窦：新生儿上颌窦和筛窦极小，2岁才开始发育，12岁才较完全发育。额窦2～3岁开始出现，12～13岁时才发育完全。蝶窦3岁时开始出现，并与鼻腔相通，6岁时很快增大。由于鼻窦黏膜与鼻腔黏膜相连，鼻窦口相对大，故急性鼻炎常累及鼻窦，小儿易发生鼻窦炎。但小婴儿因鼻窦发育较差，很少发生鼻窦炎。

(3) 鼻泪管和咽鼓管：婴幼儿鼻泪管短，开口接近于内眦部，且瓣膜发育不全，故鼻腔感染常易侵入结膜引起炎症。婴儿咽鼓管相对宽，且直而短，呈水平位，患鼻咽炎时病原菌易蔓延而引起中耳炎。

(4) 咽部：咽部相对狭窄且垂直，富于集结的淋巴组织。扁桃体包括咽扁桃体及腭扁桃体，前者6个月已发育，后者在1岁末才逐渐增大，4～10岁发育达高峰，14～15岁又渐退化，因此扁桃体炎常见于年长儿，婴儿则少见。

(5) 喉：相对长，呈漏斗形，喉腔较窄，声带及黏膜柔嫩而富有血管及淋巴组织，故炎症时易引起声音嘶哑或呼吸困难。

2. 下呼吸道

(1) 气管、支气管：婴幼儿的气管、支气管相对短且狭窄，黏膜柔嫩，血管丰富，软骨柔软，弹力组织支撑作用差，黏液腺分泌不足而较干燥，纤毛运动较差而清除能力差。因而婴幼儿不仅容易发生呼吸道感染，而且一旦感染易于发生充血、水肿而导致呼吸道阻塞。右支气管短而粗，为气管直接延伸，左支气管细长，由气管向侧方伸出，故异物较易进入右支气管，引起右侧肺段不张或肺气肿。

(2) 肺：弹力纤维发育较差，血管丰富，肺泡数量较少，间质发育旺盛，毛细血管和淋巴组织间隙宽，这使肺含血量多而含气量少，故易发生感染。而感染时易致黏液阻塞，引起间质炎症、肺气肿和肺不张等。

3. 胸廓　婴幼儿胸廓较短，前后径相对长，呈圆桶状；肋骨呈水平位，膈肌位置较高(平第四肋)，胸腔小而肺脏相对较大，几乎填满整个胸腔，故心脏呈横位；呼吸肌发育差，呼吸时胸廓运动不充分，因此呼吸时肺不能充分地扩张、通气和换气，易致缺氧和二氧化碳潴留而出现发绀。随着小儿开始站立行走膈肌下降(3岁达第五肋)，肋骨渐倾斜，胸廓的形状才渐接近成人。小儿纵隔体积相对较大，周围组织松软，富有弹力，因而在胸腔积液或气胸时易致纵隔移位。

【生理特点】　呼吸生理特点以婴幼儿期明显，5岁后若按体表面积计算其生理数值大致与成人相同。

1. 呼吸频率与节律　小儿代谢旺盛需氧量高，但由于解剖特点使呼吸量受到限制，故只有增加呼吸频率来满足机体代谢的需要。年龄越小，频率越快：新生儿40～44次/分，29天至1岁30次/分，2～3岁24次/分，4～7岁22次/分，8～14岁20次/分，15～18岁16～18次/分。婴幼儿由于呼吸中枢发育尚未完全成熟，易出现呼吸节律不整。

2. 呼吸型　婴幼儿胸廓活动范围小，呼吸肌发育不全，呈腹膈式呼吸。随年龄增长，膈肌和腹腔脏器下降，肋骨由水平位变为斜位，胸廓前后径和横径增大，逐渐转化为胸腹式呼吸。

3. 呼吸功能特点

(1) 肺活量：是指一次深吸气后的最大呼气量。小儿肺活量约为50～70ml/kg。在安静情况下年长儿仅用肺活量的12.5%来呼吸，而婴儿则需用30%左右，说明婴幼儿呼吸潜在力差加上呼吸功能储备又较低，发生呼吸障碍时其代偿呼吸量小，因此易发生呼吸衰竭。

(2) 潮气量：是指安静呼吸时每次吸入或呼出的气量。年龄越小，潮气量越小；死腔/潮气量比值大于成人。

(3) 每分钟通气量：是每分钟呼吸频率和潮气量的乘积。正常婴幼儿由于呼吸频率较快，每分钟通气量按体表面积计算与成人相近。

(4) 气体弥散量：CO_2排出主要靠弥散作用。小

笔记栏

儿的肺脏小，肺泡毛细血管总面积和总容量均比成人小，故气体总弥散量也小，但以单位肺容积计算则与成人接近。

(5) 气道阻力：由于气道管径细小，小儿气道阻力大于成人。随年龄增大气道管径逐渐增大，气道阻力递减。

4. 血液气体分析　新生儿和婴儿的肺活量不易检查，但可进行血气分析用以了解气体交换和血液酸碱平衡情况，为及时诊断与合理治疗提供客观依据。一般以动脉血(头皮小动脉或热敷后动脉化的耳垂、手指或足底血)测定。各年龄血气分析的正常范围见表 10-1。

表 10-1　小儿血液气体分析正常值

项　目	新生儿	<2 岁	>2 岁
pH	7.35～7.45	7.35～7.45	7.35～7.45
PaO_2(kPa)	8～12	10.6～13.3	10.6～13.3
$PaCO_2$(kPa)	4.00～4.67	4.00～4.67	4.67～6.00
HCO_3^- (mmol/L)	20～22	20～22	22～24
BE(mmol/L)	−6～+2	−6～+2	−4～+2
SaO_2(%)	90～97	95～97	96～98

(1) 动脉血 pH：是指动脉血内的氢离子浓度的负对数，表示血液的酸碱度。正常值为 7.35～7.45。血中 pH 值为呼吸性和代谢性因素共同作用的结果，pH 升高超过正常范围提示碱中毒，低于正常范围提示酸中毒。动静脉血 pH 差在 0.3 左右。

(2) 动脉血氧分压(PaO_2)：是指血液中溶解的氧所产生的压力或张力，也称氧张力。正常值为 80～100mmHg，下降说明缺氧。

(3) 动脉血氧饱和度(SaO_2)：是指动脉血氧含量与氧结合量的比值。正常值为 91%～97.7%，缺氧时氧饱和度降低。

(4) 动脉血二氧化碳分压($PaCO_2$)：是指血液中溶解的二氧化碳所产生的压力或张力，也称二氧化碳张力。正常值为 35～45mmHg。$PaCO_2$ 改变直接反映通气功能状态。通气功能减退如呼吸道阻塞或呼吸中枢受到抑制时，$PaCO_2$ 增高。通气过度时则 $PaCO_2$ 降低。当 PaO_2 < 50mmHg，(6.67kPa)，$PaCO_2$>50mmHg(6.67kPa)，SaO_2<85%，提示呼吸衰竭。

【呼吸道免疫特点】　小儿呼吸道的非特异性和特异性免疫功能均较差。如咳嗽反射及纤毛运动功能差，难以有效清除吸入的尘埃和异物颗粒。肺泡吞噬细胞功能不足，婴幼儿辅助性 T 细胞功能暂时性低下，使分泌型 IgA、IgG，尤其是 IgG_2 亚类含量低微。此外，乳铁蛋白、溶菌酶、干扰素及补体等的数量和活性不足，故易患呼吸道感染。

【检查方法】

1. 体格检查

(1) 望诊：①呼吸频率改变：呼吸困难的第一征象为呼吸频率增快，年龄越小越明显。呼吸频率减慢或节律不规则也是危险征象。②发绀：肢端发绀为末梢性发绀，舌、黏膜的发绀为中心性发绀。中心性发绀较末梢性发绀发生晚，但更有意义。③吸气时胸廓软组织凹陷：上呼吸道梗阻或严重肺实变时，胸骨上下窝、锁骨上窝及肋间隙软组织凹陷，称为“三凹征”。

(2) 吸气喘鸣(inspiratory wheeze)和呼气喘鸣(expiratory，wheeze)：吸气时出现喘鸣音同时伴吸气延长，是上呼吸道梗阻的表现。呼气时出现喘鸣音同时伴呼气延长，是下呼吸道梗阻的表现。

(3) 肺部听诊：哮鸣音常于呼气相明显，提示细小支气管梗阻。不固定的中、粗湿啰音常来自小支气管的分泌物。于吸气相，特别是深吸气末，听到固定不变的细湿啰音提示肺泡内存在分泌物，常见于肺泡炎。

2. 肺脏影像学　胸部 X 线透视和摄片是最常用的检查。近年来 CT、高分辨 CT(HRCT)、磁共振(MRI)和数字化胸部 X 线摄片等技术使肺部疾病的诊断率大为提高。

3. 纤维支气管镜(纤支镜)检查　可在直视下作活检或刷检。可视范围大，容易取材，进行细胞和组织学检查，可提高阳性率。亦可进行支气管肺泡灌洗，了解肺泡灌洗液中细胞成分、形态和生物学特征，分析各种细胞因子和炎症介质。

第 2 节　急性上呼吸道感染

案例 10-1

患儿，女性，1 岁 5 个月，因发热、拒食、流涎 2 天于 2005 年 8 月 10 日 10am 入院。患儿于 2 天前始发热，体温最高为 40.2℃，伴流涎及轻咳，不愿进食，吞咽时哭闹。昨日在家喂服“咽扁颗粒、罗红霉素”1 天，效果欠佳，高热不退，故为求诊治而入院。发病来无腹痛腹泻及恶心呕吐，无气喘及抽搐。睡眠可，大小便未见异常。平素体健。无传染病史及接触史。系第二胎第二产，足月顺产，混合喂养，4 个月始添加辅食，11 个月断奶。6 个月会独坐，周岁会独走，预防接种及时。

体格检查：体温 40℃，脉搏 132 次/分，呼吸 40 次/分，体重 11kg。急性病容，营养良好，发育正常，全身皮肤未见黄染、水肿及皮疹，浅表淋巴结未触及肿大。前囟已闭，眼、耳未见异常，鼻分泌物较多，口周无青紫，流涎多，咽部明显充血，于咽腭弓、悬雍垂上可见 7～8 个直径约 3～5mm 大小的疱疹，周围有红晕。颈软，胸廓对称未见畸形，双肺呼吸音粗，未闻及啰音。心脏、腹部未见异常。四肢肌力、肌张力可。生理反射存在，未引出病理反射。

思考题：

1. 该病例的初步诊断是什么？

笔 记 栏

2. 与一般类型的上感临床表现相比，本病例有何不同之处？

3. 上感病人应如何处理？

急性上呼吸道感染(acute upper respiratory infection，AURI)系由各种病原引起的上呼吸道炎症，即指鼻、鼻窦、咽、喉部的急性感染，简称上感，俗称“感冒”，其发病率占儿科疾病的首位。炎症向下蔓延可引起下呼吸道感染。上感如某一局部炎症特别突出，即按该炎症处命名，如急性鼻炎、急性咽炎、急性扁桃体炎等。急性上呼吸道感染主要用于上呼吸道局部感染定位并不确切者。

【病因】 急性上呼吸道感染绝大部分是由病毒引起，占90%以上，少数可由细菌和支原体引起。常见的病毒有呼吸道合胞病毒(RSV)、鼻病毒(RV)、流感病毒(FluV)、副流感病毒(para FluV)、腺病毒(ADV)、某些肠道病毒如柯萨奇病毒、埃可病毒等。病毒感染后可继发细菌感染，最常见的为溶血性链球菌，其次为肺炎链球菌，流感嗜血杆菌等，近年来肺炎支原体也不少见。

婴幼儿时期由于上呼吸道的解剖生理特点和免疫特点而易患本病。此外，当营养不良、佝偻病、亚临床维生素A、锌或铁缺乏之症，环境因素如居室拥挤、气候改变、通风不良、空气污浊、阳光不足、护理不当等可使机体抵抗力降低，易反复患上呼吸道感染或使病程迁延。

【临床表现】 由于年龄大小、体质强弱及病变部位的不同，病情的缓急、轻重程度也有所不同。婴幼儿全身症状重而局部症状不明显；年长儿全身症状较轻，以局部症状为主。年长儿患链球菌上感后可引起肾炎、风湿热等疾病。

1. 一般类型上感

(1) 症状：①局部症状和体征：主要是鼻咽部症状，如鼻塞、流涕、喷嚏、干咳、咽部不适发痒和咽痛等，可伴有轻度咳嗽与声音嘶哑。多于3～4日内自然痊愈。②全身症状：发热，体温可达39～40℃，可持续1～2日或数日。可出现烦躁不安、头痛、全身不适、乏力及食欲减退、呕吐、腹泻、腹痛等消化道症状。腹痛多为脐周阵发性疼痛，无压痛，为肠痉挛所致。如腹痛持续存在，多为并发急性肠系膜淋巴结炎。部分婴儿起病时由于突发高热而引起惊厥。

(2) 体征：体检见咽部充血，扁桃体肿大。咽部可见淋巴滤泡或扁桃体脓性渗出物。颌下和颈淋巴结肿大且有触痛。婴儿因鼻塞而张口呼吸或拒乳。肠道病毒感染者可见不同形态的皮疹。肺部听诊一般正常。病程3～5日。

2. 两种特殊类型上感

(1) 疱疹性咽峡炎(herpangina)：其病原体为柯萨奇A组病毒。好发于夏秋季，呈散发流行或小流行。临床特点为急起高热、咽痛、流涎，也可伴有头痛、厌食、腹痛、呕吐等。体检咽部充血，在咽腭弓、软腭、悬雍垂等处可见数个至十数个2～4mm大小的灰白色疱疹，周围有红晕，疱疹破溃后形成小溃疡。疱疹也可发生于口腔的其他部位。病程为1周左右。

案例 10-1

1. 急性起病，发热、拒食、流涎，吞咽时哭闹不安。

2. 体格检查：流涎多，咽部充血，咽腭弓、悬雍垂上可见疱疹，周围有红晕。

(2) 咽-结合膜热(pharyngo-conjunctival fever)：病原体为腺病毒3、7型。好发于春夏季，散发或小流行。常以高热、咽炎、结膜炎为特征，还可出现眼部刺痛及消化道症状。体检发现咽部充血，一侧或双侧眼结合膜充血，可见滤泡。颈部、耳后淋巴结肿大。病程为1～2周。

【并发症】 上感炎症向下蔓延可累及下呼吸道或波及其他器官而发生相应的症状，以婴幼儿多见，引起中耳炎、鼻窦炎、咽后壁脓肿、颌下蜂窝组织炎、扁桃体周围脓肿、颈淋巴结炎、喉炎、支气管炎及肺炎等。患A组溶血性链球菌咽峡炎的年长儿可引起急性肾小球肾炎和风湿热。

【实验室检查】 病毒感染时白细胞计数正常或偏低，中性粒细胞减少，淋巴细胞计数相对增高。病毒分离和血清学检查可明确病原。免疫荧光、免疫酶及分子生物学技术可做出早期诊断。

细菌感染者白细胞数增高，中性粒细胞增高，可行咽拭子培养可发现致病菌。链球菌引起者于感染2～3周后ASO滴度可增高。

案例 10-1

血常规 Hb 120g/L；RBC 4.50×10^{12}/L；WBC 5.5×10^{9}/L；N 40%；L 60%；PLT 301×10^{9}/L。

【诊断和鉴别诊断】 根据临床症状和体征一般不难诊断，但需与以下疾病鉴别：

1. 流行性感冒　为流感病毒、副流感病毒所致。本病有明显的流行病学史，短期内有多数人发病。局部症状较轻，全身症状较重。临床上出现高热、头痛、咽痛、眼球后痛及四肢肌肉酸痛等，病程较长。

2. 某些急性传染病早期如麻疹、流行性脑脊髓膜炎、百日咳、猩红热等前驱期，主要表现为上呼吸道感染症状，易与本病混淆。但各种传染病于上感症状后临床症状渐典型。应结合流行病史、临床表现及实验室资料等进行综合分析，并观察病情演变加以鉴别。

3. 急性阑尾炎　上感伴腹痛时应与急性阑尾炎鉴别。后者腹痛常先于发热，腹痛部位以右下腹为主，呈持续性，有固定压痛点、反跳痛及腹肌紧张、腰大肌试验阳性，白细胞及中性粒细胞增高。

4. 过敏性鼻炎　出现流清涕、喷嚏、鼻痒，但无发热。查体鼻黏膜苍白水肿，嗜酸粒细胞增多，糖皮质激素及抗组胺药有效。

笔记栏

在排除上述疾病后，还应做上呼吸道感染的病因鉴别，以便更好地指导治疗。

案例 10-1

1. 患儿，男性，1 岁 5 个月，病程 2 天，急性起病。

2. 发热、轻咳、拒食、流涎、吞咽时哭闹，是上感常见症状。

3. 体格检查：一般情况好，鼻道分泌物较多，流涎多，咽部充血，咽腭弓、悬雍垂上可见7～8 个直径约3～5mm 大小疱疹周围有红晕。是特殊上感的体征。

4. 血常规正常，符合病毒感染血象。

临床诊断：疱疹性咽峡炎。

【治疗】

1. 一般治疗　注意休息、多饮水，加强护理，注意呼吸道隔离，保持呼吸道通畅，预防并发症。

2. 抗感染治疗

(1) 抗病毒药物：常用抗病毒药物：①三氮唑核苷(病毒唑，virazole)，为广谱抗病毒药物，可抑制多种 RNA 和 DNA 病毒，毒性小，肌注和静点的剂量为 10～15mg/(kg・d)，也可滴鼻、雾化吸入。片剂每片含利巴韦林 2mg，7 岁以下小儿每次 2mg 含服，2～4 小时一次，3～5 日为一疗程。②双密达莫(潘生丁，Persantine)，对 RNA 病毒及某些 DNA 病毒均有抑制作用，每日 3～5mg/(kg・d)，分 2～3 次口服，3 日为一疗程。病毒性结合膜炎可用 0.1%阿昔洛韦(aciclovir)滴眼，每 1～2 小时一次。

(2) 抗生素：本病多为病毒感染，一般不使用抗生素。抗生素只用于病情严重有细菌性上呼吸道感染或病毒性上呼吸道感染继发细菌感染者，或发生并发症者。常选用青霉素类、奎诺酮类及大环内酯类药物，疗程 3～5 日。咽拭子培养阳性结果有助于指导抗菌治疗。若证实为链球菌感染，或既往有风湿热、肾炎病史，青霉素疗程应为 10～14 日。

3. 对症治疗

(1) 高热：可物理降温如冷敷、温湿敷或乙醇擦浴，或口服对乙酰氨基酚或布洛芬。高热烦躁不安者或有热惊史者同时给苯巴比妥以预防惊厥发生。

(2) 鼻塞：先清除鼻腔分泌物，用 0.5%麻黄素滴鼻。

(3) 中成药：板蓝根冲剂、银翘散或大青叶等，亦有较好的效果。

案例 10-1

处方及医生指导

1. 多饮水，注意休息，增强营养。

2. 抗病毒药：利巴韦林 10～15mg/kg，日 1 次静点，3～5 日；双嘧达莫 3～5mg/kg，日二次口服，共 3 日；西瓜霜喷咽部，每日四次。

3. 对症：退热，口服布洛芬，4～6 小时一次。

笔记栏

【预防】 加强体格锻炼以增强机体抵抗力从而防止病原体侵入；提倡母乳喂养，及时添加辅食，防治佝偻病及营养不良；在上感流行季节避免去人多拥挤的公共场所。

第 3 节　急性感染性喉炎

案例 10-2

患儿，男性，2 岁。因发热 1 天，犬吠样咳嗽、声嘶 1 小时而于 2006 年 3 月 8 日 10am 入院。患儿于 1 天前着凉后出现发热，体温最高达 39.5℃，在家喂服“臣功再欣、头孢氨苄”效果欠佳，1 小时前患儿自睡眠中憋醒，哭闹不安、声嘶、气喘，并出现阵发性犬吠样咳嗽，咳时哭闹，急来我院。发病来无腹痛及吐、泻，无头痛、头晕及抽搐。既往体健，无传染病史及传染病接触史。系第 1 胎，第 1 产，足月顺产。生后母乳喂养，5 个月添加辅食，11 个月断奶。4 个月翻身，6 个月独坐，周岁独走，预防接种按计划进行。

体格检查：体温 39℃，脉搏 98 次/分，呼吸 34 次/分，体重 13kg。急性病容，发育正常，营养中等。呼吸促，吸气时可闻喉鸣，哭闹时声嘶。全身皮肤未见皮疹及出血点，浅表淋巴结未触及肿大。头颅大小如常，口周略发绀，咽部明显充血，扁桃体无肿大。颈软，胸廓对称，吸气时可见三凹征。双肺呼吸音粗，未闻及啰音。心率 132 次/分，心音有力，心律齐，未闻杂音。腹部未见异常。四肢肌力、肌张力正常，生理反射存在，病理反射未引出。

思考题：

1. 该病例突出的症状是什么？如何明确诊断？

2. 急性喉炎应如何及时正确处理？

急性感染性喉炎(acute infectious laryngitis)是指喉部黏膜急性弥漫性炎症。以犬吠样咳嗽、声嘶、喉鸣、吸气性呼吸困难为临床特征。本病好发于冬春季，常见于 1～3 岁小儿。

【病因】 常为急性上呼吸道感染的一部分，由病毒(如副流感病毒、流感病毒、腺病毒等)或细菌(如金黄色葡萄球菌、链球菌、肺炎球菌等)引起，有时在麻疹、百日咳、流感、肺炎等病程中并发。由于小儿喉部解剖特点，炎症时易充血、水肿而出现喉梗阻症状。

【临床表现】 急性起病、症状重。可有不同程度的发热、夜间突发声嘶、犬吠样咳嗽、吸气性喉鸣及呼吸困难。因缺氧患儿出现不同程度的发绀、烦躁不安、面色苍白、心率加速等症状。症状一般白天轻，而夜间入睡后因喉部肌肉松弛，分泌物潴留阻塞使症状加重。查体咽部充血，间接喉镜检查可见喉部、声带有充血、肿胀。可见鼻翼扇动、三凹征。喉梗阻者若不及时行气管切开抢救，可窒息死亡。

按吸气性呼吸困难的轻重，喉梗阻分为四度：Ⅰ度.患者仅于活动后出现吸气性喉鸣和呼吸困难，肺呼吸音及心率无改变；Ⅱ度：于安静时亦出现喉鸣和吸气性呼吸困难，肺部可闻喉传导音或管状呼吸音，心率较快；Ⅲ度：除上述喉梗阻症状外，患儿因缺氧而出现烦躁不安，口唇及指趾发绀，恐惧，出汗。肺部呼吸音明显降低，心率快，心音低钝；Ⅳ度：患儿渐显衰竭，昏睡状态，由于无力呼吸，三凹征可不明显，面色苍白发灰，肺部听诊呼吸音几乎消失，或仅有气管传导音，心律不齐，心音钝、弱。

案例 10-2

1. 起病急，发热、声嘶、犬吠样咳嗽、吸气性喉鸣。

2. 口周发绀，吸气性呼吸困难，可见三凹征，咽部充血，哭闹时声嘶。

【实验室检查】 病毒感染者白细胞计数正常或偏低，中性粒细胞减少，淋巴细胞计数相对增高。细菌感染者白细胞可增高，中性粒细胞增高。胸片正常。

案例 10-2

1. 血常规：Hb 120g/L，RBC 4.15×10^{12}/L，WBC 6.5×10^{9}/L，N 48%，L 52%，PLT 165×10^{9}/L。

2. 胸部平片：双肺未见异常。

【诊断和鉴别诊断】 根据急起犬吠样咳嗽、声嘶、喉鸣、吸气性呼吸困难等临床表现不难诊断。但需与喉白喉、喉痉挛、支气管异物等所致的喉梗阻鉴别。

案例 10-2

1. 患儿，女性，2 岁，病程 1 天，急性起病。

2. 发热、声嘶、犬吠样咳嗽，呼吸困难，夜间加重。无异物吸入史。

3. 临床特点：呼吸促，呈吸气性呼吸困难，三凹征阳性，可闻吸气性喉鸣，口周略发绀，咽明显充血，双肺未闻及啰音。

4. 外周血象正常，胸片无异常。

临床诊断：急性感染性喉炎。

【治疗】 小儿急性喉炎病情发展快，易并发喉梗阻，治疗应及时。使用抗生素及肾上腺皮质激素效果好。

1. 雾化吸入　用 1%麻黄素、糖皮质激素、庆大霉素、沐舒坦做超声雾化吸入，可减轻、消退呼吸道黏膜水肿，并稀释分泌物，利于咳出。

2. 糖皮质激素　有抗炎、抗毒和抑制变态反应等作用，宜与抗生素同时用，能及时减轻喉头水肿，缓解喉梗阻症状。用量应大，常用泼尼松、地塞米松或氢化可的松。Ⅱ°呼吸困难者，可口服泼尼松，每次 1mg/kg，4～6 小时一次；深Ⅱ度或Ⅲ度以上者，静脉点滴地塞米松（每次 2～5mg，视年龄大小酌情增减），或氢化可的松（10～15mg/kg），于 4～6 小时滴完。疗程 2～3 日，症状缓解即停药。

3. 控制感染　应及早选用足量广谱抗生素控制感染。严重者予以两种以上抗生素，以静脉给药为宜。应取咽拭做细菌培养及药物敏感试验，以选择适当抗生素。

4. 对症治疗　缺氧发绀可给予以吸氧；烦躁不安可用异丙嗪，可有镇静、减轻喉头水肿的作用；痰多者可祛痰，必要时直接喉镜吸痰；体温高者，可用物理或药物降温。

5. 气管切开　有Ⅲ度以上呼吸困难，或经上述处理仍存在严重缺氧征象者应及时行气管切开术。

案例 10-2

处方及医生指导

1. 吸氧。

2. 雾化吸入：1%麻黄素 10ml 加地塞米松 3mg、庆大霉素 3 万 U、盐酸氨溴索（沐舒坦）15mg 雾化吸入，每日一次。

3. 抗感染：青霉素 20 万 U/(kg · d)或头孢拉定 50～100mg/(kg · d)加地塞米松 3mg，分 2～4 次肌注或静点。

4. 对症：口服布洛芬退热。

第 4 节　急性支气管炎

案例 10-3

患儿，女性，4 岁。因咳嗽伴发热 3 天，而于 2006 年 2 月 20 日 9am 入院。患儿于 3 天前着凉后出现发热，体温最高为 38.4 ℃，同时伴有咳嗽，初为阵发性干咳，后咳有痰，咳出黄色痰液。曾在家服用“欣可诺、小儿止咳糖浆”3 天，效果欠佳，故近日来我院就诊。既往体健，无传染病病史及传染病接触史。系第一胎，第一产，足月剖宫产（母妊高征），生后无窒息史。3 个月会抬头，6 个月独坐，周岁独走。预防接种及时。无家族遗传病史。

体格检查：体温 37.7℃，脉搏 120 次/分，呼吸 38 次/分，体重 16kg。发育正常，营养良好，神清，精神可。呼吸平稳，全身皮肤未见皮疹，浅表淋巴结未触及肿大。头颅无畸形，耳鼻未见异常，口周无发绀，咽充血，双侧扁桃体Ⅱ°，充血。颈软，胸廓对称，双肺呼吸音粗，可闻及痰鸣音，偶闻及干啰音。腹软，肝脾未触及肿大。四肢肌力、肌张力可，生理反射存在，病理反射未引出。

思考题：

1. 小儿急性支气管炎的临床表现如何？

2. 小儿急性支气管炎应与哪些疾病相鉴别？

笔记栏

急性支气管炎(acute bronchitis)或急性气管支气管炎(acute tracheo-bronchitis),是指由于各种致病原引起的支气管黏膜炎症,常继发于上呼吸道感染,或为急性传染病的一种表现,婴幼儿时期发病较多。

【病因】 凡能引起上呼吸道感染的病原体皆可引起支气管炎。病原为病毒、细菌或肺炎支原体,或为混合感染。此外,吸入有毒的化学气体也可刺激支气管黏膜引起炎症。免疫功能低下、特异性体质,如营养障碍、佝偻病和支气管畸形等均为本病的诱因。

【临床表现】 起病可急可缓,大多先有上呼吸道感染症状,以后渐出现咳嗽,开始为干咳,以后渐有痰。咳嗽一般持续7～10日,或反复发作。无热或发热,体温38.5℃左右。婴幼儿症状较重,常有发热、呕吐及腹泻等。年长儿,可述胸痛,偶有气短。一般无全身症状。支气管炎如不经适当治疗可引起肺炎。

体格检查双肺呼吸音粗糙,可有散在的干啰音和粗、中湿啰音。啰音特点为多变不固定,常在体位改变或咳嗽后减少甚至消失。

哮喘性支气管炎(asthmatoid bronchitis)为一种特殊类型的支气管炎,婴幼儿时期可发生,泛指一组有喘息表现的婴幼儿急性支气管感染。除上述临床表现外,其特点为:①多见于3岁以下,尤以肥胖者多发,常有湿疹或其他过敏史,家属中也见变态反应性疾病;②常继发于上感之后,病情不重,热不高。夜晚或清晨哭闹时咳喘加剧,有类似哮喘的表现,如呼气延长,伴哮鸣音及少量粗湿啰音,叩诊呈鼓音;③常反复发作,大多与感染有关;④近期预后大多良好,3～4岁后发作次数减少,少数远期可发展成为哮喘。目前也有的学者认为哮喘性支气管炎实际是婴儿哮喘的一种表现。

案例 10-3

1. 急性起病咳嗽、发热。始为阵发性干咳,后为痰咳。

2. 精神尚可,呼吸平稳。咽充血,双肺呼吸音粗糙,可闻及痰鸣音,偶闻干啰音。

【辅助检查】

(1) 胸部X线检查正常或肺纹理增强。

(2) 白细胞数正常或略高,合并细菌感染时可明显增高,中性粒细胞亦增高。

案例 10-3

1. 血常规:Hb 120g/L;RBC 4.10×10^{12}/L;WBC 14.0×10^{9}/L;N 70%,L 30%;PLT 215×10^{9}/L。

2. 胸片:双肺纹理增粗。

【诊断与鉴别诊断】 根据临床表现一般较易诊断,但需与下列疾病鉴别:

(1) 急性上呼吸道感染:可有发热和咳嗽等,但听诊两肺呼吸音清晰,胸片正常。

(2) 支气管肺炎:以发热、咳嗽、气促、呼吸困难以及肺部固定湿啰音为其典型的临床表现。患儿肺部中、细湿啰音位置固定,不随咳嗽后或体位改变而变化,X线胸片多有云絮状斑片状阴影。但要注意的是婴幼儿较严重的急性支气管炎应与早期肺炎相鉴别,当难于区分时,应按肺炎处理。

(3) 支气管哮喘:其特点是:①喘息呈反复发作(或可追溯与某种过敏原或刺激因素有关);②发作时双肺闻及以呼气相为主的哮鸣音,呼气相延长;③支气管舒张剂有明显疗效。

反复发作的支气管炎还应与异物吸入、呼吸系统先天畸形、支气管扩张症等疾病鉴别。

案例 10-3

1. 患儿,女性,4岁。病程3天,急性发病。

2. 症状:3天前始出现发热、咳嗽,始为阵发性干咳,后为痰咳,并咳出少量黄色痰液。无传染病接触史。

3. 体格检查:精神尚可,呼吸平稳。咽充血,双肺呼吸音粗,可闻及痰鸣音,偶闻干啰音。

4. 辅助检查:血常规:白细胞高,中性分叶比例增高;胸片:双肺纹理增粗。

临床诊断:急性支气管炎。

【治疗】

1. 一般治疗　休息、饮食及居室温度、湿度的要求均与治疗上呼吸道感染相同。另外,要注意经常变换病儿体位,多饮开水,适当的空气湿化,使呼吸道分泌物易于咳出。

2. 控制感染　病毒感染一般不主张用抗生素。怀疑有细菌感染者则可用青霉素类、复方磺胺甲基异噁唑等;如系支原体感染,则应予大环内酯类抗生素。

3. 对症治疗　咳嗽反射是机体的防御反应,小儿一般不主张使用中枢镇咳剂或镇静剂,以免抑制咳嗽反射,影响黏痰咳出。①化痰止咳:痰稠者可口服盐酸氨溴索或富露施,或行超声雾化吸入(含糜蛋白酶、庆大霉素、病毒唑等)。对于刺激性咳嗽可用复方甘草合剂、急支糖浆等,咳嗽频繁影响小儿睡眠时可给予适量镇静剂,但应避免用药过量抑制咳嗽反射。异丙嗪可使痰液干燥而不易排出,痰多时尽量少用。②止喘:如伴有喘憋严重者,可使用支气管扩张剂,如喘乐宁雾化吸入,或口服氨茶碱,4～5mg/(kg·d),每6小时一次,喘息严重时可加用泼尼松,1mg/(kg·d),共1～3日。

案例 10-3

处方及医生指导

1. 休息、多饮水、常变换体位。

2. 抗感染:青霉素10万U/(kg·d),日二次肌注。

3. 止咳化痰:急支糖浆5ml,日三次口服;α-糜蛋白酶5mg、小诺霉素15mg超声雾化吸入,每日二次。

笔记栏

第5节 肺 炎

肺炎(pneumonia)是指不同的病原体或其他因素(如吸入羊水、动、植物油或过敏反应等)所致的肺部炎症。肺炎的病因不同,其病变部位、病理特点及临床表现亦各有所异。临床上以发热、咳嗽、气促、呼吸困难和肺部固定湿啰音为共同临床表现。重症患者可累及循环、神经及消化系统而出现相应的临床症状,如中毒型脑病、中毒型肠麻痹等。

肺炎四季均可发病,尤以冬春气温骤变时多见。本病是婴儿时期常见病,是婴幼儿时期主要死亡原因。就全球而言,肺炎占5岁以下小儿死亡总数的1/4～1/3。因此卫生部把它列为小儿四病(肺炎、腹泻、佝偻病、贫血)防治方案中的首位。因而加强本病的防治十分重要。

肺炎的分类目前尚无统一的分类法,常用的有以下几种:

1. 按病理分类 分为大叶性肺炎、支气管肺炎和间质性肺炎。其中以支气管肺炎最为常见。

2. 按病因分类

(1) 病毒性肺炎:以呼吸道合胞病毒(RSV)占首位,其次为腺病毒(ADV)3、7、11、21型,流感病毒、副流感病毒1、2、3型、巨细胞病毒、麻疹病毒、肠道病毒等。

(2) 细菌性肺炎:肺炎链球菌、链球菌、葡萄球菌、肺炎杆菌、流感嗜血杆菌、大肠杆菌、铜绿假单胞菌、军团菌等。

(3) 支原体肺炎:大多由肺炎支原体(MP)所致。

(4) 衣原体肺炎:由沙眼衣原体(CT)、肺炎衣原体(CP)和鹦鹉热衣原体引起,以CT多见。

(5) 原虫性肺炎:卡氏肺囊虫(卡氏肺孢子虫)肺炎、溶组织阿米巴性肺炎,免疫缺陷病患者为易感人群。

(6) 真菌性肺炎:由白色念珠菌、肺曲菌、组织胞浆菌、毛霉菌球孢子菌、隐球菌等引起的肺炎。多见于免疫缺陷病及长期使用抗生素者。

(7) 非感染病因引起的肺炎:吸入性肺炎、嗜酸细胞性肺炎(过敏性肺炎)、坠积性肺炎、类脂性肺炎等。

3. 按病程分类

(1) 急性肺炎:病程<1个月。

(2) 迁延性肺炎:病程1～3个月。

(3) 慢性肺炎:病程>3个月。

4. 按病情分类

(1) 轻症:除呼吸系统外,其他系统仅轻微受累,无全身中毒症状。

(2) 重症:除呼吸系统外,其他系统亦受累,全身中毒症状明显,甚至发生生命体征危象。

5. 按临床表现典型与否分类

(1) 典型性肺炎:肺炎链球菌、金黄色葡萄球菌、肺炎杆菌、流感嗜血杆菌、大肠杆菌等引起的肺炎。

(2) 非典型性肺炎:肺炎支原体、衣原体、军团菌、病毒性肺炎等。2002年冬季和2003年春季在我国及其他一些国家发生一种传染性非典型肺炎(infectious atypical pneumonia)世界卫生组织(WHO)将其命名为严重急性呼吸道综合征(severe acute respiratory syndrome,简称SARS)。

6. 按发生肺炎的地区进行分类

(1) 社区获得性肺炎(community acquired pnemonia,CAP),指无明显免疫抑制的患儿在院外或住院48小时内发生的肺炎。

(2) 院内获得性肺炎(hospital acquired pnemonia,HAP),指住院48小时后发生的肺炎。

临床上如果病原体明确,则按病因分类,有助于指导治疗,否则按病理分类。本节着重讨论支气管肺炎。

一、支气管肺炎

案例10-4

患儿,男性,4岁。因咳嗽、发热4天,加重伴气促1天而于2006年4月10日10pm急诊入院。患儿于入院前4天受凉后开始咳嗽,为阵发性干咳,并伴有发热,体温39℃,家长自行给服"臣功再欣、罗红霉素"无效,今晨始患儿咳嗽加剧,伴气促,烦躁哭闹。既往体质弱,经常"感冒"。无传染病史及传染病接触史。系第一胎,第一产,足月顺产,出生时无异常。生后母乳喂养,4个月添加辅食,周岁断奶。6个月会独坐,周岁会独走,预防接种按计划进行。

体格检查:体温39.5℃,脉搏132次/分,呼吸40次/分,体重15kg。急性病容,神志清楚,自动体位。营养中等,发育正常。皮肤黏膜无黄染,无皮疹及出血点。五官端正,口周略发绀,鼻翼扇动。咽充血,双侧扁桃体Ⅱ度肿大,充血。颈软,胸廓对称,可见吸气三凹征,双肺呼吸音粗糙,可闻及中细湿啰音,以双侧脊柱旁及背部下方多见。心率132次/分,律齐,未闻杂音。腹平软,肝脾未触及。脊柱四肢无畸形,活动自如,双膝腱反射存,对称,脑膜刺激征阴性,病理反射未引出。

思考题:

1. 你对本病例的初步诊断是什么?

2. 支气管肺炎肺部体征有何特点?胸部X线有何特点?

3. 如何明确诊断?请给出治疗建议。

支气管肺炎(broncho pneumonia)是婴幼儿时期最常见的一种肺炎,2岁以内儿童多发,这可能与此期小儿免疫力低下及下呼吸道解剖生理特点有关。一年四季均可发病,北方多发生于冬春寒冷季节及气候骤变时。营养不良、维生素D缺乏性佝偻病、先天性心脏病、低出生体重儿、免疫缺陷等患儿合并肺炎时,不仅病情重，而且往往迁延不愈。

【病因】 发达国家中主要病原是病毒，主要有RSV、ADV、流感及副流感病毒等。发展中国家则以细菌为主，有肺炎链球菌、金黄色葡萄球菌、链球菌、B型流感杆菌、大肠杆菌、副大肠杆菌等。此外，也可由病毒和细菌混合感染。近年来肺炎支原体、衣原体和流感嗜血杆菌有增加趋势。病原体常由呼吸道入侵，少数经血行入肺。

【病理】 以肺组织充血、水肿、炎性细胞浸润为主。肺泡内充满渗出物，经肺泡壁通道(Kohn孔)向周围肺组织蔓延，呈点片状炎症状。若病变融合成片，可累及多个肺小叶或更广泛范围。当小支气管、毛细支气管发生炎症时，可导致管腔部分或完全阻塞，引起肺气肿或肺不张。

不同的病原造成的肺炎病理改变亦有不同：病毒性肺炎以间质受累为主，亦可累及肺泡；而细菌性肺炎则以肺实质受累为主。临床上支气管肺炎与间质性肺炎两者常同时并存。

【病理生理】 主要变化是由于支气管、肺泡炎症引起通气和换气功能障碍，导致缺氧和二氧化碳潴留。缺氧、二氧化碳潴留及毒血症等，可导致机体代谢及器官功能发生一系列变化(图10-1)。

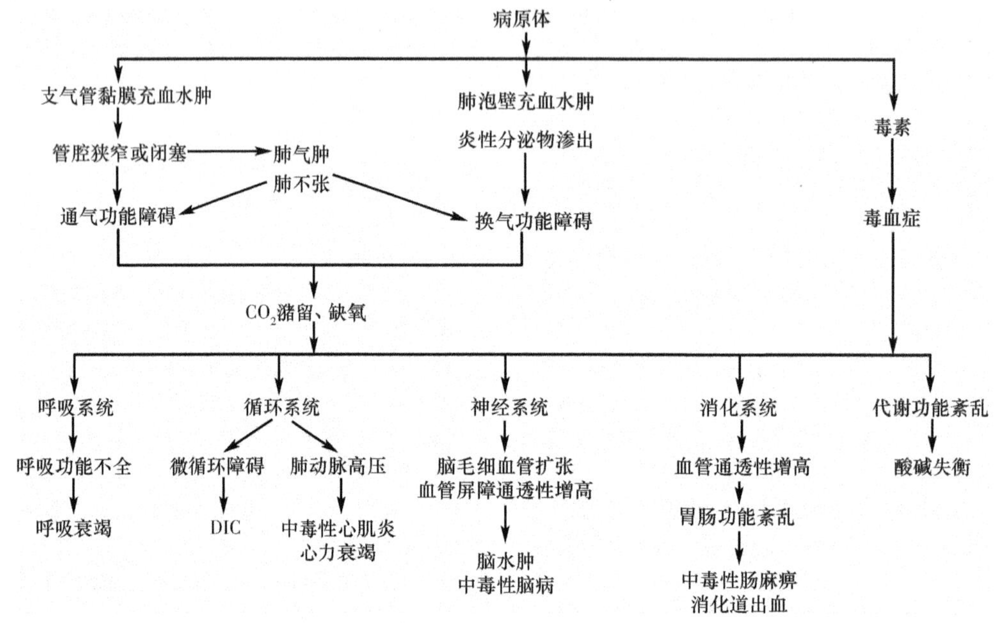

图10-1 肺炎发病机制示意图

1. 低氧血症 由于气体交换障碍，氧进入肺泡及氧自肺泡弥散至血液均发生障碍，血液含氧量下降，动脉血氧分压(PaO_2)和动脉血氧饱和度(SaO_2)降低，而引起低氧血症。当$SaO_2<85\%$，还原血红蛋白$>50g/L$时，出现发绀。肺炎的早期以通气功能障碍为主，仅有缺氧，无明显CO_2潴留。为代偿缺氧，患儿呼吸和心率加快以增加每分钟通气量，改善通气血流比。为增加呼吸深度，以吸进更多的氧，呼吸辅助肌也参加活动，因而出现鼻翼扇动和三凹征。随着病情的进展，换气功能严重障碍，在缺氧的基础上出现CO_2潴留，PaO_2和SaO_2下降更明显，$PaCO_2$升高，当$PaO_2<50mmHg$，$PaCO_2>50mmHg$，$SaO_2<85\%$时，出现呼吸衰竭。

2. 酸碱平衡失调及电解质紊乱 严重缺氧时，体内氧代谢发生障碍，无氧酵解增加，加上高热、进食少、脂肪分解等，使体内酸性代谢产物增加而引起代谢性酸中毒。同时由于二氧化碳潴留又可产生呼吸性酸中毒。因此，严重者存在不同程度的混合性酸中毒。另一方面，6个月以上的小儿，因呼吸代偿功能较强，呼吸加深，二氧化碳排出加快，可致呼吸性碱中毒，故血pH变化不大，影响较小；而6个月以下的小儿，代偿能力较差，二氧化碳潴留往往明显，甚至发生呼吸衰竭。缺氧和二氧化碳潴留导致肾小动脉痉挛而引起水钠潴留，且重症肺炎缺氧时常有抗利尿激素(ADH)分泌增加，缺氧使细胞膜通透性改变，钠泵功能失调，使Na^+进入细胞内，故引起稀释性低钠血症。

3. 循环系统 常见者为心肌炎、心力衰竭和微循环障碍。病原体和毒素使心肌受累，引起心肌炎；缺氧使肺小动脉反射性收缩，肺循环压力增高，右心负荷增加。肺动脉高压和中毒型心肌炎是诱发心衰的主要原因。重症患儿常出现微循环障碍、休克甚至弥散性血管内凝血。

4. 中枢神经系统 缺氧和二氧化碳潴留使脑血管舒缩功能失调，使脑血管扩张，血流减慢，血管壁通透性增加，脑细胞及血管周围水分增加，致使颅内压增高；严重缺氧使脑细胞无氧代谢旺盛，造成乳酸堆积、ATP生成减少，Na^+-K^+离子泵转运功能障碍，引起脑细胞内钠、水潴留，形成弥漫性脑水肿。病原体毒素作用亦可引起脑损伤，导致脑水肿。

5. 胃肠道功能改变 低氧血症和毒血症可使胃肠黏膜糜烂、出血、上皮细胞坏死脱落，导致黏膜屏障功能破坏，使胃肠功能紊乱，出现腹泻、呕吐，甚至发

笔记栏

生中毒型肠麻痹。毛细血管通透性增高,可致消化道出血。

【临床表现】 2岁以下的婴幼儿多见,起病多数较急,发病前数日多先有上呼吸道感染。主要临床表现为发热、咳嗽、气促、肺部固定性的中、细湿啰音。

1. 主要症状 ①发热:热型不定,多为不规则发热,亦可为弛张热或稽留热。新生儿、重度营养不良、佝偻病等患儿体温可不升或低于正常。②咳嗽:在早期为刺激性干咳,较频繁,极期反略减轻,恢复期痰液增多。③气促:多在发热、咳嗽后出现。④全身症状:常有精神不振、食欲减退、烦躁不安、腹泻或呕吐等症状。

2. 主要体征 ①呼吸增快:每分钟可达40～80次,并有鼻翼扇动和三凹征;②发绀:口周、鼻唇沟和指趾端发绀;③肺部啰音:早期不明显,可有呼吸音粗糙、减低,以后可闻及较固定的中、细湿啰音,以背部两侧下方及脊柱旁较多,于深吸气末更为明显。肺部叩诊多正常,但当病灶融合时,可出现实变体征(语颤增强、叩诊呈浊音、呼吸音减弱或有支气管呼吸音)。

3. 重症肺炎的表现 重症肺炎由于严重的缺氧及毒血症,除呼吸系统改变外,可发生其他系统功能障碍。

(1) 循环系统:可并发心肌炎、心力衰竭及微循环障碍。心肌炎时表现为面色苍白、心动过速、心音低钝、心律不齐,心电图示ST段下移和T波低平、倒置。重症肺炎可出现心率和呼吸增快,肝脏增大,烦躁不安等,此时是否合并心力衰竭目前尚有不同的观点。多数学者认为肺炎合并心力衰竭的特征有:①呼吸困难突然加重、频率>60次/分,不能用肺炎或其他合并症解释;②心率突然增快>180次/分,不能用发热或呼吸困难解释;③肝迅速增大超过2cm以上,不能用横膈下移等原因解释;④突然极度烦躁不安,明显发绀,面色苍白发灰,指(趾)甲微血管充盈时间延长;⑤心音低钝,奔马律,颈静脉怒张;⑥尿少或无尿,颜面眼睑或下肢浮肿。若出现前5项,即可诊断为心力衰竭。重症革兰阴性杆菌肺炎尚可发生微循环障碍。

(2) 神经系统:轻度缺氧表现为烦躁或嗜睡。发生脑水肿时出现嗜睡、凝视、昏睡、昏迷、反复惊厥,前囟隆起、球结膜水肿、瞳孔对光发射迟钝或消失,呼吸不规则甚至呼吸停止。

(3) 消化系统:常为食欲减退、呕吐和腹泻。若发生中毒型肠麻痹则腹胀加重,膈肌升高,呼吸困难加重,肠鸣音消失。重症患儿还可呕吐咖啡样物,粪便潜血阳性或排柏油样便。

(4) 危重病人发生DIC时,可表现为血压下降,四肢凉,脉弱而速,皮肤、黏膜及胃肠道出血等症状。

(5) 抗利尿激素异常分泌综合征(syndrome of inappropriate secretion of antidiuretic hormone,SIADH):表现为全身浮肿,呈凹陷性,血清钠≤130mmol/L,血渗透压<270mmol/L,尿钠≥20mmol/L,尿渗透克分子浓度高于血渗透克分子浓度。血清抗利尿激素(ADH)分泌增加。若ADH不升高,可能为稀释性低钠血症。

【并发症】 早期合理治疗者并发症少见。若延误诊断或病原体致病力强者可引起下列并发症:

1. 脓胸(empyerna) 多由金黄色葡萄菌引起,其次为革兰阴性杆菌。病变常累及一侧胸腔,表现为高热不退;呼吸困难加重;患侧呼吸运动受限,语颤减弱,叩诊呈浊音,听诊呼吸音减弱,其上方有时可听到支气管呼吸音。当积脓较多时,患侧肋间隙饱满,纵隔和气管移向健侧。胸部X线(立位)示患侧肋膈角变钝,透明度减低,或呈反抛物线阴影。重者有纵隔移位。胸腔穿刺可抽出脓液。

2. 脓气胸(pyopeumothorax) 肺脏边缘的脓肿破裂与肺泡或小支气管相通,以致气体进入胸腔,引起脓气胸。表现为突然出现呼吸困难加剧,剧烈咳嗽,烦躁不安,面色青紫,叩诊胸腔积液的上方呈鼓音,听诊呼吸音明显减弱或消失。立位X线检查可见液气面。若支气管破裂处形成活瓣,气体只进不出,则胸腔内气体愈积愈多而形成张力性气胸,严重地影响呼吸与心脏功能,危及生命。此时必须积极抢救,迅速抽出胸腔内的气体及脓液。

3. 肺大泡(pneumatocele) 多由金黄色葡萄球菌引起。由于细支气管形成活瓣性部分阻塞,气体进的多,出的少或只进不出,肺泡扩大,破裂而形成肺大泡。肺大泡数可一个或多个。其大小依肺泡压力和破裂的肺泡多少而定。体积小者无症状,体积大者可引起急性呼吸困难。本病尚需与肺脓肿、气胸等相鉴别。肺大泡的空腔较肺脓肿形成迅速且易变、壁薄多无液平面,短时间可自然消失,但有时要相当长时间才吸收。透视下转动患儿体位可见大泡位于肺内,并随呼吸运动而活动,据此可与气胸鉴别。

案例 10-4

1. 起病急骤,咳嗽、发热,渐加重伴呼吸困难。

2. 急性病容,呼吸急促,口周略发绀,鼻翼扇动,可见吸气三凹征。双肺呼吸音粗糙,可闻及较固定的中、细湿啰音。

【辅助检查】

1. 外周血检查

(1) 白细胞检查:细菌性肺炎白细胞总数增高,中性粒细胞增多,并有核左移,胞浆可见中毒颗粒。病毒性肺炎白细胞大多正常或降低,淋巴细胞增高或出现异型淋巴细胞。

(2) 四唑氮蓝试验(NBT):中性粒细胞吞噬和氧化NB染料,形成棕褐色颗粒。细菌感染时,激活的中性粒细胞吞噬作用增加,阳性细胞数升高>10%(正常<10%),病毒感染则不升高。

(3) C反应蛋白(CRP):细菌感染时血清CRP浓度上升,而非细菌感染时则上升不明显。

2. 病原学检查

(1) 细菌培养和涂片:婴儿不易取痰液,可取气管

笔记栏

吸取物、肺泡灌洗液、胸水、脓液和血标本作细菌培养和鉴定，同时进行药物敏感试验以明确致病菌。

(2) 其他检查：可用对流免疫电泳法测定肺炎球菌多糖抗原和葡萄球菌磷壁酸抗体(滴度≥1∶4 为阳性，特异性高，准确率为 94.6%)。鲎珠溶解物试验可检测革兰阴性菌的内毒素。试管凝集试验对目前军团菌的诊断为首选的简易方法，双份血清抗体滴度 4 倍以上升高或单份血清抗体滴度≥1∶320 为阳性。

(3) 病毒学检查

1) 病毒分离和血清学试验：可取气管吸取物、肺泡灌洗液等接种于敏感的细胞株，进行病毒分离来诊断病毒性病原体。亦可采取急性期和恢复期(14 日后)双份血清测定特异性 IgG 抗体水平，若抗体滴度升高≥4 倍为阳性，可作为回顾性诊断。

2) 快速诊断：①检测抗原：采取咽拭子、鼻咽分泌物、气管吸取物或肺泡灌洗液涂片，或快速培养后用病毒特异性抗体(包括单克隆抗体)免疫荧光技术、免疫酶法或放射免疫法可检测特异性病毒抗原。②检测抗体：血清中 IgM 特异性病毒抗体出现较早(最早发病 2～4 日即可出现)，但消失快，故病毒特异性 IgM 抗体阳性，则说明是新近感染。分直接 ELISA-IgM 和 IgM 抗体捕获试验(MCA-IgM)。③其他快速诊断方法：核酸分子杂交技术、聚合酶链反应(PCR)技术等敏感性高，但易于污染而出现假阳性，因而要求较高的实验室条件方可准确测定。

(4) 其他病原学检查

1) 肺炎支原体(MP)：①冷凝集试验：50%～76%支原体肺炎患者血清冷凝集素效价升高，发病后 1～2 周即可上升，滴度≥1∶32 为阳性，持续数月转阴。该试验为非特异性，可作为过筛试验。②特异性诊断包括 MP 分离培养或特异性 IgM 和 IgG 抗体测定。补体结合抗体检测是诊断 MP 的常规方法。基因探针及 PCR 技术可检测 MP 的特异性而敏感性强，但易发生污染。

2) 衣原体：分为沙眼衣原体(CT)、肺炎衣原体(CP)和鹦鹉热衣原体。用细胞培养方法可诊断 CT 和 CP。直接免疫荧光或姬姆萨染色法可检查 CT。其他方法有酶联免疫吸附试验、放射免疫电泳法检测双份血清特异性抗体或抗原、核酸探针及 PCR 技术检测抗原。

3. 血气分析　有梗阻性肺气肿并出现通气功能障碍，或已发生呼吸衰竭时，应作血气分析，并及时根据其变化而给予相应治疗。

4. X 线检查　早期肺纹理增强肺叶透明度减低，以后出现大小不等的点片状阴影，以双肺下叶、中内带多见，有的可融合成片状阴影。有肺气肿、肺不张、伴发脓胸、脓气胸或肺大泡者则有相应的 X 线改变。如并发脓胸，早期示患侧肋膈角变钝，积液多时，患侧呈一片致密影，肋间隙增宽，纵隔及心影向健侧移位。肺大泡则见完整的薄壁、无液平面的大泡。支原体肺炎患儿肺门阴影增浓。

案例 10-4

1. 血常规：Hb 120g/L，WBC 18.0×10^9/L，N 73%，L 27%，CRP 65mg/L，提示细菌感染。

2. 血清抗肺炎支原体抗体 IgM 为阴性，血清结核抗体 IgM、IgG 均为阴性，PPD 阴性。

3. 痰液培养：肺炎链球菌阳性。

4. X 线检查：右肺中下叶可见沿支气管分布的斑片状模糊阴影(图 10-2)，提示肺部炎性浸润。

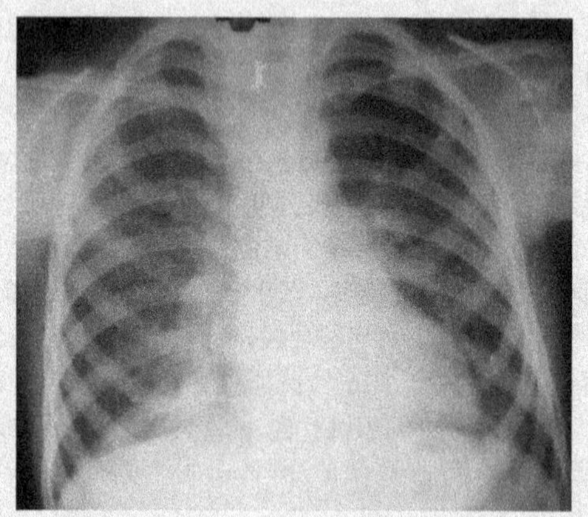

图 10-2　支气管肺炎

右肺中、下叶可见沿支气管分布的斑片状阴影

【诊断和鉴别论断】　典型的支气管肺炎一般都有发热、咳嗽、呼吸急促或呼吸困难，肺部听到中、细湿啰音，根据以上症状和体征，既可做出诊断。对诊断不够明确的病例，可结合 X 线检查，有肺炎的改变可诊断。

确诊支气管肺炎后应结合临床表现、有关的辅助检查结果，明确病因。若为反复发作者，还应尽可能明确导致反复感染的原发疾病或诱因，如原发或继发性免疫缺陷病、呼吸道局部畸形或结构异常、支气管异物、先天性心脏病、营养性障碍和环境因素等。此外，还要判断病情的轻重，注意有无并发症。还应与以下疾病鉴别：

1. 急性支气管炎　症状较轻，一般不发热或低热，全身状况好。以咳嗽为主要症状，肺部可闻及干湿啰音，多不固定，随咳嗽或体位而改变。X 线示肺纹理增多、排列紊乱。婴幼儿因气管狭窄且易发生痉挛，常出现呼吸困难，与肺炎不易区分，若鉴别困难，可按肺炎处理。

2. 支气管异物　有异物吸入史，突然出现呛咳。由于异物的大小和阻塞的部位与程度不同及体位变化等因素的影响，临床表现轻重不一。可有肺不张或肺气肿而出现相应体征。可结合 X 线检查进行诊断和鉴别。病程迁延，有继发感染时可类似肺炎或合并肺炎，需注意鉴别。

3. 支气管哮喘　婴幼儿和儿童哮喘可无明显喘息发作，主要表现为持续性咳嗽，X 线示肺纹理增多、排列紊乱和肺气肿，易与本病混淆。患儿具有过敏体

笔记栏

质，哮喘激发试验有助于鉴别。

4. 肺结核　活动性肺结核的症状和X线改变，有时与支气管肺炎相似，粟粒性肺结核也可表现气促、紫绀等，但肺部啰音不明显。根据有结核接触史，结核菌素试验阳性，X线示肺部有结核病灶可鉴别。

案例 10-4

1. 患儿，男性，4岁，病程4天，急性发病。

2. 临床特点：发热、咳嗽、气促、呼吸困难，肺部闻及较固定的中、细湿啰音。

3. 辅助检查：外周血白细胞总数及中性粒细胞明显增加，C反应蛋白质升高；痰液肺炎链球菌阳性；胸片示支气管肺炎。

临床诊断：支气管肺炎（肺炎链球菌）。

【治疗】　治疗原则采取综合性措施：积极控制炎症，改善肺通气功能；对症治疗；防止和治疗并发症；加强护理，保证休息、营养及液体入量，促进疾病恢复。

1. 护理　注意隔离，不同病原体肺炎、急性期与恢复期患儿宜分室居住，避免交叉感染；保持室内空气流通，室温以18～20℃、湿度60%为宜；给予营养丰富易消化的食物，重症患儿进食困难者，可给予肠道外营养；及时清除呼吸道分泌物，常翻身变换体位以减少肺部淤血，以利痰液排出，促进炎症吸收。

2. 改善通气功能　保持呼吸道通畅，增加肺泡通气量，纠正缺氧，减轻二氧化碳潴留，是治疗肺炎的重要措施。应及时清除鼻痂及鼻腔内分泌物，勤吸痰，改善通气功能。还可用：①祛痰剂；②雾化吸入，α-糜蛋白酶可裂解痰液中的黏蛋白；③支气管扩张剂，对喘憋严重者可选用；④保证液体摄入量，有利于痰液排出。如分泌物堆积于下呼吸道，经湿化和雾化仍不能排除，使呼吸衰竭加重，应行气管插管以利于清除痰液。接受机械通气者尤应注意气道湿化、变换体位和拍背，以保持气道湿度和通畅。

3. 氧气疗法　有缺氧表现，如烦躁、呼吸困难、口周发绀时应立即吸氧。一般用鼻前庭导管给氧，氧流量为0.5～1L/min，氧浓度不超过40%，氧气应湿化，以免损伤气道纤毛上皮细胞和使痰液变黏稠。新生儿或婴幼儿可用面罩、氧帐、鼻塞给氧，面罩给氧流量为2～4L/min，氧浓度为50%～60%。严重缺氧出现呼吸衰竭时，可使用间歇正压给氧或持续正压给氧以改善通气（人工呼吸机）。

4. 抗感染治疗

（1）抗生素治疗：明确为细菌感染或病毒感染继发细菌感染者应使用抗生素。选用抗生素应考虑疾病的严重程度、可能的致病菌种类及给药途径。

1）原则：①依病原菌选用敏感药物，病原菌不明时，先可根据经验选择敏感的药物；②选用渗入下呼吸道浓度较高的药物；③早期、足量、足疗程、重症宜经静脉途径并联合用药。

2）根据不同病原选择抗生素：①肺炎链球菌：青霉素敏感者首选青霉素或阿莫西林（羟氨苄青霉素）；青霉素过敏者选用红霉素类；②金黄色葡萄球菌：甲氧西林敏感者首选苯唑西林钠或氯唑西林钠，耐药者选用万古霉素或联用利福平；③流感嗜血杆菌：首选阿莫西林加克拉维酸（或加舒巴坦）；④大肠杆菌和肺炎杆菌：首选头孢曲松或头孢噻肟钠，铜绿假单胞菌肺炎首选替卡西林加克拉维酸；⑤肺炎支原体和衣原体：首选大环内酯类抗生素如红霉素、罗红霉素及阿奇霉素。⑥真菌性肺炎：可选用克霉唑、二性霉素B、酮康唑等。

3）用药时间：一般用至体温正常后5～7日，症状和体征消失后3日停药。支原体肺炎至少用药2～3周，以免复发。葡萄球菌肺炎较顽固，易复发及产生并发症，疗程宜长，在体温正常后2～3周可停药，一般总疗程>6周。

（2）抗病毒治疗：①三氮唑核苷（ribavirin），即病毒唑（virazole），可抑制多种RNA和DNA病毒，毒性小，肌注和静点的剂量为10～15mg/（kg·d），也可滴鼻、雾化吸入。②干扰素（interferon-α，IFN-α），能激活巨噬细胞和NK细胞，使病毒不能在细胞内复制，抑制其扩散。分为人白细胞α-干扰素和基因工程α-干扰素。常用基因工程α-干扰素肌注，5～7日为一疗程，雾化吸入局部治疗比肌内注射疗效好。

5. 对症治疗　喘憋可用异丙肾上腺素0.5～1mg、α-糜蛋白酶5mg进行雾化吸入；干咳影响小儿睡眠，可给少量可待因，次数应少；或用氢化可的松5～10mg/（kg·d），加于葡萄糖溶液中静脉滴注；高热患儿可用物理降温，如35%乙醇溶液擦浴，冷敷，冰袋放在腋窝、腹股沟及头部；口服对乙酰氨基酚或布洛芬等。若伴烦躁不安可给予氯丙嗪异丙嗪每次各0.5～1.0mg/kg肌注，或少量苯巴比妥5mg/kg肌注。

腹胀的治疗：伴有低钾血症者应及时补钾。中毒型肠麻痹时，应禁食和胃肠减压，并皮下注射新斯的明，每次0.04mg/kg；或酚妥拉明（Resltine）0.5mg/kg及阿拉明0.25mg/kg，加入10%葡萄糖20～30ml静滴，2小时后可重复应用，一般2～4次可缓解。

6. 其他治疗

（1）心力衰竭的治疗：治疗原则为强心、利尿、吸氧、镇静、应用血管活性药物。强心药物可增强心肌收缩力，减慢心率，增加心排血量，减轻体内水钠潴留，从而减轻心脏负荷，故应尽早给予。

1）毒毛旋花子苷K：该药饱和量为0.007mg/kg，加于10%葡萄糖10～20ml中，10分钟内缓慢静注，或直接加入莫菲管内慢滴。根据病情需要6～12小时可重复使用。

2）西地兰：首剂用饱和量（<2岁者0.03～0.04mg/kg，>2岁者0.02～0.03mg/kg）的1/2，余量分两次，每隔4～6小时给药一次（饱和量的1/4），肌注或加于葡萄糖溶液10～20ml中缓慢静注，两次可达到洋地黄化。经洋地黄制剂治疗1～2日后心力衰竭症状一般可改善，不需用维持量。但伴有先天性心脏病或心力衰竭严重未得到完全控制者须维持用药

笔记栏

（详见循环系统有关章节）。

钙和洋地黄对增强心肌收缩力有协同作用，故在应用洋地黄时，快速静脉注射钙剂可引起洋地黄中毒，故应避免两者同时静脉应用。若必须用（如合并低钙抽搐），可间隔4～6小时应用，且应缓慢注射，注意心音及节律的变化。

3）血管活性药物：其作用是扩张周围小动脉以减低心排血阻力和后负荷，扩张小静脉以减少回心血量。常用的有东莨菪碱、酚妥拉明（regitine）。酚妥拉明0.5～1mg/（kg·次），最大剂量＜10mg/次，5天内的新生儿用3mg/次，加入莫菲管内静脉滴注，根据病情可每2～6小时给药一次。一般用药3～4小时心功能得到改善。酚妥拉明还可改善微循环，促进肠蠕动，用于治疗中毒型肠麻痹引起的腹胀。心力衰竭伴血压下降可用多巴胺、多巴酚丁胺，每分钟5～10μg/kg，静脉滴注。

（2）中毒型脑病的治疗：主要是纠正脑缺氧及水肿。可静脉注射甘露醇每次1～1.5g/kg，根据病情需要，一日可用四次，一般不超过3天。必要时还可用地塞米松2～5mg/d。亦可用利尿剂、能量合剂和冬眠灵等药物。

（3）维持体液平衡，纠正酸碱平衡紊乱：适当的液体补充还有助于气道的湿化。总液量以60～80ml/（kg·d）为宜，对高热及喘重或微循环功能障碍的患儿，由于不显性失水过多，总液量可偏高。静滴液可以10％葡萄糖液与生理盐水配制成4∶1或5∶1的混合液。能口服时即应停止输液。热量的供给应争取达到210～250J/（kg·d）以上。当血钠＜120mmol/L，且有明显低血钠症症状时（SIADH），按3％氯化钠溶液12ml/kg计算，可提高血钠10mmol/L，先给予1/2量于2～4小时内静脉滴注，必要时4小时后可重复一次。

（4）生物制剂：血浆和静脉注射用丙种球蛋白（IVIG）含有特异性抗体，如RSV-IgG抗体可用于病情较重或体弱儿。血浆5ml/kg/次，丙种球蛋白400mg/kg/次，必要时3～5日再重复一次。转移因子或胸腺肽可增加细胞免疫，但确切疗效并不肯定。

（5）肾上腺皮质激素：可减少炎症渗出，解除支气管痉挛，改善血管通透性和微循环，降低颅内压。应短时间应用，疗程3～5日。适应证为：①出现严重的憋喘或呼吸衰竭；②全身中毒症状明显；③合并感染性休克、中毒型脑病、脑水肿等；④出现胸膜渗出。常用氢化可的松5～10mg/（kg·d）或用地塞米松0.1～0.3mg/（kg·d），静脉点滴。

（6）物理疗法：适用于病程较长，肺内湿啰音吸收较慢者。有红外线照射、超短波治疗、芥子泥敷胸、松节油热敷等。

7. 治疗并发症及并存症

（1）发生感染中毒型休克、脑水肿、心肌炎及呼吸衰竭者，应及时予以处理（详见有关章节）。

（2）并发脓胸、脓气胸等应及时抽气排脓及穿刺引流。若脓液黏稠，经反复穿刺抽脓不畅或发生张力性气胸时，应作胸腔闭式引流。

（3）对并存佝偻病、贫血、营养不良患儿，应给予相应治疗。

8. 中药治疗　常用的方剂有麻杏石甘汤、射干麻黄汤加减，生脉散等，可保护心功能。

案例10-4

处方及医生指导

1. 保持呼吸道通畅；多饮水，保证足够的营养；注意水、电解质及酸碱平衡，保证液量60～80ml/（kg·d）。

2. 抗感染：青霉素20万U/（kg·d），分四次肌注或静点；或先锋Ⅴ号50mg/（kg·d），日二次肌注或静点。

3. 祛痰止咳：生理盐水10ml加α-糜蛋白酶5mg、小诺霉素15mg日一次超声雾化吸入；小儿止咳糖浆5ml，日3次口服。

4. 对症：发热可给物理或药物降温。

二、几种不同病原体所致肺炎的特点

（一）病毒性肺炎

1. 呼吸道合胞病毒（RSV）肺炎（respirtory syncytial pneumonia）　简称合胞病毒肺炎，是最常见的病毒性肺炎，目前占病毒性肺炎的首位。RSV只有一个血清型，A、B两个亚型，我国以A亚型为主。本病多见于2岁以内的婴幼儿，尤以6个月以内的小儿多见。一般认为其发病机制是RSV对肺的直接侵害而引起间质性炎症，而非变态反应所致。这与RSV引起毛细支气管炎机制不同。本病可呈流行性，起病急骤，以明显的呼吸道梗阻症状为主要临床表现。患儿突然喘憋，口周、口唇发绀，烦躁不安，呼气性呼吸困难，呼气延长伴呼气性呻吟，出现鼻扇及三凹症。发热可为低、中度热，偶有高热，但仅持续1～4日。肺部叩诊鼓音，听诊呼吸音减弱并有明显哮鸣音，喘憋缓解时可闻及少量中、细湿啰音。因肺气肿肝脾被推向肋缘下。由于喘憋引起氧饱和度下降，二氧化碳分压明显增高而出现呼吸性酸中毒。严重者导致呼吸衰竭。

白细胞总数正常或偏低。胸部X线检查示两肺小点片状、斑片状阴影，少数呈支气管周围炎，部分患儿有不同程度的肺气肿（图10-3）。

呼吸道合胞病毒可引起毛细支气管炎，也可引起肺炎，临床上二者较难鉴别。

2. 毛细支气管炎（bronchiolltis）　又称为喘憋性肺炎，是婴幼儿较常见的下呼吸道感染。其病原体主要是呼吸道合胞病毒（RSV）。此外，副流感病毒、肠道病毒、腺病毒及肺炎支原体也可引起本病。目前认为其发病机制与免疫损害有关。具有过敏体质

笔记栏

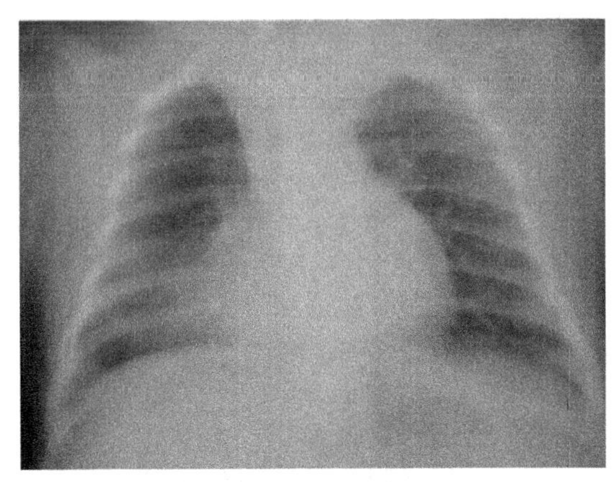

图 10-3 呼吸道合胞病毒肺炎

右心缘可见斑片状阴影，膈肌下降，肋间隙增宽，可见肋膈疝-肺炎合并肺气肿

(atopy)者，发生 RSV 或其他病毒感染时，更易引起毛细支气管炎。但毛细支气管炎患者日后发生反复喘息发作，甚至形成哮喘的机制尚不完全清楚。病变主要侵犯毛细支气管：黏膜下充血、水肿和腺体增生、黏液分泌增多，上皮细胞坏死和周围淋巴细胞浸润；毛细支气管腔狭窄甚至堵塞，导致肺气肿和肺不张，出现通气和换气功能障碍。炎症也可波及肺泡、肺泡壁及肺间质。

本病仅发生于 2 岁以下小儿，且多数是 1～6 个月的小婴儿。常在上感后 2～3 日出现持续性干咳和发作性呼吸困难，主要表现为下呼吸道梗阻症状，喘憋和肺部哮鸣音为其突出表现，出现呼气性呼吸困难。严重发作者，面色苍白、烦躁不安、口周和口唇发绀。一般全身中毒症状较轻，体温高低不一，这与病情无平行关系。体检可见有明显的鼻翼扇动和三凹征，呼气延长伴喘鸣；呼吸浅而快，60～80 次/分，甚至 100 次/分以上；心率加快，可达 160～200 次/分。肺部听诊以喘鸣音为主，偶有笛音。喘憋缓解期可闻及中、细湿啰音。双肺叩诊可呈鼓音。因肺气肿肝脾可推向肋缘下，因此可触及肝脏和脾脏。由于喘憋，PaO_2降低，$PaCO_2$升高 SaO_2降低而致呼吸衰竭。本病高峰期在呼吸困难发生后的 2～3 日，病程一般约为5～15 日。

白细胞总数及分类大多在正常范围。快速诊断用免疫荧光技术、免疫酶技术及分子生物学技术可明确病原。血气分析可了解患儿缺氧和二氧化碳潴留程度。胸部 X 线检查：可见不同程度的梗阻性肺气肿或肺不张，也可以见到支气管周围炎及肺纹理增粗。

3. 腺病毒肺炎(adenovirus pneumonia) 腺病毒肺炎由腺病毒(ADV)感染所致。ADV 共有 49 个血清型，在我国引起小儿肺炎最常见的为 3、7 型，其次为 11、21 型，1、2、5、6、14 型亦可见到。7 型 ADV 有 15 个基因型，其中腺病毒 7b 所致的肺炎的临床表现典型而严重，病死率较高。从 20 世纪 80 年代后期至今 7b 已渐被 7d 取代，而 7d 引起的肺炎相对较轻。在 20 世纪 70 年代前，ADV 肺炎曾是我国小儿患病率和死亡率最高的病毒性肺炎，死亡率最高曾达 33%，占病毒性肺炎的第一位，但现被 RSV 肺炎取代。

本病可发生于任何年龄，但多见于 6 个月至 2 岁小儿，冬春季多发，常呈流行性。临床特点为：①发病急骤，常于1～2 日内发热，体温可达 39℃以上，呈稽留热或弛张热，热程长，可持续 2～3 周；②呼吸道症状：咳嗽频繁，呈阵发性喘憋，出现不同程度的缺氧症状；肺部啰音出现较晚，多于高热 3～7 日后才闻及少许湿啰音，并日渐增多。病情发展肺部病变融合时出现实变体征；③中毒症状重：发病早期出现精神不振，面色苍白或发灰，嗜睡与烦躁交替，且易发生中毒型心肌炎、心力衰竭、中毒型脑病等；④其他：可出现腹泻、呕吐、消化道出血及嗜睡、昏迷、惊厥等，少数有麻疹样皮疹、肝脾肿大。

白细胞数正常或偏低，以淋巴细胞为主，常有异型淋巴细胞。肺部 X 线改变较肺部体征出现早，示大小不等的片状影或病灶周围性肺气肿。病灶吸收较慢，达数周或数月。

目前多数 ADV 肺炎症状较轻，但较易继发细菌感染。当高热持续不退，症状恶化或一度好转又恶化；痰液由白痰转为黄痰；外周血白细胞明显升高，中性粒细胞增高，有核左移；胸部 X 线示病变增多或发现新的病灶时，应考虑继发细菌感染。

4. 巨细胞病毒肺炎(cytomegalovirus pneumonia) 巨细胞包涵体病毒感染在先天性或后天性病例中症状一般不明显，出现症状者称为巨细胞包涵体病，而肺炎是其中的一个组成部分。

本病病原体为巨细胞病毒，是一种 DNA 病毒，属疱疹病毒类，健康儿童也可携带此病毒。病毒可通过胎盘、呼吸道、尿及输血等途径传染，引起先天或后天病例。患病者和携带者均可从尿液和唾液中排出病毒。本病多在生后 4 个月内发病，尤多见于早产儿及新生儿。近年来由于广泛使用激素及免疫抑制剂，巨细胞病毒肺炎在较大儿童中有增多趋势。

肺炎常被其他全身严重症状所掩盖。临床上可出现轻重不同的咳嗽、呼吸困难、发绀及三凹征。新生儿和生后数月发病者，可表现为持续性呼吸窘迫，常伴有肝脾肿大、黄疸、皮疹和神经系统症状，有时还并发卡氏肺囊虫肺炎。患儿有病毒血症时，出现肝大和肝功能低下等慢性肝炎的表现。肺部听诊多无异常，而胸部 X 线可见广泛的索条状纹理增粗和小叶性炎症浸润灶，呈网点状阴影，这与体征不相平行。

应用人纤维母细胞可从患儿呼吸道分泌物及尿培养出巨细胞病毒。应用荧光免疫、间接血凝抑制及补体结合等试验，可发现抗体滴度升高。

5. 传染性非典型肺炎(infectious atypical pneumonia) 本病为本世纪发生的第一起世界性传染病，2002 年 11 月在我国广东发现第一例病例，2002 年冬季和 2003 年春季曾在我国广东、北京、天津、山西、内蒙古等省市自治区及全球 32 个国家和地区流行。我国将其命名为“传染性非典型肺炎”(infectious atypical pneumonia)，世界卫生组织(WHO)将其命名

笔记栏

为“严重急性呼吸道综合征”(severe acute respiratory syndrome, SARS)。SARS特点是传染性强,病死率较高,主要以肺间质病变为主。但儿童患者临床表现较成人轻,病死率亦较低。其病原体是新型冠状病毒(nevel corona virus),又称SARS病毒,是一种RNA病毒,包括11个开放读码区(ORF)编码结构蛋白和非结构蛋白。本病季节分布特征尚未明了,但随着气温升高及湿度增加,发病率呈下降趋势。患者是本病的传染源,且认为发病期的排泄物、飞沫、喷嚏沫及痰液甚至粪便和尿液均可有病毒排出。目前认为传播途径主要是呼吸道,尤其是与患者无防备的近距离接触,或有可能由污染的水及食物经消化道传播。此外,被污染的公用物品表面也可经手、毛巾传至眼、鼻、口引起间接传播。

临床特点为:①起病急,发热为首发症状,体温一般高于38.5℃,偶有畏寒;②常无上呼吸道卡他症状;③出现咳嗽,多为干咳、少痰;可有胸闷气促,肺部听诊可闻及干湿啰音。严重者出现呼吸窘迫症状。④年长儿可出现头痛、关节和肌肉痛、乏力、腹泻等症状。

外周血白细胞数正常或降低,淋巴细胞数降低,CRP<8mg/L。胸部X线以肺间质病变为主,可见不同程度的片状、斑片状浸润性阴影,阴影吸收消散较慢。

微生物学检测法有:①SARS CoV RNA:用RT-PCR和免疫荧光定量PCR法;②检测血清抗体:通常在发病后3～4周出现,故仅用于后期或回顾性诊断;③病毒培养分离:是诊断的金标准,但难度大,敏感度低。也只能做回顾性分析。

(二) 细菌性肺炎

1. 金黄色葡萄球菌肺炎(staphylococcal aureus pneumonia) 由金黄色葡萄球菌引起,分原发性和继发性,新生儿、婴幼儿发病率较高。当小儿免疫功能低下,或滥用抗生素致耐药菌株明显增加时,金葡菌由呼吸道或经血行播散入肺,从而引起肺炎。

病理改变以肺组织广泛出血性坏死和多发性小脓肿为特点。由于病变发展迅速,组织破坏严重,故易形成肺脓肿、脓胸、脓气胸、肺大泡、皮下气肿、纵隔气肿。本病还可引起败血症及其他器官的迁徙性化脓性病灶。如化脓性心包炎、脑膜炎、肝脓肿、皮肤脓肿、骨髓炎和关节炎等。

临床特点为起病急骤,病情较重,进展迅速。患儿全身中毒症状明显,呈弛张高热,早产儿和体弱儿有时可无发热或体温过低。出现面色苍白、烦躁不安、咳嗽、呻吟、气促、发绀、呕吐、腹泻和腹胀、皮肤可见猩红热样或荨麻疹样皮疹。严重者可出现惊厥,甚至休克。

肺部体征出现较早,两肺闻及散在中、细湿啰音。若发生脓胸、脓气胸和皮下气肿,则气促及紫绀加重,并有相应体征;发生皮下气肿时于气肿部位的皮下扪及有握雪感;发生纵隔气肿时呼吸困难加重。

外周血白细胞明显增高,中性粒细胞增高伴核左移,可见中毒颗粒。婴幼儿和重症患者可出现外周血白细胞减少,但中性粒细胞百分比仍较高。X线检查:胸部X线表现不一,可有小片状影,病变发展迅速,甚至数小时内可出现小脓肿、肺大泡或胸腔积液(图10-4),因此在短期内应重复摄片。病变吸收较一般细菌性肺炎慢,重症病例达2个月以上。

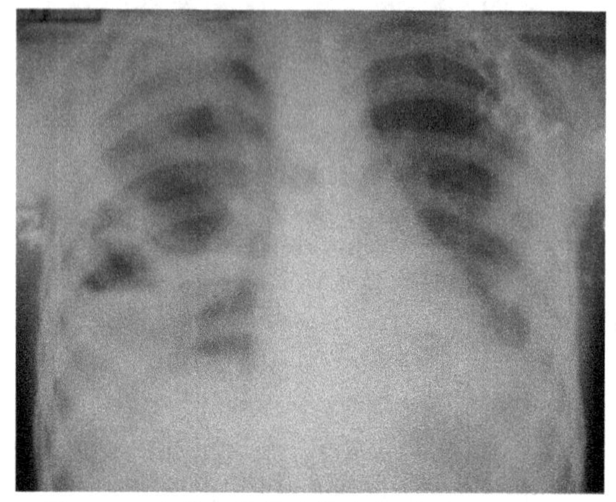

图10-4 金黄色葡萄球菌肺炎(多发性肺脓肿)
右肺上、中、下野可见片状密度增高阴影,其内可见数个液平面

2. 革兰阴性杆菌肺炎(gram-negative bacillary pneumonia,GNBP) 以流感嗜血杆菌和肺炎杆菌多见,伴有免疫缺陷者易发生绿脓杆菌肺炎。新生儿时期则易患大肠杆菌肺炎。革兰阴性杆菌肺炎目前有增多趋势。临床特点为:病情较重,治疗困难,预后较差。其病理改变为肺内浸润、实变、出血性坏死等。大多先有数日呼吸道感染症状,呈亚急性,但全身中毒症状较重,如发热、咳嗽、呼吸困难、精神萎靡、嗜睡、面色苍白、口周及口唇青紫,病重者可发生休克。肺部听诊可闻及湿啰音,病变融合时则有实变体征。

肺部X线改变多种多样,但基本改变为支气管肺炎征象,或呈一叶或多叶节段性或大叶性炎症阴影,常见胸腔积液。如肺炎杆菌肺炎可为肺段或大叶性致密实变阴影,其边缘往往膨胀凸出;绿脓杆菌肺炎示结节状浸润阴影及细小脓肿,也可融合成大脓肿;流感嗜血杆菌肺炎可呈粟粒状阴影。

(三) 其他微生物所致肺炎

1. 支原体肺炎(mycoplasmal pneumonia) 主要病原为肺炎支原体(mycoplasma pneumoniae, MP),是学龄儿童和青年常见的一种肺炎,婴幼儿也不少见。肺炎支原体是一种介于细菌和病毒之间的微生物,无细胞壁结构。本病占小儿肺炎的10%～20%,流行时可达30%。本病主要通过呼吸道飞沫传播,一年四季均可发病,冬季较多。

潜伏期约2～3周(8～35日),起病缓慢,病初有厌食、乏力、头痛、咽痛、胸痛等症状,2～3日后以上症

笔记栏

状加重并出现发热，为低、中度热，可持续 1～2 周，可伴有咽痛和肌肉酸痛、恶心、呕吐、腹泻等症状。

咳嗽为本病最突出的症状，一般于病后 2～3 日开始，由轻微干咳转为顽固性剧咳，常有黏稠痰液，偶带血丝。有时真可类似百日咳，可持续 1～4 周。少数患儿可有胸腔积液。肺部体征多不明显，或仅有局部呼吸音减弱或少许干、湿啰音，但多快消失。剧咳、发热等临床症状与轻微的体征不一致，为本病特点之一。婴幼儿起病急，病程长，病情较重，以呼吸困难、喘憋、喘鸣音为突出表现；肺部啰音比年长儿明显。

此外，可有肺外感染表现，如溶血性贫血、脑膜炎、心肌炎、肾炎、格林-巴利综合征等。

肺部 X 线检查，呈多种多样：可呈支气管肺炎的改变，常为单侧性，以右肺中下野多见；也可为间质性肺炎的改变，两肺呈弥漫性网状结节样阴影；可为均匀一致的大叶性浸润影；两肺下部呈云雾状浸润影；也可有肺门阴影增浓和胸腔积液。上述改变可相互转化，有时一处消散，而另一处又出现新的病变，即呈游走性浸润。

实验室检查：周围白细胞数正常或增多，中性粒细胞增多。血沉多增快。血清冷凝集素大多于发病 1 周末开始出现，第四周时达高峰，2～4 月时消失。其效价在 1∶32 以上有意义，其阳性率 50%～75%。但如传染性单核细胞增多症、腺病毒感染、溶血性贫血等亦可增高，故特异性不高。肺炎支原体特异性 IgM 抗体在病后第 3 日即可升高，2 周大部分消失。

2. 衣原体肺炎(chlamydial pneumonia) 是由衣原体引起的肺炎，有沙眼衣原体(chlamydiatrachomatis，CT)、肺炎衣原体(chlamydia pneumoniae，CP)、鹦鹉热衣原体(chlamydia psittaei)和家畜衣原体。与人类关系最密切的为 CT 和 CP，偶见鹦鹉热衣原体引起的肺炎。

(1) 沙眼衣原体肺炎：①多见于婴儿，尤 3 个月以内小儿多发。②起病缓慢，多无发热或仅有低热。先有鼻塞、流涕等上感症状，50% 的患儿有结膜炎。③主要临床表现为呼吸急促和百日咳样阵咳，但无回声。阵咳可引起紫绀和呕吐，可出现呼吸暂停。④肺部偶闻及干、湿啰音，或捻发音和哮鸣音。⑤肺部 X 线示双侧间质性或小片状浸润影，双肺过度充气。

(2) 肺炎衣原体肺炎：①多见于学龄儿童。②大部分症状轻，发病常隐匿。多无特异性临床表现，早期有上感症状，如咽痛、声音嘶哑，周身不适等。③咳嗽为最常见的症状，于 1～2 周上感症状渐消退而咳嗽逐渐加重，并出现下呼吸道感染征象。如未予及时有效治疗，咳嗽则可持续1～2 个月或更长时间。④肺部偶闻及干、湿啰音或哮鸣音。⑤肺部 X 线可见到肺炎病灶，多为单侧下叶浸润，重症可并发胸腔积液。

(金春姬　金正勇)

笔 记 栏

第11章 循环系统疾病

第1节 小儿心血管病检查方法

小儿心脏及血管具有与成人迥然不同的解剖生理特点，随着年龄增长而渐渐趋向成熟与完善。

一、病史和体格检查

在小儿循环系统疾病的诊断中，应强调详细询问病史和仔细体格检查，因心脏病常不孤立存在，尽管有多种影像学手段，通过询问病史和体格检查可以做出大多数心血管疾病的鉴别诊断的范围，针对性的进行影像学检查。

(一) 询问病史

小儿时期，心血管疾病以先天性心脏病(先心病)最常见，尤其是5岁以内，后天性心脏病的发病率较低。后天性心脏病中婴幼儿时期主要是川崎病，学龄期为风湿性心脏病及病毒性心肌炎等，故病史中呼吸困难、心脏杂音(自何时发现)、青紫(自何时出现？持续性、间歇性或呈进行性加重?)及心功能不全表现是先心病患者最常见的就诊原因。

体循环缺血的表现(体格瘦小、消瘦、乏力、多汗、活动后气促、面色苍白、喂养困难、生长发育迟缓)和肺循环充血的表现(易患呼吸道感染、活动时易气促，易导致充血性心力衰竭，一般无青紫，在剧哭、肺炎、心衰时出现——暂时性青紫)是大量左向右分流型先心病的证据；声音嘶哑常提示肺动脉扩张或左房扩大压迫喉返神经所致。

了解有无体力活动耐力下降、喂养困难、浮肿、尿量多少以判断心功能好坏，青紫型先心病者常有蹲踞症状、缺氧发作等。对胸闷、心悸、心前区不适者应注意有无心律失常、心肌疾病，或心脏神经功能紊乱。

病史询问中还应注意有无家族遗传病史；母亲妊娠早期有无病毒感染、放射线接触、特殊药物应用史。

(二) 体格检查

1. 全身检查　首先评价患儿的一般营养、发育及体重的情况，注意面部表情及特殊面容，有无全身合并畸形、精神状态、体位、呼吸是否急促，发绀情况、杵状指(趾)、有无浮肿、肝脏大小的情况。

2. 心脏检查

(1) 视诊：注意胸廓有无病变，心尖搏动的位置、强弱及范围，消瘦者心尖搏动易见，而肥胖者相反。心前区有无隆起，心前区隆起者多示有心脏扩大，应注意与佝偻病引起的鸡胸相鉴别。正常<2岁的小儿，心尖搏动见于左第四肋间，其左侧最远点可达锁骨中线外1cm，5～6岁时在左第五肋间，锁骨中线上。正常的心尖搏动范围不超过2～3cm^2，心尖搏动如果强烈、范围扩大反映有心室增大。左心室肥大时，心尖搏动最强点向左下偏移；右心室肥大时，心尖搏动弥散，有时扩散至剑突下均有强烈搏动。但在心包积液和心肌病变时心影虽大而搏动明显减弱。右位心的心尖搏动则见于右侧。

(2) 触诊：心脏的搏动可在心前区触到，搏动发生于收缩早期。触诊应注意心尖搏动位置、强弱、时限及范围、心前区有无抬举冲动感及震颤。新生儿心脏位置较高并呈横位，心尖搏动在第四肋间隙锁骨中线外，心尖部分主要为右心室。2岁以后，横位心逐渐变成斜位，心尖搏动下移至第五肋间隙，心尖部分主要为左心室。胸骨左缘第5～6肋间锁骨中线外有抬举感为左室肥大之征，心前区和剑突下有明显抬举感为右室肥大。震颤的位置有助于判断杂音的来源，凡杂音伴有震颤者，杂音肯定是病理性的。

(3) 叩诊：可粗略估计心脏的位置及大小。因小儿胸壁较薄，手法应较轻。

(4) 听诊：是心脏检查最重要的步骤，注意心率、心律、杂音以及各瓣膜听诊区第一、二心音特点及其变化，如心脏的动力增强，致心排出量增加使第一音增强，而心功能不全第一音减弱，P_2(第二音)固定性分裂是房间隔缺损的独特体征。杂音是发现心脏畸形和瓣膜病变的重要体征，需注意其位置、性质(吹风样、乐音样或隆隆样)、响度(分级)、时相(收缩期或舒张期)及传导方向。注意有无第3或第4心音，儿童期常可听到第3心音，而第4心音为心房的收缩音，一般不能听到有无心包摩擦音。

3. 周围血管征　比较四肢脉搏及血压，如股动脉搏动减弱或消失、下肢血压低于上肢提示主动脉缩窄可能性大。脉压增宽，伴有毛细血管搏动和股动脉枪击音，提示动脉导管未闭或主动脉关闭不全等。

4. 生理特点　小儿出生时心脏的迷走神经发育尚未完善，迷走神经张力较低，对心脏抑制作用较弱，而交感神经对心脏作用较强，至5岁时心脏神经调控开始具有成人的特征，10岁时完全成熟。故年龄愈小，心跳与脉搏愈快，血流速度也愈快，婴儿血液循环时间平均需12秒，学龄前期需15秒，年长儿则需18～20s。小儿每分钟心脏输出量相对较成人大，新生儿期约400～500ml/(kg·min)，婴儿约180～240ml/(kg·min)。小儿期不同年龄血压不同，年龄越小血压越低。

笔记栏

二、心脏特殊检查

(一) 普通X线检查

X线检查仍为首选检查方法，包括透视和摄片。是心血管疾病的重要诊断方法之一，通过透视可以动态观察心脏和大血管，在各种体位检查时可看清心血管的位置、形态及房室的情况及与周围的关系，但不能观察细微病变，没有客观记录。故应常规拍摄正位片，必要时辅以心脏左前斜位片(观察左心室)、右前斜位片(观察左心房)和侧位片。一般正、侧位已够，斜位投照的角度不能恒定，难于判断，现已少用。但要注意：

(1) 小儿心胸比例较成人大，随年龄的增长而逐渐减小，新生儿可达57%为正常，婴幼儿为55%，年长儿为50%。心胸比例受体型、体位、横膈的位置、呼吸相的影响很大。

(2) 注意观察：肺血情况(增多或减少)、肺血管影的粗细、肺动脉段及主动脉结变化、心脏外形的变化。

(二) 心电图

心电图是反映心脏活动时电生理变化的图形，其对心脏病的诊断有一定的帮助，尤其是各种心律失常，心电图是确诊的手段。对房室扩大、心脏位置及心肌病变有辅助作用。对心肌炎、心包炎的诊断也很有价值。此外心电图也能反映某些电解质及药物对心肌的影响。但心电图有一定的限度，有些严重心脏病的患者心电图可完全正常。而有些先心病有特征性的心电图，如房间隔缺损的V_1导联常呈不完全性右束支传导阻滞。应注意以下几点：

(1) 由于小儿解剖生理的特点，心电图有些指标的正常值与成人有差别，各间期及各波时限较短，年龄越小，差别越明显。

(2) 在新生儿及婴幼儿，QRS综合波以右室占优势，代表右室的心前导联的R波随着年龄增长逐渐变浅，S波逐渐加深。之后随着年龄增长逐渐转为左室占优势，代表左室的心前导联的R波逐渐增高，S波逐渐变浅。

(3) 右心前导联的T波多数倒置，而左心前导联T波直立。在不同年龄有一定变化，如生后第一天，V_1、V_3导联T波直立，5天后转为双向或倒置。V_5、V_6的T波生后24小时内也可有平坦、双相、倒置，以后呈直立。

(三) 超声心动图

超声心动图是一项无痛、无创性检查方法。能精确显示心脏内部结构图像信息，提供心脏功能及部分血流动力学信息，常用的有以下几种。

1. M型超声心动图　是单一条声束所通过的心脏内部结构的显像。此型的灵敏度及分辨率比较高，能探测房室腔大小、血管内径以及对其形态和功能的改变进行分析。

2. 二维超声心动图　是通过多条声束回声做心脏扇形切面显像，它是目前各类超声心动图的图像基础。能显示心脏各个结构的形态、活动状态和大血管各解剖结构的实时活动图像，以及它们的空间比邻关系。

3. 三维超声心动图　应用计算机将二维超声心动图进行三维重建以立体方式显示心脏内部结构、大血管及其相互关系等。成像直观、立体感强、易于识别，充分显示感兴趣区，较二维超声心动图提供更多的解剖学信息，显示了极大的临床应用价值与前景。

4. 多普勒彩色超声血管显像　是以脉冲多普勒原理为基础，经彩色编码将多普勒信号转为彩色信号。有脉冲波多普勒、连续波多普勒及彩色多普勒血流显像三种，对心脏及大血管的分流、瓣膜口狭窄及返流的诊断有着十分重要的价值。

(四) 心导管检查

该检查是研究循环系统血流动力学，进一步诊断和鉴别诊断心血管疾病的重要方法之一。尤其对复杂型先心病的确诊更为重要。分为右心导管、左心导管检查两种，以右心导管检查较常用。方法是在X线透视下，将不能透过X线的导管插入贵要静脉或股静脉，再经上、下腔静脉入右心房→右心室→肺动脉来了解心腔及大血管不同部位的氧含量及压力变化，明确有无分流及分流部位、肺动脉的阻力、导管是否进入异常通道等。左心导管检查是从股动脉或肱动脉插入，逆行进入主动脉及左心室。

(五) 心血管造影

通过心导管检查仍不能确诊而又需要做手术治疗的患儿，可做心血管造影。将导管顶端置于心腔或大血管指定部位，经导管快速注入造影剂，并根据观察不同部位病变损伤的要求，同时进行快速摄片或电影摄影，以明确心血管的解剖畸形，尤其对复杂性先天性心脏病及血管畸形，心血管造影仍是主要检查手段。数字减影造影技术(DSA)的发展及新一代造影剂的出现降低了心血管造影对人体的伤害，使诊断更准确。

(六) 放射性核素心血管造影

用精密的γ闪烁照相机将流经心腔的注入液，如常用的^{99m}锝静脉注射后，演示成可见的放射性核素心血管造影图，确定心脏及大血管的各种解剖异常。主要用于左向右分流畸形及心功能检查。

(七) 磁共振成像

本检查有可能替代心导管检查供测定心内分流，

笔记栏

定量和定性研究瓣膜返流，计算心室容积和射血分数等。磁共振成像(MRI)具有无电离辐射损伤、多剖面成像能力等特点，有多种技术选择，包括自旋回波技术(SE)、电影MRI、磁共振血管造影(MRA)及磁共振三维成像技术等。常用于诊断主动脉弓等血管病变，可很好地显示肺血管发育情况。

(八) 计算机断层扫描

电子束计算机断层扫描(EBCT又称电子束CT)和多层螺旋型CT已应用于心血管领域。多层螺旋型CT对于心肌病、心包疾病、心脏肿瘤、肺动脉血栓、各种先心病的诊断作用较好。例如先心病的心脏外大血管异常的诊断多层螺旋型CT能很好显示，但先心病的内部结构异常的显示EBCT和多层螺旋型CT不及超声显像。

第2节 先天性心脏病

一、概 述

先天性心脏病(congenital heart disease, CHD，以下简称先心病)是胚胎期心脏血管发育异常而致的心血管先天畸形，为小儿最常见的心脏病。国外的调查资料提示，先心病的发病率在活产婴儿中为0.405%～1.23%，国内的调查资料提示发病率为0.6%～0.7%；按照这个比率计算，我国每年约出生10万～15万个患有先心病的新生儿，这些病儿若不治疗，约34%可在生后一个月内因病情严重和复杂畸形而死亡，60%死于一岁以内。有严重和复杂畸形的患儿多于出生后数周或数月内死亡。因此，在婴儿期先心病的就诊率与死亡率均高于年长儿。根据国内资料统计，各类先心病的发病情况以室间隔缺损最多见，其次为房间隔缺损、动脉导管未闭和肺动脉狭窄。法洛四联症是存活的发绀型先心病中最常见的类型。

近年来，由于低温麻醉和体外循环下心脏直视手术的不断改进以及介入医学的开展，超声心动图及核素心血管造影新技术和磁共振、电子计算机技术的发展，导管术和选择性心血管造影术应用，无论在内科的诊断和外科的治疗方面小儿先心病的诊治研究工作，都取得了很大进展，使先心病的诊断及血液动力学的检测更加完善，先心病的诊治预后已大为改观。

(一) 胚胎时期心脏发育过程

为了了解先心病发育障碍的机制，必须首先了解正常心脏的胚胎发育过程。胚胎期的心脏发育是在受孕后第2至第8周完成的。

1. 心管的形成 胚胎第2周半由中胚层的原始基形成原始心管，它是一对血管源性纵直的管道，在一系列基因的调控下，自下而上将心管分为静脉窦、原始心房、原始心室、心球和动脉干等结构。由于心管和心包膜发育不平衡，心管形成"S"形扭曲，使原始心管于第三周时其表面逐渐出现两个收缩环，心房转向原始心室的后上方，原始心室渐渐向前向左突出。

2. 心腔的形成 胚胎第四周时，外表上心房，心室已能分辨，但是，这时房室是共腔的，第四周以后开始形成间隔，至第八周逐将二腔心分隔为四腔心。

(1) 心内膜垫发育在原始心房和原始心室交界处，从其前后左右逐渐长出四组心内膜垫。前后两组心内膜垫逐渐靠拢，互相连接，将心脏分为左右两个房室管。

(2) 房间隔的形成于第三周末，在心房腔的前背部长出一镰状(半月形)组织，称为第一房间隔，其下缘向心内膜垫生长，与心内膜垫会合之前形成暂时的孔道，称为第一房间孔(或原发孔)。当第一房间隔与心内膜垫完全会合前，在第一房间隔上部发生筛孔状吸收，筛孔逐渐融合而形成第二房间孔(或继发孔)，这样使左右心房仍保持相通。至第五、六周，在第一房间隔的右上方又长出一镰状组织，称为第二房间隔。由前上方向后下方生长，此隔在向心内膜垫延伸过程中，于后方的游离缘也留下一孔，名卵圆孔，它的位置要比第二房间孔低，两孔上下相对。随着心脏的发育，第一、第二房间隔逐渐接近，第二房间孔被第二房间隔完全掩盖，而第一房间隔则成为卵圆孔的幕帘。鉴于这个解剖特点，二侧心房间只有单向交通：胎儿时期由下腔静脉来的血液可以推开幕帘顺利地通过卵圆孔进入左心房，反向时幕帘遮盖卵圆孔而阻止血液不能从左心房倒流入右心房(图11-1)。

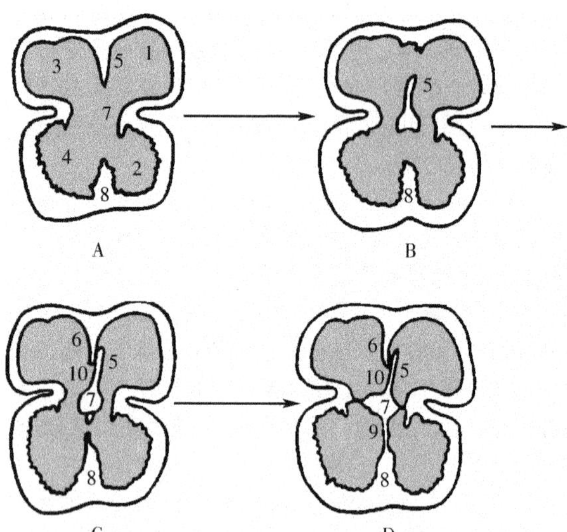

图11-1 房间隔、室间隔及心内膜垫发育示意图
A、B胚胎第3～4周；C胚胎第5～6周；D胚胎第7～8周
1.左心房；2.左心室；3.右心房；4.右心室；5.第一房间隔
6.第二房间隔；7.心内膜炎；8.室下隔肌部
9.室隔膜部；10.卵圆孔

(3) 室间隔的形成：在房间隔形成的同时，由原始心室底部突出的室间隔基胚，沿着心室前缘和后缘向房室管方向生长，与心内膜垫融合，将原始心室分为左右两部分，但在其前方暂时留有一孔，称为心室间孔，

笔记栏

此即室间隔的肌部。约在胚胎第七周末，室间隔上缘的结缔组织、漏斗部及心内膜垫融合成膜部室间隔使室间孔完全闭合，此即室间隔膜部。

在房间隔和室间隔发育过程中，各瓣膜的发育也同时完成。

3. 腔静脉的形成和大血管分隔　原始心管各部分的发育是不平衡的。胚胎发育5～8周时，静脉窦的近端部分被右心房吸收，组成右心房壁的一部分，远端部分形成了腔静脉。心球的近端部分被右心室吸收，组成右心室的流出道。动脉总干的内层的对侧各长出一纵嵴，两者在中央轴相连，分隔为肺动脉与主动脉，由于该纵隔自总干分支处成螺旋形向心室生长，使肺动脉向前向右旋转与右心室连接，主动脉向左向后旋转与左心室连接。

原始心脏于胚胎第2周开始形成后，约于第4周起有循环作用，至第8周房室间隔已完全长成，即成为四腔心脏。先天性心脏畸形的形成主要就是在这一时期。

(二) 胎儿血液循环及出生后的改变

1. 正常胎儿血液循环　胎儿由于不存在有效的呼吸运动，肺循环血流量甚少，卵圆孔与动脉导管的开放，故胎儿心脏在解剖上和血液循环的通路与成人不同，几乎左右心都经主动脉向全身输送血液。胎儿的正常血循环如图11-2所示。胎儿的营养和气体代谢是通过胎盘和脐血管与母体之间经弥散方式而进行交换的。含氧量充足的动脉血经脐静脉进入胎儿体内，在肝脏下缘约50%血流入肝与门静脉血流汇合，余下部分经静脉导管直接流入下腔静脉与下半身静脉血相混合。含氧较多的下腔静脉血到达右心房后，由于下腔静脉瓣的阻隔作用，约1/3血流通过卵圆孔进入左心房→左心室，主要供应心脏、脑及上肢；其余的进入右心室。从上腔静脉回流的来自上半身的静脉血(血氧饱和度较低)到达右心房后，几乎完全进入右心室再流入肺动脉，小部分进入肺部(由于胎儿肺处于压缩状态)经肺静脉回到左心房；大部分(80%左右)则通过动脉导管与来自升主动脉的血汇合后进入降主动脉(以静脉血为主)，供应腹腔脏器和下肢，再经脐动脉回流至胎盘，换取氧气及营养。

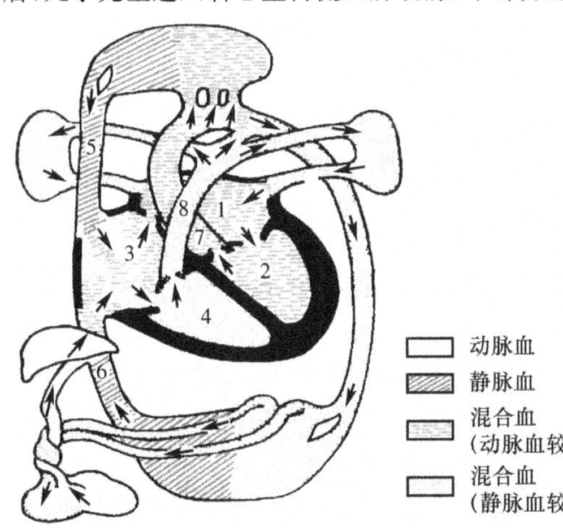

图11-2　正常胎儿循环特点

1. 左心房；2. 左心室；3. 右心房；4. 右心室
5. 上腔静脉；6. 下腔静脉；7. 主动脉；8. 肺动脉

正常的胎儿血循环，具有以下特点：①存在动脉导管；②卵圆孔起分流作用；③肺未张开、肺循环基本无功能；④营养和气体交换在胎盘进行；⑤心、脑、肝及上肢的血氧量远远较下半身为高；⑥左右两心均向全身供血，右心室的容量负荷较左心室重。

2. 出生后血液循环的改变　出生后脐血管剪断，脐-胎-胎盘循环终止，呼吸建立，肺开始进行气体交换，肺循环建立完善。

(1) 由于肺泡扩张及氧张力的增加，肺小动脉管壁肌层逐渐退化，使管壁变薄并扩张，肺循环阻力下降，从右心室经肺动脉的血液流入肺脏，以致回到左心房的血量增多，左心房压力随之增高，卵圆孔的瓣膜(幕帘)先发生功能上关闭，生后5～7个月可形成解剖上的关闭，留下卵圆窝。

(2) 同样由于呼吸的建立，肺循环压力降低和体循环压力的升高，流经动脉导管的血流逐渐减少，最后完全停止通过。此外，体循环血氧张力增高可以直接促使导管壁平滑肌收缩或通过加强对缓激肽(Bradykinin)的释放而使动脉导管收缩，多于生后24小时内发生功能性关闭。平滑肌的收缩、血栓的形成、血管内壁的增生、使导管逐渐闭塞形成解剖上的关闭，生后3个月(约80%)、绝大多数(95%)婴儿于生后1年内关闭。

(3) 脐血管则在血流停止后6～8周均完全闭锁，形成韧带。

(三) 病因

先心病的病因迄今还不十分清楚。但是，近十多年来由于遗传学、胚胎学、生物化学、传染病学和代谢性疾病研究的进展，目前对先心病病因的研究有了重大的进展。心血管畸形的发生主要由遗传和环境因素及其相互作用所致。一般认为在胚胎发育第2至第8周的过程中，任何内因与外因的变化影响了心脏胚胎发育，使心脏某一部分发育停顿或发育异常即可造成各种先天性心脏畸形。这类因素很多，可分为内因和外因两类，以后者为多见。

内在因素主要与遗传有关，可为染色体异常或多基因突变引起。近年的研究证实，房间隔缺损和动脉干畸形等与第21号染色体长臂某些区带的过度复制和缺陷有关。第7、12、15、和22号染色体上也有与形成心血管畸形有关的基因。

外来因素中重要的是宫内感染，特别是母孕早期三个月内患病毒感染(如风疹、腮腺炎、流行性感冒、柯萨奇病毒感染等)容易发生先天性心脏畸形。有人报告在全部先心病畸形中，由病毒感染引起者大约占10%。

笔记栏

其他因素：如放射线的接触，营养中某些物质的缺乏（如孕母缺乏叶酸），药物影响（抗癌药，抗癫痫药等），代谢紊乱性疾病（糖尿病、高钙血症、苯丙酮尿症）以及引起子宫内缺氧的慢性疾病等可能与发病有关。

虽然引起先心病的原因尚未完全明确，目前认为先心病的发生可能是胎儿周围环境因素相互作用的结果。因此，加强对孕妇的保健，特别是在妊娠早期积极预防病毒感染及避免上述一切不利因素，对预防先心病具有积极的意义。

（四）分类

先心病的种类较多，可为单一畸形或有两种以上畸形并存，临床上为了简化，可根据左、右两侧及大血管之间有无分流将先心病分为三大类。

1. 左向右分（Left-to-right shunt）流型（潜伏青紫型） 左右心之间有异常通道及分流。正常情况下由于体循环压力高于肺循环，故平时血液从左心向右心分流而不出现青紫。当剧哭、屏气或病理情况致使肺动脉或右心室压力增高，并超过左心压力时，则可使血液自右向左分流而出现暂时性青紫，故又称潜伏青紫型。如室间隔缺损、动脉导管未闭、房间隔缺损等。

2. 右向左分流型（青紫型） 左右心之间有异常通道及分流，某些原因如肺动脉高压或右心流出道梗阻使右心压力增高并超过左心，致血流经常从右心向左心分流，或因大血管起源异常使大量静脉血流入体循环，临床显示持续性青紫。

如法洛四联症、大血管转位、三尖瓣下移畸形、艾森门格综合征。

3. 无分流型（无青紫型） 左右心之间无异常通道及分流，如肺动脉瓣狭窄、主动脉缩窄。

（五）先天性心脏病诊断

要对先天性心脏病做出正确诊断，病史、症状、体征是基础，辅助检查是条件，经过综合分析，才能做出正确的结论。小儿先天性心脏病的诊断程序，如图 11-3。

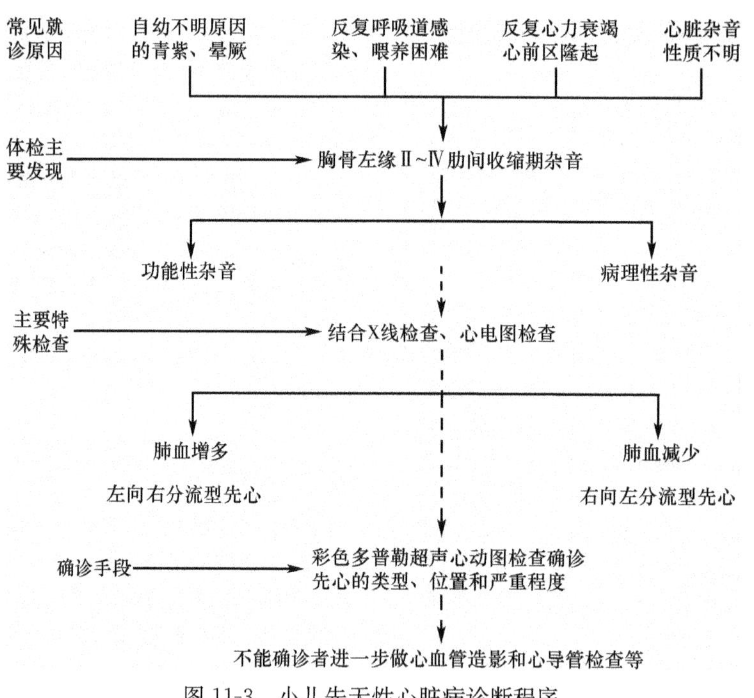

图 11-3 小儿先天性心脏病诊断程序

（六）先天性心脏病循序分段命名

顺序分段诊断方法是由于复杂性先心病多数伴有左右心流出道病变及大血管改变，且常与心脏位置异常有密切联系，因此构成一组错综复杂的心脏大血管畸形。VanPraagh 节段命名法使复杂先心病理顺。目前国内外心脏内科、心脏外科、放射科、超声科和病理科均采用此命名法。完整的先天性心脏病顺序分段诊断包括：心房位置、心室位置、房室连接、大动脉位置、心室大动脉连接，以及心脏位置及合并畸形的诊断等。正确判断心房、心室及大动脉的分布是顺序分段诊断的基础。

笔 记 栏

1. 心房位置判断 根据心房、心室和大动脉的位置，依次采用三个字母表示病变基本情况。第一个字母表示心房的位置，如心房正常位（viscero-atrial situs solitus，“S”）通常以“S”表示。如心房反常位，称为心房反常位（situs inversis，“Ⅰ”）通常以“Ⅰ”表示。先天性心脏病患者中，约2%～4%患者的胸腔、腹腔器官呈对称分布，此时二侧心房的形态特点相似，称为心房不定位（situs ambiguus，“A”）通常以“A”表示。无脾综合征心房多为双侧右房结构，多脾综合征心房多为双侧左房结构。

2. 心室位置判断 第二个字母表示心室襻位置，如房室管在胚胎发育时弯向右侧，右室在心脏右侧称为心室右襻(D-loop"D")表示。如果心室反位,即左心室位于右侧,右心室位于左侧则称为心室左襻(L loop)。

3. 大血管位置判断　第三个字母表示大动脉位置,主动脉在肺动脉的右后方为正常位(situs solitus,"S"),主动脉在肺动脉的左后方为反位(situs inversis,"Ⅰ"),其他尚有主动脉在肺动脉右前侧(D),左前侧(L),正前方(A)等。主动脉干与肺动脉干的走行关系可为平行或螺旋状。不论右位或左位主动脉弓,弓的位置均在左、右肺动脉之上。

4. 单流出道　可为共同动脉干,或一侧心室大动脉连接缺如(主动脉或肺动脉闭锁)。

5. 先天性心脏病分段诊断方法及命名　Van-Praagh分段诊断方法及命名中将心房、心室、大动脉(瓣膜水平)位置三段分别以字母表示,例如正常心脏可以为[S、D、S]即心房位置正常(S),右襻心室(D),大动脉位置正常(S),主动脉位于肺动脉右后方。镜像右位心时则为[Ⅰ、L、Ⅰ]即心房反位(Ⅰ),左襻心室(L),大动脉反位(Ⅰ),主动脉位于肺动脉左后方,以上各段连接均正常。心房位置正常,右襻心室,主动脉位于肺动脉右前与右心室连接的大动脉转位,为完全性大动脉转位[S、D、D]。

分段诊断概念对推动和提高先天性心脏病诊断和治疗水平发挥了非常重要的作用。分段诊断方法不仅对复杂性先天性心脏病的诊断是必要的,也应该作为所有先天性心脏病诊断的基础。小儿先天性心脏病的循序分段命名法,如图11-4所示。

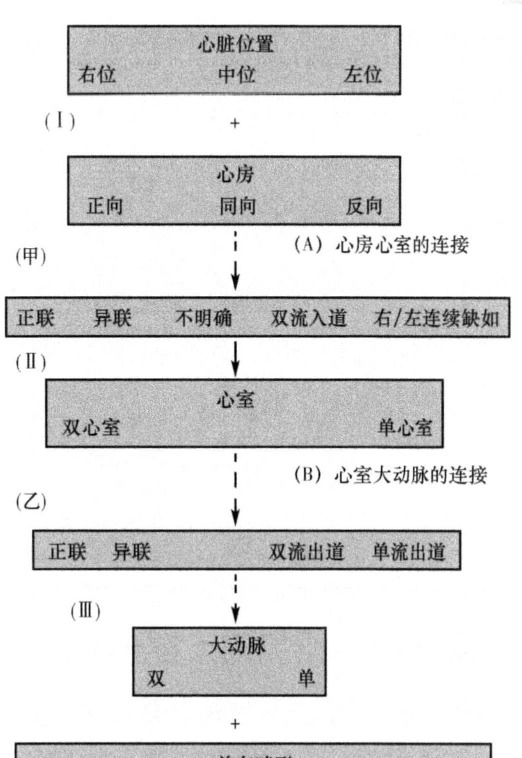

图11-4　先天性心脏病循环分段命名法

(七) 先天性心脏病的鉴别

先天性心脏病可分为左向右分流、右向左分流和无分流型三类。几种常见先天性心脏病鉴别要点,如表11-1所示。

(八) 先天性心脏病的治疗

小儿先天性心脏病的治疗原则,如表11-2所示。未经治疗的先天性心脏病患儿大约有1/3在生后1个月内死亡,大约有2/3的先天性心脏病患儿在1岁以内死亡。因此,早期诊断、早期治疗显得十分重要。

表11-1　几种常见先天性心脏病鉴别要点

	房间隔缺损	室间隔缺损	动脉导管未闭	法洛四联症
分流形式	左向右分流,出现潜在青紫	左向右分流,潜在青紫发展为持续性青紫	左向右分流,差异性青紫(潜在性⟶持续性)	右向左分流,体循环混合血,持续性青紫,杵状指
肺循环血流量	肺血增多、肺动脉压升高、呼吸道感染	肺血多、肺动脉高压、气促、呼吸道感染	肺血多、肺动脉段突出、声嘶、反复呼吸道感染	肺血少、肺动脉压力低、侧支循环建立、咯血
体循环血流量	体循环供血不足、生长发育迟缓、乏力、消瘦	体循环供血不足、生长发育迟缓、乏力、消瘦	体循环供血不足、生长发育迟缓、乏力、消瘦、喂哺困难	体循环供氧不足、蹲踞现象、头痛头晕、缺氧发作
心脏听诊	胸骨左缘2~3肋间闻及Ⅱ-Ⅲ级SM、P_2亢进、固定分裂	胸骨左缘3~4肋间闻及Ⅲ~Ⅳ级SM、P_2亢进伴收缩期震颤	胸骨左缘2肋间闻及连续性杂音,掩盖心音,伴震颤,P_2亢进	胸骨左缘2~4肋间闻及Ⅲ级以上SM、P_2减低或消失
X线检查	肺血增多,肺动脉段突出,右室大,右房大	肺血多,肺动脉段突出,左、右室大,以左室大为主	肺血多,主动脉段突出,左心室肥厚为主,左房大	肺叶清晰,右室增大,肺动脉段凹陷,靴形心
心电图检查	右室肥厚,右束支传导阻滞	左室肥厚为主,晚期双心室肥厚	左心室肥厚,伴心肌劳损	右心室肥厚,右束支传导阻滞

表 11-2　先天性心脏病的治疗原则

1. 外科手术修补和根治	
2. 内科治疗	
·介入法治疗用于：	肺动脉狭窄 主动脉狭窄 二尖瓣狭窄等 部分先天性心脏病
·药物关闭动脉导管(吲哚美辛)	动脉导管未闭
·合并症治疗包括：	心力衰竭 心律失常 继发各种感染(包括感染性心内膜炎) 法洛四联症合并脑脓肿、脑栓塞、咯血、漏斗部痉挛等

第 3 节　常见先天性心脏病

一、房间隔缺损

案例 11-1

患者，男性，3 岁，常规体检时发现心脏杂音而入院。婴儿期哺乳时常有停顿，会走后较长距离行走出现气促，休息片刻后好转。经常易患急性上呼吸道感染和肺炎。常常多汗、乏力。无青紫出现。第一胎，第一产，足月顺产，无窒息抢救史。出生体重为 3.4kg，母乳喂养。其母妊娠最初三个月内曾患过上感。

体格检查：体温 36.8℃，脉搏 114 次/分，呼吸 25 次/分，血压 90/62mmHg，体重 13.5kg，身高 95cm。发育正常，营养一般，体型偏瘦。全身皮肤未见青紫。双肺呼吸音粗，无干湿啰音。心前区稍隆起，心尖搏动弥散；无震颤；心浊音界向右扩大；心率 114 次/分，心律齐，心音有力，胸骨左缘第 2～3 肋间闻及Ⅱ～Ⅲ级收缩期杂音，呈喷射状，较柔和，传导不广，肺动脉瓣区第二音增强，可闻及固定分裂。肝脾肋下未触及。全身各部位未见其他畸形。

思考题：

1. 此案例有哪些临床特点？
2. 应考虑什么诊断？
3. 各种辅助检查对诊断有何意义？

房间隔缺损(atrial septal defect ASD)是先天性心脏病中较为常见的一种，约占先天性心脏病发病总数的 10%～15%，女孩多见，男：女约为 1：2。

【病理解剖】 因胚胎发育障碍，导致两心房之间存在通道，称为房间隔缺损。临床分型：①第二孔(继发孔)型缺损，最常见(约 70%～75%)，缺损多在卵圆窝及其附近，亦称中央型；其次为下腔型，上腔型或静脉窦型，后者常伴肺静脉异位引流；②第一孔(原发孔)缺损，此类较少见，缺损位于房间隔前下方，缺损呈半月形，常伴有二尖瓣及三尖瓣裂，形成二尖瓣及三尖瓣关闭不全，称为部分型心内膜垫缺损；③如有原发孔缺损合并高位室间隔缺损则称房室通道。④房间隔完全缺如者称三腔心。

卵圆孔的解剖上不关闭是常见的现象，并不引起左向右分流，故不能称为缺损。

【病理生理】 缺损小者可无症状，缺损大者可引起一系列血流动力学变化和临床表现。

小儿初生时肺小动脉肌层尚未完全退化，右心房压力可能超过左心房，使血液从右向左分流，可有暂时性青紫。随着体循环血流量的增加，左心室压力增高，左心室壁渐增厚并超过右心室壁，左心压力超过右心压力，血液通过缺损口从左房进入右房。分流量的大小取决于：①缺损口的大小；②两侧心房的压力差；③左右心室的顺应性。分流使右心血流量增加，舒张期负荷加重，致右心房、右心室增大(如图 11-5)。肺循环血量增加→肺瘀血→呼吸道感染，活动时易气促；而分流→体循环血减少→组织器官供血不足表现；另外肺循环血量增加→压力增高→肺小动脉可因长期压力增高而使肌层及内膜增厚，导致梗阻性肺动脉高压，到成年以后出现艾森门格(Eisenmenger)综合征，临床出现紫绀。

房间隔缺损血流动力学变化及其临床表现，如图 11-5，图 11-6。

【临床表现】

1. 症状　一般小型缺损，分流量少者，可无任何临床症状，活动量正常，在体检时才被发现。大缺损者症状发生较早，并随年龄增长症状更加明显，由于分流量大，使体循环供血不足，表现为：生长发育落后、消瘦、多汗、面色苍白、指趾细长、活动耐力差、易感疲乏。因肺循环血流增多使肺充血，表现为：易患呼吸道感染，活动时易气促，严重者可发生心功能不全。

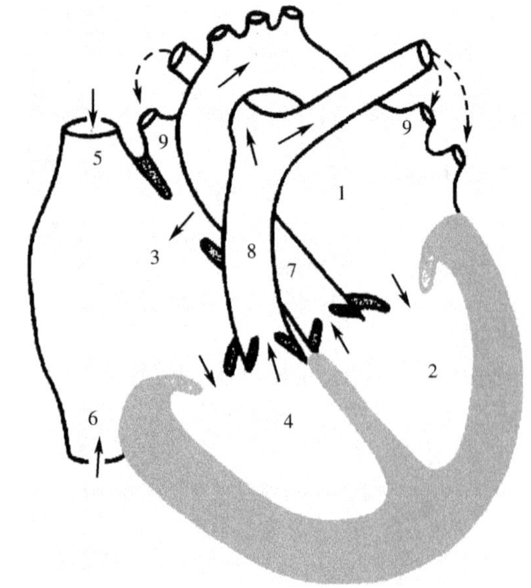

图 11-5　房间隔缺损的血循环

1. 左心房；2. 左心室；3. 右心房；4. 右心室；5. 上腔静脉；6. 下腔静脉；7. 主动脉；8. 肺动脉；9. 肺静脉

笔记栏

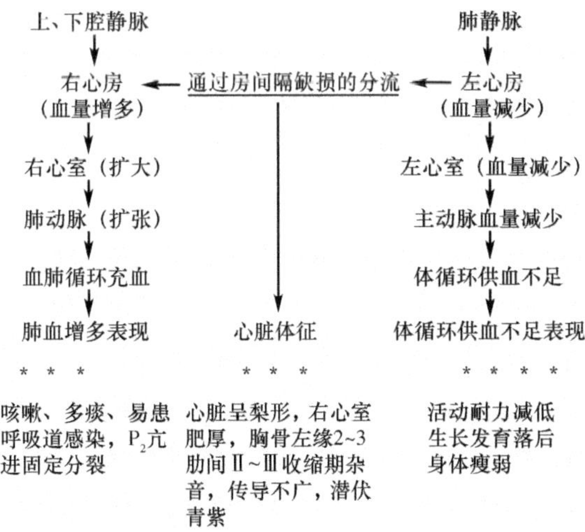

图 11-6　房间隔缺损血流动力学变化及其临床表现

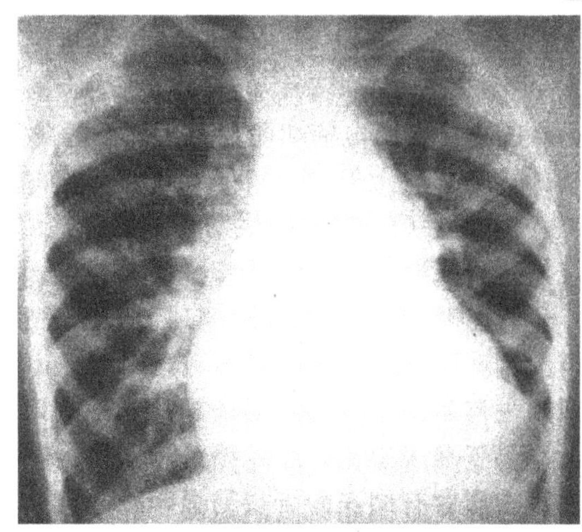

图 11-7　房间隔缺损的正位平片

肺充血,肺动脉段突出,右室增大

2. 体征　多数患儿在婴幼儿期无明显体征,2～3岁后心脏增大,心前区隆起,触诊心前区有抬举冲动感,一般无震颤,少数大缺损或伴有肺静脉异位引流者可出现震颤。由于右心室增大,大量的血流通过正常肺动脉瓣时在左第二肋间近胸骨旁可闻及2～3级喷射性收缩期杂音(肺动脉瓣相对狭窄所致),较柔和,传导不广。当肺循环血流量超过体循环达一倍以上时,则在胸骨左缘第4～5肋间隙处可出现三尖瓣相对狭窄的低频而短促的舒张早中期杂音,吸气时更响,呼气时减弱。肺动脉第二音明显亢进,可有不受呼吸影响的固定分裂(由于右心室扩张,收缩时喷射血流时间延长,肺动脉瓣关闭更落后于主动脉瓣)。原发孔伴有二尖瓣裂者,心尖区有二尖瓣关闭不全的吹风样收缩期杂音,并传导至腋下。

案例 11-1

1. 自幼体检发现心脏有杂音,婴儿期哺乳时有中断现象。活动后气促,多汗、乏力,平时易患呼吸道感染,无青紫现象。

2. 体型偏瘦,未见青紫。心前区稍隆起,心尖搏动弥散和心浊音界扩大。胸骨左缘第2～3肋间闻及Ⅱ～Ⅲ级喷射性收缩期杂音,肺动脉瓣区第二音亢增强且固定分裂。

【辅助检查】

1. X线检查　缺损小可无改变。分流较大者以右心房、右心室增大为主,心胸比例大于0.5。肺野充血明显,肺门血管影增粗,肺动脉段突出,主动脉结缩小,透视下可见肺门随心脏搏动而一明一暗的"肺门舞蹈征",心影略呈梨形,见图11-7。

2. 心电图检查　典型的心电图可有四种表现:①电轴右偏;②完全性或不完全性右束支传导阻滞:V_3R 及 V_1 呈 rSr′或 rsR′图形;③右心室肥大。部分病例有右心房肥大;④原发孔缺损时心电图可示电轴左偏及左心室肥大。

3. 超声心动图　可以显示右心房、右心室增大,主动脉内径缩小,室间隔与左室后壁呈同向运动。二维超声可以显示房间隔缺损的位置及大小,结合彩色多普勒超声可判断分流的方向,估测分流量的大小及右心室收缩压和肺动脉压力。

4. 磁共振　年龄较大患者,剑突下超声透声窗受限,图像不够清晰。磁共振可以清晰地显示缺损的位置、大小及其肺静脉回流情况。

5. 心导管检查　可发现:①导管极易通过继发孔缺损达左心房;②右心房血氧含量超过腔静脉血氧含量1.9%容积;③右心室及肺动脉压力可正常或轻度增高;④有时还可探查到异位肺静脉。

6. 心血管造影　一般不需作造影即可作诊断,必要时将造影剂注入左心房,可见右心房立即显影。

案例 11-1

1. X线检查:肺野充血,肺门区动脉及其分支扩大,搏动增强,肺门跳动(舞蹈征)明显,肺动脉段稍隆起,主动脉结影较小,心脏外形中度扩大,心影向右、向左下扩大,呈"梨形心"。

2. 心电图检查:电轴右偏;$RV_1=2.3mV$,V_1 导联 $R/S=2.1$,$SV_6=1.7mV$,V_1 导联室壁激动时间 $=0.04$ 秒,aVR导联 $R/Q>1$。提示右心室肥大,伴不完全性右束支传导阻滞。

3. 超声心动图检查:房间隔中断,右心内径增大,室间隔活动与左心室后壁同向,彩色多普勒检查可见心房内有左向右分流,分流束宽0.8cm。是诊断房间隔缺损主要依据。

4. 右心导管检查血氧含量右心房与上腔静脉之比为2.8%容积,血氧饱和度右心室与右心房之比为11%,较正常增高,导管可由右心房进入左心房,右心房、右心室和肺动脉压力正常。符合房间隔缺损的特征。

临床诊断:先天性心脏病(房间隔缺损)。

【预后】　预后与缺损大小有关,小型缺损无症状者,一般不需手术修补。缺损较大者在婴儿期可无特异症状,但随年龄增长而症状渐趋明显,到成人期明

笔记栏

显和加重。大型缺损在婴儿期即可引起心功能不全，30岁以后可转变为艾森门格综合征，此病发生感染性心内膜炎者极少。

【治疗】 一旦诊断明确，宜在学龄前期进行手术修补或封堵术封闭缺损，①手术修补缺损。②应用蘑菇伞(amplatzer)等装置封闭缺损。如有感染或心力衰竭则行内科治疗。

二、室间隔缺损

案例 11-2

患者，女性，5岁。出生后1月发现心脏杂音，哺乳期喂养困难，体重增加缓慢、多汗、面色苍白。平时稍一活动或上二楼感气促、乏力。多次因急性上呼吸道感染或肺炎住院治疗。近3个月嗓音嘶哑。第一胎，第一产，足月顺产，无窒息抢救史。出生体重为3.0kg，母乳喂养。其母妊娠二个月时曾患急性上呼吸道感染。否认妊娠最初三个月内有接触放射线及药物应用史。

体格检查：体温36.4℃，脉搏98次/分，呼吸37次/分，血压100/70mmHg，体重19kg，身高116cm。面色苍白。全身皮肤和黏膜未见青紫。双肺呼吸音粗糙，未闻及干、湿啰音。心前区隆起，心尖搏动弥散且有抬举感，胸骨左缘第3～4肋间可触及收缩期震颤，心尖搏动位置在左第5肋间隙锁骨中线外1cm，心浊音界向左下扩大。心率98次/分，心律齐，心音有力，胸骨左缘第3～4肋间闻及粗糙响亮Ⅳ级全收缩期杂音，杂音向心前区、腋下、颈根部及背部传导。肺动脉瓣区第二音明显亢进，二尖瓣区闻及舒张中期隆隆样杂音。肝脾肋下未及。无杵状指(趾)，全身各部位无其他畸形。

思考题：

1. 此案例有哪些临床特点？应考虑做何诊断？
2. 各项辅助检查有何临床意义？

室间隔缺损(ventricular septal defect，VSD)是小儿时期先心病中临床最常见的一种，约占我国先心病的50%。

【病理解剖】 由胚胎期室间隔(流入道、小梁部和流出道)发育不全所致，最多见为膜周部缺损，约占60%～70%，位于主动脉瓣下，由膜部向与之接触的三个区域(流入道、流出道或小梁肌部)延伸而成。肌部缺损，占20%～30%，又分为窦部肌肉缺损(即肌部流入道)、漏斗隔肌肉缺损(过去统称为嵴上型或干下形)及肌部小梁部缺损。室间隔全部缺如者称单心室。

【病理生理】 VSD属左向右分流型先心病，分流量的大小取决于缺损的面积、肺小动脉的阻力以及双侧心室的压力阶差。

缺损小时(Roger病)，直径小于5mm，或缺损面积小于0.5cm²/m²体表面积。分流量很小，一般不造成明显的血流动力学紊乱，可无症状。

缺损直径5～15mm或缺损面积0.5～1.0cm²/m²为中型缺损，常有明显的左向右分流，分流量为肺循环的40%～60%，肺血流量可达体循环的1.5～3.0倍以上，肺动脉及肺小血管血流量增加，回流至左心房及左心室血量也增多，因而增加左心室射血的工作量及舒张期负荷量，导致左心房，左心室扩大或双心室扩大。右心室和肺动脉压力常高于正常。肺循环血流量增加致肺淤血而出现相应临床表现，由于分流使体循环血减少而出现体循环供血不足的临床表现。

缺损直径大于15mm或缺损面积大于1.0cm²/m²，缺损巨大，分流量占肺循环血量60%以上，肺小血管阻力未显著增高时，肺血流量可超过体循环3倍以上，随着病程的进展，不仅左心房、左心室、肺动脉扩大，而且由于肺循环量的持续增加，当超过肺血管床的容量限度时，肺小动脉产生容量性(动力性或可逆性)肺动脉高压，右心室由于增加搏出量及承受阻力的增加，最后也扩张与肥大。日久后肺小动脉痉挛，中间肌层和内膜层代偿性增厚，管腔变小，甚至完全梗阻形成阻力性(梗阻性或不可逆性)肺动脉高压。当右心室收缩压超过左心室收缩压时，左向右分流显著减少，最后逆转为双向分流或右向左分流，出现紫绀，即为艾森门格(Eisenmenger)综合征。

VSD血液动力学变化及临床表现见示意图11-8，图11-9。

【临床表现】

1. 症状　小型缺损一般无临床症状，缺损一般随年龄增长而缩小(有人报道25%可自然关闭)，生长发育正常，常在体检时被发现。胸骨左缘第3、4肋间可闻及Ⅱ～Ⅲ级响亮的全收缩期杂音，一般不伴震颤，P_2正常或轻度增强。

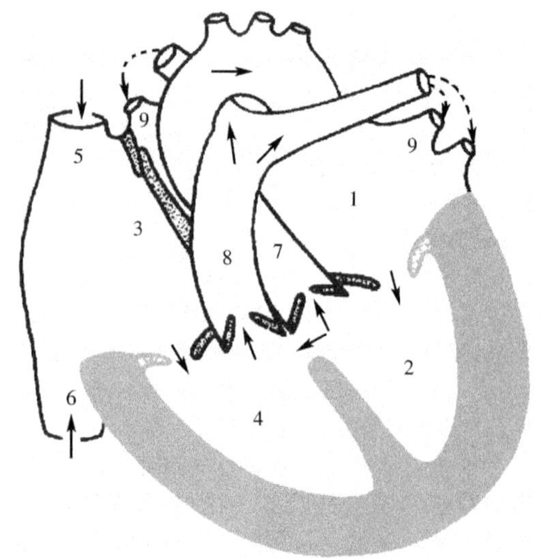

图11-8　室间隔缺损血液动力学变化示意图

1. 左心房；2. 左心室；3. 右心房；4. 右心室；5. 上腔静脉；6. 下腔静脉；7. 主动脉；8. 肺动脉；9. 肺静脉

笔记栏

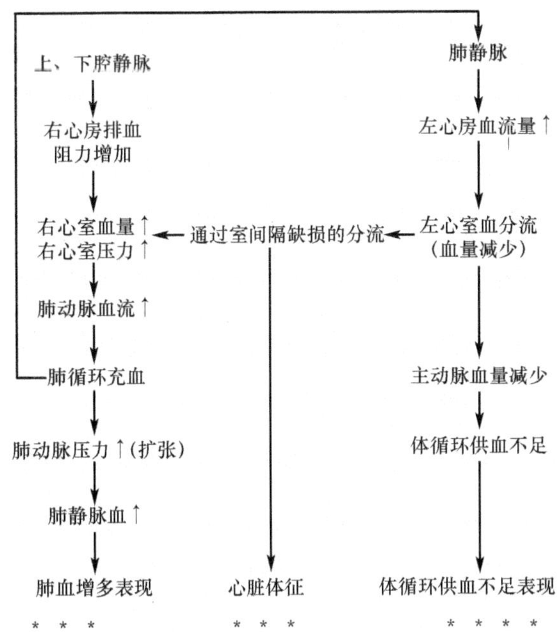

图 11-9　室间隔缺损血流动力学变化及其临床表现

缺损较大时，左向右分流量多，婴儿期常出现呼吸急促、多汗，吸吮时常因气促而中断，生长发育迟缓，体重不增，面色苍白；消瘦、活动后气促、心悸、乏力等；易患反复呼吸道感染；易导致充血性心力衰竭；伴有慢性左心功能不全时，经常夜间烦躁不安。有时因扩张的肺动脉压迫喉返神经，引起声音嘶哑。

2. 体征　小型缺损仅在胸骨左缘第 3～4 肋间闻及粗糙Ⅲ级全收缩期杂音，心界多正常。大型缺损，心前区隆起，心尖区或剑突下可见明显心脏搏动且弥散，心浊音界明显扩大，胸骨左缘第 3～4 肋间可触及收缩期震颤并闻及Ⅲ～Ⅳ级响亮的、粗糙的全收缩期杂音，向四周广泛传导，P_2亢进。肺血流量大于体循环一倍以上时，二尖瓣出现相对狭窄，心尖区有Ⅱ级低音调柔和的隆隆样舒张期杂音。病程中若出现肺动脉第二音明显亢进而心脏杂音较轻则表明有肺动脉高压，肺动脉压力继续增高后，逆转为右向左分流，出现青紫，并逐渐加重，可见杵状指、趾。

案例 11-2

1. 生后不久发现心脏杂音，哺乳期喂养困难，体重增加缓慢、多汗。平时稍作活动感气促、乏力。反复患急性上呼吸道感染和肺炎，且迁延不愈。近 3 个月嗓音嘶哑。

2. 心前区隆起，心尖搏动弥散且有抬举感，胸骨左缘第 3～4 肋间可触及收缩期震颤，心尖位置外移，心浊音界向左下扩大。心率 98 次/分，心律齐，心音有力，胸骨左缘第 3～4 肋间闻及粗糙响亮Ⅲ级全收缩期杂音，杂音向心前区、腋下、颈根部及背部传导。肺动脉瓣区第二音亢进。

【辅助检查】

1. X 线检查　小型室缺心肺可无明显改变，或肺动脉段延长或轻微突出，肺野轻度充血。中型缺损左、右心室增大，以左室增大为主，主动脉结影较小，肺动脉段扩张，肺野充血。大型缺损心影中度以上增大，呈二尖瓣型(烧瓶状)，左、右心室增大，多以右室增大为主，肺动脉段明显突出，肺野明显充血，透视下可见肺门随心脏搏动而一明一暗的“肺门舞蹈征”(图 11-10)。

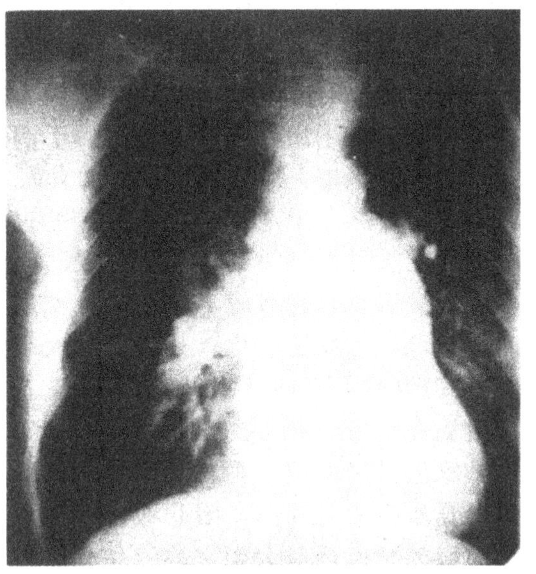

图 11-10　室间隔缺损平片示意图

示肺充血，肺动脉段突出，右下肺动脉增粗，左心室增大

2. 心电图　小型缺损，心电图可完全正常。大型缺损，心电图变化随肺血管阻力大小而不同，①肺血管阻力正常，肺血流量增多者心电图示左心室舒张期负荷加重，左心室肥大，如 V_1 呈 rS 型，SV_1 波深，V_5、V_6 呈 qRs 形，RV_5、V_6 波高大，TV_6 高尖对称。②肺动脉中度高压，肺血流量明显增多时，心电图示双室肥厚或右心室肥厚。③症状严重，出现心力衰竭时，可伴有心肌劳损。

3. 超声心动图　可见左房、左室内径增宽，右室内径亦增宽，主动脉内径缩小。彩色多普勒超声可显示分流束的起源、部位、数目、大小及方向，一般为收缩期五彩镶嵌的左向右分流束。频谱多普勒超声可测量分流速度，计算跨隔压力差和右室收缩压，估测肺动脉压。

4. 心导管检查　进一步证实诊断及进行血流动力学检查，评价肺动脉高压程度、计算肺血管阻力及体肺循环分流量。右室血氧含量高于右房容积 1%，提示存在心室水平左向右分流。可测定肺动脉压力。造影可显示心腔形态、大小及心室水平分流束的起源、部位、时相、数目与大小，除外其他并发畸形。

【并发症】　常见的并发症：呼吸道感染，心力衰竭及肺水肿，肺动脉高压，感染性心内膜炎。

笔 记 栏

案例 11-2

1. X线检查:肺野充血明显,肺门阴影扩大,搏动增强,肺门跳动(舞蹈征)明显,肺动脉段明显突出,主动脉结影缩小,心脏外形明显扩大,心影向左、下扩大,呈烧瓶状。

2. 心电图提示左心室肥大。轻度心肌劳损。

3. 超声心动图示左心房和左心室及右心室内径均增宽,主动脉前壁和右心室前壁相连,且室间隔中断。彩色多普勒检查可见心室内有左向右分流血流,分流束宽 1.3cm。

4. 结合右心导管检查右心室血氧含量和血氧饱和度均高于右心房,右心室压力和肺动脉压力及肺动脉阻力增高。

临床诊断:先天性心脏病(室间隔缺损);心功能Ⅲ级。

【治疗】 ①手术修补缺损。②应用蘑菇伞(amplatzer)等装置封闭缺损。室间隔缺损有自然闭合的可能。绝大多数 VSD 的患儿在行外科治疗前需要内科治疗,其重点是预防和治疗各种并发症,保护心功能,以使患儿在手术前得以正常生存。

三、动脉导管未闭

案例 11-3

患者,女性,2.5 岁,半岁体检时发现心脏杂音,剧烈活动后易气促,平时易患上呼吸道感染,多次患肺炎。平时无咯血、晕厥及青紫。第二胎,第一产,足月顺产,无窒息抢救史。出生时体重 3.2kg,母乳喂养。母孕期健康,无接触 X 线及药物应用史。家族中无先天性心脏病患儿。

体格检查:体温 37.0℃,脉搏 118 次/分,呼吸 30 次/分,血压 98/52mmHg,体重 11kg,身高 93cm。营养欠佳,发育落后,面色较苍白,口唇及指、趾末端无紫绀,双肺呼吸音清,心前区稍隆起,心尖搏动弥散,胸骨左缘第 2 肋间触及震颤,心率 18 次/分,心音有力,心律齐,胸骨左缘第 2 肋间闻及Ⅲ级连续性机器样杂音,向左锁骨下、颈部和背部传导,肺动脉瓣区第 2 音亢进。腹部平软,肝脾肋下未及。双下肢无浮肿。杵状指(趾)阴性,水冲脉阳性,股动脉枪击音阳性,周围毛细血管征阳性。

思考题:

1. 该患儿有何临床特点?

2. 为什么会出现水冲脉阳性,股动脉枪击音阳性,周围毛细血管征阳性?

3. 为明确诊断应选用哪些辅助检查?有何临床意义?

动脉导管未闭(pateut ductus arteriosus PDA)是小儿先天性心脏病常见类型之一,占先心病发病总数的 15%。如生后一年动脉导管未闭合,即称动脉导管未闭。

【病理解剖】 动脉导管的位置,一端在肺总动脉分叉处或左肺动脉处,另一端在左锁骨下动脉外侧的主动脉处。动脉导管一般分为三型:① 管型:导管长度多在 1cm 左右,直径粗细不等;②漏斗型:长度与管型相似,但近主动脉端粗大,向肺动脉端逐渐变窄;③窗型:肺动脉与主动脉紧贴,两者之间为一孔道,直径往往较大。

【病理生理】 一般情况下,体循环的压力高于肺循环压力,因此血液在收缩期及舒张期都通过动脉导管从主动脉向肺动脉分流。分流量的大小与主动脉和肺动脉之间的压力阶差及动脉导管的直径有关。导管越粗,压力差越大,分流量越大。因有主动脉分流,肺循环量增加,造成肺动脉扩张及压力增高,回流到左心及主动脉的血流量也增加,左心室射血量可达正常的2~4 倍。因而出现左心房扩大、左心室肥大如图 11-11。体循环因分流至肺循环而血容量减少,周围动脉舒张压因舒张期有分流而降低,出现脉压差增宽。随着肺循环血流量大量增加,大量血流向肺循环冲击,肺小动脉可有反应性痉挛,形成动力性肺动脉高压,右心室排血时阻力增大,收缩期负荷量加重,逐渐肥大。肺循环持续高压,进而引起肺小动脉壁的肌层及内膜的组织改变,形成梗阻性肺动脉高压。当肺动脉压力超过体循环压力时,左向右分流明显减少或停止,产生右向左返流,出现紫绀。因右心室血(肺动脉血)经未闭导管进入降主动脉,故紫绀在双下肢表现更为明显,左上肢也较右上肢明显而出现差异性青紫。动脉导管未闭血流动力学变化及其临床表现(图 11-12)。

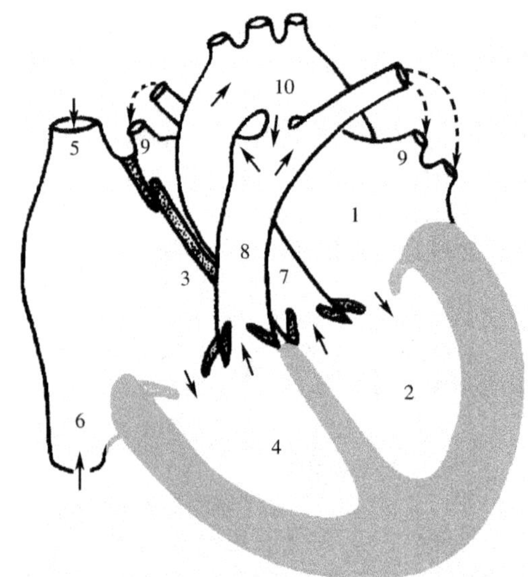

图 11-11 PDA 血液动力学改变示意图

1. 左心房;2. 左心室;3. 右心房;4. 右心室;5. 上腔静脉 6. 下腔静脉;7. 主动脉;8. 肺动脉;9. 肺静脉;10. 动脉导管

笔记栏

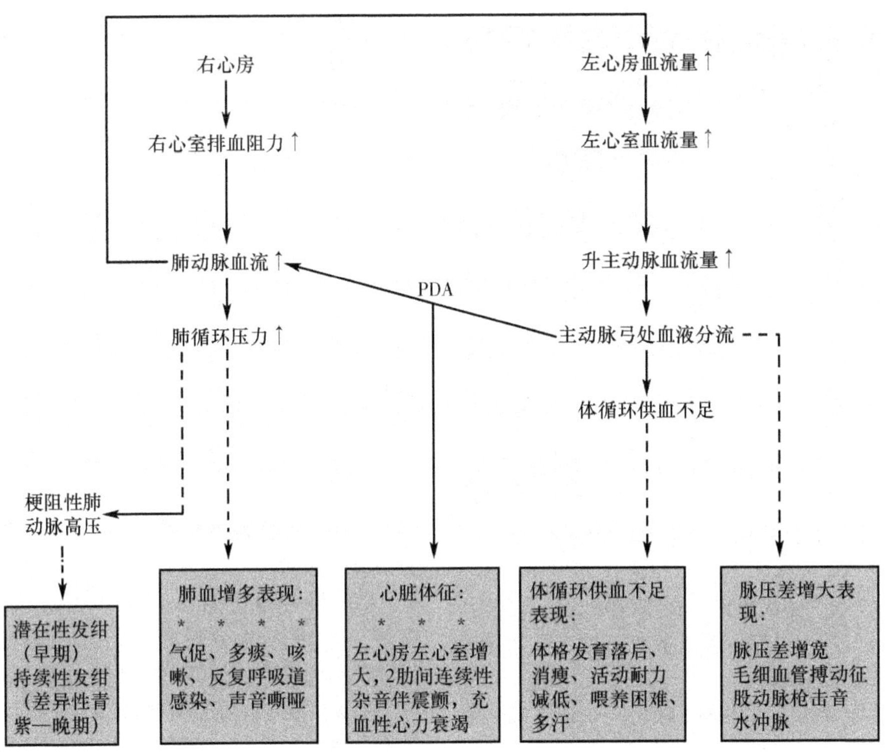

图 11-12　动脉导管未闭血流动力学变化及其临床表现

【临床表现】

1. 症状　分流量小及代偿良好者，往往无症状，多在体检或因其他疾病就诊时偶然发现。大部分患儿可有活动后气促、疲乏、气急、多汗、易发生反复呼吸道感染或肺炎及充血性心力衰竭等肺淤血的表现。分流量较大者，除上述症状外，体型一般较瘦小、面色苍白、喂养困难，少数患儿也可由于扩大的肺动脉压迫喉返神经而声音嘶哑。

2. 体征　生长发育落后，心前区隆起，心尖搏动弥散，心界扩大，在胸骨左缘第二肋间处触及收缩期震颤，并在该处可闻及粗糙的连续性机器样杂音。杂音以收缩期为主，并逐渐增强达第二音最响，延至舒张期而减低，但不中断。杂音向心前区、颈部及左肩部传导。有时杂音也可在左第二肋间锁骨中线偏外侧闻及。肺动脉第二音明显亢进，可被连续杂音所掩盖。肺循环量超过体循环量一倍时，心尖区可闻及二尖瓣相对狭窄的低频率舒张期杂音。大多数患儿均有舒张压降低致脉压差增大（往往＞40mmHg），及周围血管征，如股动脉枪击声，毛细血管搏动和水冲脉等，对诊断很有帮助。

不典型的情况如发生肺动脉高压、心力衰竭或是婴儿期肺动脉压力相对较高，使主动脉与肺动脉之间压力差仅发生于收缩期，此时仅能听到单纯收缩期杂音，常易误诊为室间隔缺损。此外在合并有其他畸形如房间隔缺损、室隔缺损、肺动脉瓣狭窄时，杂音也往往不典型。

因肺动脉高压而有右向左分流时，可出现下肢较上肢明显、左上肢较右上肢明显的紫绀，并有杵状指、趾等。

案例 11-3

1. 1 岁发现心脏杂音，哺乳期喂养困难，体重增加缓慢、多汗、乏力。反复患急性上呼吸道感染和肺炎。生长发育状况落后于同龄儿。

2. 心前区隆起，心尖搏动弥散，胸骨左缘第 2 肋间触及震颤，胸骨左缘第 2 肋间闻及Ⅲ级连续性机器样杂音，向左锁骨下、颈部和背部传导，肺动脉瓣区第二音亢进。杵状指（趾）阴性，脉压差大于 40mmHg，水冲脉阳性，股动脉枪击音阳性，周围毛细血管征阳性。

【辅助检查】

1. X 线检查　分流量小者，心影正常，分流量大者，双侧肺血增多，肺门血管影增粗，透视下搏动强烈，有“肺门舞蹈征”，肺动脉段突出。多见左心室增大，左心房亦可轻度增大，主动脉结增宽，严重病例呈左右心室均肥大（图 11-13）。

2. 心电图检查　左心室高电压或左心室肥厚，RⅡ、Ⅲ、aVF、V_5、V_6 高大，QV_5、V_6 增深，TV_5、V_6 高尖、对称，S V_1 亦较深。分流量较大或肺动脉压力较高时，电轴可正常或左偏，双室肥大，V_3、V_4 的 R 与 S 波电压均增大。肺动脉压力与体循环压力相等时，电轴可右偏，右心室显示收缩期负荷加重，V_1 QRS 波呈 Rs 波型。

3. 超声心动图　左房、左室和主动脉内径增宽，左心房内径/主动脉内径＞1.2。二维超声心动图可以直接探查到未闭合的动脉导管的位置和粗细。脉冲多普勒在动脉导管开口处也可测探到典型的收缩

笔记栏

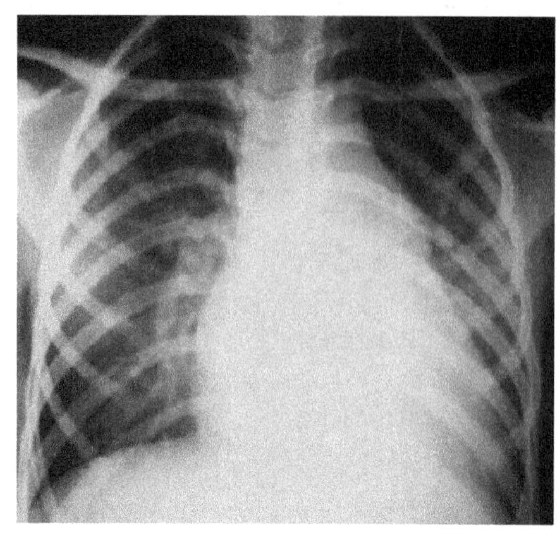

图 11-13　动脉导管未闭 X 线正位片

期与舒张期连续性湍流频谱。在重度肺动脉高压时，当肺动脉压超过主动脉时，可见蓝色流柱自肺动脉经未闭导管进入降主动脉。

4. 右心导管检查当有肺动脉高压或合并其他畸形，致诊断不能明确者，应作导管检查，可以出现肺动脉血氧含量高于右心室血氧含量 0.5vol%以上，以及压力超过右心室。部分病例导管还可通过未闭的动脉导管进入降主动脉。

案例 11-3

1. 心电图显示左心室肥大，电轴左偏，表明该患儿分流量较大。

2. X 线检查显示左心室肥大，肺动脉段突出和双肺纹理增多，提示肺循环血量增多。

3. 超声心动图直接探查到未闭合的动脉导管，该患儿测得动脉导管右肺动脉端开放口径 0.8cm。左心房，左心室内径增大，未见房间隔及室间隔缺损。

4. 患儿肺动脉血氧含量高于右心室 1.5vol%以上，提示肺动脉接受了主动脉高含氧量血液，导管可直接插入降主动脉，肺动脉与主动脉间有交通。右心室，肺动脉压力正常提示该患者尚未产生肺动脉高压。

临床诊断：先天性心脏病(动脉导管未闭)；心功能Ⅱ级。

【预后】 此病预后与分流量大小及并发症有关。分流量大者，早期容易发生充血性心力衰竭，晚期可致梗阻性肺动脉高压，在并发症方面，最常见为感染性心内膜炎、心力衰竭、感染性动脉炎。分流量小者可无症状，预后良好，近年来由于诊断水平与外科技术不断提高，早期手术或介入封闭预后均良好。

【治疗】 由于动脉导管较少在一岁以后自然关闭，故一旦确诊均以手术结扎或切断、亦可做介入封闭治疗为主，大型导管伴有心功能不全者，主张在药物控制后进行急症手术(在新生儿期也如此)，以达到抢救危重病儿的目的。对早产儿动脉导管未闭者，近年有人试用口服抗前列腺素 E 等药物(如消炎痛)每次 0.1～0.2mg/kg，8～12 小时重复 1～2 次，总量 ＜0.3～0.6mg/kg，可以促使导管闭合。

四、肺动脉瓣狭窄

肺动脉狭窄(pulmonary stenosis，PS)是无分流型先心病中最常见的一种。单纯肺动脉瓣狭窄的发病率约占先天性心脏病的 10%。约有 20%的先心病合并肺动脉瓣狭窄。按狭窄部位不同可分为肺动脉瓣下狭窄即漏斗部狭窄、肺动脉瓣狭窄及肺动脉分支狭窄，其中以肺动脉瓣狭窄最常见。肺动脉漏斗部狭窄和肺动脉瓣伴漏斗部狭窄的类型存在较少，常见于法洛氏四联症。

【病理解剖】 一般分为两种类型：①典型肺动脉瓣狭窄：较常见，肺动脉瓣三个半月瓣叶在交界处互相融合形成圆顶状隔膜向肺动脉内突出，狭窄的瓣孔在中央或在旁边，瓣膜增厚，使瓣叶开放受限。肺动脉干呈狭窄后扩张，有时可延伸到左肺动脉，但扩张的程度与狭窄的严重性并不完全成比例。②发育不良型肺动脉瓣狭窄：肺动脉瓣叶形态不规则且明显增厚或结节状，瓣叶启闭不灵活，瓣环发育不良，肺动脉干不扩张或发育不良。此病常有家族史，Noonan 综合征大多合并此病变。

肺动脉瓣狭窄的继发性改变为右室向心性肥厚，狭窄严重者，心室腔小，心内膜下心肌可有缺血性改变。右房有继发性增大，心房壁增厚，卵圆孔开放，或伴有房间隔缺损。

【病理生理】 胎儿期本畸形对血液循环无很大影响，生后由于瓣孔狭窄，右心室排血受阻，右心室内压力增高，而肺动脉压力低，右心室因负荷增加而肥厚，其收缩压升高的程度与狭窄的严重性成正比，但心排血量一般能够维持。如狭窄严重，右室壁极度增厚，使心肌供血不足，可导致右心衰竭，心排血量下降，右室扩大，右心房及周围静脉压增高。如卵圆孔未闭或有房间隔缺损，当右心房压力升高时，出现右向左分流而形成青紫。左心房、左心室及主动脉一般不受影响。血流动力学变化及临床表现。(图 11-14)

【临床表现】 症状出现的早晚及轻重与肺动脉瓣狭窄程度有密切关系，轻者早期可无症状，生长发育正常，仅于体格检查时发现心脏杂音。中度狭窄在 2～3 岁内无症状，但年长后活动时即易感疲乏和气促(有些患者到青壮年期才出现疲劳，气短、心悸等症状)。最重者在婴儿期出现轻度青紫和右心功能不全，或在中度体力劳动亦可有疲乏和气促，突然昏厥甚至猝死。有的患儿活动时感胸痛或上腹疼痛，可能由于心排血量不能相应提高，致使心肌供血不足或心律失常所致，多提示预后不良。

笔记栏

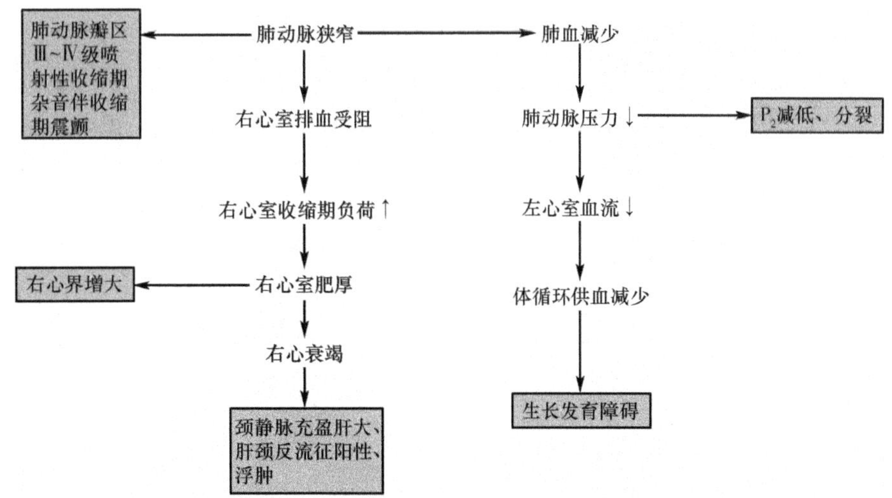

图 11-14　肺动脉狭窄血流动力学变化及临床表现

多数患儿生长发育正常，半数患者面容硕圆，红颧，大多无青紫。严重者可有青紫，并有杵状指、趾，常伴有红细胞增多。

因右心室显著肥厚而致心前区隆起，搏动弥散，心衰时心脏扩大，于胸骨左缘第二肋间可听到Ⅲ～Ⅳ级以上粗糙而较长的喷射性收缩期杂音，可向背、颈部传导，狭窄极严重杂音反减轻，杂音最响处可触到震颤。肺动脉瓣区第二音减弱或消失，中度狭窄者有时在肺动脉瓣区可听到收缩早期喀喇音，此杂音主要与狭窄后的肺动脉扩张或狭窄的肺动脉瓣在收缩时突然拉紧有关。

【辅助检查】

1. X线检查　主要为右心室、右心房不同程度增大。肺动脉段因肺动脉总干狭窄后扩张而向外突出，肺门血管阴影减少，肺野清晰。狭窄后的肺动脉扩张为本病特征性的改变，有时扩张延伸到左肺动脉。肺动脉段突出的表现在婴幼儿可不明显，心影可呈球形扩大(图 11-15)。

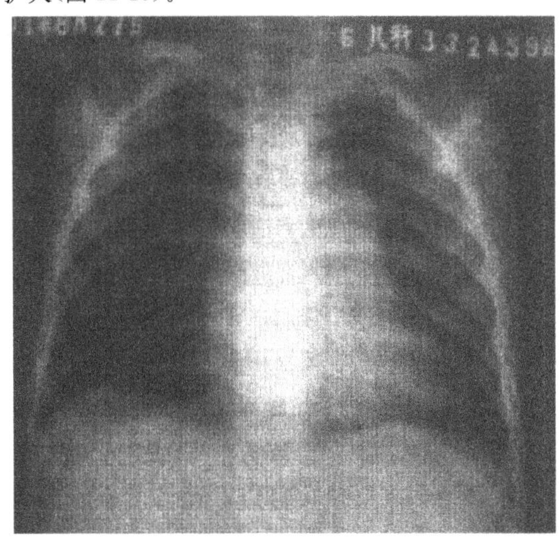

图 11-15　肺动脉瓣狭窄的正位平片

2. 心电图检查　轻度狭窄时心电图在正常范围内，中度以上狭窄者则有不同程度的收缩期负荷加重型的右心室肥厚表现，电轴右偏，右胸前导联显示 R 波高耸，P 波高尖示右心房增大。严重的还可出现 T 波倒置，ST 段下移。

3. 超声心动图　由于肺动脉瓣的位置偏前，所以超声对肺动脉瓣的解剖和功能探查不如其他瓣膜的满意。二维超声心动图可显示肺动脉瓣的厚度、收缩时的开启情况及狭窄后的扩张。多普勒超声可检查心房水平有无分流，能可靠地估测肺动脉瓣狭窄的严重程度。

4. 右心导管检查　右心导管检查在临床考虑为肺动脉瓣中度或严重狭窄者进行，有确定诊断的价值。右心室压力明显增高，而肺动脉压力正常或降低，二者压力阶差在 10～15mmHg 以上时可提示肺动脉瓣狭窄。右心室压力增高程度及与肺动脉压力阶差程度可反映肺动脉瓣狭窄的程度。压力阶差在 40～100mmHg 为中度狭窄，低于 40mmHg 为轻度狭窄，高于 100mmHg 为重度狭窄。当右心室压力超过体循环压力时肺动脉瓣孔多较小，导管难以通过瓣孔也较危险，需依靠心血管造影明确诊断。

【治疗】　严重肺动脉瓣狭窄(右室收缩压超过体循环压力)患儿应接受球囊瓣膜成形术，为大多数患儿的首选治疗方法。如无此手术适应证，则应接受外科瓣膜切开术。轻度肺动脉瓣狭窄(右室收缩压低于体循环压力)患儿的手术标准目前尚未确定，一般认为如右室收缩压超过 50mmHg，则有可能导致心肌损害。

五、法洛四联症

案例 11-4

患者，男性，4 岁，出生后不久即发现口唇青紫，且进行性加重，哭吵后青紫加剧伴气促，会走路后发现其喜欢蹲踞，行走 20～30m 或登楼即有气促，入院前 6 个月及 2 个月曾发生昏厥各一次。第一胎，第一产，足月顺产，无窒息抢救史，

笔记栏

出生体重 2.8kg，母乳喂养。母孕期健康，无 X 线接触史及药物应用史。家族中无先天性心脏病史。

体格检查：体温 36.5℃，脉搏 92 次/分，呼吸 30 次/分，血压 94/58mmHg，体重 13kg，身高 100cm。青紫明显，唇、指(趾)、甲床、球结合膜均青紫，杵状指(趾)，营养不良，双肺呼吸音清晰，心前区明显隆起，心律齐，心音有力，心率 92 次/分，胸骨左缘第 2～4 肋间可听到粗糙的喷射性收缩期杂音，P_2 减弱，腹软，肝脾肋下未及，神经系统(一)。

思考题：

1. 此患儿有何临床特点？

2. 为明确诊断可选用哪些辅助检查？并分析各项检查的临床意义。

法洛四联症(teralogy of Fallot，TOF)是临床上较常见的一种发绀型(青紫型)先心病，约占所有先心病的 10%，是存活婴儿中最常见的发绀型先心病，在 1 岁以后的发绀型先心病中约占 70%左右。

【病理解剖】 典型 TOF 包括以下四种畸形：

(1) 右室流出道梗阻：右室漏斗部狭窄最为多见，约占 50%，其次是瓣膜合并漏斗部狭窄或两者同时存在。单纯的瓣膜狭窄较少见。肺动脉狭窄是此症的主要畸形，对患儿病理生理及临床表现有重要影响。而且，狭窄可随时间推移逐渐加重。

(2) 室间隔缺损(VSD)：多为高位膜周部缺损并向流出道延伸。

(3) 主动脉骑跨：主动脉起自左心室，但骑跨在室间隔上，骑跨范围在 15%～95%，随着主动脉的发育，右跨现象可逐渐加重。

(4) 右心室肥厚：为右心室流出道狭窄后，致右室负荷加重导致，为继发改变。

以上四种畸形右室流出道狭窄及 VSD 是必须的，前者是决定患儿的病理生理、病情严重程度及预后的主要因素。

【病理生理】 影响血流动力学的主要畸形是肺动脉及/或右室流出道漏斗部狭窄与大型高位室间隔缺损，由于室间隔缺损为非限制性，左右心室压力基本相等，右心室流出道狭窄程度的不同，心室水平面可出现左向右、双向甚至右向左分流。肺动脉狭窄较轻至中度者，可由左向右分流，此时患者可无明显的青紫(非青紫型法洛四联症)；肺动脉狭窄严重时，出现明显的右向左分流，临床出现明显的青紫(青紫型法洛四联症)。青紫的轻重程度不仅取决于肺血流量的多少，以及主动脉与肺动脉的阻力差外，还与血红蛋白增高程度和是否伴有动脉导管开放以及侧支循环的建立多少等因素有关。

右心室流出道的梗阻使右心室后负荷加重，引起右心室的代偿性肥厚。临床上的杂音由血流通过梗阻的右心室流出道所致而非室间隔缺损。

由于主动脉骑跨于两心室之上，并不决定分流方向及分流量，主动脉除接受左心室的血液外，还直接接受一部分来自右心室的静脉血，输送到全身各部，因而出现青紫；同时因肺动脉狭窄，肺循环进行气体交换的血流减少，更加重了青紫的程度。此外，由于进入肺动脉的血流减少，增粗的支气管动脉与肺血管之间形成侧支循环。如图 11-16 所示。

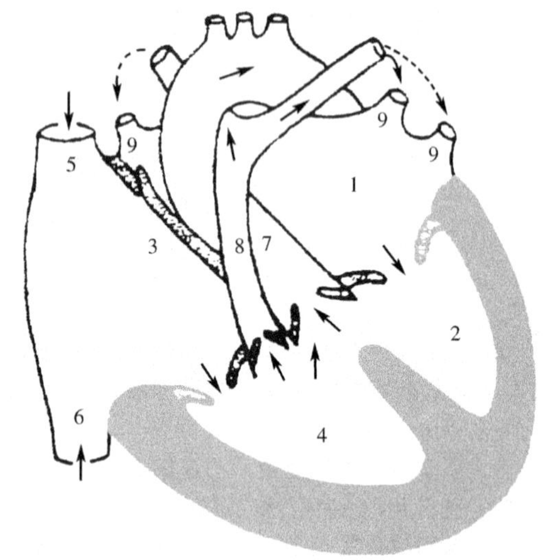

图 11-16 法洛四联症的血液循环改变示意图

1. 左心房；2. 左心室；3. 右心房；4. 右心室；5. 上腔静脉；6. 下腔静脉；7. 主动脉；8. 肺动脉；9. 肺静脉

在动脉导管关闭前，肺循环血流量减少程度较轻，青紫可不明显，随着动脉导管的关闭和漏斗部狭窄的逐渐加重，青紫日益明显，并出现杵状指(趾)。由于缺氧，刺激骨髓代偿性产生过多的红细胞，血液黏稠度高，血流缓慢，可引起脑血栓，若为细菌性血栓，则易形成脑脓肿。法洛四联症的血流动力学改变及其临床表现，如图 11-17 所示。

【临床表现】 持续青紫是其特征性表现，肺动脉狭窄的程度决定了青紫出现的早晚和程度。常表现在毛细血管丰富的浅表部位，如球结合膜、口唇、口腔黏膜、甲床、耳垂、鼻尖等。多数患儿均在生后 3～4 月亦有在一岁左右动脉导管关闭后青紫逐渐加重；青紫多在机体耗氧增加时加重，如寒冷、啼哭、情绪激动、活动、体力劳动等，表现为气急和青紫较前明显。

年长儿约 80%出现蹲踞症状，即在行走、游戏时，常主动下蹲片刻(或蹲坐)。不会行走的小婴儿，常喜欢大人倚肩竖抱，双下肢屈曲状，或喜欢胸膝位。因为下蹲可增加头部血供；使静脉回心血量减少，减轻了心脏前负荷；同时使下肢动脉受压，体循环阻力增加；因此减少了右向左分流量，暂时缓解了缺氧症状。

当患儿吃奶、哭闹、情绪激动、贫血、感染等耗氧增加时，肺动脉漏斗部在狭窄的基础上突然发生缺氧加重致肌部痉挛，引起一过性肺动脉梗阻，表现为阵发性呼吸困难，青紫逐渐加重，严重者可引起突然昏厥、抽搐，甚至死亡。称为阵发性缺氧发作。一般多见于婴儿，年长儿常诉头痛、头昏。

笔记栏

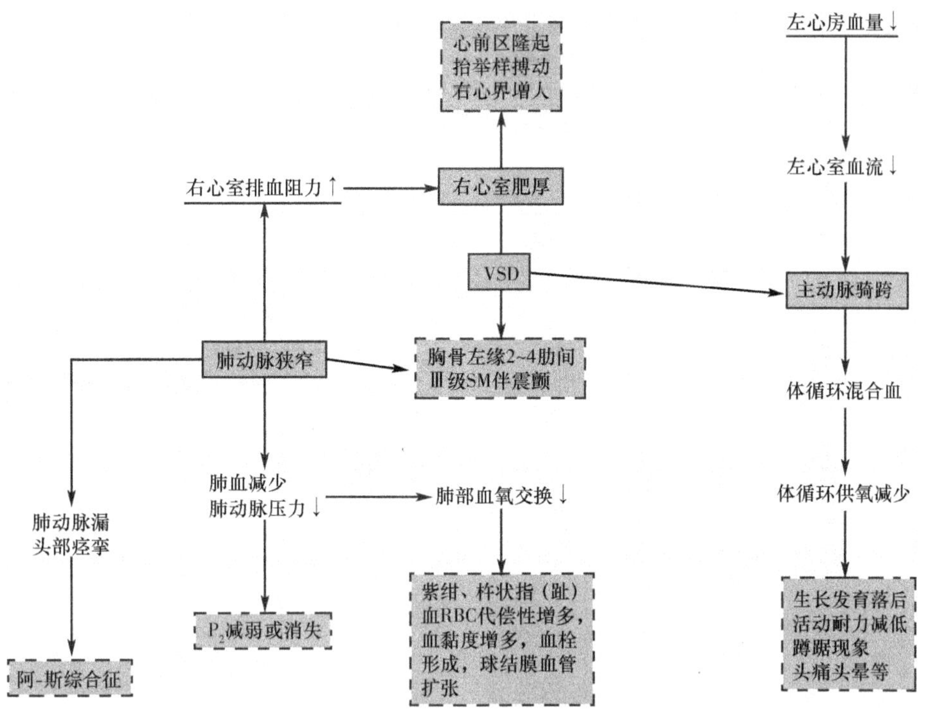

图 11-17　法洛四联症的血流动力学改变及其临床表现

当患儿青紫持续 6 个月以上，由于组织缺氧可使指、趾端毛细血管扩张与增生，局部软组织及骨组织也增生肥大，出现杵状指(趾)。

体征：全身青紫，生长发育一般均迟缓，智能发育亦可能稍落后于正常儿。心前区略隆起，胸骨左缘第 2～4 肋间可闻及Ⅱ～Ⅲ级粗糙喷射性收缩期杂音，此为肺动脉狭窄所致，一般无收缩期震颤。肺动脉第二音减弱。部分患儿可听到亢进的第二心音，乃由右跨的主动脉传来所致。狭窄极严重者，或在阵发性呼吸困难发作时，可听不到杂音。紫绀持续 6 个月以上，出现杵状指(趾)。

虽然右心室遇到很大阻力，但室间隔缺损的存在可以起到调整双室压力的作用，故很少发生心力衰竭。缺氧可引起代偿性红细胞增多。常见的并发症为脑血栓、脑脓肿及感染性心内膜炎。

案例 11-4

1. 患儿，男性，4 岁。生后不久即有青紫、哭吵、活动后加剧伴气促，平日行走喜蹲踞。先后发生昏厥 2 次。

2. 营养不良。青紫明显，唇、指(趾)、甲床、球结合膜均青紫，杵状指(趾)。

3. 胸骨左缘第 2～4 肋间闻及喷射性收缩期杂音，P_2 减弱。

【辅助检查】

1. 血液检查　周围血红细胞计数和血红蛋白浓度明显增高，红细胞可达(6.0～8.0)×10^{12}/L，血红蛋白 170～220g/L，血小板降低，凝血酶原时间延长。

2. X 线检查　心影大小一般正常或轻度增大，典型者心影呈“靴状”，即心尖圆钝上翘，肺动脉段凹陷(漏斗部狭窄所致)，上纵隔较宽，肺门血管影细小稀疏，两侧肺纹理减少，透亮度增加，年长儿可因侧支循环形成，肺野可见网状纹理，如图 11-18。

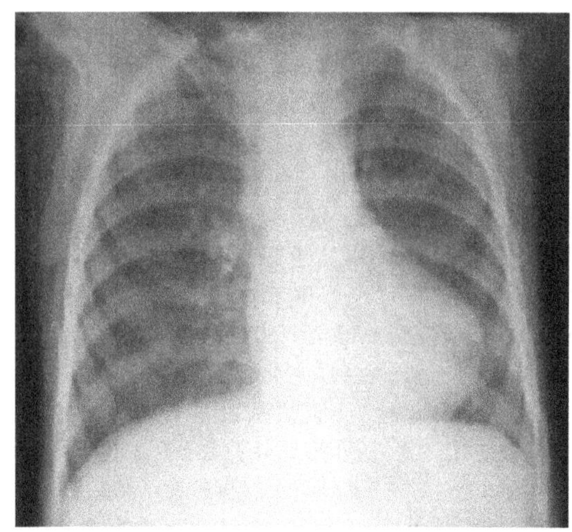

图 11-18　法洛四联症 X 线正位片

3. 心电图　典型病例示电轴右偏，右心室肥大。V_1 呈 Rs 或 R 型，V_5 呈 Rs 型。狭窄严重者往往出现心肌劳损，可见 P_{II} 波高尖(右心房肥大)。

4. 超声心动图　可见到主动脉根部内径增宽，骑跨于室间隔之上，并可判断主动脉骑跨的程度；室间隔中断；可见到右室流出道及肺动脉狭窄的位置、程度。此外，右心室、右心房内径增大，左心室内径缩小，彩色多普勒血流显像可见右心室直接将血液注入骑跨的主动脉内。

5. 心导管检查　右心室压力明显增高，左右心室与主动脉压力基本相同，而肺动脉压力明显降低；心导管自肺动脉向右心室逐渐拉出时的压力曲线可判断漏斗部或瓣膜部狭窄；导管可从右心室直接进入主动脉或左心室；导管不易进入肺动脉；主动脉血氧饱和度降低，常小于89%。

6. 心血管造影　典型表现是造影剂注入右心室后可见到主动脉与肺动脉几乎同时显影。了解室缺的位置、肺动脉狭窄的部位和程度以及肺动脉分支的形态。选择性左心室及主动脉造影可进一步了解左室发育的情况及冠状动脉的走向。

案例 11-4

1. 血常规：RBC > 6.2×10^9/L.，Hb 220g/L，血红细胞计数和血红蛋白浓度明显增高。

2. 心电图：电轴右偏，$RV_1=2.3mV$，V_1导联R/S = 2.2，V_1导联室壁激动时间=0.05秒。提示右心室肥大。

3. X线检查示：肺野缺血，心形稍增大，呈"靴状"。

4. 超声心动图和心导管、心血管造影均示"肺动脉狭窄，主动脉骑跨，室间隔缺损，右心室肥厚"。

临床诊断：先天性心脏病(法洛四联症)；心功能Ⅲ级。

【治疗】

1. 一般护理　平时应经常饮水，夏季或腹泻时应及时补液，防止血栓形成。预防感染，纠正贫血，婴幼儿则需特别注意护理，尽量保持患儿安静，以免引起阵发性缺氧发作。

2. 缺氧发作的治疗　主要是紧急处理阵发性呼吸困难，解除流出道痉挛。发作轻者使其取胸膝位即可缓解。重者应立即吸氧，给予普萘洛尔(心得安)，每次0.1mg/kg。必要时也可皮下注射吗啡，每次0.1～0.2mg/kg。纠正酸中毒，给予5%碳酸氢钠溶液，每次1.5～5.0ml/kg静脉注射。经常有缺氧发作者，可口服心得安1～3mg/(kg·d)，预防缺氧发作。

3. 外科治疗　近年来外科手术不断的进展，本病根治术的死亡率在不断下降。轻症患者可考虑于5～9岁行一期根治手术，但稍重的患儿应尽早行根治术。年龄过小的婴幼儿可先行姑息分流手术，对重症患儿也宜先行姑息手术，待年长后一般情况改善，肺血管发育好转后，再作根治术。目前常用的姑息手术有：锁骨下动脉-肺动脉吻合术(Blalock-Taussig 手术)，上腔静脉-右肺动脉吻合术(Glenn 手术)等。

六、完全性大动脉转位

完全性大动脉转位(complete transposition of the great arteriesc，TGA)是由于胚胎期大动脉起始部发育异常而引起的先天性血管畸形。是指主动脉和肺动脉对调位置。是1岁内最常引起死亡的青紫型先心病。

笔记栏

【病理解剖】　本病是由胚胎期共同动脉干呈垂直方向分隔，致主动脉与肺动脉相应易位。主动脉从后位转为肺动脉的右前位，与右心室连接；肺动脉则移位到左后下方，与左心室连接。一般常合并其他畸形，如房间隔缺损或卵圆孔未闭、室间隔缺损、动脉导管未闭、肺动脉狭窄等。

【病理生理】　完全性大动脉转位若不伴其他畸形，则形成两个并行循环。上、下腔静脉回流的静脉血通过右心射至转位的主动脉供应全身，再回到右房，始终在体循环的管路上兜圈子；而肺静脉回流的氧合血则通过左心射入转位的肺动脉到达肺部，始终在肺循环的流程上来回。两者仅在心内交通(卵圆孔未闭、房间隔缺损、室间隔缺损)或心外交通(动脉导管未闭、侧支血管)沟通。如图11-19。由于右房、右室要将血液射向体循环因而压力增加，右侧心脏扩大。而左心房、左心室仅将血液射向肺动脉阻力较小，故大小可无变化。

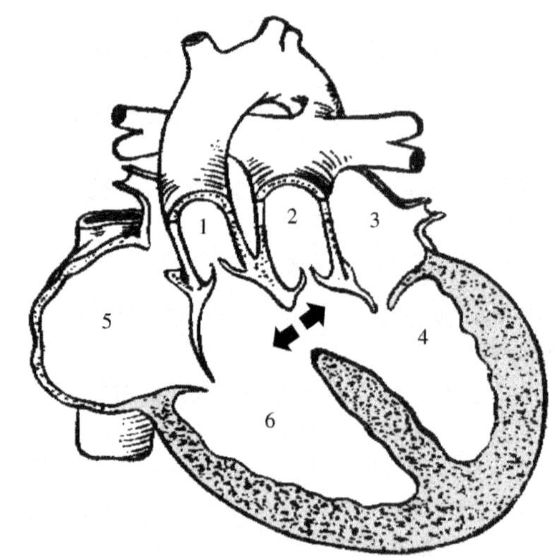

图11-19　完全性大动脉转位示意图
1. 主动脉；2. 肺动脉干；3. 左心房；4. 左心室；5. 右心房；6. 右心室

血液动力学变化：不论体、肺循环的交通在何处分流，血液的流向总偏向一侧，向左分流的血回到左心；向右分流的血回到右心；当一侧压力高于对侧时，血液又分流至对侧并集聚，出现两心室周期性扩大与缩小，引起两心室的扩张及肥厚，最后因缺氧和心衰而死亡。

【临床表现】　本病以男孩较多见，若不伴其他畸形者，出生后很快死亡。

早期即出现严重青紫，绝大多数患儿均有气急、呼吸困难，常在1个月内出现，甚至有昏厥，迅速导致心力衰竭，大多在新生儿期即死亡。因为肺循环与体循环的血截然分开，主动脉内完全充满静脉血所致。

如完全性大动脉转位伴有其他畸形，如动脉导管未闭，卵圆孔未闭，房、室间隔缺损者，青紫也是最主要的症状。青紫与合并的畸形程度有关，随着年龄增长及活动量增加，青紫逐渐加重，青紫一般为全身性，心脏呈进行性增大，婴儿早期即可出现充血性心力衰竭的表现。

由于长期缺氧患儿发育不良，生后心脏可无明显杂音，体检时发现仅有单一的和响亮的第二心音，是出自靠近胸壁的主动脉瓣关闭音；如有杂音其特点取决于合并畸形的类型；杂音响亮时，常伴有震颤。一般在早期就有杵状指、趾。

【辅助检查】

1. X线检查　主要表现为心脏外形呈椭圆形向两侧扩大，心影的大小与肺血多少直接有关，呈进行性增大，心底部大血管影变狭窄，肺动脉略凹陷，心蒂小而心影呈“蛋形”。如图11-20。

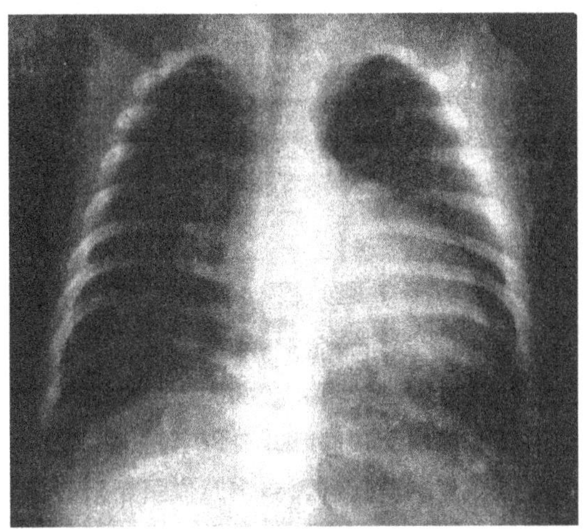

图11-20　完全性大动脉转位X线平片

2. 心电图　主要表现电轴右偏，右心室扩大，严重病例右心房也会扩大。如左右心室均扩大则提示肺血量增多。

3. 超声心动图　在同一探区可同时见到两根大血管，主动脉常偏于右前，发自右心室；肺动脉偏于左后，发自左心室。通过彩色及频谱多普勒超声检查心内分流量大小及方向，了解合并畸形的情况。

4. 心导管检查　导管可从右心室直接进入主动脉，而不易进入肺动脉；肺动脉血氧含量超过主动脉；右心室压力与主动脉的压力基本相同。

5. 心血管造影　可见主动脉发自右心室，左心室造影可见肺动脉发自左心室后位。

【诊断和鉴别诊断】　本症常合并其他畸形，其临床表现也因合并的畸形不同而有所不同，大多预后不良，因心力衰竭而死亡。诊断时需结合临床表现、心电图、X线检查以及超声心动图等异常表现，应注意与法洛四联症、总动脉干、单纯性肺动脉瓣狭窄等鉴别。

【治疗】　诊断后首先纠正低氧血症和代谢性酸中毒等。

如病情较重无条件进行根治术者，一般可先进行球囊房隔成形术(rashkind procedure)，用球囊导管撕裂房间隔，使左、右心房有血流交换，提高动脉血氧含量，使患儿在行根治手术前能够存活。

根治性手术目前有两种：

(1) 生理纠治术(Senning或Mustard手术)：又称心房内转换术：将体、肺静脉血引流换位，使体静脉血引流至左心房，经二尖瓣口而入左心室至肺循环，将肺静脉的血引流至右心房，经三尖瓣进入右心室至体循环，使其得到生理上的纠治。

(2) 大动脉转换术(arterial switch术)：将主动脉和肺动脉切下后换位，同时将原来的左、右冠状动脉分别取下移植至新的主动脉上(原来的肺动脉)，这样使得完全性大动脉转位得到彻底纠治。

第4节　病毒性心肌炎

案例11-5

患者，女性，5岁。因发热、咽痛、咳嗽7天，伴胸前区不适1天入院。患儿入院前7天开始发热，体温37.2～39.6℃之间，伴轻度咳嗽、咽痛，精神欠佳，头晕，乏力，食欲减退，有阵发性烦躁不安。在外院拟诊“上呼吸道感染”，对症治疗。入院前一天出现胸前区不适，体检发现心率增快、心音低钝，心电图示ST-T改变，拟“病毒性心肌炎”收入院。患儿既往健康，按时预防接种，否认传染病接触史。

体格检查：体温39.1℃，脉搏143次/分，呼吸27次/分，血压90/60mmHg，体重20kg，身高108cm。神志清楚，精神欠佳，皮肤无异常，面色苍白，口唇无紫绀，呼吸尚平稳，脉搏细数。咽部充血；两侧扁桃体Ⅱ度肿大，无渗出物，两肺呼吸音粗糙，未闻及干湿啰音。心尖区第一心音低钝，心率快，节律整齐，腹部平软，肝肋下1cm，剑突下2.5cm，质软，边缘锐，脾肋下未及，神经系统检查未见异常。

思考题：

1. 本案例有哪些临床特点？
2. 各项辅助检查有什么临床意义？
3. 小儿病毒性心肌炎的处理要点有哪些？

病毒性心肌炎(viral myocarditis，VMC)是指病毒感染引起心肌细胞变性，坏死和间质性炎性细胞浸润及纤维渗出的过程。也可同时产生心内膜、心包及其他脏器炎性改变。

VMC确立时间不过40余年，近20～30年来VMC颇为常见，已成为严重威胁小儿健康和生命的多发病。我国1976年卫生部下达小儿病毒性心肌炎重点科研项目至今20余年，在病原学、流行病学、诊断及治疗方面均取得了长足的进展，但是仍有一些问题未得到解决。

【病因】　目前资料表明，有20多种病毒可引起VMC，其中肠道病毒和呼吸道病毒最常见，尤其是柯萨其病毒(B组和A组)更多见，还有埃可病毒、脊髓灰质炎病毒、腺病毒、传染性肝炎病毒、流感和副流感病毒、麻疹病毒、单纯疱疹病毒以及流行性腮腺炎病毒等，近10年来发现有数种腺病毒可引起儿童左心室功能障碍(LVD)导致心衰甚至猝死。

【发病机制】 VMC发病机制是一很复杂的过程，有些问题至今尚不清楚。一般认为发病早期，病毒及其毒素进入血液循环形成病毒血症。而后病毒侵入心肌细胞进行增殖直接损害心肌，或由毒素作用引起心肌病变，导致变性、坏死和溶解。心肌细胞损伤包括有脂质过氧化物，自身免疫、补体的参与，神经体液介导等。机体受病毒的刺激，激活细胞和体液免疫反应，产生抗心肌抗体、白细胞介素-Iα，肿瘤坏死因子α和γ干扰素等诱导产生细胞黏附因子，促使细胞毒性T细胞($CD8^+$)有选择地向损害心肌组织黏附、浸润和攻击。国外从分子水平对VMC发病进行研究，认为某些病毒的基因发生了突变而产生毒性。

【病理】 根据心脏受损程度不一，病变可呈局灶性，散发性或弥漫性分布，主要是炎性细胞浸润、心肌细胞变性坏死及晚期心肌纤维化形成瘢痕。心包膜或心脏传导系统也可发生病变。

【临床表现】

1. 症状　病情轻重悬殊是本病重要的临床特点之一。轻者可无症状或症状轻而不易引起注意，重者可引起心源性休克或阿-斯氏综合征，甚至猝死。

(1) 前驱表现：多数病例在心脏症状出现前数日有发热、全身不适、咽痛、咳嗽、上感、腹泻或某些感染性疾病如腮腺炎、水痘等临床表现。

(2) 心脏受累表现：轻者可无自觉症状，仅有心电图异常；一般病例有胸闷、心悸、乏力、头晕、胸痛、出汗；重症有面色苍白、烦躁、呼吸困难；起病急骤者可突然发生急性心力衰竭、心源性休克，严重心律失常，心脑综合征而猝死。

2. 体征　心脏大小可正常或扩大，第一心音减弱、低钝，部分有奔马律。有心包炎可闻心包摩擦音。一般无杂音或心尖区有Ⅰ～Ⅱ级收缩期杂音，有心动过速、过缓、早搏、房室传导阻滞等心律失常。重者可有心力衰竭的体征。

案例 11-5

1. 患儿入院前7天开始发热，伴轻度咳嗽、咽痛，头晕，乏力，胸前区不适。

2. 面色苍白，心率增快，心尖区第一心音低钝，腹部平软，肝肋下1cm，剑突下2.5cm，质软，边缘锐，脾肋下未及。

【实验室检查】 急性期白细胞计数升高或正常，血沉可增快，血清心肌酶活性升高，肌酸磷酸激酶及其同工酶(CK-MB)、乳酸脱氢酶及同工酶(LDH_1)升高，或心肌肌钙蛋白(cTnI或cTnT)阳性，该指标的变化对心肌炎诊断的特意性更强。恢复期血清病毒抗体滴度较急性期升高4倍以上。病程中血清抗心肌抗体增高。

笔记栏

病毒学诊断：疾病早期可从咽拭子、咽冲洗液、粪便、血液中分离出病毒，但需结合血清抗体测定才更有意义。恢复期血清抗体滴度比急性期有4倍以上增高，病程早期血中特异性抗体IgM抗体滴度在1∶128以上，利用聚合酶链反应或病毒核酸探针原位杂交自血液或心肌组织中查到病毒核酸可作为某一型病毒存在的依据。

心肌活检仍被认为是诊断的金标准，但由于取材部位的局限性，其阳性率仍然不高。

【辅助检查】

1. 心电图　具有多变性、多样性及易变性特点，可表现为S—T段偏移、T波低平、双向或倒置、低电压、Q—T间期延长、各种早搏、房室或束支传导阻滞、心动过缓或过速、异常Q波等。但是心电图缺乏特异性，强调动态观察的重要性。

2. X线检查　轻者可正常，重者心脏不同程度扩大、搏动减弱、严重病例伴肺淤血或肺水肿。偶有心包、胸腔积液者。

3. 超声心动图轻者可正常，重者心脏不同程度增大以左心室增大为主，搏动减弱。严重者有心功能不全，主要为左心室收缩功能不全表现。部分患者有心包炎改变。

案例 11-5

1. 血白细胞、CRP正常范围及血培养阴性可排除细菌感染。

2. 血生化心肌酶谱异常：CK、CK-MB和LDH_1均升高，cTnT阳性，提示心肌组织受损。

3. ESR偏高，无临床意义。

4. 免疫学检测：COX-IgM阳性，显示病原学诊断的依据。

5. 胸部X线示轻度肺充血，可能与心肌功能受累有关。

6. 心电图示：窦性心动过速，多导联ST段及T波变化，QT间期延长，提示心肌组织细胞缺血缺氧或受损。

【诊断】 病毒性心肌炎的诊断标准为(1999年修订草案，中国昆明)：

1. 临床诊断依据

(1) 心功能不全、心源性休克或心脑综合征。

(2) 心脏扩大(X线、超声心动图检查具有表现之一)。

(3) 心电图改变：以R波为主的2个或2个以上主要导联(Ⅰ、Ⅱ、avF、V_5)的ST—T改变持续4天以上伴动态变化，窦房传导阻滞、房室传导阻滞，完全性右或左束支阻滞，成联律、多形、多源、成对或并行性期前收缩，非房室结及房室折返引起的异位性心动过速，低电压(新生儿除外)及异常Q波。

(4) CK-MB升高或心肌肌钙蛋白(cTnI或cTnT)阳性。

2. 病原学诊断依据

(1) 确诊指标：自患儿心内膜、心肌、心包(活检、病理)或心包穿刺液检查,发现以下之一者可确诊心肌炎由病毒引起。

1) 分离到病毒。

2) 用病毒核酸探针查到病毒核酸。

3) 特异性病毒抗体阳性。

(2) 参考依据:有以下之一者结合临床表现可考虑心肌炎系病毒引起。

1) 自患儿粪便、咽拭子或血液中分离到病毒,且恢复期血清同型抗体滴度较第一份血清升高或降低4倍以上。

2) 病程早期患儿血中特异性 IgM 抗体阳性。

3) 用病毒核酸探针自患儿血中查到病毒核酸。

3. 确诊依据

(1) 具备临床诊断依据2项,可临床诊断为心肌炎。发病同时或发病前1～3周有病毒感染的证据支持诊断。

(2) 同时具备病原学确诊依据之一,可确诊为病毒性心肌炎。

(3) 凡不具备确诊依据,应给予必要的治疗或随诊,根据病情变化,确诊或除外心肌炎。

(4) 应除外风湿性心肌炎、中毒性心肌炎、先天性心脏病、结缔组织病以及代谢性疾病的心肌损害、甲状腺功能亢进症、原发性心肌病、原发性心内膜弹力纤维增生症、先天性房室传导阻滞、心脏自主神经功能异常、β受体功能亢进症及药物引起的心电图改变。

4. 分期

(1) 急性期:新发病、症状及检查阳性发现明显且多变,一般病程在半年以内。

(2) 迁延期:临床症状反复出现,客观检查指标迁延不愈,病程多在半年以上。

(3) 慢性期:进行性心脏增大,反复心力衰竭或心律失常,病情时轻时重,病程在1年以上。

【鉴别诊断】

1. 风湿性心肌炎　病前1～3周有链球菌感染史,有风湿活动症状,如关节炎、环形红斑、皮下小结、心脏杂音、抗"O"及C-反应蛋白升高,血沉增快、抗风湿治疗效果显著。

2. 心内膜弹力纤维增生症　多见于婴儿,早期出现心力衰竭、心脏扩大、左心功能不全、超声心动图发现心内膜明显增厚。

3. 中毒性心肌炎　有细菌感染的原发病,中毒症状明显、高热、苍白、精神萎靡、白细胞及中性粒细胞增高。

4. 扩张型心肌病　无明显病毒感染史,起病慢、反复心衰、心脏扩大、搏动减弱、心功能不全。

5. 良性期前收缩(单纯性早搏)　无任何临床症状及阳性心脏体征,偶尔发现的呈单源性、配对时间固定的期前收缩。运动后期前收缩减少或消失,属良性期前收缩,预后良好。

6. 心脏神经症　以心血管症状为主要表现的小儿神经官能症,白天有心悸,胸闷、气短、深吸气,夜间症状消失。无阳性心脏病证据。

7. β受体功能亢进症　年长儿、女性多见,心悸、心前不适、多汗、焦虑、失眠等。心电图偶有 ST—T 改变,普萘洛尔(心得安)试验阳性,β受体阻滞剂治疗效果明显。

8. 甲状腺功能亢进　青春发育期女孩,未明原因窦性心动过速者要排除甲亢可能。

常见心肌炎的主要鉴别见表11-3。

案例 11-5

1. 患儿在上呼吸道感染过程中,出现胸前不适,精神欠佳,偶有烦躁,面色苍白,头晕,乏力,食欲不振,脉搏细数,第一心音低钝。

2. 多个主要导联的 ST—T 改变,并有动态变化,Q—T 间期延长,窦性心动过速。

3. CK、CK-MB、LDH_1 升高、cTnT 阳性。

4. COX-IgM 阳性。

临床诊断:病毒性心肌炎。

【治疗】 关键是早期治疗,注意抗病毒治疗,防止病毒持续存在;好转后免疫功能改变显著,应注意免疫调控治疗,慢性期则以免疫失控为主,应用免疫抑制剂;晚期注意防止演变为心肌病;注意改善心功能。

1. 减轻心脏负荷　急性期应卧床休息,减轻心脏负荷,一般要求2～3个月,心力衰竭及心脏扩大者休息不应少于3～6个月,至心脏明显缩小,心衰控制,才开始轻微活动。休息期间应予易消化,有营养的饮食,要坚持长期治疗。注意预防再次病毒感染。

2. 针对病毒感染　现有的抗病毒药,疗效不确定。有试用α干扰素注射,临床观察较对照组有效。利巴韦林(病毒唑):用量10～15mg/(kg·d),也可静脉给丙种球蛋白静注2g/(kg·d),2～3天内静脉滴注。

3. 肾上腺皮质激素　是否用于治疗 VMC 有不同看法。目前国内多数学者认为:当合并有Ⅲ度房室传导阻滞、心源性休克及心功能不全时应用肾上腺皮质激素静脉滴注可以使病情迅速好转。对急性危重病例,常用地塞米松0.2～0.4mg/(kg·d)或氢化可的松10～15mg/(kg·d)静脉滴注;有报道用大剂量甲泼尼龙30mg/kg·d连用三天,治疗暴发性 VMC。

4. 抗自由基治疗　维生素C 100～200mg/(kg·d)加入葡萄糖液中静滴;辅酶Q10 5～10mg/次,肌肉注射,每日一次,疗程10～14天;维生素E 15～30mg/(kg·d),分两次口服。

5. 促进心肌细胞营养与代谢的药物　对有心肌缺血患者用1,6二磷酸果糖静脉滴注,100～200mg/(kg·d),或者 ATP、辅酶A静脉滴注。

6. 中西医结合治疗　常规治疗基础上加用中药黄芪及黄芪总皂苷,苦参可以保护心肌,有抗病毒作用。

7. 心力衰竭和心源性休克　除按常规心衰治疗外要注意本病心肌应激性高,易发生洋地黄中毒,故

笔记栏

洋地黄剂量应偏小。对心源性休克除按心源性休克治疗外,同时要静脉注射维生素C,可给激素。

8. 纠正严重心律失常在治疗病因和诱因基础上,采用相应抗心律失常药,对心功能有明显影响或威胁生命的心律失常,应及时纠正。

9. 防治继发感染。

第5节 原发性心内膜弹力纤维增生症

案例 11-6

患儿,男性,6个月,因咳嗽、气促6天于2003年11月28日入院。患儿6天前开始咳嗽,呈阵发性,非痉挛性,以夜间为重,有痰鸣。伴气促,无发热、呕吐及腹泻。在外院静滴"先锋霉素Ⅴ、地塞米松、氨茶碱"(具体剂量不详)治疗3天,未见好转。自发病以来,饮食差,烦躁不安,出汗多,睡眠差,尿量减少。患儿既往体健。

体格检查:体温36.2℃,脉搏182次/分,呼吸67次/分,体重5kg。发育正常,营养欠佳,神志清,反应差,呼吸急促,面色苍白,三凹征阳性。前囟1.2cm×1.2cm,平软,鼻翼扇动,口周发绀,咽部充血。颈软,气管居中,胸廓无畸形,双肺呼吸音粗,可闻及中细湿啰音。心前区无隆起,心界向左扩大,心率186次/分,律齐,心音低钝,各瓣膜区未闻及杂音,腹软,肝肋下4cm,剑突下5cm,质地中等,边缘顿,脾肋下未及,双下肢足背轻度浮肿。

思考题:

1. 本案例有哪些临床特点?
2. 辅助检查为什么均提示左心室受累为主?

心内膜弹力纤维增生症(endocardial fibroelastosis)是一种心内膜病变的心肌病。多见于婴幼儿,早期发生心力衰竭,病死率极高。本症以弥漫性心内膜增厚、弹力纤维增生、心室肥厚为特征。若单独存在而不伴其他心脏异常时称为原发性;若同时伴有心脏先天畸形(常为主动脉缩窄、主动脉瓣狭窄、室间隔缺损、左冠状动脉起源异常等)或继发于其他心脏疾病则称为继发性。

其主要病理改变为心内膜下弹力纤维及胶原纤维增生,病变以左心室为主。多数于1岁以内发病。原因尚未完全明确,部分病例可能由病毒性心肌炎发展而来;心内膜供血不足及缺氧亦很可能为发病的原因,约9%病人有遗传倾向。原发性心内膜弹力纤维增生症没有明显瓣膜损害和其他先天性心脏畸形。而继发性心内膜弹力纤维增生症可有左心梗阻型的先天性心脏病如:严重主动脉缩窄、左心发育不良综合征、主动脉瓣闭锁或狭窄。

【临床表现】 临床发病常表现为急性心功能不全,多于生后6个月内出现心力衰竭,表现为典型的左心衰竭:气急、呼吸急促、面色苍白、消瘦、喂养困难、出汗多、乏力,烦躁不安、肺部出现细湿啰音及哮鸣音,肝大,在肺水肿的基础上常并发肺炎。极少数病例很快出现心源性休克或猝死。查体可见心前区饱满,心界向左明显扩大,心音正常,或有第二音亢进,有时可听到第三心音甚至奔马律。

笔记栏

按症状的轻重缓急,临床上分为三型:暴发型、急性型、慢性型。

案例 11-6

1. 患儿,男性,6个月,咳嗽伴气促,吃奶差,烦躁不安,出汗多,睡眠差,尿量减少。

2. 呼吸急促,面色苍白,三凹征阳性。口周发绀,双肺呼吸音粗,可闻及中细湿啰音。心率186次/分,心音低钝,肝肋下4cm,剑突下5cm,质地中等,边缘钝,双下肢足背轻度浮肿。以上为充血性心力衰竭表现。

3. 双肺下野斑片状阴影,心影增大,以左心室为主;ECG示左心室扩大;超声心动图示心内膜增厚,可见多条心内膜纤维增强的回声,左室收缩功能下降。

临床诊断:心内膜弹力纤维增生症。

【诊断】 本症诊断要点为:①一岁以内,尤在生后头半年内出现心力衰竭而无其他心脏病证据;②心脏增大而以左心室为主;③无明显杂音;④心电图示左心室肥厚伴劳损;⑤心血管造影示左心室容量在心动周期中无明显变化。

除发病年龄特点和临床表现以充血性心力衰竭为主以外,实验室检查亦有其特点:心电图多呈左心室肥大,少数表现右心室肥大或左、右心室合并肥大,可同时出现ST段、T波改变以及房室传导阻滞。X线改变以左心室扩大为明显,左心缘搏动多减弱,肺纹理增多。必要时可作左心导管检查,左室舒张压增高,其波形具有诊断意义。选择性造影则可见左心室增大,室壁增厚及排空延迟。

【治疗】 本病如不治疗,大多于2岁前死亡。治疗主要应用洋地黄控制心力衰竭,一般反应较好,需长期服用,直到症状消失,X线、心电图恢复正常后2~3年,或持续5年方可停药。剂量按一般常规用药,治疗效果好,且有痊愈的可能。疗效部满意者可甲用利尿剂和血管扩张剂。合并肺部感染时,应给予抗生素等治疗。

第6节 感染性心内膜炎

案例 11-7

患者,男性,5岁,入院前2个月余出现咽喉痛、咳嗽、发热,经抗生素治疗数日,体温下降至正常,但3~5日后又发热,如此反复多次,给予"青霉素、头孢拉定、阿莫西林"等治疗可使体温下降,但病儿渐感乏力，精神不振，面色渐苍白，体重下降，全身疼痛，四肢关节痛，不能耐受剧烈活动，入院前10日又起高热，体温38～39.9℃，伴畏寒、多汗、食欲减退，上述症状加重。起病后无头痛、胸痛、胸闷、心悸、呼吸困难、咯血、腹痛、腰痛等病史，大小便正常。既往有先天性心脏病室间隔缺损。

体格检查：体温39.5℃，脉搏142次/分，呼吸36次/分，血压92/64mmHg。神志清楚，精神萎靡，营养发育较差，自动体位，面色较苍白，皮肤潮湿、汗多。在前胸部及足背皮肤见数个小瘀点，全身浅表淋巴结无肿大，眼睑无水肿、睑结合膜苍白，唇较苍白，咽稍充血，双扁桃体Ⅱ度肿大，颈软，无颈静脉怒张。胸廓无畸形，两肺呼吸音粗糙，心前区无隆起，心尖搏动位于左锁骨中线外1cm，胸骨左缘第3～4肋间可触及收缩期震颤，心率142次/分，节律整齐，第一心音有力，胸骨左缘第3～4肋间可闻及Ⅳ级粗糙响亮吹风样全收缩期杂音，向心前区和背部传导。P_2稍亢进，分裂不明显，未闻及股动脉枪击音，无毛细血管搏动。腹平软，肝肋下未及，脾肋下3.5cm，质软，边缘清楚，有轻压痛。双肾区无叩击痛，脊柱四肢无畸形，关节活动尚好，无关节红肿，无杵状指(趾)。神经系统检查正常。

思考题：

1. 本案例有哪些临床特点？
2. 感染性心内膜炎的诊断标准？

感染性心内膜炎(endocarditis)是由多种病原体引起的心内膜、心瓣膜的急性或亚急性炎症，本症绝大多数发生于原有器质性心脏病或心脏侵袭性检查病人，也可出现于正常心脏者。它常引起心内膜炎症病变，累及心脏瓣膜，也可累及室间隔缺损处、心内壁、内膜或未闭动脉导管、动静脉瘘等处，按原因可分为感染性和非感染性两大类，非感染性心内膜炎包括：风湿性心内膜炎、类风湿性心内膜炎、系统性红斑狼疮性心内膜炎、新生儿急性症状性心内膜炎等，本节主要阐述感染性心内膜炎。

感染性心内膜炎(infective endocarditis)原称为急性或亚急性细菌性心内膜炎因多种微生物如细菌、真菌、立克次体及衣原体均可导致心内膜炎症，病程经过与病源微生物及有无基础心脏病等因素有关，临床急性和亚急性难以截然划分，现称为感染性心内膜炎。感染性心内膜炎仍然是一种小儿严重的感染性疾病。近年来随着新型抗生素的不断出现，外科手术的进步，感染性心内膜炎死亡率已显著下降，但由于致病微生物的变迁，心脏手术和心导管检查的广泛开展，长期静脉插管输液的增多等因素，本病的发病率并无显著下降。

【病因】

1. 基础病变　感染性心内膜炎发生在先天性心脏病基础上的仍居首位，多发顺序依次为室间隔缺损、动脉导管未闭、法洛四联症、主动脉瓣狭窄、肺动脉瓣狭窄、主动脉瓣二叶畸形，房间隔缺损等，后天性心脏病如风湿性瓣膜病、二尖瓣脱垂综合征等也可并发感染性心内膜炎。

2. 病原　几乎所有细菌均可导致感染性心内膜炎，最常见的致病菌有草绿色链球菌(α-溶血性)、金黄色葡萄球菌和凝固酶阴性葡萄球菌(如表皮葡萄球菌)、约占阳性血培养中80%以上，其中草绿色链球菌占50%以上，金黄色葡萄球菌有增多的趋势。近年白色葡萄球菌，以及肠球菌、产气杆菌等革兰氏阴性杆菌引起的感染性心内膜炎显著增多。真菌性心内膜炎极少见，多有其他致病因素如长期应用抗生素、糖皮质激素或免疫抑制剂等。立克次体及病毒感染所致的心内膜炎甚罕见。

3. 诱发因素　约三分之一的患儿在病史中可找到诱发因素，常见的诱发因素参见表11-3。随着小儿心脏外科技术的发展，越来越多的小儿心脏病得以纠正、根治，但因此而留置在心腔内的装置或材料(如心内补片、人造心脏瓣膜等)是近年感染性心内膜炎常见的易感因素。

表11-3　感染性心内膜炎常见诱因

·拔牙	·免疫抑制剂
·心内手术	·长期使用抗生素
·扁桃体摘除术	·其他部位感染
·心导管检查	·其他手术感染

【病理和病理生理】　本病的基本病理改变是细菌易在心内膜、心瓣膜和大血管内膜表面黏着疣状感染性赘生物。赘生物由血小板、白细胞、红细胞、纤维蛋白、胶原纤维和致病微生物等组成。心瓣膜的赘生物可造成瓣膜溃疡及穿孔。

发生本病的血流动力学因素有三个方面：①高流速的喷射性血流；②从高压腔射向低压腔；③瓣膜口狭窄形成压力阶差。所以在心内膜感染后，当双侧心室或大血管间存在着较大的压力差，产生了高流速的血流，心内膜面不断受到冲击，损伤并暴露心内膜下胶原组织，与血小板和纤维蛋白聚积形成无菌性赘生物。狭窄瓣孔及异常通道两侧心室或管腔之间的压力差越大、湍流越明显，压力低的一侧越易形成血栓和赘生物。

赘生物多发生于压力低的一方：①室间隔缺损的右室面/或对着缺损口的右室壁；②有反流的半月瓣心室面，如主动脉关闭不全在左室；③反流的房室瓣心房面；④动脉导管未闭在肺动脉侧；⑤法洛四联症在右室流出道、肺动脉或主动脉瓣口等。

赘生物的脱落可波及全身任何部位的血管，形成栓塞。左心的栓子引起肾、脑、脾、四肢、肠系膜等动脉栓塞，右心的栓子引起肺栓塞；其中肺栓塞最常见。毛细血管常发生微小栓子栓塞，从而产生皮肤瘀点，在小动脉引起内皮细胞增生及血管周围炎症反应，形成皮肤的欧氏小结(Osler's node)。肾脏是体循环栓塞的最常见器官，肾栓塞可发生局灶性肾炎或弥漫性肾小球肾炎或肾梗

笔记栏

塞。中枢神经系统病变较广泛，栓塞可波及脑动脉、脑膜、脑室膜、脑实质、脊髓、颅神经等弥漫性炎症，发生出血、水肿、脑软化、脑脓肿、颅内动脉瘤破裂等病变。动脉瘤破裂可引起脑出血、蛛蛛膜下腔出血。

【临床表现】 起病缓慢，症状多种多样。大多数患者有器质性心脏病。

1. 感染症状　长期不规则发热是最常见的症状，几乎所有的病例都有过不同程度的发热，进行性贫血、疲乏、盗汗、食欲减退、体重减轻、关节痛、胸痛、皮肤苍白等表现。个别病例无发热。

2. 心脏体征　原有的心脏杂音可因心脏瓣膜的赘生物而发生改变，出现粗糙、响亮、呈海鸥鸣样或音乐样的杂音。原先无心脏杂音者可出现音乐样杂音，一般为心尖部2～3级收缩期杂音。约一半患儿由于心瓣膜病变、中毒性心肌炎、心脏脓肿等导致充血性心力衰竭，出现心音低钝、奔马律等。

3. 栓塞症状　为感染性心内膜炎重要体征。一般发生于病程后期，但约 1/3 的患者为首发症状，皮肤栓塞可见散在的小瘀点；指趾末节掌面可有隆起的紫红色小结节(欧氏小结)，略有触痛；内脏栓塞可致脾大、腹痛、血尿、便血；肺栓塞可有气促、胸痛、咳嗽、咯血和肺部啰音。脑动脉栓塞则有头痛、呕吐、偏瘫、失语、抽搐甚至昏迷等。病程久者可见杵状指、趾，但无发绀。

同时具有以上三方面症状的典型患者不多，尤其 2 岁以下婴儿往往以全身感染症状为主，仅少数患儿有栓塞症状和/或心脏杂音。

案例 11-7

1. 病程较长，反复发热 2 月余，为不规则发热和弛张热；发热伴有畏寒，面色进行性苍白，精神不振，体重下降，全身疼痛，四肢关节痛；既往有先天性心脏病室间隔缺损。

2. 体格检查：营养发育较差；胸骨左缘第3～4 肋间可扪及收缩期震颤，并闻及Ⅳ级响亮粗糙全收缩期杂音，P_2 稍亢进；皮肤瘀点、脾肿大。

【实验室检查】

1. 血培养　最好在用抗生素前取血，24～48 小时内连续送血培养 3～6 次。血细菌培养阳性是确诊感染性心内膜炎的重要依据，凡原因未明的发热、体温持续在 1 周以上，且原有心脏病者，均应反复多次进行血培养，以提高阳性率。

2. 超声心动图　超声心动图检查能够检出直径大于 2mm 以上的赘生物，因此对诊断感染性心内膜炎很有帮助。病程长短与检出机会有关，病程较长，赘生物也较大。该检查还可发现原有的心脏病及估测血液动力学的变化(图 11-21)。

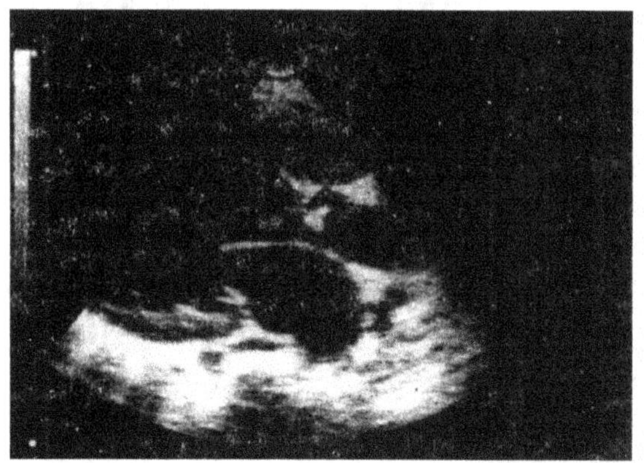

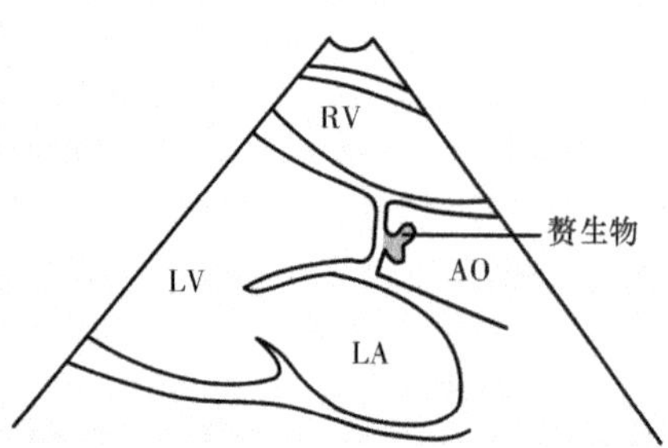

图 11-21　主动脉瓣上赘生物

RV=右房；LA=左房；LV=左室；AO=主动脉

3. CT 检查　对怀疑有颅内病变者应及时做 CT，了解病变部位和范围。

4. 其他　血常规可见进行性贫血，多为正细胞性贫血，白细胞数和中性粒细胞升高，血沉快，C 反应蛋白阳性，血清球蛋白常常增多，免疫球蛋白升高，循环免疫复合物及类风湿因子阳性，尿常规有红细胞，发热期可出现蛋白尿。

此例病儿是先天性主动脉瓣狭窄、动脉导管未闭并发感染性心内膜炎。

案例 11-7

1. 血象　白细胞计数增高，中性粒细胞增高，ESR60mm/h，血培养报告结果两次均为草绿色链球菌。

2. 红细胞计数及血红蛋白量减低。尿常规有蛋白尿及镜下血尿，提示血液系统、泌尿系统均有损害。

3. ANA、抗 DNA 抗体、抗 Sm 抗体均阴性，血 BUN、Cr、补体 C3 均正常，PPD (一)。基本排除结缔组织病、结核感染。

4. 心电图有左室肥厚，胸片肺动脉段稍突出，心影稍向左增大，彩色多普勒超声心动图报告：左心室内径稍增大，见到彩色血流穿过室间隔膜部缺损，在缺损口右室面可见一个 5mm 赘生物。

笔记栏

【诊断】 感染性心内膜炎的症状及体征是由感染、免疫学及其并发症而形成，与病原体、病程和患儿的年龄等有关。感染性心内膜炎的临床表现很多无特异性，心内膜受累征象对诊断颇为重要。当不明原因发热在1周以上应考虑有本病的可能，对原有心脏病的患儿更应该想到此病。本病确诊的关键是血培养结果阳性，临床诊断还要结合病史及表现，超声心动图检查是心内膜受累的重要检查手段之一，是主要的诊断标准。

案例 11-7

1. 血培养报告结果两次均为草绿色链球菌，提示有菌血症存在。

2. 易感条件，患儿有先天性心脏病室间隔缺损。

3. 反复发热2月余，伴贫血。

4. 有栓塞表现，如脾肿大、皮肤瘀点，镜下血尿。

5. 心内膜受累证据：超声心动图证实有室间隔缺损及缺损口右室面有赘生物存在。

6. ESR 60mm/h、循环免疫复合物阳性、白蛋白32g/L。

临床诊断：1. 感染性心内膜炎；2. 室间隔缺损。

【治疗】 消除引起感染的病原体是治疗的关键。及早和有效的抗生素治疗可以提高本病的治愈率。但在应用抗生素之前必须先做几次血培养和药物敏感试验，以期对选用抗生素及剂量提供指导。

1. 抗生素 应用原则是早期、联合应用、剂量足、选用敏感的杀菌药、疗程要长。在具体应用时，对不同的病原菌感染选用不同的抗生素。

(1) 草绿色链球菌：首选青霉素G 20万～30万U/(kg·d)，分次或持续静脉滴注，疗程4～6周；加庆大霉素3～7.5mg/(kg·d)，每日剂量不超过240mg，1次/8小时，疗程2周；对青霉素过敏者可选用头孢菌素类或万古霉素30～40mg/(kg·d)，分2～3次静脉滴注，疗程4～6周。

(2) 金黄色葡萄球菌：对青霉素敏感者选用青霉素G 20万～30万U/(kg·d)，加庆大霉素，用法同上；青霉素耐药才选用新青霉素Ⅱ或新青霉素Ⅲ200～300mg/(kg·d)，分4次，1次/6h，静脉滴注。治疗不满意或对青霉素过敏者选用头孢菌素类或万古霉素：30～40mg/(kg·d)，分2～3次静脉滴注，疗程6～8周。

(3) 革兰阴性杆菌或大肠杆菌：选用氨苄西林200～300mg/(kg·d)，分4次，1次/6小时，静脉滴注，疗程4～6周，或用头孢哌酮或头孢噻肟三嗪200mg/(kg·d)，分4次，1次/6小时，静脉滴注，疗程4～6周，加用庆大霉素2周。铜绿假单胞菌感染可加用羟苄青霉素200～400mg/(kg·d)，分4次，1次/6小时，静脉滴注，疗程4～6周。

(4) 真菌：应停用抗生素，选用二性霉素B先用试验剂量0.1mg～0.25mg/(kg·d)，以后每日逐渐增加至1mg/(kg·d)，静脉滴注1次，疗程6～8周，可合用5-氟胞嘧啶50～150mg/(kg·d)。分3～4次服用。

(5) 病原菌不明或术后者：选用新青霉素Ⅲ加氨苄西林及庆大霉素，或三代头孢菌素类，或万古霉素。疗程6～8周。

上述抗感染药物应用至体温正常，栓塞现象消失，血象、血沉恢复正常，血培养阴性后逐渐停药。

2. 一般治疗 包括细心护理，保证病人充足的热量供应，可少量多次输新鲜血或血浆，也可输注丙种球蛋白。

3. 手术治疗 近年早期外科治疗感染性心内膜炎取得了良好效果。手术指征为：①瓣膜功能不全引起的顽固心力衰竭；②经最佳抗生素治疗无效；③巨大赘生物；④反复发生栓塞；⑤真菌感染；⑥赘生物阻塞瓣或新发生的心脏传导阻滞。

第7节 小儿心律失常

心脏的节律活动是由心肌起搏点发放的激动，沿传导系统顺序地传布到各部位的心肌，引起心肌正常除极所致。心律失常包括频率和节律的异常。频率增快或减慢，取决于具有特异性的自律神经纤维发出激动的速度。节律失常则是由于激动起源或传导异常。儿童时期如果心脏的心肌细胞兴奋性、传导性和自律性等电生理发生改变，都可构成心律失常(cardiac arrhythmia)。儿科的心律紊乱可以是先天性的，也可以是获得性的：风湿热、心肌炎；毒物、毒素；药物或心脏手术后。心律紊乱的主要危险是由此产生的严重心动过缓或心动过速可导致心排血量的降低，并可能引起晕厥或猝死。但大多数心律紊乱并无生命危险，如单纯房性、室性早搏可存在正常儿童中，准确判断心律紊乱是否对生命构成威胁非常重要。

一、过早搏动

案例 11-8

患者，男性，10岁。因胸闷、心悸1周，发现心律不齐1天入院。患儿入院前1周起常感头晕、胸闷，活动后气短，喜叹气，入院前1天因四肢乏力、心前区不适加重而就诊，体格检查发现心律不齐而收住院。患儿发病前2个月因发热、四肢酸痛、心肌酶谱异常，心电图ST—T改变，曾在外院拟诊为“病毒性心肌炎”。患儿以往身体健康，本次发病以来无呕吐，无腹痛、腹泻，无关节酸痛、无皮疹。否认近期服用心肌毒性药物史。以往无心血管疾病史，家族中无心脏病史。

体格检查：体温36.8℃，脉搏88次/分，呼吸22次/分，血压110/75mmHg。神志清楚，面色略苍白，口唇无紫绀，皮肤未见皮疹及瘀点，心率88次/分，不规则，早搏12～17次/分，第一心

笔记栏

音稍低钝，各瓣膜区未闻及杂音，心前区无隆起，无震颤。两肺呼吸音清，腹部平软，肝脾肋下未触及，腹部静脉无显露，下肢无浮肿，关节无红肿、畸形，无杵状指、趾。

思考题：

1. 本例有哪些临床特点？应考虑什么诊断？

2. 小儿的早搏有什么特点？

过早搏动(premature beat，早搏)是由心脏异位兴奋灶发放的冲动所引起，为小儿时期最常见的心律失常。早搏按其起源部位可分为房性、交界性及室性和多源性早搏，其中以室性早搏为多见。早搏可分为偶发(<6 次/分)或频发(>6 次/分)。

【病因】 单纯早搏常见于健康小儿，并无器质性心脏病者。可由于疲劳、精神紧张、自主神经功能不稳定等所引起。各类器质性心脏病也可发生早博，如心肌炎、先天性心脏病或风湿性心脏病。另外，药物如洋地黄、奎尼丁、锑剂中毒及缺氧、酸碱平衡失常、电解质紊乱(低血钾)、心导管检查、心脏手术等均可引起过早搏动。

【临床表现】 多数早搏不产生临床症状，常缺乏主诉。偶有心悸、胸闷、心前区不适。为了解早搏的性质，必须作心电图检查。根据心电图有无 P'波的存在、P'波的形态、P—R 间期长短以及 QRS 波的形态来判断早搏，做出明确诊断。

案例 11-8

1. 学龄期儿童，有头晕、胸闷、心悸、乏力、心前区不适等自觉症状。

2. 体检发现早搏，12～17 次/分，较频繁，第一心音稍低钝，各瓣膜区未闻及杂音。此外未发现其他异常体征。

【辅助检查】

1. 房性早搏(atrial premature beat APB)的心电图特征：①为过早出现的 P′波，P 波形态与正常 P 波略有不同。②P′—R 间期在正常范围。③早搏后代偿间歇不完全。④如伴有变形的 QRS 波则为心室内差异传导所致(图 11-22)。

2. 交界性早搏(juncrticular premature beat，JPB) 的心电图特征：①逆行 P′波可出现在 QRS 波群前或后，或藏在 QRS 波中，P′—R<0. 10s。②早搏所产生的 QRS 波形态、时限与正常窦性基本相同。③代偿间歇往往不完全(图 11-23)。

3. 室性早搏(ventricular premature beat，VPB)的心电图特征：①QRS 波提前出现，其前无 P 波，且 QRS 波宽大、畸形，T 波与主波方向相反。早搏后多伴有完全代偿间歇(图 11-24)。

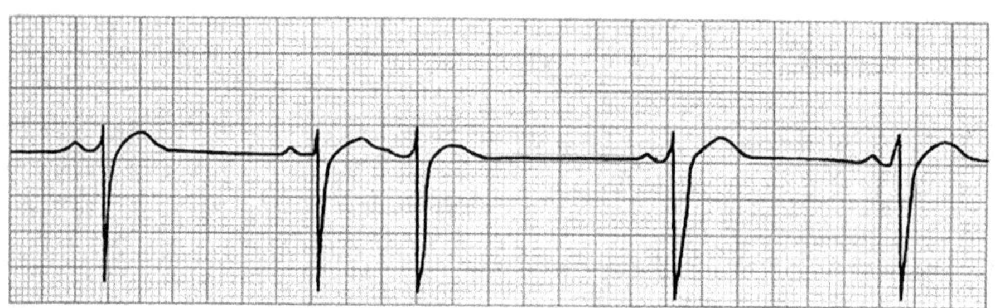

图 11-22　房性早搏的心电图特征

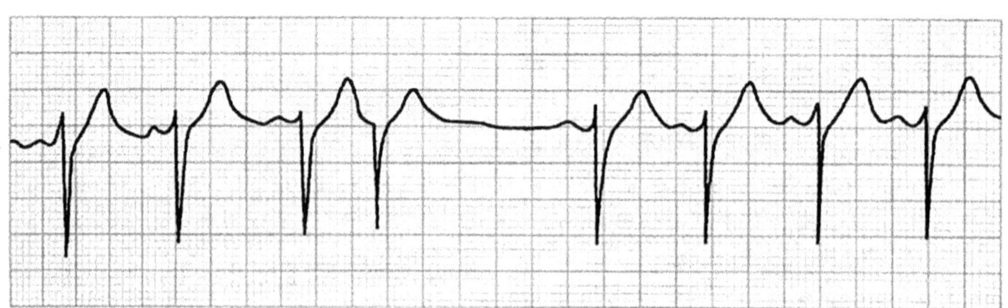

图 11-23　交界性早搏的心电图特征

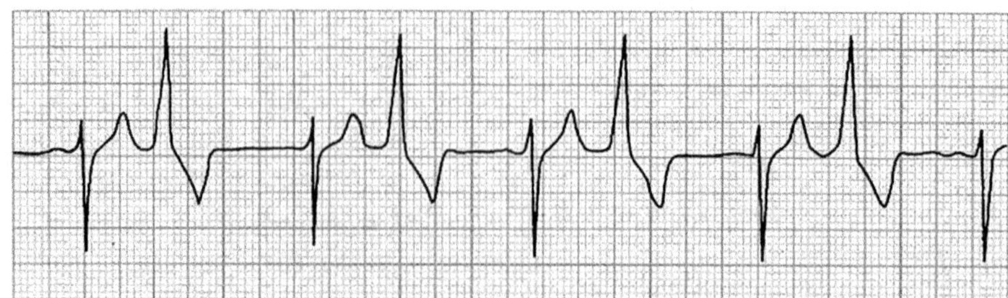

图 11-24　室性早搏的心电图特征

笔 记 栏

【良性早搏诊断标准】 小儿早搏以室性早搏多见,且大多数为功能性,即称为良性早搏。其诊断可依九省市心肌炎协作组制定的标准进行。①无心脏病史,常偶然发现。②早搏在夜间休息时多,活动后心率增快,则早搏明显减少或消失。③心电图示早搏呈单源性,无 RonT,无其他心电图异常。

【室性早搏的分级】 室性早搏可分为 6 级(表 11-4),1 级、2 级,偶有 4 级 A 为良性早搏,不导致室性心动过速。多形性、成对发生或连续 3 个及 RonT 为复杂性室性早搏。

表 11-4 室性早搏的分级

定 义	Lown 分级
无室性早搏(VPC)	0
VPC< 30 个/h	1
VPC≥30 个/h	2
多形性 VPC	3
成对出现 VPC	4A

案例 11-8

1. 该患儿在出现早搏的同时伴有临床症状:头晕、胸闷、心悸,活动后气短,喜叹气,体格检查:面色略苍白,早搏 12~17 次/分,第一心音低钝。提示心脏可能有器质性改变。

2. 心电图:多导联中可见提前出现的宽大畸形的 QRS 波,其前无 P 波,T 波与主波方向相反,符合室性早搏的心电图表现。

3. 24 小时动态心电图显示室性早搏伴短阵室性心动过速。

4. 抗心肌抗体阳性,血清 COX-B3。阳性。

临床诊断:1. 病毒性心肌炎恢复期;2. 室性早搏伴短阵室性心动过速。

【治疗】 小儿的各种早搏多自行消失,一般认为若早搏次数不多,又无自觉症状,或虽早搏频发呈联律出现,但形态一致,活动后减少或消失,排外心脏器质性疾病则不需药物治疗。临床上不能以早搏去评估心脏是否正常,有些早搏可持续多年,但不少患儿最终自行消退。对有器质性心脏病而出现的早搏或有自觉症状、心电图上呈多源性者,应给予以抗心律失常的药物治疗。根据早搏的不同类型选用药物。可参见图 11-32。

二、阵发性室上性心动过速

案例 11-9

患者,女性,4 岁,突然出现心前区不适、气促,哭闹不安,面色苍白,出冷汗,无青紫及发热,呕吐 2 次,为胃内容物,无腹痛。

体格检查:体温 36.2℃,脉搏 220 次/分,呼吸 47 次/分,血压 84/56mmHg。神志清楚,烦躁不安,面色苍白,口唇无紫绀,皮肤未见皮疹及瘀点。两肺呼吸音清。心前区无隆起,无震颤,心率 220 次/分,节律规则,第一心音稍低钝,各瓣膜区未闻及杂音。腹部平软,肝脾肋下未及,腹部静脉无显露,下肢无浮肿。

思考题:

1. 该患儿有什么临床特点? 诊断应考虑什么?

2. 心电图检查有何特点?

阵发性室上性心动过速(paroxysmal supraventricular tachycardia PSVT)是小儿最常见的异位快速心律失常。是指异位激动在希氏束以上的心动过速。主要由折返机制造成,少数为自律性增高或平行心律。本病是对药物反应良好的儿科急症之一,若不及时治疗易致心力衰竭。本病可发生于任何年龄,容易反复发作,但初次发病以婴儿时期多见。

【病因】 多数患儿无器质性心脏疾患。婴儿的发作多由于传导组织以外的异常副束所组成的折返所致。感染为常见诱因,但也可因疲劳、精神紧张、过度换气、心脏手术时和手术后、心导管检查等诱发。可发生于先天性心脏病、预激综合征、心肌炎、心内膜弹力纤维增生症等疾病基础上。

【临床表现】 小儿常突然烦躁不安,面色青灰,皮肤湿冷,呼吸增快,脉搏细弱,常伴有干咳,有时呕吐。年长儿还可自诉疲乏难受、头晕心悸、心前区不适、烦躁不安、恶心呕吐或腹痛等。发作时心率突然增快在 160~300 次/分之间,年龄越小,心率越快,且多无房室阻滞,一次发作可持续数秒钟至数日。发作停止时心率突然减慢,恢复正常。此外,听诊时第一心音强度完全一致,发作时心率较固定而规则等为本病的特征。发作持续超过 24 小时者,易诱发心力衰竭。

案例 11-9

1. 患儿,4 岁,突然出现心前区不适、气促,哭闹不安,面色苍白,出冷汗,无青紫及发热,呕吐 2 次,为胃内容物,无腹痛。

2. 烦躁不安,面色苍白,口唇无紫绀,心前区无隆起,无震颤,心率 220 次/分,节律规则,第一心音稍低钝,各瓣膜区未闻及杂音。

【辅助检查】

1. X 线检查 取决于原来有无心脏器质性病变和心力衰竭。透视下见心脏搏动减弱。

2. 心电图检查为决定诊断的依据 心率在130~325 次/分之间,多始终均齐,P 波形态异常,往往较正常时小,常与前一心动的 T 波重叠,以致无法辨认。QRS 波形态同窦性,见图 11-25。发作持续时间较久者,可有暂时性 ST 段及 T 波改变。部分患儿在发作间歇期可有预激综合征表现。有时需与窦性心动过速及室性心动过速相鉴别。

笔 记 栏

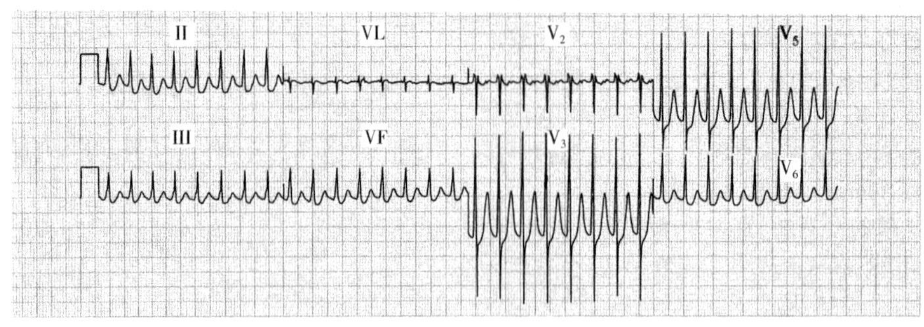

图 11-25 阵发性室上性心动过速

案例 11-9

1. 患儿，4 岁，突然出现心前区不适、气促，哭闹不安，面色苍白，出冷汗。

2. 体检发现：烦躁不安，面色苍白，口唇无紫绀，心前区无隆起，无震颤，心率 220 次/分，节律规则，第一心音稍低钝，各瓣膜区未闻及杂音。

3. 心电图示：R-R 间隔绝对均齐，心室率 230 次/分，QRS 波形态正常，Ⅱ、Ⅲ、aVF 导联 P 倒置，aVR 导联 P 直立。

临床诊断：阵发性室上性心动过速

【治疗】

1. 兴奋迷走神经终止发作　对无器质性心脏病，无明显心衰者可先用此方法刺激咽部以压舌板或手指刺激患儿咽部使之产生恶心、呕吐及使患儿深吸气后屏气。如无效时可试用压迫颈动脉窦法、潜水反射法。

2. 以上方法无效或当即有效但很快复发时，可考虑下列药物治疗。

(1) 洋地黄类药物适用于病情较重，发作持续 24 小时以上，有心力衰竭表现者。室性心动过速或洋地黄中毒引起的室上性心动过速禁用此药。低钾、心肌炎、阵发性室上性心动过速伴房室传导阻滞或肾功能减退者慎用。

(2) β 受体阻滞剂：可试用心得安静注。重度房室传导阻滞，伴有哮喘症及心力衰竭者禁用。

(3) 维拉帕米此药为选择性钙离子拮抗剂。抑制钙离子进入细胞内，疗效显著。不良反应为血压下降，并能加重房室传导阻滞。

3. 药物通过升高血压，使迷走神经兴奋对阵发性室上性心动过速伴有低血压者更适宜，因增加心脏后负荷，需慎用。

4. 电学治疗对个别药物疗效不佳者，除洋地黄中毒外可考虑用直流电同步电击转律。有条件者，可使用经食管心房调搏或经静脉右房内调搏终止室上速。

5. 射频消融术　药物治疗无疗，发作频繁，逆传型房室折返型可考虑使用此方法。

三、室性心动过速

室性心动过速(ventricular tachycardia，VT)是一种严重的快速心律失常，可发展为心室纤颤，引起心源性猝死。VT 是指起源于希氏束分叉处以下的 3～5 个以上宽大畸形 QRS 波组成的心动过速。

【病因】 可由严重心肌炎、心肌病、代谢紊乱、洋地黄中毒、心脏手术、心导管检查、先天性心脏病、感染、缺氧、电解质紊乱等原因引起。但不少病例其病因不易确定。

【临床表现】 心室率的快慢决定症状的轻重，小儿可有烦躁不安、面色苍白、呼吸急促、心悸、心前区疼痛，严重病例可有晕厥、休克、充血性心力衰竭等。发作短暂者血液动力学的改变较轻；发作持续 24 小时以上者则可发生显著的血液动力学改变。体检发现心率增快常在 150 次/分以上，节律整齐，心音可有强弱不等现象。

【辅助检查】 心电图特征：①心室率常在 150～250 次/分之间，QRS 波宽大畸形，时限增宽；②T 波方向与 QRS 波主波相反。P 波与 QRS 波之间无固定关系；③Q—T 间期多正常，亦可伴有 Q—T 间期延长，多见于多形性室速。④心房率较心室率缓慢，有时可见到室性融合波或心室夺获(图 11-26)。心电图是诊断室性心动过速的重要手段，但有时与室上性心动过速伴心室差异传导的鉴别比较困难，必须综合临床病史、体检、心电图特点、对治疗措施的反应等仔细加以区别。

【治疗】 室性心动过速是一种严重的快速心律失常，可发展成心室纤颤，致心脏性猝死，所以必须及时诊断，去除病因、诱因给予治疗。伴有血压下降或心力衰竭者首选同步直流电击复律(1～2J/s·kg)，转复后再用利多卡因维持。药物可选用利多卡因0.5～1.0mg/kg 静脉滴注或缓慢推注。必要时可每隔 10～30 分钟重复，总量不超过 5mg/kg。此药能控制心动过速，但作用时间很短，剂量过大能引起惊厥、传导阻滞等毒性反应。治疗可参见图 11-27。

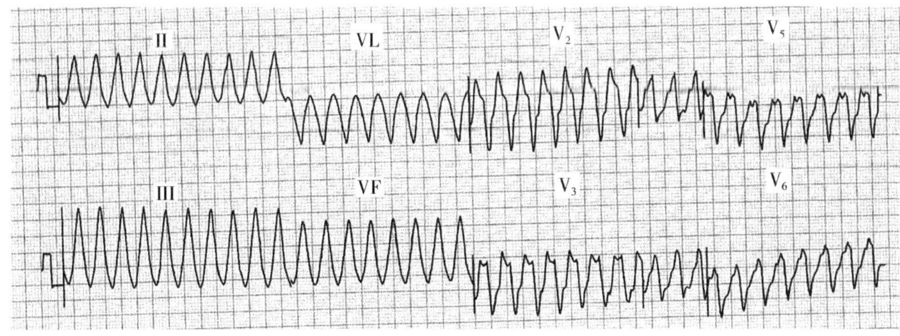

图 11-26　室性心动过速心电图改变

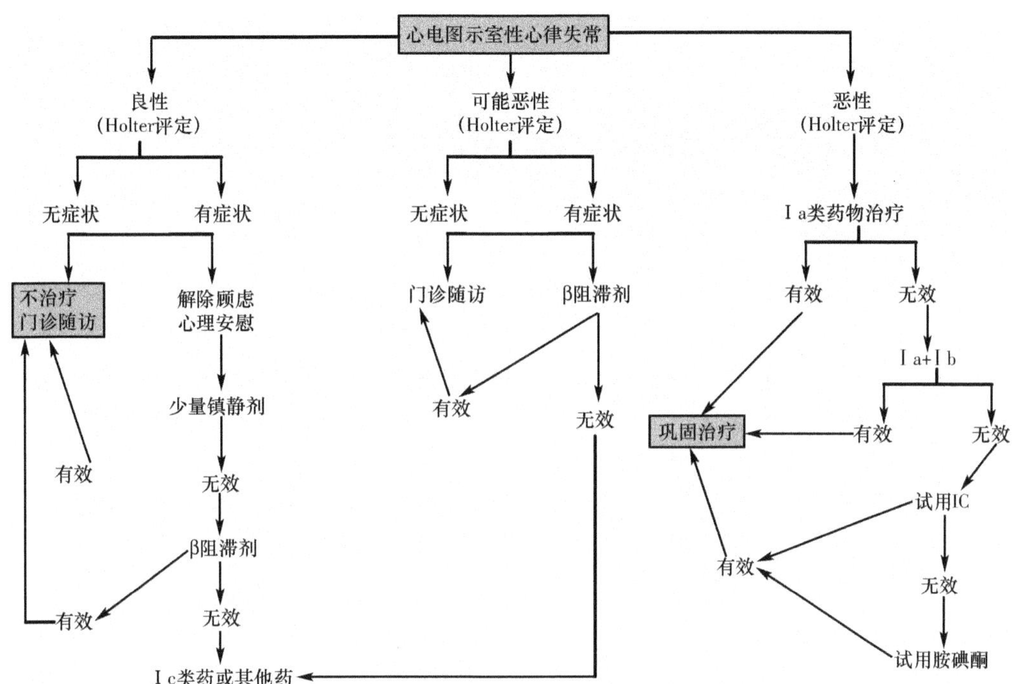

图 11-27　室性心律失常的处理程序

四、房室传导阻滞

房室传导阻滞(atrioventricular block,AVB)为小儿常见的缓慢型心律失常,可分为暂时性、间隙性和永久性,前两者多见。病因通常有先心病或房室传导系统发育缺陷,感染性心肌炎、心肌病、风湿热,药物影响或电解质紊乱,心脏手术,迷走神经张力增高,发热或缺氧。按其阻滞程度不同临床上将房室传导阻滞分为三度。

1. Ⅰ度房室传导阻滞　Ⅰ度房室传导阻滞在小儿中可见于正常健康儿童。由于仅房室传导时间延长,临床没有症状,听诊第一心音可减弱。诊断主要通过心电图检查。心电图表现为 P-R 间期超过正常范围,但每个心房激动都能下传到心室。见图 11-28。

2. Ⅱ度房室传导阻滞　Ⅱ度房室传导阻滞时窦房结的冲动不能全部传达心室因而造成不同程度的漏搏。通常分为两型。

(1) 莫氏 Ⅰ(Mobitz Ⅰ)型,又称为文氏现象:① P-R 间期逐步延长,直至发生心室漏搏,周而复始,呈规律性周期改变;②在 P-R 间期延长的同时,R-R 间期逐次缩短,直至发生心室漏搏;③且脱漏的前后两个 R 波的距离小于最短的 R-R 间期的两倍,心室脱漏后的第一个 R-R 间隔较脱漏前任何一个 R-R 间隔长(图 11-29)。

(2) 莫氏(Mobitz Ⅱ)Ⅱ型:①此型特点为 P-R 间期正常或延长,但固定不变;② P 波按规律出现,部分 P 波之后不继于 QRS 波,发生间歇性心室脱漏,且常伴有 QRS 波的增宽(图 11-30)。

Ⅱ度房室传导阻滞临床表现取决于基本心脏病变以及由传导阻滞而引起的血液动力学改变。当心室率过缓时可引起胸闷、心悸,甚至产生眩晕和晕厥。听诊时除原有心脏疾患所产生的听诊改变外,尚可发现心律不齐,搏动脱漏。莫氏Ⅰ型比Ⅱ型为常见,但Ⅱ型的预后则比较严重,容易发展为完全性房室传导阻滞,导致发生阿-斯综合征。

(3) Ⅲ度房室传导阻滞:此时,房室传导组织有效不应期极度延长,使 P 波全部落在了有效不应期内,完全不能下传到心室,心房与心室各自独立活动,彼此无关。心室率较心房率慢,见图 11-31。

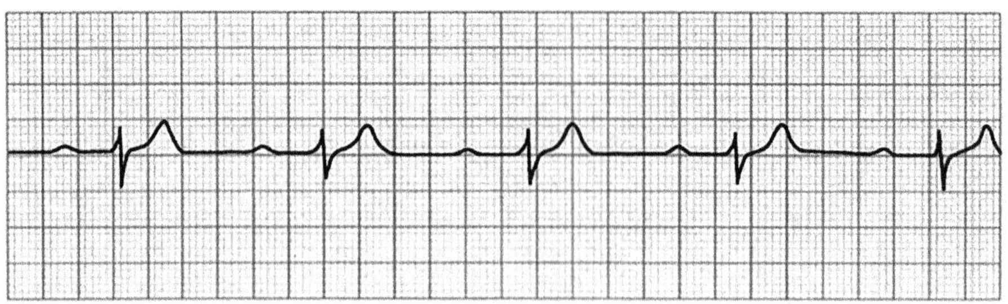

图 11-28 Ⅰ度房室传导阻滞

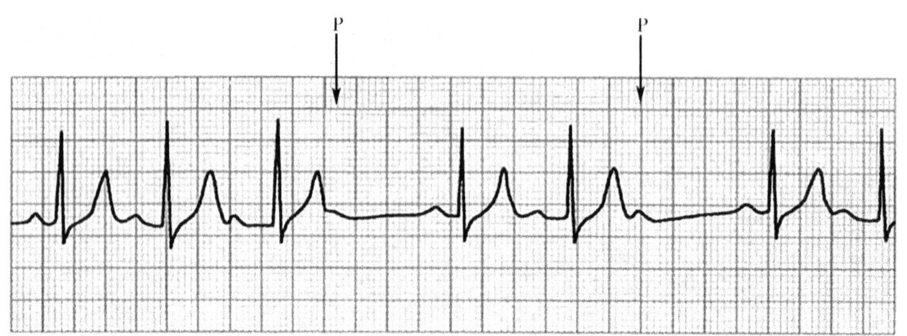

图 11-29 Ⅱ度房室传导阻滞(莫氏Ⅰ型)

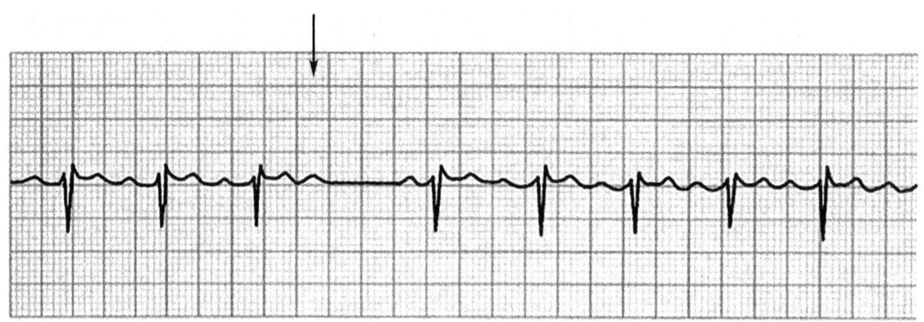

图 11-30 Ⅱ度房室传导阻滞(莫氏Ⅱ型)

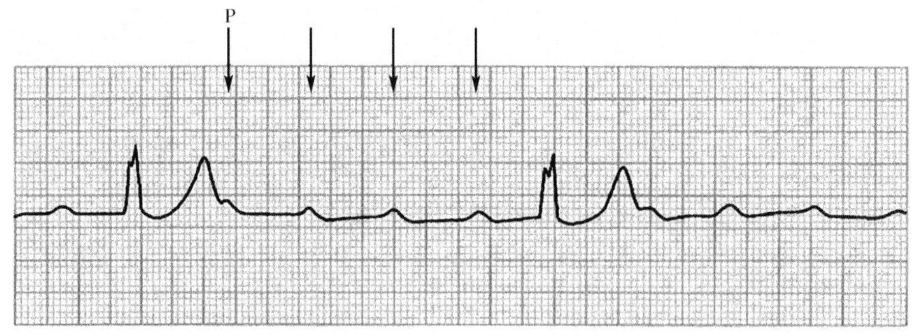

图 11-31 Ⅲ度房室传导阻滞

Ⅲ度房室传导阻滞临床上部分小儿并无主诉,重者因心排血量减少而自觉乏力、眩晕、活动时气短。最严重的表现为阿-斯综合征发作,知觉丧失,甚至发生死亡。某些小儿则表现为心力衰竭以及对应激状态的耐受能力降低。体格检查时脉率缓慢而规则。第一心音强弱不一,有时可闻及第三心音或第四心音。绝大多数患儿心底部可听到Ⅰ～Ⅱ级收缩期喷射性杂音,为心脏每次搏出量增加引起的半月瓣相对狭窄所致。由于经过房室瓣的血量也增加,所以可闻及舒张中期杂音。X线检查发现不伴有其他心脏疾患的Ⅲ度房室传导阻滞者中60%患儿亦有心脏增大。

【治疗】

1. Ⅰ度房室传导阻滞应着重病因治疗,基本上不需特殊治疗,预后较好。

2. Ⅱ度房室传导阻滞的治疗应针对原发疾病。当心室率过缓而无晕厥或心力衰竭者可口服阿托品、异丙肾上腺素治疗。预后与心脏的基本病变有关。

3. Ⅲ度房室传导阻滞有心功能不全症状或阿-斯综合征表现者需积极治疗。纠正缺氧与酸中毒可改善传导功能。由心肌炎或手术暂时性损伤引起者,肾上腺

笔记栏

皮质激素可消除局部水肿。可口服阿托品、麻黄素,或异丙基肾上腺素舌下含服,重症者应用阿托品皮下或静脉注射,异丙肾上腺素 1mg 溶于 5%～10%葡萄糖溶液 250ml 中,持续静脉滴注,速度为 0.05～2μg/(kg·min),然后根据心率调整速度。

安装起搏器的指征为:反复发生阿-斯综合征,药物治疗无效或伴心力衰竭者。一般先安装临时起搏器,经临床治疗可望恢复正常,若观察 4 周左右仍未恢复者,考虑安置永久起搏器。

五、抗心律失常药物选用

抗心律失常的药物较多,应按病情适当选用(图 11-32)。

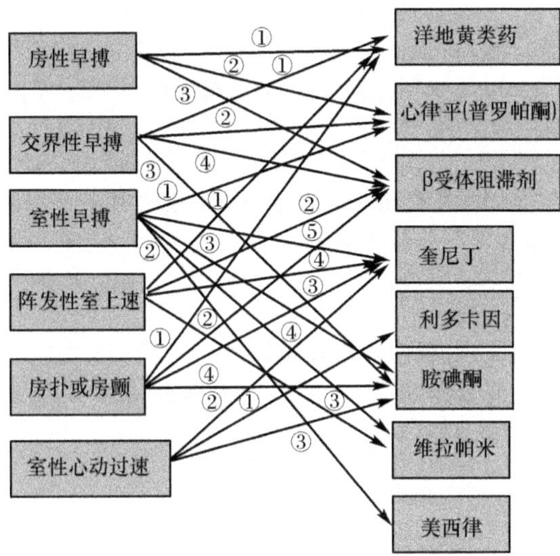

图 11-32 小儿抗心律失常的常用药物选用原则
①、②、③、④为选药次序;要注重病因治疗,功能性心律失常可不用药物;部分抗心律失常的非药物治疗未列入上表内

第 8 节 充血性心力衰竭

案例 11-10

患儿,女性,1 岁 8 个月,因咳嗽伴发热 4 天,喘息 2 天于 2004 年 3 月 20 日入院。患儿自 4 天前受凉后出现咳嗽,初为单声干咳,伴有发热,体温最高可达 39.4℃,在家口服"阿莫西林"治疗,效果欠佳。2 天前患儿咳嗽较前加剧,并出现喘息,吃奶时加重,阵发性哭闹不安,伴口唇青紫,尿量明显减少,无恶心、呕吐及腹泻,无抽搐,在外院以"支气管肺炎"给予"青霉素"等药物(具体不详)治疗 2 天,气喘仍较明显,青紫较前加重,遂来我院。患儿自发病以来吃奶较差,出汗多,入眠差。患儿半岁时被诊断为先心病室间隔缺损。平素易发生呼吸道感染,无遗传病病史。

体格检查:体温 38.8℃,脉搏 185 次/分,呼吸 72 次/分,体重 9.5kg。发育欠佳,营养一般,神志清,精神差,呼吸急促,呼气延长,可闻及喘鸣,吸气三凹征阳性,全身皮肤未见皮疹及出血点,浅表淋巴结未触及肿大,平软,双眼睑轻度浮肿,鼻翼扇动,口周青紫,咽充血,胸廓对称,双肺叩诊轻鼓音,呼吸音粗,可闻及弥散性中、细湿啰音。心前区隆起,心尖搏动位置在左第 5 肋间隙锁骨中线外 1cm,心尖搏动弥散且有抬举感,胸骨左缘第 3～4 肋间可触及收缩期震颤,心浊音界向左下扩大。胸骨左缘第 3～4 肋间闻及粗糙响亮Ⅳ级全收缩期杂音,杂音向心前区、腋下、颈根部及背部传导。心率 185 次/分,心律整齐,心音较低钝。腹稍胀,肝肋下 4cm,质地中等,边缘顿,脾未触及。双足背明显浮肿。

思考题:

1. 此病例有什么临床特点?
2. 婴儿和年长儿的心衰表现有何不同?

充血性心力衰竭(congestive heart failure CHF)是指在正常静脉回流下,由于各种原因引起心脏工作能力(心肌收缩或舒张功能)下降,泵出血量不足,不能满足机体代谢活动及生长发育的需要,临床上出现组织灌注不足及静脉系统淤血等一系列表现的一组综合征,简称心衰。心力衰竭是儿童时期危重症之一。

【病因】 小儿充血性心力衰竭,其病因可按图 11-33 所示进行分析。

1. 心源性　小儿时期心衰以婴儿期发病率最高,其中先天性心脏病引起者最多见;病毒性心肌炎、川崎病、心肌病、风湿性心脏病、心内膜弹力纤维增生症、严重心律失常等亦为重要原因。

2. 肺源性　重症肺炎、毛细支气管炎、支气管哮喘是常见的原因。

3. 肾源性　以急性肾小球肾炎所致的心衰最常见,此外继发性肾小球疾病以及肾血管畸形也可引起。

4. 其他　如输液过快、甲亢、维生素 B_1 缺乏、电解质紊乱、重度贫血、出血以及缺氧均可引起心衰。

【病理生理】 心脏功能从正常发展到心力衰竭,经过一段时期,称为代偿(compensation)过程,心脏出现心肌肥厚,心脏扩大和心率增快。由于心肌纤维伸长和增厚使收缩力增强,排血量增多。如基本病因持续存在,则代偿性改变相应发展,心肌能量消耗增多,冠状动脉血供相对不足,心肌收缩速度减慢和收缩力减弱。心率增快超过一定限度时,舒张期缩短,心排血量反而减少。心排血量通过代偿不能满足身体代谢需要时,即出现心力衰竭。

在心室负荷加重时可分为容量负荷增加和压力负荷增加。容量负荷增加通常指舒张末压增加,而压力负荷增加是指心室开始收缩射血时面临的阻抗。心衰早期容量负荷的代偿能力较压力负荷的代

笔记栏

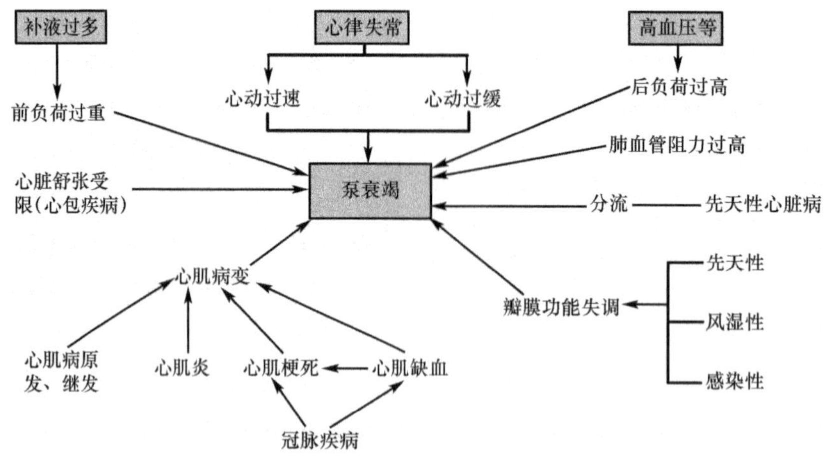

图 11-33 心脏泵功能衰竭的病因

偿要好，在一定充盈压下，充盈时间长则心室舒张末期容量增加，心肌纤维拉长，心肌收缩力增强，心搏量增加。但容量超过临界水平，则心排血量反而减少。

当心衰发展→导致心室收缩力减弱→心排血量减少→心室内残余血量增多→舒张期充盈压力增高→输出量明显减少→组织出现缺氧，心房和静脉出现淤血。心排血量下降反射性兴奋交感神经，使其活性增加，儿茶酚胺水平增高，从而增加了心肌收缩力，心率增快，外周血管收缩，在心衰早期可以代偿。但长期儿茶酚胺水平增高，则带来明显的副作用：①心肌代谢增加，耗氧加大；②心肌β受体密度下调，心肌收缩力下降；③外周血管收缩，致心脏后负荷加重，室壁应力增加，组织灌注不足；④直接心肌毒性作用，引起心肌坏死；⑤激活肾素-血管紧张素-醛固酮系统，进一步加重外周血管收缩及钠水潴留。心衰时心排出量减少，发生一系列分子和细胞机制改变，导致心肌结构异常，加剧了心室重塑，促进心衰恶化。

【发病机制】 心力衰竭的发病机理较为复杂，习惯上可分为前向性衰竭和后向性衰竭两类表现(图 11-34 所示)。

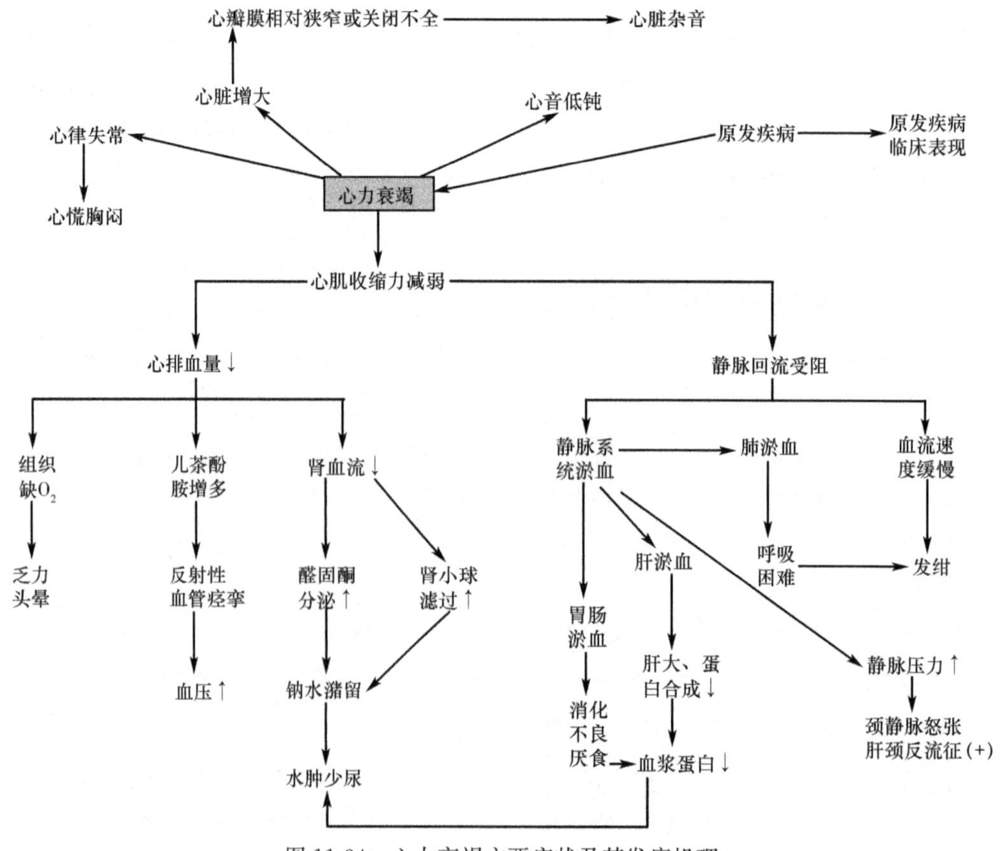

图 11-34 心力衰竭主要症状及其发病机理

【临床表现】 不同的年龄阶段有其特点，年长儿心衰的症状与成人相似，主要表现为乏力、活动后气急、食欲减低、腹痛和咳嗽。左心衰时呼吸急促、肺底部可听到湿啰音或哮鸣音，心率增快，常可听到心尖区第一音减低和奔马律。右心衰时肝增大、有压痛，颈静脉怒张，肝颈反流试验阳性，并出现浮肿，尿量明显减少。

婴幼儿心衰的临床表现有一定特点。起病急，发展迅速，常见症状为呼吸表浅、急促，烦躁多汗，哭声低弱，喂养困难，体重增长缓慢，肺部可闻及干啰音或喘鸣音。浮肿首先见于颜面、眼睑等部位，严重时可有鼻翼扇动、三凹征和青紫。

案例 11-10

1. 患儿为1岁8个月小儿，冬春季起病，主要症状为咳喘伴发热4天，阵发性喘息加重2天；烦躁不安，吃奶时加重，尿量明显减少。

2. 既往有先心病病史。

3. 呼吸急促，双眼睑轻度浮肿，鼻翼扇动，口周青紫，咽充血，三凹征阳性，呼吸音粗，可闻及弥散性中、细湿啰音。心浊音界向左下扩大，胸骨左缘第3～4肋间可触及收缩期震颤，心率快，心音较低钝，胸骨左缘第3～4肋间闻及粗糙响亮Ⅳ级全收缩期杂音，杂音向心前区、腋下、颈根部及背部传导。腹胀肝大，双足背明显浮肿。

【诊断】 临床诊断依据：①呼吸加快至60次/分以上，安静时无缓解，或呼吸困难，青紫突然加重。②心率增快，婴儿>180次/分，幼儿>160次/分，安静时仍不减慢，用发热或缺氧不能解释者。③肝肿大，在肋下3cm以上，短时间内进行性增大则更有意义。④心音明显低钝，或出现奔马律。⑤突然烦躁不安，面色苍白或发灰，而不能用原有疾病解释。⑥少尿，或出现下肢浮肿，除外营养性疾病、泌尿系统疾病等原因。

以上前四项为临床诊断的主要依据。尚可结合其他几项以及下列1～2项检查进行综合分析。

(1) 胸部X线检查心影多呈普遍性扩大，搏动减弱，肺纹理增多，肺门或肺门附近阴影增加，肺部淤血。

(2) 心电图检查不能表明有无心衰，但有助于病因诊断及指导洋地黄的应用。

(3) 超声心动图检查：可见心室和心房腔扩大，M型超声心动图显示心室收缩时间（systolic time interval）延长，射血分数（ejection fraction）降低。心脏舒张功能不全时，二维超声心动图对诊断和引起心衰的病因判断有帮助。

案例 11-10

1. 咳喘伴发热4天，阵发性喘息较重，烦躁不安，吃奶时加重。尿量明显减少。

2. 既往有先心病病史。

3. 呼吸急促，双眼睑轻度浮肿，鼻翼扇动，口周青紫，三凹征阳性，呼吸音粗，可闻及弥散性中、细湿啰音。心浊音界向左下扩大，胸骨左缘第3～4肋间可触及收缩期震颤，心率快，心音较低钝，胸骨左缘第3～4肋间闻及粗糙响亮Ⅳ级全收缩期杂音，杂音向心前区、腋下、颈根部及背部传导。腹胀肝大，双足背明显浮肿。

4. 胸片示双肺纹理增粗，可见小点片状阴影，肺血增多，心影增大，以左心室增大为主。心电图示左心室肥厚。彩色多普勒检查可见心室内有左向右分流的血流，分流束宽1.3cm。

诊断：1. 支气管肺炎；2. 心力衰竭；3. 先天性心脏病室间隔缺损。

充血性心力衰竭一般多根据临床进行诊断，表11-5，表11-6分别列入了不同年龄小儿心力衰竭的诊断参考标准。

表 11-5 新生儿心力衰竭诊断标准

可疑心力衰竭：	具有下列三点之一 心胸比例>0.6 安静情况下心率>160次/分 安静情况下呼吸>60次/分
中度心力衰竭：	除可疑心力衰竭表现外，另具以下三点之一： 心脏舒张期奔马律，肝脏增大，肺水肿表现
重度心力衰竭：	除中度心力衰竭表现外，另有周围血管充盈不足

表 11-6 婴儿心力衰竭诊断标准

具备以下四项考虑为心衰竭
(1) 呼吸急促：婴儿>60次/分，幼儿>50次/分，儿童>40次/分
(2) 心动过速：婴儿>160次/分，幼儿>140次/分，儿童>120次/分
(3) 心脏增大(体检、X线或超声检查)
(4) 烦躁、喂哺困难、体重增加、尿少、水肿多汗、青紫、呛咳、阵发性呼吸困难(具2项以上症状)
具备以上四项加以下一项或以上两项加以下两项者可确诊为心力衰竭
(1) 肝脏增大：婴幼儿肋下≥3cm，儿童>1cm
(2) 肺水肿
(3) 心脏奔马律
严重心力衰竭可出现周围循环衰竭

【治疗】 心衰治疗的目的：①维持满足机体需要的心输出量；②维持一定高度的动脉血压；③使升高的静脉压降低；④恢复心肌的收缩舒张功能。因此，临床上多主张联合用药，应根据患儿的具体病情设计治疗方案。治疗原则包括：①消除病因和诱因；②减轻心脏负担（改善心脏前、后负荷以及控制钠、水潴留）；③促进心功能的恢复。

1. 一般治疗　注意休息和保证睡眠，平卧或半卧位，对烦躁、哭闹的患儿，可适当应用镇静剂，苯巴比

笔记栏

妥(鲁米那 3～5mg/(kg·次),肌内注射),对非常烦躁的患儿,可用吗啡 0.05mg/(kg·次)皮下或肌内注射,能快速镇静。吸氧、维持水、电解质和酸碱平衡。应给予容易消化及富有营养的食品,以保证能量供应,一般饮食中钠盐应减少,可减轻心脏负担。防治感染,拍背吸痰。

2. 祛除病因和诱因。

3. 洋地黄类药物的应用　洋地黄具有加强心肌收缩力,即正性肌力的作用,可使心室排空完全,心搏出量增加。洋地黄作用于心肌细胞上的 Na-K-ATP 酶,抑制其活性,使细胞内钠离子浓度升高,通过 Na-Ca 交换使细胞内 Ca 升高,从而加强心肌收缩力,心室舒张终末期压力明显下降,减轻了静脉淤血的症状。洋地黄还具有减慢传导,减慢心率等作用,由于它对神经内分泌和压力感受器的影响,能直接抑制过度的神经内分泌活性(主要抑制交感神经活性作用,其次是兴奋迷走神经作用),延长了房室结不应期,减慢传导速度,使心率下降有利于心室舒张期充盈和改善冠脉循环,而改善心功能。

(1) 小儿时期常用的洋地黄制剂为地高辛(digoxin),可口服和静脉注射,儿童常用剂量和用法见表 11-7。

表 11-7　洋地黄类药物的临床应用

洋地黄制剂	给药法	洋地黄化总量(mg/kg)	每日平均维持量	效力开始时间	效力最大时间	中毒作用消失时间	效力完全消失时间
地高辛	口服	<2 岁 0.05～0.06	1/5 洋地黄化量,				
		>2 岁 0.03～0.05	分 2 次	2 小时	4～8 小时	1～2 天	4～7 天
	静脉	口服量的 1/2～2/3		10 分钟	1～2 小时		
毛花苷 C	静脉	<2 岁 0.03～0.04		15～30 分钟	1～2 小时	1 天	2～4 天
(西地兰)		>2 岁 0.02～0.03					

(2) 饱和量法和维持量法:在短时间内(速给法在 8～24 小时,缓给法在 4 天左右)给予足量,称为洋地黄化。洋地黄化后 12～24 小时可开始每天给予一定量的洋地黄以维持在血中的治疗浓度这就是维持量法。饱和量法即:首次给洋地黄化总量的 1/2,余量分两次,每隔 4～6 小时给予,多数患儿可于 8～12 小时内达到洋地黄化;能口服的患者开始给予口服地高辛,如病情较重或不能口服者,可选用毛花甙丙或地高辛静注。维持量法:常用地高辛,每日量为洋地黄化量的 1/4,分两次口服。维持量的疗程视病情而定。应注意随患儿体重增长及时调整剂量,以维持小儿血清地高辛的有效浓度。地高辛的有效血浓度(血清):婴儿为 2～3ng/ml,大年龄儿童为 0.5～2ng/ml 为宜。由于洋地黄化的剂量和疗效的关系受到多种因素的影响,所以洋地黄化的剂量要个体化。

(3)洋地黄使用注意事项:①用药前应了解患儿在 2～3 周内是否使用洋地黄,以防洋地黄过量中毒。②心肌炎患儿对洋地黄耐受性差,易发生中毒,剂量应比常规剂量少 1/3,且饱和时间不宜过快。③钙剂对洋地黄有协同作用,故用洋地黄类药物时应避免用钙剂。④低血钾可促使洋地黄中毒,应予注意。⑤此外,未成熟儿和<2 周的新生儿因肝肾功能尚不完善,易引起中毒,洋地黄化剂量应偏小,可按婴儿剂量减少 1/3～1/2。

(4)洋地黄中毒和处理:地高辛治疗量和中毒量很接近,故易发生中毒。早产儿、缺氧、低钾、低镁、高钙血症、心肌炎、严重肝肾功能障碍、严重心功能不全、大剂量利尿之后的患儿尤为容易发生洋地黄中毒。中毒的主要表现为:心律失常,如交界性心律、房室传导阻滞、室性早搏和阵发性心动过速等;其次为恶心、呕吐、食欲减退等胃肠道症状;神经系统症状,如头痛、头昏、嗜睡、色视等较少见。

洋地黄中毒的治疗:首先停用洋地黄和利尿剂,并测定地高辛血药浓度及血清钾和镁。如中毒较轻,血钾正常,一般停药 12～24 小时后中毒症状消失;如中毒明显,同时补充钾盐,因小剂量钾盐能控制洋地黄引起的室性早搏和阵发性心动过速。较轻者每日用氯化钾 0.075～0.1g/kg,分次口服;较重者可静脉滴注 0.3%氯化钾溶液,以 0.3～0.5mmol/(kg·h)速度缓慢滴注,总量不超过 2mmol/kg,肾功能不全和合并Ⅱ度房室传导阻滞者禁用。钾盐治疗无效或并发其他心律失常时的治疗参见心律失常节。

4. 利尿剂　利尿剂作用于肾小管不同部位,抑制钠水重吸收,从而发挥利尿作用。减轻肺水肿,降低血容量、回心血量及心室充盈压,减轻心室前负荷。利尿剂是治疗心衰第一线药物,故合理应用利尿剂为治疗心力衰竭的一项重要措施。当使用洋地黄类药物而心衰仍未完全控制,或伴有显著水肿者,宜加用利尿剂。在应用利尿剂的同时要注意钠盐的限制,但长期应用利尿剂,易产生耐药性和不良反应。儿科常用的利尿剂有以下几种。

(1) 呋塞米(速尿):主要作用是抑制髓袢升支的氯、钠运转,使钾、钠、氯排泄增加。1～2mg/(kg·次),静脉注射 2～5 分钟起效,30 分钟达高峰,维持 2～4 小时。作用快,要注意补钾。

(2) 氢氯噻嗪(双氢克尿噻):主要抑制髓袢升支皮质部钠和氯的重吸收而产生利尿作用。亦可促进钾的排泄。口服 2～5mg/(kg·d)。1～2 小时起效,

笔记栏

维持12小时，有中等利尿效果，注意补钾。以间歇疗法为宜，即用药3～4天，停药2～3天。

(3) 螺内酯(安体舒通)：此药为醛固酮拮抗剂，作用于肾小管远端的钠钾交换过程，促其保钠排钾。口服1～3mg/(kg·d)，8～12小时起效，停药后药效可维持2～3天。

5. 血管扩张剂　血管扩张剂对心肌并无直接的正性肌力作用，是通过影响心脏的前后负荷，即降低全身小动脉的阻力，使左心室射血阻抗减少，心脏后负荷减少，心排血量增加；扩张小静脉的血管，回心血量减少，肺静脉淤血减轻，肺动脉楔压和左心室充盈压及舒张末压降低，减少前负荷。同时扩张动脉和静脉，可使心室壁张力下降、氧耗减少，心功能得以改善。

(1) 血管紧张素转换酶抑制剂：卡托普利(巯甲丙脯酸)可抑制血管紧张素Ⅰ转换为血管紧张素Ⅱ，也能抑制缓激肽的水解，醛固酮生成减少，减轻钠、水潴留。近年来研究认为该药能有效阻断循环中及心血管局部血管紧张素Ⅱ的生物效应，防止心肌细胞肥厚，间质纤维化，延长心室肌的重构，改善左室的收缩功能，从而缓解心衰的临床症状，降低心衰病人的死亡率。儿科临床的中、长期疗效还有待观察。剂量为每日0.5～4mg/(kg·d)，分2～4次口服，首剂0.5mg/(kg·d)，从小剂量开始，以后根据病情1～2周内逐渐加量。依那普利(苯脂丙脯酸)剂量为每日0.05～0.25mg/(kg·次)，一次口服。最大剂量为0.5mg/(kg·d)。

(2) 硝普钠：可直接扩张小动脉及小静脉的血管平滑肌，具有作用强、生效快和持续时间短的特点。硝普钠对急性心衰(尤其是急性左心衰、肺水肿)伴周围血管阻力明显增加者效果显著。应在动脉压力监护下使用。剂量为0.5～1μg/(kg·min)，用5%葡萄糖液稀释后静脉滴注，可逐渐加量，一般按0.1～0.2μg/(kg·min)增加，直到获得疗效或血压有所降低，最大剂量不超过3～5μg/(kg·min)。

(3) 酚妥拉明(苄胺唑啉)：为一种非选择性的α受体阻滞剂，以扩张小动脉为主，兼有扩张静脉的作用。剂量为2.5～5μg/(kg·min)，溶于5%葡萄糖液20ml中缓慢滴注。

6. 心衰的其他药物治疗　有非洋地黄类正性肌力药如多巴胺和多巴酚丁胺，β受体阻滞剂，血管紧张素Ⅱ受体拮抗剂，钙通道阻滞剂，1,6二磷酸果糖，脑利钠激素，心房利钠肽，生长激素等药物在临床上的研究与应用，已愈来愈广泛和深入，并且有较好的治疗效果。

(徐　静)

第12章 泌尿系统疾病

小儿泌尿系统的疾病种类繁多,依病变性质可包括炎症、结石、畸形、肿瘤、先天性代谢异常等;依病因分类则包括原发性、继发性和先天性疾病。由于小儿泌尿系统的解剖生理与成人存在明显差异,所以其疾病的种类、病因、解剖、临床等均有其自身特点。

第1节 小儿泌尿系统的解剖生理特点

一、解剖特点

1. 肾脏　肾脏(kidney)为腹膜外器官,位于脊柱两侧,呈蚕豆形,上极约平第一腰椎的上沿,下极约平第四腰椎的下沿,右肾上方为肝脏,故较左肾约低半个椎体。出生时肾脏表面不平,呈分叶状,1～4岁左右消失;婴儿肾脏位置较低,故腹部触诊时容易扪及。小儿肾脏的相对体积较成人大,相对重量较成人重,然而其绝对体积则较成人小,绝对重量则较成人轻。

肾脏由肾实质和肾间质(renal interstitium)构成,肾实质包含肾血管、肾单位(nephron)和集合管(collecting tubules);肾间质为充填于肾实质之间的少量结缔组织。肾单位是肾脏的基本功能单位,它包含肾小体(renal corpuscle)和肾小管,前者又可分为肾小球(glomerulus)和肾小囊,而后者则由近端小管(proximal tubule)、髓袢和远端小管(distal tubule)组成。

出生时,小儿肾脏肾单位的数量和成人完全相同,约为100万个/每个肾脏。这些肾单位虽然具备了成人肾单位的所有功能,但是,由于肾小球的体积较小,肾小管较短,其滤过、重吸收以及浓缩稀释功能并没有发育成熟,加之调节能力较弱,小儿更容易发生水电酸碱平衡的紊乱。

2. 输尿管(ureter)和膀胱(vesica)　婴幼儿的输尿管壁的肌肉和弹力纤维发育较差,膀胱三角区(triangle area)的功能不成熟,是造成膀胱输尿管反流(vesicoureteral reflex)、输尿管扩张的解剖学基础。婴儿膀胱位置较年长儿高,膀胱充盈时,在耻骨联合上方易于扪及。

3. 尿道(urethra)　女婴尿道短,尿道口相对较大,加之外阴部不洁,极易发生上行性感染。男婴泌尿系感染的发生率较女婴低得多,如果男性婴幼儿反复发生泌尿系感染,应考虑排除泌尿系畸形。

二、生理特点

肾脏是泌尿系统最重要的器官,其滤过、重吸收、分泌和排泄等功能,在排泄代谢终末产物、调节水电解质和酸碱平衡,维持内环境(internal environment)稳定方面发挥了极其重要作用;肾脏的内分泌(endocrine)功能所产生的激素或生物活性物质包括红细胞生成素(erythropoietin)、肾素(rennin)、前列腺素(prostaglandins)、肾利钠肽(renal natriuretic peptide)和降压物质、激肽-缓激肽系统(kininbradykinin system)、活性维生素D等,亦是机体不可或缺的。新生儿泌尿系统的基本结构和功能虽然与成人相同,但其发育并未成熟。出生时,肾单位的总数与成人相等,但肾小球的直径平均约116μm,仅为成人的1/2,近曲小管的长度在1.79mm,约为成人的1/10。新生儿肾血流量(renal blood flow)占心排血量的比率与成人类似,但在成人,90%以上的肾血流量分布于皮质,而新生儿髓旁肾单位的血流量则远较皮质肾单位的丰富,这不仅不利于皮质肾单位的滤过,而且不利于髓质高渗状态的形成;同样,新生儿肾小球滤过率(glomerular filtration rate)仅约为20ml/(min・1.73m^2),到1～2岁时,按体表面积校正,才达到成人水平。

新生儿及婴幼儿肾小管对营养物质的重吸收(reabsorption)并不充分,因此,可出现一过性氨基酸尿和糖尿。对钠的重吸收功能低下,因而在病理状况下,极易出现低钠血症。对碳酸氢盐的重吸收能力有限,加之泌H^+和产氨的能力低下,故极易发生代谢性酸中毒(metabolism acidosis)。婴幼儿蛋白质代谢呈正平衡(positive balance),产氨和尿素形成能力低下,髓袢短而髓旁肾单位的血流量丰富,加之抗利尿激素(antidiuretic hormone)分泌不足和局部较高的前列腺素水平,使得肾脏的浓缩和稀释功能较差,婴儿每由尿中排泄1mmol的溶质需要水1.2～2.4ml,而成人仅需要0.7ml;小婴儿的尿渗透压(urine osmotic pressure)最高不超过700mmol/L,而成人则可以达到1400mmol/L,因而,水入量不足时小儿极易发生脱水(dehydration)乃至急性肾功能不全,而水负荷过多时,又易发生水肿(edema)乃至水中毒。

三、正常小儿的尿量

排尿(micturition)功能受脊髓和大脑控制,出生后不久,约1/3的小儿排尿,生后48小时以内,99%的小儿排尿,如生后72小时尚未排尿,应考虑泌尿系统的疾患。尿量的多少受多种因素的影响,一般而言,生后最初两日内,每日尿量在15～30ml/kg,以后四周可达25～120ml/kg;婴儿每日排尿400～500ml,

笔记栏

幼儿每日排尿500～600ml,学龄前儿每日排尿600～800ml,学龄儿每日排尿800～1400 ml/kg。若新生儿尿量<1.0ml/(kg·h)为少尿,<0.5ml/(kg·h)为无尿,婴幼儿每日尿量<200ml/m^2,学龄前儿童<300 ml/m^2,学龄儿童<400ml/m^2为少尿,每日尿量<50ml/m^2为无尿。最初数月,排尿是反射性(reflex)的,5～6个月后,可建立起条件反射,1岁半时,可养成控制排尿的习惯。

第2节　小儿肾脏疾病的主要实验室检查及其临床意义

一、尿液检查

小儿正常尿液为淡黄色或无色;尿液浓缩时,可呈深黄色;气温较低、尿中含较多磷酸盐结晶时,排出的尿冷却后可呈白色混浊;尿中含较高浓度的尿酸盐时,可呈粉红色。疾病、食物或药物均可引起尿色的变化,血尿时,尿液的颜色随着pH的变化而变化,碱性尿时为粉红色或洗肉水色,酸性尿时为烟灰色或浓茶叶水色。

正常尿液无特殊气味。糖尿病尿有甜味;苯丙酮尿症时呈特殊的鼠尿味。

正常尿液pH在4.5～8.0间波动,一般为5.0～6.5。尿pH不能降到5.5,应考虑远端肾小管性酸中毒。正常尿比重在1.001～1.030之间;尿渗透压在40～1200mmol/L。新生儿尿渗透压平均240mmol/L,1岁时尿渗透压可以达到600mmol/L,1岁以后接近成人水平。尿比重在1.010左右,为等张尿,见于急慢性肾衰;尿比重<1.010,为低张尿,固定性低张尿见于尿崩症及肾小管浓缩功能障碍;尿比重>1.010,为高张尿,见于脱水、糖尿病等。

小儿正常尿液仅含微量蛋白,定性为阴性,定量<100mg/24h。24小时尿蛋白定量>150 mg为蛋白尿(protein urine)。150～500mg/24h为轻度蛋白尿,500～2000mg/24h为中度蛋白尿,>2000mg/24h为重度蛋白尿。

小儿正常尿液中不含糖,当血糖升高超过肾糖阈值或肾小管糖吸收障碍时,则出现糖尿。氨基酸尿表明肾小管对氨基酸重吸收的原发性或继发性障碍。

尿中钙的排泄量每天应小于0.1mmol/kg(4 mg/ kg),每天尿钙排泄量如大于0.1 mmol/kg,则为高钙尿。

取新鲜晨尿10ml以1500/分转离心5分钟,沉渣涂片镜检,正常尿液中红细胞<2～3/HP,白细胞<4～5/HP,不应有小圆形上皮细胞(肾小管上皮细胞);在尿量减少时,或一周以内的新生儿,可见到透明管形,并无临床意义。当尿沉渣中红细胞持续>3/HP,即为镜下血尿;而尿沉渣中白细胞>5/HP时,亦有其临床意义;在一些病理情况下,则可见到红细胞、白细胞、上皮细胞管形、脂肪管形、颗粒管形和腊样管形等异常改变。

二、肾功能检查

(一)肾小球功能

1. 血尿素氮(blood urea nitrogen,BUN)和血肌酐(serum creatinine,Scr)　BUN和Scr是临床估价肾小球功能的指标。新生儿BUN正常值为1.8～6.4mmol/L(4～18mg/dl),婴儿及儿童为2.5～6.4mmol/L(7～18mg/dl)。由于:①由肾小球滤过的BUN约有40%～50%由肾小管重吸收;②BUN在肾小球滤过率下降50%～60%时才开始升高;③BUN的水平受蛋白质的摄入量、蛋白质的合成和分解速率、肝脏功能等因素的影响,故BUN并非衡量肾小球滤过功能的敏感指标。

小儿Scr的正常值为27～62μmol/L(0.3～0.7mg/dl)。Scr不受蛋白质摄入量的影响,由于它是肌酸代谢的终末产物,故与机体肌肉的含量直接相关。也正因为如此,Scr受年龄、性别、身高等因素的影响。不同年龄小儿Scr的正常值可参照公式Scr(mg/dl)=0.004×身高(cm)×88.4推算。

正常新生儿Scr接近成人水平,约在2～4周下降到8.84～17.68μmol/L(0.1～0.2mg/dl)。因此,新生儿Scr只有高于成人值时才有意义。

2. 内生肌酐清除率(Ccr)　内生肌酐的产量稳定,且由肾小球滤过后,并不为肾小管重吸收,仅由肾小管少量分泌,因而,它可以比较准确的反映肾小球滤过率。加之测定方法简便,测定结果稳定,故临床上广泛使用。Ccr测定方法为,受试者3天无肌酐饮食后,准确留取4或12小时尿后采血,测量血及尿中的肌酐浓度,然后根据下式:

内生肌酐清除率(Ccr,ml/min)=尿肌酐浓度(μmol/L)×尿流量(ml/min)/血肌酐浓度(μmol/L);计算后,用患儿体表面积校正,得:

校正清除率(ml/min)=1.73(m^2)×内生肌酐清除率(ml/min)/实际测得的小儿体表面积(m^2)。

正常小儿校正的内生肌酐清除率为(80～120)ml/min·1.73m^2。

临床上,常常将内生肌酐清除率与肾小球滤过率(GFR)等同起来,并用它来代表肾小球滤过率。

(二)肾小管功能

1. 酚红排泄试验　酚红仅6%由肾小球滤过,而94%由近端肾小管分泌,并不再由远端肾小管重吸收,因此,酚红排泄试验可用来判断近端肾小管的分泌功能和肾血流量。方法:进行酚红排泄试验前20分钟饮水200ml以上,静脉注射酚红前立即排尿弃去,2～3岁注射0.6%酚红0.36ml,5岁以上注射1ml。注射后15、30、60及120分钟各排尿一次送检。正常人15分钟应排出25%～40%,2小时排出总量

笔记栏

的 60%～85%。

2. 浓缩功能试验　反映远端肾小管功能。方法：试验前停用利尿剂，试验前一天晚上 8 时后禁水，试验当天正常饮食，餐间禁水。于晨 8 时排尿弃去，以后每 2 小时留尿一次共 6 次，自晚 8 时至第二日晨 8 时留 12 小时尿。白天 12 小时尿量应占全日总尿量的 1/2～3/4，比重应有一次＞1.020，最高尿比重与最低尿比重之差应＞0.009。

三、免疫学检查

有关肾脏疾病的免疫学检查内容较多，临床常用的包括血淋巴细胞亚群测定、血和尿中免疫球蛋白及其亚类的定量、血和尿中补体成分分析等指标。肾病综合征时，血 IgG 显著减低（＜5g/L），常常发生感染而影响激素的治疗效果。C_3 降低见于急性链球菌感染后肾小球肾炎、膜增殖性肾小球肾炎、狼疮性肾炎以及部分乙肝相关性肾炎。

四、影像学检查

肾脏的影像学检查内容广泛，包括：X 线、超声波及同位素检查。X 线的检查种类繁多，计有 X 线平片、静脉肾盂造影、逆行尿路造影、排泄性膀胱尿路造影、腹膜后充气造影、数字减影血管造影、CT 和磁共振显像等，对泌尿系统的畸形、结核、结石、肿瘤、积水等诊断和鉴别诊断具有重要意义。超声波检查包括普通及彩色超声波检查，可测定肾脏的大小、位置、形态、血流量等，对肾下垂、肾易位、肾积水、肾结石、肾畸形、肾囊肿、肾肿瘤、肾萎缩、肾血管异常、移植肾的监护、肾穿刺定位等均有很高的价值。临床上，应结合病人的实际情况，选择相应的检查。

五、肾活组织检查

肾活组织检查可对肾脏疾病做出组织学诊断，是判断预后及制定适当的治疗方案的依据。适应证包括：非典型或重症肾炎、难治性肾病、持续性血尿和/或蛋白尿、家族性肾炎、不明原因的急慢性肾衰、全身性疾病肾损害的程度以及移植肾排斥反应的估价等。禁忌证包括：出血倾向、肾肿瘤或肾囊肿、肾周脓肿、孤立肾、肾盂积水、不能控制的高血压、肾钙化和终末期固缩肾。

第 3 节　小儿肾小球疾病的临床分类

肾小球疾病包括一组病因、发病机制、病理改变各不相同的以肾小球受累为主的多种疾病。由于目前所使用的各种分类方法均有其局限性，故最常用的分类方法仍然是临床分类。2000 年 11 月，全国儿科学会肾脏学组对 1981 年修订的关于小儿肾小球疾病的临床分类再次进行了修订，修订后的分类如下：

笔记栏

一、原发性肾小球疾病 (primary glomerular disease)

(一) 肾小球肾炎

1. 急性肾小球肾炎(acute glomerulonephritis)　急性起病，多数有先驱感染，临床以血尿为主，可伴浮肿、少尿、高血压和肾功能不全，病程多在 1 年以内。按照病因可分为链球菌感染后肾小球肾炎(acute poststreptococcal glomerulonephritis)和非链球菌感染后肾小球肾炎(non-poststreptococcal glomerulonephritis)两类。链球菌感染后肾小球肾炎有链球菌感染的血清学证据和血清补体的动态变化。

2. 急进性肾小球肾炎(rapidly progressive glomerulonephritis)　起病急骤，临床除了血尿、蛋白尿、浮肿、高血压外，持续少尿或无尿，肾功能进行性恶化，可在发病后数周或数月进入尿毒症期。目前，根据其发病机制，进一步分为抗基底膜性、抗中性粒细胞胞浆抗体性及免疫复合物性三类。本病预后差，如缺乏积极有效的治疗，预后严重。

3. 迁延性肾小球肾炎(persistent glomerulonephritis)　包括：有明确肾小球肾炎病史，而血尿和/或蛋白尿持续 1 年以上；无明确肾小球肾炎病史，血尿和/或蛋白尿持续半年以上。两者均不伴肾功能不全或高血压。

4. 慢性肾小球肾炎(chronic glomerulonephritis)　病程超过 1 年或隐匿起病，伴不同程度的肾功能不全或高血压者。

(二) 肾病综合征

肾病综合征(nephrotic syndrome)临床表现为大量蛋白尿、低蛋白血症、不同程度浮肿和高胆固醇血症。其中大量蛋白尿是指 24 小时尿蛋白≥50mg/kg 或+++至++++，低蛋白血症指血浆白蛋白低于 30g/L，高胆固醇血症指血浆胆固醇高于 5.7mmol/L，前两条为必备条件。

按照临床表现，又将肾病综合征分为单纯型和肾炎型。凡具有以下 4 项中的 1 项或者多项者，为肾炎型肾病。①2 周内 3 次以上离心尿 RBC≥10 个/HP，并证实为肾小球性血尿者；②反复或持续高血压，学龄儿童≥130/90mmHg，学龄前儿童≥120/80mmHg，并除外糖皮质激素等原因所致者；③肾功能不全，并除外血容量不足等所致者；④持续或反复低补体血症。

(三) 孤立性血尿或蛋白尿

孤立性血尿或蛋白尿以仅有血尿或蛋白尿，而无其他临床症状、体征，有关化验检查及肾功能正常者。

虽然这些病人的临床经过多数是良性的，但血尿或蛋白尿仅仅是多种疾病的临床表现之一，应当尽可能地找出病因，并给予相应的处理。

1. 孤立性血尿(isolated hematuria) 指肾小球源性血尿，分为持续性(persistent)和再发性(recurrent)。

2. 孤立性蛋白尿(isolated proteinuria) 分为体位性(orthostatic)和非体位性(non-orthostatic)。

二、继发性肾小球疾病(secondary glomerular disease)

全身性疾病引起的肾脏的继发性损害，如过敏性紫癜、系统性红斑狼疮、乙型肝炎、糖尿病、药物过敏或中毒等，临床可表现为肾炎、肾病、单纯性血尿或蛋白尿等。

1. 紫癜性肾炎(purpura nephritis)。
2. 狼疮性肾炎(lupus nephritis)。
3. 乙肝相关性肾炎(HBV-associated glomerulonephritis)。
4. 其他。

三、遗传性肾小球疾病(hereditary glomerular disease)

1. 先天性肾病(congenital nephrotic syndrome) 先天性肾病指的是3月龄内起病，具有肾病综合征的四大特征，除外继发性者(如先天梅毒、TORCH、CMV等)，包括遗传性和原发性者。

2. 遗传性进行性肾炎(Alport's syndrome) 表现为血尿、进行性肾功能不全，常伴神经性耳聋和眼部异常，还可累及血小板或食道、气管等。多在儿童期发病，男性受累重，预后差。

3. 家族性再发性血尿(familiar recurrent hematuria) 也称之为薄基底膜肾病(thin basement membrane nephropathy)，表现为反复血尿、肾功能正常和阳性家族史。

4. 其他 如甲-膑综合征(mail-patella syndrome, hereditary osteo-onychodysplasia)

肾小球疾病的临床分类侧重于临床表现，但是，同一组临床表现的肾小球疾病，可能由不同的病理类型组成，而同一病理改变的肾小球疾病，又可能具有不同的临床表现。一般说来，病理类型更能反映疾病的本质。因此，临床医师在做出疾病的临床诊断时，应尽可能地做出病因、病理诊断，并参照肾功能情况，制定出适当的诊疗计划。

第4节 急性肾小球肾炎

案例 12-1

患儿，男性，8岁，因浮肿、尿少、血尿3天而于1999年1月2日10am入院。患儿3天前晨起后出现双眼睑浮肿，渐及颜面及双下肢，伴尿少、尿色加深，呈浓茶色，无尿急、尿频等，轻咳，无发热，在家服用抗感冒药治疗。2天前小便发红，呈洗肉水样，尿量较前减少，出现头晕、头痛，无呕吐。在家予以输液"青霉素、病毒唑"2天，症状无明显缓解，今日遂来我院就诊。自发病以来有时有轻微腹痛，精神尚好，食欲减低，述乏力。半月前出现发热、咽痛，在当地诊断为"化脓性扁桃体炎"，予以输注"青霉素、地塞米松"5天，遂停药。既往无肾脏病病史及家族史。

体格检查：体温36.7℃，脉搏88次/分，呼吸31次/分，血压140/100mmHg，体重24kg。发育正常，营养稍差，神志清晰，精神尚可，呼吸平稳，未见紫绀，全身皮肤黏膜无出血点及皮疹，浅表淋巴结无肿大，头颅正常，双眼睑轻度浮肿，巩膜无黄染，结膜无充血，咽红，扁桃体Ⅱ°肿大，口腔无明显异常，颈软，胸部未见三凹征，双肺呼吸音粗糙，无啰音，心率88次/分，心音有力，未见杂音，腹软，无压痛及反跳疼，肝脾无肿大，肾脏未触及，肾区叩痛(+)，双下肢水肿，压之无明显凹陷，活动正常，病理反射征未引出。

思考题：

1. 临床上，首先考虑该患儿何种诊断，有哪些诊断依据？
2. 哪些实验室检查支持这一诊断？
3. 需要和哪些疾病鉴别？

1982年儿科肾脏病协作组对全国105所医院调查的资料显示，患急性肾小球肾炎、肾病综合征和泌尿系感染的住院病人占同期儿科泌尿系统疾病住院病人总数的80%以上。

急性肾小球肾炎(acute glomerulonephritis)简称为急性肾炎，是一组由多种病因引起来的，以自身免疫反应为其主要发病机制，肾小球弥漫性渗出性增殖性改变为其主要病理变化，临床以急性起病、血尿、蛋白尿、少尿、浮肿、高血压和氮质血症为其主要表现的临床症候群。

【病因和发病机制】 广义的急性肾小球肾炎包括各种病因引起的具有上述特征的临床症候群，因此，它可以是原发而病因未明的，如原发性系膜增殖性肾小球肾炎(primary mesangial proliferative glomerulonephritis)、局灶性节段性肾小球硬化(focal segment glomerulosclerosis)；也可能是继发而病因明确的，如系统性红斑狼疮(systemic lupus erythematosus)等某些全身性疾病引起来的以急性肾炎综合征为首发临床表现的。由于这些肾小球肾炎的治疗和预后与我们将要讨论的急性肾小球肾炎明显不同，故一般意义下的急性肾小球肾炎，往往指的是感染后急性肾小球肾炎(postinfectious acute glomerulonephritis)。

引起感染后急性肾小球肾炎的病原体包括细菌如肺炎链球菌、绿色链球菌、葡萄球菌、流感杆菌、伤寒杆菌、脑膜炎双球菌，病毒如流感病毒、EB病毒、

笔记栏

ECHO病毒、水痘-带状疱疹病毒、麻疹病毒、腮腺炎病毒、巨细胞病毒、柯萨奇病毒，寄生虫如丝虫、钩虫、血吸虫、疟原虫，其他如螺旋体、支原体和弓形体等感染后也可导致肾炎；又由于感染后急性肾小球肾炎绝大部分由链球菌感染所引起，故临床上的急性肾小球肾炎常常意味着急性链球菌感染后肾小球肾炎（acute poststreptococcal glomerulonephritis）。

急性链球菌感染后肾小球肾炎系由β-溶血性链球菌A族致肾炎菌株（nephritogenic strains）感染后所引起，呼吸道感染以12型为主，以冬春季节常见；皮肤感染以49型为主，以夏秋季节常见。急性链球菌感染后引起肾小球肾炎的机制目前尚未完全清楚，一般认为与以下几个方面有关：

（1）链球菌的成分作为外来抗原刺激机体产生抗体，以循环抗原抗体复合物（circulation immune complex）的形式沉积于肾小球而产生致病效应。能够以这种方式致病的链球菌抗原包括链球菌的细胞壁菌体蛋白（M蛋白）和内链球菌素（endostretocin）。

（2）链球菌的阳离子蛋白或链球菌产生的阳离子蛋白如肾炎菌株相关蛋白（nephritic strain associated protein）作为外来抗原，通过与肾小球基底膜的阴电荷成分相互作用而植入肾小球，机体针对这些抗原产生的抗体在肾小球形成所谓的原位（in situ）免疫复合物而产生致病效应。

（3）链球菌对机体某些蛋白质的修饰或调变，使得这些蛋白质成为自身抗原，然后，通过循环免疫复合物和/或原位免疫复合物形成的方式产生致病效应。目前已知的这些自身抗原包括由链球菌产生的神经氨酸酶（streptococcal neuraminidase）消化的IgG，肾小球基底膜的固有成分如Ⅳ型胶原、板层蛋白等。另外，链球菌抗原也可能与肾小球基底膜有交叉抗原性。

这些免疫复合物一旦在肾小球形成，势必活化补体，结果不但形成膜攻击复合物（membrane attack complex），还将通过过敏毒素的趋化作用，吸引中性粒细胞，从而形成肾小球的损伤。另外，肾炎菌株相关蛋白等细菌外毒素可以在肾小球内通过旁路途径（alternative pathway）活化补体，引起炎症过程。

【病理改变】 急性肾炎的病理改变属弥漫性毛细血管内渗出增殖性肾小球肾炎。急性期于光镜下可见肾小球内皮细胞肿胀增生，系膜细胞及系膜基质增生，多形核白细胞浸润，毛细血管腔狭窄甚至闭塞。电镜下可见肾小球上皮细胞下方电子致密物呈"驼峰"状沉积，为本病的特征性改变。免疫荧光检查可见沿肾小球毛细血管袢和系膜区弥漫性颗粒状的IgG、C_3和备解素的沉积，有时也可见少量的IgM和C_4的沉积。

急性期病变一般持续2～3周，以后开始吸收消散。一般说来，内皮细胞的肿胀增生首先消退，继而白细胞浸润和"驼峰"状沉积物亦恢复，系膜细胞及系膜基质增生消退往往需要半年以上。

【病理生理】 急性肾小球肾炎的病理生理改变，主要集中于两个环节：即毛细血管腔的狭窄甚至闭塞和肾小球基底膜的免疫性损伤。毛细血管腔的狭窄乃至闭塞，使得肾小球滤过率（GFR）下降，肾脏对水电解质以及代谢产物的排泄减少。水电解质的排泄减少使得尿量减少，水钠潴留，血容量增加，血压增高，细胞外液容量增加，水肿形成；而机体代谢产物的排泄减少则出现氮质血症。肾小球基底膜的损伤则形成血尿和蛋白尿。

【临床表现】 本病的前驱感染包括呼吸道和皮肤的感染。呼吸道感染的种类有急性扁桃体炎、咽炎、猩红热等，多见于北方，主要发生在冬春季节；皮肤感染的种类有脓疱疮、疖肿等，多见于南方，主要发生在夏秋季节。呼吸道感染至急性肾炎发病之间的间歇时间一般在10天左右，皮肤感染至急性肾炎发病之间的间歇时间一般在20天左右。

由于急性肾炎的临床表现轻重悬殊，故一般分成典型病例、非典型病例和重症病例三大类。

1. 典型病例　多见于3～8岁的儿童，男女之比约为2∶1。急性起病，表现为水肿、少尿、血尿、高血压及不同程度的肾功能减退。

水肿和少尿均由GFR减少造成。水肿一般不重，往往先累及眼睑和颜面部，晨起明显，继而累及下肢，重者波及全身，甚至出现胸腹腔积液者。水肿为非可凹性，而与肾病综合征的水肿不同。少尿一般多不明显，尿量显著减少甚至无尿者，多见于重症病例。水肿和少尿对利尿剂的反应均较好，一般在利尿消肿后不再反复，如不给予利尿剂，一般也在1～2周内利尿消肿。

血尿是急性肾炎最常见的临床表现。血尿的程度因人而异，约半数病人出现肉眼血尿，所有典型病例均存在镜下血尿。血尿的颜色随尿液pH的变化而变化。尿液的pH高时，呈洗肉水样或鲜红色，尿液的pH低时，呈烟灰色或棕色。血尿严重时可有排尿不适甚至尿痛，排尿困难。血尿的持续时间不等，肉眼血尿颜色一般逐渐变淡，约在2周后转变为镜下血尿；镜下血尿多在3个月内恢复，个别病人可能迁延到6个月甚至更久。如果一年内仍未恢复，临床没有其他表现且肾功能正常者，则称之为迁延性肾炎，临床仍可完全恢复，但一部分人可能转变为慢性肾炎。血尿的同时，往往伴有蛋白尿，典型病例蛋白尿的程度不重。

轻到中等程度的高血压可见于半数左右的病人，大多数经降压处理后不再升高，或在1～2周内随利尿消肿而下降。

肾功能减退表现为不同程度的氮质血症。同样，血尿素氮和肌酐一般也在2周内随利尿消肿而恢复。

诊断急性肾炎的患儿，如在利尿消肿后水肿、少尿仍反复发生，或3～4周后仍未利尿消肿者；虽经降压处理血压仍反复升高，或3～4周后血压仍持续不降者；虽已利尿消肿，但血尿素氮和肌酐在3～4周后仍未恢复者，应考虑本病诊断的正确性。如果病后8周上述症状仍然存在，或者血补体仍降低者，应行肾

笔记栏

活检以明确诊断。

2. 非典型病例 非典型病例包括以下3种类型。

(1) 无明显临床症状的亚临床病人,可无水肿、高血压和肉眼血尿,仅在链球菌感染流行时,尿常规检查发现镜下血尿,实验室血中C_3降低,并于6~8周恢复。

(2) 肾外症状性肾小球肾炎,临床上可出现水肿和高血压,甚至轻度氮质血症,但尿检时改变轻微或没有改变,有流行病学史,血中C_3降低。

(3) 极少数病人类似于肾病综合征,除了少尿、血尿、高血压及不同程度的肾功能减退等急性肾炎的表现以外,临床出现大量蛋白尿,高度浮肿,低蛋白血症和高脂血症,而与肾炎性肾病难以区别。这些病人的链球菌感染史,血中链球菌感染的证据以及C_3的动态变化,有助于本病的诊断。一般说来,这些病人恢复较慢,预后较典型病例差。

3. 重症病例 急性肾炎出现以下三种表现之一种或一种以上者,即为重症病例。这些表现往往发生在急性肾炎发病后的1~2周内。

(1) 严重循环充血(severe circulation hyperemia):严重循环充血的病理生理主要由两方面的因素所决定:严重水钠潴留,血容量增加所引起的循环过负荷和肺血管床低压、低阻、大流量的特点。肺脏是一个相对干燥的器官,肺毛细血管床和肺泡之间,除了毛细血管内皮和肺泡上皮细胞之外,仅有少量(甚至没有)的间质组织分隔,以利于气体的交换;另一方面,肺循环的血流量与体循环的血流量相等,使得其对抗大流量血液的代偿能力受到限制。这样,在血容量增加,循环过负荷的情况下,血浆经肺毛细血管内皮进入间质,继而肺泡,引起气体的交换障碍,临床出现咳嗽、气促、端坐呼吸以及吐粉红色泡沫痰等类似左心衰竭的表现。此时如不能得到恰当处理,那么,随着肺动脉的保护性收缩,右心负荷加重,当超过其代偿能力时,出现真正的心功能不全,表现水肿加重、上腹部疼痛、肝脏肿大压痛、颈静脉怒张等。

(2) 高血压脑病(hypertensive encephalopathy):高血压脑病发生的病理生理基础仍然是水钠潴留,血容量增加。在血压升高达到一定程度[学龄儿童达20/12kPa(150/90mmHg),学龄前儿童达17.4/10.7kPa(130/80mmHg)]时,脑内阻力血管痉挛,脑缺血缺氧,脑水肿形成,导致高血压脑病。另一种情况是,在血压急剧升高的情况下,脑血管的自动调节功能丧失,脑血管被动扩张,血浆渗出,脑水肿形成产生高血压脑病。高血压脑病多发生于急性肾炎的早期,起病急骤。但往往首先出现一些前趋表现,如头痛、呕吐、烦躁不安等,继而头痛剧烈、呕吐频繁,且常伴眼花、复视、黑朦,如不能及时治疗,患儿出现惊厥、昏迷甚至脑疝形成而死亡。因此,急性肾炎患儿,尤其处于病程早期的患儿,如果出现头痛、呕吐、烦躁不安等表现者,应高度警惕高血压脑病的可能。此时测量血压,如达到或高于上述界限,应按高血压脑病紧急处理,而不应等到出现视力障碍、惊厥甚至昏迷时,才做出高血压脑病的诊断。

(3) 急性肾功能衰竭(acute renal failure):不同程度的肾功能减退是急性肾炎的临床表现之一,然而,少数病人可能发展为急性肾功能衰竭。临床表现为尿量显著减少甚至无尿、血尿素氮和肌酐明显增高、血钾增高、代谢性酸中毒等。少尿或无尿一般持续3~5天,个别病人可达10天甚至更长时间,然后进入多尿期,尿量增加,血尿素氮和肌酐逐渐下降,肾功能恢复,但此阶段,病人易发生水电平衡紊乱,应予注意。

案例 12-1

1. 8岁,男性,浮肿,尿少,血尿3天就诊。

2. 病史特点:病前半月有化脓性扁桃体炎病史,近3天出现浮肿、血尿症状,伴头痛。平素易感冒。

3. 临床特点:血压偏高,双眼睑浮肿,双下肢水肿,咽红,扁桃体Ⅱ°大。肝脾无肿大,肾脏未触及,肾区叩痛(+)。

4. 尿常规示蛋白尿、血尿,血浆蛋白正常,补体低,抗O增高,血沉增快。肾脏B超示双肾实质弥漫性炎性改变。

【实验室检查】

1. 尿液 尿中可见红细胞、白细胞、肾小管上皮细胞,还可见到红细胞管型、较多的透明和颗粒管型。红细胞为皱缩的多型性红细胞,如果使用袢性利尿剂,红细胞可暂时为均一型;红细胞管型是急性肾炎尿检时的重要特征,但在尿液久置或为碱性时,则不易检出。急性肾炎时,尿蛋白多在(+)-(++),24小时尿蛋白定量一般不大于1克,大部分为非选择性蛋白尿,尿蛋白的消失一般较尿红细胞的恢复为早。

2. 血常规 由于血容量增加,血液稀释,血红细胞计数及血红蛋白轻度下降,如原发感染灶仍然存在,白细胞计数可增高。血沉加快。

3. 肾功能及血生化 肾小球功能受损,肾小球滤过率下降,血尿素氮和肌酐增高;血钠可减低,血钾可增高,CO_2 CP可减低;肝功能多正常,尿蛋白明显者,血白蛋白减低,可出现高脂血症。

4. 血补体 急性肾炎早期即可出现总补体和C_3的下降,到2~4周时最低,4周以后开始恢复,8周后恢复正常。总补体和C_3的这种动态变化,几乎见于每一个病人,是急性肾炎的重要特征。这种特征对于那些不典型病人的诊断帮助很大。如果8周以后低补体血症仍然持续,必须排除其他类型的肾小球肾炎如系统性红斑狼疮、膜性增殖性肾小球肾炎、冷球蛋白血症等。

5. 链球菌感染的证据 部分急性肾炎患儿在发病后行咽试纸培养或皮肤感染灶培养,可发现病原菌,但这一结果常受抗生素使用的影响。链球菌有关抗体的检测可证实链球菌的前趋感染。呼吸道感染的患儿,抗链球菌溶血素O(antistreptolysin O,ASO)

笔记栏

的检出率在50%～80%之间，一般在链球菌感染后2～3周升高，5周时达高峰，半年内恢复正常，部分病人可持续1年以上。皮肤感染患儿ASO的检出率较低；ASO的检出率同样受抗生素应用的影响。链球菌感染的其他证据包括抗双磷酸吡啶核苷酸酶（anti-diphosphopyridine nucleotidase）、抗透明质酸酶（anti-hyaluronidase）和抗脱氧核糖核酸酶B（anti-deoxyribonuclease B）滴度的升高。

案例 12-1

1. 血常规：Hb 118 g/L，RBC 3.80×10^{12}/L，WBC 15.2×10^{9}/L，N 0.67，L 0.33。

尿常规：色黄，潜血（＋），蛋白（＋＋），红细胞布满视野，并见到管型。

2. 血浆总蛋白70g/L，白蛋白35g/L，谷丙转氨酶正常，胆红素正常。血Cr 64μmol/L，BUN 5.5mmol/L；ESR 48 mm/h。

3. ASO＞400单位，补体C_3 0.56g/L（正常值0.80～1.41g/L）。

4. 肾脏B超检查：双肾实质弥漫性炎性改变。

【诊断和鉴别诊断】 典型的链球菌感染后急性肾小球肾炎的诊断并不困难：链球菌感染的病史，链球菌感染的证据，急性起病、血尿、浮肿、高血压和氮质血症等临床症候群，血补体的动态变化，均为链球菌感染后急性肾小球肾炎的诊断提供了有力的依据。需要与链球菌感染后急性肾小球肾炎相鉴别的其他具有肾炎综合征表现的疾病包括：

1. 原发性肾炎性肾病综合征　少数链球菌感染后急性肾小球肾炎患儿尿蛋白明显，可达肾病范围，并存在浮肿、低蛋白和高脂血症，极易误诊为原发性肾病综合征（肾炎性），此时，链球菌感染病史的询问，链球菌感染证据的寻找，补体动态变化的观察和8周以上的随访，对于两者的鉴别十分重要。必要时必须行肾活检以明确诊断。

2. 慢性肾小球肾炎急性发作　儿童期慢性肾炎少见，但这些患儿往往隐匿发病，在机体应激以后，出现血尿、浮肿、少尿、高血压及氮质血症等类似于急性肾炎的表现，由于其预后与急性肾炎明显不同，故需要鉴别。这些患儿由于缺乏明确的既往病史，从病史上对两者进行鉴别的机会较少，但贫血较重，持续高血压和/或肾功能受损明显均为两者的鉴别提供了线索，此时行B型超声波检查，可见急性肾炎患儿的肾脏较同龄儿增大，而慢性肾炎的肾脏并不增大甚至较小。慢性肾小球肾炎急性发作的患儿，没有血补体的动态变化。一部分病人可能需要8周以上的随访。

3. 其他病原体感染后的急性肾炎　如前所述，其他多种病原体的感染均可引起急性肾炎，如果病人缺乏链球菌感染的病史和/或链球菌感染的证据，应注意寻找其他病原体感染的病史和证据，以进行鉴别。

4. 能够引起肾炎综合征的其他原发或继发的肾小球疾病　如原发性膜性增殖性肾小球肾炎、原发性系膜增殖性肾小球肾炎、IgA肾病、系统性红斑狼疮、过敏性紫癜、急进性肾炎等，在注意原发疾病的其他表现和急性肾炎的特点以后，一般不难鉴别。

案例 12-1

1. 8岁，男性，浮肿，尿少，血尿3天就诊。

2. 病史特点：病前半月有化脓性扁桃体炎病史，近3天出现浮肿、血尿症状，伴头痛。平素易感冒。

3. 临床特点：血压偏高，双眼睑浮肿，双下肢水肿，咽红，扁桃体Ⅱ°大。肝脾无肿大，肾脏未触及，肾区叩痛（＋）。

4. 尿常规示蛋白尿、血尿，血浆蛋白正常，补体低，抗O增高，血沉增快。肾脏B超示双肾实质弥漫性炎性改变。

临床诊断：急性链球菌感染后肾小球肾炎，高血压脑病。

【治疗】 急性肾小球肾炎目前尚缺乏特异性的治疗手段。其治疗原则为对症处理。

1. 一般治疗　水肿明显的患儿，应限制盐和水的摄取。氮质血症的病人，蛋白质的摄入量应予控制。在水肿消退，肾功能恢复以后，恢复正常饮食。如氮质血症持续时间较长，应给予优质蛋白0.5g/(kg·d)。休息是所有病例最重要的治疗措施之一，发病后2周内应卧床休息，对于重症病例，卧床休息的时间应该延长，一般待肉眼血尿消失，水肿消退，血压正常以后，逐步下床活动。血沉正常后可以上学，但由于此时肾脏的病理改变尚未恢复，剧烈体育活动势必加重肾脏的负担，故在病程的3～6个月内，仍应避免剧烈活动。

2. 抗生素的使用　就诊时感染灶仍然存在的病人，应接受10～14天的青霉素或其他敏感抗生素的治疗。

3. 对症治疗　利尿剂的使用可以减轻水肿，减低血压，改善氮质血症，防止重症病例的发生。因此，对水肿明显，血压增高，肾功能减退的病人，应给予利尿剂。一般应用双氢克尿噻1mg/(kg·次)，每天2～3次口服，必要时可加用保钾利尿药。待尿量增加，浮肿消退即可停药。噻嗪类利尿剂无效时，应给予袢利尿剂如速尿，口服2～5mg/(kg·d)，每天2～3次，注射1～2mg/(kg·次)。

4. 降压治疗　凡经休息、限盐以及利尿治疗血压仍高，或就诊时血压已达危险水平者，应给予降压治疗。可给予利血平0.07mg/(kg·次)(一次最大剂量不超过2.0mg)肌内注射，必要时12小时可重复一次，以后按0.02～0.03mg/(kg·d)计算，分2～3次口服。也可用钙通道阻滞剂如硝苯地平，按0.25～0.5mg/(kg·d)算，分2～3次口服。急性肾炎时的高血压为典型的容量依赖性高血压，故血管紧张素转化酶抑制剂卡托普利在本病时的降压作用有限，但由于它能够显著减少尿蛋白，故临床上常常使用，

笔记栏

一般从小剂量开始，多按 0.2～0.3mg/(kg·d)计算，分次口服。

5. 重症病例的治疗

(1) 严重循环充血：治疗原则在于纠正水钠潴留，恢复有效循环血量。通常给速尿静脉注射，同时使用扩血管药物。常用的扩血管药物包括酚妥拉明和硝普钠。前者为 α 受体阻滞剂，通过扩张外周血管，减少心脏的前后负荷而发挥作用。静脉滴注后 2～3 分钟起效，持续 5～10 分钟，使用剂量为 0.1～0.2mg/(kg·次)，最大剂量一般不超过 10mg。滴注速度为 1～4μg/(kg·min)。硝普钠的使用剂量为 5～10mg 加入 100ml 5%的葡萄糖液中，以 1 μg/ (kg·min)的速度开始，以后根据血压的变化调整剂量。本药滴注后 10s 即可起效，停用 3～5 分钟后作用消失。本药应新鲜配制，避光滴注。一般不用洋地黄类药物，但病人如果出现右心功能不全时，可酌情使用。如果经利尿及减轻心脏的前后负荷等处理，病情仍未改善，可进行透析治疗。

(2) 高血压脑病：高血压脑病的早期发现在其治疗中的作用特别重要，急性肾炎患儿，只要存在高血压，无论有无脑病的临床表现，均应接受降压治疗。这些病人的血压一旦升高到临界水平，尤其伴有头痛呕吐者，应即刻给予紧急降压处理。可选用上述降压药中的一种或几种，情况紧急者，应用作用迅速而强大的降压药；如情况允许，可选用作用较温和的药物。高血压脑病出现抽搐时，可给予鲁米那钠肌内注射，剂量为 5～8mg/(kg·次)，如患儿抽搐不止，给予安定缓慢静脉注射可收到良好效果，剂量为 0.3mg/(kg·次)，总量一般不超过 10mg。由于病人血压的增高系容量负荷所致，应同时给予强力利尿剂。

(3) 急性肾功能衰竭：急性肾功能衰竭目前已成为急性肾炎患儿死亡的主要原因。本病的急性肾衰系肾小球滤过率的严重降低所致，而非肾小管的坏死。其治疗原则包括避免进一步损害肾脏的药物、维持水电酸碱平衡、降压利尿、治疗消化道出血及对症治疗等。维持水电酸碱平衡应遵守量入为出的原则，严格控制入水量，适当补充钠、钙和碳酸氢盐，并降低增高的血钾，这些措施可参考有关书籍。速尿是这些病人首选的利尿剂，剂量为 2mg/(kg·次)，静脉推注。本病时消化道出血与应激有关，可给予西咪替丁或奥美拉唑静滴。

案例 12-1

处方及医生指导

1. 卧床休息；

2. 降压利尿，可采用利血平 1mg 立即肌内注射，开放静脉通路后给速尿 20mg 静推 1～2 次，血压下降尿量增加后给予氢氯噻嗪 25mg/次，每日 2 次，必要时加用螺内酯 20mg，每日 2 次，持续 3～4 天；

3. 镇静，可给予鲁米那钠 0.1 肌注；

4. 抗感染，给予青霉素 480 万单位，在 5% 葡萄糖水中静滴，每天 1 次，共 10 天。

第 5 节　肾病综合征

案例 12-2

患儿，男性，5 岁，因全身浮肿伴尿少 7 天，加重 2 天而于 1999 年 11 月 12 日 11am 入院。患儿 7 天前出现浮肿，先是双眼睑部位，渐发展至面部和全身，伴尿少，无血尿、尿急、尿频、尿痛等，亦无发热、咳嗽、腹泻及呕吐。在当地卫生院诊断"肾炎"，予以静注"青霉素、利尿剂"等治疗 3 天，浮肿无明显减退。2 天前浮肿加重，阴囊部浮肿明显，出现腹胀，尿量明显减少，精神不如病前，有时出现轻微腹痛，食欲下降。无发热，有时恶心，但无呕吐，大便稀薄，2～3 次/日，无脓血。半月前曾发热、轻咳及流涕，服用抗感冒药 2 日后症状缓解。无肾脏病病史及家族史。无结核接触史及药物过敏史。

体格检查：体温 36.7℃，脉搏 98 次/分，呼吸 39 次/分，血压 120/80mmHg，体重 20kg。神志清晰，精神尚可，呼吸急促，未见紫绀，全身皮肤黏膜无出血点及皮疹，浅表淋巴结无肿大，头颅正常，双眼睑高度浮肿，双眼不能睁开，颜面浮肿明显，巩膜无黄染，结膜水肿，咽红，扁桃体 Ⅰ° 肿大，口腔无溃疡等，颈软，双肺呼吸音粗糙，无啰音，心率 98 次/分，心音有力，未闻及杂音，腹膨隆，腹壁水肿明显，皮肤发亮，无压痛及反跳痛，肝脾扪诊不满意，腹水征(+)，肾区叩痛(-)，双下肢浮肿明显，呈凹陷性，阴囊及包皮明显水肿，Babinski 征阴性。

思考题：

1. 该患儿的诊断是什么？需要和哪些疾病相鉴别？

2. 如何治疗？治疗中的注意事项？

肾病综合征(nephrotic syndrome)简称肾病，是一组病因复杂，病理改变多样，以大量蛋白尿、低白蛋白血症、高度浮肿和高胆固醇血症为特征的临床症候群。按照病因，可将肾病综合征分为原发性(primary)、继发性(secondary)和先天性(congenital)肾病三大类。继发性肾病指的是病因明确，肾病综合征是其原发疾病表现的一部分，如过敏性紫癜、系统性红斑狼疮、慢性活动性乙型肝炎、药物中毒等；先天性肾病通常指生后 3 月龄内发病，临床具有肾病综合征四大特征，并除外继发性和少数生后早期发生的原发性肾病。本节仅讨论原发性肾病综合征。

【病理改变】 儿童期原发性肾病综合征的病理类型主要包括微小病变肾病(minimal change nephropathy)、系膜增殖性肾小球肾炎(mesangial proliferative glomerulonephritis)、局灶性节段性肾小球硬化(focal segment glomerulosclerosis)、膜性肾病(membrane nephropathy)和膜性增殖性肾小球肾炎

笔记栏

(membrane proliferative glomerulonephritis)等几种类型。1979年,国际儿童肾脏病研究组对521例小儿原发性肾病综合征的病理研究表明:微小病变占76.4%,局灶性节段性肾小球硬化占6.9%,膜性增生性肾小球肾炎占7.5%,单纯系膜增生占2.3%,增生性肾小球肾炎占2.3%,局灶性球性硬化占1.7%,膜性肾病1.5%,其他1.4%。南京军区总院儿科1982年至2004年1611例肾活检的资料表明:微小病变占14.1%,系膜增生性肾炎占54.4%,膜增殖性肾炎占9.2%,毛细血管内增生占6.1%,局灶节段性硬化占5.9%,膜性肾病占5.7%,新月体性肾炎占0.7%。不同病理改变构成比的不同,不仅有种族因素,也与病例的选择性有关,国内各家选择性肾活检的结果表明,系膜增生性肾炎约占肾活检病例数的1/3~2/3。

【病因和发病机制】 原发性肾病综合征的病因不明。其发病机制按照病理类型的不同亦有不同。目前认为,微小病变肾病可能与细胞免疫功能的紊乱有关;除局灶性节段性肾小球硬化的其他病理类型的肾病,由于肾小球内有免疫球蛋白和补体的沉积,则认为与体液免疫的介导有关。至于局灶性节段性肾小球硬化,其发病机制并不清楚,现有的研究表明,本病很可能为"足细胞分子病",因为调节足突形态与运动的肌动蛋白相关蛋白调控足细胞结构功能变化的酪氨酸磷酸激酶受体(GLEPP-1),与肾小球选择滤过和足突结构功能相关的足细胞顶端主要的涎蛋白(podocalyxin),对肾小球滤过屏障的完整性起重要作用的足细胞裂隙膜特异蛋白(nephrin),足细胞膜特异的连接蛋白(CD2AP),与足细胞的运动调节有关的肌动蛋白交叉连接蛋白(α-Actinin-4),足细胞特异结构必需的膜蛋白,调节Ca^{2+}离子出入细胞的阳离子通道蛋白(TRPC6)等多种分子的突变,都将影响足细胞的形态、结构和功能,最终导致局灶节段性肾小球硬化。从理论上说,无论是原发性还是继发性因素,如果导致足细胞的这些分子的损伤而使得它们的表达、产生、结构或功能的改变并持续存在,将启动局灶节段性肾小球硬化发生的机制。

【病理生理】

1. 大量蛋白尿　是肾病综合征重要的病理生理改变。目前认为,微小病变肾病患儿,细胞免疫功能的紊乱通过尚未明了的机制,使得肾小球滤过膜中含有大量阴电荷的硫酸类肝素蛋白多糖和涎蛋白丢失,从而破坏了肾小球滤膜的电荷选择性屏障,血液中分子量较小的阴电荷蛋白尤其是白蛋白大量进入原尿而造成蛋白尿,临床上称之为选择性蛋白尿。在非微小病变肾病,由于免疫球蛋白和补体的沉积,破坏了肾小球滤过膜的完整性,电荷选择性屏障和大小选择性屏障均受到影响,漏入原尿的蛋白质除了白蛋白外,尚含有许多其他较大分子量的蛋白质,临床上称之为非选择性蛋白尿。

2. 低白蛋白血症　是肾病综合征的又一临床特征。过去认为低白蛋白血症发生的主要原因是尿中白蛋白的大量丢失和滤过的白蛋白在肾小管中的降解造成的。然而现有的研究表明,腹膜透析的病人,每天从透析液中丢失白蛋白的量与肾病患者相类似,但他们并不发生低白蛋白血症;虽然肾病患者肾小管对白蛋白的相对降解速率增加,但机体对白蛋白的绝对降解速率却较正常人降低;目前在实验性肾病模型中发现,实验动物肝脏合成白蛋白的能力虽然较正常有所增加,但是并不能达到其最大储备功能。这说明肾病综合征时,肝脏合成白蛋白的代偿能力受损在低白蛋白血症的发生机制中可能发挥重要的作用。

3. 高脂血症　其发生机制不明。以前认为由于低白蛋白血症的刺激,使得肝脏对脂蛋白和脂质的合成增加,这些脂蛋白并不能从肾小球滤过而产生高脂血症。然而,现有的研究表明,除了肝脏对脂质的合成增加外,脂质的廓清障碍是高脂血症发生的重要机制。目前,脂质合成增加和廓清障碍的机制尚不明确,可能与脂质合成过程中的一些限速酶活性的增加以及脂质与廓清受体的结合障碍有关。

4. 水肿　肾病综合征水肿的发生机制目前尚未完全明确。过去一直用"充盈不足"理论(underfilling theory)来解释。该理论认为大量蛋白尿所造成的低白蛋白血症,使得有效循环血量降低,在肾交感神经活性增加的同时,肾素-血管紧张素-醛固酮系统活化,抗利尿激素分泌增加,结果肾脏的钠水重吸收增加,水肿形成。目前随着研究的深入,人们又提出"过度充盈"理论(overfilling theory)来解释水肿的形成过程。这种理论认为,某些肾内因素使得肾小管对钠水的重吸收增加,使得病人的血容量增加,这些增加的液体溢出毛细血管而形成水肿。然而,这些肾内因素是什么,目前尚未明了,推测可能与肾小管的转运系统有关。目前,这两种理论如何统一起来,尚无定论。

【临床表现】 本病以学龄前儿童为发病高峰,男性略多于女性,一般起病较缓慢,且常无明显诱因。临床上往往以水肿为其突出表现,一般先见于眼睑,继而累及颜面部、胫前区、腹部和会阴,重者出现腹水和/或胸水,甚至因此而引起呼吸困难。水肿呈可凹性,有随体位而变化的趋势,部分患儿的水肿呈选择性而限于某些部位,原因不明。约1/3的患儿起病初期伴有感染,此时水肿往往发展较快,几天内即可遍及全身,且程度较重。水肿时,患儿尿量减少,尿多泡沫,尿量减少的程度往往与水肿的程度相平行。除了水肿以外,患儿可有纳差,上腹不适以及其他感染之临床表现。

长期蛋白尿的病人,可能出现蛋白营养不良,表现为毛发干枯发黄、皮肤干燥等。肾炎性肾病患儿,可出现血尿,高血压等表现。复发或反复的患儿,约70%与各种感染有关。少数病例晚期可能出现肾小管功能障碍。

案例 12-2

1. 该患儿以全身性浮肿伴少尿就诊,浮肿先是双眼睑部位,渐发展至面部和全身。

笔记栏

2. 查体：全身高度浮肿，双眼睑浮肿，双眼不能睁开，颜面浮肿明显，结膜水肿，腹壁水肿明显，皮肤发亮，腹水征(+)，双下肢浮肿明显，呈凹陷性，阴囊及包皮明显水肿，全身凹陷性浮肿，以颜面及阴囊部明显。咽红，扁桃体Ⅰ°肿大。

【诊断】 肾病综合征的诊断并不困难。完整的诊断一般应包括三方面的内容，即疾病、分型和原因。因而，肾病的诊断一般分成如下几步。首先，确定是否为肾病综合征。具有以下四条者，可做出肾病综合征的诊断：①大量蛋白尿，尿蛋白定性+++至++++，定量≥50mg/(kg·24h)；②低蛋白血症，血浆白蛋白<30g/L；③血浆胆固醇>5.72mmol/L(220mg/dl)；④不同程度的水肿。其中前两条是必备标准。

其次，在做出肾病综合征的诊断之后，还应结合以下四条标准进行临床分型。凡具备以下四条之任意一条者，诊断为肾炎性肾病：①尿检查红细胞>10个/HP(2周内3次以上离心尿)。②反复或持续出现高血压，学龄儿童>17.3/12.0 kPa(130/90mmHg)，学龄前儿童>16.0/10.7kPa(120/80mmHg)，并除外皮质类固醇所致者。③氮质血症，血尿素氮超过10.71mmol/L(30mg/dl)，并除外由于血容量不足所致者。④血总补体或C_3持续或反复降低者。否则，诊断为单纯性肾病综合征。

案例 12-2

实验室检查：

1. 血常规：Hb109g/L；RBC3.60×10^{12}/L；WBC 12.2×10^9/L；N65%；L35%。尿常规：色黄，潜血(+)，蛋白(++++)，红细胞3个/HP，白细胞7个/HP，并见到蛋白管型。FDP 0.6μg/ml。

2. 血 Cr 76mmol/L，BUN 5.9mmol/L；ESR 110mm/h；总蛋白42g/L，白蛋白18g/L，球蛋白24g/L；血清蛋白电泳：Alb 35%、α_1 5%、α_2 24%、β 26%、γ 10%。

3. 血清胆固醇：12.2mmol/L。

4. 血 ASO 正常、补体C_3 1.2g/L(正常0.80～1.41g/L)。

最后，在对肾病综合征进行临床分型之后，应结合病史、体检及有关的实验室检查，除外引起继发性肾病的各种原因，以做出原发性肾病综合征的诊断。

案例 12-2

1. 5岁男孩，因全身浮肿伴尿少7天，加重2天就诊。

2. 病史特点：全身性浮肿：先是双眼睑部位，渐发展至面部和全身，伴尿少；既往无肾脏病病史。半月前曾有发热、轻咳及流涕病史。

3. 临床特点：全身高度浮肿：双眼睑浮肿，双眼不能睁开，颜面浮肿明显，结膜水肿，腹壁水肿明显，皮肤发亮，腹水征(+)，双下肢浮肿明显，呈凹陷性，阴囊及包皮明显水肿，全身凹陷性浮肿，以颜面及阴囊部明显。咽红，扁桃体Ⅰ°肿大。

4. 尿常规示大量蛋白尿，血浆蛋白、白蛋白均低，血胆固醇明显增高，镜下血尿，血沉快，肾功正常，血补体正常。

临床诊断：原发性肾病综合征，单纯型。

【并发症】 肾病综合征的并发症主要包括：感染、水电代谢紊乱、血栓形成和栓塞、急性肾功能衰竭等。

1. 感染　是最常见的并发症，与感染有关的因素主要包括：低IgG血症、补体旁路途径中B因子和备解素的降低、浮肿和肾功能的减退。而皮质激素与其他免疫抑制剂的使用一般与感染的发生无关。感染的部位包括呼吸道、泌尿道、消化道、皮肤乃至全身。感染的病原体包括细菌、病毒、支原体、真菌等。感染的后果包括加重病情，降低病人对激素的反应性，引起疾病的反复和(或)复发等，因此，一旦发生感染，应予积极治疗。

2. 水电解质紊乱　主要包括低钠血症、低钾血症和低镁血症等。与水电解质紊乱有关的因素包括：肾脏本身对水电解质转运功能的改变、长期低盐饮食、胃肠道水肿所引起的功能紊乱、感染、医源性因素如利尿剂的使用等。水电代谢紊乱可造成精神萎靡、食欲减退、嗜睡、水肿加重等，严重者可见惊厥昏迷，甚至循环衰竭。

3. 血栓形成和栓塞　血栓形成和栓塞与肾病综合征时的高凝状态有关，引起高凝状态的原因主要有：①血管内皮细胞阴电荷的减少；②血小板数量的增加和/或功能的亢进；③血浆中小分子的抗凝血因子尤其是抗凝血酶Ⅲ的降低，大分子凝血因子主要是Ⅴ、Ⅷ因子和纤维蛋白原水平的增加，血浆纤溶酶原的活力降低等。前两者综合的结果是血小板易于黏附血管内皮上，如果存在着血栓形成的诱因如呕吐腹泻造成的脱水，利尿剂特别是强力利尿剂的使用引起血容量的减少，血管内皮细胞的损伤如股静脉穿刺等，则更易形成血栓。

血栓形成可能导致栓塞，儿童肾病综合征合并血栓形成和栓塞可见于任何部位的动静脉。理论上，不同部位的血栓形成和栓塞将引起相应的临床表现，但是，肾病综合征患儿合并血栓形成和栓塞的早期临床表现可不典型，当出现下列一些表现时，应想到血栓形成和栓塞的可能：①顽固性水肿，尤其是顽固性腹水；②肢体疼痛并逐渐加重；③两侧肢体水肿差别明显且不随体位变化而变化；④皮肤突发紫斑并且面积在短期内迅速增加；⑤突然发生的神经系统症状如意识丧失、偏瘫、失语、抽搐等；⑥突然发生的呼吸困难、咳嗽、咯血、上腹部或心前区疼痛等。此时，应该果断采取措施，早期诊断并迅速给予适当治疗。由于下肢深静脉血栓容易脱落，造成肺栓塞而危及患儿生命；中枢神经系统血栓和栓塞即使抢救成功，也易留有后遗症；肢体的动脉血栓如果不能得到及时有效的处理，则导致肢端坏死而需要截肢；冠状动脉系统的血栓则造成心肌梗死，所以这些部位的血栓栓塞性合并症尤其要高度重视。当静脉取血发现血液易凝时，应当想到高凝状态的可能，此时应避免血栓形成的诱因，并给予相应处理，以防止该类并发症的发生。

4. 急性肾功能衰竭　在肾病综合征急性期，虽然一些患儿合并轻度氮质血症，但出现急性肾功能衰竭的并不多见。如果出现下列情况，则出现急性肾功能衰竭的几率将大大增加：大量利尿或重度脱水使得血容量显著降低，双侧肾静脉血栓形成，合并小管间质的病变。必须指出，此种情况下的急性肾功能衰竭，只要处理得当，绝大多数都是可逆性的。

【治疗】 肾病综合征的治疗是综合性的。包括以下几个方面。

1. 一般治疗　水肿明显和/或并发感染的患儿，应卧床休息；缓解后逐渐恢复活动量，3～6个月后方可参加学习，但仍应避免过度劳累。病程中，应避免接种疫苗，注意预防感染，以免疾病反复或复发。

水肿明显时应给予低盐饮食，并适当控制饮水量；尿蛋白转阴之前，每日给予1.5～2.0g/kg的优质蛋白即可，避免高蛋白饮食。水肿消退尿蛋白转阴之后，应立即恢复正常饮食。当应用糖皮质激素以后，患儿食量大增时，应适当控制热卡的摄入量，以免过度肥胖。

2. 对症治疗　轻度水肿的病人，可不用利尿剂，而中重度水肿的病人，利尿治疗可以减轻水肿，起到改善病人的食欲，防止感染的作用。常用的利尿剂有双氢克尿噻，开始剂量为1mg(/kg·次)，每日2～3次，同时联合使用螺内酯。如效果不佳，可给予袢性利尿剂如速尿，速尿的剂量为1～2mg/(kg·次)，间隔8～12小时一次。顽固性水肿的患儿，可用白蛋白、血浆或者血浆代用品如低分子右旋糖酐扩容后，给予速尿静推，常可奏效，但应该注意，白蛋白或者血浆的使用，可以使患儿对糖皮质激素的反应降低，尿蛋白转阴的时间延长，而低分子右旋糖酐可能引起肾脏的损害。利尿时，应注意维持水电平衡，防止血容量的降低。

合并感染的病人，应予抗感染治疗。

3. 糖皮质激素(简称激素)治疗　糖皮质激素治疗以选用中效制剂泼尼松为宜，其优点为能够较快诱导肾病综合征的缓解，且因为半衰期为12～36小时，有利于减量阶段的隔日疗法。

激素治疗包括短程疗法和中长程疗法两种方案。短程疗法开始时，泼尼松的使用剂量为每天60mg/m^{2}体表面积，总量不大于60mg/d，分三次口服。4周后，改为隔日40mg/m^2，再服4周停药。这种方案在国内并不常用。

泼尼松的中长程治疗方案应该遵守足量、分阶段和递减的原则。所谓足量，指的是在开始阶段，按每天2mg/kg，或每天60mg/m^{2}体表面积(总量不大于60mg/d)给药。分阶段指的是将整个激素治疗过程分成诱导缓解和维持治疗两个阶段。在诱导缓解阶段，将每日所用的激素总量大致均等的分成三顿口服。递减即减量开始时速度较快，然后逐渐减慢，直至停药。在经足量泼尼松诱导缓解，患儿尿蛋白转阴以后两周时，泼尼松的治疗即进入维持阶段(如果患儿尿蛋白在治疗开始后两周以内转阴，泼尼松仍足量服用至4周)。维持治疗阶段的第一次减量以及整个疗程的长短，往往根据患儿对泼尼松的反应性决定：如果患儿对泼尼松高度敏感，即服用泼尼松后，尿蛋白在4周内转阴，则第一次减量可达总剂量的一半，按隔日2mg/kg给予，而整个疗程一般在7个月左右；如果患儿对泼尼松低度敏感，即服用泼尼松后，尿蛋白在8周内转阴，则第一次一般减去总剂量的三分之一到一半之间，整个疗程一般在9～12个月结束。维持治疗阶段应采取隔日顿服的方法，以减少泼尼松的毒副作用。第一次减量后，泼尼松一般持续服用4周再行第二次减量，以后每2周减量一次，直至停药。

需要指出的是，在如此漫长的用药阶段，患儿尿蛋白往往会因为一些诱因(最常见的为感染)而出现波动，此时，应在维持当时剂量泼尼松不变的同时，积极控制感染，待感染控制，患儿尿蛋白阴转后两周再减量。如果感染控制后两周，患儿尿蛋白仍不能阴转，则应视为反复，泼尼松的治疗往往需要重新开始。

案例12-2

处方及医生指导

1. 卧床休息；低盐低蛋白饮食；

2. 双氢克尿噻12.5mg/次，每日2次，必要时加用螺内酯10mg，每日2次间断使用；

3. 在排除结核以后，给予泼尼松治疗(注意泼尼松的剂量按照患儿的标准体重计算，患儿的实际体重为16kg，而标准体重仅仅为12kg)；

4. 维持内环境的稳定，防治可能存在的感染，预防血栓栓塞性合并症、预防血容量不足和肾功能不全的发生。

【难治性肾病的治疗】 难治性肾病包括激素耐药、激素依赖和频繁复发/反复的病例。激素耐药是指足量泼尼松正规治疗8周而对激素无反应或仅部分反应者(尿蛋白排泄减少但仍未转阴者)；激素依赖是指激素治疗有效，但在减量过程中或停药后2周内尿蛋白再次转阳，并如此反复3次者；频繁复发仅见于短程疗法的病人，所谓频繁复发或反复是指一年内复发或反复3次以上者。需注意复发与反复是两个不同概念，复发是指激素停药2周后尿蛋白转阳；而反复是指在激素治疗过程中或停药后2周内尿蛋白转阳。在激素治疗过程中，因为一些明显的诱因尿蛋白转阳，并且在诱因去除后尿蛋白阴转，且能较顺利停药的患儿，则不应包括在内。

难治性肾病的治疗目前仍是一个较棘手的问题，

笔记栏

主要包括免疫抑制剂的使用和综合治疗，有条件的单位此时应进行肾活检，并根据病理改变，拟定进一步治疗方案。下面简要介绍一些临床常用的治疗方法。

1. 冲击治疗

(1) 甲泼尼松龙冲击治疗：往往用于激素部分反应或减药困难而需较大剂量维持，且激素副作用明显者，而对激素无反应的病人，虽然可以试用，但一般难以取得预期的效果。方法为甲泼尼松龙 20～30mg/kg(总量不大于 1000mg)，加于 5%～10%的葡萄糖溶液 200ml 中静滴，每日或隔日一次，3 次为一疗程，必要时 1 周后重复一疗程。冲击 48 小时后，继以泼尼松隔日顿服。甲泼尼松龙冲击治疗时应该注意应激性溃疡、严重感染、股骨头坏死、惊厥等副作用发生的可能。

(2) 环磷酰胺冲击治疗：由于适应证、剂量和方法尚未统一，且远期毒副作用尤其是对生殖系统的影响如何仍不清楚，故临床使用时仍应慎重。国外最早运用于狼疮性肾炎的治疗，剂量达 800～1000mg/m^2 体表面积/次(最大不超过 1000mg/次)，每隔 4 周重复一次。国内许多单位使用 500～700mg/m^2 体表面积/次，每隔 4 周重复一次，总疗程一般 6～8 次，累积剂量应控制在 200mg/kg 以内。使用环磷酰胺的同时应注意碱化和水化，以防止出血性膀胱炎。环磷酰胺近期毒副作用还包括呕吐和脱发等。

2. 其他免疫抑制剂的使用　环孢素 A 主要适用于激素依赖的病例；而对频繁复发/反复的患儿，似乎并不能减少复发/反复的次数；对激素耐药的病人，效果并不十分理想。常用剂量为每天 3～6mg/kg，分 2～3 次服用，疗程一般在 2～6 月。环孢素 A 的常见毒副作用主要有钠潴留、高血压、高血钾、高尿酸血症、低血镁和肾损害等。

雷公滕多苷是目前用于肾病综合征治疗的唯一中药制剂，主要适用于激素依赖和频繁复发/反复的患儿，也可用于对激素部分耐药的患儿，而激素完全耐药的患儿，效果有限。雷公滕多苷的常用剂量为每天 1mg/kg，分 2～3 次服用；3 个月后剂量不变，但每周服用 3 天，停药 4 天，再用 3 个月，总疗程 6 个月。雷公滕多苷的常见毒副作用有血象减低、一过性肝功能异常等。这些改变一般不需停药，常在继续用药的过程中消失，但应密切观察，如改变持续存在和/或加重，则应停药并给予相应的治疗。雷公滕多苷对性腺功能的远期影响尚不清楚。

用于肾病综合征治疗的其他免疫抑制剂包括盐酸氮芥、苯丁酸氮芥、硫唑嘌呤、FK506 以及最近几年用于临床的霉酚酸酯等，可根据病理选用，但应注意这些药物的毒副作用。

3. 其他治疗　肾病综合征常常存在高凝状态，可加用抗凝剂或抗血小板的药物如肝素和双嘧达莫等。有人认为免疫调节剂左旋咪唑可减少呼吸道感染，对那些因感染而频繁复发/反复的患儿，有一定的辅助治疗作用。血管紧张素转化酶抑制剂卡托普利等通过阻断血管紧张素Ⅱ的作用、增加血管舒缓素-缓激肽系统的活性等机制，改善肾小球的血流动力学状态，减少尿蛋白的排泄，因而在肾病综合征，特别是那些伴有高血压患儿的辅助治疗中，受到相当重视。

【预后】 本病的预后与病理类型有关，微小病变的患儿预后良好，而局灶节段性肾小球硬化和膜性增殖性肾小球肾炎的病人，预后较差。

第 6 节　泌尿系统感染

泌尿系统感染(urinary tract infection)指的是病原体侵入泌尿道，在黏膜和组织中生长繁殖所引起来的炎性损伤。感染可累及肾脏、肾盂、膀胱和尿道，分别称为肾盂肾炎(pyelonephritis)、膀胱炎(cystitis)和尿道炎(urethritis)，肾盂肾炎又称为上尿路感染，膀胱炎和尿道炎合称为下尿路感染，但是由于儿童期感染不易局限，且临床常难以准确定位，故统称为泌尿系感染，简称尿感。泌尿系感染是儿童期最常见的感染性疾病之一，临床以白细胞尿为特征。婴幼儿往往以全身症状为突出表现而易误诊为其他疾病。反复感染往往与先天异常有关，可导致肾瘢痕形成。

【病因及发病机制】 婴儿尿道口常受粪便污染，是造成上行性感染的外在因素。小儿输尿管壁弹力纤维发育不良、输尿管在膀胱壁内走行的距离短或膀胱三角区发育不良引起的膀胱三角区功能不全、膀胱输尿管反流(vesicoureteral reflux)、女婴尿道短、黏膜分泌型 IgA 浓度低、局部防卫能力较差等生理情况，以及先天异常如多囊肾、双肾盂或双输尿管、后尿道瓣膜等病理变化是造成上行性感染的内在因素。小儿机体抗菌能力差，易产生菌血症而造成下行性感染。某些疾病如肾病综合征、营养不良、糖尿病、高钙尿、泌尿系结石及蛲虫感染等或其他情况如保留导尿则是造成尿感的诱发因素。

周围组织的炎症也可直接侵犯或者通过淋巴管蔓延而引起尿感。

引起尿感的病原体主要为细菌，且绝大多数为 G^- 杆菌，主要包括大肠杆菌、副大肠杆菌、变形杆菌、克雷白杆菌、铜绿假单胞菌，肠球菌、葡萄球菌等也可引起尿感。1 岁以下男孩和各年龄组女孩尿感的致病菌，主要为大肠杆菌；1 岁以上男孩尿感的致病菌主要为变形杆菌。除细菌外，病毒、真菌或其他病原体偶可引起尿感。

【临床表现】 患儿的年龄、病程及感染的部位均影响其临床表现。一般说来，年龄越小，症状越不典型；急性感染的全身症状较慢性感染者明显；上尿道感染的全身症状较下尿道明显。

1. 急性泌尿系感染　指病程在 6 个月以内者。

新生儿的急性尿感，男女发病相等，临床表现极不典型，全身症状明显，主要表现为发热、体温不升、吃奶差甚至拒奶、面色苍白、呕吐、腹泻、腹胀、哭闹不安、黄疸程度较重或消退延迟、体重不增等非特异表现，可有嗜睡、抽风等神经系统表现，多系血行感染且常常因为血培养阳性而漏诊。

笔记栏

婴幼儿的急性尿感,女性较男性多见,临床症状也不典型,仍然以全身症状为主,如发热、纳差、呕吐、腹泻等,但有时细心的家长可注意到患儿排尿时哭闹、尿频、尿有异味等。

儿童期的上尿道感染,全身症状多较明显,主要表现为发热、畏寒、全身不适、腹痛、腰部酸痛,并伴有尿道刺激症状,体检时可有输尿管点、肋脊点、肋腰点压痛和肾区叩击痛;而儿童期的下尿道感染,则主要表现为尿频、尿急、尿痛等尿道刺激症状。年长儿的尿感,偶有肉眼血尿。

2. 慢性泌尿系感染　病程迁延达6个月以上,病情轻重不等,轻者可无症状,重者可出现高血压、贫血、发育迟缓及肾功能不全,反复发作者出现间歇发热、腰部酸痛、倦怠乏力等症状。这类患儿往往合并泌尿系统的其他疾患如泌尿系畸形、结石、膀胱输尿管反流等。

3. 无症状性菌尿　无任何临床症状,但是尿常规检查时却存在有意义的菌尿。这种现象可见于各年龄组,常常在健康检查时发现。无症状性菌尿患儿常常有既往症状性尿感史或者尿路畸形,病原体多数为大肠杆菌。

4. 复发和再染　复发是指上一次感染的细菌未完全杀灭,在适宜的环境下如机体抵抗力下降时,细菌再度繁殖,引起尿感,绝大多数患儿的复发在治疗后6周内发生。再染是指上一次感染细菌已经完全杀灭,本次系由不同的细菌或菌株再次引发尿感,再染多在停药6周后。

【实验室检查】

1. 尿液检查

(1) 尿常规:晨起清洁中段尿沉渣涂片见白细胞>5个/HP,需考虑尿感。如白细胞成堆或有白细胞管型,则更具诊断价值。尿感患儿可以有镜下血尿和轻到中度蛋白尿,慢性尿感者尿比重和渗透压可以降低。

(2) 尿培养:尿培养和菌落计数是诊断泌尿系感染的主要依据,在使用抗生素前,晨起清洁中段尿(要求尿液在膀胱中存留4小时以上,留尿前先用温水清洗外阴,再以1∶1000的苯扎溴铵溶液消毒)培养,菌落计数≥10万/ml或以上者,可诊断为尿感;在(1～10)万/ml者可疑,应重复培养;<1万/ml者,多系污染。如果粪链球菌的菌落数在(0.1～1)万/ml之间时,即可诊断,因为其每个链的细菌数为32个。临床高度怀疑尿感而尿培养阴性的患儿,需考虑做厌氧培养和L-型细菌培养。如果标本来自耻骨上膀胱穿刺,只要有细菌生长,即有诊断意义。在尿培养和菌落计数的同时,应行药敏试验,以选择有效抗生素。

(3) 尿涂片:取新鲜尿液1滴加于玻片上,烘干后以革兰或亚甲蓝染色,油镜下每视野可见1个或更多个细菌,表示尿中细菌数在10万/ml以上。

2. 影像学检查

(1) X线检查:包括静脉肾盂造影、计算机断层扫描、排泄性膀胱尿路造影等,对男性患儿,反复尿感的女性患儿于感染控制后,经有效抗生素治疗4～6周效果不佳者,亦选择进行此类检查,以发现先天畸形、膀胱输尿管反流等异常并检查肾脏瘢痕形成情况。

(2) B型超声波和同位素肾图:可了解肾脏的大小、形态,有无畸形、梗阻、结石、积水或瘢痕形成和肾功能的改变等,可选择使用。

3. 肾功能检查　慢性或反复发作的尿感患儿,应行肾功能检查。

【诊断和鉴别诊断】　年长儿临床症状典型,加以菌尿和脓尿,可确定诊断。对婴幼儿,出现不明原因的发热、贫血、体重不增等表现者,应想到尿感的可能,并给予相应检查,以免误诊或漏诊。

完整的泌尿系感染的诊断,还应该包括感染的定位、病原体的种类和药敏情况、本次感染系初染、复发还是再染,有无泌尿系统的畸形、梗阻或反流等,如果存在这些异常,还要进一步估计其性质、程度、肾脏瘢痕的有无等。

需要与尿感鉴别的疾病包括:

1. 急性肾小球肾炎　急性肾炎多见于年长儿,有上呼吸道或皮肤感染史和浮肿、高血压、血尿等临床表现,无尿频、尿急、尿痛等尿路刺激症状,实验室检查主要包括血C_3的动态变化、尿培养阴性等。

2. 肾结核　有结核接触史或结核病史,起病缓慢,常见血尿和结核中毒症状,结核菌素试验阳性,年长儿有尿路刺激症状明显,体内可查到结核灶,尿中检出抗酸杆菌,IVP可见肾盂肾盏的破坏性病变。

3. 尿道综合征　表现为尿频、尿急、尿痛等尿路刺激症状,但尿培养菌落计数<10万/ml。

【治疗】

1. 一般治疗　注意外阴清洁,急性期应卧床休息,多饮水,勤排尿。

2. 抗菌治疗　确定诊断后,应尽早使用广谱、长效、杀菌、肾毒性小且经肾脏排泄的抗菌药物治疗,可参照药敏试验报告选择有关药物,必要时可以联合两种药物治疗。常用的药物及剂量如下:

(1) β-内酰胺类抗生素:目前,多种新的β-内酰胺类抗生素已经广泛用于临床各种感染性疾病,包括泌尿系感染的抗菌治疗,并且取得了显著疗效。这些药物包括氨苄西林、阿莫西林、头孢克洛、头孢曲松、头孢噻肟、头孢唑噻肟、头孢噻甲羧肟等,临床可以根据患儿的具体情况适当选择使用,其剂量和注意事项可参照有关书籍或药物说明书。

(2) 磺胺药:对单纯性尿感,在尿培养后,初治首选复方磺胺甲基异噁唑(SMZ-Co),其剂量按磺胺甲基异噁唑计算为(30～50)mg/(kg·d),分2次口服。

(3) 呋喃坦啶:为广谱抑菌药,不易产生耐药,对大肠杆菌的作用显著。用量为(8～10)mg/(kg·d),分3次口服。

磺胺类及呋喃类抗菌药物的价格低廉,在大量新药用于临床的今天,仍然为治疗尿感的两类有效药物,且对那些慢性感染而未用过此类药物的患儿,往往可以收到意外疗效。

笔记栏

(4) 喹喏酮类：氟哌酸为广谱抗菌药，对革兰阴性或阳性菌均有较强的抗菌活性，用量为5～10mg/(kg·d)，分3次口服。氧氟沙星，系杀菌型广谱抗生素，对耐氨基苷类、耐β-内酰胺类抗生素的革兰阴性或阳性菌均有较强的抗菌活性，用量为5～10mg/(kg·d)，分3次口服。环丙沙星，对β-内酰胺酶稳定，其抗菌谱较第三代头孢菌素广，活性更强，用量亦为5～10mg/(kg·d)，分3次口服。动物实验表明，喹喏酮类药物可抑制软骨细胞的生长，且长期使用易致肠道菌群失调，在目前环境，儿科一般不用，但是如果没有可以选择的药物，应该在家长签署知情同意书以后使用。

对于急性感染，有效抗菌药物的疗程一般在1～2周，痊愈后应定期随访一年以上。对于慢性或反复发作的感染，发作的急期，应使用足量而有效的抗生素，疗程应在2周以上，待尿培养阴性后，以治疗量的1/3量维持3～6个月；而肾实质已出现损害的患儿，疗程可延长到1～2年，这种治疗一般采用联合和交替用药的方法，且多不采用广谱抗生素，以防止耐药菌株的出现。

3. 尿路结构异常的治疗　慢性或反复发作的感染，由于多伴有泌尿系结构的异常，故治疗的关键在于找出并去除诱因，以达到彻底治疗的目的。

【预后】　急性感染患儿经有效治疗后，多能恢复，但约有50%复发或再染；慢性感染约25%可治愈。那些伴尿路结构异常，未得到纠正而反复发作的患儿，可逐渐发展到肾功能不全。

（卢思广）

第7节　肾小管性酸中毒

肾小管性酸中毒(renal tubular acidosis，RTA)是由于肾小管再吸收 HCO_3^- 和(或)泌 H^+ 功能障碍所致酸碱平衡失调的一组临床综合征。其主要临床特征是高氯性酸中毒、电解质紊乱、肾性骨病和尿路症状。根据发病部位与功能缺陷的特点可分为4型，即远端RTA(Ⅰ型)、近端RTA(Ⅱ型)、混合性RTA(Ⅲ型)和高钾型RTA(Ⅳ)。本节叙述Ⅰ型和Ⅱ型。

一、远端肾小管性酸中毒(Ⅰ型)

远端肾小管性酸中毒(distal renal tubular acidosis，dRTA)是由于远端肾小管排泌 H^+ 功能障碍，尿铵和可滴定酸减少，尿液酸化障碍。

【病因】　本型可分为原发性和继发性两类。原发性dRTA见于先天性肾小管缺陷，多为常染色体显性或隐性遗传。继发性dRTA见于：①遗传性疾病，如肝豆状核变性、特发性高钙尿症；②钙磷代谢病，如维生素D中毒、甲状旁腺功能亢进；③药物中毒，如二性霉素B和锂中毒等；④自身免疫性疾病、药物性或中毒性肾病。

【发病机制】　dRTA的基本发病机制是远端肾小管泌 H^+ 功能障碍，不能形成肾小管腔液-管周间正常的 H^+ 梯度，可滴定酸及 NH_4^+ 排出减少，使尿液酸化障碍，尿pH>6。目前认为，dRTA的功能缺陷有以下几种：①间质细胞分泌 H^+ 功能衰竭；②细胞膜缺陷使排出的 H^+ 重又回到细胞内；③质子泵泌 H^+ 速率低下。由于泌 H^+ 障碍使尿液不能酸化，铵排出减少，H^+ 在体内蓄积而致酸中毒。泌 H^+ 障碍使 Na^+ 与 K^+ 在主细胞竞争吸收，尿 K^+ 排出增加，临床上出现低钾血症。酸中毒可抑制肾小管吸收 Ca^{2+} 并减少维生素D的活化，以致尿 Ca^{2+} 出量增多、血钙磷降低。血钙降低可刺激甲状旁腺素分泌，加重了骨骼病变。高钙尿与尿枸橼酸不足，易致泌尿系结石，并最终导致肾钙化。

【临床表现】　原发性dRTA发病早者多于生后数月内发病，表现为烦渴、多饮、多尿、脱水、烦躁不安、厌食、恶心呕吐等。生长发育迟缓、骨龄落后并有佝偻病症状为本病突出特点。患儿因骨骼普遍脱钙，常诉骨痛，且易发生骨折。约有50%患儿继发肾结石，可以无症状，或有肾绞痛和血尿。晚期因发生肾钙化而影响肾小球功能，最终导致尿毒症。低钾血症表现为肌张力低下和肌麻痹，患儿症状类似周期性麻痹，严重者发生呼吸抑制。部分晚发病例可于2岁后起病。少数病例可无酸中毒临床表现，仅显示尿液不能酸化，仅实验室检查才能发现，称为不完全型。

【实验室检查】

1. 血液生化检查　血浆pH、HCO_3^- 或二氧化碳结合力降低；血氯升高，血钾降低，血钙和血磷偏低；阴离子间隙正常。

2. 尿液检查　尿比重低，pH常>6，尿 K^+、Na^+ 和 Ca^{2+} 出增多，尿铵显著减少。

3. HCO_3^- 排泄分数(FE HCO_3^-)<5%。

4. 氯化铵负荷试验　尿pH始终不能<5.5，即阳性。

5. 肾功能检查　早期肾小管功能降低；待肾钙化后，肾小球滤过率降低，血肌酐和BUN升高。

6. X线检查　骨骼密度普遍降低和佝偻病表现，可见陈旧性骨折；腹部平片可见泌尿系结石影，晚期见肾钙化。

【诊断与鉴别诊断】　dRTA确诊条件：①有显著钙、磷代谢紊乱，骨骼改变；②即使在严重酸中毒时，尿pH也不会<5.5；③尿铵显著降低；④FE HCO_3^- <5%；⑤氯化铵负荷试验阳性。dRTA诊断确立后还需排除在病因中提及的各种继发性dRTA。

【治疗】

1. 纠正酸中毒　严重酸中毒者应予以静脉输注碳酸氢钠，一般情况则予口服纠正。碱性药物的剂量较治疗pRTA者为小，碳酸氢钠每日1～3mmol/kg，分4次服。枸橼酸合剂可仅用枸橼酸钠、钾各100g加适量糖浆，加水至1000ml配制，含钠、钾各为1mmol/mL，剂量为每日1.0～1.5ml/kg，分次口服。长期服用需监测血pH和 HCO_3^-，以便及时调整剂量。

2. 补充钾盐　可服用10%枸橼酸钾0.5～1mmol/kg，每日3次。慎用氯化钾，以免加重高氯血症。

3. 利尿剂　噻嗪类可减少尿钙排泄，促进钙的回吸收，防治钙在肾内沉积。常用氢氯噻嗪1～3mg/kg·d，分3次口服。

4. 骨病的治疗　口服维生素D_2或1,25$(OH)_2D_3$，剂量因人而异，必须随时检测血钙和24小时尿钙，以免发生维生素D中毒。

【预后】 早期发现，长期治疗，防止肾钙化及骨骼畸形的发生，预后良好。部分患儿随年龄增长而自愈。晚发者无自愈可能，需长期服用碱性药物。

二、近端肾小管性酸中毒(Ⅱ型)

近端肾小管性酸中毒(proximal renal tubular acidosis,pRTA)是由于近端肾小管重吸收HCO_3^-障碍。

【病因】 本病病因可分为原发性和继发性。原发性pRTA病因不明，多为常染色体显性或隐性遗传，男性多见，部分散发；继发性pRTA见于Fanconi综合征(原发性近端肾小管多种功能缺陷)、胱氨酸尿症、肝豆状核变性、肾病综合征、间质性肾炎、重金属(铅、镉和银)中毒和甲状旁腺功能亢进等。

【发病机制】 正常情况下，近端肾小管主要通过Na^+-H^+交换重吸收HCO_3^-，Na^+-H^+ ATP酶在吸收Na^+的同时排出H^+，H^+与小管腔液中的HCO_3^-结合成H_2CO_3，后者在肾小管上皮细胞绒毛端碳酸酐酶作用下分解为CO_2和H_2O，CO_2通过自由弥散进入细胞并与OH^-结合成H_2CO_3，然后在细胞内另一型碳酸酐酶作用下再次被分解为H^+与HCO_3^-，HCO_3^-在细胞基侧被吸收回血循环，而H^+被再次排入肾小管腔内。正常人近端小管能吸收肾小球滤出液中85%HCO_3^-。在pRTA患儿，由于Na^+-H^+ ATP酶的缺陷或碳酸酐酶的功能不全，HCO_3^-吸收发生障碍，只能吸收60%HCO_3^-，余下的在远端肾小管中被再吸收15%，而最终有25%HCO_3^-随尿排出体外，使尿呈碱性。但当血液中HCO_3^-下降至15～18mmol/L时，肾小球滤出的HCO_3^-显著减少，并能被肾小管完全吸收，故尿液为酸性，pH可降至5.5以下。近端肾小管重吸收Na^+减少，使远端小管液中Na^+增加，由于Na^+和K^+的竞争吸收，使K^+吸收减少，患者出现显著的低钾血症。随着$NaHCO_3$的大量排出和细胞外液容量降低，醛固酮分泌即增加，进一步加重了低钾血症。同时因促进Cl^-吸收，导致高氯血症。

【临床表现】 本型多见于男性。常见幼儿期出现酸中毒和低钾血症表现，如无诱因的恶心呕吐、厌食、乏力、活动后气促和肌无力等。患儿常有多尿，易致脱水。长期酸中毒使患儿生长发育迟缓。但大多数无骨骼改变，肾结石少见，不出现肾钙化。患儿随着年龄增长可自愈。也有部分病例可呈不完全型，仅有尿生化改变而无酸中毒。

【实验室检查】

1. 血液生化检查　血HCO_3^-或CO_2结合力低下，血氯显著增高，血钾显著降低，但阴离子间隙可以正常。

2. 尿液检查　尿pH>6，尿比重与渗透压降低；当酸中毒加重、血HCO_3^-<16mmol/L时，尿pH可降至5.5以下。

3. HCO_3^-排泄分数(FE HCO_3^-)　FE HCO_3^->15%为pRTA，<5%为dRTA，15%～5%之间为混合型。

4. 氯化铵负荷试验　尿液pH降至5.5以下为pRTA。

【诊断与鉴别诊断】 对临床上出现多饮多尿、恶心、呕吐和生长迟缓，血液检查有持续高氯性代谢性酸中毒应考虑pRTA。确诊条件：①当血HCO_3^-降至16mmol/L以下，尿pH<5.5；②FE HCO_3^->15%；③尿钙不高，临床上无明显骨骼改变、肾结石和肾钙化；④氯化铵试验阴性。伴有其他近端肾小管功能障碍如糖尿、氨基酸尿、磷酸尿等者，需注意与原发Fanconi综合征、胱氨酸尿症、肝豆状核变性、毒物与药物中毒等相鉴别。

【治疗】

1. 纠正酸中毒　碳酸氢钠每日5～10mmol/kg分次口服。此药对胃有刺激胃酸分泌和产气的作用，故不宜长期服用。枸橼酸缓冲液可用多种枸橼酸合剂，每升含枸橼酸钾、钠各100g，糖浆适量。剂量因人而异，应根据血气分析结果随时调整，可以长期服用。

2. 补充钾盐　应用枸橼酸缓冲液者，因已含钾，不必额外加服钾盐。氯化钾会加重高氯性酸中毒，不宜长期使用。

3. 利尿剂　氢氯噻嗪能提高近端小管HCO_3^-肾阈，可减少碱性药或缓冲剂的用量。剂量为每日1～3mg/kg，分3次口服。

【预后】 本型预后良好，多数能随年龄增长而自愈。

(冯学斌)

第8节　血　　尿

血尿(hematuria)是儿科常见症状之一。大多是泌尿系统疾病的主要症状之一，少数也可以单独存在。多数小儿血尿病例凭症状、体征和实验室检查即可以做出诊断，部分患儿却需经影像学检查、内窥镜检查和肾活检才能明确诊断。

一、概　　述

血尿可分为镜下血尿和肉眼血尿。镜下血尿是指尿液中红细胞数量超过正常。其标准检测方法为取新鲜清洁中段晨尿10ml，以1800转/min离心5分钟，取沉渣0.2ml镜检，若在2次及以上检查中，红细

笔记栏

胞均>5 个/HP 即为镜下血尿。当尿液中红细胞>2500 个/mm^3(1000ml 尿中含 0.5ml 血)即呈现肉眼血尿,其外观可因尿液酸碱度不同而呈现洗肉水样、浓茶样或烟灰水样。

目前常用试纸法(尿液分析仪)检测血尿,其原理是利用血红蛋白的氧化特性与试纸的呈色反应来进行半定量测定,阳性示尿中血红蛋白超过 150μg/L,相当于红细胞 5～20 个/mm^3。当尿中存在还原物质,如维生素 C(>50mg/L),可呈假阴性。若尿中含有游离血红蛋白、肌球蛋白和细菌过氧化酶等物质时亦可呈假阳性。故诊断血尿应以镜检为准。

此外,也可用 12 小时尿 Addis 计数(>50 万个为异常)或 1 小时红细胞排出率(>20 万个/mm^3 为异常)检测血尿。

在诊断血尿时也须注意排除假性血尿:①红色尿:见于摄入大量色素制剂(玫瑰红染料等)、食物或药物(大黄、利福平、苯妥英钠)等;②新生儿尿中尿酸盐增多时;③血红蛋白尿或肌红蛋白尿;④血便或女孩经血沾染尿液所致。

二、血尿的常见病因

血尿的病因较为复杂。按发病的部位不同其常见原因概述如下:

1. 肾脏疾病

(1) 各种肾小球疾病:包括原发性和继发性肾小球疾病。如急性肾小球肾炎、急进性肾小球肾炎、慢性肾炎、局灶性肾炎、遗传性肾炎、肾病综合征、IgA 肾病、紫癜性肾炎或肾病等。

(2) 畸形:肾血管畸形、先天性多囊肾、肾下垂、肾盂积水等。

(3) 感染:肾结核、肾盂肾炎、病毒性肾炎等。

(4) 肿瘤:肾盏血管瘤、肾胚胎瘤等。

(5) 损伤:肾脏挫伤等。

(6) 药物:肾毒性药物如庆大霉素、卡那霉素、链霉素、磺胺类、杆菌肽、环磷酰胺、汞剂、砷剂等。

(7) 其他:肾静脉血栓形成、左肾静脉受压综合征(胡桃夹现象)等。

2. 尿路疾病

(1) 感染:膀胱炎、尿道炎、结核感染等。

(2) 结石:输尿管结石、膀胱结石等。

(3) 其他:如肿瘤、息肉、异物、损伤、畸形等。

3. 全身性疾病

(1) 出血性疾病:血小板减少性紫癜、血友病、维生素 K 缺乏症、再生障碍性贫血、白血病、弥散性血管内凝血(DIC)等。

(2) 感染性疾病:流行性出血热、伤寒、暴发性流脑、支原体感染、结核感染等。

(3) 心血管疾病:充血性心力衰竭、感染性心内膜炎等。

(4) 其他:系统性红斑性狼疮、结节性多发性动脉炎、运动性一过性血尿、特发性高钙尿症等。

三、血尿的诊断思路

临床上,血尿分为症状性血尿和无症状性血尿两大类。症状性血尿是指除血尿外尚伴有另一些泌尿系症状和(或)全身症状;无症状性血尿指不伴有其他症状者。无症状性血尿因缺乏可提供诊断思路的症状,诊断较为困难。

1. 症状性血尿 通过询问病史,体检和必要的辅助检查,诊断并不困难。血尿伴有水肿、蛋白尿、高血压和肾功能不全者常提示为肾小球疾病(包括原发性和继发性肾小球病)。血尿伴尿频、尿急、尿痛和排尿障碍时应考虑泌尿系感染、肾结核、出血性膀胱炎(参见泌尿系感染节)、膀胱或尿道异物等。血尿伴腰痛或腹痛需考虑泌尿系结石等。血尿伴全身出血症状需考虑全身凝血障碍,如血友病、血小板减少和其他血液病,偶尔维生素 K 或维生素 C 缺乏也可并发血尿。一些全身感染性疾病,如败血症、钩端螺旋体病、流行性出血热、感染性细菌性心内膜炎和弥漫性血管内凝血等也可伴发血尿。

2. 无症状性血尿 无症状性血尿诊断较为困难,若能区分血尿的来源对诊断会有较大的帮助。

(1) 血尿的定位诊断

1) 尿红细胞形态学检查:尿液红细胞相差显微镜检查对识别血尿来源有显著的意义。当尿中多形性红细胞>8×10^9/L或超过尿中红细胞 30%时可视为肾小球性血尿。其敏感性和特异性均在 90%以上。如能分辨到 G_1 细胞(圈状伴小芽胞)更有意义。G_1 细胞>5%即为肾小球性。但在急性肾炎早期肉眼血尿、使用强利尿剂和肾功能不全时,肾小球血尿亦可呈均一性。另一方面肾结石、泌尿系感染和反流性肾病偶亦可呈多形性。均一性和多形性同存则见于 IgA 肾病。尿中存在细胞管型,尤其红细胞管型,或伴有蛋白增多者属肾小球性。尿中存在血块和结晶则常提示为泌尿系出血。

2) 尿三杯试验:第一杯尿红细胞增多为前尿道出血;第三杯红细胞增多为膀胱基底部、前列腺、后尿道或精囊出血;三杯均有血,则为膀胱颈以上部位出血。尿中出现血块通常为非肾小球性血尿。

(2) 非肾小球性血尿:常见的有以下疾病。

1) 泌尿系畸形:常见的有肾盂-输尿管连接部狭窄、肾盂积液和多囊肾等。大量积液和婴儿型多囊肾有时可在腹部触及肿物。多数经 B 型超声等影像学检查即能明确诊断。

2)泌尿系肿瘤:儿童中最为常见的是肾胚瘤(wilm 瘤),但此瘤很少以血尿作为首发症状,当出现血尿时多数在腹部已可触及肿块。泌尿系肿瘤易被影像学检查发现。

3)高钙尿症:特发性高钙尿症占无症状血尿的 1/5～1/3。诊断主要靠尿钙测定:若两次或两次以上检测 24 小时尿钙>0.1mmol/kg;或餐后两小时尿钙(mg/dl)和肌酐(mg/dl)比值>0.2(<6 月婴儿为

＞0.8；6～12月小儿＞0.6），即可诊断高钙尿症。诊断特发性高钙尿症需排除肾上腺皮质病、甲状旁腺病、肾小管性酸中毒、髓质海绵肾和服用皮质激素等所导致的高钙尿症。由于特发性高钙尿症家族的肾结石发病率可高达30%～70%，故如家族中有肾结石者更应考虑高钙尿症的可能。

4）胡桃夹现象：左肾静脉行经主动脉与肠系膜上动脉的夹角间，如夹角过窄，可受压而发生血尿或蛋白尿。诊断须B型超声或彩色多普勒血管声像检查，左肾静脉远端口径较近端扩大3倍以上，同时证实血尿来自一侧肾，尿位相镜检红细胞为均一性，才能诊断。在男孩，有时可并发左精索静脉曲张。

5）肾结石：肾盏和肾盂静止性结石可仅有血尿而无腹痛或腰痛。一般X线腹部平片和B型超声检查都能发现。

6）其他：罕见的原因有肾血管瘤破裂、肾盂静脉-肾盂瘘和自发性（或肾穿刺所致）动-静脉瘘出血等，血尿来自一侧肾，且相当严重；轻微肾挫裂伤和肾动、静脉栓塞也可引起血尿。上述血尿诊断颇为困难，必须依靠血管造影检查始能明确；有时甚至在因血尿严重难以止血而行肾切除术时始能发现原因。

（3）肾小球性血尿：常见的小儿无症状性肾小球性血尿有以下疾病。

1）肾小球疾病恢复期：急性肾小球肾炎、急进性肾小球肾炎等恢复期可残留少量镜下血尿迁延不愈。故追询急性期症状和体征颇为重要。这些疾病经询问病史后多数能明确诊断。

2）遗传性肾炎（Alport综合征）：临床特点为镜下或肉眼血尿，多在上呼吸道炎后加重，可并有少量蛋白尿（＜1g/24h）；30%～40%伴神经性耳聋；15%～20%有内眼病（锥状晶体和眼底病）。多数于青春期后出现肾功能减退，30岁以内发展为慢性肾衰竭。家族中有耳聋、眼病和肾衰竭患者有助诊断。

3）家族性复发性血尿（又称家族性良性血尿）：临床特点为持续镜下血尿。肉眼血尿常发生于呼吸道感染之后。诊断主要的依据是家族中存在同样性质血尿患者；双亲之一有血尿者对诊断帮助极大。本病的肾小球病变是基底膜变薄（＜250nm），有建议将此病称为薄基底膜肾病（thin basement membrane nephropathy）。

4）单纯性血尿：临床表现有两种：①复发性肉眼血尿：两次发作间尿常规检查正常或有镜下血尿，血尿发作的诱因有呼吸道感染、剧烈体力活动等；②持续镜下血尿：多数在体检或因其他疾病常规验尿时被发现。尿蛋白不超过1g/24h。肾活检肾小球病变类型有：正常；轻微改变；系膜增生性肾炎（局灶、节段性或弥漫性）。免疫荧光检查可为阴性或有免疫球蛋白沉积，其中IgA肾病占1/3～1/2。

5）IgA肾病：儿童多数表现为复发性血尿，20%左右表现为肾病综合征。起病多在学龄期，表现为血尿者预后良好。肾活检光镜以系膜增生为常见，免疫荧光检查有不同程度IgA沉积，也可见C3和少量其他免疫球蛋白沉积。诊断需靠肾活检。

（冯学斌）

笔记栏

第13章 造血系统疾病

第1节 小儿造血和血液特点

一、小儿造血特点

小儿造血可分为胚胎期造血和生后造血(图 13-1)。

(一)胚胎期造血

血细胞的生成始自卵黄囊的血岛,然后出现于肝、脾等髓外造血器官,最后转移至骨髓,因而形成三个不同的造血期。

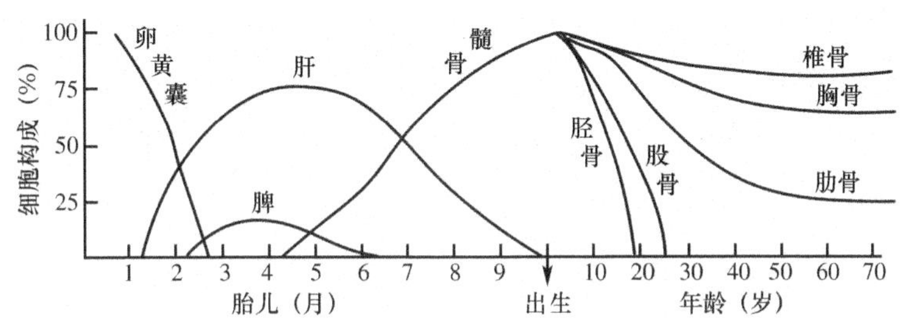

图 13-1 胎儿及生后不同时期的造血情况

1. 中胚叶造血期(mesoblastic hematopoiesis) 从胚胎第 3 周开始出现卵黄囊造血,之后在中胚叶组织中出现广泛的原始造血成分,其中主要是原始的有核红细胞。在胚胎第 6 周后,中胚叶造血开始减退。

2. 肝脾造血期(hepatic hematopoiesis) 肝脏造血自胚胎第 6 周开始,至第 5 个月时达高峰,肝脏主要造有核红细胞,在造血功能达高峰时也可造粒细胞及巨核细胞,但尚不能产生血小板。在胎儿 8 周以后脾脏也参与造血,主要生成红细胞、粒细胞、淋巴细胞和单核细胞。胎儿 6 个月后,肝脾造血逐渐减少,约于出生时停止造血,但脾脏造淋巴细胞的功能可持续终生。约于胚胎第 6~7 周开始出现胸腺,于第 8 周开始生成淋巴细胞。自胚胎 11 周淋巴结开始造淋巴细胞并成为终生造淋巴细胞和浆细胞的器官。

3. 骨髓造血期(medullary hematopoiesis) 胚胎第 6 周时骨髓腔发育已粗具规模,但其造血功能在第 6 个月后才渐趋稳定,并成为造血的主要器官。出生 2~5 周后骨髓成为唯一的造血场所。

胎儿期造血的三个阶段不是截然分开的,而是互相交错,此消彼长的。

(二)生后造血

生后造血主要分为骨髓造血和骨髓外造血。

1. 骨髓造血 出生后主要是骨髓造血。生后前几年所有骨髓均为红髓(有活动性造血功能),全部参与造血;5~7岁开始长骨干中出现脂肪细胞,随年龄增长,脂肪细胞组成的黄髓(有潜在性造血功能)逐渐增多,而红髓相应减少。至 18 岁时红髓仅存在于椎骨、肋骨、胸骨、颅骨等扁平骨以及股骨、肱骨的近端。但当造血需要增加时,黄髓可重新转变为红髓,恢复其造血功能,故较少出现骨髓外造血。

2. 骨髓外造血(extramedullary hematopoiesis) 小儿在生后头几年骨髓均为红髓,故造血的代偿潜力甚小,当发生感染性贫血或溶血性贫血等需要增加造血时,肝、脾及淋巴结可适应需要,恢复到胎儿时期的造血状态而出现肝、脾和淋巴结的肿大,外周血中可出现有核红细胞或(和)幼稚粒细胞。这是小儿造血器官的一种特殊反应,称为"骨髓外造血"。当感染及贫血矫正后可恢复正常。

二、血液特点

不同年龄小儿的血液有所不同。

(一)红细胞及血红蛋白

由于胎儿期处于相对缺氧的环境,红细胞生成素(erythropoietin,EPO)合成增加,故红细胞和血红蛋白较高,初生时红细胞仍可达 $(5.0\sim7.0)\times10^{12}/L$,血红蛋白约 150~220g/L。生后 10 日内,红细胞与血红蛋白减少约 20%,此后继续下降;2~3 个月时下降到较低水平,红细胞降至 $3.0\times10^{12}/L$,血红蛋白降至 100g/L 左右,出现轻度贫血,称为"生理性贫血",3 个月后红细胞及血红蛋白量又恢复增加,约 12 岁时达到成人水平。

网织红细胞出生时较高,约为 4%~6%;于生后 4~7 天迅速下降至 0.5%~1.5%;4~6 周回升至 2%~8%;5 个月以后约与成人相同。

笔记栏

(二)白细胞

初生时白细胞总数为(15～20)×10^9/L。生后6～12小时达(21～28)×10^9/L,然后逐渐下降,1周时平均为12×10^9/L,婴儿期白细胞数维持在10×10^9/L左右,8岁以后接近成人水平。白细胞分类的特点主要反映在中性粒细胞与淋巴细胞的相对变化,初生时中性粒细胞较高,占65%,淋巴细胞占30%,生后4～6天,两者相等;在整个婴儿期淋巴细胞始终占多数,约占60%,中性粒细胞约35%;至4～6岁,中性粒细胞又与淋巴细胞相等,以后白细胞分类与成人相似。

(三)血小板数

血小板与成人相似,约为(150～250)×10^9/L。

(四)血红蛋白的种类

血红蛋白分子由两对多肽链组成,构成血红蛋白分子的多肽链共有六种,分别称为α、β、γ、δ、ε和ζ,不同的血红蛋白分子是由不同的多肽链组成。在胚胎、胎儿、儿童和成人的红细胞内,正常情况下可有6种不同的血红蛋白分子:胚胎期的血红蛋白为Gower1($\zeta_2\varepsilon_2$)、Gower2($\alpha_2\varepsilon_2$)、Portland($\zeta_2\gamma_2$);胎儿期的胎儿血红蛋白(HbF,$\alpha_2\gamma_2$);成人血红蛋白分为HbA($\alpha_2\beta_2$)及HbA_2($\alpha_2\delta_2$)两种。血红蛋白Gower1、Gower2和Portland在胚胎12周时消失,并为HbF所代替。胎儿6个月时HbF占0.9,而HbA仅占0.05～0.10;出生时HbF占0.70,HbA约占0.30,HbA_2<0.01,1岁时HbF不超过0.05,至2岁时不超过0.02。成人的HbA约占0.95,HbA_2占0.02～0.03,HbF不超过0.02(图13-2)。

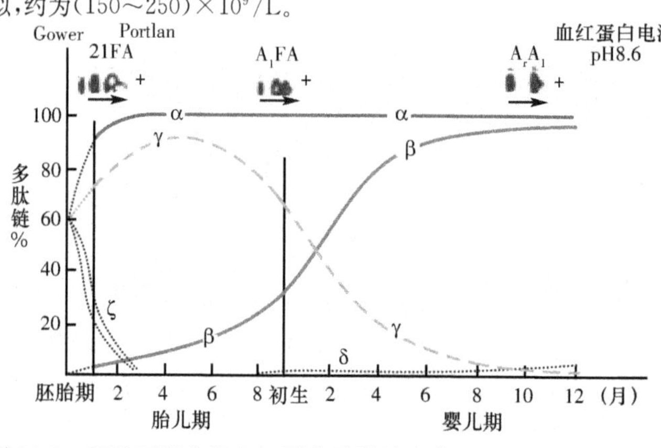

图13-2 胚胎至婴儿期血红蛋白肽链的变化和血红蛋白电泳的改变

(摘自Nelson: Text Book of Pediatrics. 12 th ed. P.1205.1983)

(五)血容量

小儿血容量相对较成人多,新生儿血容量约占体重的10%,平均300ml,儿童约占体重的8%～10%,成人血容量占体重的6%～8%。

第2节 小儿贫血

一、小儿贫血总论

(一)贫血的定义

贫血(anemia)是指末梢血中单位容积内红细胞数或血红蛋白量低于正常。根据世界卫生组织资料,血红蛋白值的低限:6个月至6岁为110g/L;6岁～14岁为120g/L,海拔每升高1000m,血红蛋白上升4%,低于此值称为贫血。6个月内婴儿由于生理性贫血等因素,血红蛋白值变化较大,目前尚无统一标准,我国小儿血液学会议暂定:新生儿Hb<145g/L,1～4月Hb<90g/L,4～6月<100g/L者为贫血。

笔记栏

(二)贫血的分类

1. 贫血程度分类(表13-1)。

表13-1 小儿贫血程度分类(血红蛋白量,g/L)

	轻度	中度	重度	极重度
小 儿	正常低限～90	60～90	30～60	<30
新生儿	144～120	120～90	90～60	<60

2. 形态学分类 依红细胞平均容积(MCV),红细胞平均血红蛋白量(MCH)和红细胞平均血红蛋白浓度(MCHC),将贫血分为四类(表13-2)。

表13-2 贫血的细胞形态分类

	MCV(fl)	MCH(pg)	MCHC(%)
正常值	80～94	28～32	32～38
大细胞性	>94	>32	32～38
正细胞性	80～94	28～32	32～38
单纯小细胞性	<80	<28	32～38
小细胞低色素性	<80	<28	<32

3. 病因分类　根据造成贫血的原因将其分为失血性、溶血性和红细胞生成不足三类。

(1)失血性贫血

1) 急性失血:如创伤性大出血等。

2) 慢性失血:如溃疡病、钩虫病及肠息肉等。

(2) 溶血性贫血

1) 红细胞内在缺陷

a. 红细胞膜结构缺陷:如遗传性球形红细胞增多症、椭圆形红细胞增多症、皱缩红细胞增多症、阵发性睡眠性血红蛋白尿症等。

b. 红细胞酶缺乏:如葡萄糖-6-磷酸脱氢酶缺乏症、丙酮酸激酶缺乏等。

c. 血红蛋白合成与结构异常:如珠蛋白生成障碍性贫血(又称地中海贫血)、血红蛋白病等。

2) 红细胞外在因素

a. 免疫因素:体内存在破坏红细胞的抗体,如新生儿溶血、自身免疫性溶血性贫血等。

b. 非免疫性因素:如药物、化学物质、感染、毒素或物理因素引起的贫血。

(3) 红细胞和白红蛋白生成不足

1) 缺乏造血物质:如缺铁性贫血(铁缺乏)、营养性巨幼红细胞性贫血(维生素 B_{12}、叶酸缺乏)、维生素 B_6 缺乏,铜缺乏、维生素 C 缺乏、蛋白质缺乏等。

2) 骨髓造血功能障碍

a. 再生障碍性贫血:先天性,如范可尼(Fanconi)贫血;后天性,分特发性和继发性。

b. 单纯红细胞再生障碍性贫血:分为先天性和后天性。

c. 感染性、炎症性及癌症性贫血、慢性肾病所致的贫血等。

(三) 临床表现

贫血的临床表现因贫血程度,贫血发生快慢及诱发贫血的病因而异。就贫血本身的症状而言,主要是由于缺氧所引起的一系列临床表现。

1. 一般表现　皮肤黏膜苍白为突出表现,但当伴有黄疸、青紫或皮肤色素沉着时可掩盖贫血的表现。病程较长的患儿常有易疲倦、毛发干枯、营养低下、体格发育迟缓等症状。

2. 造血器官反应　当小儿发生贫血时,尤其是婴儿期,往往出现骨髓外造血,导致肝、脾和淋巴结肿大(再生障碍性贫血除外),周围血中可出现有核红细胞、幼稚粒细胞。

3. 各系统症状

(1) 循环和呼吸系统:可出现心动过速、脉搏加快、动脉压增高、呼吸加速,这是机体对缺氧的代偿性反应。在重度贫血、代偿失调时,可出现心脏扩大和充血性心力衰竭。

(2) 消化系统:胃肠蠕动及消化酶的分泌功能均受到影响,出现食欲减退、恶心、腹胀或便秘等。偶有舌尖、舌乳头萎缩等。

(3) 神经系统:常表现为精神不振、注意力不集中、情绪易激动等,年长儿可有头痛、昏眩、眼前有黑点或耳鸣等。

(四) 贫血的诊断要点

对于任何贫血患儿,必须寻找出其贫血的原因,才能进行合理和有效的治疗。因此,详细询问病史、全面的体格检查和必要的实验室检查是做出贫血病因诊断的重要依据。

1. 病史询问中应注意下列各项

1) 发病年龄:可提供诊断线索。如生后 24 小时内出现贫血伴有黄疸者,以新生儿溶血症(ABO 或 Rh 血型不合所致)可能性大;婴儿期发病者多考虑营养缺乏性贫血、遗传性溶血性贫血;儿童期发病者多考虑慢性出血性贫血、再生障碍性贫血、其他造血系统疾病、全身性疾病引起的贫血。

2) 病程经过和伴随症状:起病急、病程短者,提示急性溶血或急性失血;起病慢缓者,提示营养性贫血、慢性失血或溶血等;如伴有黄疸和血红蛋白尿提示溶血;伴有呕血、便血、血尿、瘀斑等提示出血性疾病;伴有骨痛提示白血病或其他骨髓浸润性病变等。

3) 喂养史:详细了解婴幼儿的喂养方法及饮食的质与量对诊断和病因分析有重要意义。如 1 岁内单纯乳类喂养而少加辅食,幼儿及年长儿饮食质量差或搭配不合理者,可能为缺铁性贫血;单纯母乳(缺乏维生素 B_{12})或羊乳(缺乏叶酸)喂养未及时添加辅食的婴儿,易患营养性巨幼红细胞性贫血。

4) 既往史:询问有无寄生虫病特别是钩虫病史;询问其他系统疾病,如消化系统疾病、慢性肾病、严重结核、慢性炎症性疾病如类风湿病等可引起与贫血有关的疾病。

5) 家族史:与遗传有关的贫血,如遗传性球形红细胞增多症、G-6-PD 缺乏症、珠蛋白生成障碍性贫血等,家族(或近亲)中常伴有同样患者。

2. 体格检查　应注意下列各项:

1) 生长发育:慢性贫血往往有生长发育障碍。某些遗传性溶血性贫血,特别是重型 β 珠蛋白生成障碍性贫血,除发育障碍外还表现有特殊面貌,如颧、额突出,眼距宽,鼻梁低、下颌骨较大等。

2) 营养状况:营养不良常伴有慢性贫血。

3) 皮肤、黏膜:皮肤和黏膜(甲床、结合膜及唇黏膜)苍白的程度一般与贫血程度成正比。伴有皮肤、黏膜出血时要注意排除出血性疾病和白血病。伴有黄疸时提示溶血性贫血。

4) 指甲和毛发:缺铁性贫血的患儿指甲菲薄、脆弱,严重者扁平甚至呈匙形反甲。巨幼红细胞性贫血头发细黄、干稀、无光泽,有时呈绒毛状。

5) 肝、脾和淋巴结肿大:肝、脾和淋巴结肿大是婴幼儿贫血的常见体征,肝脾轻度肿大多提示髓外造血;如肝脾明显肿大且以脾大为主者,多提示遗传性溶血性贫血。贫血伴有明显淋巴结肿大者,应考虑造

笔记栏

血系统恶性病变(如白血病、恶性淋巴瘤)。

(五)实验室检查

血液检查是贫血鉴别诊断不可缺少的措施,临床上应由简而繁进行。一般根据病史、体征和初步的实验室检查资料。通过综合分析,对大多数贫血可做出初步诊断或确定诊断;对一些病情复杂暂时不能明确诊断者,亦可根据初步线索进一步选择必要的检查。

1. 红细胞形态 这是一项简单而又重要的检查方法。仔细观察血涂片中细胞大小、形态及染色情况,对贫血的诊断有较大启示。如红细胞较小、染色浅、中央淡染色区扩大,多提示缺铁性贫血;红细胞呈球形,染色深提示遗传性球形细胞增多症;红细胞大小不等,染色浅并有异形、靶形和碎片者,多提示珠蛋白生成障碍性贫血;红细胞形态正常则见于急性溶血或骨髓造血功能障碍。

2. 网织红细胞计数 可反映骨髓造红细胞的功能。增多提示造血功能活跃,可见于急慢性溶血或失血性贫血;减少提示造血功能低下,可见于再生障碍性贫血、营养性贫血等。

3. 白细胞和血小板计数 可协助诊断或初步排除造血系统其他疾病(如白血病)以及感染性疾病所致的贫血。

4. 骨髓检查 涂片检查可直接了解骨髓造血细胞生成的质和量的变化,对某些贫血的诊断具有决定性意义(如白血病、再生障碍性贫血、营养性巨幼红细胞性贫血)。骨髓活检对白血病、转移瘤等骨髓病变具有诊断价值。

5. 血红蛋白分析检查 如血红蛋白碱变性试验、血红蛋白电泳、包含体生成试验等,对珠蛋白生成障碍性贫血和异常血红蛋白病有诊断意义。

6. 红细胞脆性试验 脆性增高见于遗传性球形细胞增多症;减低则见于珠蛋白生成障碍性贫血。

7. 特殊检查 红细胞酶活力测定对先天性红细胞酶缺陷所致的溶血性贫血有诊断意义;抗人球蛋白试验可以协助自身免疫性溶血的诊断;血清铁、铁蛋白、红细胞游离原卟啉等检查可以协助诊断缺铁性贫血;核素^{51}铬可以测定红细胞寿命;基因分析方法对遗传性溶血性贫血不但有诊断意义,还有产前诊断价值。

(六)治疗原则

1. 去除病因 这是治疗贫血的关键,有些贫血在病因去除后,很快可以治愈。对一些贫血原因暂时未明的,应积极寻找病因,予以去除。

2. 一般治疗 加强护理,预防感染,改善饮食质量和搭配等。

3. 药物治疗 针对贫血的病因,选择有效药物给予治疗,如铁剂治疗缺铁性贫血,维生素 B_{12} 和叶酸治疗巨幼红细胞性贫血,肾上腺皮质激素治疗自身免疫性溶血性贫血等。

4. 输血疗法 当贫血引起心功能不全或血红蛋白低于 30g/L 时,输血(凡有条件的均应输红细胞)是抢救措施。对长期慢性贫血者,若代偿功能良好,可不必输血,必须输血时应注意输血量和速度,贫血重者应输给浓缩红细胞,每次(5~10)ml/kg,速度不宜快,以免引起心力衰竭和肺水肿。对于贫血合并肺炎的患儿,每次输血量更应减少且速度减慢。

5. 造血干细胞移植 这是目前根治一些遗传性溶血性贫血和再生障碍性贫血的有效方法,如有 HLA 相配的造血干细胞来源应予首选。

6. 并发症治疗 婴幼儿贫血易合并急、慢性感染,营养不良等,应予积极治疗。

二、营养性缺铁性贫血

案例 13-1

患儿,女性,1 岁 6 个月,因食欲减退,面色苍白两个月于 2005 年 3 月 27 日入院。

患儿于两个月前开始食欲差,除牛乳外,其他辅食很难喂进,喜食烟丝、鸡蛋壳等。伴面色苍白,进行性加重,乏力,不爱活动。有发热、咳嗽、呕吐及腹泻。无关节肿痛,无皮肤瘀斑及口鼻出血等。自发病来无腹痛及黄疸,大小便正常,未做任何诊治。患儿既往未患过其他疾病。第一胎第一产,足月顺产,母乳喂养,至今未断奶,1 岁多添加少量辅食(面食),但很难喂进。1 岁说话,1 岁 4 个月会走。定期做计划免疫注射。其父母身体均健康。

体格检查:体温 36.9℃,脉搏 130 次/分,呼吸 35 次/分,体重 10kg。发育正常,营养稍差,神志清,精神萎靡,呼吸平稳,面色苍黄,中度贫血貌,口唇黏膜苍白。全身皮肤未见黄染、皮疹及出血点,颈部浅表淋巴结肿大。颈软,毛发稀黄。胸骨无压痛,胸廓对称,双肺呼吸音清晰,心律规整,心率 136 次/分,心音有力,心尖区可闻及Ⅱ~Ⅲ/6 级收缩期杂音,不传导。腹部平软,肝肋下 2.5cm,剑下 3cm,质软,无触痛。脾肋下刚触及。脊柱四肢无畸形,活动可,指(趾)甲床苍白并有反甲。生理反射存在,病理反射征未引出。

思考题:

1. 病史有何特点,最可能的诊断?诊断依据有哪些?

2. 如何治疗?

营养性缺铁性贫血(nutritional iron deficiency anemia)是体内铁缺乏所导致血红蛋白合成减少的一种贫血。临床是以小细胞低色素性贫血、血清铁蛋白减少和铁剂治疗有效为特点。缺铁性贫血是小儿最常见的一种贫血,多见于 6 个月至 2 岁婴幼儿,严重

笔记栏

危害小儿健康，是我国重点防治的小儿常见病之一。

【铁的代谢】

1. 人体总铁量及其分布　正常成人男性为50mg/kg，女性约为35mg/kg，新生儿约为75mg/kg。总铁含量中64%用于合成血红蛋白，3.2%合成肌红蛋白，32%以铁蛋白及含铁血黄素形式贮存于肝、脾和骨髓中，0.4%存在于含铁酶(如各种细胞色素酶等)，0.4%以运转铁存在于血浆中。

2. 铁的来源

(1) 自食物中摄取铁，每天1～1.5mg。

(2) 衰老的红细胞破坏释放的铁几乎全部被再利用。

3. 铁的吸收和运转　食物中的铁主要在十二指肠和空肠上部被吸收。进入肠黏膜细胞的Fe^{2+}被氧化成Fe^{3+}，其中一部分与细胞内的去铁蛋白结合，形成铁蛋白(ferritin)；另一部分通过肠黏膜细胞进入血液，与血浆中的转铁蛋白(transferrin，TF)相结合，随血循环运送到骨髓等需铁和贮铁组织。

肠黏膜细胞对铁的吸收有调节作用(图13-3)。这种调节作用又通过体内贮存铁和转铁蛋白受体(TfR)来调控。肠黏膜细胞生存期为4～6天，对吸入胞内的铁起暂时保存作用。当体内贮存铁充足或造血功能减退时，TfR合成减少，铁蛋白合成增加，肠黏膜细胞内的铁大部分以铁蛋白形式贮存在该细胞内，随肠黏膜细胞的脱落而被排出体外，因而吸收减少；当体内缺铁或造血功能增强时，TfR合成增加，铁蛋白合成减少，肠黏膜细胞内的铁大部分进入血流，铁的吸收增加。

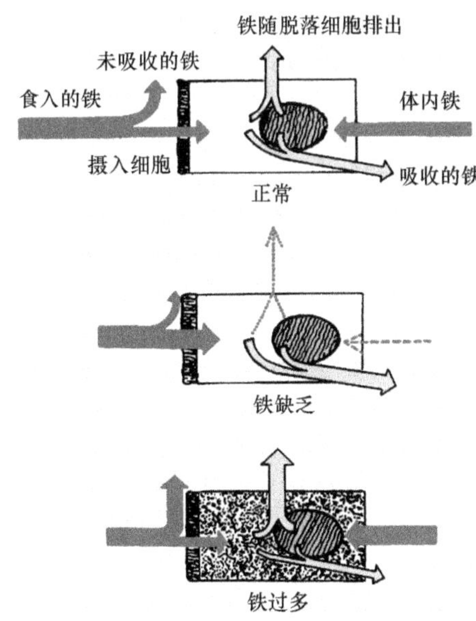

图13-3　肠黏膜对铁吸收的调节作用

肠腔内一些因素也可影响铁的吸收。维生素C、稀盐酸、氨基酸等还原物质使Fe^{3+}变成Fe^{2+}，有利于铁的吸收；磷酸、草酸等可与铁形成不溶性铁酸盐，难于吸收；植物纤维、茶、咖啡、牛奶、蛋等可抑制铁的吸收。

在正常情况下，血浆中的转铁蛋白1/3与铁结合，此结合的铁称为血清铁(serumiron，SI)；其余2/3的转铁蛋白仍具有与铁结合的能力，在体外加入一定量的铁可使其成饱和状态，所加的铁即为未饱和铁结合力。血清铁与未饱和铁结合力之和称为血清总铁结合力(total iron binding capacity，TIBC)，血清铁在总铁结合力中所占百分比称为转铁蛋白饱和度(transferrin saturation，TS)。

4. 铁的贮存和利用　铁在体内以铁蛋白及含铁血黄素形成贮存。当机体需要铁时，即通过还原酶的作用使铁蛋白中Fe^{2+}释放，然后由氧化酶氧化成Fe^{3+}，再与转铁蛋白结合，转运至需铁组织。铁到达骨髓造血组织后即进入幼红细胞，在线粒体中与原卟啉结合形成血红素，后者再与珠蛋白结合形成血红蛋白。

5. 铁的需要量与排泄量　正常人每日铁的排泄量相对稳定，小儿每日排出量约为15μg/kg，主要由胆汁、尿、汗和脱落的黏膜细胞排出。成熟儿出生后4个月至3岁每天约需铁1mg/kg；早产儿为2mg/kg；各年龄小儿每天摄入总量不宜超过15mg。

6. 胎儿和儿童期铁代谢特点

(1) 胎儿期铁代谢特点：胎儿通过胎盘从母体获得铁，以孕期后3月获铁量最多，平均每日可从母体获得4mg铁，故足月新生儿从母体所获铁量足够其生后4～5月内之用，而未熟儿则容易发生缺铁。如孕妇严重缺铁即可影响胎儿的铁供应。

(2) 婴儿期铁代谢特点：足月新生儿体内总铁平均为75mg/kg，其中25%为贮存铁。生后由于"生理性溶血"释放的铁较多，随后是"生理性贫血"期，造血相对较低下，加之从母体获取的铁一般能满足4个月之需，故婴儿早期不易发生缺铁。但早产儿从母体获取铁少，且生长发育更迅速，可较早发生缺铁。约4月龄后，从母体获取的铁逐渐耗尽，而此期发育迅速，造血活跃，因此对膳食铁的需要增加，而作为婴儿主食的人乳和牛乳的铁含量较低，不能满足机体之需，贮存铁耗竭后即发生缺铁，故6个月至2岁小儿缺铁性贫血发生率高。

(3) 儿童期和青春期铁代谢特点：儿童期缺铁主要原因为：偏食、食物搭配不合理，铁吸收受抑制；钩虫、蛲虫感染导致隐性失血；青春期生长发育加快对铁的需要增加，初潮以后少女月经过多造成铁的丢失也是缺铁的原因。

【病因和发病机制】

1. 缺铁原因

(1) 铁摄入量不足：是导致缺铁性贫血的主要原因。人乳、牛乳、孕物中含铁量均低。

(2) 储铁不足：早产、双胎或多胎、胎儿失血和孕母严重缺铁等均可使胎儿储铁减少，因而较易发生缺铁性贫血。

(3) 生长发育快：婴儿期生长发育较快，3个月和1岁时，体重分别为出生时的2倍和3倍。血容量也增加较快，如不及时添加含铁丰富的食物，易致缺铁。

(4) 铁的吸收障碍：食物搭配不合理会影响铁的吸收；慢性腹泻增加铁的排泄。

笔记栏

(5) 铁的丢失过多：正常婴儿每天排出的铁量相对比成人多。用不经加热处理的鲜牛奶喂养的婴儿可对牛奶过敏而致肠出血，每天失血约 0.7ml。每失血 1ml 即失铁 0.5mg，长期小量出血可导致贫血。同样，肠息肉、美克尔憩室、钩虫病等也是致出血、缺铁的常见原因。

案例 13-1

该患儿为幼儿，母乳喂养至今未断奶，未及时添加辅食，且添加辅食时，量又不足。提示铁摄入不足。

2. 缺铁对各系统的影响

(1) 血液：缺铁时血红素形成不足，血红蛋白合成减少，因而新生的红细胞内血红蛋白含量不足，细胞浆较少，而缺铁对细胞的分裂、增殖影响较小，故红细胞数量减少的程度不如血红蛋白减少明显，从而形成小细胞低色素性贫血。应该指出，不是体内一有缺铁即很快出现贫血，而是要经过 3 个阶段：①铁减少期(ID)：此阶段体内贮存铁减少，但是供红细胞制造血红蛋白的铁尚未减少；②红细胞生成缺铁期(IDE)：此期贮存铁进一步耗竭，红细胞生成所需的铁亦不足，但循环中血红蛋白量尚不减少；③缺铁性贫血期(IDA)：此期出现低色素小细胞贫血的一些非血液系统症状。各期均有实验室检查方面的特点。

(2) 其他：缺铁可影响肌红蛋白的合成。可使某些酶(如细胞色素酶、单胺氧化酶、琥珀酸脱氢酶等)活性降低，这些酶与生物氧化、组织呼吸、神经介质的合成和分解有关，酶活性降低时，细胞功能发生紊乱，因而出现一些非血液系统症状，如影响小儿的神经精神行为、消化吸收、免疫、肌肉运动等功能，经铁剂治疗后，这些症状可消失。

【临床表现】 任何年龄均可发病，以 6 个月至 2 岁多见。

1. 一般表现　皮肤黏膜逐渐苍白，以唇、口腔黏膜及甲床最为明显。易疲乏无力，不爱活动。年长儿可诉头晕、眼前发黑、耳鸣等。

2. 髓外造血表现　由于骨髓外造血反应，肝、脾可轻度肿大；年龄愈小、病程愈久、贫血愈重，肝、脾肿大愈明显。

3. 非造血系统症状

(1) 消化系统症状：食欲减退，少数有异食癖(如喜食泥土、墙皮、煤渣等)；可有呕吐、腹泻。可出现口腔炎、舌炎或舌乳头萎缩。重者可出现萎缩性胃炎或吸收不良综合征。

(2) 神经系统症状：常有烦躁不安或萎靡不振，年长儿常精神不集中、记忆力减退，智力多数低于同龄儿。

(3) 心血管系统症状：明显贫血时心率增快、心脏扩大，重者可发生心力衰竭。

(4) 其他：因细胞免疫功能低下，常合并感染。可因上皮组织异常而出现反甲。

笔记栏

案例 13-1

该患儿的临床表现特点为：

1. 贫血表现：食欲差、乏力、面色、口唇、甲床及耳垂苍白，毛发稀黄、有反甲等。

2. 有异食癖(喜食烟丝、鸡蛋壳等)。

3. 髓外造血的表现：浅表淋巴结肿大、肝脾轻度肿大。

4. 其他：心尖区可闻及Ⅱ～Ⅲ/6 级收缩期杂音。

【实验室检查】

1. 血象　红细胞和血红蛋白均减低，以后者减低更明显，呈小细胞低色素性贫血。血涂片可见红细胞大小不等，以小细胞为多，中央淡染区扩大。MCV＜80fl，MCH＜26pg，MCHC＜30%。网织红细胞计数正常或轻度减少。白细胞和血小板一般无特殊改变。

2. 有关铁代谢的检查

(1) 血清铁蛋白(SF)：铁蛋白是反映体内贮存铁情况的较灵敏指标，在缺铁的 ID 期已降低，IDE 和 IDA 降低更明显。当 SF＜12μg/L 时提示缺铁。由于感染、肿瘤、肝脏及心脏疾病时虽有缺铁但血清铁蛋白可不降低。

(2) 骨髓可染铁：用于检测体内储存铁。骨髓涂片用普鲁士蓝染色镜检，缺铁时细胞外铁粒减少，铁粒幼细胞数亦可减少(＜15%)。因需作骨髓穿刺，不如检测血清铁蛋白简便。

(3) SI、TIBC 和 TS：在 IDA 时 SI 降低，TIBC 增高，TS 降低。SI 生理变异较大，在感染、恶性肿瘤、类风湿性关节炎等多种疾病时也可降低。SI 正常值为(12.8～31.3)μmol/L，＜9.0～10.7μmol/L 有意义；TIBC＞62.7μmol/L 有意义，TIBC 生理变异较小，但在病毒性肝炎时也可增高。TS＜15%有诊断意义。

(4) 红细胞游离原卟啉(FEP)：缺铁时未被利用的 FEP 在红细胞内堆积，导致 FEP 值增高，这是红细胞内缺铁的证据。FEP 增高是缺铁性贫血较敏感的检测指标。SF 值降低、FEP 值增高＞0.9μmol/L 而尚未出现贫血，即为缺铁 IDE 期的典型表现。但在铅中毒、慢性炎症和先天性原卟啉增多症时 FEP 值也增高，应注意鉴别。

3. 骨髓象　呈增生现象，以中晚幼红细胞增生为主，各期红细胞均较正常小，血红蛋白含量少。铁粒幼细胞减少甚至消失。巨核细胞系和粒细胞系一般无明显异常。

案例 13-1

1. 血常规：Hb 65g/L；RBC 4.0×10^{12}/L；WBC 9.0×10^{9}/L；PLT 265×10^{9}/L；N 56.8%；L 42.2%；Ret 0.012；MCV 70fl；MCH 18.5pg；MCHC 23.1%；HCT 26%。提示小细胞低色素性贫血。

2. 血清铁蛋白 9μg/L；总铁结合力 87μmol/L。

【诊断】 根据病史,特别是喂养史,临床表现及血象特点,多可做出诊断,必要时可作骨髓检查。有关铁代谢的生化检查有确诊意义,用铁剂治疗有效也可证实诊断。还应注意与其他小细胞低色素性贫血相鉴别,如感染性贫血、铁粒幼细胞性贫血、地中海贫血及铅中毒等。

案例 13-1

1. 幼儿,母乳喂养至今未断奶,未及时添加辅食,且添加辅食时,量又不足。

2. 有中度贫血表现:食欲差、乏力、面色、口唇、甲床及耳垂苍白、毛发稀黄等。

3. 有异食癖(喜食烟丝、鸡蛋壳等)。

4. 有髓外造血的表现:浅表淋巴结肿大、肝脾轻度肿大。

5. 辅助检查:血常规提示中度贫血(小细胞低色素性)。血清铁蛋白降低;总铁结合力升高。

临床诊断:营养性缺铁性贫血。

【治疗】 主要原则为去除病因和铁剂治疗。

1. 一般治疗　加强护理、避免感染、合理喂养、注意休息等。

2. 去除病因　是根治的关键。

3. 铁剂治疗　铁剂是治疗本病的特效药物。主要用口服铁剂,二价铁比三价铁易于吸收,如硫酸亚铁(含铁 20%)、富马酸铁(含铁 30%)、葡萄糖酸亚铁(含铁 12%)、力蜚能(含铁 46%)等。口服剂量以元素铁计算,每天 6mg/kg(折合硫酸亚铁每天 0.03g/kg,富马酸铁每天 0.02g/kg)分 3 次服用时铁的吸收率最高,超过此量吸收率反而下降且增加对胃黏膜的刺激。最好在两餐之间服药以减少对胃黏膜的刺激又利于铁的吸收。维生素 C 能使三价铁还原成二价铁,使其易于溶解,能促进铁的吸收。铁剂不宜与牛乳、钙剂、浓茶、咖啡等同服以免影响吸收。如口服 3 周仍无效,应考虑是否有诊断错误或其他影响疗效的原因。近年国内、外采用每周口服 1～2 次方法代替每天 3 次防治缺铁性贫血,疗效肯定且小儿口服铁剂顺应性增加。

注射铁剂因较易出现不良反应,应少用,常在不能口服铁剂的情况下使用。常用的注射铁剂为右旋糖酐铁,用法是 5%右旋糖酐铁肌内注射,每次剂量不超过 0.1ml/kg。

给予铁剂治疗后如有效,则于 3～4 天后网织红细胞升高,7～10 天达高峰,治疗约 2 周后,血红蛋白开始上升,临床症状亦随之好转。一般于治疗 3～4 周后贫血即可被纠正,但铁剂应继续服用至血红蛋白达正常水平后 2 个月左右再停药以补足储存铁量。

4. 输血治疗　一般病例无需输血。重度贫血并发心功能不全或明显感染者应给以输血,每次(5～10)ml/kg 或输浓缩红细胞。血红蛋白低于 30g/L 的极重度贫血应立即输血,贫血愈重,一次输血量应愈少,速度应愈慢,以免出现心功能损害,必要时还可同时应用利尿剂。

案例 13-1

1. 去除病因:纠正不合理的饮食习惯及膳食组成。

2. 铁剂治疗:口服硫酸亚铁 0.1g/次,每日三次;维生素 C 0.1g/次每日三次。

【预防】 主要预防措施包括:①提倡母乳喂养,因母乳中铁的吸收利用率较高;②做好喂养指导,及时添加含铁丰富且吸收率高的辅食,婴儿如以鲜牛乳喂养,必须加热以减少牛奶过敏所致肠道失血;③婴幼食品(谷类制品、牛奶制品等)应加入适量铁剂加以强化;④对早产儿,尤其是极低体重的早产儿宜自 1～2 个月左右给予铁剂(元素铁每日 2mg/kg)预防。

案例 13-1

该患儿的预防指导:

及时添加辅食(动物肝脏、瘦肉、鱼等)。

三、营养性巨幼红细胞性贫血

案例 13-2

患儿,男性,11 个月,因腹泻 5 个多月,伴皮肤蜡黄,嗜睡 2 个月于 2005 年 12 月 5 日 4pm 入院。患儿 5 个月前无明显诱因出现腹泻,为黄色稀便,时轻时重,每日大便 3～4 次,无呕吐,不伴发热,大便中无脓血及泡沫。精神好,不影响生长。曾在当地医院就诊,诊断为“消化不良”,给予“胃蛋白酶等”药物治疗,效果不佳,家长未再做更进一步检查治疗。自 2 个月前,家长发现患儿面色蜡黄,精神萎靡不振,嗜睡,不愿玩耍,少哭少笑,原会坐,会拿东西,现皆不能。不能翻身,不认人。有时出现四肢及面部肌肉震颤无发热,无咳喘。因面色蜡黄逐渐加重而来院就诊。患儿以往除偶尔感冒外,未患过其他疾病。第一胎第一产,足月顺产,单纯母乳喂养,母亲以素食为主,很少食肉蛋类。预防接种史不详。其父母均健康,非近亲婚配,否有传染病及遗传病史。

体格检查:体温 37.5℃,脉搏 136 次/分,呼吸 24 次/分,体重 8.5kg。发育正常,营养一般,神志清醒,精神差,患儿无哭闹,表情呆板,反应迟钝。虚胖,中度贫血貌,面部及全身皮肤蜡黄,未见皮疹及出血点,浅表淋巴结无肿大。头部、面部、舌体不自主震颤。头颅无畸形,毛发稀黄,呼吸平稳,口唇苍白。颈软,咽部稍充血,扁桃体不大,出牙 6 枚。胸廓对称无畸形,双肺呼吸音清晰,心律齐,心率 136 次/分,心音有力。腹部平软,肝肋下 3cm,质地软,脾未触及。四肢不自主震颤,活动可,肌力肌张力正常,腱反射可引出。脊柱四肢无畸形,活动自如,指(趾)甲床苍

笔 记 栏

白，生理反射存在，病理反射征未引出。

思考题：

1. 病史有何特点，最可能的诊断，需与哪些疾病相鉴别？

2. 入院后需完善哪些相关检查？

营养性巨幼红细胞性贫血（nutritional magaloblastic anemia）是由于缺乏维生素 B_{12} 和（或）叶酸引起的一种大细胞性贫血。临床上以大细胞贫血、神经精神症状、骨髓中出现巨幼红细胞为特点。此病在部分农村地区仍可见到。

【病因】

1. 维生素 B_{12} 缺乏

（1）摄入量不足：维生素 B_{12} 主要存在于肝肾等内脏及鱼、蛋、奶中。单纯母乳喂养而未及时添加辅食的婴儿，尤其严格素食的孕母和（或）母乳维生素 B_{12} 缺乏，使得胎儿经胎盘、婴儿从母乳及食物中获取维生素 B_{12} 不足。

（2）吸收和转运障碍：食物中维生素 B_{12} 的吸收是先与胃底部壁细胞分泌的糖蛋白结合成 B_{12} 糖蛋白的复合物后才能在回肠末端吸收，进入血循环后需与转钴蛋白结合再运送到肝内储存。此过程任何一个环节异常均可致维生素 B_{12} 缺乏。

（3）需要增加：早产儿和婴儿生长发育较快，造血物质需要量相对较多，如不注意补充，易患本病。

2. 叶酸缺乏

（1）摄入量不足：羊乳中叶酸含量极低，牛乳中的叶酸如经加热也遭破坏，故单纯用这类乳品喂养而未及时添加辅食的婴儿可致叶酸缺乏。

（2）药物作用：长期应用广谱抗生素可使正常结肠内部分含叶酸的细菌被清除 而减少叶酸的供应。抗叶酸代谢药物（如甲氨喋呤、巯嘌呤等）抑制叶酸代谢而致病。长期服用抗癫痫药（如苯妥英钠、苯巴比妥等）也可导致叶酸的缺乏。

（3）代谢障碍：慢性腹泻可影响叶酸的吸收，先天性叶酸代谢障碍（如小肠吸收叶酸缺陷及叶酸转运功能障碍）也可致叶酸缺乏。

案例 13-2

该患儿单纯母乳喂养，母亲以素食为主，很少食肉蛋类食品。提示维生素 B_{12} 缺乏。

【发病机制】 维生素 B_{12} 和叶酸均为 DNA 合成所必需，维生素 B_{12} 或叶酸缺乏使 DNA 合成减少。幼红细胞内的 DNA 减少使红细胞的分裂和增殖时间延长，红细胞核发育落后于细胞浆，胞浆的血红蛋白合成不受影响，红细胞的胞体变大，形成巨幼红细胞。红细胞生成减少，加之巨幼红细胞在骨髓内容易遭受破坏，红细胞寿命也缩短，故引起贫血。粒细胞和血小板也因 DNA 不足而致成熟障碍，且出现巨大幼稚细胞、分叶过多的中性粒细胞及巨大血小板。维生素 B_{12} 与神经鞘的脂蛋白形成有关，因而能保护神经系统的正常组织结构和功能，缺乏时可导致中枢和外周神经髓鞘受损而出现某些神经精神症状。

【临床表现】 以 6 月～2 岁多见。起病缓慢。

1. 一般表现 多呈虚胖或颜面水肿，毛发黄色，细而短，严重者有出血或瘀斑。

2. 贫血表现 皮肤蜡黄，睑结膜、口唇、甲床苍白；疲乏无力；常有肝、脾肿大。

3. 精神神经症状 可出现烦躁不安、易怒等症状。维生素 B_{12} 缺乏者为表情呆滞，目光发直，对周围反应迟钝，嗜睡，不认亲人，少哭不笑，智力、动作发育落后甚至退步。重症病例可出现震颤，手足无意识运动，甚至抽搐、感觉异常、共济失调等。

4. 消化系统症状 常有食欲不振、腹泻和舌炎等。

案例 13-2

该患儿的临床特点有：

1. 贫血表现：面色、口唇、甲床苍白，乏力、毛发稀黄等。

2. 精神神经症状：智力、动作发育落后甚至退步（原会坐，会拿东西，现皆不能。不能翻身，不认人等）；出现四肢及面部肌肉震颤；表情呆板，反应迟钝。

3. 有明显腹泻等消化道症状。

【实验室检查】

1. 血象 呈大细胞性贫血 MCV＞94fl、MCH＞32pg。血涂片可见红细胞大小不等，以大细胞多见，中央淡染区不明显。易见嗜多色性和嗜碱点彩红细胞，偶见到巨幼变的有核红细胞，中性粒细胞呈分叶过多现象。网织红细胞、白细胞、血小板常减少。

2. 骨髓象 骨髓增生活跃，以红细胞增生为主，粒、红系均出现巨幼变，表现为胞体变大，核染色质粗而疏松。中性粒细胞、巨核细胞出现核分叶过多现象，可见巨大血小板。

3. 血清维生素 B_{12} 和叶酸测定 血清维生素 B_{12} 正常值为（200～800）ng/L，＜100ng/L 为缺乏，血清叶酸水平正常值为（5～6）μg /L，＜3μg /L 为缺乏。

案例 13-2

1. 血常规：Hb 75g/L；RBC 2.12×10^{12}/L；WBC 10.8×10^9/L；PLT 96×10^9/L；N 44%；L 56%；Ret 0.018；HCT 0.30；MCV 96fl；MCH 35pg；MCHC 32%。呈大细胞性贫血。

2. 血清维生素 B_{12} 86ng/L（低于＜100ng/L）。

3. 骨髓涂片：粒系增生，除原粒外各期均见，分类呈成熟障碍现象，少部分中晚幼红细胞胞体增大，浆量丰富，红系增生活跃，中晚幼红比值高，中晚幼红呈巨幼样变，核染质疏松，胞核发育落后于胞浆；巨核细胞呈分叶过多现象。

【诊断】 根据临床表现、血象和骨髓象可诊断巨

笔记栏

幼红细胞性贫血。在此基础上，如精神症状明显，则考虑为维生素 B_{12} 缺乏所致。若无神经系统症状，则考虑为叶酸缺乏。进一步测定血清维生素 B_{12} 或叶酸含量可协助确诊。

案例 13-2

1. 婴儿，单纯母乳喂养，母亲以素食为主，很少食肉蛋类。

2. 有贫血表现：面色、口唇、甲床苍白，乏力、毛发稀黄等。

3. 有精神神经症状：智力、动作发育落后甚至退步（原会坐，会拿东西，现皆不能。不能翻身，不认人等）；出现四肢及面部肌肉震颤。表情呆板，反应迟钝。

4. 有明显腹泻等消化道症状。

5. 血常规示大细胞性贫血。

6. 血清维生素 B_{12} 降低。

7. 骨髓涂片：粒、红系统均出现巨幼变，胞核发育落后于胞浆。

临床诊断：营养性巨幼红细胞性贫血（维生素 B_{12} 缺乏）。

【治疗】

1. 一般治疗　去除病因，注意营养与护理，防治感染及用镇静剂治疗震颤等对症治疗。

2. 特效治疗　仅由维生素 B_{12} 缺乏引起的营养性巨幼红细胞性贫血宜单用维生素 B_{12} 治疗，维生素 B_{12} 500～1000μg 一次肌注，或每次 100μg，肌内注射，每周 2 次，连用 2～4 周，直至临床症状明显好转、血象恢复正常为止。当有神经系统受累表现时，可予每日 1mg，连续肌注 2 周以上；由于维生素 B_{12} 吸收缺陷所致的患者，每月肌注 1mg，长期应用。

对单纯叶酸缺乏引起的营养性巨幼红细胞性贫血，口服叶酸治疗，每次 5mg，每日 3 次，连续数周至临床症状好转，血象恢复正常为止。最好同时服用维生素 C。

案例 13-2

1. 去除病因，治疗腹泻病，合理添加辅食。

2. 维生素 B_{12} 治疗，每次 100μg，肌内注射，每周 2 次，连用 2～4 周。

【预防】　改善哺乳母亲的营养，婴儿应及时添加辅食，注意饮食习惯，及时治疗肠道疾病，注意合理应用抗叶酸代谢药物。

四、地中海贫血

案例 13-3

患儿，男性，1 岁 5 个月，汉族，四川合江籍。因面色进行性苍白 1 年，加重 1 周于 2005 年 2 月入院。患儿无明显肉眼血尿。既往无肝炎、结核病等传染病史，否认手术外伤史，无食物及药物过敏史。父母健康非近亲结婚，家中无贫血病患者。

体格检查：体温 36℃，脉搏 89 次/分，呼吸 19 次/分，体重 11kg。发育营养差，懒动，神志清楚，全身皮肤苍黄，未见瘀点瘀斑，双下肢有散在红色斑丘疹，全身浅表淋巴结不肿大。头颅变大、额部隆起、颧高、鼻梁塌陷，两眼距离增宽，巩膜黄染，结合膜苍白，瞳孔等大等圆，对光反射存在。咽无充血，扁桃体不大，胸廓对称，无畸形，双肺呼吸音清，未闻及干湿性啰音。心率齐，未闻及病理性杂音。腹部稍膨隆，肝肋下 3cm，剑下 3.5cm，脾右肋下 3cm，质中等，无压痛。脊柱四肢无畸形，甲床苍白。神经系统生理反射存在，病理反射征未引出。

思考题：

1. 该患儿的病史特点有哪些？

2. 如何诊断？如何治疗？

地中海贫血（thalassemia）是人类最常见的单基因遗传疾病，它广泛存在于世界各地。其共同特点是由于珠蛋白基因的缺陷使血红蛋白中的珠蛋白肽链有一种或几种合成减少或不能合成，导致血红蛋白的组成成分改变所引起的遗传性溶血性贫血，因此也称为珠蛋白生成障碍性贫血。本病于 1925 年首次被描述，因最早发现于地中海地区，因而称为地中海贫血。本组疾病的临床症状轻重不一，大多表现为慢性进行性溶血性贫血。

本病在国外以地中海沿岸国家和东南亚各国多见，我国长江以南各省均有报道，以广东、广西、海南、四川等省（自治区）发病率较高（1%～2%），在北方较为少见。

组成珠蛋白的肽链有 4 种，即 α、β、γ、δ 链，每种肽链各由相应的基因编码。根据珠蛋白基因缺失或点突变的不同而致肽链合成障碍的不同，通常将地中海贫血分为 α、β、δβ、γ 等几种类型，其中以 α 和 β 地中海贫血较为常见。现分述如下。

（一）β-地中海贫血

β-地中海贫血（β-thalassemia，简称 β 地贫）是由于调控 β 珠蛋白的基因的缺失或缺陷，导致 β 珠蛋白合成障碍的溶血性贫血。

【分子基础】　人类 β 珠蛋白基因族位于 11p15.5，总长度为 70kb，包括 ε、^{G}γ、^{A}γ、δ 和 β 功能基因及两个假基因。每个 β 基因有两个内含子（IVS1 和 IVS2）和 3 个外显子（EVS）。β 地贫的发生主要是由于基因的点突变，少数为基因缺失所致。基因缺失和有些点突变可致 β 链的生成完全受抑制，这称为 $β^0$ 地贫；有些点突变使 β 链的生成部分受抑制，则称为 $β^+$ 地贫。β 地贫基因变化非常复杂，迄今已发现的突变点达 200 多种，其中 90% 是点突变或一到几个碱基的增加或缺失。国内自 1979 年发现第 1 个点突变以

笔记栏

来，迄今已发现28种突变。其中常见的突变有6种：①β41-42（－TCTT），约占45％；②IVS-Ⅱ-654（C→T），约占24％；③β17（A→T），约占14％；④β-28（A→T），约占9％；⑤β71-72（＋A），约占2％；⑥β26（G→A），即HbE[26]，约占2％。

近年发现有些β地贫的相关分子缺陷可能位于β珠蛋白基因的启动区或位点控制区（locus control region，LCR），称为非典型β-地中海贫血基因。这种基因如与$β^+$或$β^0$地贫基因组成双重杂合子，β珠蛋白基因表达受到明显影响。

根据$β^0$或$β^+$地贫基因的组合，可产生以下3型$β^-$地中海贫血：①重型：为$β^0$基因的纯合子（$β^0/β^0$）、部分$β^+$基因的纯合子（$β^+/β^+$）及部分$β^0$和$β^+$基因的双重杂合子（$β^0/β^+$）；②中间型：少数$β^0/β^0$，部分$β^+/β^+$、$β^0/β^+$，以及非典型β地贫杂合子、重型β地贫合并α或δβ地贫及某些变异型β地贫的纯合子等；③轻型，是$β^+$、$β^0$、δβ地贫的杂合子。

【发病机制】 重型β地贫患者β链生成完全或几乎完全受到抑制，以致含有β链的HbA合成减少或消失，而多余的α链则与γ链结合而成为HbF（$α_2γ_2$），使HbF明显增加。由于HbF氧亲和力高，致患者组织缺氧。过剩的α链沉积于幼红细胞和红细胞中而形成α链包涵体，附着于红细胞膜而使其变僵硬，在骨髓内被破坏而导致“无效造血”；部分含有包涵体的红细胞虽能成熟并被释放至外周血，但当它们通过微循环时易被破坏；红细胞内的包涵体还影响红细胞膜的通透性，从而导致红细胞寿命缩短。以上原因使患儿在临床上呈现慢性溶血性贫血。贫血和缺氧刺激红细胞生成素分泌增加，促使骨髓造血增生，因而引起骨骼的改变，临床上出现特殊面容。无效造血使肠道对铁的吸收增加，加上治疗过程中反复输血，使大量的铁在组织贮存，导致含铁血黄素沉着症。轻型β地贫是$β^0$或$β^+$地贫基因杂合子状态，其β珠蛋白合成仅轻度减少，故其病理无改变或极轻微改变。中间型β地贫的基因缺陷使珠蛋白合成受到部分抑制，尚有部分β珠蛋白生成，其病理生理改变与重型基本相似但较轻，发病年龄迟于重型，贫血程度及其他临床表现较重型者轻。

【临床表现】

1. 重型　又称Cooley贫血。患儿出生时无症状，婴儿期（多在6个月内）开始出现症状，呈慢性进行性贫血，面色苍白，肝脾肿大，发育不良，常有轻度黄疸，上述症状随年龄增长而日益明显。由于骨髓代偿性增生导致骨骼变大、髓腔增宽，先发生于掌骨，以后为长骨和肋骨，1岁后颅骨改变明显，表现为头颅变大、额部隆起、颧高、鼻梁塌陷，两眼距离增宽，形成地中海贫血特殊面容Cooley面容。患儿常并发支气管炎或肺炎。当并发含铁血黄素沉着症时，因过多的铁沉着于心肌和其他脏器如肝、胰腺、脑垂体等而引起该脏器损害的相应症状，其中最严重的是心力衰竭，它是贫血和铁沉着造成心肌损害的结果，是导致患儿死亡的重要原因之一。本病如不治疗，多于5岁前死亡。

2. 中间型　是指1岁以后出现贫血（多于幼童期）、临床症状介于重型与型之间的一组病人。常呈中度贫血，脾脏轻或中度肿大，黄疸可有可无，骨骼改变较轻，生长发育障碍亦较轻。

3. 轻型　患者无症状或轻度贫血，脾不大或轻度肿大。病程经过良好，能存活至老年。本型易被忽略，多在重型患者家系调查时被发现。

案例13-3

1. 患儿，男性，四川合江籍，系长江沿岸，地中海贫血高发地区。

2. 自幼贫血，呈慢性进行性加重，患儿无明显肉眼血尿，无外伤史。皮肤黏膜未见瘀点瘀斑。

3. 中度贫血貌，Cooley特殊面容（头颅变大、额部隆起、颧高、鼻梁塌陷，两眼距离增宽）。

4. 巩膜黄疸，肝、脾明显长大，质中等，无压痛。

【辅助检查】

1. 血象　除轻型无贫血或轻度贫血外，中、重型患者呈现中度以上贫血；贫血为小细胞低色素性，MCV＜80fl，MCH＜28pg，MCHC＜32％。网织红细胞正常或增高。外周血细胞涂片染色示红细胞大小不等，中央浅染色区扩大，出现异型、靶形、碎片红细胞和有核红细胞、点彩红细胞、嗜多染性红细胞、豪-周小体等。

2. 骨髓象　增生明显活跃，红系增生为主，以中、晚幼红细胞占多数。

3. 血液生化　间接胆红素正常或升高，游离血红蛋白升高，结合珠蛋白降低或消失。

4. X线检查　对1岁后患儿行颅骨X线照片可见颅骨内外板变薄，板障增宽，在骨皮质间出现垂直短发样骨刺。

5. 红细胞渗透脆性　中、重型患者明显减低，轻型患者正常或减低。

6. 血红蛋白电泳或抗碱试验　HbF升高是中间型和重型患者的重要特点，以重型患者为著，轻型患者HbF多正常。HbA_2升高（0.035～0.060）是轻型患者的重要特点；中间型患者HbA_2正常或增高。

7. 珠蛋白肽链分析　β/α比值下降，重型患者＜0.1，中间型＜0.5。

8. 基因分析　β地贫是以点突变为主的基因缺陷，故可以采用分子生物学方法，以确定其基因突变的位点或缺失。

案例13-3

1. 血常规：WBC7.53×109/L，N41.3％；L46.7％，RBC2.81×10^{12}/L，HB64g/L，HCT0.198，MCV52.1fl，MCH16.7Pg，MCHC31％，RDW31.8％，PLT228×109/L，网织红细胞8.75％。

笔记栏

2. 骨髓象：增生明显活跃，红系增生明显活跃，以中晚幼红细胞增生为主，红细胞胞浆较少，色偏蓝，边缘不齐，胞核较小，染色质深染。粒系比例减少，各阶段比值降低，形态大致正常。环片一周见巨核细胞，散在血小板易见。

3. 常规：尿胆原(+-)，尿胆红素(-)，大便常规(-)。

4. 溶血试验：糖水试验(+)、酸溶血试验(-)、高铁血红蛋白测定(-)。HbF82.8%，HbH(-)，HbA 17.2%，HbBarts(-)，结合珠蛋白(-)，易见异型红细胞。

【诊断和鉴别诊断】 根据临床特点和实验室检查，结合阳性家族史，一般可做出诊断。有条件时可作基因诊断。轻型β地贫的临床表现和红细胞形态改变与缺铁性贫血有相似之处，应注意与缺铁性贫血鉴别。

案例 13-3

1. 幼儿，男性，四川合江籍，系长江沿岸，地中海贫血高发地区。

2. 自幼贫血，呈慢性进行性加重，患儿无明显肉眼血尿，无外伤史。皮肤黏膜未见瘀点瘀斑。

3. 中度贫血貌，Cooley 特殊面容(头颅变大、额部隆起、颧高、鼻梁塌陷，两眼距离增宽)。

4. 巩膜黄疸，肝、脾明显长大，质中等，无压痛。

5. 中度贫血，呈小细胞低色素性贫血，网织红细胞升高。

6. 骨髓象：增生明显活跃，红系增生明显活跃，以中晚幼红细胞增生为主，胞核较小，染色质深染。散在血小板易见。

7. HbF 明显升高，HbH(-)，HbA 明显降低，HbBarts(-)。

临床诊断：重型β-地中海贫血。

【治疗】 轻型β地贫无需特殊治疗。中间型和重型β地贫应采取下列一种或数种方法给予治疗。

1. 一般治疗 适当注意休息和营养，积极预防感染。

2. 输血和去铁治疗 中间型β地贫采用不定期输血。而定期输血是治疗重型β地贫的重要方法之一，目前主张高、中量输血，以使患儿生长发育接近正常和防止骨髓病变。其方法是：先反复输浓缩红细胞，使患儿血红蛋白含量达 120～150g/L；然后每隔 3～4 周输注浓缩红细胞 10～15ml/kg，使血红蛋白含量维持在 90～100g/L 以上。但本法容易导致含铁血黄素沉着症，故应同时给予铁螯合剂治疗。

铁螯合剂可以增加铁从尿液和粪便排出，但不能阻止胃肠道对铁的吸收，多在 3 岁后开始并长期应用可防止铁超负荷。通常在规则输注红细胞 1 年(或 10U 红细胞)后进行铁负荷评估，经 2～3 次复查确有铁超负荷(SF>1000μg/L，或肝组织含铁>3.2mg/g)者，则可开始应用铁螯合剂。常用去铁胺(deferoxamine，DFO)，剂量开始为每日 25mg/kg，每周 3～5 天，约 5 岁后增加至每日 30～50mg/kg，每周 5～6 天。采用每晚 1 次连续皮下注射 8～12 小时；亦可将每天量加入等渗葡萄糖液中静滴 8～12 小时；或加入红细胞悬液中缓慢输注。去铁胺副作用不大，偶见过敏反应，长期使用偶可致白内障和长骨发育障碍，剂量过大可引起视力和听觉减退。维生素 C 与螯合剂联合应用可加强去铁胺从尿中排铁的作用，剂量为 200mg/d。此外，应给予叶酸以供应造血需要，剂量 5～10mg/d。维生素 E 具有帮助红细胞膜抗氧化作用，可适当补充。

3. 脾切除 脾切除可改善贫血症状或减少输血，对中间型β地贫部分有效，对重型β地贫大多无效。脾切除可致免疫功能减弱，应在 5～6 岁以后施行并严格掌握适应证：①输血需要量增加，每年需输注浓缩红细胞超过 220ml/kg 者；②脾功能亢进者；③巨脾引起压迫症状者。

4. 造血干细胞移植 异基因造血干细胞移植是目前能根治重型β地贫的方法，如有 HLA 相配的造血干细胞供者，应作为治疗重型β地贫的首选方法。

5. 基因调控治疗 应用化学药物增加γ基因表达或减少α基因的表达，以改善β地贫的症状，称为基因调控治疗。已报道的药物有多种，如羟基脲(hydroxyurea)、5-氮杂胞苷(5-AZC)、阿糖胞苷、长春新碱、白消安、异烟肼等，目前正在探索之中。

案例 13-3

1. 输同型浓缩红细胞 100ml；以后定期到医院输血，使血红蛋白含量维持在(90～100)g/L 以上。

2. 必要时造血干细胞移植。

【预防】 本病是遗传性疾病，开展人群普查和遗传咨询、做好婚前指导以避免地中海贫血基因携带者之间联姻，对于预防本病有重要意义。采用基因分析法进行产前诊断，可在妊娠早期对重型β地贫胎儿做出诊断并及时中止妊娠，以避免重型β地贫患者出生，是目前预防本病行之有效的方法。

(二) α-地中海贫血

α-地中海贫血(α-thalassemia，简称α地贫)是由于调控α珠蛋白的基因缺失或功能缺陷，导致α珠蛋白合成障碍的一组溶血性贫血。

【分子基础】 人类α珠蛋白基因族位于 16pter-p13.3，全长 30kb。每条染色体上各有 2 个α珠蛋白基因，从 5′端到 3′端顺序分别为 α_2、α_1 基因，一对染色体共有 4 个α珠蛋白基因(αα/αα)，每个α基因几乎产生等量的α珠蛋白链。α地贫大多由基因缺失所致，少数为点突变所致。如果 1 条染色体上 2 个α珠蛋白

笔记栏

基因均缺失，导致 α 链合成完全缺乏者，称为 α^0 地贫（基因型为-/αα）。如果 1 条染色体上一个 α 珠蛋白基因缺失者，尚能合成少量 α 链，称为 α^+ 地贫（基因型为-α/αα）。缺失 1 个 α 珠蛋白基因的 α 地贫又分为两种情况：一种是缺失 α_2 基因，称为左侧缺失（leftward deletion），所缺失的是 4.2kb 基因片段（$\alpha^{4.2}$），导致 α^+ 地贫；另一种是缺失 α_2 基因的 3′端和 α_1 基因的 5′端，形成了由 α_2 的 5′端和 α_1 的 3′端构成的融合基因，称为右侧缺失（rightward deletion），所缺失的是 3.7kb 片段（$\alpha^{3.7}$），又分为-$\alpha^{3.7\text{I}}$（1436bp），-$\alpha^{3.7\text{II}}$（1339bp），-$\alpha^{3.7\text{III}}$（171bp），此种缺失是世界上最常见的。在我国两广地区以右侧缺失为主，江西、湖北等地则左侧缺失较多。

非缺失型 α 地贫是由基因点突变导致的 α 珠蛋白基因缺陷（α^T）所致，迄今已发现突变达 40 多种，国内以 HbCS（Hb Constant Spring，α^{CS}）和 Hb QS（Hb Quong Sze，α^{QS}）常见，其他则较少见。HbCS 是由于 α 基因 CD125 突变（CTG→CCG）阻碍了 α-β 二聚体的形成，进而影响四聚体的产生，此突变虽未导致不稳定血红蛋白的产生，但可导致 α 地贫。

由 α^0 和 α^+ 地贫的基因组合，可产生以下几种 α 地贫：①静止型：是 α^+ 地贫基因的杂合子，只有 1 个 α 珠蛋白基因缺失或缺陷。②轻型：是 α^0 地贫基因的杂合子或 α^+ 地贫基因的双重合子，有 2 个 α 珠蛋白基因缺失或缺陷。③中间型（又称血红蛋白 H 病，HbH）：是 α^0 和 α^+ 地贫的双重杂合子，有 3 个 α 珠蛋白基因缺失或缺陷，在我国 HbH 病中，非缺失型 HbH 约占35%～60%。④重型（又称 Hb Barts 胎儿水肿综合征）：是 α^0 地贫基因的纯合子，4 个 α 珠蛋白基因均缺失。

【发病机制】 静止型 α 地贫由于只有一个 α 珠蛋白基因缺失或缺陷，α 珠蛋白仅轻微减少，不出现病理生理改变。

轻型 α 地贫虽有 2 个 α 珠蛋白基因缺失或缺陷，但尚能代偿合成相当数量的 α 珠蛋白，无明显病理生理改变。

HbH 病的 α 珠蛋白的合成受到严重抑制，大量 β 珠蛋白过剩而聚合成四聚体（β_4），称为 HbH。由于 HbH 的氧亲和力较正常 HbA 高 10 倍，不易释放出氧气致使组织缺氧；HbH 又是一种不稳定的四聚体，含有较多的—SH 基，易被氧化导致 β_4 离解为游离的 β 链，在红细胞中沉淀积聚，形成 HbH 包涵体，附着于红细胞膜上，使红细胞受损，通过脾脏时易被破坏而致慢性溶血性贫血。

Hb Barts 胎儿水肿综合征由于 4 个 α 珠蛋白基因全部缺失，完全不能合成 α 链，患者在胎儿期大量 γ 链聚合成四聚体（γ_4，Hb Barts）。由于 Hb Barts 的氧亲和力很高，造成胎儿严重缺氧、水肿，导致胎儿死亡或娩出后即死亡。

【临床表现】

1. 静止型　患者无症状。红细胞形态正常，出生时脐带血中 Hb Barts 含量 0.01～0.02，但 3 个月后即消失。

2. 轻型　也称标准型 α 地贫。患者无症状。实验室检查有如下特点：红细胞形态有轻度改变如大小不等、中央染色浅、异形等；红细胞渗透脆性降低；变性珠蛋白小体阳性；HbA_2 及 HbF 含量正常或稍低。患儿脐血 Hb Barts 含量 0.03～0.140，于 6 个月时完全消失。

3. HbH 病　患儿出生时无明显症状，婴儿期以后逐渐出现贫血、疲乏无力、肝脾肿大、轻度黄疸，年龄较大患者可出现类似重型 β-地中海贫血的特殊面容。合并呼吸道感染或服用氧化性药物、抗疟药物等可诱发急性溶血而加重贫血，甚至发生溶血危象。患儿血象和骨髓象的改变类似重型 β 地贫，红细胞渗透脆性减低，变性珠蛋白小体阳性，HbA_2 及 HbF 含量正常。出生时血液中含有约 0.25Hb Barts 及少量 HbH，随年龄增长 HbH 逐渐取代 Hb Barts，HbH 含量约为 0.024～0.44，包涵体生成试验阳性。

4. Hb Barts 胎儿水肿综合征　胎儿常于 30～40 周时流产、死胎或娩出后半小时内死亡，胎儿呈重度贫血、黄疸、水肿、肝脾肿大、腹水、胸水。胎盘巨大且质脆。患儿血象中成熟红细胞形态改变如重型 β 地贫，有核红细胞和网织红细胞明显增高。血红蛋白中几乎全是 Hb Barts 或同时有少量 HbH，无 HbA、HbA_2 和 HbF。

【诊断与鉴别诊断】 根据临床特点和实验室检查，结合阳性家族史，一般可做出诊断。有条件时，可作基因诊断。本病需与下列疾病鉴别：

1. 传染性肝炎或肝硬化　HbH 病贫血较轻，还伴有肝脾肿大、黄疸，少数病例还可有肝功能损害，故易被误诊为黄疸型肝炎或肝硬化。但依靠病史、家族史以及红细胞形态观察、血红蛋白电泳检查即可鉴别。

2. 遗传性球形红细胞增多症（HS）　HbH 病的贫血程度和遇诱因后溶血加重的特点与 HS 有相似之处。但通过红细胞形态观察、红细胞渗透脆性测定及血红蛋白电泳可资鉴别。

【治疗】 静止型和轻型 α 地贫无需特殊治疗。重型 α 地贫多在胎儿期或娩出后死亡，目前暂无治疗方法；子宫内造血干细胞移植处于研究阶段，尚未能在临床应用。中间型 α 地贫治疗介绍如下：

1. 一般治疗　适当注意休息和营养，积极预防感染。

2. 输血和铁螯合剂　由于 HbH 病贫血程度较轻，故输血量和输血频率均比重型 β-地中海贫血为少。因此，发生铁超负荷也较少，一般不必用铁螯合剂，只有在较长时间反复输血，出现铁超负荷之后才需使用铁螯合剂，其剂量和方法如前述。

3. 急性溶血危象处理　如发生急性溶血危象，应对诱发急性溶血的原因进行治疗，如控制感染、停用导致溶血的药物等。供给足够水分，注意纠正电解质和酸碱失衡；口服或静脉补碱，使尿液保持碱性。贫血较重时应予输注红细胞。溶血危象呈自限性，大多于 7～14 天恢复。

笔记栏

4. 脾切除　是目前治疗 HbH 病的重要方法之一，能明显改善贫血症状和减少输血。注意事项同前。

【预防】 同β-地中海贫血。婚前指导避免α-地贫基因携带者联姻，产前诊断胎儿水肿综合征并及时中止妊娠，是目前预防本病行之有效的方法。

五、红细胞葡萄糖-6-磷酸脱氢酶缺乏症

案例 13-4

患儿，男性，3 岁。因解酱油色尿伴面色发黄两天而于 2005 年 4 月 10 日入院。患儿于两天前吃煮葫豆后解淡酱油色样小便，伴头昏、恶心，疲乏，无发热，抽搐。无皮肤、黏膜瘀斑、瘀点。即去医院求治，查尿常规：蛋白(±)，WBC 0～1 个/HP，RBC(－)。未予特殊处理。病情无好转，尿色逐渐加深呈酱油样，并出现面色苍黄，口唇苍白，遂来我院，门诊以"蚕豆病"收住院。系第 1 胎，第 1 产，出生体重 3.1kg，无产伤窒息，母乳喂养，生长发育如正常儿。既往无类似发作，患儿的舅舅有"蚕豆病"病史。

体格检查：体温 38℃，脉搏 132 次/分，呼吸 36 次/分，体重 13kg。营养发育可，神清神萎，面色苍黄，巩膜轻度黄染，结膜及口唇苍白，浅表淋巴结未扪及肿大，心肺(－)。腹软，肝肋下 3cm，剑下 3cm，质软；脾肋下 2cm。四肢活动自如，肌张力正常，Kerning 征(－)，Brudzinski 征(－)，外生殖器无异常。

思考题：

1. 入院诊断及诊断依据。
2. 进一步实验室检查。

红细胞葡萄糖-6-磷酸脱氢酶(G-6-PD)缺乏症是一种遗传性溶血性疾病。本病分布遍及世界各地，估计全世界有 2 亿以上的人患有 G-6-PD 缺陷。高发地区为地中海沿岸国家、东印度、菲律宾、巴西和古巴等；在我国主要见于长江流域及其以南各省，以四川、广东、广西、云南、福建、海南等省(自治区)的发病率较高，北方地区较为少见。

【病因】 本病为 X 连锁不完全显性遗传病，由 G-6-PD 基因突变所致，男性的发病率高于女性。G-6-PD 基因定位于 Xq28。男性杂合子和女性纯合子均发病，女性杂合子发病与否取决于其缺乏 G-6-PD 的红细胞数量在细胞群中所占的比例。按照世界卫生组织标准化的生化方法研究，迄今已发现 400 多种 G-6-PD 生化变异型，其中有 20 多种能发生溶血，其余的则酶活力正常，且无临床症状。我国人群中已发现的变异型达 40 种以上，如香港型、广州型、台湾客家型等。各种变异型的酶活性不同，故根据其酶活性和临床表现可将 G-6-PD 分为 5 大类：①酶活性严重缺乏伴有代偿性慢性溶血(酶活性为 0)，无诱因亦可发生慢性溶血；②酶活性严重缺乏(<正常的 10%)，摄食蚕豆或服用伯氨喹啉类药物可诱发溶血；③酶活性轻度至中度缺乏(正常的10%～60%)，伯氨喹啉药物可致溶血；④酶活性轻度降低或正常(正常的 60%～100%)，一般不发生溶血，正常人属于此类；⑤酶活性增高，极为罕见且无临床症状。

案例 13-4

该患儿病前食用煮葫豆；且有阳性家族史。

【发病机制】 本病发生溶血的机制尚未完全明了。目前认为服用氧化性药物(如伯氨喹啉等)诱发溶血的机制为：G-6-PD 是红细胞葡萄糖磷酸戊糖旁路代谢中所必需的脱氢酶，它使 6-磷酸葡萄糖释出 H^+，从而使辅酶Ⅱ(NADP)还原成还原型辅酶Ⅱ(NADPH)。NADPH 是红细胞内抗氧化的重要物质，它能使红细胞内的氧化型谷胱甘肽(GSSG)还原成还原型谷胱甘肽(GSH)和维持过氧化氢酶(catalase，Cat)的活性。G-6-PD 缺乏时，NADPH 生成不足、GSH 和 Cat 减少，因此，当机体受到氧化性物质侵害时，氧化作用产生的 H_2O_2 不能被及时还原成水，过多的 H_2O_2 作用于血红蛋白的-SH 基，导致血红蛋白变性、沉淀，形成不溶的变性珠蛋白小体(Heinz body)沉积于红细胞膜上，改变了红细胞膜的电荷、形态及变形性；过多的 H_2O_2 亦作用于含-SH 基的膜蛋白和酶蛋白，膜脂质成分也发生变化。上述作用最终造成红细胞膜的氧化损伤和溶血。蚕豆诱发溶血的机制未明，一般认为蚕豆中含有大量左旋多巴，在酪氨酸酶作用下，变为多巴醌，后者可使 GSH 含量减少而发生溶血。

【临床表现】 根据诱发溶血的不同原因，可分为以下 5 种临床类型。

1. 伯氨喹啉型药物性溶血性贫血　常于服用某些具有氧化特性的药物(如伯氨喹啉、阿司匹林、磺胺等)后 1～3 天出现急性血管内溶血。有头晕、厌食、恶心、呕吐、疲乏等症状，继而出现黄疸、血红蛋白尿，溶血严重者可出现少尿、无尿、酸中毒和急性肾衰竭。溶血过程呈自限性是本病的重要特点，轻症的溶血持续 1～2 天或 1 周左右，临床症状逐渐改善而自愈。

2. 蚕豆病　常见于<10 岁小儿，男∶女＝9∶1，常在蚕豆成熟季节流行，进食蚕豆或蚕豆制品(如粉丝)均可致病，母亲食蚕豆后哺乳也可使婴儿发病。通常于进食蚕豆或其制品后 24～48 小时内发病，表现为急性血管内溶血，其临床表现与伯氨喹啉型药物性溶血相似。

3. 新生儿黄疸　在 G-6-PD 缺乏高发地区的新生儿黄疸由 G-6-PD 缺乏所致者并不少见。感染、缺氧、给新生儿哺乳的母亲服用氧化性药物等均可诱发溶血，但也有不少病例无诱因可查。主要症状为苍白、黄疸，大多于出生 2～4 天后达高峰，半数患儿可

笔记栏

有肝脾肿大。贫血大多为轻度或中度。血清胆红素含量增高，重者可导致胆红素脑病。

4. 感染诱发的溶血　细菌、病毒感染前诱发 G-6-PD 缺乏者发生溶血，一般于感染后几天内突然发生溶血，溶血程度大多较轻，黄疸多不显著。

5. 先天性非球形细胞性溶血性贫血(CNSHA)　自幼年起出现慢性溶血性贫血，表现为贫血、黄疸、脾肿大；可因感染或服药而诱发急性溶血。

案例 13-4

1. 吃煮葫豆后解酱油色样小便，伴头昏、恶心、疲乏。

2. 贫血的表现：重度贫血貌，面色、口唇及结膜苍白，伴神清神萎面色苍黄，巩膜轻度黄染及肝脾肿大。

【实验室检查】

1. 红细胞 G-6-PD 缺乏的筛选试验

(1) 高铁血红蛋白还原试验：正常还原率＞0.75，中间型为 0.74～0.31，显著缺乏者＜0.30；此试验可出现假阳性或假阴性，故应配合其他有关实验室检查；

(2) 荧光斑点试验：正常 10 分钟内出现荧光，中间型者 10～30 分钟出现荧光，严重缺乏者 30 分钟仍不出现荧光；本试验敏感性和特异性均较高；

(3) 硝基四氮唑蓝(NBT)纸片法：正常呈紫蓝色，中间型呈淡蓝色，显著缺乏者呈红色。

2. 红细胞 G-6-PD 活性测定　这是特异性的诊断方法，正常值随测定方法而不同：

(1) 世界卫生组织(WHO)推荐的 Zinkham 法为(12.1±2.09)IU/gHb；

(2) 国际血液学标准化委员会(SICSH)推荐的 Clock 与 Mclean 法为(8.34±1.59)IU/gHb；

(3) NBT 定量法为 13.1～30.0NBT 单位。近年开展 G-6-PD/6-PGD 比值测定，可进一步提高杂合子检出率：正常人＞1.30；杂合子 1.0～1.29；显著缺乏者＜1.0。

3. 变性珠蛋白小体生成试验　在溶血时阳性细胞＞0.05；溶血停止时呈阴性。不稳定血红蛋白病患者此试验亦可为阳性。

案例 13-4

1. 血常规：WBC 15.6×10^{9}/L；L 26.5%，N 73.5%；RBC 1.51×10^{12}/L；HBG 45g/L；PLT 214×10^{9}/L；网织红细胞 6%。重度贫血，白细胞总数增高，网织红细胞升高。

2. 高铁血红蛋白还原试验 0.31；荧光斑点试验阳性；G-6-PD 活性＜1.0(NBT)；变性珠蛋白小体(Hein 小体)阳性细胞 0.07。

【诊断】　阳性家族史或过去史均有助于临床诊断。有急性溶血特征，并有食蚕豆或服药物史，或新生儿黄疸，或自幼即有原因未明的慢性溶血者，均可考虑本病。结合实验室检查即可确诊。

案例 13-4

1. 患儿为男性，幼儿；起病急，病程短。

2. 病前有明确吃葫豆史。

3. 阳性家族病史。

4. 解酱油色尿，呈进行性加重。

5. 有贫血的表现：重度贫血貌，面色、口唇及结膜苍白，伴神清神萎面色苍黄，巩膜轻度黄染及肝脾肿大。

6. 重度贫血、血常规白细胞总数增高，网织红细胞升高。

临床诊断：蚕豆病。

【治疗】　对急性溶血者，应去除诱因。在溶血期应供给足够水分，注意纠正电解质失衡，口服碳酸氢钠，使尿液保持碱性，以防止血红蛋白在肾小管内沉积。贫血较轻者不需要输血，去除诱因后溶血大多于 1 周内自行停止；贫血较重时，可输给 G-6-PD 正常的红细胞 1～2 次。如出现急性肾衰竭，应及时采取有效措施。新生儿黄疸可用蓝光治疗，个别严重者应考虑换血疗法，以防止胆红素脑病的发生。

案例 13-4

1. 去除诱因。

2. 保持尿液碱性。

3. 输注 G-6-PD 正常的同型浓缩红细胞 150ml。

【预防】　在 G-6-PD 缺陷高发地区，应进行群体 G-6-PD 缺乏症的普查；已知为 G-6-PD 缺乏者，应忌食蚕豆及其制品或有氧化作用的药物，并加强对各种感染的预防。

案例 13-4

该患儿的预防：

1. 禁吃葫豆极其制品。

2. 忌服有氧化作用的药物如：抗疟药，解热镇痛药，磺胺药，萘，维生素 K_3 等。

六、遗传性球形红细胞增多症

案例 13-5

患儿，女性，8 岁，因面色苍白半年，发现左腹部肿块 10 余天于 2005 年 5 月 22 日 10am 入院。患儿于半年前被发现面色苍白，曾到当地医院就诊，考虑为“贫血”，给予“维生素 B_{12}，健脾生血颗粒”等治疗，病情无好转。于 10 多天前因腹泻到当地医院就诊，医生发现左侧腹部肿块，建

笔记栏

议到上级医院就诊，并给予“妈咪爱、多酶片”等药服用2～3天，腹泻缓解。患儿精神好，食欲可，无腹痛及呕吐，无发热。来我院门诊查血常规及网织红细胞为：Hb 93g/L，Ret 0.40。查体发现脾大肋下8cm。以“溶血性贫血”收入院。自发病来无出血、发热、咳喘及血尿。无肝炎、结核等病史，无外伤、手术史，无药物过敏史。第1胎第1产，无偏食及其他特殊嗜好。生长发育同同龄儿。其父母均健康，非近亲婚配，均为工人，否认遗传病史。

体格检查：体温36.8℃，脉搏108次/分，呼吸25次/分，体重23kg。发育正常，营养中等，神志清，面色苍白，轻度贫血貌。全身皮肤未见出血点及黄染，浅表淋巴结未触及肿大。头颅无畸形，睑结膜苍白，巩膜轻度黄染，瞳孔等大等圆，对光反射存在。口唇苍白。咽部充血，扁桃体无肿大。双肺呼吸音粗，未闻及干湿性啰音。心律齐，心音有力，无杂音。腹胀，肝肋下未触及，脾肋下8cm，质地硬，无触痛，边缘光滑。脊柱四肢无畸形，病理反射征未引出。

思考题：

1. 病史有何特点。
2. 最可能的诊断？诊断依据有哪些？

遗传性球形红细胞增多症（hereditary spherocytosis，HS）是一种遗传性溶血性贫血，以不同程度贫血、间发性黄疸、脾肿大、球形红细胞增多及红细胞渗透脆性增加为特征。

【病因和发病机制】 本病是由于调控红细胞膜蛋白的基因突变造成红细胞膜缺陷所致，大多数为常染色体显性遗传，少数为常染色体隐性遗传。正常红细胞膜由双层脂质和膜蛋白组成。基因突变造成多种膜蛋白（主要是膜骨架蛋白）单独或联合缺陷，主要有：①锚蛋白（ankrin）缺乏；②带3蛋白（band 3）缺乏；③血影蛋白（spectrin）缺乏；④带4.2蛋白（band 4.2）缺乏。这些缺陷造成红细胞的病理生理改变：①红细胞膜双层脂质不稳定而丢失，使红细胞表面积减少，表面积与体积比值下降，红细胞变成小球形；②红细胞膜阳离子通透增加，钠和水进入胞内而钾透出胞外，为了维持红细胞内外钠离子平衡，钠泵作用加强致ATP缺乏，钙-ATP酶受抑，致细胞内钙离子浓度升高并沉积在红细胞膜上；③红细胞膜蛋白磷酸化功能下降，过氧化酶增加，与膜结合的血红蛋白增加。以上改变使红细胞膜的变形性能和柔韧性能减弱，少量水分进入胞内即易胀破而溶血，红细胞通过脾时易被破坏而溶解，发生血管外溶血。

【临床表现】 贫血、黄疸、脾肿大是本病三大特征，而且在慢性溶血性贫血的过程中易出现急性溶血发作。发病年龄越小，症状越重。新生儿期起病者出现急性溶血性贫血和高胆红素血症；婴儿和儿童患者贫血的程度差异较大，大多为轻至中度贫血。黄疸可见于大部分患者，多为轻度，呈间歇性。几乎所有患者有脾肿大，且随年龄增长而逐渐显著，溶血危象时肿大明显。肝脏多为轻度肿大。未行脾切除患者可并发色素性胆石症，10岁以下发生率为5%，发现胆结石最小年龄为4～5岁。长期贫血可因骨髓代偿造血而致骨骼改变，但程度一般较地中海贫血轻。偶见踝部溃疡。

在慢性病程中，常因感染、劳累或情绪紧张等因素诱发“溶血危象”：贫血和黄疸突然加重，伴有发热、寒战、呕吐，脾肿大显著并有疼痛。病程中还可出现“再生障碍危象”，表现为以红系造血受抑为主的骨髓造血功能暂时性抑制，出现严重贫血，可有不同程度的白细胞和血小板减少。此危象与微小病毒（parvovirus）感染有关，呈自限性过程，持续数天或1～2周缓解。

案例 13-5

1. 学龄儿童，病程长；
2. 中度贫血；
3. 轻度黄染；
4. 脾脏明显肿大。

【辅助检查】

1. 血常规　贫血多为轻至中度，发生危象时可呈重度；网织红细胞升高；MCV和MCH多正常，MCHC可增加；白细胞及血小板多正常。外周血涂片可见胞体小、染色深、中心浅染区消失的球形红细胞增多，是本病的特征，大多在0.10以上。仅少数病人球形红细胞数量少或红细胞形态改变不明显。

2. 红细胞渗透脆性试验　大多数病例红细胞渗透脆性增加，0.5%～0.75%盐水开始溶血，0.40%完全溶血。24小时孵育脆性试验则100%病例阳性。

3. 其他　溶血的证据如血清间接胆红素和游离血红蛋白增高，结合珠蛋白降低，尿中尿胆原增加。红细胞自身溶血试验阳性，加入葡萄糖或ATP可以纠正。骨髓象示红细胞系统明显增生，但有核红细胞形态无异常。酸化甘油试验阳性。采用十二磺酸钠聚丙烯酰胺凝胶电泳或放射免疫法测定膜蛋白含量有助于判断膜蛋白的缺陷。分子生物学方法可确定基因突变位点。

案例 13-5

1. 血常规：Hb88 g/L；RBC 3.35×10^{12}/L；WBC10.0×10^{9}/L；PLT181×10^{9}/L；N 66%；L 34%；Ret0.38。血涂片见球形红细胞占18%。

2. 肝功能：总胆红素36μmol/L；结合胆红素8μmol/L；SGPT 17 U/L；总蛋白65g/L；白蛋白48g/L；球蛋白17g/L。

3. Coombs试验阴性。

4. 红细胞脆性试验：开始溶血：对照0.40%、病人0.60%；完全溶血：对照0.32%、病人0.36%。

笔记栏

【诊断和鉴别诊断】 根据贫血、黄疸、脾大等临床表现，球形红细胞增多，红细胞渗透脆性增加即可做出诊断；阳性家族史更有助于确诊。对于球形红细胞数量不多者，可作孵育后红细胞渗透脆性试验和自身溶血试验，如为阳性有诊断意义。需注意铁缺乏时红细胞渗透脆性可降低，当本病合并缺铁时，红细胞渗透脆性可能正常。自身免疫性溶血患者既有溶血的表现，球形红细胞亦明显增多，易与本病混淆，Coombs 试验阳性，肾上腺皮质激素治疗有效等可资鉴别。轻型 HS 溶血发作时可误为黄疸型肝炎，应注意鉴别。

案例 13-5

1. 学龄儿童，病程长。

2. 患者有贫血、黄疸、脾大等临床表现。

3. 有网织红细胞升高，球形红细胞增多，红细胞渗透脆性增高。

临床诊断：遗传性球形红细胞增多症。

【治疗】

1. 一般治疗　注意防治感染，避免劳累和情绪紧张。适当补充叶酸。

2. 防治高胆红素血症　见于新生儿发病者。

3. 输注红细胞　贫血轻者无需输红细胞，重度贫血或发生溶血危象时应输红细胞。发生再生障碍危象时除输红细胞外，必要时予输血小板。

4. 脾切除或大部分脾栓塞　脾切除对常染色体显性遗传病例有显著疗效，术后黄疸消失、贫血纠正，不再发生溶血危象和再生障碍危象，红细胞寿命延长，但不能根除先天缺陷。手术应于 5 岁以后进行，因过早切脾可降低机体免疫功能，易发生严重感染。若反复再生障碍危象或重度溶血性贫血致生长发育迟缓，则手术年龄可提早。切脾时注意有元副脾，如有应同时切除。为防止术后感染，应在术前 1～2 周注射多价肺炎球菌疫苗，术后应用长效青霉素预防治疗 1 年。脾切除术后血小板数于短期内升高，如PLT>800×10^9/L，应予抗血小板凝集药物如双嘧达莫等。近年开展大部分脾栓塞治疗 HS，可以减轻免疫功能的下降，近期疗效良好，远期疗效有待进一步观察。

案例 13-5

该患儿可考虑大部分脾栓塞治疗或脾切除术治疗。

第 3 节　出血性疾病

一、原发性血小板减少性紫癜

案例 13-6

患儿，男性，4 岁 8 个月。以皮肤瘀斑、瘀点 10 天入院。10 天前不明原因出现四肢皮肤散在瘀斑、瘀点，大小不等，伴有少量齿龈出血。曾口服补血糖浆及中药等治疗，病情无好转，躯干也出现针尖样出血点、呈紫红色、散在分布。无便血及血尿。患儿两周前曾有“感冒”，既往无类似病史，家族史无特殊。

体格检查：体温 38.2℃，呼吸 36 次/分，脉搏 106 次/分，体重 16kg。神志清楚，全身皮肤散在针尖大小出血点、瘀斑和紫癜，以四肢较多。浅表淋巴结不肿大，心肺阴性，肝肋下 2cm、剑下未及，脾肋下 1cm、质软。神经系统检查正常。

思考题：

1. 诊断及诊断依据。

2. 主要的治疗措施有哪些？

原发性血小板减少性紫癜（idiopathic thrombocytopenic purpura，ITP）又称自身免疫性血小板减少性紫癜，是小儿最常见的出血性疾病。国内统计约占出血性疾病住院患儿总数的 25%～40%。其主要临床特点是：皮肤、黏膜自发性出血，血小板减少，骨髓巨核细胞数正常或增多，出血时间延长，血块收缩不良，束臂试验阳性。本病分为急性型与慢性型两种类型。

【病因与发病机制】 其病因和发病机制尚未完全清楚。发病前常有急性病毒感染病史。病毒感染或其他因素使机体 T 淋巴细胞功能缺陷，促使 B 淋巴细胞产生血小板相关抗体（PAIgG），PAIgG 与血小板膜发生交叉反应，使血小板受到损伤而被单核/巨噬细胞系统破坏，导致血小板减少。PAIgG 的含量与血小板数呈负相关关系；但也有少数患者的 PAIgG 含量不增高，其原因尚待研究。此外，在病毒感染后，体内形成的抗原-抗体复合物可附着于血小板表面，使血小板易被单核/巨噬细胞系统吞噬和破坏而导致血小板减少。补体在 ITP 的发病也起一定作用，补体 C_3、C_4 可与血小板表面 IgG 结合，使 PAC_3、PAC_4 增加，导致血小板被破坏。

案例 13-6

该患儿两周前曾有“感冒”史。

【临床表现】

1. 急性型　此型较为常见，多见于 2～8 岁小儿，男女发病数无差异。患儿于发病前 1～3 周常有急性病毒感染史，如上呼吸道炎、腮腺炎、麻疹等，偶亦见于接种某些疫苗之后发生。起病急骤，常有发热；以自发性皮肤和黏膜出血为突出表现，多为针尖大小的皮内或皮下出血点，或为瘀斑和紫癜，分布不均，通常以四肢较多，躯干则较少见；常伴有鼻出血或齿龈出血，胃肠道大出血少见，偶见肉眼血尿。青春期女性患者可有月经过多。少数患者可有结膜下和视网膜出血。颅内出血少见，如一旦发生，则预后不良。出血严重者可致贫血。淋巴结不肿大。肝脾

笔记栏

偶见轻度肿大。本病呈自限性经过，85%～90%患儿于发病后1～6个月内能自然痊愈。约有10%患儿转变为慢性型。病死率约为1%，主要致死原因为颅内出血。

2. 慢性型　此型病程超过6个月，多见于学龄期儿童，男女发病数约1∶3。起病缓慢，出血症状较急性型轻，主要为皮肤和黏膜出血，可为持续性出血或反复发作出血，每次发作可持续数月至数年，病程呈发作与间歇缓解交替出现。间歇期的长短不一，在间歇期可全无出血或仅有轻度鼻出血。约30%患儿于发病数年后自然缓解。反复发作者脾脏常轻度肿大。

案例 13-6

1. 起病急，病程短，病前有上呼吸道感染。

2. 自发性皮肤和黏膜出血：全身皮肤散在针尖大小出血点、瘀斑和紫癜，以四肢较多。伴有少量齿龈出血；无便血及血尿。

3. 肝脾轻度肿大。

【实验室检查】

1. 血象　血小板计数通常<100×10^9/L，血小板≥50×10^9/L时可无出血症状。失血较多时，可有贫血。白细胞数正常。出血时间延长，凝血时间正常，血块收缩不良。血清凝血酶原消耗不良。

2. 骨髓象　骨髓巨核细胞数正常或增多，慢性型显著增多。巨核细胞的胞体大小不一，以小型巨核细胞较为多见；幼稚巨核细胞增多，核分叶减少，且常有空泡形成、颗粒减少和胞浆少等现象。

3. 血小板抗体测定　主要是PAIgG增高，可用荧光标记或酶联免疫等方法测定。但PAIgG增高并非ITP的特异性改变，其他免疫性疾病亦可增高；如同时检测PAIgM和PAIgA，以及测定结合在血小板表面的糖蛋白、血小板内的抗GPⅡb/Ⅲa自身抗体和GPIb/Ⅸ自身抗体等可提高临床诊断的敏感性和特异性。

4. 其他　束臂试验阳性。

案例 13-6

1. 血常规：WBC 9×10^9/L；L26.5%；N73.5%；RBC3.35×10^{12}/L；Hb116g/L；PLT 15×10^9/L，网织红细胞1%。

2. 骨髓象：增生活跃，粒系占52.6%、红系占17.5%、粒∶红=2.9∶1，粒系各阶段比例及形态大致正常。巨核细胞示成熟障碍，血小板少见。

3. 束臂试验阳性。

【诊断】　根据病史、临床表现和实验室检查即可做出诊断。急性型和慢性型的区别见表13-3。本病需与急性白血病、急性感染如流感、败血症、伤寒等和药物所致的血小板减少相鉴别。

表 13-3　急性与慢性特发性血小板减少性紫癜的鉴别

	急性型	慢性型
发病年龄	1～6岁多见	学龄期多见
起病	较急	较缓
出血程度	较重	较轻
病程	≤6个月	>6个月
血小板数	大多<20×10^9/L	一般$(30\sim80)\times10^9$/L
骨髓巨核细胞	计数正常或增多，胞体大小不一，以小型为多，幼稚巨核细胞比例正常或稍高，产血小板巨核细胞减少	计数明显增多，核浆发育不平衡，胞浆出现空泡变性，产血小板巨核细胞明显减少

案例 13-6

1. 起病急，病程短，病前有上呼吸道感染。

2. 自发性皮肤和黏膜出血：全身皮肤散在针尖大小出血点、瘀斑和紫癜，以四肢较多。伴有少量齿龈出血。有发热及咳嗽。无便血及血尿。

3. 肝脾轻度肿大。

4. 辅助检查：(1)血小板明显减少；(2)骨髓：巨核细胞示成熟障碍，血小板少见。

临床诊断：原发性血小板减少性紫癜(急性型)。

【治疗】

1. 一般治疗　在急性出血期以住院治疗为宜，应避免外伤；明显出血时应卧床休息。

2. 肾上腺皮质激素　其主要药理作用是：降低毛细血管通透性；抑制血小板抗体产生；抑制巨噬细胞破坏有抗体吸附的血小板。常用泼尼松，剂量为每日(1.5～2)mg/kg，分3次口服。急性型出血严重者可用冲击疗法：地塞米松每日(0.5～2)mg/kg，或甲泼尼龙每日30mg/kg，静脉点滴，连用3天，症状缓解后改服泼尼松。用药至血小板数回升至接近正常时即可逐渐减量，疗程一般不超过4周。慢性型服药至出血减轻后减量，最后减至每日0.25mg/kg，隔日服1次，维持治疗2个月后，如血小板>50×10^9/L时，即可停药。停药后如有复发，可再用泼尼松治疗。

3. 大剂量丙种球蛋白　其主要作用是：①封闭巨噬细胞受体，抑制巨噬细胞对血小板的结合与吞噬，从而干扰单核细胞吞噬血小板的作用；②在血小板上形成保护膜，抑制血浆中的IgG或免疫复合物与血小板相结合，从而使血小板避免被吞噬细胞所破坏；③抑制自身免疫反应，使抗血小板的抗体减少。单独应用大剂量静脉滴注丙种球蛋白的升血小板效果与激素相似，常用剂量为每日0.4g/kg，连续

5天静脉滴注，或每次1g/kg静脉滴注，必要时次日可再用1次；以后每3～4周一次。副作用少，偶有过敏反应。

4. 抗-D免疫球蛋白 又称抗Rh球蛋白，其作用机制尚未完全清楚，主要作用是封闭网状内皮细胞的Fc受体。但持续时间长。常用剂量为每日(25～50)μg/kg，静脉注射，急性型用1～2天，慢性型连用5天。主要副作用是轻度溶血性输血反应和Coomb试验阳性。

5. 免疫抑制剂 适用于长期应用上述治疗方法无效，或复发的难治性患者。常选用：长春新碱每次0.05～0.075mg/kg(总量＜2mg)，或小剂量每次0.02～0.03mg/kg，加等渗氯化钠20ml静脉注射，或加入250ml等渗氯化钠中静脉点滴(注意避光)，每周一次，连用4～6周；环磷酰胺每日1.5～3.0mg/kg，分3次口服，或分次300～600mg/m^2，每周静脉点滴1次，连用8周无效者停药，有效者用8～12周；环孢素A每日4～9mg/kg，分3次口服，疗程2～3月。必要时可用联合化疗。免疫抑制剂的副作用较多，用药期间应严密观察，定期检查血常规和肝、肾功能。

6. 输血小板和红细胞 ITP病人血循环中有大量PAIgG，输入的血小板易被破坏，故通常不予输血小板；只有在发生危及生命的出血(颅内出血等)时才输血小板，但需同时用较大剂量的肾上腺皮质激素，以减少输入血小板被破坏。因出血而致贫血时，可输红细胞。

7. 脾切除 有效率约70%，适用于病程超过1年，血小板持续＜50×10^9/L(尤其是＜20×10^9/L)、有较重出血症状者，手术宜在6岁以后进行。10岁以下发病的患儿，其5年内自然缓解机会较大，尽可能不作脾切除。术前必须作骨髓检查，巨核细胞数减少者，不宜作脾切除。术前PAIgG极度增高者，脾切除的疗效亦较差。

8. 其他 达那唑(danazol)是一种合成的雄性激素，对部分病例有效，剂量为每日10～15mg/kg，分3次口服，连用2～4月。大剂量维生素C对部分病例有效，每日0.2g/kg，加入等渗葡萄糖液中静滴，20天为一疗程。干扰素对部分病例有效，剂量为每日1万～5万U/kg，皮下或肌内注射，常用12天。

案例 13-6

1. 地塞米松每日25mg，静脉点滴，连用3天，症状缓解后改服泼尼松10 mg/次，每日三次，用药至血小板数回升至接近正常时即可逐渐减量，疗程一般不超过4周。

2. 应用大剂量丙种球蛋白16g，静脉滴注，必要时次日可再用1次。

3. 用青霉素及利巴韦林抗感染，清除感染灶。

4. 对症处理等。

笔记栏

二、血 友 病

案例 13-7

患儿，男性，4岁，因反复鼻出血，关节肿痛10天于2005年9月28日9am入院。患儿于10天前无明显诱因出现反复鼻出血，共10多次，平均每天1次，每次约50～100ml不定，不易止血，需反复填塞鼻孔才可止血。伴有黑便，无呕血及咯血，无发热。同时伴有右膝关节肿痛，两天前鼻出血不止，去当地医院就诊，给予输血200ml，仍鼻出血不止，并出现皮肤瘀斑，而急转来我院。自发病来精神尚可，食欲减退，尿色清。患儿以往有反复鼻出血，牙龈出血2年多病史。每次发病均到当地医院输血治疗，住院3～5天痊愈出院。无外伤及手术史，无药物过敏史及传染病接触史。第1胎，第1产，母乳喂养，1岁断奶，1岁会走，1岁会讲话。无偏食，定期做各种预防注射。其父母均健康，非近亲婚配。其外公有"血友病"。

体格检查：体温36.9℃，脉搏92次/分，呼吸22次/分，体重18kg。发育正常，营养一般，神志清醒，精神好。呼吸平稳，面色稍苍白，口唇无紫绀，右下肢皮肤大片暗紫色瘀斑，浅表淋巴结无肿大，咽部无充血，扁桃体不大，鼻腔有脱脂棉填塞，仍有渗血。颈软，甲状腺不大，胸廓对称无畸形，双肺呼吸音清晰，心律齐，心音有力，未闻及杂音。腹部平软，肝肋下刚触及，脾肋下未触及，腹部未扪及包块，无压痛。脊柱四肢无畸形，四肢肌力肌张力可，右膝关节肿，局部不热，暗青色，不能伸直，局部压痛，无明显波动感。病理反射征未引出。

思考题：

1. 病史有何特点，最可能的诊断，需与哪些疾病相鉴别？

2. 入院后需完善哪些相关检查？

血友病(hemophilia)是一组遗传性凝血功能障碍的出血性疾病，包括：①血友病A即凝血因子Ⅷ(又称抗血友病球蛋白，AHG)缺乏症；②血友病B即凝血因子Ⅸ(又称血浆凝血活酶成分，PTC)缺乏症；③血友病C即凝血因子Ⅺ(又称血浆凝血活酶前质，PTA)缺乏症。这一组疾病并不罕见，其发病率为(5～10)/10万，以血友病A较为常见。其共同特点为终身轻微损伤后发生长时间出血。

【病因和发病机制】 血友病A和B均为X连锁隐性遗传，由女性传递，男性发病。血友病A的基因定位于Xq28，主要缺陷有：①基因缺失(2-210bp)；②异常基因片段插入；③基因片段重排；④基因点突变。血友病B基因定位于Xq27，主要缺陷有基因点突变、缺失和插入等。血友病C为常染色体不完全性隐性遗传，男女均可发病或传递疾病。

案例 13-7

该患儿的病因特点：有阳性家族史，其外公有“血友病”史。

凝血因子Ⅷ、Ⅸ、Ⅺ缺乏均可使凝血过程的第一阶段中的凝血活酶生成减少，而引起血液凝固障碍，导致出血倾向。凝血因子Ⅷ是血浆中的一种球蛋白(其抗原为凝血因子Ⅷ：Ag，功能部分称为凝血因子Ⅷ：C)，它与血管性血友病因子(von Willebrand Factor；vWF)以非共价形式结合成复合物存在于血浆中。凝血因子Ⅷ和vWF是由不同的基因编码、性质和功能完全不同的两种蛋白质。凝血因子Ⅷ：C的含量很低，仅占1%，水溶性，80%由肝脏合成，余20%由脾、肾和单核-巨噬细胞等合成，其活性易被破坏，在37℃储存24小时后可丧失50%。vWF的功能主要有：①作为凝血因子Ⅷ的载体而对凝血因子Ⅷ起稳定作用；②参与血小板黏附和聚集功能。当vWF缺乏时，可引起出血和凝血因子Ⅷ缺乏。凝血因子Ⅸ是一种由肝脏合成的糖蛋白，在其合成过程中需要维生素K的参与。凝血因子Ⅺ也是在肝内合成，在体外储存时其活性稳定，故给本病患者输适量储存血浆即可补充凝血因子Ⅺ。

【临床表现】 出血症状是本组疾病的主要表现，终身于轻微损伤或小手术后有长时间出血的倾向，但血友病C的出血症状一般较轻。

血友病A和B大多在两岁时发病，亦可在新生儿期即发病，血友病A出血的轻重程度与其血浆中凝血因子Ⅷ：C的活性高低有关，活性为0～1%者为重型，患者自幼年起即有自发性出血、反复关节出血或深部组织(肌肉、内脏)出血，并常导致关节畸形；2%～5%者为中型，患者于轻微损伤或手术后即严重出血，自发性出血和关节出血较少见；6%～20%者为轻型，患者于轻微损伤或手术后出血时间延长，但无自发性出血或关节出血；20%～50%为亚临床类型，仅于严重外伤或手术后有渗血现象。

血友病B的出血症状与血友病A相似，其轻重分型亦相似，凝血因子Ⅸ活性少于2%者为重型，很罕见；绝大多数患者为轻型。因此，本病的出血症状大多较轻。

血友病C较为少见，杂合子患儿无出血症状，只有纯合子者才有出血倾向。出血多发生于外伤或手术后，自发性出血少见。患者的出血程度与凝血因子Ⅺ的活性高低并不相关，有些患儿的凝血因子Ⅺ活性虽为≥20%，却可有严重出血。本病患儿常合并Ⅴ、Ⅶ等其他凝血因子缺乏。

案例 13-7

1. 患儿无明显诱因出现反复鼻出血，伴有黑便，无呕血及咯血。同时伴有右膝关节肿痛；

2. 患儿以往有反复鼻出血，牙龈出血史；

3. 中度贫血貌，全身皮肤大片暗紫色瘀斑，鼻腔黏膜出血难以止住。右膝关节血肿。

【辅助检查】 血友病A、B、C实验室检查的共同特点是：①凝血时间延长(轻型者正常)；②凝血酶原消耗不良；③活化部分凝血活酶时间延长；④凝血活酶生成试验异常。出血时间、凝血酶原时间和血小板正常。

当凝血酶原消耗试验和凝血活酶生成试验异常时，为了进一步鉴别3种血友病，可做纠正试验，其原理为：正常血浆经硫酸钡吸附后尚含有凝血因子Ⅷ和凝血因子Ⅺ，不含凝血因子Ⅸ，正常血清含有凝血因子Ⅸ和凝血因子Ⅺ，不含凝血因子Ⅷ；据此，如患者凝血酶原消耗时间和凝血活酶生成试验被硫酸钡吸附后的正常血浆所纠正，而不被正常血清纠正，则为血友病A；如以上两试验被正常血清所纠正而不被硫酸钡吸附的正常血浆纠正，则为血友病B；若以上两试验可被正常血清和硫酸钡吸附正常血浆所纠正，则为血友病C(表13-4)。

表 13-4 血友病A、B、C纠正试验

患者血浆加入	血友病A	血友病B	血友病C
正常血浆	纠正	纠正	纠正
正常血清	不能纠正	纠正	纠正
经硫酸钡吸附正常人血浆	纠正	不能纠正	纠正

用免疫学方法测定凝血因子Ⅷ：C、凝血因子Ⅸ：C的活性，对血友病A或B有诊断意义。

基因分析有助诊断和产前诊断。

案例 13-7

1. 血常规：Hb 85g/L；RBC 3.57×10^{12}/L；WBC 12.5×10^{9}/L；PLT 320×10^{9}/L；N 56%；L 44%。

2. 试管法凝血时间：>12分钟。

3. 凝血因子Ⅷ：C活性为5%。

【诊断与鉴别诊断】 根据病史、出血症状和家族史，即可考虑为血友病，进一步确诊需做有关实验室检查。血友病需与血管性血友病鉴别，后者出血时间延长、阿司匹林耐量试验阳性、血小板黏附率降低、血小板对瑞斯托霉素无凝集反应、血浆凝血因子Ⅷ：C减少或正常、血浆vWF减少或缺乏。此外血管性血友病为常染色体显性遗传，家族调查亦有助于鉴别。

案例 13-7

1. 有阳性家族史。

2. 有出血症状：无明显诱因出现反复鼻出血，伴有黑便血。鼻腔有脱脂棉填塞，仍有渗血。右膝关节血肿。

3. 患儿以往有反复鼻出血，牙龈出血史。

4. 中度失血性贫血。

5. 辅助检查：中度贫血，血小板正常；凝血时间延长。Ⅷ：C活性明显降低。

临床诊断：血友病A。

【治疗】 本组疾病尚无根治疗法。

1. 预防出血 自幼养成安静生活习惯，以减少和避免外伤出血，尽可能避免肌内注射，如因患外科疾病需作手术治疗，应注意在术前、术中和术后输血或补充所缺乏的凝血因子。

2. 局部止血 对表面创伤、鼻或口腔出血可局部压迫止血，或用纤维蛋白泡沫、明胶海绵沾组织凝血活酶或凝血酶敷于伤口处。早期关节出血者，宜卧床休息，并用夹板固定肢体，放于功能位置，亦可用局部冷敷，并用弹力绷带缠扎。关节出血停止、肿痛消失时，可做适当体疗，以防止关节畸形。严重关节畸形可用手术矫形治疗。

3. 替代疗法 本疗法的目的是将患者所缺乏的因子提高到止血水平，以治疗或预防出血。

(1) 凝血因子Ⅷ和凝血因子Ⅸ浓缩剂：多用人血浆脓干浓缩制剂，亦有牛、猪血浆的凝血因子Ⅷ制品，近年基因工程重组人凝血因子Ⅷ制剂已应用于临床。凝血因子Ⅷ的半衰期为8～12小时，需每12小时输注1次，每输入1U/kg可提高血浆凝血因子Ⅷ活性约2%。凝血因子Ⅸ的半衰期为18～24小时，常24小时输注1次，每输入1U/kg可提高血浆凝血因子Ⅸ活性约1%。各种出血情况时凝血因子Ⅷ和凝血因子Ⅸ用量(表13-5)。

表13-5 凝血因子Ⅷ、凝血因子Ⅸ替代疗法剂量和用法

出血程度	凝血因子Ⅷ剂量和用法	凝血因子Ⅸ剂量和用法
早期轻度出血	(10～15)U/kg，12小时1次，共1～3次	15～30U/kg，每日1次，共1～3次
中度出血(明显关节出血、轻度创伤)	20U/kg，12小时1次，连用2日后可隔日应用，直至止血	30U/kg，每日1次，直至止血
重度出血(颅内出血、严重创伤、大手术等)	首日每次50U/kg，12小时1次；然后维持凝血因子Ⅷ活性>50%5～7日；必要时再维持凝血因子Ⅷ活性>30%5～7日	首日80U/kg，以后维持凝血因子Ⅸ活性>40%5～7日；必要时再维持凝血因子Ⅷ活性>30%5～7日

(2) 冷沉淀物：系从冰冻新鲜血浆中分出，各药厂产品浓度和用量不一，用前应详细阅读说明书。国产冷沉淀制剂通常以400ml全血的冷沉淀物为一袋，容量20～30ml，含凝血因子Ⅷ和凝血因子Ⅻ各80～100U、纤维蛋白原250mg、一定量的vWF及其他沉淀物。用于血友病甲的治疗剂量和方法参阅表13-5。

(3) 凝血酶原复合物：含有凝血因子Ⅱ、Ⅶ、Ⅸ、Ⅹ，可用于血友病B的治疗。

(4) 输新鲜全血或血浆：血友病A患者需输新鲜血浆或冰冻新鲜血浆，按1ml血浆含凝血因子Ⅷ1U计算；血友病B患者可输储存5天以内血浆。一次输入量不宜过多，以每次10ml/kg为宜。无条件时可输给6小时内采集的全血，每次10ml/kg，可提高患者血中凝血因子Ⅷ活性10%，输血的疗效只能维持2天左右，仅适用于轻症患儿。

因子替代疗法的副作用主要有过敏、发热、溶血反应、弥散性血管内凝血、传播病毒传染病等；大量反复应用者可出现肺水肿。

约5%～25%血友病A患者经反复因子Ⅷ替代治疗后，血浆中出现抗凝血因子Ⅷ抗体。当输注常规剂量凝血因子Ⅷ后无效者，常提示凝血因子Ⅷ抗体存在，如有条件测定抗体可协助确诊。对这些患者治疗方法是：①增加凝血因子Ⅷ剂量达原剂量一倍以上，其中部分中和抗体，余下部分发挥止血作用；②活化凝血因子Ⅶ(Ⅶa)或活化凝血酶原复合物，因凝血因子Ⅶa可直接与组织因子共同作用活化凝血因子Ⅹ(Ⅹa)，从而促使凝血活酶的形成；③大剂量丙种球蛋白静脉输注；④免疫抑制剂，如环磷酰胺；⑤用链球菌蛋白A吸附抗体。凝血因子Ⅸ抗体发生率较低，如发生，可加大凝血因子Ⅸ剂量即可达到止血目的。

4. 药物治疗 ①1-脱氧-8-精氨酸加压素(DDAVP)：有提高血浆内凝血因子Ⅷ活性和抗利尿作用，可用于治疗轻型血友病甲患者，减轻其出血症状，剂量为(0.2～0.3)μg/kg，溶于20ml生理盐水中缓慢静注，此药能激活纤溶系统，故需与6-氨基己酸或止血环酸联用，如用滴鼻剂(100μg/ml)，每次滴0.25ml，作用相同；②其他：雄性化激素达那唑(danazol)和女性避孕药复方炔诺酮均有减少血友病甲患者的出血作用，但其疗效均逊于替代疗法。

5. 基因治疗 血友病B的基因疗法已有成功的报道。血友病A的基因治疗正在研究之中。

案例13-7

该患儿的治疗方法有：

1. 避免外伤出血；

2. 鼻或口腔可用明胶海绵沾鲜血或血浆局部压迫止血；

3. 凝血因子Ⅷ(冷沉淀物)200 U，静脉滴注。

【预防】 根据本组疾病的遗传方式，应对患者的家族成员进行筛查，以确定可能的其他患者和基因携带者，通过遗传咨询，使他们了解遗传规律。对家族中的孕妇要采用基因分析法进行产前诊断，如确定胎儿为血友病甲患者，可及时终止妊娠。在医师的指导下，对患儿进行有计划的家庭治疗。

第4节 急性白血病

案例13-8

患儿，女性，3岁，因皮肤出血点，面色苍白，

笔记栏

发热两周于2005年7月13日4pm入院。患儿于2周前无明显诱因出现皮肤瘀斑及出血点，以颈部及躯干较多，鼻出血2次，出血量约50ml，不易止血。无牙龈出血，大便呈黑色，无呕血及血尿，并有间断不规则发热，体温最高38.5℃，伴面黄、面色苍白，且呈进行性加重。到当地医院就诊，考虑"上呼吸道感染"，口服"螺旋霉素等"治疗5天，未见效而来我院。自发病后出汗多，精神欠佳，食欲不振，乏力懒动，无咳嗽气喘，无呕吐腹泻，无外伤史。平素身体健康，无传染病接触史及药物过敏史。第1胎，第1产，足月顺产，母乳喂养，1岁断奶，无偏食，6个月会坐，1岁会走，按时随当地做计划免疫。其父母均健康，无遗传病史。

体格检查：体温38.5℃，脉搏96次/分，呼吸30次/分，体重10kg。发育正常，营养一般，神清神萎，呼吸平稳，面色黄，呈中度贫血貌，毛发分布均匀，全身皮肤散在针尖大小出血点，压不退色，双下肢皮肤见3处0.5cm×0.5cm大小出血斑。颈部及腹股沟触及7～8个豆粒至花生米大小淋巴结，活动无压痛。头颅无畸形，咽部无充血，口唇苍白，巩膜无黄染，结膜苍白。颈软，甲状腺不大，气管居中。胸廓对称无畸形，胸骨压痛明显，双肺呼吸音清晰，心律齐，心音有力，未闻及杂音。腹部平软，肝肋下2cm，剑下3cm，质地软，脾肋下达6 cm，质地软。脊柱四肢无畸形，活动自如，关节无红肿。病理反射征未引出。

思考题：

1. 该患儿的临床特点有哪些？
2. 最可能的诊断，诊断依据有哪些？

急性白血病(acute leukemia，AL)是造血组织中某一系造血细胞滞留于某一分化阶段并克隆性扩增的恶性血液病，主要临床表现为贫血、出血、反复感染及白血病细胞浸润到各组织和器官引起的相应临床症状。AL是小儿最常见的恶性肿瘤，任何年龄均可发病，但以学龄前期和学龄期小儿多见。据调查，我国<15岁小儿的白血病发生率为1/25000，15岁以下小儿每年白血病发病估计有15000例左右。急性白血病占小儿白血病中90%以上，慢性白血病仅占3%～5%。近十年来由于化疗方法的不断改进，儿童急性淋巴细胞白血病(acute lymphoblastic leukemia，ALL)不再被认为是致死性疾病，5年无病生存率70%～80%；急性非淋巴细胞白血病(acute non-lymphoblastic leukemia，ANLL)的初治完全缓解率亦达到80%，5年无病生存率约40%～60%。

【病因和发病机制】

尚未完全明了，可能与下列因素有关。

1. 病毒因素　人类白血病的病毒病因研究已日益受到重视。自1986年以来，发现属于RNA病毒的反转录病毒(retrovirus，又称人类T细胞白血病病毒，HTLV)可引起人类T淋巴细胞白血病。病毒引起白血病的发病机未明，可能与癌基因(oncogene)有关。反转录病毒带有病毒癌基因，与人类癌基因结构相似，这种病毒感染宿主的细胞后，激活了癌基因癌变潜力，导致白血病的发生。

2. 理化因素　电离辐射、苯及其衍生物、氯霉素、保秦松和细胞毒药物等可引起或诱发急性白血病。其发病机制不明，可能是这些物质破坏或抑制了机体的免疫功能而致病。

3. 遗传因素　白血病不属遗传性疾病，但有一定关系，如21-三体综合征、先天性睾丸发育不全症、Fanconi贫血以及严重联合免疫缺陷病等，这些疾病患儿的白血病发病率比一般小儿明显增高。同胞中有一个患白血病，则另一个发病机会明显提高。

【分类和分型】

根据增生的白细胞种类的不同，可分为急性淋巴细胞白血病(ALL)和急性非淋巴细胞白血病(ANLL)两大类，前者在小儿中的发病率较高，占75%；后者占20%。目前，采用形态学(M)、免疫学(I)、细胞遗传学(C)，及分子生物学(M)，即MICM综合分型，更有利于指导治疗和提示预后。

1. 急性淋巴细胞白血病(ALL)　按形态学(M)分型分为L1、L2及L3，L1以小细胞为主，是儿童ALL的主要类型，占80%；L2以大细胞为主，细胞大小不一，占16%；L3以大细胞为主，细胞大小一致，占4%。ALL按免疫学(I)分型(淋巴细胞表面标记，了解淋巴细胞白血病细胞的来源)：分为B系、T系。B系：早期前B细胞型、普通B细胞型、前B细胞型、成熟B细胞型、伴有髓系标志的ALL(CD13、CD33、CD14等)；T系：T细胞标志如：CD1、CD3、CD5、CD7、CD8、TdT阳性，占12%，预后差。ALL按遗传学(C)分型分为：染色体数目异常和核型异常。染色体数目异常：如≤45条的低二倍体，≥47条的高二倍体；核型异常：t(12∶21)，融合基因；t(9∶22)，融合基因；t(4∶11)，融合基因。按分子生物学(M)分型：主要是AL发生及演化中的特异性基因如Ig重链基因重排，T淋巴细胞受体基因(TCR)片段重排等。

ALL临床分型按临床特点分为：临床危险度分型分为三型：低危急淋(LR-ALL)：50%～55%，不具有表13-6中任何一项危险因素者。中危急淋(MR-ALL)：35%～45%，具有下面一条或以上者：①年龄≥10岁的儿童；②诊断时外周白细胞≥50×10^9/L，但<100×10^9/L；③诊断时已发生CNSL或(和)TL；④免疫表型为T细胞白血病；⑤少于45条染色体的低二倍体，或染色体核型为t(1∶11)。高危急淋(HR-ALL)：6%～8%，具有下面一条或以上者：①<12个月的婴儿白血病；②诊断时外周白细胞≥100×10^9 L；③染色体核型为t(9∶22)；④泼尼松实验呈不良反应或诱导治疗反应不佳(19天，幼淋>5%)；⑤诱导失败。

表 13-6　与小儿 ALL 预后确切相关的危险因素

危险因素	危险因素
<12 个月的婴儿白血病或 >10 岁	诊断时外周白细胞≥50×10^9L
诊断时已发生 CNSL 或(和)TL	免疫表型为 T 细胞白血病
泼尼松实验呈不良反应	染色体核型为 t(1∶11 或 9∶22)
少于 45 条染色体的低二倍体	诱导失败
诱导治疗反应不佳(19 天,幼淋>5%)	

2. 急性非淋巴细胞白血病(ANLL)　按 FAB 分型分为原粒细胞白血病未分化型(M1)、原粒细胞白血病部分分化型(M2)、颗粒增多的早幼粒细胞白血病(M3)、粒-单核细胞白血病(M4)、单核细胞白血病(M5)、红白血病(M6)及急性巨核细胞白血病(M7)。

3. 特殊类型的白血病　如多毛细胞白血病、浆细胞白血病等,在小儿罕见。

【临床表现】

各型急性白血病的临床表基本相同,主要表现见图 13-4。

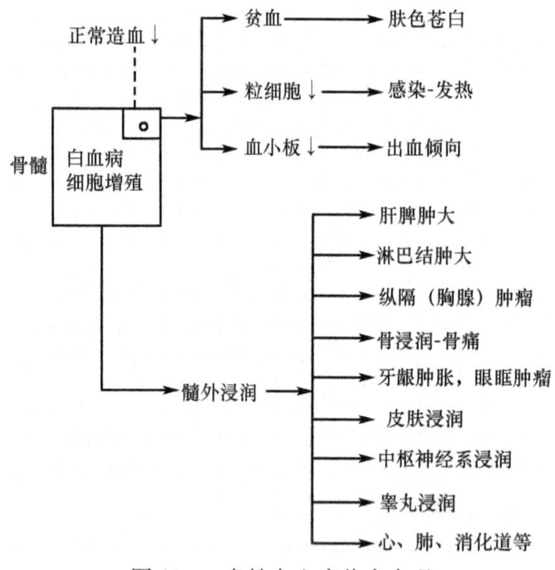

图 13-4　急性白血病临床表现

1. 起病　早期症状有面色苍白,精神不振、乏力、食欲低下、鼻出血或齿龈出血等。

2. 发热　发热是最常见症状之一,反复不规则发热常为首发症状,发热的主要原因是白血病性发热或继发感染,易于感染的主要原因是:粒细胞减少和化疗使免疫功能受抑制。

3. 贫血　出现较早,呈进行性加重,表现为面色苍白,虚弱无力,活动后气促等,贫血主要是由于骨髓造血干细胞受到抑制所致。

4. 出血　以皮肤、黏膜出血多见,消化道及颅内出血常为本病致死原因。出血的主要原因是由于骨髓被白血病细胞浸润,巨核细胞受抑制使血小板减少引起,血管壁的白血病细胞浸润,凝血因子减少亦与出血有关。在各类型白血病中以 M3 型白血病的出血最为显著。

5. 白血病细胞浸润引起的症状和体征

(1) 肝、脾、淋巴结肿大:不同程度的肝、脾、淋巴结肿大,以 ALL 和 M5 明显。纵隔淋巴结肿大可发生呛咳、呼吸困难和静脉回流受阻。

(2) 骨和关节浸润:小儿骨髓多为红骨髓,易被白血病细胞侵犯,故患儿骨、关节疼痛较为常见,多见于 ALL。骨痛的原因主要与骨髓腔内白血病细胞大量增生,压迫和破坏邻近骨质以及骨膜浸润有关。

(3) 中枢神经系统浸润:白血病细胞侵犯脑实质和(或)脑膜时即引起中枢神经系统白血病(central nervous system leukemia,CNSL)。由于多数化疗药物不能通过血脑屏障,故中枢神经系统便成为白血病细胞的“庇护所”,造成 CNSL 的发生率增高,以 ALL 为多见。浸润可发生于病程中任何时候,但多见于化疗后缓解期。它是导致白血病复发的主要原因。

表现为头痛、呕吐、视乳头水肿、颅神经麻痹。也可有截瘫、惊厥、昏迷等。检查脑脊液可以确诊:脑脊液,压力增高;细胞数>10×10^6/L,蛋白>0.45g/L,涂片可发现白血病细胞。

(4) 睾丸浸润:白血病细胞侵犯睾丸时即可引起睾丸白血病(testic leukemia,TL),发生率约 10%～40%,表现为局部肿大、触痛、阴囊皮肤可呈黑色。由于化疗药物不易透入睾丸,因而是导致白血病复发的另一重要原因。

(5) 绿色瘤:急性粒细胞白血病的一种特殊类型,是白血病细胞浸润眶骨、颅骨、肋骨或肝、肌肉等,而在局部形成的块状隆起。此瘤切面呈绿色,暴露于空气中绿色迅速消退。

(6)其他器官浸润:少数患儿有皮肤浸润,表现为丘疹、斑疹、结节或肿块。此外还可浸润胃肠道、心脏、肾脏等脏器。

当患儿体内白血病细胞数达到 10^9(1.0g)时,临床表现出白血病的症状,再经 10 代可达 10^{12}(1.0kg)白血病患儿死亡,白血病细胞倍增时间为 5 天,晚期为 10 天,5 天×10 代=50 天,故白血病患儿出现症状后约两个月会死亡。

案例 13-8

1. 患儿,女性,3 岁;起病急,病程短。

2. 有发烧,提示感染。

3. 有出血表现:无明显诱因出现皮肤瘀斑及出血点,伴鼻出血。无牙龈出血,粪便呈黑色。

4. 有贫血的表现:中度贫血貌,口唇苍白,结膜苍白,且呈进行性加重。发病后食欲不振,乏力懒动。

5. 有白血病细胞浸润引起的症状和体征:肝、脾、淋巴结肿大。

笔记栏

【辅助检查】

辅助检查为确诊白血病和观察疗效的重要方法。

1. 血象　红细胞及血红蛋白均减少，大多为正细胞正血色素性贫血。网织红细胞数大多较低，少数正常。白细胞数增高者约占50%以上，其余正常或减少，但在整个病程中白细胞数可有增、减变化。白细胞分类示原始细胞和幼稚细胞占多数。血小板减少。

2. 骨髓象　骨髓检查是确立诊断和评定疗效的重要依据。典型的骨髓象为该类型白血病的原始及幼稚细胞极度增生，一般白血病细胞（原始＋早幼）＞0.30。幼红细胞和巨核细胞减少。但有少数患儿的骨髓表现为增生低下，其预后和治疗均有特殊之处。

3. 组织化学染色　ALL的组织化学染色特性为过氧化酶和苏丹黑染色(－)；糖原染色(±)～(＋＋＋)；酸性磷酸酶(－)～(±)；非特异性酯酶(－)。碱性磷酸酶积分增高。

4. 溶菌酶检查　在急性单核细胞白血病时，其血清及尿液的溶菌酶浓度明显增高；急性粒细胞白血病时中度增高；急性淋巴细胞白血病时则减少或正常。

案例 13-8

1. 血常规：Hb 64g/L；RBC 2.76×10^{12}/L；WBC 21.4×10^{9}/L；PLT 48×10^{9}/L；N 6%；L 94%；Ret 0.04，HCT 0.205；可见幼稚细胞。

2. 骨髓涂片：增生明显活跃，涂片中淋巴细胞异常增生，原＋幼稚淋巴细胞占61%，细胞以小为主，胞浆量少，核形规则，核染色质均匀，过氧化酶(POX)阴性。其他系受抑制，血小板少见。

3. 血涂片：白细胞数偏多，分类可见4%幼稚细胞，血小板少见。

【诊断和鉴别诊断】

典型病例根据临床表现、血象和骨髓象即可做出诊断。发病早期症状不典型，特别是白细胞数正常或减少者，其血涂片不易找到幼稚细胞，可使诊断困难。需与以下疾病鉴别。

1. 再生障碍性贫血　本病血象呈全血细胞减少；肝、脾、淋巴结不肿大；骨髓有核细胞增生低下，无幼稚白细胞增生。

2. 传染性单核细胞增多症　本病肝、脾、淋巴结常肿大；白细胞数增高并出现异型淋巴细胞，易与急性淋巴细胞白血病混淆。但本病病程经过一般良好，血象多于1个月左右恢复正常；血清嗜异性凝集反应阳性；骨髓无白血病改变。

3. 类白血病反应　为造血系统对感染、中毒和溶血等刺激因素的一种异常反应，以外周血出现幼稚白细胞或白细胞数增高为特征。当原发疾病被控制后，血象即恢复正常。此外，根据血小板数多正常；白细胞中有中毒性改变，如中毒颗粒和空泡形成；中性粒细胞碱性磷酸酶积分显著增高等，可与白血病区别。

4. 风湿性关节炎　有发热、关节疼痛症状者易与风湿性关节炎混淆，需注意鉴别。

案例 13-8

1. 患儿，女性，3岁；起病急，病程短。

2. 有发热，提示感染。

3. 有出血表现：无明显诱因出现皮肤瘀斑及出血点，伴鼻出血。无牙龈出血，大便呈黑色。

4. 有贫血的表现：中度贫血貌，口唇苍白，结膜苍白，且呈进行性加重。发病后食欲不振，乏力懒动。

5. 有白血病细胞浸润引起的症状和体征：肝、脾、淋巴结肿大。

6. 辅助检查：

(1) 血常规：中度贫血，白细胞数增加，血小板减少，可见幼稚细胞。

(2) 骨髓涂片：增生明显活跃，淋巴细胞异常增生，原＋幼稚淋巴细胞占61%，细胞以小为主，胞浆量少，核形规则，核染色质均匀，过氧化酶(POX)阴性。其他系受抑制，血小板少见。

临床诊断：急性淋巴细胞性白血病(L1)。

【治疗】

急性白血病的治疗主要是以化疗为主的综合治疗，其原则是早期诊断、早期治疗；严格区分白血病类型，按照类型选用不同的化疗药物，采取联合、足量、间歇、交替、长期治疗的方针。同时要早期防治CNSL和TL并注意支持治疗。持续完全缓解2.5～3.0年者可停止治疗。

1. 支持疗法

(1) 防治感染：在化疗阶段，保护性环境隔离对防止外源性感染具有较好效果，可减少感染性并发症。并发细菌性感染时，应根据不同致病菌和药敏试验结果选用有效的抗生素治疗。长期化疗常并发真菌感染，可选用抗真菌药物如制霉菌素、二性霉素B或氟康唑等治疗；并发疱疹病毒感染者可用阿昔洛韦治疗，怀疑并发卡氏囊虫肺炎者，应及早用复方新诺明治疗。

(2) 输血和成分输血：明显贫血者可输给红细胞；因血小板减少而致出血者，可输液浓缩血小板。有条件时可酌情静脉输注丙种球蛋白。

(3) 集落刺激因子：化疗期间如骨髓抑制明显者，可给予粒细胞集落刺激因子(G-CSF)、粒-单核细胞集落刺激因子(GM-CSF)等治疗。

(4) 高尿酸血症的防治：在化疗早期，由于大量白血病细胞破坏分解而引起高尿酸血症，导致少尿或急性肾功能衰竭，故应注意多喝水以利尿。为预防高尿酸血症，可口服别嘌呤醇。

(5) 其他：在治疗过程中，要增加营养。有发热、出血时应卧床休息。要注意口腔卫生，防止感染和黏膜糜烂。并发播散性血管内凝血时，可用肝素治疗。

2. 化学药物治疗　目的是杀灭白血病细胞，解除

笔记栏

白血病细胞浸润引起的症状，使病情缓解以至治愈。急性白血病的化疗通常按下述次序分阶段进行。

(1) 诱导缓解：是患儿能否长期无病生存的关键。需联合数种化疗药物，最大程度地杀灭白血病细胞，从而尽快达到完全缓解。柔红霉素(DNR)和左旋门冬酰胺酶(*L*-ASP)是提高 ALL 完全缓解率和长期生存率的两个重要药物，故大多数 ALL 诱导缓解方案均为包含这两种药物的联合化疗，如 VDLP(V：VCR，长春新碱；D：DNR；L：*L*-ASP；P：Pred，泼尼松)等。而阿糖胞苷(Ara-c)则对治疗急性非淋巴细胞白血病至关重要，如 DA 方案。

(2) 巩固治疗：强力的巩固治疗是在缓解状态下最大限度地杀灭微小残留白血病细胞(minimal residual leukemic cell，MRLC)的有力措施，可有效地防止早期复发，并使其在尽可能少的 MRLC 状况下进行维持治疗。ALL 一般首选环磷酰胺(CTX，C)、阿糖胞苷(Ara-c，A)及 6-巯基嘌呤(6-MP，M)，即 CAM 联合治疗方案；ANLL 常选用有效的原诱导方案 1～2 个疗程。

(3) 预防髓外白血病：由于大多数药物不能进入中枢神经系统、睾丸等部位，如果不积极预防髓外白血病，则 CNSL 在 3 年化疗期间的发生率可高达 50%左右；睾丸白血病(TL)的发生率在男孩中亦可有 5%～30%。CNSL 和 TL 均会导致骨髓复发、治疗失败，因此有效的髓外白血病的预防是白血病特别是急性淋巴细胞白血病患儿获得长期生存的关键之一。通常首选大剂量甲氨蝶呤＋四氢叶酸钙(HDMTX＋CF)方案，配合甲氨蝶呤(MTX)、Ara-C 和地塞米松(Dex)三联药物鞘内注射治疗。ANLL 选用三联药物鞘内注射。

(4) 维持治疗和加强治疗：为了巩固疗效、达到长期缓解或治愈的目的，必须在上述疗程后进行维持治疗和加强治疗，对 ALL 一般主张用 6-MP 或 6-硫鸟嘌呤(6-TG)＋MTX 维持治疗，维持期间必须定期用原诱导缓解方案或其他方案强化，总疗程 2.5～3.0 年；ANLL 常选用几个有效方案序贯治疗，总疗程 2～3 年。

3. 中枢神经系统白血病的防治　CNSL 是造成白血病复发或者死亡的重要原因之一，在治疗过程中一定要重视 CNSL 的防治。

(1) 预防性治疗：常用方法有以下 3 种，依据白血病的类型和病情选择应用。

1) 三联鞘内注射法(IT)：常用甲氨蝶呤(MTX)、Ara-C、Dex 3 种药物联合鞘内注射，剂量见表 13-7。

表 13-7　不同年龄三联鞘注药物剂量(mg/次)

年龄(月)	MTX	Ara-c	Dex
＜12	5	12	2
12～23	7.5	15	2
24～35	10	25	5
≥36	12.5	35	5

2) 大剂量甲氨蝶呤＋四氢叶酸钙(HDMTX＋CF)疗法：多用于急性淋巴细胞白血病，每 10 天为 1 疗程。每疗程 MTX 剂量为 $3g/m^2$，其中 1/6 量(＜500mg)作为突击量，在 30 分钟内快速静脉滴入，余量于 12～24 小时内匀速滴入；突击量 MTX 滴入后 0.5～2 小时内行三联鞘内注射 1 次；开始滴注 MTX36 小时后开始 CF 解救，剂量为每次 $15mg/m^2$，首剂静脉注射，以后每 6 小时口服或肌内注射，共 6～8 次。HDMTX 治疗前、后 3 天口服碳酸氢钠 1.0g，每日 3 次，并在治疗当天给 5%碳酸氢钠(3～5)ml/kg 静脉滴注，使尿 pH＞7.0；用 HDMTX 当天及后 3 天需水化治疗，每日液体总量 $3000ml/m^2$。在用 HDMTX 同时，每天口服 6-MP$50mg/m^2$，共 7 天。

3) 颅脑放射治疗：多用于＞3 岁的高危急性淋巴细胞白血病患儿，凡诊断时白细胞数＞100×10^9/L，或有 t(9∶22)或 t(4∶11)核型异常，或有 CNSL，或因种种原因不宜 HDMTX＋CF 治疗者，均应进行颅脑放射治疗。通常在完全缓解后 6 个月时进行，放射总剂量为 18Gy，分 15 次于 3 周内完成；或总剂量为 12Gy，分 10 次于 2 周内完成。同时每周鞘内注射 1 次。放疗第 3 周用 VDex 方案：VCR$1.5mg/m^2$ 静注 1 次；Dex 每日 $8mg/m^2$，口服 7 天。

(2) 中枢神经系统白血病的治疗：初诊时已发生 CNSL 者，照常进行诱导治疗，同时给予三联鞘内注射，第 1 周 3 次，第 2 和第 3 周各 2 次，第 4 周 1 次，共 8 次。一般在鞘内注射化疗 2～3 次后 CSF 常转为阴性。在完成诱导缓解、巩固、髓外白血病防治和早期强化后，作颅脑放射治疗，剂量同上。颅脑放疗后不再用 HDMTX＋CF 治疗，但三联鞘内注射必须每 8 周 1 次，直到治疗终止。完全缓解后在维持巩固期发生 CNSL 者，也可按上述方法进行，但在完成第 5 次三联鞘注后，必须作全身强化治疗以免骨髓复发，常用早期强化治疗的 VDLDex 和依托泊苷(VP16)＋Ara-C 方案各一疗程，然后继续完成余下的 3 次鞘内注射。紧接全身强化治疗之后应作颅脑放射治疗。此后每 8 周三联鞘内注射 1 次，直到终止治疗。

4. 睾丸白血病(TL)治疗　初诊时已发生 TL 者，先诱导治疗到完全缓解，双侧 TL 者作双侧睾丸放射治疗，总剂量为(24-30)Gy，分 6～8 天完成；单侧者可行切除术，亦可作双侧睾丸放射治疗；与此同时继续进行巩固、髓外白血病防治和早期强化治疗。在缓解维持治疗期发生 TL 者，按上法予以治疗，紧接用 VDLDex 和 VP16＋Ara-C 方案各一疗程。

5. 造血干细胞移植(hemotoicstem cell transplantation，HSCT)　HSCT 不仅可提高患儿的长期生存率，而且还可能根治白血病。随着化疗效果的不断提高，目前 HSCT 多用于 ANLL 和部分 HR-ALL 患儿，一般在第 1 次化疗完全缓解后进行，其 5 年无病生存率约 50%～70%；SR-ALL 一般不采用此方法。

笔记栏

案例 13-8

该患儿的治疗主要采用以化疗为主的综合治疗：

1. 诱导治疗　VDLP 方案 4 周：VCR $1.5mg/m^2$（每次最大量不超过 2mg）静脉注射，每周 1 次，共 4 次；DNR$30mg/m^2$，快速静脉滴注，第 8～10 天（d8～d10，下同），共 3 次；LAsp5000～$10000U/m^2$，静脉滴注或肌内注射，从 d9 开始隔日 1 次，共 8 次；Pred d1～d28，每日 $60mg/m^2$，分 3 次口服，d29 开始每 2 日减半量，1 周内减停。

2. 巩固治疗　在诱导治疗 28 天达完全缓解时，宜在 d29～d32 开始巩固治疗。用 CAM 方案：CTX 800～$1000mg/m^2$，于 d1 快速静脉滴注（注意水化和保持尿碱性）；Ara-C $1g/m^2$，d2～d4，每 12 小时静脉滴注 1 次，共 6 次；6-MP 每日 $50mg/m^2$，d1～d7，晚间 1 次口服。

3. 髓外白血病预防性治疗　①三联鞘内注射：于诱导治疗第 1 日先用 Ara-C＋Dex 1 次；此后三联注射（剂量见表 13-7）于 d8、d15、d22，共 3 次；早期强化治疗末 1 次。②HDMTX-CF 疗法：常于巩固治疗休息 1～3 周后开始，如中性粒细胞绝对计数（ANC）＞$1.5×10^9/L$，白细胞计数≥$3.0×10^9/L$，肝、肾功能无异常时则应尽早开始。每 10 天 1 疗程，共 3 个疗程。剂量和方法同前述。③颅脑放射治疗：适应证、剂量和方法同前述。

4. 早期强化治疗　用 VDLDex 方案：VCR、DNR 均于 d1、d8 各一次，剂量同前；L Asp 5000～$10000U/m^2$，于 d2、d4、d6、d8，共 4 次；Dex 每日 $8mg/m^2$，d1～d14，第 3 周减停。休息 1～2 周，接 VP16＋Ara-C 方案：VP16 $300mg/m^2$ 静脉滴注，然后继续滴注 Ara-C300mg/时，于 d1、d4、d7，共 3 次。

5. 维持和加强治疗　①维持治疗：6-MP＋MTX：6-MP 每日 $75mg/m^2$，夜间睡前顿服，共 21 次；MTX 每次 20～$30mg/m^2$，肌内注射或口服，每周 1 次，连用 3 周；接着 VDex 1 周（剂量同前）；如此重复序贯用药，遇强化治疗暂停。②加强治疗：自维持治疗期起，每年第 3、第 9 个月各用 COADex 方案 1 疗程（CTX 为 $600mg/m^2$，Ara-C$100mg/m^2$，VCR 和 Dex 剂量和用法同前）；每年第 6 个月用VDL Dex方案（用法同早期强化治疗）；每年第 12 个月用 VM26 或 VP16＋Ara-C 1 疗程（同早期强化治疗）。③HDMTX-CF 治疗和鞘内注射：未作颅脑放射治疗者，从维持治疗第 2 个月开始，每 3 个月 1 次 HDMTX-CF，共 8 次，然后每 3 个月三联鞘内注射 1 次。已作颅脑放射治疗者，只能采用三联鞘注，每 12 周 1 次直至终止治疗。④总疗程：共 3 年。

（刘文君）

附 1　小儿急性白血病化疗药物简介（表 13-8）

表 13-8　小儿急性白血病化疗药物表

药　物	主要作用	给药途径	剂量和用法*	毒性作用
泼尼松(Pred)	溶解淋巴细胞	口服	每日 40～$60mg/m^2$分 3 次	类Cushing综合征，高血压，骨质稀疏
地塞米松(Dex)	同上	口服	每日 6～$10mg/m^2$分 3 次	同上
环磷酰胺(CTX)	抑制 DNA 合成，使细胞停止在分裂期，阻止进入 S 期	口服、静注	每日 2～3mg/kg，每日 1 次 200～$400mg/m^2$，每周 1 次	骨髓抑制，肝损害，口腔溃疡，脱发，出血性膀胱炎
甲氨蝶呤(MTX)	抗叶酸代谢物，抑制叶酸辅酶，抑制 DNA 的合成	口服、肌注或静注鞘注	每次 15～$25mg/m^2$，每日 1 次 同上，每周 1～2 次每次 $10mg/m^2$，每日 1 次	骨髓抑制，肝损害，口腔、胃肠道溃疡，恶心呕吐，巨幼红样变
巯嘌呤(6MP)	抑制嘌呤合成使 DNA 和 RNA 的合成受抑制	口服	每次 50～$90mg/m^2$，每日 1 次	骨髓抑制，肝损害
硫鸟嘌呤(6TG)	同 6MP	口服	每次 $75mg/m^2$，每日 1 次	同 6MP
阿糖孢苷(Ara-c)	抗嘧啶代谢，抑制 NDA 合成，作用于 S 期	静滴或肌注 鞘注	每日 100～$200mg/m^2$，分二次， 每次 $30mg/m^2$，隔日或每周 1 次	骨髓抑制，脱发，口腔溃疡，恶心呕吐
长春新碱(VCR)	抑制 DNA 合成，阻滞细胞分裂	静注	每次 1.5～$2mg/m^2$，每周 1 次	周围神经炎，脱发

续表

药　物	主要作用	给药途径	剂量和用法*	毒性作用
柔红霉素（DNR）	抑制 DNA 和 RNA 的合成	静滴	每次 30～40mg/m^2，每日 1 次，共 2～4 天	骨髓抑制，心脏损害，局部刺激，恶心、呕吐
阿霉素（ADM）	抑制 DNA 和 RNA 的合成	静注	每次 40mg/m^2，每日 1 次，共 3 天	骨髓抑制，心脏毒性，脱发，胃肠反应
阿克拉霉素（ACM-B）	抑制核酸合成	静滴	每次 0.4mg/m^2，每次 1 次，共 10～15 天	骨髓抑制，心、肝、肾毒性，胰腺炎，过敏反应
去甲氧柔红霉素（IDA）	抑制 DNA 合成	静滴	每次 10mg/m^2，每日 1 次，共用 2 天	骨髓抑制，心脏毒性，肝损害，恶心、呕吐
米托蒽醌（MIT）	与 DNA 结合抑制核酸合成	静滴	5～12mg/m^2	骨髓抑制，心肌损害、呕吐、腹泻等
门冬酰胺酶（ASP）	溶解淋巴细胞，分解细胞内、外门冬酰胺	静滴	每日 0.6～1 万 IU/m^2，隔日 1 次，共 6～10 次	过敏反应，肝损害、出血，胰腺炎，氮质血症、糖尿，低血浆蛋白
三尖杉酯碱（H）	抑制蛋白质合成，水解门冬酰胺	静滴	每次 4～6mg/m^2，每日 1 次，共 5～7 天	骨髓抑制，心脏损害，恶心
依托泊苷（VP16）	抑制 DNA 和 RNA 的合成	静滴	每次 100～150mg/m^2，每日 1 次，共用 2～3 天	骨髓抑制，肝肾损害，恶心、呕吐
替尼泊苷（VM26）	破坏 NDA，阻断 GO 和 M 期	静滴	同 VP16	同 VP16
胺苯嘧啶（AMS）	阻滞 DNA 合成	静滴	每次 75～90mg/m^2，每日 1 次，共用 7 天；或每次 120mg/m^2，每日 1 次，共 5 天	骨髓抑制，肝损害，脱发，黏膜炎，恶心，呕吐
全反式维 A 酸（ATRT）	诱导分化剂，与 PML/RARa 融合基因结合	口服	每日 30～60mg/m^2，分 2～3 次口服	维 A 酸综合征
三氧化二砷（As_2O_3）	下调 BCL-2 基因表达，诱导细胞分化和促进凋亡	静滴	每日 0.2～0.25mg/m^2	消化道症状，皮肤色素沉着，关节肌内酸痛，肝脾功能损害

附 2　造血干细胞移植

造血干细胞移植（HSCT）是将正常的造血干细胞移植到患儿骨髓内使其增殖和分化，以取代患儿原来有缺陷的造血细胞，重建其造血和免疫功能，从而达到治疗目的。HSCT 不仅可提高患儿的长期生存率，而且还可能根治白血病。我国第 1 例同基因骨髓移植（BMT）及开展自体 BMT 已有 25 年历史。

HSCT 除了应用于白血病的治疗外，其他适应证有：①恶性肿瘤；②再生障碍性贫血；③免疫缺陷病；④遗传性疾病，如重型地中海贫血、黏多糖病、糖原累积病、戈谢病等。现将 HSCT 的基本知识简介如下：

1. 造血干细胞的来源　造血干细胞的主要来源有骨髓、外周血和脐带血等，分别称为骨髓移植（BMT）、外周血造血干细胞移植（PBSCT）和脐带血造血干细胞移植（UBSCT）。

2. 分类　根据造血干细胞的基因来源分为：①同基因造血干细胞移植（Syngeneic HSCT）：即供者和受体之间的基因完全相同，通常只有同卵孪生儿间的基因完全相同，异卵孪生儿间的 25%基因相同，因其基因相同，故容易被植入且很少发生排斥反应，成功率高，但来源较少；②异基因造血干细胞移植（allogeneic HSCT）：此类供者和受体的基因不完全相同，又分为血缘相关供者（如同胞、父母及其他亲属）和非血缘相关供者（非亲属）二类，因供者来源相对较易，是目前研究和应用最多的一种；③自体干细胞移植（autologous HSCT）：造血干细胞取自病人本身，具有容易植入和不产生排斥反应的优点，但恶性疾病移植后容易发生原恶性病复发，这是因为此类移植有可能存在残留恶性肿瘤细胞及缺乏异基因移植的抗恶性肿瘤作用。

3. 供者的选择　首选 HLA 配型完全相合且有血缘相关的供者，其次是有血缘关系的 HLA 不完全相合者，随移植技术的提高，无血缘关系供者的移植成功率不断提高，应用也越来越多。

4. 受者准备　包括：①全环境保护（TEP），对预防感染至关重要，因此应住空气层流病房；②预防感染如病灶清除、口服不吸收抗生素及必要的预防感染药物等；③检查心、肺、肝、肾功能等。

笔记栏

5. 预处理　是指移植前 14 天(d14)到移植时(do)给予患者化学药物治疗及放射治疗，其主要目的是：①使受者免疫功能减少或消失同时骨髓细胞龛(niches)腾空，以利于造血干细胞的植入；②对白血病和其他恶性肿瘤有杀灭恶性肿瘤作用。因此，预处理方案对造血干细胞的植入至关重要。

6. 造血干细胞采集、储存和输注　输入足够数量的造血干细胞也是植入成功的关键，因此要注意供体选择、采集和储存技术。造血干细胞可即采即输，亦可采集后超低温保存(常用－180℃液氮保存)备用。

7. 移植感染防治　除上述受者准备外，移植过程感染防治同等重要。移植早期感染有细菌性感染(败血症和局部感染)、霉菌感染、病毒感染等；中期感染以 CMV 感染、腺病毒、单纯疱疹病毒感染等较常见；晚期感染主要有带状疱疹病毒和肝炎病毒感染等；应及时发现并予恰当处理。

8. 移植物抗宿主病(graft versus host disease, GVHD)　GVHD 是造血干细胞移植的主要并发症和造成死亡的重要原因。急性 GVHD(a GVHD)在 100 天内发生，所累及的靶器官主要是皮肤、肠道和肝脏，偶有侵犯关节，是否侵犯呼吸道和内分泌腺还不肯定。慢性 GVHD(c GVHD)一般发生在 100 天以后，偶有 47 天即发生的报道，累及的靶器官广泛，常见有皮肤、口腔、肝脏、眼、食管和上呼吸道，特别是鼻窦；少见的有小肠、肌肉、肺和关节。对 GVHD 应及时做好预防和治疗。

9. 骨髓移植其他并发症　早期并发症有：①肝脏，主要有肝静脉闭塞病(HVOD 或 VOD)，输血后肝炎及其他原因所致的肝损害；②泌尿系统，急性肾功能损害、出血性膀胱炎、肾脏感染、溶血尿毒症综合征、抗利尿激素分泌不适当综合征及代谢性肾脏并发症(急性肿瘤溶解综合征)；③中枢神经系统，白质脑病、中枢感染、脑出血等；④消化系统有口腔黏膜溃疡、恶心呕吐等。晚期并发症较广泛，可累及各个系统，主要有间质性肺炎和眼部病变等。此外，强烈化疗和放疗可发生移植后继发性恶性肿瘤。

10. 血液制品输注和营养的支持　在受者骨髓完全抑制期间应及时输注红细胞和血小板。移植过程因强烈化疗及放疗等可造成严重营养障碍，应予经口或静脉营养。

(刘文君)

笔记栏

第14章 神经肌肉系统疾病

第1节 化脓性脑膜炎

案例 14-1

患儿，男性，8个月，因流涕咳嗽5天伴发热两天，惊厥1天入院。患儿于5天前出现流涕，轻咳，家长未在意。2天前患儿出现发热，体温38～39℃，时有呕吐，每日2～3次，喷射性。1天前出现惊厥，表现为双眼凝视，呼之不应，四肢屈曲强直伴阵挛，持续1～2分钟自行缓解，共发作3次，之后萎靡。曾在当地医院给予"青霉素、钙剂"等，效不佳，转来我院。既往无特殊病史。系第1胎，第1产，足月顺产，母乳喂养，按时加辅食，按时预防接种。

体格检查：体温39℃，脉搏150次/分，呼吸42次/分，体重8kg。嗜睡状态，对外界反应差，无黄疸及皮疹。头颅形态无特殊，头围43cm，前囟2cm×2cm，稍隆起，张力高，双瞳孔正圆等大，直径约2mm×2mm，光反射灵敏。咽红，扁桃体不大，颈抵抗，双肺呼吸音清，无啰音，心率150次/分，律齐，心音有力，未及杂音，肝脏肋下1cm，质软，脾脏未扪及。四肢肌张力无明显增高，Kernig征阴性，Brudzinski征阳性，Babinski征未引出。

思考题：

1. 你对该病例的初步印象是什么？
2. 小儿惊厥时，应想到哪些疾病？

化脓性脑膜炎(purulent meningitis)，简称化脑，是由各种化脓性细菌引起的中枢神经系统感染。临床特征为发热、头痛、呕吐、惊厥、意识障碍、脑膜刺激征阳性以及脑脊液的化脓性改变。以婴幼儿较常见。从抗生素使用以来，本病的预后虽得到较大改善，但其病死率及神经系统后遗症仍然较多，是小儿严重感染性疾病之一。

【病因】

1. 病原菌　多种化脓菌均可引起脑膜炎。在我国2/3以上的化脓性脑膜炎由脑膜炎双球菌、流感嗜血杆菌及肺炎链球菌三种细菌所致。不同年龄化脑的致病菌不同：①新生儿时期至出生两个月内的婴儿以革兰阴性杆菌(大肠杆菌、变形杆菌、铜绿假单胞菌等)、B组溶血性链球菌、金黄色葡萄球菌为主；②出生两个月至12岁多由流感嗜血杆菌、脑膜炎双球菌和肺炎链球菌引起；③大于12岁的化脑由脑膜炎双球菌或肺炎链球菌引起者多见。

2. 机体免疫状态　小儿免疫功能较低，血脑屏障功能也较差，故细菌易侵犯神经系统而引起感染。某些因素如免疫缺陷病、长期应用糖皮质激素或免疫抑制剂易致本病，其致病菌以葡萄球菌、铜绿假单胞菌及沙门氏菌属多见。

3. 感染途径　①致病菌通常通过血行波散感染脑膜，多数由呼吸道进入血流，也可通过消化道、皮肤、黏膜、新生儿脐部入血而感染脑膜；②还可通过临近组织感染扩散引起，如中耳炎、乳突炎、鼻窦炎、头面部软组织感染等波及脑膜；③细菌直接入侵感染，如颅脑外伤、脑脊膜膨出、皮肤窦道等与蛛网膜下腔直接相通导致感染。

案例 14-1

患儿发病前出现流涕，轻咳，提示有呼吸道感染史。

【病理】 软脑膜和蛛网膜均普遍受累，蛛网膜下腔增宽，血管充血，脑组织表面和脑底、脑沟、脑裂、基底池以及脊髓表面均有不同程度的炎性渗出物覆盖，其中有大量中性粒细胞及纤维蛋白，革兰染色可找到致病菌。早期炎性渗出物主要在大脑顶部表面，逐渐蔓延到大脑底部及脊髓表面。病变严重时，可出现血管炎、血管闭塞、脑梗死、脑室管膜炎、脑膜脑炎。

【临床表现】 化脓性脑膜炎多见于5岁以下小儿，尤其是婴幼儿。

1. 起病情况　大多数起病较急，部分病前数日有上呼吸道感染或消化道感染病史。脑膜炎双球菌感染所致化脑(流行性脑脊髓膜炎)的危重暴发型，若不及时治疗可在24小时内危及生命。

2. 神经系统表现　①颅内压增高：年长儿可出现头痛、喷射性呕吐；婴儿前囟饱满、颅缝增宽；重者呼吸、循环功能受累，甚至昏迷，出现脑疝(呼吸不规则、突然意识障碍加重或瞳孔不等大等征兆)；②部分或全身性惊厥发作：可在20%～30%的患儿中出现，以流感嗜血杆菌及肺炎链球脑膜炎多见；发生惊厥的原因有脑实质炎症、梗塞或电解质紊乱。病程早期的惊厥发作与预后无关，如发病3～4日后仍有惊厥发作，或发作难以控制，可能提示预后不良；③意识障碍：多有不同程度的意识障碍，如神萎、嗜睡、昏睡、昏迷，也可表现为烦躁不安、激惹；④限灶性神经系统体征：可出现Ⅱ、Ⅲ、Ⅵ、Ⅶ、Ⅷ对颅神经受累或肢体瘫痪表现；⑤脑膜刺激征：颈抵抗，Kernig征和Brudzinski征阳性。

3. 感染中毒症状　主要表现为突起高热，年长儿

笔记栏

可诉头痛、肌肉关节痛、精神萎靡；小婴儿表现易激惹、不安、目光凝视等。脑膜炎双球菌脑膜炎可见皮肤出血点，暴发型者可在发病后不久即出现血压下降，休克及皮肤大片瘀斑。其他致病菌所致化脓性脑膜炎有时也可有各种皮疹或出血点。

此外，新生儿及3月以下小婴儿的化脑常缺乏典型的症状及体征，体温可高、可低或体温不升，可表现为目光呆滞、嗜睡、易激惹、吐奶、尖叫、拒食、惊厥等，体检可见前囟隆起或紧张，脑膜刺激征可不明显，临床应特别注意。

案例 14-1

1. 8月婴儿，有上呼吸道感染史，迅速出现感染及中枢神经系统症状，如高热、呕吐、惊厥、精神萎靡。

2. 体格检查：嗜睡状、前囟隆起，张力高，颈抵抗及 Brudziski 征阳性，Kernig 征阴性。

【实验室检查】

1. 脑脊液(cerebrospinal fluid，CSF)检查　腰穿取CSF检查是本病的确诊依据，化脑的CSF改变参见表14-1。①脑脊液常规检查：典型化脑脑压增高，外观混浊，白细胞总数显著增多，≥1000×10^6/L，以中性粒细胞为主；糖含量显著降低；蛋白质含量增高。②寻找致病菌是诊断和治疗的关键。CSF涂片、革兰染色找菌，同时进行CSF细菌培养及药物敏感性试验，以明确诊断及治疗。还可利用免疫学方法，检测CSF中特异性细菌抗原，对诊断有一定参考价值。

表 14-1　几种常见脑膜炎的脑脊液改变

	压力	外观	细胞数（$\times10^6$/L）	蛋白（g/L）	糖（mmol/L）	氯化物（mmol/L）	其他
正常	0.69～1.96kPa	清亮	0～10个淋巴细胞	0.2～0.4	2～4.5	117～127	
化脓性脑膜炎	增高	浑浊	数百～数千多核为主	明显增加	明显降低	正常或降低	涂片、培养可发现致病菌
病毒性脑炎	正常或增高	多数清亮	正常～数百淋巴为主	正常或稍高	正常	正常	可分离出病毒
结核性脑膜炎	增高，阻塞时低	毛玻璃样	数十～数百淋巴为主	增高，阻塞时明显增高	减低	减低	抗酸染色、培养可发现结核菌

2. 外周血象　白细胞总数明显增高，分类以中性粒细胞为主；在感染严重时或不规则治疗后，白细胞总数有时反而减少。

3. 血培养　对疑诊化脑的病人均应做血培养，寻找致病菌。

4. 皮肤瘀斑、瘀点涂片找菌　是流行性脑脊髓膜炎重要的病原诊断方法之一，阳性率可达50%以上。

案例 14-1

1. 血常规：Hb120g/L；WBC12.7×10^9/L；N80%；L20%。

2. 脑脊液检查：外观微混、无凝块，白细胞900×10^6/L；多核细胞70%；单核30%；糖1.8mmol/L；蛋白质0.7g/L；氯化物112mmol/L。

3. 脑脊液培养：见肺炎链球菌生长，对青霉素高度敏感。

【并发症】　化脓性脑膜炎可出现以下并发症。

1. 硬膜下积液　常见于1岁内婴儿，以流感嗜血杆菌及肺炎链球菌脑膜炎多见。

临床上约15%～45%的化脓性脑膜炎病儿发生硬膜下积液，若加上无症状者，其发生率高达85%～90%。其临床特点为：①化脓性脑膜炎治疗过程中体温不退，或热退数日后复升；②病程中出现进行性前囟饱满、颅缝分离、头围增大、呕吐、惊厥、意识障碍等。怀疑者应进行头颅透光检查，必要时作颅脑B超检查、CT扫描、经前囟硬膜下穿刺检查，以明确诊断。正常硬膜下液量每侧<2ml，蛋白定量<0.4g/L。

2. 脑室管膜炎　多见于诊断治疗不及时的革兰阴性杆菌感染所致的新生儿或小婴儿脑膜炎，常造成严重后遗症。患儿往往在治疗中发热不退，惊厥频繁，临床治疗效果常不满意，检查前囟饱满，影像学检查可见脑室扩大。确诊需侧脑室穿刺检查，脑室内脑脊液异常。本并发症治疗困难。

3. 脑性低钠血症　炎症累及下丘脑和垂体后叶，发生抗利尿激素不适当分泌，即抗利尿激素异常分泌综合征(SIADH)，引起低钠血症和血浆渗透压降低，使脑水肿加重，惊厥和意识障碍加重。

4. 脑积水　多见于治疗不恰当、小于6个月的婴儿。炎症渗出物阻塞脑脊液循环或造成脑脊液吸收障碍，可导致交通性或非交通性脑积水。可有颅内压增高、头围增大、脑功能障碍表现，头颅影像学检查可确诊。

5. 其他　脑神经受累可产生耳聋、失明等；脑实质病变可产生继发性癫痫和智力低下等。

【诊断及鉴别诊断】　早期正确的诊断和治疗是决定预后的关键。因此对于有发热并伴有神经系统异常症状体征的患儿，应及时进行脑脊液检查，以明

笔记栏

确诊断。有时在疾病早期脑脊液常规检查可正常，因此应在24小时后再次复查脑脊液，切不可仅凭一次脑脊液检查而排除诊断。在就诊前已经经过短程、不规则抗生素治疗的化脑患儿，其脑脊液细胞数可能不多，且以淋巴细胞为主，涂片及培养细菌均可为阴性，此时必须结合病史、治疗过程和临床症状体征等谨慎判断。有明显颅内高压的患儿在脑脊液检查前，应先静脉注射甘露醇，减低颅压后再行腰穿，以防发生脑疝。

各种非化脓性病原菌引起的脑膜炎与化脓性脑膜炎在临床表现方面有很多相似之处，主要依靠脑脊液及病原学检查结果鉴别(表14-1)。

1. 病毒性脑炎　本病全身感染中毒症状较轻。脑脊液外观清亮，细胞数正常或轻度增高，以淋巴细胞为主，蛋白质轻度升高或正常，糖含量正常，细菌学检查阴性，脑脊液中特异性抗体和病毒分离有助于诊断。

2. 结核性脑膜炎　一般起病缓慢，但婴儿常可急性起病，常有结核接触史，可伴有肺或其他部位结核病灶。脑脊液外观呈毛玻璃状，细胞数多<500×10^6/L，以淋巴细胞为主，薄膜涂片抗酸染色和结核菌培养可帮助确诊。

3. 隐球菌性脑膜炎　临床及脑脊液改变与结核性脑膜炎相似，但病情进展更慢，头痛及颅内压增高表现更明显。诊断依赖病原学检查，如脑脊液涂片墨汁染色和真菌培养。

案例 14-1

1. 8月婴儿，发热两天，惊厥1天。

2. 临床特点：先有上呼吸道感染(流涕及咳嗽)，之后出现神经系统症状。

3. 体格检查：嗜睡状、前囟隆起，张力高，颈抵抗及Brudziski征阳性。

4. 实验室检查：外周血白细胞增高，中性粒细胞增高；脑脊液为典型的化脓性改变，此特点是化脑诊断最重要的特点；脑脊液培养见细菌生长，可以确诊。

临床诊断：急性化脓性脑膜炎。

典型化脑病例诊断并不困难，但应注意小婴儿或新生儿化脑临床表现可能不典型，脑膜刺激征可能不明显，应注意前囟的检查，怀疑者及时检查脑脊液。

【治疗】

1. 抗生素治疗

(1) 用药原则：正确使用抗生素包括早期、足量、足疗程、联合和分次静脉给药，所用药物对血脑屏障有较好的通透性，联合用药时需注意药物间的相互作用，并注意药物毒副作用。

(2) 药物选择

1) 病原菌未明者：应选用对肺炎链球菌、脑膜炎球菌和流感嗜血杆菌等常见致病菌均有效的抗生素。目前主要选择第三代头孢菌素，其抗菌谱广，对血脑屏障通透性好，如头孢噻肟(cefotaxime)200mg/(kg・d)或头孢曲松(ceftriaxone)100mg/(kg・d)。对β内酰胺类药物过敏者，可用氯霉素100mg/(kg・d)。

2) 致病菌明确后应参照细菌药物敏感试验结果给药。

a. 脑膜炎双球菌：该菌对青霉素多敏感，故首选青霉素20万～40万U/(kg・d)，少数耐青霉素者可选用第三代头孢菌素。

b. 肺炎链球菌：由于一半以上肺炎链球菌对青霉素耐药，故需要用第三代头孢菌素(同上)；对青霉素敏感者使用大剂量青霉素20万～40万U/(kg・d)。

c. 流感嗜血杆菌：首选氨苄西林(ampicillin)200mg/(kg・d)或氯霉素，若不敏感换用第三代头孢菌素。

d. 金黄色葡萄球菌：选用萘夫西林(nafcillin)，耐药者可谨慎选用万古霉素。

e. 大肠杆菌：敏感菌株用氨苄西林，耐药者用第三代头孢菌素。

(3) 抗生素疗程：对脑膜炎球菌脑炎，静脉滴注抗生素疗程为7天；肺炎链球菌和流感嗜血杆菌脑膜炎疗程10～14天；金黄色葡萄球菌和大肠杆菌脑膜炎应为21天以上。若有并发症，疗程还应适当延长。

2. 肾上腺皮质激素应用　皮质激素可减轻炎症反应和中毒症状，减低颅内压。必要时可选用地塞米松0.2～0.6mg/(kg・d)，分次静脉注射，连用2～3天，疗程不宜过长。

3. 对症和支持治疗

(1) 严密观察生命体征、意识、瞳孔和血清电解质浓度。注意维持水、电解质平衡，对有抗利尿激素异常分泌综合征表现者应适当限制液体量，对低钠严重者予以补充钠盐。

(2) 及时处理高热、惊厥和感染性休克：高热给予物理降温，必要时予药物降温；惊厥者及时给予抗惊厥药物，如安定、苯巴比妥等；流行性脑脊髓膜炎易发生感染性休克，应积极扩容、纠酸、血管活性药物使用。

(3) 及时处理颅内压增高，预防发生脑疝：给予脱水药物，使用20%甘露醇每次0.25～1.0g/kg，隔6～8小时一次，严重者可加用利尿剂(速尿)预防发生脑疝。

4. 并发症治疗

(1) 硬膜下积液：少量液体不必穿刺，有颅内压升高或局部神经学症状者需要进行穿刺放液，放液每次每侧不超过15ml，多数病例可经此治疗痊愈，少数迁延不愈者需要进行外科引流。

(2) 脑室管膜炎：除全身抗生素治疗外，可作侧脑室穿刺引流，并注入抗生素。

(3) 脑积水：主要依靠手术治疗。

第2节 病毒性脑炎和脑膜炎

案例 14-2

患儿，男性，8 岁，因发热、咳嗽 5 天，伴头痛、幻觉 1 天入院。患儿于 5 天前出现发热，体温 38℃左右，伴有咽痛及单声干咳，自服"感冒胶囊"好转不明显。1 天前出现头痛，前额为主，伴恶心呕吐，非喷射性。此后精神萎靡，嗜睡，阵阵出现幻觉：突然恐怖状，诉看到"怪兽"来袭，持续数分钟。病后无惊厥及四肢运动障碍。

体格检查：体温 38℃，脉搏 98 次/分，呼吸 28 次/分，血压 90/65mmHg。神清、嗜睡状，躯干少许米粒大小淡红色皮疹，压之褪色，不痒，无瘀斑。头颅形态无特殊，双瞳孔正圆等大，光反射灵敏。咽红，颈抵抗，双肺呼吸音清，心率 98 次/分，心音有力，律齐，无杂音。腹平软，肝脾未扪及。四肢张力正常，膝反射及踝反射亢进，Kernig 征及 Brudziski 征均阳性，Babinski 征阳性。

思考题：

1. 对该病例的初步印象是什么？
2. 如何与化脑鉴别？

病毒性脑炎（viral encephalitis）是由各种病毒引起的中枢神经系统感染性疾病，常累及脑实质，如同时也累及到脑膜，临床上则称为病毒性脑膜脑炎（viral meningoencephalitis）。病情轻重不等，轻者可自行缓解，危重者呈急进性过程，可导致死亡及后遗症。

【病因】 多种病毒可引起脑炎，比较常见的病毒是肠道病毒（埃可病毒、柯萨奇病毒）、单纯疱疹病毒、虫媒病毒（流行性乙型脑炎病毒）、腺病毒、巨细胞包涵体病毒及一些传染病病毒（流行性腮腺炎病毒、风疹病毒），但临床上仅约 1/3～1/4 的病例可查出确切的致病病毒。

案例 14-2

患儿，8 岁，发病初期出现发热，体温 38℃左右，伴有咽痛及单声干咳，提示有呼吸道感染。

【病理】 脑膜充血、水肿，脑实质也可受累，可见单核、淋巴和浆细胞浸润，常环绕血管形成血管套样病变；神经元变性、坏死，可见神经髓鞘变性崩解；有时可见严重脱髓鞘，而神经元及轴突保留较好，提示是"感染后"或"过敏性"脑炎的病理特点。病理改变大多弥漫分布，但也可在一些脑叶明显，单纯疱疹病毒脑炎多引起以颞叶为主的脑部病变。

【发病机制】 病毒从呼吸道、胃肠道或经由昆虫叮咬侵入人体后，即在淋巴系统繁殖、通过血循环感染各脏器，故在入侵中枢神经系统前即可有发热等全身症状。病毒在脏器中大量繁殖后，可进一步播散至全身。神经系统受累是由于：①病毒迅速增殖，直接破坏神经组织；②患者神经组织对病毒抗原的剧烈反应，导致脱髓鞘病变和血管及血管周围损伤及其所造成的供血不足。

【临床表现】

1. 病毒性脑膜炎　急性起病，病程较短，预后大多良好。临床主要症状为发热、头痛、呕吐及颈项强直；婴儿则表现不安，易激惹。一般较少伴严重的意识障碍，较少有惊厥发作。一般无严重脑实质损害症状，如瘫痪、昏迷及惊厥持续状态。病程一般数日～2 周，多数急性期过后恢复良好。

2. 病毒性脑炎　病毒性脑炎大多同时累及脑膜，许多临床表现与病毒性脑膜炎相似，如发热、头痛、呕吐等。典型的脑炎有明显的脑实质受累症状，多有精神异常，如意识模糊、躁动不安、谵妄、幻觉、记忆力减退、攻击性、行为异常、昏迷等，可出现持续或频繁惊厥、弥漫或局灶性神经体征。由于主要受累脑区的不同可出现不同的局限性神经系统体征，如类似急性横贯性脊髓炎（流行性腮腺炎病毒），多发神经根炎（流行性腮腺炎或 EB 病毒），急性小儿偏瘫，脑干颅神经核受累和急性小脑共济失调等。表现急性小脑共济失调的病毒性脑炎多有突然发生的躯干共济失调，程度不等的步态不稳，眼球震颤和构音异常等。

案例 14-2

1. 8 岁年长儿。入院前 5 天出现发热，伴有咽痛及咳嗽，之后出现头痛，伴呕吐、嗜睡，并出现精神异常（幻觉）。

2. 体格检查：体温 38℃，嗜睡状，躯干少许淡红色皮疹，脑膜刺激征阳性（颈抵抗，Kernig 征及 Brudziski 征均阳性），腱反射亢进，巴彬斯基征阳性。

【实验室检查】

1. 脑脊液检查　多数压力增高，外观清亮，白细胞总数为 0 至数百，以淋巴细胞为主（病初可以中性粒细胞为主），蛋白质大多正常或轻度增高，糖含量正常。脑脊液涂片及培养无细菌发现，疱疹病毒脑炎的脑脊液可为出血性改变。

2. 病毒学检查　病毒分离和血清学检查是明确病因的基本方法。发病早期应收集大便、咽分泌物和脑脊液等分离病毒。抗体检查需采取双份标本，于早期和恢复期分别取血清或脑脊液送检，抗体滴度如有 4 倍以上升高可以确诊。

3. 脑电图（EEG）检查　EEG 虽无特异性，但能提示脑实质病变，有较高的参考价值。主要为高波幅慢活动，多呈弥漫性分布，少数可有痫性放电波。

4. 影像学检查　CT 和 MRI 均可发现病变的部位、范围及性质。

案例 14-2

1. 血常规：Hb120g/L，WBC9.1×10^9/L，N63%，L37%。

笔记栏

2. 脑脊液：外观清、压力 2.0kPa，白细胞 90×10^6/L，单核 70%，糖 3.8mmol/L，蛋白质 0.3g/L，氯化物 118mmol/L；培养 72 小时无细菌生长。

3. EEG：全导广泛慢波活动。

【诊断及鉴别诊断】 根据病史、临床表现及脑脊液检查结果可做出初步诊断，临床诊断需要排除其他中枢神经系统疾病，如化脓性脑膜炎、结核性脑膜炎、真菌性脑膜炎、Reye综合征等。

案例 14-2

1. 年长儿，有发热、呼吸道感染症状、皮疹，并且伴脑膜刺激征及精神症状(嗜睡及幻觉)等，应考虑到病毒性脑膜脑炎的可能。

2. 血常规：白细胞无增高；脑脊液变化与化脑不同：外观清、压力增高，白细胞轻度增高，单核为主(90×10^6/L，单核 70%)，糖、蛋白及氯化物正常；EEG：全导广泛慢波活动，提示脑实质受累。

临床诊断：病毒性脑膜脑炎。

【治疗】 本病缺乏特异性治疗，主要是对症及支持治疗。

1. 保持水电解质平衡和适当营养支持。
2. 积极控制脑水肿及颅内高压。
3. 控制高热及惊厥发作。
4. 疱疹病毒脑炎时，应尽早给予阿昔洛韦，每次 10mg/kg，每 8 小时静脉注射 1 次，疗程 1～2 周；也可给予更昔洛韦。其他病毒感染可酌情给予干扰素、利巴韦林等。
5. 康复治疗　病毒性脑炎的预后取决于病因及发病年龄，单纯疱疹病毒脑炎的预后较差，需及时进行康复治疗。

第 3 节　Reye 综合征

案例 14-3

患儿，女性，10 月，因呕吐、嗜睡 3 天，伴惊厥、昏迷 1 天入院。自 3 天前出现吃奶少，常伴呕吐，4～5 次/日，非喷射性，病后精神不佳，终日喜睡。1 天来反复惊厥 4 次，表现为双目上翻，口唇发绀，四肢抽动，持续半分钟自停，之后出现昏迷。病后无明显发热，无咳嗽。病前 1 周患儿曾出现低热、腹泻水样便，服用“思密达”后症状消失。

体格检查：体温 37.6℃，脉搏 120 次/分，呼吸30 次/分，体重 9kg，头围 44cm。昏迷状，压眶有反应，皮肤无黄疸，前囟 2cm×2cm，隆起，张力较高，双瞳正圆等大，光反射灵敏，咽无充血，颈无抵抗。双肺呼吸音清，心率 120 次/分，心音稍低钝，律齐。腹平软，肝脏肋下 4cm，质韧，脾未扪及。四肢肌张力偏高，Kernig 征及 Brudziski 征阴性，双侧 Babinski 征阳性。

思考题：

1. 你对该病例的初步印象是什么？
2. 与化脑有什么相似及不同？

Reye 综合征(Reye syndrome, RS)由 Reye 等于 1963 年首先报道，是一种以急性脑病和肝脏脂肪变性为主要特点的综合征。临床主要表现为急性颅内压增高、意识障碍、惊厥等脑病症状，常伴有严重脑水肿，并出现肝功能异常及代谢异常。

【病因】 RS 的病因及发病机制迄今未明。研究发现 RS 病人存在线粒体超微结构改变及功能异常。现认为本病是一种全身线粒体功能障碍性疾病，可能是病毒感染(B 型流感病毒、水痘病毒)、药物(阿司匹林)或其他因素诱发线粒体损伤所致。

【病理】 RS 病理表现主要在肝脏及脑。脑的病理变化主要是脑水肿，神经元和胶质细胞肿胀，无炎症改变。肝脏组织活检呈弥漫性脂肪浸润。电镜下可见严重的线粒体结构异常改变。

【临床表现】 多见于 6 月至 4 岁小儿，也可见于任何年龄段。患儿常先有前驱上呼吸道病毒感染，伴轻度发热、咳嗽、流涕、疲倦等症状。3～7 天后突然发生反复呕吐、高热、惊厥和意识障碍(反应迟钝、嗜睡、昏睡)等脑病症状，严重者神经系统症状呈进行性恶化，1～2 天内迅速出现昏迷、中枢性呼吸衰竭、脑疝甚至死亡，通常无神经系统定位体征。肝脏呈轻至中度增大，肝功能异常.但较少见黄疸。

病程自限，重症病后 1～2 天内迅速恶化、死亡；存活者病情好转后 2～3 日内恢复，重型 1/3～2/3 可留有脑病后遗症。

案例 14-3

1. 10 个月婴儿，有前驱感染史(1 周前曾出现低热、腹泻水样便)。

2. 临床表现为呕吐，嗜睡，惊厥，迅速出现昏迷；无明显发热。

3. 体格检查：昏迷状，皮肤无黄疸，前囟 2cm×2cm，隆起、张力较高，颈无抵抗，肝脏肋下 4cm，质韧，四肢肌张力偏高，脑膜刺激征阴性，双侧 Babinski 征阳性。

【实验室检查】

1. 血液生化检查　血清丙氨酸氨基转移酶(ALT)、天冬氨酸氨基转移酶(AST)、肌酸磷酸激酶明显增高，多于一周内恢复正常。血氨升高，血糖降低，凝血酶原时间多延长。

2. 脑脊液检查除脑压增高外，无异常发现。

笔 记 栏

案例 14-3

1. 血常规：Hb120g/L，WBC7.8×10⁹/L，N56%，L44%。

2.血生化：ALT900U/L，AST260U/L，血氨200μmmol/L（正常 5.9～35.2μmmol），血糖3.2mmol/L。

3. 脑脊液：外观清、压力 1.98kPa，白细胞8.0×10⁶/L，糖 3.8mmol/L，蛋白质 0.4g/L，氯化物 120mmol/L。

【诊断及鉴别诊断】 临床根据以下情况做出诊断：①急性脑病的临床表现，但没有神经系统局灶体征；②显著肝功能异常及血氨增高，可伴有凝血酶原降低；③除脑压增高外，脑脊液无明显异常。需除外急性中毒、遗传代谢病、急性重型肝炎等疾病。

案例 14-3

1.10 个月婴儿，有前驱呼吸道感染史。

2. 临床特点：急性脑病的表现，伴肝大、质韧，无明显发热。

3. 肝功能异常，血氨明显升高（200 μmmol/L），血糖低（3.2mmol/L）。

4. 脑脊液：外观清，压力 1.98 kPa，白细胞8.0×10⁶/L，糖 3.8mmol/L，蛋白质 0.4g/L，氯化物120mmol/L。

临床诊断：Reye 综合征。

【治疗】 目前缺乏特效治疗，主要为密切观察病情，及时对症治疗，对惊厥、颅内压增高和昏迷给予处理。必要时可给予左旋肉碱注射。

第 4 节 格林-巴利综合征

案例 14-4

患儿，女性，7 岁，因进行性四肢无力 5 天，伴声音低微、饮水呛咳 1 天入院。5 天前出现四肢乏力，表现为行走无力，易跌倒，逐渐不能行走，不能站立，同时也感双上肢软弱，持物无力，且进行性加重。近 1 天出现声音低微、抬头无力，饮水呛咳。病后无明显发热、呕吐，无肢体疼痛，无意识障碍及惊厥。既往健康，按时预防接种。

体格检查：体温 36℃，脉搏 98 次/分，呼吸36 次/分，血压 110/66mmHg，神清，声音低微，肉耳可闻及喉中痰鸣音，无面瘫征，双瞳孔正圆等大，光反射灵敏，咽反射消失，颈无抵抗，抬头不能，胸式呼吸减弱，以腹式呼吸为主，双肺可闻及大量痰鸣音，四肢张力低下，双上肢肌力Ⅲ级，双下肢肌力Ⅱ级，膝反射及踝反射均未引出，病理反射征阴性。

思考题：

1. 你对该病例的初步印象是什么？

2. 本病人瘫痪有何特点？

格林-巴利综合征（Guillain-Barre syndrome，GBS）又称急性感染性多发性神经根神经炎，是一种常见的免疫介导性周围神经病。本病多见于儿童，主要临床特征是急性对称性弛缓麻痹，腱反射消失，是急性弛缓麻痹最常见的病因。

【病因及发病机制】 GBS 病因及发病机制尚未明确。多数研究认为本病是免疫介导的周围神经病。在我国及日本，空肠弯曲菌前驱感染最常见，一半以上的 GBS 病人血清中存在高滴度该菌特异性抗体。目前认为，某些血清型的空肠弯曲菌外膜的脂多糖含有与外周神经的神经节苷脂表位相似的模拟结构，感染后刺激产生的抗体可与周围神经发生交叉免疫反应，导致周围神经损伤。

此外，其他前驱感染原也可诱导本病发生，如巨细胞病毒、EB 病毒、肺炎支原体等感染。除体液免疫外，细胞免疫的介导作用也可能与 GBS 的发病有关，GBS 还与 HLA 呈明显的相关性。

【临床分型】 根据起病急缓和病程分为两型。

1. 急性炎症性脱髓鞘多神经病（AIDP） 进展迅速，起病 4 周内达到高峰。根据临床特征、电生理及病理特点分为以下亚型：①急性运动轴索神经病（AMAN），又称轴索型 GBS；②急性运动感觉轴索神经病（AMSAN）；③Miller-Fisher 综合征（MFS）。

2. 慢性炎症性脱髓鞘多神经病（CIDP） 起病缓慢，指进行性肌无力两个月以上。

【病理改变】 脊神经根及周围神经均可受累，以神经根及近端神经较重，颅神经也可受累。AIDP 的主要病理改变为周围神经的淋巴细胞浸润及节段性脱髓鞘；轴索型 GBS 的病理特点主要为运动神经的轴索变性，而髓鞘相对完整，无显著的炎症细胞浸润。

【临床表现】 半数以上病人起病前 4 周内有前驱感染史，为轻度肠道或上呼吸道感染征候。大多起病急，病初肢体无力或疼痛、麻木，无明显发热，一般1～2 周内病情发展至高峰。主要表现如下。

1. 运动障碍 四肢对称性、弛缓性瘫痪，常从下肢开始，逐渐发展到上肢，然后到腰背、躯干。少数患儿呈下行性麻痹，可先从颅神经或上肢开始，向下发展至双下肢。麻痹多为对称性，一般是远端重于近端，少数可表现为近端重于远端。多数病人 1～2 周内瘫痪发展至高峰，少数病情进展迅速者 24 小时内即可出现肢体、呼吸肌和部分颅神经的完全瘫痪。

2. 颅神经麻痹 常见后组（Ⅸ、Ⅹ、Ⅻ）颅神经麻痹，表现为语音低，吞咽困难，进食呛咳，易发生误吸。

3. 呼吸肌麻痹 累及呼吸肌出现呼吸困难：若肋

笔记栏

间肌瘫痪，表现为胸式呼吸减弱或消失，以腹式呼吸为主；若膈肌瘫痪，表现为腹式呼吸消失，或出现不协调呼吸运动。

4. 感觉障碍　不如运动障碍明显，一般见于脱髓鞘型 GBS 病儿。主要是主观感觉异常，如肢体疼痛、发麻等。年长儿可有手套及袜套样感觉障碍。

5. 植物神经症状　常见一过性尿潴留、多汗、面部潮红、心动过速及血压不稳。

案例 14-4

1. 入院前 5 天出现四肢乏力，为对称性、进行性；然后出现声音低微、抬头无力、饮水呛咳等颅神经受累的表现。病后无明显发热、呕吐，无肢体疼痛，无意识障碍及惊厥。

2. 体格检查：发音低微，咽反射消失，颈无力，抬头不能，胸式呼吸减弱，以腹式呼吸为主，双肺可闻及痰鸣音，四肢张力低下，双上肢肌力Ⅲ级，双下肢肌力Ⅱ级，膝反射及踝反射均未引出，Kernig 征阴性，病理反射征阴性。

以上临床特点：四肢对称性、弛缓性瘫痪（肌张力减低、腱反射消失、病理反射征阴性），呼吸肌受累及后组颅神经（Ⅸ、Ⅹ、Ⅻ）麻痹。

【实验室检查】

1. 脑脊液检查　蛋白含量随病程逐渐增高，2～3 周时可达正常的两倍，细胞计数及其他均正常，此蛋白-细胞分离现象是本病的特征。

2. 电生理检查　脱髓鞘型 GBS 患儿的神经传导速度减慢，而复合肌肉动作电位（CMAP）的波幅下降不明显，F 波潜伏期延长；轴索型 GBS 患儿的 CMAP 的波幅明显下降，而神经传导速度基本正常，F 波潜伏期正常。

案例 14-4

1. 血常规：Hb110g/L；WBC7.1×10^9/L；N60%；L40%。

2. 脑脊液：外观清、压力不高，白细胞 10×10^6/L，糖 3.8mmol/L，蛋白质 0.9g/L，氯化物 118mmol/L（典型的蛋白-细胞分离现象）。

3.双正中神经及尺神经 CMAP 波幅明显下降。

【诊断和鉴别诊断】　典型病例不难诊断。根据进行性、对称性、弛缓性瘫痪，患儿意识清楚，无脑炎征候，并且脑脊液蛋白-细胞分离现象可确定诊断。

需与下列疾病鉴别：①脊髓灰质炎：多见于未服用小儿麻痹疫苗的小儿，弛缓性瘫痪呈非对称性、近端严重，脑脊液中细胞增多，病毒学检查可确诊；②急性脊髓炎：多有典型感觉改变及括约肌功能障碍，在脊髓休克期应与本病鉴别；③脊髓肿瘤：多有根性痛，呈不对称性上运动神经元瘫痪，有感觉障碍，脑脊液有梗阻性改变，神经影像学检查可确诊。

笔记栏

案例 14-4

1. 病史特点：入院前 5 天出现四肢乏力，为对称性、进行性；然后出现声音低微、抬头无力、饮水呛咳等颅神经受累的表现。病后无明显发热、呕吐，无肢体疼痛，无意识障碍及惊厥，无尿便潴留。

2. 体格检查：对称性、弛缓性四肢软瘫（肌张力减低、腱反射消失，病理反射征阴性），胸式呼吸减弱，后组颅神经受累等表现：发音低微，咽反射消失，抬头不能，喉中痰鸣。

3. 实验室检查：脑脊液出现蛋白-细胞分离现象；电生理检查：双正中神经及尺神经 CMAP 波幅明显下降。

临床诊断：GBS。

【治疗】　本病无特效治疗，主要依靠对症、支持和护理渡过急性期。

1. 一般治疗和护理　积极的支持治疗和护理是决定预后的关键。保持呼吸道通畅，防止肺部感染；颅神经受累者需用鼻饲，防止误吸发生；保证营养、水分供应和大小便通畅等。

2. 呼吸肌麻痹的处理　呼吸肌麻痹是本病死亡的主要原因。呼吸肌麻痹进展迅速或出现咳嗽无力、分泌物多而吞咽困难者，均应作气管切开术。术后按时拍背、吸痰，防止肺不张及肺炎的发生。必要时用呼吸机辅助呼吸以改善通气功能，使用呼吸机时应注意合理的机械通气管理。

3. 药物治疗　首选治疗方案是大剂量静脉输入丙种球蛋白，已公认其疗效与血浆置换相当。多在病程 2 周内给予静脉注射大剂量免疫球蛋白，400mg/(kg·d)，连用5 天；也可按 2g/kg 一次负荷剂量静脉滴注。对危重病例可短期应用糖皮质激素，但对此尚有不同意见。

第5节　小儿癫痫

案例 14-5

患儿，男性，8 岁，因反复癫痫发作半年来诊。半年来反复出现癫痫发作，共 6 次，表现为突然意识丧失，跌倒，双眼上翻、面色发绀、四肢肌肉强直、肢体阵挛，口吐白沫，持续 1～5 分钟逐渐停止，发作后入睡，醒后感软弱，头痛。发作没有明显规律，劳累似乎容易诱发。病后无发热、呕吐、无肢体瘫痪。平素学习成绩好，发病后成绩较原来稍有下降。既往健康，无外伤及颅内感染史；母孕期健康，出生史无特殊，生长发育同同龄儿，现小学二年级，成绩上等。

体格检查：体温 36℃，脉搏 80 次/分，呼吸 18 次/分，血压 110/60mmHg，神清，颈软，双肺呼吸音清，心率 80 次/分，律齐，心音有力。四肢、脊柱活动自如，双膝反射正常，Kernig 征、Brudzinski 征阴性，Babinski 征阴性。

实验室检查：血常规：Hb120g/L，WBC7.0×10^9/L，N60%，L40%。头颅CT：未见异常发现。

辅助检查：EEG：困倦思睡期右额极区、额区见多量高幅3.5Hz尖慢波发放。

思考题：

如何考虑本病的诊断？

癫痫是小儿神经系统常见病之一，我国人群癫痫患病率为0.33%～0.58%，半数以上在10岁内发病，很多癫痫及癫痫综合征仅见于小儿。

癫痫(epilepsy)是一种反复出现的、慢性的发作性疾病，是由多种病因引起的脑功能障碍的表现。癫痫发作(seizure)为癫痫的临床表现，是大脑神经元异常的、超同步放电所引起。癫痫常见的临床表现为意识障碍、局限或全身性肌肉抽搐及感觉异常，也可有行为改变，情感和认知等方面的短暂异常。若一组症状和体征总是集合在一起表现出来的癫痫性疾病则称为癫痫综合征。

临床工作中，有时将癫痫发作和惊厥混淆，其实两者并非同义词。惊厥虽然是癫痫发作最常见的症状，但某些类型的癫痫发作可不伴惊厥，如失神发作、失张力发作等；惊厥也并非都是癫痫发作(如破伤风、低钙)。

【病因】 通常按照病因分为：①特发性(idiopathic)或原发性癫痫痫：即未能找到任何获得性致病因素的癫痫，遗传因素可能起主要作用；②症状性(symptomatic)或继发性癫痫：有明确的导致脑功能受累的病因者；③隐原性(cryptogenic)癫痫：虽尚未找到确切病因，但很可能为症状性者。

1. 遗传因素　在小儿癫痫的病因中起重要作用。通过对双胎及家系中癫痫发病情况和遗传连锁分析研究，提示癫痫具有显著的遗传倾向。已知的单基因遗传性疾病和各种染色体畸变中，有不少伴有癫痫。近年有关“癫痫基因”的研究已获得了一定的进展，较多原发性癫痫和癫痫综合征的基因座已定位在不同染色体上。

2. 症状性癫痫的病因　常见于：①脑发育异常，如脑回畸形、胼胝体缺如、灰质异位、各种染色体畸变和遗传代谢病所导致的脑发育异常、神经皮肤综合征等；②脑血管疾病，如颅内出血、血栓、栓塞、血管畸形等；③各种原因引起的脑损伤，如颅内感染、中毒、颅外伤、缺血缺氧、水和电解质紊乱、内分泌功能紊乱和低血糖、维生素缺乏等；④颅内占位病变，如颅内寄生虫、颅内脓肿等。

3. 诱发因素　与遗传有关的癫痫好发于某特定年龄段，癫痫发作与内分泌因素及月经有关，疲劳、饥饿、过食、睡眠(困倦、睡眠剥夺、入睡、觉醒)、过度换气、发热、代谢紊乱等均可能是癫痫的诱发原因。

【临床分类和表现】

1. 分类　迄今为止，世界上已有10余种不同的对癫痫分类方法。国际抗癫痫协会于1981年在“Epilepsia”杂志上发表的癫痫发作分类建议现仍是我国临床工作的重要指南。1983年，中华儿科学会神经学组根据此国际癫痫发作分类标准，结合我国儿科实际情况制定了小儿癫痫发作分类方案，此分类方法是以临床发作形式和脑电图特点为基础的(表14-2)。

表14-2　癫痫发作的分类

部分性(限局性、局灶性)发作	全身性(广泛性、弥漫性)发作	其他
(1) 简单部分性发作 限局性运动性发作 限局性感觉发作 限局性植物神经性发作 限局性精神症状性发作 (2) 复杂部分性发作 (3) 部分性发作演变为全身性发作	(1) 强直-阵挛性发作 (2) 强直性发作 (3) 阵挛性发作 (4) 失神发作 (5) 肌阵挛性发作 (6) 失张力性发作 (7) 痉挛发作	包括分类不明的各种发作

2. 临床表现

(1) 部分性(限局性、局灶性)发作：发作开始仅限于一侧身体的某部位，脑电图可见从局部脑区开始的痫样放电。

1) 单纯部分性发作：发作时意识多不丧失，最初的发作表现可反映癫痫起源的脑区。小儿时期以部分运动性发作为多见，常伴限局性躯体的抽动，如肢体、手、足、指、趾、口角、眼睑等处的抽动。也可表现为旋转性发作、杰克逊(Jackson)发作。Jackson发作先自一侧口角开始，依次波及手、臂、肩、躯干、下肢等。部分性发作后，抽动部位可发生一过性(不超过24小时)瘫痪，称Todd麻痹。除运动性发作外，尚有部分感觉性及植物神经性发作，但两者在小儿时期较少见。前者表现为躯体感觉异常或有特殊感觉征候；后者可有阵发性呕吐、腹痛等。

2) 复杂部分性发作：即精神运动性发作，见于颞叶癫痫和部分额叶癫痫。此类发作与单纯部分发作不同，常伴有不同程度的意识障碍，伴有自动症。自动症指意识模糊情况下出现的无目的重复动作，如咀嚼、吞咽、情感冲动、奔跑或自言自语等行为。

3) 部分性发作泛化成全身性发作：由单纯及复杂部分性发作泛化而成。

(2) 全身性(全面性、广泛性、弥漫性)发作：是两侧大脑半球神经元广泛同步的异常放电所致，发作开始即有程度不等的意识障碍。

1) 强直-阵挛发作(tonic-clonic seizures，TCS)：又称大发作，是小儿癫痫中最常见的发作类型之一。发作时意识突然丧失，或突然尖叫一声跌倒，全身肌肉强直收缩，伴呼吸暂停、面色发绀、双眼上翻，持续数秒或数十秒后出现节律性肢体阵挛，伴口吐白沫，持续1～5分钟逐渐停止，可伴有尿失禁，发作后入睡，醒后可有头痛、乏力。发作中EEG有全脑散在痫样放电，发作时脑电图先有快波，继而出现全导广泛高幅棘波，间断出现慢波。强直-阵挛发作可为原发性，或由部分性发作泛化而来成，区别两者较重要，因

笔记栏

为后者可能是脑局灶病变的表现。

2）失神发作（absence seizures）：典型失神发作时，患儿突然中止正在进行的活动而凝视，一般在半分钟以内意识即恢复，可继续原来的活动。小儿失神癫痫发作频繁，每日数次至数十次，但智力发育正常（但频繁发作可影响学习成绩）。发作时EEG呈典型对称、同步、弥漫性双侧3Hz的棘慢复合波(图14-1)。发作可由过度换气诱发。

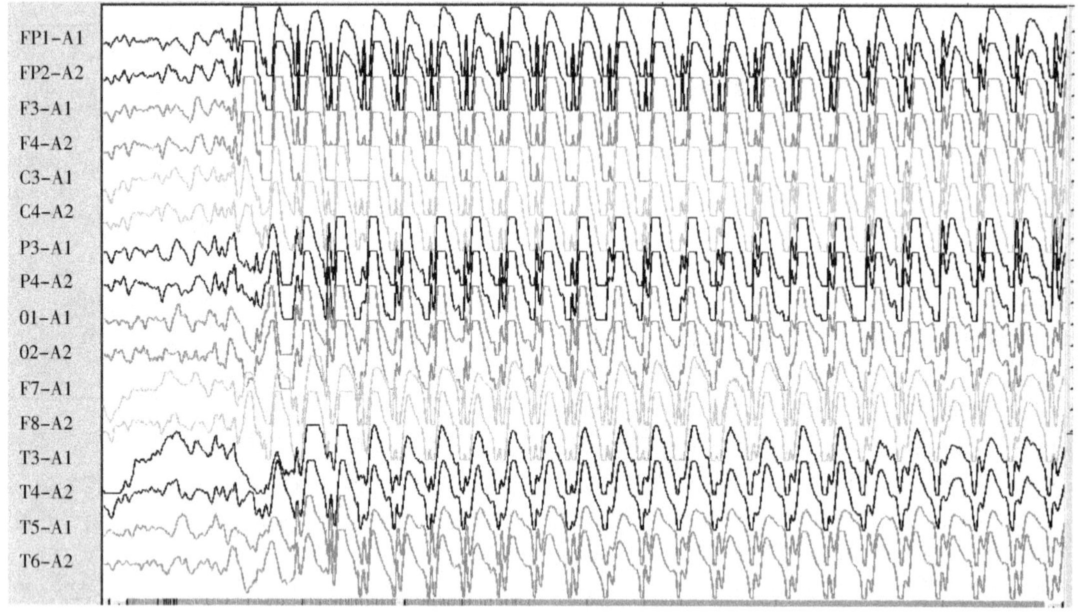

图14-1　儿童失神癫痫全面性3Hz棘-慢复合波爆发

图为7岁女性，因反复发呆、愣神20多天，无跌倒，手中物体也无跌落。EEG：清醒背景正常，过度换气诱发临床失神发作，同期脑电图出现双侧额极区起源的极高幅3.0Hz棘慢复合波全导爆发，棘波波幅逐渐渐低，慢波波率逐渐减慢

3）不典型失神发作：发作起止均较典型失神发作缓慢，可伴有轻度肌张力低下或自动症。EEG为1.5～2.5Hz的全脑慢棘-慢复合波，背景波也异常。多见于伴有脑损害的病儿。

4）肌阵挛发作（myoclonic seizures）：发作呈全身或某部肌肉的突然、快速、有力的收缩，可一次或多次发作，意识可不丧失。EEG有多棘-慢波、棘-慢或尖-慢复合波。

5）阵挛性发作（clonic seizures）：少数情况下，全身性惊厥缺乏强直成分，发作以节律性重复的阵挛性收缩为特征。

6）强直性发作（tonic seizures）：发作时肌肉强烈强直收缩，使身体固定于特殊体位，如头颈后仰、双眼上翻、双臂外旋、角弓反张。通常有跌倒和发作后症状。发作期EEG为广泛性10～25Hz棘波节律，波幅逐渐增高，称为癫痫性募集节律；发作间期EEG背景活动异常，有尖-慢波发放。

7）失张力发作（atonic seizures）：发作时肌张力突然减低，以致姿势突然改变，如头下垂、双肩下垂、屈髋、屈膝或跌倒，可伴有短暂意识丧失，很快意识恢复，立刻站起。EEG可见多灶性棘-慢波。

8）痉挛发作（spasms）：国内过去将其视为肌阵挛发作，新的分类将其作为一种独特的发作类型。最常见于婴儿痉挛症，表现为重复刻板的痉挛性收缩，如短暂的点头或伴四肢屈曲样收缩（屈曲型），也有些为四肢伸展和头后仰（伸展型），或呈两者均有的混合型，一次痉挛发作持续1～2s，比肌阵挛发作（<0.2s）长，比强直性发作（5～20s）短。

笔记栏

【常见小儿癫痫及癫痫综合征】 全身性发作中，以原发性强直-阵挛发作和从局灶性扩散而来的继发性强直-阵挛发作最常见；局灶性发作中以局灶性运动、复杂部分性发作（即精神运动性发作）多见。各种类型发作的临床表现见前述，现仅将几种常见小儿癫痫及癫痫综合征描述如下。

1. 儿童良性癫痫伴中央-颞区棘波（benign children epilepsy with centrotemporal spikes）　是最常见的小儿癫痫之一，约占小儿癫痫的1/4～1/5，有明显的遗传倾向，常有癫痫家族史。大多在2～14岁起病，癫痫发作与睡眠关系密切，多在刚入睡时或将醒时发生。呈局灶性发作，如舌强直收缩、喉头发声、唾液不能吞咽而外流，意识清楚，但不能言语，常泛化成全身大发作，意识丧失。脑电图背景正常，有特异性高幅中央、中颞区棘波(图14-2)。神经影像学检查正常，不影响智力发育，预后良好，药物容易控制，多于20岁前停止发作。

2. 儿童失神癫痫（childhood absence epilepsy）　3～13岁起病，女孩多于男孩，有遗传倾向。表现为繁发生的短暂失神，每次数秒，不超过30s，不跌倒，对发作不能回忆，过度换气可诱发，无头痛、嗜睡等发作后症状。EEG为典型对称、同步、弥漫性3Hz的棘慢波爆发(图14-1)。本病药物容易控制，预后良好。

3. 婴儿痉挛（infantile spasms）　又称West综合

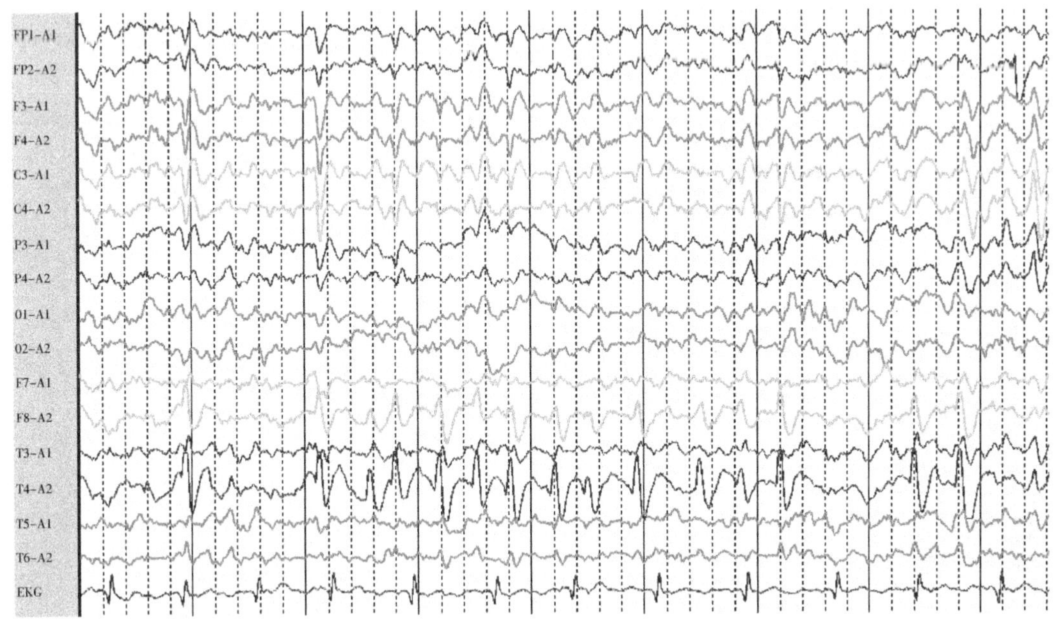

图 14-2　儿童良性癫痫伴中央-颞区棘波的 EEG

图为 5 岁男孩，夜间反复癫痫发作 3 月。表现为喉头发声、流涎，头及口角向右侧抽动，有时右侧上、下肢也有抽动，持续时间数秒至数十秒，自停。EEG：清醒背景正常，右中颞区见大量 150～250μv 棘慢波连发，睡眠中增多，右中央区有时同发

征。本病的临床特征为 1 岁内发病(4～6 月为高峰)，频繁痉挛发作，高幅节律紊乱的 EEG 改变，常伴有精神运动发育倒退。本病的发作可分为屈曲型(点头、四肢弯曲样收缩)、伸展型(头后仰、四肢伸展)及混合型，以屈曲型多见。患儿常成串发作，入睡不久和刚醒时容易连续数次至数十次发作，发作时可伴尖叫或微笑。一天内发作数十次，甚至上百次。有时发作时哭闹且伴大腿弯曲的表现，可被误认为是肠绞痛。脑电图(图 14-3)显示背景波异常，有持续不同步、不对称的高幅慢波，杂以尖波、棘波、多棘波，即高峰失律(hypsarrhythmia)。半数以上病儿是由遗传代谢病、脑发育异常、神经皮肤综合征或其他脑损伤所致，故为继发性，疗效和预后均不佳。

4. Lennox-Gastaut 综合征(LGS)　是一种严重的癫痫类型。1～7 岁起病，约占全部小儿癫痫的 2%～5%。60%有各种脑损伤病史，属症状性癫痫。其中 20%～30%由 West 综合征演变而来；30%以上找不到原因。LGS 有三个临床特点：①频繁及形式多样的

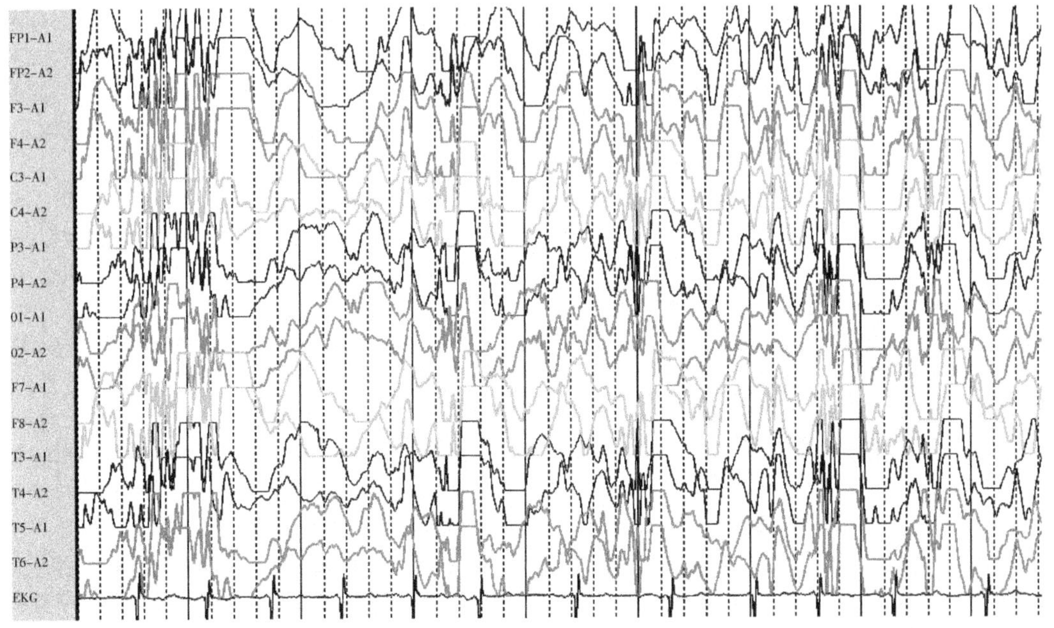

图 14-3　婴儿痉挛症的高幅失律 EEG

图为 5 个月女孩，频繁点头样动作 1 月伴软弱；EEG：为典型高峰节律紊乱：背景为弥漫性不规则高幅慢波、复合慢波杂乱发放，其间见多灶性尖波、棘波、多棘慢波爆发，出现时间及部位不定，两侧不对称、不同步

笔记栏

癫痫发作；②EEG 见 1.5～2.5Hz 的慢棘-慢复合波（图 14-4）；③智力发育落后，病程常为进行性。本病常见发作形式为强直性发作、不典型失神、肌阵挛和失张力发作，也可有全身强直-阵挛发作。治疗困难，是儿童一种主要的难治性癫痫。

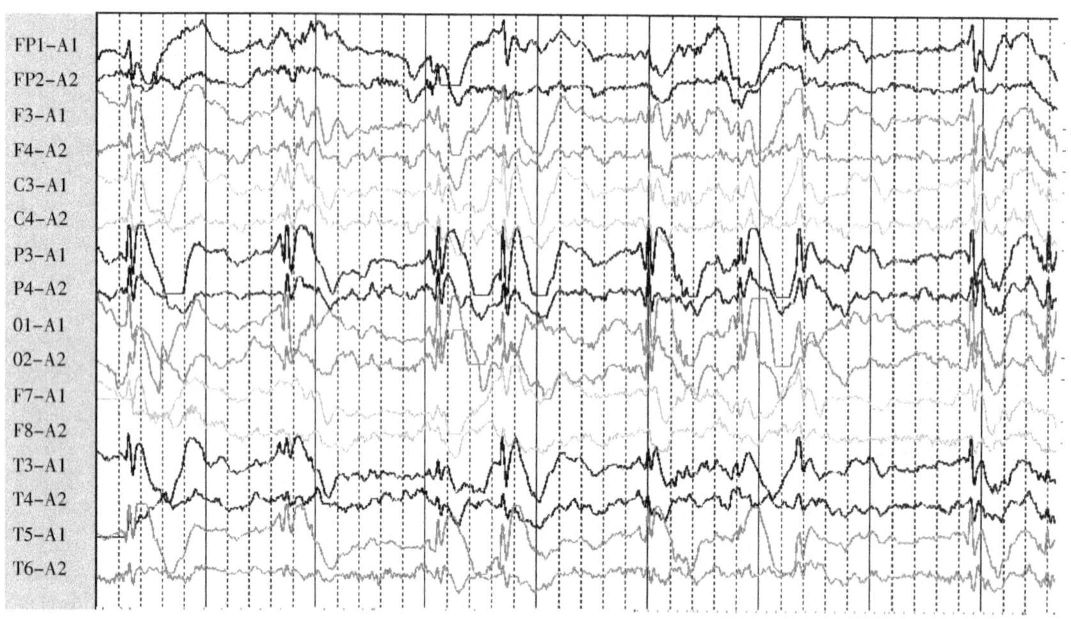

图 14-4　Lennox-Gastaut 综合征患儿 EEG 改变

图为 3 岁男孩，反复癫痫发作 2 年多。发作形式多样，抗癫痫药物效果不佳，智力差 EEG：清醒背景为多量慢波活动，醒、睡状态均见左顶、枕及中后颞区为主大量高-极高幅 2.0～2.5Hz 棘（多棘）慢复合波频发、连发

5. 热性惊厥（febrile convulsions 或 febrile seizures，FC 或 FS）　是小儿常见的惊厥之一，是由高热诱发惊厥的特殊综合征，绝大多数预后良好。FS 为一种遗传机制复杂的疾病，是否可称为癫痫综合征尚有不同意见。首次发作年龄多在 6 个月至 3 岁间，6 岁后罕见，有显著遗传倾向。发作前均有发热，惊厥多在发热初期体温上升时（多 38.5℃以上）发生。多发生于病毒性感染，最常见于上呼吸道感染，细菌引起的较少，颅内感染所致惊厥不能诊断为 FS。惊厥发作前后小儿一般情况良好。发作类型以全身强直-阵挛发作为主，可分为两型①单纯型 FS：发作为全身性，持续不超过 10 分钟，一日内仅发作一次，发作前后神经系统无异常发现，退热一周后 EEG 正常，本型预后较好；②复杂型：发作形式可呈部分性，持续 15 分钟以上，一日内发作多次，发作频繁，在 5 次以上，发作前有神经系统异常，退热一周后 EEG 有异常改变。首次高热惊厥后约 1/2 病例有复发，约 2%～3% 的 FS 可转变为癫痫，转为癫痫的危险因素包括：①已有神经系统异常体征；②有癫痫家族史；③首次发作为复杂型 FS。

"全身性癫痫伴热性惊厥附加症"（generalized epilepsy with FS plus，GEFS+）是儿童期的一种癫痫综合征，由 Scheffer 等在一个 2000 多成员的大家系中发现的。此家系有多种不同的遗传性癫痫，其中常见的表型是一种特殊的 FS，称"热性惊厥附加症"（FS+），临床特点是婴儿期反复多次 FS 发作，以后出现无热惊厥，持续到 6 岁后，青春期前后发作停止。该家系还有其他表型，如 FS 加失神发作、FS 加肌阵挛发作、FS 加失张力发作等，遗传学研究发现 FS 与其他类型癫痫之间有密切关系。

【癫痫持续状态】　癫痫持续状态（status epilepticus，SE）指癫痫一次发作持续 30 分钟以上，或反复发作持续 30 分钟以上，且发作期间意识不能恢复者。各种癫痫均可发生持续状态，但临床以强直-阵挛持续状态最常见。SE 是儿科常见的危重急症，尤其是惊厥性癫痫持续状态，可危及生命，存活者可因惊厥性脑损伤致严重后遗症，应及时处理，尽快控制发作，去除病因，维持生命功能。

【癫痫的诊断】　诊断小儿癫痫重点包括：①明确是否为癫痫；②明确癫痫及癫痫综合征的类型；③尽可能明确病因。诊断的依据包括详细了解病史、体格检查及必要的辅助检查。

1. 详细的病史　病史是诊断癫痫的重要依据。应重点询问：①发作时表现，了解发作的全过程，尤其要了解发作时或发作开始时意识状态及有无先兆，这是区别全面性发作或局灶性发作的重要依据；还要了解发作后的状态、发作的次数及时间、发作与睡眠的关系等；发作的诱因也应重点询问。②了解小儿出生时情况，有无窒息、产伤；既往有无脑外伤及神经系统感染疾病；家族史或其他遗传性疾病；已诊断癫痫的病人还需了解治疗情况。

2. 体格检查　进行神经系统检查和小儿智力发育、社会适应能力等检查。

3. 脑电图检查　是癫痫最重要的辅助检查。

笔记栏

EEG出现棘波、尖波、棘-慢复合波等特异性痫样发放波，对诊断有肯定价值。此外，EEG还可对发作分型和转归判断有重要价值。进行小儿脑电图诊断时应注意：①尽力避免使用镇静药，原已服用的抗癫痫药物不需停用以免诱发发作；②应包括睡眠及清醒记录；③记录时间不少于20分钟，力争观察到发作时的异常放电，不能依据一次脑电图而除外癫痫；④对诊断不明确者应作24小时长程脑电图记录或录像EEC监测，提高阳性发现率。

4. 神经影像学　当癫痫为局灶性发作、神经系统检查有局灶性体征、脑电图有局灶性异常慢波、抗痫药物疗效不佳等情况，均应进行神经影像学检查，包括CT、MRI或功能影像学检查，以明确病因。

【鉴别诊断】　小儿癫痫应与其他非癫痫性发作性疾病鉴别。

1. 屏气发作　好发于6～18个月小儿，5岁前多自行缓解。在受到刺激哭闹时，在过度换气之后出现屏气，呼吸暂停，口唇青紫，四肢僵硬，严重者可出现短暂的意识障碍，持续半分钟到3钟。本病以啼哭为诱因，EEG无异常。

2. 晕厥　多发生于较大儿童，可有家族史。由于继发性脑缺氧及脑灌注减少，产生一过性出汗、苍白、不安、视觉改变、继而意识丧失，可持续几分钟，极少数有肌肉小抽动。EEG正常。

3. 习惯性阴部摩擦　女孩多见，发作时在床上或椅凳上、或双下肢交叉擦腿以磨擦外生殖器，伴有凝视、出汗、面潮红等表现，意识不丧失，但可形成习惯而频繁发生。脑电图正常。

4. 睡眠障碍　常见的睡眠障碍包括夜惊、梦魇、梦游等。儿童期的睡眠障碍与神经系统发育不成熟有关，多随年龄增大而消失。夜惊多发生在学龄前小儿、于慢波睡眠期发生，入睡后不久突然惊醒、恐怖、甚至坐起、有时与"夜游"并存，次日不能回忆。此外，还可见梦魇及夜游。在诊断困难的患儿，多导睡眠EEG监测或Video-EEG监测可对鉴别诊断有帮助。

5. 其他　癔病性发作、小儿偏头痛、多发性抽动等均需与癫痫鉴别。

【治疗】　癫痫是小儿神经系统常见疾病之一，早期合理治疗，大约70%～80%的患儿能完全控制发作。故应指导家长、学校及患儿对癫痫有正确认识，明确长期规律治疗的重要性，坚持定期随访，安排正常合理的学习及规律的生活，避免各种可能诱发癫痫发作的因素。

1. 药物治疗　合理使用抗癫痫药物是效果肯定的治疗手段。

抗癫痫药物使用原则

(1) 诊断明确后，尽早给予抗癫痫药物(仅有一次惊厥发作者可暂缓)。

(2) 按照癫痫及癫痫综合征的发作类型选药(表14-3)。

表14-3　不同癫痫发作类型及癫痫综合征的药物选择

发作类型	药物选择(依药效顺序)
部分性发作	卡马西平、苯巴比妥、丙戊酸钠、苯妥英钠、扑痫酮
部分性发作继发全身性发作	卡马西平、丙戊酸钠、苯巴比妥、苯妥英钠、氯硝西泮
全身性发作	
典型失神发作	乙琥胺、丙戊酸钠、氯硝西泮
强直-阵挛性发作	苯巴比妥、丙戊酸钠、苯妥英钠、扑痫酮、卡马西平
强直性发作	卡马西平、苯巴比妥、丙戊酸钠、苯妥英钠
肌阵挛性、失张力性发作	丙戊酸钠、氯硝西泮、促肾上腺皮质激素(ACTH)、扑痫酮
婴儿痉挛症	ACTH、硝西泮、氯硝西泮、丙戊酸钠
Lennox-Gastaut综合征	丙戊酸钠、氯硝西泮、ACTH
癫痫持续状态	地西泮、氯硝西泮、劳拉西泮

(3) 提倡单药治疗，避免多种药同时合用，减少药物间相互作用而导致中毒或影响疗效；在规律服药后，药物血浓度达到治疗范围仍不能控制者，可加用另一药物。

(4) 用药剂量个体化，每种抗痫药物的代谢动力学特点、剂量范围及毒副作用都有明显的年龄差异及个体差异；药物开始使用时从1/2～1/3剂量开始，逐渐在医生指导下增加，服药经历5个半衰期，其血浓度始达稳态，此时可初步判断其疗效，在此之前不宜自行改药或加药。

(5) 坚持规则服药至末次发作后2～4年(包括1年逐渐减药过程)，服药过程中避免自行减量、加量、突然停药等，以免诱发癫痫发作甚至产生持续状态。

(6) 定期复查，注意观察疗效及药物不良反应。

近年来，不少数新型抗癫痫药物已在儿科临床应用，并获得较好的疗效，如托吡酯(topiramate，TPM)、氨己烯酸(vigabatrin，VGB)和拉莫三嗪(lamotrigine，LTG)。临床主要用于难治性癫痫患儿，可在原有用药的基础上加用或单用。

2. 外科手术治疗　癫痫外科进展迅速，对某些难治性癫痫，尤其是颞叶癫痫，手术可获得较好的效果，但需要严格掌握手术适应证。目前较为公认的手术指征是：①难治性癫痫，病人经抗癫痫药物长期规则治疗，血药浓度已达有效范围，仍不能控制发作，严重影响患儿的学习及生活。②部分性癫痫发作，且已知脑内有限局性病变。③病灶不位于重要的功能区，如语言中枢、运动及感觉皮层等。

3. 癫痫持续状态的治疗　SE是儿科危重急症，死亡率为12%，存活者可留有神经系统后遗症，应及时处理，尽快控制发作。处理原则包括：

笔记栏

（1）控制发作：①首选西地泮（安定）静脉注射，每次剂量 0.3～0.5mg/kg，一次总量不超过 10mg，大约 1～2 分钟内止惊，必要时半小时或 1 小时后重复一次，24 小时内可用 2～4 次，注意观察有无呼吸抑制。静脉注射困难者，可经直肠给药。②劳拉西泮及氯硝西泮静脉注射也可达到立刻止惊的效果。③苯巴比妥负荷量，15～20mg/kg，分 2 次静注，24 小时后改为维持量 5mg/(kg·d)，静注，维持数日。④必要时在准备好辅助呼吸设备情况下，使用硫喷妥钠等静脉麻醉。

（2）监测生命体征，防治并发症：保持呼吸道通畅，吸氧；纠正低血糖、酸中毒及电解质紊乱；保护脑功能，防治颅高压。

（3）病因治疗：控制惊厥的同时寻找病因，进行病因治疗。

（4）预防癫痫复发。

第6节 脑性瘫痪

案例 14-6

患儿，男性，1 岁半，因至今不会行走来诊。自幼运动发育即有落后，5 月才勉强抬头，至今不能稳定独坐，仍不会爬，也不会走，扶走时呈"剪刀样"步态，不会有意识发音，不认人，否认癫痫发作。第 2 胎，7 月早产，有宫内窒息史，出生后经复苏抢救，当时诊断新生儿窒息（轻度）。

体格检查：不能独站，不能走，扶走时双足足尖着地，且双腿交叉呈剪刀状，四肢肌张力高，双上肢肘关节及腕关节屈曲，拇指内收，肘不能过中线，双下肢肌张力高，双大腿外展困难，双膝反射亢进，双踝阵挛阳性，双侧 Babinski 征阳性。

辅助检查：头颅 CT：双侧额叶、颞叶萎缩，脑沟增宽。EEG：未见明显异常。尿有机酸筛查：未见异常变化。

思考题：

如何考虑本病的诊断？

脑性瘫痪（cerebral palsy）简称脑瘫，是小儿常见的一种疾病，是指出生前到出生后 1 个月内由各种原因所致的非进行性的脑损伤，主要表现为中枢性运动障碍和姿势异常。我国患病率约 0.2%。

【病因】 一直认为脑瘫的主要病因是由于早产、产伤、围生期窒息等，但近 20 年来产科和新生儿医疗保健虽有极大进展，而脑瘫的发病率却无明显改变。因此，推测脑瘫病因可能与胚胎发育有密切关系。认为应重视对受孕前后与孕妇相关的环境、遗传因素与疾病；重视妊娠早期绒毛膜、羊膜及胎盘炎症等多种因素的研究。认为这些胚胎早期的发育异常，很可能就是导致婴儿早产、低出生体重和围生期缺血缺氧等事件发生的重要原因，而且是高危新生儿存活者以后发生脑瘫的重要基础。主要的脑瘫危险因素包括：①早产与低出生体重；②脑缺血缺氧；③产伤；④先天发育异常；⑤胆红素脑病；⑥先天性感染。

案例 14-6

本患儿存在发生脑瘫的危险因素：早产，有宫内窒息史，有新生儿窒息史。

【脑瘫临床类型】

1. 痉挛型　最常见，约占 50%～60%。主要因锥体系受累，表现为上肢肘、腕关节屈曲，拇指内收，手紧握拳。下肢大腿内收肌张力增高，外展困难，多呈足尖着地行走。

2. 手足徐动型　约占 20%，主要病变在锥体外系，临床以手足不自主运动为主。紧张时或进行随意运动时，不自主运动增多；安静时减少；入睡后消失。1 岁前，多表现肌张力降低、抬头无力、喂养困难（吸吮、咀嚼困难）。1 岁后手足徐动逐渐明显，因口咽肌受累故有显著语言困难，说话时语句含糊。通常无锥体束体征，惊厥不多见，多数患儿智力尚可。

3. 强直型　少见，全身肌张力明显增高，身体异常僵硬，活动减少，主要为锥体外系症状。

4. 共济失调型　表现为小脑症状，步态不稳，摇晃，行走时脚间间距宽，随意动作不协调。

5. 震颤型　表现为四肢震颤，多为静止震颤。

6. 肌张力低下型　主要表现为肌张力低下，四肢呈软瘫状，自主运动很少，易与肌肉病变所致的肌弛缓相混淆，但肌张力低下型可引出腱反射，本型以后多转为痉挛型或手足徐动型。

7. 混合型　以上某几种类型同时存在于一个患儿身上，称为混合型。

【临床表现】 脑瘫临床表现复杂多样，由于类型、受损部位的不同而表现不一，但一般有以下四种表现：

1. 运动发育落后，瘫痪肢体自发运动减少　运动落后表现在粗大运动及精细运动两方面。正常小儿 3 个月俯卧下抬头、4～5 个月抓物、6～7 个月独坐、9 个月会爬、1～1 岁半独走，脑瘫患儿一般不能达到此运动水平。

2. 肌张力异常　脑瘫患儿在不同年龄时期肌张力表现有所不同，痉挛型肌张力增高；肌张力低下型表现为肌张力低下，但腱反射活跃或亢进；手足徐动型 1 岁内往往肌张力不高，随年龄增长而肌张力增高。

3. 姿势异常　脑瘫患儿异常姿势多样，与肌张力异常及原始反射延迟消失有关。检查时分别判断患儿在俯卧位、仰卧位、直立位、由仰卧位牵拉成坐位时异常姿势的存在。

4. 反射异常　痉挛型脑瘫患儿腱反射活跃或亢进，可引出踝阵挛及 Babinski 征。

【伴随疾病】 脑瘫小儿除有运动障碍外，常合并其他功能异常，包括智力低下（48.2%）、语言障碍（31.4%）、视力障碍（斜视、弱视、眼球震颤）、小头畸

笔记栏

形、癫痫、关节脱位、听力障碍、脑积水等。

案例 14-6

1. 1 岁半，病史中存在发生脑瘫的危险因素。

2. 自幼运动发育落后：5 个月勉强抬头，至今不能独坐，不会爬，不会走。

3. 姿势异常及肌张力异常：双足足尖着地，且双腿交叉呈剪刀状，双大腿外展困难，上肢肘关节及腕关节屈曲，拇指内收，肘不能过中线。

4. 反射异常：双膝反射亢进，双踝阵挛阳性，双侧 Babinski 征阳性。

5. 伴随疾病：可能有语言或智力异常（不会有意识发音，不认人）。

6. 头颅 CT：脑萎缩。

7. 尿有机酸检查：未见异常（不支持代谢性疾病）。

临床诊断：脑性瘫痪（痉挛型）。

【诊断和鉴别诊断】 诊断主要根据病史和体格检查，而 CT、MRI 及 EEG 不能起主要作用。CT 和 MRI 可了解颅内结构的异常，对脑瘫的病因及预后判断有帮助，但不能肯定或否定诊断。EEG 可以了解是否合并癫痫，对指导治疗有价值。

【治疗】

1. 治疗原则

(1) 早期发现，早期治疗：婴幼儿运动系统处于发育阶段。早期发现运动异常，尽早加以纠正，容易得到较好效果。

(2) 促进正常运动发育，抑制异常运动和姿势。

(3) 综合治疗：采取多种手段对患儿进行全面多样化的综合治疗，针对运动障碍、语言障碍、智力低下、癫痫、行为异常进行干预。

(4) 家庭训练和医生指导相结合：脑瘫的康复是一长期过程，家长和医生需密切配合，共同制定训练计划。

2. 功能训练

(1) 躯体训练（physical therapy, PT）：主要训练粗大运动，特别是下肢功能，利用机械及物理手段，针对各种运动障碍及异常姿势进行训练，目的是改善残存的运动功能，抑制不正常的姿势反射。常用有 Vojta、Bobath 等方法。

(2) 技能训练（occupational therapy, OT）：训练上肢和手的功能，提高日常生活能力。

(3) 语言训练：包括发音训练、咀嚼吞咽功能训练，注意听力障碍及视力障碍的纠正。

3. 矫形器的应用　功能训练中，配合使用一些支具或辅助器械，以帮助矫正异常姿势，抑制异常反射。

4. 手术治疗　主要适用于痉挛型脑瘫，目的在于矫正畸形，改善肌张力，改善肌力平衡。

5. 其他　高压氧治疗、水疗、电疗等。

第 7 节　进行性肌营养不良

案例 14-7

患儿，男性，7 岁，因进行性双下肢无力 2 年来诊。2 年来渐感双下肢无力，呈进行性加重。开始奔跑困难，逐渐行走也无力，容易跌倒，下蹲起立困难，上楼困难。双上肢也感力弱，不能持重物，但仍可自行穿衣吃饭。智力同同龄儿。幼时运动发育无特殊，1 岁可独走。其哥哥有类似进行性无力的表现，5 岁起病，18 岁时死亡。

体格检查：步行时左右摇摆似鸭步，下蹲起立困难，直立时腰椎前凸，有特殊的起立姿势（Gower 征阳性），双上臂及大腿轻度肌肉萎缩，双腓肠肌肥大，双膝反射减弱，病理反射征阴性。

思考题：

1. 如何考虑本病的诊断？

2. 其兄的病史对本病的诊断有何意义？

进行性肌营养不良（progressive muscular dystrophy）是一组遗传性骨骼肌进行性无力和萎缩，最终完全丧失运动能力。可分为多种类型，其中以假肥大型肌营养不良多见，又称 Duchenne 或 Backer 肌营养不良（Duchenne/Backer muscular dystrophy, DMD/BMD），本章主要描述此型。DMD 发病率为 30/10 万，BMD 为 3/10 万。

【病因和发病机制】 DMD 是 X 连锁隐性遗传病，男性发病，女性携带基因。DMD 及 BMD 的致病基因位于 X 染色体 2 区 1 带（Xp^{21}），并证明主要是基因缺失。DMD 及 BMD 的基因表达产物是肌营养不良蛋白（dystrophin，Dp）。Dp 与糖蛋白结合形成复合体后，才能发挥稳定细胞膜的作用。DMD 患者由于 Dp 表达缺失，使 Dp 糖蛋白形成障碍，引起肌细胞膜结构障碍。

【病理】 显微镜下骨骼肌的肌纤维数目减少，有大的坏死纤维和小群变性肌纤维，肌纤维再生，具有大的核和核仁。可见广泛性肌肉纤维内膜结缔组织增多，并由脂肪充填。

【临床表现】 主要叙述最常见的 DMD 的表现。通常 DMD 在 3～5 岁起病，主要临床表现为进行性肌无力、摇摆步态，特殊的起立姿势及假性肌肥大。

1. 进行性肌无力及摇摆步态　初发病时下肢无力，步行时左右摇摆似鸭步，容易跌倒，上楼困难为早期症状之一。因大腿及骨盆的伸肌无力，直立时腰椎前凸。逐渐肩背肌肉无力，举臂前伸时肩胛骨内侧离开胸壁，犹如鸟翼，称为翼状肩胛。

2. 特殊的起立姿势　患儿由仰卧位至直立位的起立姿势特殊，称 Gower 征（图 14-5），表现为先翻身呈俯卧位，再屈膝屈髋，用手支撑躯干呈俯跪位，然后双手及双腿同时支持躯干，再用两手依次按压膝部、逐渐上移到大腿而站起。

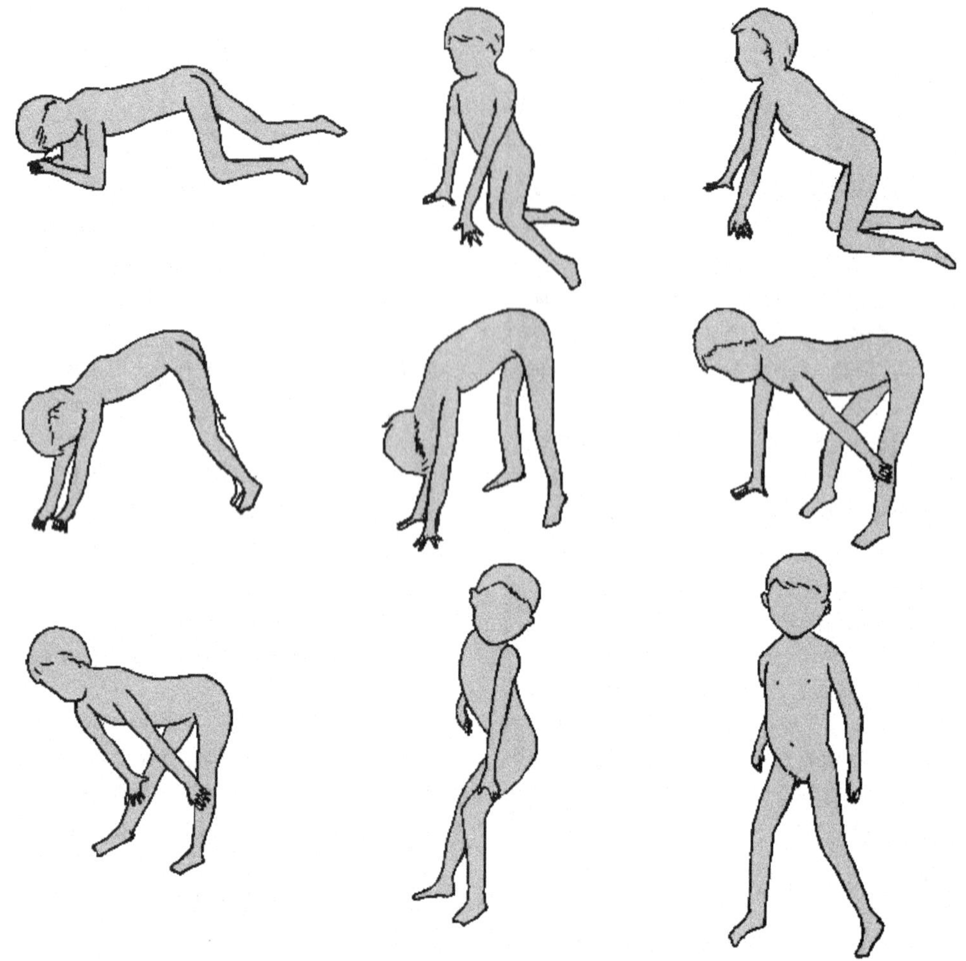

图 14-5　进行性肌营养不良小儿特殊起立姿势(Gower 征)

3. 假性肌肥大及肌萎缩　假性肌肥大主要发生在腓肠肌、冈上肌、三角肌等。同时其他部位肌肉萎缩，如胸肌、肩部、臀部等。晚期下肢、躯干、髋、肩部肌肉均萎缩，或发生肌肉挛缩畸形，腱反射消失。

4. 其他　多数病人有心肌病，心脏扩大，心力衰竭。还可伴有智力低下。病情进行性加重，死亡年龄平均为 18 岁。

Backer 肌营养不良少见，又称良性型肌营养不良症，多于 5～20 岁之间起病，病程较良性，病情进展慢，心肌受累和智能障碍较少见，存活期较长。

案例 14-7

1. 男性，7 岁起病。其哥哥有类似进行性无力的表现，5 岁起病，18 岁时死亡。

2. 进行性软弱无力，易跌倒，下蹲起立困难，上楼困难，双上肢也受累。智力同同龄儿。

3. 步行时左右摇摆似鸭步，直立时腰椎前凸，特殊的起立姿势(Gower 征阳性)，双上臂及大腿轻度肌肉萎缩，双腓肠肌肥大，双膝反射减弱，病理反射征阴性。

【实验室检查】

1. 血清酶检查　血清中肌酸磷酸肌酶(CPK)在病程早期即增高，可达正常的 10～15 倍，有助早期诊断。晚期几乎所有肌纤维已经变性，CPK 反而减少。

2. 肌电图检查　典型肌原性受损表现，周围神经传导速度正常。

3. 肌肉活检　主要改变见病理部分。

4. Dp 检测　对致病基因编码产物 Dp 进行检测是特异性实验诊断手段。

5. PCR 技术　是 DMD 基因诊断中的主要技术，具有快速准确的特点。

案例 14-7

1. 血清 CPK 明显增高(3800IU/L)。

2. 肌电图检查　静止时可见股四头肌纤颤波，轻用力收缩可见时限缩短，波幅减低，多相波增多。周围神经传导速度正常。

3. 股直肌活检：镜下可见肌纤维减少、部分肌纤维横纹消失伴玻璃样变，结缔组织及脂肪组织增生等。

【诊断及鉴别诊断】　典型病例诊断不难，应注意与下列疾病鉴别。

1. 少年型脊肌萎缩症　主要与肢带型肌营养不良鉴别，少年型脊肌萎缩症肌电图显示自发纤颤电

笔记栏

位，且 CPK 不增高。

2. 重症肌无力　本病新斯的明药物实验阳性，且重复电刺激波幅递减，不难鉴别。

3. 多发性肌炎　本病累及较广泛，病情进展迅速，常有肌痛、发热、血沉增快，肌肉活检示炎症细胞浸润。

案例 14-7

1. 病史特点：男性，7 岁起病，2 年来进行性软弱无力，智力同同龄儿。

2. 阳性家族史：其哥哥有类似疾病，5 岁起病，18 岁时死亡。

3. 体格检查：步行时左右摇摆似鸭步，下蹲起立困难，直立时腰椎前凸，特殊的起立姿势(Gower 征阳性)，双上臂及大腿轻度肌肉萎缩，双腓肠肌肥大，双膝反射减弱。

4. 实验室检查：血清 CPK3800IU/L；肌电图检查显示典型肌原性受损表现，周围神经传导速度正常；肌肉病理检查：镜下可见肌纤维减少、部分肌纤维横纹消失伴玻璃样变，结缔组织及脂肪组织增生。

临床诊断：进行性肌营养不良(假性肌肥大型)。

【治疗】 本病无特效治疗。积极的对症及支持治疗有助保持肌肉功能及预防挛缩。应进行适度运动，注意肌肉及关节的主动及被动活动。晚期需矫形外科治疗。肌细胞移植可能为本病的治疗开辟新的途径。

【预防】 基因携带者检出及产前诊断是预防假性肥大型肌营养不良的两个重要措施。目前血清 CPK 增高是诊断携带者的主要手段。因患儿均为男性，对有 DMD 家族史者应首先区别胎儿性别，对男胎均作流产，但这样也流掉了一半正常的男胎。

(朿晓梅)

笔记栏

第15章 内分泌疾病

第1节 概 述

内分泌学是研究激素及其相关物质对生命活动进行联系和调控的生物医学，也是一门重要生物医学，内分泌系统的主要功能是促进和协调人体生长、发育、性成熟及生殖等生命过程。多数内分泌细胞聚集形成经典的内分泌腺体，如脑垂体、甲状腺、甲状旁腺、胰岛、肾上腺和性腺等，共同组成传统的内分泌系统。随着现代医学研究的飞速发展，广义的激素是由一系列高度分化的内分泌细胞所合成和分泌的化学信使，是一种参与细胞内外联系的内源性信息分子和调控分子，进入血液或细胞间传递信息。常以旁分泌(paracrine)、并列分泌(juxtacrine)、自分泌(autocrine)、腔分泌(solinocrine)、胞内分泌(intracrine)、神经分泌(neurocrine)和神经内分泌(neuroendocrine)等方式发挥作用。在正常生理状态时，各种激素凭借下丘脑-垂体-靶腺轴的各种反馈机制及其相互间的调节作用而处于动平衡状态(图15-1)。此外，还有一些具有内分泌功能的神经细胞集中于下丘脑的视上核、室旁核、腹正中核及其附近区域，其分泌的肽类激素亦称神经激素，可直接作用于相应的靶器官或靶细胞，或通过控制垂体分泌间接调控机体的生理代谢过程。通常情况下，内分泌细胞与激素之间主要是互为对应的关系，但也有一种激素又可有多种内分泌细胞产生，如不仅下丘脑神经元可产生生长抑素，同时也能产生甲状腺C细胞、胰岛D细胞、肠上皮细胞，又如垂体前叶、下丘脑、肾上腺及许多免疫细胞都能产生甘丙肽、可卡因和前阿片黑素细胞皮质激素。

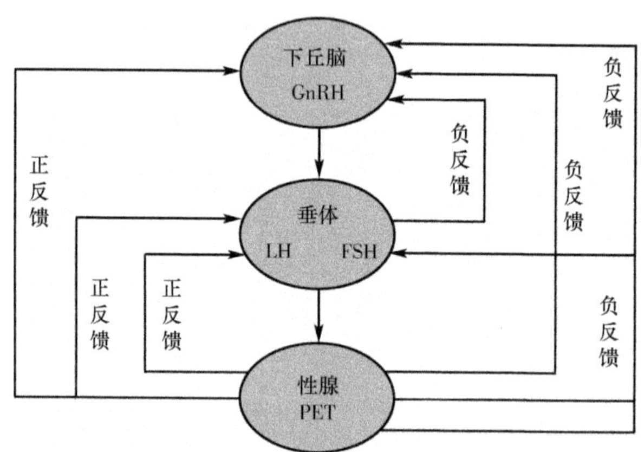

图 15-1 H-P-G 轴正负反馈调节

在经典内分泌学里，内分泌细胞及分泌的激素是特异性的，即一种内分泌细胞只产生一种激素，一种激素也只由一种内分泌细胞产生。新的研究结果则表明一种内分泌细胞可产生几种激素，而同一种激素也可由不同部位的内分泌细胞产生。譬如，同一种垂体细胞可产生促黄体素(LH)和促滤泡素(FSH)；而生长抑素既可由下丘脑神经元产生，也可由甲状腺C细胞、胰岛D细胞及中枢和外周神经的许多神经元产生。同时一个基因只对应于一种肽类激素的概念也已改变，某些肽类激素的基因由于不同启动子的作用，其转录本的大小不一，使最后的蛋白质产物也不一样。此外，初级转录本还由于“选择性剪接”现象产生不同的蛋白产物。

激素按其化学本质可分为两大类：蛋白质(肽)类与非蛋白质类。蛋白质类包括了蛋白、肽和多肽类激素，如胰岛素、胃泌素、甲状旁腺素和降钙素等。而非蛋白质类则包括类固醇激素(如孕酮、雌二醇、皮质类固醇、维生素D等)、氨基酸衍生物(如色氨酸衍生物：5-羟色胺、褪黑素等，酪氨酸衍生物：多巴胺、肾上腺素、甲状腺素等)和脂肪酸衍生物(如前列腺素、血栓素等)。内分泌系统的基本功能单位是激素分泌细胞，各种分泌细胞合成和分泌其特异的内分泌激素。根据激素的化学结构可分为4类：①蛋白质或多肽激素(如胰岛素、胃泌素、神经生长因子等)；②固醇类激素(如孕酮、雌二醇、皮质类固醇、维生素D及其代谢产物)；③氨基酸衍生物(如5-羟色胺、褪黑素为色氨酸衍生物，多巴胺、肾上腺素、甲状腺素为酪氨酸衍生物)；④脂肪酸衍生物(如前列腺素、血栓素等)。各类激素传递信息的方式不尽相同，80%的蛋白(肽)激素和细胞功能调控因子通过位于细胞质膜胞浆面上的G-结合蛋白(guanosine nucleotide-binding protein)发

笔记栏

挥作用，G-结合蛋白是一组由α、β、γ三个亚单位组成的异源三聚体化合物，各种G-结合蛋白的α亚单位不同，可分为刺激性G蛋白(Gs蛋白)和抑制性G蛋白(Gi蛋白)。当α亚单位被配体-受体复合物激活后即作用于第二信使系统刺激(Gs蛋白)或抑制(Gi蛋白)靶细胞功能。主要的第二信使有：①腺苷酸环化酶和cAMP；②环鸟苷磷酸特异性磷酸二酯酶；③磷酸酰肌醇和磷脂酶C；④花生四烯酸和磷脂酶A_2；⑤钾和钙离子通道等。这些第二信使之间相互作用和依赖，完成细胞信息的调控。另一些蛋白(肽)激素(如胰岛素、生长激素、泌乳素、红细胞生成素、瘦素等)在与受体结合后即可激活内源性酪氨酸蛋白激酶(PTK)，使胞内磷酸酯酶和蛋白激酶等磷酸化，通过一系列酶促反应最后使细胞发生功能性应答。

内分泌激素结构和功能的异常均可造成内分泌疾病，其病因和其他系统疾病一样，主要有遗传因素和环境因素。遗传因素：是指起因于基因突变的单基因病，如肽类激素基因突变、激素膜受体基因突变、激素核受体基因突变、合成激素所需酶基因突变等。环境因素：许多环境因素可引起内分泌疾病。如环境中碘缺乏可导致地方性甲状腺肿、克汀病。此外还有一些是遗传因素和环境因素共同作用下引起的内分泌疾病，如糖尿病等。由于内分泌功能与生长发育密切相关，其功能障碍常导致生长障碍、性分化和激素功能异常，严重影响其智能和体格发育，若不早期诊治，易造成残疾甚至夭折。

近年来激素测定技术快速发展和影像学检查的不断更新，内分泌疾病诊断已从普通的功能试验、病理和影像形态跃升到分子水平，并使传统的功能试验与形态学检测得到大幅度提高和发展。各种精确的结合测定法被广泛应用于各种激素的测定，如放射免疫分析法(RIA)、免疫放射计量法(IRMA)、放射受体分析法(RRA)、酶联免疫吸附法(EIJISA)、荧光免疫分析法和化学发光免疫法等，并建立了一系列具有临床诊断价值的动态试验(如激发或抑制试验等)；B超、CT、SPECT及MRI等内分泌腺的影像学检查，大大提高了内分泌疾病的临床诊断(尤其内分泌腺定位诊断)水平；随着细胞分子生物学分析技术的不断深入发展，使有些单基因突变型疾病有一些较为简便可靠的临床分子生物学诊断方法，不仅更新了儿科临床对内分泌疾病的诊断和治疗内容，更提供了新的基础理论概念。

第2节　下丘脑-垂体疾病

一、生长激素缺乏症

案例15-1

患儿，男性，7岁，因身材矮小5～6年入院。

患儿家长发现该患儿5～6年前开始生长缓慢，身材较同龄儿明显矮小，每年身高增长不超过3cm，平时少动，无明显乏力、气短等表现，智力与同龄儿无明显差异。饮食睡眠及大小便均正常。系第1胎，第1产，足月剖腹产出生，轻度窒息，出生体重3.25kg，身长52cm。母乳喂养，4月添加辅食，1.5岁断奶，3月抬头，6月会坐，9月会爬，13月会走，会说话。现读小学1年级，成绩良好。父母均健康，身高分别为172cm、166cm，非近亲婚配，无家族性遗传病和传染病史。

体格检查：体温36.5℃，脉搏100次/分，呼吸18次/分，血压95/65mmHg，体重21kg，身高100.5cm，上部量53.5cm，下部量47.5cm，头围51.5cm。发育正常，营养良好，面容幼稚，神志清，精神可，自主体位。全身皮肤无皮疹及出血点，头颅无畸形，毛发纤细柔软，皮下脂肪多，双瞳孔等大等圆，光反应灵敏，耳、鼻无畸形，牙齿排列不齐。颈部无抵抗，甲状腺不大，心肺未及异常，腹部平软，肝脾不大。四肢肌张力正常，膝腱反射正常，病理反射未引出。

思考题：

1. 该患儿的主要临床特点有哪些？
2. 该患儿的辅助检查有哪些？

【概述】 生长激素缺乏症(growth hormone deficiency，GHE)是由于腺垂体分泌的生长激素(growth hormone，GH)不足而造成患儿生长缓慢，身高低于同年龄、同性别和同地区正常健康儿童平均身高的2个标准差($-2s$)或生长曲线第3百分位数以下者。其中部分患儿是因垂体前叶分泌生长激素(GH)不足所致，即原发性生长激素缺乏症(GHD)，亦称垂体性侏儒，是临床常见的内分泌激素缺乏症之一。其发病率约为1/5000～1/4000，大多为散发性，约5%～30%是家族遗传性，称为家族性单纯性生长激素缺乏症(isolated GH deficiency，IGHD)。GHE分为3类：遗传性生长激素缺乏、特发性生长激素缺乏、继发性生长激素缺乏。

【生长激素的合成、分泌和功能】 人生长激素(hGH)是由垂体前叶细胞合成与分泌，其编码基因GH1位于第17号染色体长臂($17q^{22\sim24}$)上，由5个外显子和4个内含子组成。在血循环中，大约50%的GH与生长激素结合蛋白(GHBP)结合，以GH-GHBP复合物的形式存在。生长激素的释放受下丘脑分泌的两个神经激素，即促生长激素释放激素(GHRH)和生长激素释放抑制激素(somatostatin，SRIH)的调节。GHRH是含有44个氨基酸残基的多肽，促进垂体GH分泌细胞合成分泌GH；SRIH是环状结构的14肽，抑制多种促分泌剂对GH的促分泌作用。垂体在这两种多肽的相互作用下以脉冲方式释放hGH，而中枢神经系统则通过多巴胺、5-羟色胺和去甲肾上腺素等神经递质调控着下丘脑 GHRH 和 SRIH 的分泌。

hGH 可以直接作用于细胞发挥生物效应，但其大部分功能必须通过胰岛素样生长因子(insulin-like growth factor，IGF)介导。人体内有两种 IGF，即 IGF-Ⅰ和 IGF-Ⅱ。IGF-Ⅰ是分子量为 7.5kDa 的单链多肽，其基因位于 $12q^{22\sim24.1}$，分泌细胞广泛存在于肝、肾、肺、心、脑和肠等组织中，合成主要受 hGH 的调节，亦与年龄、营养和性激素水平等因素有关。IGF-Ⅱ的作用尚未阐明。生后 2～3 周，血清 GH 浓度开始下降，分泌节律在生后 2 个月开始出现。儿童期每日 GH 分泌量超过成人，在青春发育期分泌量更高。GH 呈脉冲分泌模式，并存在昼夜节律，一般在夜间深睡眠后的早期分泌最高。在血循环中，大约 50% 的 GH 与 GH 受体胞外结构部分的 GHBP 结合，以 GH-GHBP 复合物的形式存在。GH 的表达释放受控于下丘脑神经元分泌的两种神经分泌激素 GHRH 和 GHIH，GHRH 促进垂体 GH 分泌细胞合成分泌 GH；GHIH 则抑制多种促分泌剂对 GH 的促分泌作用。

人体生长是极为复杂的生物过程，包括遗传基因的表达调控、细胞分裂增殖等，基因的表达调控同时又受体内外诸多因素影响，如营养、内分泌激素等。目前已知人体生长与下丘脑-垂体-胰岛素样生长因子轴的生理作用密切相关，该生长轴主要包括下丘脑、垂体、肝和生长软骨，下丘脑激素(生长激素释放激素)、生长激素释放抑制激素、垂体生长激素、生长激素受体和生长激素结合蛋白、胰岛素样生长因子-1、胰岛素样生长因子结合蛋白及胰岛素样生长因子受体(图 15-1)。

hGH 的基本功能是促进生长，同时也是体内代谢途径的重要调节因子，调节多种物质代谢。①促生长效应：促进人体各种组织细胞增大和增殖，使骨骼、肌肉和各系统器官生长发育，骨骼的增长即导致身体长高。②促代谢效应：hGH 的促合成代谢；促进蛋白质的合成和氨基酸的转运和摄取；促进肝糖原分解，减少对葡萄糖的利用，降低细胞对胰岛素的敏感性，使血糖升高；促进脂肪组织分解和游离脂肪酸的氧化生酮过程；促进骨骼软骨细胞增殖并合成含有胶原和硫酸黏多糖的基质。

【病因】 生长激素缺乏症是由于 hGH 分泌不足，其原因如下：

1. 特发性(原发性) 这类患儿下丘脑、垂体无明显病灶，但 GH 分泌功能不足，其原因不明。其中因神经递质-神经激素功能途径的缺陷，导致 GHRH 分泌不足而致的身材矮小者称为生长激素神经分泌功能障碍。该病属常染色体隐性或显性遗传病，按遗传方式不同可分为 3 型：IGHDⅠ型、IGHDⅡ型和 IGHDⅢ型，①IGHDⅠ型：为常染色体隐性遗传。又可分为ⅠA 和ⅠB 两型，ⅠA 多由 GH1 基因缺失或点突变，其体内不表达 GH1 基因，GH 完全缺乏；ⅠB 多是复合性基因缺陷，影响 GH 蛋白分子的稳定性和正常分泌。②IGHDⅡ型：为常染色体显性遗传。由于 GH1 基因位点突变而造成 GH 突变体蛋白结构异常，破坏蛋白分子正常运转。③IGHDⅢ型：为 X 连锁遗传。此型可能与多位点基因缺陷有关，如相关基因的连续性缺失($Xq^{21.3}$-q^{22})，临床可伴有低丙种球蛋白血症。此外，GHRH 受体基因、下丘脑转录调控基因缺陷亦可引起 GHD，后者可造成多垂体激素缺乏症(combined pituitary hormone deficiency，CPHD)。此外，还有少数矮身材儿童是由于 GH 分子结构异常、GH 受体缺陷(Laron 综合征)或 IGF 受体缺陷(非洲 Pygmy 人)所致，临床症状与 GHD 相似，但呈现 GH 抵抗或 IGF-I 抵抗，血清 GH 水平不降低或反而增高，是较罕见的遗传性疾病。

2. 获得性 GHD 继发于下丘脑、垂体或其他颅内肿瘤、感染、细胞浸润、放射性损伤和头颅创伤等，其中产伤是国内 GHD 的最主要的病因。此外，垂体的发育异常，如不发育、发育不良或空蝶鞍，其中有些伴有视中隔发育不全(Septo-optic dysplasia)，唇裂、腭裂等畸形，均可引起生长激素合成和分泌障碍。

3. 暂时性 GHD 体质性青春期生长延迟、社会心理性生长抑制、原发性甲状腺功能减退等均可造成暂时性 GH 分泌功能低下，在外界不良因素消除或原发疾病治疗后即可恢复正常。

【临床表现】 多见于男孩，男∶女＝3∶1。患儿出生时身长可正常，但多有胎位不正等难产史，可有新生儿窒息史。自幼食欲低下，约 1/3 病例伴有多饮多尿，呈部分性尿崩。1 岁以后出现生长速度减慢，身长落后比体重低更为严重，身高低于同年龄、同性别正常健康儿童生长曲线第三百分位数以下(或低于两个标准差)，学龄期年增长不足 5cm，严重者仅 2～3cm。患儿智能发育正常。头颅圆形，面容幼稚(娃娃脸)和腹脂堆积、肢体匀称为本症典型表现。此外有头发纤细，下颏部发育不良，牙齿萌出延迟且排列不整齐。骨骼发育落后，骨龄落后于实际年龄 2 岁以上，但与其身高年龄相仿。骨骺融合较晚。多数青春期发育延迟。一部分生长激素缺乏患儿同时伴有一种或多种其他垂体激素缺乏：伴有促肾上腺皮质激素(ACTH)缺乏者容易发生低血糖；伴促甲状腺激素(TSH)缺乏者可有食欲不振、不爱活动等轻度甲状腺功能不足的症状；伴有促性腺激素缺乏者性腺发育不全，出现小阴茎(即拉直的阴茎长度小于 2.5cm)，到青春期仍无性器官和第二性征发育等。

器质性生长激素缺乏症可发生于任何年龄，其中有围生期异常情况导致者，常伴有尿崩症。患儿有头痛、呕吐、视野缺损等颅内压增高和视神经受压迫的症状和体征者应警惕颅内肿瘤。

案例 15-1

1. 患儿出生有胎位不正、轻度窒息病史。

2. 患儿出生时身高和体重都正常，在 1 岁以后呈现生长缓慢，身高增长速率不超过 3cm/年，智能发育正常。

笔记栏

3. 患儿身高低于正常同龄儿的第3百分位以下，身体各部分比例正常。面容幼稚，毛发纤细柔软，皮下脂肪多，牙齿排列不齐。

【辅助检查】

1. GH分泌测定　包括运动试验、夜睡眠GH试验和尿液GH测定。此类试验通常用作临床筛查。

2. GH药物激发试验　正常人体GH是呈脉冲性释放，故随机采血检测GH无诊断价值。临床多采用药物激发试验来判断垂体合成及分泌GH状况。常用药物激发剂有胰岛素、精氨酸、*L*-多巴、可乐定、GHRH等。由于各种药物激发GH反应途径不同，各种试验的敏感性、特异性亦有差异，故通常采用至少两种作用途径不同的药物进行激发试验才能作为判断的结果。GH激发峰值<5μg/L为GH完全缺乏；介于5～9μg/L为部分缺乏；≥10μg/L即为GH不缺乏。

3. 其他　生长激素结合蛋白(GHBP)对人GH的分布、代谢和生理活动有重要影响。临床检测血清GHBP有助于GH抵抗患者的诊断。此外，根据临床表现可选择性地检测血TSH、T_4、TRH激发试验和LHRH激发试验等，以判断有无甲状腺和性腺轴激素缺乏。

4. 影像学检查　CT或MRI检查：已确诊为GHD的患儿，根据需要选择头颅CT或MRI检查，以了解下丘脑-垂体有无器质性病变，尤其对肿瘤有重要意义。

5. X线检查　常用左手腕掌指骨片评定骨龄。GHD患儿骨龄落后于实际年龄2岁或2岁以上。

6. 其他内分泌检查　GHD一旦确立，必须检查下丘脑-垂体轴的其他功能。根据临床表现可选择测定TSH、T_4、T_3或促甲状腺素释放激素(TRH)刺激试验和促黄体生成素释放激素(LHRH)刺激试验以判断下丘脑-垂体-甲状腺轴和性腺轴的功能。

案例 15-1

1. 该患儿 T_3 2.8nmol/L(正常值1.1～3.5nmol/L)，T_4 130nmol/L(正常值38.6～154nmol/L)，TSH<10mU/L。

2. FSH2.1U/L(正常值0.26～3.0U/L)，LH0.1U/L(正常值0.02～0.3U/L)，T8nmol/L(正常值<10～35nmol/L)，E_2 20pmol/L(正常值18～40pmol/L)。

3. 左腕部X线平片可见5个骨化中心。

4. 血生化：Na^+ 139mmol/L；K^+ 3.8mmol/L；Cl^- 98mmol/L；Ca^{2+} 2.4mmol/L；P^{3+} 4.4mmol/L；CO_2-CP21mmol/L；AG14mmol/L。肝功能、血糖、肾功能及血脂正常。

5. 颅脑CT、MRI均未见异常。

6. 血清IGF-1、$IGFBP_3$降低。

7. 胰岛素、精氨酸激发试验：两种试验GH激发峰值均<5μg/L。

【诊断和鉴别诊断】

1. 诊断　主要诊断依据：①身材矮小，身高落后于同年龄、同性别正常儿童第三百分位数以下或低于两个标准差；②生长缓慢，生长速率<4cm/年；③骨龄落后于实际年龄2年以上；④GH刺激试验示GH部分或完全缺乏；⑤智能正常，与年龄相称；⑥排除其他疾病影响。

2. 鉴别诊断引起生长落后的原因很多，需与GHD鉴别的主要有：

(1) 家族性矮小症：父母身高都矮，身高常在第三百分位数左右，但其年增长速率<4cm，骨龄与年龄相称，智能与性发育均正常。

(2) 体质性青春期延迟：在暂时性GHD矮小症中本病最具代表性，临床常见。多见男孩。出生时及生后数年生长无异常，以后则在青春发育前或即将进入青春发育期时，性发育出现可延迟数年。骨龄落后与性发育延迟相关，但与生长平行。父母中大多有类似既往史。

(3) 先天性卵巢发育不全(Turner综合征)：女孩身材矮小时应考虑此病。Turner综合征的临床特点为：身材矮小、第二性征不发育、颈短、颈蹼、肘外翻、后发际低等。典型的Turner综合征与GHD不难区别，但应进行染色体核型分析以鉴别。

(4) 先天性甲状腺功能减低症：该症除有生长发育落后、基础代谢率低、骨龄明显落后外，还有智能低下，故不难与GHD区别。但有些晚发性病例症状不明显，需借助血T_4降低、TSH升高鉴别。

(5) 骨骼发育异常：如各种骨、软骨发育不良等，都有特殊的体态和外貌，可选择进行骨骼X线片及相关基因分析等，以明确诊断。

(6) 其他内分泌代谢病引起的生长落后：先天性肾上腺皮质增生、性早熟、皮质醇增多症、黏多糖病、糖原累积病等各有其临床表现，易于鉴别。

案例 15-1

该患儿根据身材矮小，身高落后于同年龄、同性别正常儿童第三百分位数以下，生长速率<4 cm/年，骨龄落后于实际年龄2年以上，胰岛素、精氨酸刺激试验示GH完全缺乏，智能正常符合生长激素缺乏症。该患儿父母身高正常、出生正常、性发育正常、甲状腺激素、染色体核型以及骨骼X线检查可排除家族性矮小症、体质性青春期延迟、宫内发育迟缓、Turner综合征、先天性甲状腺功能减低症、各种骨和软骨发育不良及其他内分泌代谢病。

笔记栏

【治疗】

1. 生长激素　基因重组人生长激素（recombination hGH，rhGH）替代治疗已被广泛应用，0.5～0.7IU(kg·d)，睡前皮下注射，每周6～7次。治疗应持续至骨骺愈合为止。年龄越小，效果越好，以第一年效果最好，以后生长速度逐渐下降。在用rhGH治疗过程中可出现甲状腺激素水平下降，故需监测甲状腺功能，必要时予以补充治疗。对恶性肿瘤或有潜在肿瘤恶变者及严重糖尿病患者禁用。

2. 生长激素释放激素（GHRH）　对由于下丘脑功能缺陷，使GHRH释放不足的GHD患儿，可采用GHRH治疗，但对垂体性GH缺乏者无效。剂量一般为每天8～30μg/kg，每日早晚各1次皮下注射或24小时皮下微泵连续注射。

3. 口服性激素蛋白同化类固醇激素有①氟羟甲睾酮（FLuoxymesterlone）每天2.5mg/m^2，②氧甲氢龙（Oxandvolone）每天0.1～0.25mg/kg，③吡唑甲氢龙，每日0.05mg/kg，均为雄激素的衍生物，其合成代谢作用强，雄激素的作用弱，有加速骨骼成熟和发生男性化的副作用，故应严密观察骨骺的发育。苯丙酸诺龙剂量为每次1mg/kg，肌内注射，每周2次，注射10次后停药半年，复查骨龄，1年为一疗程。同时伴有性腺轴功能障碍的GHD患儿骨龄达12岁时可开始用性激素治疗，男性可注射庚酸睾酮25mg，每月1次，每3月增加25mg，直至每月100mg；女性可用炔雌醇1～2μg/d，应避免用大剂量性激素，同时需监测骨龄。

案例 15-1

处方及医生指导

1. 生长激素替代治疗：基因重组人生长激素10.5～14.7U，每晚皮下注射一次，每周6～7次。

2. 口服性激素：①氟羟甲睾酮52.5mg，或②氧甲氢龙2.1～5.25mg，或③吡唑甲氢龙1.05mg。

3. 苯丙酸诺龙剂量为每次2.1mg，肌内注射，每周2次，注射10次后停药半年，复查骨龄，1年为1个疗程。

4. 注射庚酸睾酮25mg，每月1次，每3月增加25mg，直至每月100mg。

二、中枢性尿崩症

案例 15-2

患儿，女性，4岁，因多尿、多饮、烦渴5天入院。

患儿5天前开始出现多尿，每日尿量5000ml左右，尿色淡，无尿痛及血尿。口渴显著，饮水多，每日饮水量在3暖瓶左右（5000～6000ml），尤以夜间明显。精神不振，少汗，食欲差，睡眠不宁，乏力少动，时有烦躁。遂至我院。既往健康，无外伤及手术史。系第3胎，第3产，足月顺产，无窒息。出生体重3.5kg，身长53cm。母乳喂养，4月添加辅食，1岁断奶，发育正常。父母均健康，非近亲婚配，有1个哥哥，健康，无家族性遗传病和传染病史。

体格检查：体温37℃，脉搏100次/分，呼吸28次/分，体重15kg，身高105cm，头围50cm。发育正常，营养差，神志清，精神不振，呼吸略促，全身皮肤干燥，弹性差，无皮疹，眼窝略凹陷，耳、鼻无畸形，口周无青紫，口唇干燥。颈部无抵抗，心肺无异常，腹软，肝脾不大。脊柱四肢无畸形，生理反射存在，病理反射征未引出。

思考题：

1. 本病的病因、临床表现有哪些？

2. 该患儿需进一步做哪些检查？

尿崩症（diabetes insipidus，DI）是一种以患儿完全或部分丧失尿浓缩功能的临床综合征。临床主要特征为烦渴、多饮、多尿和排出低比重尿。根据不同病因可将尿崩症分为三种类型：①中枢性尿崩症（central diabetes insipidus，CDI），②肾性尿崩症（nephrogenic diabetes insipidus，NDI），③精神性烦渴症（psychogenic polydipsia，PP），其中以中枢性尿崩症较多见，多是由于垂体抗利尿激素（antidiuretic hormone，ADH）即精氨酸加压素（arginine vasopressin，AVP）分泌不足或缺乏所引起。

【病因】　大致可分为获得性、遗传性或特发性三种。

(1) 获得性：是由不同类型的损伤或疾病而造成：①肿瘤：如颅咽管瘤、垂体瘤、松果体瘤、神经胶质细胞瘤及黄色瘤等，其中颅咽管瘤、垂体瘤、松果体瘤最为多见；②损伤：新生儿期的低氧血症、缺血缺氧性脑病均可在儿童期发生DI；③感染：可由脑炎、脑膜炎、寄生虫病等；④其他：全身性疾病（白血病、结核病等）、先天性颅脑畸形物等。

(2) 遗传性：呈常染色体显性或隐性遗传。其分子病理基础是垂体加压素基因（AVP-NPⅡ）突变。大多为基因点突变，且具有一定的遗传异质性，其主要突变效应为编码蛋白表达不足及突变蛋白的功能障碍。

(3) 特发性：是儿童最常见的原发性尿崩症，即缺乏任何原因的选择性ADH缺乏。在某些病例可能与中枢大细胞神经元的退行性变有关。大多为散发，发病较晚，无家族史，亦可能是某些疾病过程的一种临床分离表现。

【临床表现】　本病可发生于任何年龄，男孩多于女孩，以烦渴、多饮、多尿为主要症状。饮水多，尿量多，尿比重低且固定。临床症状轻重不一，这不仅取决于患儿体内AVP完全或部分缺乏的程度不同，而且还与渴觉中枢、渗透压感受器是否受损及饮食内容相关。夜尿增多，可出现遗尿。婴幼儿烦渴时哭闹不安，不肯

笔记栏

吃奶,饮水后安静,由于喂水不足可发生便秘、低热、脱水甚至休克,严重脱水可致脑损伤及智力缺陷。儿童期患者因多饮、多尿可影响学习和睡眠,出现少汗、皮肤干燥、苍白、精神不振、食欲低下、体重不增和生长缓慢等症状。如充分饮水,一般情况正常,无明显体征。

案例 15-2

1. 患儿以多尿、多饮、烦渴为主要症状,每日饮水量达 300～400ml/kg,尿量与饮水量相称,影响日常活动和睡眠,出汗少,精神不振,食欲低下;

2. 发育正常,营养差,神志清,精神不振,呼吸略促,全身皮肤干燥,弹性差,眼窝略凹陷,口唇干燥,轻、中度脱水征。

【实验室检查】

1. 尿液检查 每日尿量可达 4～10L,尿色清淡无气味、尿比重≤1.005,而尿蛋白、尿糖均为阴性。

2. 血生化检查 血钠、钾、氯、钙、镁、磷等一般正常,肌苷、尿素氮正常,血渗透压正常或偏高。无条件查血浆渗透压的可以公式推算:渗透压(mmol/L)=2×(血钠+血钾)+血糖+血尿素氮。

3. 禁水试验 本实验旨在观察患儿在细胞外液渗透压增高时的尿浓缩能力,以鉴别原发性烦渴症。患儿自试验前一天晚上 7～8 时开始禁食,直至实验结束。试验当日晨 8 时开始禁饮,先排空膀胱,测定体重、采血测血钠及渗透压;然后每小时排尿一次,测尿量、尿渗透压(或尿比重),直至相邻两次尿渗透压之差连续两次<30mmol/L,或体重下降达 5%,或尿渗透压≥800mmol/L,即再次采血测渗透压、血钠。结果:正常儿童禁饮后不出现脱水症状,每小时尿量逐渐减少,尿比重逐渐上升,尿渗透压可达 800mmol/L 以上,而血钠、血渗透压均正常。尿崩症患者每小时尿量减少不明显,尿渗透压变化不大(在 50～200mmol/L 之间),血清钠和血渗透压分别上升超过 145mmol/L 和 295mmol/L,可诊断为中枢性尿崩症或肾性尿崩症。

试验过程中必须严密观察患儿,如患儿烦渴加重并出现严重脱水症状或体重下降超过 5%或血压明显下降,一般情况恶化时,需迅速终止试验并给予饮水。

4. 加压素试验 一般在禁水试验第二次采血后即可紧接进行加压素试验。皮下注射垂体后叶素 5U(或精氨酸加压素 0.1U/kg),此后两小时内多次留尿检测渗透压。如尿渗透压上升峰值超过给药前的 50%,则被认为是完全性 CDI;在 9%～50%之间者为部分性 CDI 肾性尿崩症患儿尿渗透压上升不超过 9%。

5. 血浆 AVP 测定 直接测定血浆 AVP 为尿崩症的鉴别诊断提供了新途径。测定血浆 AVP 结合禁水试验,对鉴别诊断更有价值。中枢性尿崩症血浆 AVP 浓度低于正常;肾性尿崩症血浆 AVP 基础状态可测出,禁饮后明显升高而尿液不能浓缩;精神性多饮 AVP 分泌能力正常,但病程久、病情严重者,由于长期低渗状态,AVP 的分泌可受到抑制。

6 影像学检查 进行头颅 X 线平片、CT 或 MRI 检查,以明确病因,指导临床治疗。

案例 15-2

1. 该患儿血常规:RBC 3.27×10^{12}/L;HB 127g/L;WBC 11.0×10^{9}/L;PLT 220×10^{9}/L;N 55.1%;L44.9%。尿比重 1.002。

2. 血生化:Na^+ 135mmol/L;K^+ 3.8mmol/L;Cl^- 101 mmol/L; Ca^{2+} 2.14mmol/L; P^{3+} 4.24mmol/L;CO_2CP20.5 mmol/L;AG12mmol/L。血糖 4.2mmol/L;BUN5.8mmol/L,血脂正常。

3. 颅脑 CT、MRI 均未见异常。

4. 禁水试验阳性。

5. 加压素试验:尿渗透压上升峰值超过给药前的 50%。

【诊断和鉴别诊断】 中枢性尿崩症的诊断可依据临床烦渴、多饮和多尿,以及血、尿渗透压测定、禁水和加压素试验及血浆 AVP 定量来进行。但需与其他具有多尿症状的疾病相鉴别。

1. 高渗性利尿 如糖尿病、肾小管酸中毒等,根据尿比重、尿渗透压、尿 pH 及其他临床表现即可鉴别。

2. 高钙血症 见于维生素 D 中毒、甲状旁腺功能亢进等症。

3. 低钾血症 见于原发性醛固酮增多症、慢性腹泻等。

4. 继发性肾性多尿 慢性肾炎、慢性肾盂肾炎等病。

5. 原发性肾性尿崩症 为 X 连锁隐性(占 90%)及常染色体隐性(10%)遗传病。是由于相关基因突变使肾小管上皮细胞受体对 AVP 的作用不敏感所致。发病年龄和症状轻重差异较大,重者生后不久即出现症状,可有多尿、脱水、体重不增、生长障碍、发热、末梢循环衰竭甚至中枢神经系统症状。轻者发病较晚,当患儿禁饮时,可出现高热、末梢循环衰竭、体重迅速下降等症状。禁水、加压素试验均不能提高尿渗透压。

6. 精神性多饮 又称精神性烦渴。儿童期较少见,常有精神因素存在,由于某些原因引起多饮后导致多尿,多为渐进性起病,多饮多尿症状逐渐加重,但夜间饮水较少,且有时症状出现缓解。患儿血钠、血渗透压均处于正常低限,由于患儿分泌 AVP 能力正常,因此,禁水试验较加压素试验更能使其尿渗透压增高。

案例 15-2

该患儿根据临床表现、禁水试验和加压素试验符合中枢性尿崩症(完全性)。血糖、电解质、肾功能、颅脑影像学检查正常可排除高渗性利尿、高钙血症、低钾血症、继发性肾性多尿、原发性肾性尿崩症、精神性多饮等。

笔记栏

【治疗】

1. 病因治疗对有原发病灶的患儿必须针对病因治疗。肿瘤可手术切除。特发性中枢性尿崩症,应检查有无垂体及其他激素缺乏情况。渴感正常的患儿应充分饮水,但若有脱水、高钠血症时应缓慢给水,以免造成脑水肿。

2. 药物治疗

(1) 鞣酸加压素:即长效尿崩停,为混悬液,用前需稍加温并摇匀,再进行深部肌内注射,开始注射剂量为0.1～0.2ml,作用可维持3～7天,需待多饮多尿症状再出现时再给用药,可根据疗效调整剂量。用药期间应注意患儿的饮水量,以免发生水中毒。

(2) 1-脱氨-8-D-精氨酸加压素(DDAVP):为合成的 AVP 类似物。喷鼻剂:含量 100μg/ml,用量 0.05～0.15ml/d,每日1～2次鼻腔滴入,用前需清洁鼻腔,症状复现时再给用药。口服片剂(弥凝),100ug/d,每日二次。DDAVP 的副作用很小,偶有引起头痛或腹部不适者。

(3) 其他药物:对部分性 AVP 缺乏患儿尚可选用以下药物:①氯磺丙脲(chlorpropamide):可增强肾脏髓质腺苷酸环化酶对 AVP 的反应。每日 $150mg/m^2$,一次口服,它有促进胰岛素分泌的作用,但很少发生低血糖;②氯贝丁酯(clofibrate,安妥明):具有增加 AVP 分泌或加强 AVP 功能的作用。每日 15～25mg/kg,分次口服,副作用有食欲不振及肝功能损害等;③噻嗪类利尿剂:一般用双氢克尿噻,每日 3～4mg/kg,分三次口服;④卡马西平:能促进 AVP 分泌作用,加强抗利尿作用。每日 10～15mg/kg,副作用为胃肠道反应和肝功能损害。

案例 15-2

处方及医生指导

1-脱氨-8-D-精氨酸加压素(浓度 100μg/ml),用量 0.05～0.15ml/d,每日1～2次鼻腔滴入,用前需清洁鼻腔,症状复现时再给下次用药。

三、性 早 熟

案例 15-3

患儿,女性,6岁,因乳房发育半年入院。

患儿半年前出现乳房发育,乳晕增大,触痛,无月经来潮。无头痛、呕吐,亦无多饮、多食、多尿、烦渴等症。精神状态好,饮食及大小便无异常。既往健康,无外伤及手术史,无激素类药物及化妆品等接触史。系第1胎,第1产,足月顺产,无窒息。发育正常。父母均健康,非近亲婚配,无家族性遗传病和传染病史。

体格检查:体温 36.7℃,脉搏 98 次/分,呼吸20次/分,体重 16kg,身高 104cm,头围 50cm。发育正常,营养良好,神志清,精神好,全身皮肤无皮疹,头颅无畸形,五官端正,颈部无抵抗,甲状腺无肿大,乳房呈芽胞状隆起,可触及乳腺腺体块伴轻微触痛,乳晕略增大(Tanner B_2 期),心肺无异常,腹平软,肝脾不大。女性外生殖器,大阴唇略增后,无阴毛生长。四肢无畸形,无腋毛,生理反射存在,病理反射征未引出。

思考题:

1. 性早熟的定义。
2. 性早熟的分类、病因、临床表现。
3. 性早熟的实验室检查和治疗。

性早熟(sexual precocity)是指青春期提前出现,即男孩在9岁前,女孩在8岁前出现性腺(睾丸或卵巢等)增大和第二性征者临床可判断为性早熟。性早熟可分为中枢性性早熟(真性),周围性性早熟(假性)和部分性性早熟(假性)三类。

【下丘脑-垂体-性腺轴功能】 人体生殖系统的发育和功能维持受下丘脑-垂体-性腺轴(HP-GA)的控制。下丘脑以脉冲形式分泌促性腺激素释放激素(gonadotropic releasing hormone,GnRH),刺激垂体前叶分泌促性腺激素(Gn),即黄体生成素(luteinizing hormone,LH)和卵泡刺激素(follicle stimulating hormone,FSH),促进卵巢和睾丸发育,并分泌雌二醇和睾酮,从而调拨激发青春期发动的"生物钟"使青春发育提前。青春期前儿童下丘脑-垂体-性腺轴功能处于较低水平;当青春发育启动后,GnRH 脉冲分泌频率和峰值明显增加,LH、FSH 脉冲分泌峰亦随即增高,致使性激素水平升高,第二性征呈现和性器官发育。

【正常青春发育】 青春期年龄范围一般从 10～20岁,女孩较男孩早2年左右,此期蕴涵着人体生理、心理和体征等诸多方面的变化,包括:①神经内分泌系统的启动而导致下丘脑-垂体-性腺轴功能增强;②第二性征的出现、发育到成熟;③生殖器官发育成熟,并有成熟的生殖功能;其核心仍是性发育,即由于性激素作用而致的性征出现,尤以性腺、性器官发育为特征。故所谓青春发育期应是指青春发育开始直至具有生育能力的性成熟序贯过程。其性发育遵循一定的规律。女孩青春期发育顺序为:乳房发育→阴毛→外生殖器的改变→月经来潮→腋毛。整个过程约需1.5～6年,平均4年。在乳房开始发育一年后,身高会急骤增长。在生长高峰出现后约6个月,通常会出现月经初潮。男孩性发育则首先表现为睾丸容积增大(睾丸容积超过 3ml 时即标志着青春期开始,达到 6ml 以上时即可有遗精现象)、继之阴茎增长增粗、出现阴毛腋毛生长及声音低沉、胡须等成年男性体态特征,整个过程需5年以上。青春期身高增长加速女孩较男孩出现早。

【病因和分类】 性早熟的病因很多,可按下丘脑-垂体-性腺轴功能是否提前发动,而分为中枢性(真性)、外周性(假性)和部分性三类(见表 15-1)。

表 15-1 性早熟的分类、病因、临床表现

分类	病因	主要临床表现
中枢性性早熟(真性)	特发性	下丘脑对性激素的负反馈的敏感性下降,使促性腺素释放激素过早分泌所致。女性多见,女∶男=23∶1
	下丘脑垂体病变	错构瘤、神经母细胞瘤、松果体瘤等中枢神经系统感
	先天畸形	脑积水,脑穿通畸形,视中隔发育不全等
	其他	原发性甲状腺功能减低症等
周围性性早熟(假性)	性腺肿瘤	卵巢颗粒-泡膜细胞瘤、黄体瘤、睾丸间质细胞瘤、畸胎瘤等
	肾上腺疾病	肾上腺肿瘤、先天性肾上腺皮质增生症等
	外源性	如含雌激素的药物、食物、化妆品等
	其他	McCune-Albright 综合征
部分性性早熟(假性)		单纯乳房早发育,单纯阴毛发育,单纯性早初潮

1. 中枢性性早熟(central precocious puberty, CPP) 亦称真性性早熟。由于下丘脑-垂体-性腺轴功能过早启动,GnRH 脉冲分泌,患儿卵巢或睾丸开始发育,临床表现有第二性征的发育。性发育的过程和正常青春期发育的顺序大致相同,只是年龄提前。性早熟主要包括特发性性早熟、继发性性早熟和其他疾病。

2. 外周性性早熟(peripheral precocious puberty) 亦称假性性早熟。是非受控于下丘脑-垂体-性腺功能所引起的性早熟,有第二性征发育,有性激素水平升高,但下丘脑-垂体-性腺轴不成熟,无性腺的发育。常见原因①性腺肿瘤:卵巢颗粒-泡膜细胞瘤、黄体瘤、睾丸间质细胞瘤、畸胎瘤等。②肾上腺疾病:肾上腺肿瘤、先天性肾上腺皮质增生症等。③外源性:如含雌激素的药物、食物、化妆品等。④其他:McCune-Albright 综合征。

3. 部分性性早熟 单纯性乳房早发育、单纯性阴毛早发育、单纯性早初潮。

案例 15-3

该患儿由于下丘脑-垂体-性腺轴功能提前发动造成性发育提前呈现性发育征象,即性早熟。

【临床表现】 性早熟以女孩多见,女孩发生特发性性早熟较男孩多;而男孩性早熟以中枢神经系统异常(如肿瘤)的发生率较高。一般根据正常人体青春发育进程可分为 5 期(Tanner 分期法):Ⅰ期是青春发育前期,Ⅱ、Ⅲ和Ⅳ期分别为青春发育早期、中期和晚期,Ⅴ期则是成人期。中枢性性早熟的临床特征是提前出现的性征发育与正常青春期发育程序相似,但临床表现差异较大。在青春期前的各个年龄组都可以发病,症状发展快慢不一,有些可在性发育一定程度后停顿一时期再发育,亦有的症状消退后再发育。女孩首先表现为乳房发育,乳腺组织增生,乳核形成,继之乳头增大,乳晕增大,乳房明显增大,乳晕、乳头着色;皮下脂肪增多,出现女性体型;在乳房发育后一年长出阴毛、腋毛、月经初潮、大、小阴唇增大、阴道出现白色分泌物、子宫逐渐长大、并可有成熟性排卵月经。男孩首先表现为睾丸增大(≥4ml 容积),阴囊皮肤皱褶增加,色素加深,阴茎增长增粗;阴毛、腋毛、胡须生长、声音变低沉、精子生成、肌肉容量增加、皮下脂肪减少、遗精等症状。

外周性性早熟的性发育过程常与上述规律迥异。颅内肿瘤所致者在病程中常仅有性早熟表现,后期始见颅压增高、视野缺损等定位征象,需加以警惕。

案例 15-3

1. 患儿,女性,6 岁,半年前出现乳房发育,乳晕增大,触痛,无月经来潮。

2. 发育正常,营养良好,乳房呈芽胞状隆起,可触及乳腺腺体块伴轻微触痛,乳晕略增大(Tanner B_2 期),女性外生殖器,大阴唇略增厚,无阴毛生长,无腋毛。

【实验室检查】

1. 骨龄测定 根据手和腕部 X 线片评定骨龄,判断骨骼发育是否超前。性早熟患儿一般骨龄超过实际年龄。

2. B 超检查 选择盆腔 B 超检查女孩卵巢、子宫的发育情况;若盆腔 B 超显示卵巢内可见多个≥4mm 的卵泡,则为性早熟;若发现单个直径>9mm 的卵泡,则多为囊肿;若卵巢不大而子宫长度>3.5cm 并见内膜增厚则多为外源性雌激素作用。男孩注意睾丸、肾上腺皮质等部位。

3. CT 或 MRI 检查 对疑有脑肿瘤和肾上腺皮质病变患儿应选择进行脑部或腹部扫描。

4. 血浆 FSH、LH 测定 特发性性早熟患儿血浆 FSH、LH 基础值可高于正常,常常不易判断,需借助于 GnRH 刺激试验,亦称黄体生成素释放激素(LHRH)刺激试验。一般采用静脉注射 GnRH,按 2.5μg/kg(最大剂量≤100μg),于注射前(基础值)和注射后 30、60、90 及 120 分钟分别采血测定血清 LH 和 FSH。当 LH 峰值>15U/L(女),或>25U/L

笔记栏

(男)；LH/FSH 峰值>0.7；LH 峰值/基值>3 时，可以认为其性腺轴功能已经启动。

5. 其他检查 根据患儿的临床表现可进一步选择其他检查，如怀疑甲状腺功能低下可测定 T_3、T_4、TSH；性腺肿瘤睾酮和雌二醇浓度增高；先天性肾上腺皮质增生症患儿血 17-羟孕酮(17-OHP)和尿 17-酮类固醇(17-KS)明显增高。

案例 15-3

1. 该患儿 FSH4.1μ/L，LH5.0μ/L，T8nmol/L，$E_2$53pmol/L。

2. T_3 2.2nmol/L，T_4 141nmol/L，TSH <10mU/L。

3. 左腕部 X 线平片：可见 9 个骨化中心。

4. 颅脑 CT，MRI：均未见异常。

5. 子宫、卵巢超声：子宫卵巢增大，可见>4mm 的卵泡。

6. GnRH 刺激试验：阳性(LH/FSH>0.7)。

【诊断和鉴别诊断】

1. 中枢性性早熟诊断

(1) 女孩≤8 岁先出现乳房发育，继而出现阴毛，同时内、外生殖器官发育，最后月经来潮，男孩≤9 岁表现阴茎、睾丸增大(容积>3ml 或长径>2.5cm)，以后出现阴毛、痤疮、声音低沉和喉结、遗精、胡须；同时出现生长加快和心理变化。但最终成人期身高较矮小，常不足 150cm。X 线骨龄检查提前。

(2) 血中卵泡刺激素(FSH)、黄体生成素(LH)、睾酮(T)、雌二醇(E_2)升高。17-羟孕酮(17-OHP)和尿中 17-酮类固醇(17-KS)排泄量增高。

(3) B 超检查女孩子宫、卵巢增大，卵巢内可见到滤泡。

(4) 促性腺激素释放激素(GnRH)刺激试验可见到 FSH，LH 反应增强，静脉注射促性腺激素释放激素(GnRH)后如 LH 峰值>15U/L(女)或>25U/L(男)，LH/FSH峰值比>0.7，或 LH 峰值/基础值>3，为性腺轴功能启动。

(5) 排除周围性性早熟如肾上腺疾病、性腺肿瘤、外源性性早熟等，排除部分性性早熟。

凡具有上述第(1)～(5)项可诊断为中枢性性早熟。再根据 X 线、CT、MRI、眼底及视野检查、血清其他激素检查等排除下丘脑垂体病变、颅脑先天畸形、原发性甲状腺功能减低症等，可诊断为特发性性早熟。

2. 与以下疾病鉴别

(1) 单纯乳房早发育：是女孩不完全性性早熟的表现。起病年龄小，常小于 2 岁，乳腺仅轻度发育，且常呈现周期性变化。这类患儿不伴有生长加速和骨骼发育提前，不伴有阴道流血。血清雌二醇和 FSH 基础值常轻度增高，GnRH刺激试验中 FSH 峰值明显增高。

(2) 外周性性早熟：含雌激素药物或食物所致的外源性性早熟是女孩性早熟常见原因，有阴道不规则出血，且与乳房发育不相称，详细询问病史及随访便可诊断。男孩出现第二性征而睾丸体积不增大者应考虑先天性肾上腺皮质增生症、肾上腺肿瘤。单侧睾丸或卵巢增大常为肿瘤所致。

(3) McCune-Albright 综合征(多发性骨纤维发育不良伴性早熟综合征)：特点为：①骨纤维发育不良；②皮肤有色素沉着斑；③性早熟，少数患儿可同时伴有甲状腺功能亢进和库欣综合征。性发育的顺序与特发性性早熟不同，是先有阴道出血而后才有乳房发育等其他性征表现，血中 FSH、LH 降低，E_2 明显升高。

(4) 原发性甲状腺功能减低伴性早熟：仅见于少数未经治疗的原发性甲状腺功能减低。多见于女孩，其发病机制可能和下丘脑-垂体-性腺轴调节紊乱有关。甲状腺功能减低时，下丘脑分泌 TRH 增多，由于分泌 TSH 的细胞与分泌催乳素(PRL)、LH、FSH 的细胞具有同源性，TRH 不仅促进垂体分泌 TSH 增多，同时也促进 PRL 和 LH、FSH 分泌。临床除甲状腺功能减低症状外，同时出现性早熟的表现，由于 TRH 不影响肾上腺皮质功能，故患儿不出现或极少出现阴毛或腋毛发育。早期给予甲状腺素替代治疗而使甲状腺功能减低症状缓解或控制后，性早熟症状即逐渐消失。

案例 15-3

该患儿根据女孩<8 岁出现性征发育，血垂体性激素升高，骨龄提前，性腺发育，GnRH 刺激试验阳性符合中枢性性早熟。无外源性性激素接触史、无其他畸形、甲状腺激素正常可排除外周性性早熟、McCune-Albright 综合征以及原发性甲状腺功能减低伴性早熟。

【治疗】 本病治疗依病因而定，中枢性性早熟的治疗目的：①抑制或减慢性发育，特别是阻止女孩月经来潮；②抑制骨骼成熟，改善成人期最终身高；③恢复相应年龄应有的心理行为。

1. 病因治疗 继发于颅内肿瘤、肾上腺或性腺肿瘤者，宜手术切除和放疗或化疗。

2. 药物治疗

(1) 促性激素释放激素类似物(GnRHa)：可抑制垂体促性腺激素释放剂量 60～100μg/kg，每月肌内注射 1 次。患者的性发育及身高增长、骨龄成熟均得以控制，其作用为可逆性，若能尽早治疗可改善成人期最终身高。

(2) 甲羟孕酮(甲孕酮)：抑制促性腺激素释放，用于女孩性早熟，每日剂量 10～30mg。有疗效后减量维持。

(3) 环丙孕酮：用于女孩性早熟，每日剂量 70～150mg/m^2。不能改善最终身高。

(4) 达那唑：每日 0.05～0.2g。

(5) 酮康唑：可应用于男性原发性性早熟，每日剂量4～12mg/kg，副作用为肝脏损害。

笔记栏

案例 15-3

处方及医生指导

1. 促性腺激素释放激素类似物(GnRHa):0.96～1.6mg,每月肌内注射1次。

2. 甲孕酮每日10～30mg口服,出现疗效后减量维持。

第3节 甲状腺疾病

甲状腺是人体重要的内分泌器官之一,甲状腺素的合成与释放受下丘脑-垂体-靶腺轴的各种反馈机制分泌的促甲状腺素释放激素(TRH)和垂体分泌的促甲状腺激素(TSH)控制,血清 T_4 则可通过负反馈作用降低垂体对 TRH 的反应性,减少 TSH 的分泌。T_3 的代谢活性为 T_4 的 3～4 倍,机体所需的 T_3 约 80%是在周围组织中注 5′-脱碘酶的作用将 T_4 转化而成的,TSH 亦促进这一过程;饥饿、慢性营养不良、各种急性疾病、手术和某些药物等则可通过抑制该酶的活力而使 T_3 生成降低而形成"非甲状腺疾病综合征"(nonthyroidal illnesses syndrom, NTI),这是机体的一种保护性应激反应。

血清中 T_4、T_3、TSH 含量测定是临床判断垂体-甲状腺轴功能的常用方法;TRH 刺激试验则用于对中枢性甲状腺功能减低症的诊断和鉴别;甲状腺过氧化物酶(微粒体)抗体(TMAb)和促甲状腺素受体抗体(TRAb)的测定更有助于病因诊断。近年来激素测定技术,如放射免疫分析法(RIA)、免疫放射法(IRMA)、放射受体分析法(RRA)、酶联免疫吸附法(ELISA)、荧光免疫法(FIA)和化学发光免疫法等精确的测定法极大提高了对甲状腺性疾病及其他内分泌疾病的临床诊断水平。此外,B超检查对甲状腺的先天性异位、肿瘤和其功能状态的判断等尤为有用。

甲状腺素的主要生理作用有:①加速细胞内氧化过程,增加酶活力;②促进新陈代谢;③促进蛋白质合成;④促进糖的吸收糖原分解和组织对糖的利用;⑤促进脂肪分解和利用。甲状腺素对小儿的生长发育极为重要,它能促进细胞、组织的生长发育和成熟;促进钙、磷在骨质中的合成与代谢;促进骨、软骨的生长;促进和保持肌肉循环、消化系统的功能;促进中枢神经系统的生长和发育,缺乏甲状腺素将容易造成体格矮小和脑发育不良。

一、甲状腺功能减低症

甲状腺功能减低症(hypothyroidism)简称甲减,是由于机体合成、分泌甲状腺素不足,引起小儿代谢水平低下、体格和智能发育严重障碍的疾病。根据病因可分为两大类:散发性和地方性。散发性甲低是由于先天性甲状腺发育不良、异位或甲状腺激素合成途径缺陷所致的内分泌疾病,临床较常见,发生率为1/7000～1/5000;地方性甲低多见于甲状腺肿流行的地区,系由于地区性水、土和食物中碘缺乏所致。先天性甲低可以通过新生儿筛查获得早期诊断和治疗,并可获得良好预后。

(一)先天性甲状腺功能减低症

案例 15-4

患儿,男性,3岁,因生长发育落后2年余入院。

患儿2年前开始生长发育落后于同龄儿,智力发育亦差,动作迟缓,表情呆板、淡漠,不愿活动,怕冷,声音低哑。精神反应迟钝,食欲差,睡眠多,2～3天大便1次,便秘,小便正常。患儿生后因"巨大儿,新生儿高胆红素血症"住院治疗20天,黄疸持续3月消退。系第1胎,第1产,过期剖宫产,无窒息。出生体重4.5kg,身长58cm,头围38cm。母乳喂养,吃奶差,6月添加辅食,2岁断奶。4月抬头,8月会坐,2岁会走,会叫"爸爸",现语言不清,声音嘶哑。智力明显落后于同龄儿。父母均健康,非近亲婚配,母孕期无感染、服药及放射性物品接触史,无家族性遗传病和传染病史。

体格检查:体温35.7℃,脉搏68次/分,呼吸20次/分,血压78/50mmHg,体重13kg,身高84cm,上部量56cm,下部量27cm,头围50cm。发育落后,营养一般,神志清,精神反应差,表情呆板、淡漠,黏液水肿面容。呼吸缓慢,全身皮肤粗糙、苍黄,毛发稀少、枯黄,头大,眼睑浮肿,眼距宽,鼻梁宽平,口唇厚,舌大宽厚,伸出口外,牙列不齐。颈短,无抵抗,双肺呼吸音弱,无啰音。心音低钝,律齐,心率68次/分,无杂音。腹部膨隆,可见脐疝,肝脾不大,肠鸣音弱。四肢短小,肌张力偏低。生理反射存在,病理反射征未引出。

思考题:

1. 先天性甲状腺功能减低症病因?
2. 如何早期发现甲低症?
3. 为什么我国婴保健法规定筛查本病?

先天性甲状腺功能减低症(congenital hypothyroidism)简称甲低,是由于甲状腺激素合成不足所造成的一种疾病。根据病因的不同可分为两类:①散发性:先天性甲状腺发育不良、异位或甲状腺激素合成途径中酶缺陷所造成,发生率为(14～20)/10万;②地方性:多见于甲状腺肿流行的山区,是由于该地区水、土和食物中碘缺乏所致,随着我国碘化食盐的广泛应用,其发病率明显下降。

【病因】

1. 甲状腺不发育或发育不全　亦称原发性甲低。如甲状腺缺如、发育不良、异位等,约占先天性甲低患者的90%,多见女孩。其原因可能与相关基因遗传缺陷有关。其中约1/3病例甲状腺可完全缺如或发育不全。

2. 抗甲状腺抗体　亦称暂时性甲低。母体服用

笔记栏

抗甲状腺药物或母体存在TSH受体阻断抗体(TRB-Ab、TNⅡ)可通过胎盘进入胎儿体内起作用,通常可在3个月内消失。

3. 甲状腺激素合成障碍　亦称家族性甲状腺激素合成障碍。其发病率仅次于甲状腺发育缺陷,多为常染色体隐性遗传病。甲状腺激素的合成需各种生物酶参与(如过氧化物酶、偶联酶、脱碘酶及甲状腺球蛋白合成酶),任何酶缺乏均可引起的先天甲状腺激素水平低下。

4. 促甲状腺素(TSH)缺乏　亦称下丘脑-垂体性甲低。是指因特发性垂体功能低下或下丘脑发育缺陷(促甲状腺素释放激素,即TRH不足)导致垂体分泌TSH障碍所引起。单纯TSH缺乏极为少见,常伴有其他垂体激素缺陷或多种垂体激素缺乏,临床称为多垂体激素缺乏综合征。

5. 甲状腺或靶器官反应低下　前者是指甲状腺细胞膜上Gsα蛋白缺陷,使cAMP生成障碍而对TSH不敏感,与促甲状腺素受体(TSH-R)基因缺陷有关;后者是甲状腺激素靶器官对T_3、T_4不敏感所致,与β-甲状腺素受体基因缺陷有关。

案例 15-4

该患儿由于下丘脑-垂体-甲状腺轴功能受损,甲状腺激素合成障碍,以致甲状腺素缺乏。

【临床表现】　甲状腺功能减低症的症状出现的早晚及轻重程度与残留甲状腺组织的多少及甲状腺功能低下的程度有关。先天性无甲状腺或酶缺陷患儿在婴儿早期即可出现症状,甲状腺发育不良者常在生后3～6个月时出现症状,偶有数年之后才出现症状。其主要临床表现有智能落后、生长发育迟缓、生理功能低下等。

1. 新生儿期　新生儿甲低症状和体征缺乏特异性,大多数较轻微,甚至缺如,患儿常为过期产,出生体重常大于第90百分位(常>4kg),身长和头围可正常或较正常矮小20%左右;前、后囟大;胎便排出延迟,生后常有腹胀、便秘、脐疝;全身可水肿,皮肤粗糙,生理性黄疸延长,嗜睡,少哭、哭声低下、纳差,吸吮力差,体温低,心率缓慢、心音低钝。

2. 幼儿及儿童甲低　典型症状:患儿症状的严重程度与甲状腺素缺乏程度和持续时间密切相关。①特殊面容:头大,颈短,皮肤粗糙、面色苍黄,毛发稀疏、无光泽,面部黏液水肿,眼睑浮肿,眼距宽,鼻梁低平,唇厚,舌大而宽厚、常伸出口外。②神经系统功能障碍:智力低下,记忆力、注意力均降低。运动发育障碍,行走延迟,并常伴有听力减退,感觉迟钝,嗜睡,严重者可有全身黏液性水肿、昏迷等。③生长发育停滞:身材矮小,躯干长,四肢短,上、下部量比值常>1.5,骨发育明显延迟。④心血管功能低下:脉搏细弱,心音低钝,心脏扩大,可伴心包积液,心电图呈低电压,P—R延长,传导阻滞等。⑤消化道功能紊乱:纳差,腹胀,便秘,粪便干燥,胃酸减少,腹部膨隆,常有脐疝。易被误诊为先天性巨结肠。

笔记栏

3. 地方性甲低　这类患儿在胎儿期即因碘缺乏而不能合成足量甲状腺激素,影响其中枢神经系统发育,临床表现为两种不同的症候群:①神经性综合征,以共济失调、痉挛性瘫痪、智能低下为特征,但身材多数正常,且甲状腺功能轻度减低;②黏液水肿性综合征,以生长和性发育明显落后、黏液水肿、智能低下为特征,血清T_4降低、TSH升高。约25%患儿有甲状腺肿大。这两种症候群有时会交叉重叠。

案例 15-4

1. 新生儿期症状:患儿为过期产,出生体重超过正常新生儿第90百分位,生理性黄疸期达3月;

2. 有特殊面容和体态:表情呆板、淡漠,黏液水肿面容。全身皮肤粗糙、苍黄,毛发稀少、枯黄,头大,眼睑浮肿,眼距宽,鼻梁宽平,口唇厚,舌大宽厚,伸出口外,牙列不齐。颈短,腹部膨隆,可见脐疝,四肢短小,身材矮小,躯干长而四肢短小,上部量/下部量>1.5;

3. 神经系统表现:精神反应迟钝,睡眠多,智力发育亦差,动作迟缓,表情呆板、淡漠,肌张力偏低,神经反射迟钝;

4. 不愿活动,怕冷,声音低哑,心音低钝,心率慢。

5. 食欲差,肠鸣音弱,便秘。

【实验室检查】　由于先天性甲低发病率高,对神经系统功能损害重且其治疗容易、疗效佳,因此早期诊断、早期治疗甚为重要。

1. 出生筛查　新生儿筛查是我国1995年6月颁布的"母婴保健法"中已将本病列入筛查的疾病之一。目前多采用出生后2～3天的新生儿干血滴纸片检测TSH浓度作为初筛,结果大于20mU/L时,再检测血清T_4、TSH以确诊。该法采集标本简便,假阳性和假阴性率较低,故为患儿早期确诊、避免神经精神发育严重缺陷的极佳防治措施。

2. 甲状腺功能检查　测定外周血T_3、T_4和TSH,新生儿筛查可采用滤纸血斑法,在生后2～3天取足跟毛细血管血检测TSH,如T_4降低、TSH明显升高即可确诊。

3. TRH刺激试验　若血清T_4、TSH均低,则疑TRH、TSH分泌不足,应进一步做TRH刺激试验:静注TRH7μg/kg,正常者在注射20～30分钟内出现TSH峰值,90分钟后回至基础值。若未出现高峰,应考虑垂体病变;若TSH峰值出现时间延长,则提示下丘脑病变。

4. X线检查　小于1岁拍膝关节,大于1岁做左手腕部X线片,评定患儿的骨龄。患儿骨龄常明显落后于实际年龄。

5. 核素检查　采用静脉注射^{99}m-Tc后以单光子发射计算机体层摄影术(SPECT)检测患儿甲状腺位置、发育情况、甲状腺的大小、形状及其占位性病变。

6. 其他检查　血糖降低,血胆固醇、三酰甘油值升高,基础代谢降低。甲状腺B超可用于了解甲状腺位置、大小、密度分布。EKG示低电压、窦性心动过缓,T波平坦、倒置,偶有P—R间期延长,QRS波增宽。

案例 15-4

1. 该患儿 T_3 0.5(1.1～3.5)nmol/L,T_4 24(38.6～154)nmol/L,TSH125(正常<10)mU/L。

2. 左腕部X线平片:可见2个骨化中心。

3. 血生化:电解质、血糖、血脂、肝肾功能均正常。

4. 甲状腺超声:甲状腺无异位,无缺如。

5. 放射性核素检查:甲状腺无异常。

6. 染色体核型检查:46,XY。

7. 腹部平片:未见异常。

8. EKG示低电压、窦性心动过缓,T波平坦、倒置,P—R间期延长,QRS波增宽。

【诊断和鉴别诊断】

1. 诊断

(1) 新生儿期可表现孕期超过42周,体重>4kg,身高较正常低20%左右,黄疸延长,有喂养困难、呆滞、哭声低哑、便秘、体温低、水肿、前囟门大、脐疝及反应迟钝。

(2) 2～3个月起出现特殊面容,头大,鼻梁平塌,鼻翼宽,舌大常伸至口外,表情淡漠,反应迟钝,头发稀疏,脐疝、皮肤粗糙。

(3) 生长发育迟缓,躯干长四肢短小,上部量/下部量>1.5,X线检查骨龄延迟。

(4) 神经系统功能障碍,运动发育延迟,注意力,记忆力低下,智能低下。

(5) 心血管功能低下,心律慢,心脏扩大或伴心包积液,心音低钝,血压降低等。心电图检查可有低电压,心肌损害变化。

(6) 消化系统功能障碍,纳差、腹胀、便秘、大便干燥。

(7) 血甲状腺素(T_3、T_4)下降,促甲状腺素(TSH)升高。可有血糖降低,胆固醇、三酰甘油升高、基础代谢率降低。

具有上述第(1)～(7)项,可诊断为原发性甲状腺功能减低症。

2. 鉴别诊断

(1) 21-三体综合征:亦称先天愚型。患儿智力低下、运动发育迟缓,特殊面容:眼距宽、外眼角上斜、鼻梁低、舌外伸,关节松弛,皮肤和毛发正常,无黏液水肿。染色体核型分析可确诊。

(2) 先天性巨结肠:患儿出生后即开始便秘,腹胀,并常有脐疝,但其面容、精神反应和哭声等均正常。

(3) 先天性软骨发育不良:四肢短,头大,指短分开(三叉指),腹膨隆,臀后翘,骨骼X线摄片检查可资鉴别。

(4) 佝偻病:患儿有动作发育迟缓、生长落后等表现。但智能正常,皮肤正常,有佝偻病的体征,血生化和X线片可鉴别。

(5) 黏多糖Ⅰ型:出生时大多正常,不久便可出现临床症状。头大,鼻梁低平,丑陋面容,毛发增多,肝脾肿大,X线检查可见特征性肋骨飘带状、椎体前部呈楔状,长骨骨骺增宽,掌骨和指骨较短。

案例 15-4

该患儿根据新生儿期表现、特殊面容、生长发育迟缓、上部量/下部量>1.5、骨龄延迟、神经系统功能障碍、心血管功能低下、消化系统功能障碍、血甲状腺素下降,促甲状腺素升高符合甲状腺功能减低症。染色体核型正常、腹部平片正常、骨骼X线正常可排除21-三体综合征、先天性巨结肠、先天性软骨发育不良、佝偻病、黏多糖病等。

【治疗】

(1) 本病应早期确诊,尽早治疗,一旦诊断确立,应终身服用甲状腺制剂,不能中断,否则前功尽弃。饮食中应富含蛋白质、维生素及矿物质。

(2) 对下丘脑-垂体性甲低患者,甲状腺素治疗需从小剂量开始,同时给生理需要量皮质激素,防止突发性肾上腺皮质功能衰竭。

(3) 疑有暂时性甲低者,一般需正规治疗2年后,再停药1个半月,复查甲状腺功能,若功能正常,则可停药。甲状腺素是治疗先天性甲低的最有效药物。

(4) 目前甲状腺素制剂:①干甲状腺片(thyroid),T_3、T_4的含量及两者比例不恒定,每片含量为40mg/片;②左旋甲状腺素钠(*L*-thyroxine,*L*-T_4),是干甲状腺片中的主要成分,肠道吸收完全,25μg/片或50μg/片。*L*-T_4 100μg相当于干甲状腺素片60mg。新生儿大多采用*L*-T_4,剂量每天10μg/kg,一次或两次分服;婴幼儿期剂量为6～8μg/kg,儿童为5μg/kg。药源有困难者可口服干甲状腺片,即使是同一个体在不同时间反映亦有差异,需定期随访,观察生长发育情况、智商、骨龄,以及血T_3、T_4、TSH变化等,不断加以调整。

案例 15-4

处方及医生指导

1. 甲状腺素替代治疗:*L*-甲状腺素钠每日45μg开始口服,每1～2周增加1次剂量,至临床症状改善、血清T_4、TSH正常后维持。

2. 皮质激素:根据年龄给予生理需要量,防止突发性肾上腺皮质功能衰竭。

【预防】　本病患儿若于3月龄内开始治疗大多预后较佳。

1. 新生儿筛查　鉴于本病在内分泌代谢性疾病中的发病率最高,因此许多国家都已列入常规遗传缺陷病的筛查项目。通常于出生后2～3天采集外周毛细血管血至特制纸片检测TSH浓度作为初筛,TSH>20mU/L时再采血测血清T_4和TSH加以确诊。该筛查项目方法简便、费用低廉、准确率较高,是早期确诊患儿、避免神经精神发育严重缺陷、减轻家

笔记栏

庭和国家负担的极佳预防措施。

2. 产前诊断　由于甲状腺素缺乏可直接影响胎儿脑发育，故新生儿筛查诊断的甲低患儿仍有可能存在神经系统异常。因此产前诊断甲低甚为重要，通过超声波检查可发现可疑甲低胎儿；羊水测定 TSH 和 rT_3，并同时测定母亲血 TSH，若母亲 TSH 正常、羊水 TSH 升高和 rT_3降低，则可拟诊胎儿甲低。羊水 rT_3 正常值为：胎龄<20 周为(330±31)ng/dl；胎龄 20～30 周为(323±91)ng/dl；胎龄31～35周为(91±3.0)ng/dl；胎龄 36～42 周为(93±5.0)ng/dl。对有先征者再孕母亲可进行产前相关基因诊断。

(二) 获得性甲状腺功能减低症

【病因】 由于多种原因造成甲状腺本身疾病而引起的甲状腺功能低下。①淋巴细胞性甲状腺炎：又称为桥本甲状腺炎(acquired hypothyroidism)，简称桥本病，是一种典型的器官特异性自身免疫疾病，也是导致获得性甲状腺功能减低的最主要原因，也是儿童和青少年甲低最常见原因之一。本病与遗传素质有关，已证实 HLA-DR4 和 HLA-DR5 单体型者对本病易感，长时期摄入碘量过高亦可能是诱发因素。②其他累及甲状腺功能的情况有亚急性甲状腺炎、急性化脓性甲状腺炎、颈部放射治疗后、误将异位甲状腺作为甲状舌骨囊肿切除术后等引起的甲状腺功能低下。由于临床常见桥本甲状腺炎，本内容主要概述此病。

【病因及发病机制】 由于炎症或其他因素造成甲状腺本身特异性自身免疫疾病。患者血清及甲状腺组织内有针对甲状腺抗原的抗体，抗甲状腺球蛋白抗体和抗微粒体抗体的滴度较高，有甲状腺胶质第二成分抗体和甲状腺细胞表面抗体，血清中丙种球蛋白亦升高。除上述体液免疫异常外，细胞免疫也异常，它可使淋巴细胞遇到甲状腺球蛋白时发生母细胞转化。患者血清中含有对甲状腺抗原有反应的移动抑制因子。由于抑制性 T 细胞功能降低，使辅助性 T 细胞协助 B 细胞向浆细胞分化产生大量抗甲状腺球蛋白抗体。患者的细胞膜抗体能激活 K 细胞而发挥其细胞毒性作用，加上致敏效应 T 细胞的协同作用下，造成自身甲状腺细胞的破坏。本病有细胞免疫与体液免疫两方面受累因而使其大量甲状腺组织受破坏早期有轻度甲亢症状，继而引起的甲状腺功能低下。

【临床表现】 发病缓慢，多有上呼吸道感染病史，6 岁前较少发病，6 岁后逐渐增多。患儿大都有甲状腺弥漫性肿大，程度不一，右侧可稍大于左侧，质中坚，有时表面可扪及分叶状或粗糙感觉。患儿多数无主观症状，部分患儿可有发烧、厌食、乏力、头痛、咽疼、吞咽痛或诉颈部压迫感或疼痛、声音嘶哑等，早期可有一过性甲亢症状如心悸、多汗、易激等。病程较长患儿常见食欲不振、便秘、畏寒、生长迟滞、皮肤黏液水肿等甲状腺功能减低的症状。一般病程为 2～3 月，个别可达 6～12 月，可自发缓解，少数出现甲低。血 TSH 早期降低，后期正常或稍高。对泼尼松治疗反应好，再加上局部甲状腺痛感往往视为本病之特征，并可与急性化脓性甲状腺炎区别。

【实验室检查】 ①血清甲状腺素测定，无症状患儿的甲状腺功能大多正常，少数初发病患儿血清 T_3、T_4 可稍增高、TSH 正常，随着病情发展，多数患儿血清总 T_4 和游离 T_4 降低、TSH 增高。②自身免疫甲状腺炎患儿血清甲状腺过氧化物酶抗体(TPOAb，或TMAb)和甲状腺球蛋白抗体(TGAb)滴度增高，因为这类自身抗体滴度常随病程长短而变动，且在部分 Graves 病患儿中亦可增高，故应进行必要的复查、随访。③甲状腺 B 超扫描可显示自身免疫性甲状腺炎特有的散在性低回声区。④ECT 甲状腺扫描可准确的显示甲状腺部位和受累情况。⑤促甲状腺素受体抗体(TRAb)检测有助于判断自身免疫性甲状腺炎是否与 Graves 病同时存在。

【治疗】 泼尼松类皮质激素对本病有显著效果，用量 1mg/(kg·d)，一般用 1～2 月。尚可用阿司匹林、吲哚美辛等镇痛退热。出现心悸、多汗甲亢表现者可予镇静药或普萘洛尔治疗，如出现便秘、纳差甲低症状者可加服甲状腺片，用量 40～80mg/d。自身免疫性甲状腺炎容易发生癌变或合并胰腺、甲状旁腺、肾上腺等其他内分泌腺的自身免疫性病变，在随访中应予注意。

二、甲状腺功能亢进症

案例 15-5

患儿，女性，6 岁，因烦躁、多汗、食欲亢进 10 余天入院。

患儿 10 余天前开始出现烦躁、易激惹、注意力不集中，怕热、多汗，食欲增加，无烦渴、多饮、多尿，体重降低 1kg，伴疲劳、乏力。精神状态好，睡眠少，大便次数较前增多，小便正常。既往健康，无外伤及手术史。系第 1 胎，第 1 产，足月顺产，母乳喂养，吃奶好，4 月添加辅食，1 岁断奶。生长发育正常，智力与同龄儿相同。父母均健康，非近亲婚配，无家族性遗传病和传染病史。

体格检查：体温 37.7℃，脉搏 122 次/分，呼吸 26 次/分，血压 110/55mmHg，体重 20kg，身高 117cm。发育正常，营养中等，神志清，精神好，皮肤无皮疹，淋巴结不大，毛发色黑，分布均匀，眼球略突出，耳鼻无异常，颈部无抵抗，甲状腺Ⅱ°肿大，随吞咽活动，质软，无结节。双肺呼吸音清，无啰音，心音有力，心率 122 次/分，律齐，心前区可闻及Ⅱ～Ⅲ级 SM，无传导。腹平软，肝脾不大，肠鸣音活跃。脊柱四肢无畸形，伸臂时手指常震颤，生理反射存在，病理反射征未引出。

思考题：

1. 基础代谢率对甲亢病人有何临床意义？
2. 甲状腺功能亢进症临床表现、诊断和治疗？

笔记栏

【概述】 甲状腺功能亢进症(hyperthyroidism)简称甲亢,是指由于内源性甲状腺素过多所导致的一种临床症候群,常伴有甲状腺肿大、眼球突出及基础代谢率增高等表现,发病原因尚未完全明了。儿童甲状腺功能亢进症主要见于弥漫性毒性甲状腺肿(diffuse toxic goiter;或称 Graves 病),仅少数患儿是由一些罕见疾病所造成,如甲亢性甲状腺癌、亚急性甲状腺炎、急性化脓性甲状腺炎等;Graves 病属于自身免疫性疾病,是由于免疫监护功能失调,体内产生了针对甲状腺细胞膜上的 TSH 受体刺激性抗体(TRSAb)、TSH 受体阻断性抗体(TRBAb),导致甲状腺广泛增生,产生过多的甲状腺激素,引起体内分解代谢亢进及交感神经兴奋的表现。Graves 病有家族发病倾向,感染、精神刺激和情绪紧张等为诱发因素。小儿甲亢以学龄儿童为多,尤以青春期为多,<5 岁者少见,女性多见,男∶女为1∶5.1,常有家族史,遗传方式可能为常染色体显性或隐性遗传,亦有人认为是多基因遗传。

案例 15-5

该患儿属于自身免疫性疾病,是由于免疫监护功能失调,体内产生了针对甲状腺细胞膜上的 TSH 受体刺激性抗体(TRSAb)、TSH 受体阻断性抗体(TRBAb),导致甲状腺广泛增生,产生过多的内源性甲状腺素所导致的一种临床症候群。

【临床表现】

(1) 交感神经兴奋性增加:本症初发病时症状不甚明显、注意力不集中,激惹、多言、神经过敏等情绪改变常为初起症状,继而出现食欲增加、体重下降、怕热多汗、睡眠障碍和易于疲乏等。心尖部可闻及收缩期杂音,脉压差大、伸臂时手指常震颤。基础代谢率(BMR)增高。

(2) 甲状腺:所有患儿都有不同程度的甲状腺肿大,唯程度不一,一般为左、右对称,质地柔软,表面光滑,可随吞咽动作上、下移动。部分患儿有眼球突出,通常较轻。常可听到血管杂音。结节性肿大者可扪及大小不一、质硬、单个或多个结节。甲状腺 B 超可了解其大小、性质。

(3) 突眼可为一侧或两侧,亦可无突眼(占30%~50%)。

(4) 骨龄超过正常。

(5) 血 T_3、T_4、FT_3、FT_4 增高,TSH 降低,TRSAb、甲状腺球蛋白抗体(TGAb)阳性。

案例 15-5

1. 交感神经兴奋性增加:患儿烦躁、多汗、食欲亢进,精神好,易激惹、注意力不集中,怕热、食欲增加、体重降低 1kg,伴疲劳、乏力,睡眠少,大便次数较前增多;心音有力,心率快,心前区可闻及Ⅱ~Ⅲ级 SM,无传导,脉压差 55mmHg 增大,肠鸣音活跃,伸臂时手指常震颤,BMR 增高。

2. 甲状腺表现:甲状腺Ⅱ°肿大,随吞咽活动,质软,无结节。

3. 双眼眼球略突出。

4. 骨龄超前。

5. 血 T_3、T_4、FT_3、FT_4 增高,TSH 降低,TRSAb、TGAb 阳性。

【实验室检查】

1. 血清甲状腺素测定　如总 T_4 和游离 T_4 增高而 TSH 水平低下则诊断即可确立,也可进一步检测 TRSAb;淋巴细胞性甲状腺炎在病程早期可呈现甲亢症状,但多数是一过性的,经短期随访即可区别,检测 TRAb 和 TMAb 有助于与 Graves 病鉴别。

2. 基础代谢率(BMR)　正常值±15,>5 岁测定有意义。BMR(%)=脉搏/(每分钟)+脉压差-111(Gale 氏法)。

3. 血清 T_3 值极度增高时,应进行 B 超扫描和(或)核素摄取率检测,以正确诊断结节性甲状腺肿和鉴别癌肿。

4. 其他　甲状腺 B 超扫描或 ECT 检查甲状腺。

案例 15-5

1. 该患儿 T_3 5.8(1.1~3.5)nmol/L,T_4 204(38.6~154)nmol/L,TSH0.25mU/L,TSH 受体刺激性抗体(TRSAb)、甲状腺球蛋白抗体(TGAb)阳性,甲状腺过氧化物酶抗体阴性。

2. 左腕部 X 线平片:可见 7 个骨化中心。

3. 血生化:电解质、血糖、血脂、肝肾功能均正常。

4. 甲状腺超声:弥漫性甲状腺肿大,回声均匀。

5. 胸片:双肺正常,心胸比例 57%。

6. 心脏彩色多普勒:三尖瓣轻度反流,余无异常。

7. 基础代谢率(BMR):66%。

8. 眼部 CT:未见异常。

【诊断和鉴别诊断】 根据典型的临床表现和血清甲状腺素测定及 B 超检查可做出正确的诊断。需与以下疾病鉴别:①慢性淋巴细胞性甲状腺炎:多数甲状腺功能减低或正常,少数表现为甲亢表现,检测血甲状腺球蛋白抗体(TGAb)及甲状腺微粒体抗体(TMAb)显著并持久增高。②单纯性甲状腺肿:多发生在青春期,无明显临床症状,甲状腺功能正常。③突眼:眼部肿瘤,球后疏松结缔组织炎,绿色瘤、黄色瘤、神经母细胞瘤等应与其鉴别,一般甲状腺功能正常。④甲状腺囊肿、肿瘤:局部可扪及肿块,扫描及超声波检查可协助明确肿物性质。⑤甲状腺肿性甲减:为家族性酶缺陷所致散发性甲减,有遗传史,伴甲

笔记栏

减表现，BMR 低、血 T_4 减低、TSH 增高。⑥心肌炎或心脏病：心动过速、心悸应注意甲状腺是否肿大，应与心肌相鉴别炎或心脏病。

案例 15-5

该患儿根据典型的临床表现、血清甲状腺素升高、TSH 降低、B 超结果符合甲状腺功能亢进(Graves 病)。甲状腺过氧化物酶抗体阴性、眼部 CT 无异常、心脏超声等可以排除慢性淋巴细胞性甲状腺炎、单纯性甲状腺肿、眼部肿瘤、球后疏松结缔组织炎、绿色瘤、黄色瘤、神经母细胞瘤、甲状腺囊肿、甲状腺肿性甲减以及心肌炎或心脏病等。

【治疗】 目前对儿童 Graves 病患者采用抗甲状腺药物治疗，仅在药物治疗无效时才考虑手术或用同位素碘疗法。

1. 一般治疗　急性期减少活动，充分休息，注意尽可能卧床休息，必要时应休学半年至 1 年，恢复上学后也应避免剧烈活动，及情绪激动。饮食予以高热量、高蛋白、高维生素及低碘饮食。

2. 药物治疗　①甲巯咪唑(thiamazole，MTZ；亦称他巴唑，tapazole)：本药不仅能阻抑碘与酪氨酸结合，且可直接抑制 TRSAb，口服后奏效快而作用时间较长，可按每日 0.5～1.0mg/kg 量分 2 次口服。通常在 3 个月左右待甲状腺功能正常后，适当减量维持，疗程应≥6 年。其毒副作用较少，亦较轻微，少数小儿可能发生暂时性白细胞减少症或等麻疹样皮疹，停药即消失；严重者可发生颗粒细胞减少、肝损害、肾小球肾炎、脉管炎等，虽均罕见，在使用中仍需仔细观察。②丙硫氧嘧啶(propylthiouracil，PTU)：作用和毒性与上药类同，剂量为每日 5～10mg/kg，分 3 次服用。PTU 被吸收后大多在血循环中与蛋白质结合，极少通过胎盘，不致损伤胎儿。③普萘洛尔(心得安，propranolol)：为 β 肾上腺素受体阻断药，作为辅助药物用于重症甲亢患儿，可减轻交感神经过度兴奋所致的心律快速、多汗、震颤等症状，用量为每日 0.5～2.0mg/kg，均分 3 次口服。

3. 手术治疗或放射性核素碘疗法　指征：①药物过敏；②甲状腺肿瘤；③白细胞＜3×10^9/L；④甲状腺明显肿大服药后不缩小者，服药后复发不愈者。

案例 15-5

处方及医生指导

1. 一般治疗　减少活动，充分休息。予以高热量、高蛋白、高维生素及低碘饮食。

2. 甲巯咪唑　每日 10～20mg，分 2 次口服，在 3 个月左右待甲状腺功能正常后，适当减量维持，疗程应≥6 年。

3. 普萘洛尔　每日 10～20mg，均分 3 次口服。

笔记栏

第 4 节　先天性肾上腺皮质增生症

案例 15-6

患儿，男性，5 岁，因声音低沉、阴毛出现半年入院。

患儿半年前开始出现声音低沉，渐明显，面部出现痤疮，喉结明显，肌肉发育，家长发现患儿出现阴毛，同时阴茎及阴囊开始增大。无头痛、呕吐，无腹胀、腹痛等表现。外院诊断不明来诊。既往健康，无外伤及手术史。系第 1 胎，第 1 产，足月顺产，母乳喂养，吃奶好。生长发育正常，智力与同龄儿相同。预防接种随当地进行。父母均健康，非近亲婚配，无家族性遗传病和传染病史。

体格检查：体温 36.5℃，脉搏 98 次/分，呼吸 20 次/分，血压 95/65mmHg，体重 18kg，身高 125cm，发育正常，营养良好，神志清，精神好，皮肤无皮疹及出血点，全身表浅淋巴结不大，毛发色黑浓密，面部可见痤疮，眼耳鼻无异常，颈无抵抗，喉结出现，甲状腺无肿大。双肺呼吸音清，无啰音，心音有力，心率 122 次/分，律齐，无杂音。腹平软，肝脾不大，肠鸣音正常。脊柱四肢无畸形，阴毛出现，阴茎变粗，阴囊发育，睾丸直径 3.5cm。生理反射存在，病理反射征未引出。

思考题：

1. 先天性肾上腺皮质增生症的病因和病理生理？

2. 先天性肾上腺皮质增生症的临床表现及治疗？

先天性肾上腺皮质增生症(congenital adrenal hyperplasia，CAH)是一组常染色体隐性遗传性疾病，其病因在于类固醇激素生物合成过程中先天性的某种酶缺乏，常见 6 种酶缺陷：①21-羟化酶缺陷；②11β-羟化酶缺陷；③3β-羟类固醇脱氢酶缺陷；④17α-羟化酶缺陷；⑤20、22-碳链裂解酶(裂链酶)缺陷；⑥18-羟化酶缺陷。其中 21-羟化酶缺陷占 90%以上，11β-羟化酶缺陷约占 5%。在导致肾上腺皮质合成皮质醇不足时，经下丘脑-垂体-肾上腺轴反馈调节，促肾上腺皮质激素释放激素(corticotrophic-releasing hormone，CRH)、促肾上腺皮质激素(adrenocorticotrophic hormone，ACTH)分泌增加，产生肾上腺皮质增生。典型的 CAH 发病率约为 1/10000，而非典型的发病率约为典型的 10 倍。男女发病比率为2∶1。临床主要特点为肾上腺皮质功能不全、性腺发育异常及多伴水盐代谢失调。

【病因和病理生理】 肾上腺皮质由球状带、束状带、网状带组成。球状带位于最外层，约占皮质的 5%～10%，是盐皮质激素-醛固酮的唯一来源；束状带位于中间层，是最大的皮质带，约占 75%，是皮质醇和少量盐皮质激素(脱氧皮质酮、脱氧皮质醇、皮质酮)

的合成场所；网状带位于最内层，主要合成肾上腺雄激素和少量雌激素。正常肾上腺以胆固醇为原料合成糖皮质激素、盐皮质激素、性激素（雄、雌激素和孕激素）三类主要激素，都是胆固醇的衍生物。其过程极为复杂。

人体肾上腺由皮质和髓质两个功能不同的内分泌器官组成，皮质分泌肾上腺皮质激素，髓质分泌儿茶酚胺激素。肾上腺皮质又可分为3个区带：①球状带：位于肾上腺皮质最外层，占皮质的5%～10%，主要合成和分泌盐皮质激素和醛固酮；②束状带：位于中间层，约占皮质的75%，是皮质醇和少量盐皮质激素（脱氧皮质酮、脱氧皮质醇、皮质酮）的合成场所；③网状带：位于肾上腺皮质最内层，主要合成肾上腺雄激素和少量雌激素。诸类肾上腺皮质激素均为胆固醇的衍生物，其合成过程极为复杂，必须经过一系列的酶促反应加工而成（表15-2）。正常肾上腺以胆固醇为原料合成糖皮质激素、盐皮质激素、性激素（雄、雌激素和孕激素）三类主要激素，都是胆固醇的衍生物。在诸多类固醇激素合成酶中，除3β-羟类固醇脱氢酶（3β-HSD）外，均为细胞色素P450（cytochrome P450）蛋白超家族成员，肾上腺合成皮质醇是在垂体分泌的ACTH控制下进行的。先天性肾上腺皮质增生症时，由于上述激素合成过程中有不同部位的酶缺陷致使糖皮质激素、盐皮质激素合成不足，而在缺陷部位以前的各种中间产物在体内堆积，使肾上腺产生的雄激素明显增多。由于血皮质醇水平降低，负反馈作用消除，以致垂体前叶分泌ACTH增多，刺激肾上腺皮质增生，并使雄激素和一些中间代谢产物增多，由于醛固酮合成和分泌在常见类型的CAH中亦大多同时受到影响，故常导致血浆肾素（PRA）活性增高，从而产生各种临床症状。主要的酶缺陷有：21-羟化酶缺乏症（21-OHD）、11β-羟化酶缺乏症（11β-OHD）、3β-羟类固醇脱氢酶（3β-HSD）缺乏症、17α-羟化酶缺乏症（17α-OHD）。

表15-2 参与肾上腺类固醇激素合成的酶和辅酶

名称	位置	催化作用	基因定位	编码基因
CYP11A	线粒体	20α-羟化	15q23-q24	CYP11A
		22α-羟化		
		20-22裂解		
3β-HSD	微粒体	还原3β-羟基异构	1p13.1	HSD3B2，HSD3B1
CYP17（P450c17）	微粒体	17α-羟化	10q24-q25	CYP17
		17-20裂解		
CYP21（P450c21）	微粒体	21α-羟化	6p21.3	CYP21B
CYP11B1（P450c11β）	线粒体	11β-羟化	8q22	CYP11B1
CYP11B2（P450c11AS）	线粒体	18-羟化		CPY1B2
（醛固酮合成酶）		18-脱氢		
肾上腺铁硫蛋白	线粒体	电子传递辅酶	11q22	FDX1
肾上腺铁硫蛋白还原酶	线粒体	电子传递辅酶	17q24-q25	FDXR

案例15-6

该患儿因肾上腺皮质激素合成途径中21-羟化酶（21-OH）缺陷引起，患者由于皮质醇合成不足垂体分泌大量ACTH，刺激肾上腺皮质增生，同时合成过量的雄激素。

【临床表现】

1. 21-羟化酶缺乏症（21-hydroxylase deficiency，21-OHD） 是先天性肾上腺皮质增生症中最常见的一种，发病率为1/13 000，占典型病例的90%～95%。临床特征为皮质醇分泌不足、失盐及雄激素分泌过多。通常将其分为三种临床类型：①单纯男性化型：是由于21-OH不完全缺乏所致。患者不能正常合成11脱氧皮质醇、皮质醇等，其相应前体物质17羟孕酮、孕酮和脱氢异雄酮合成增多。同时由于患儿仍有残存的21-OH活力，能少量合成皮质醇和醛固酮，故无失盐症状。临床主要表现为雄激素增高的症状和体征。男孩出现性早熟，6个月后逐步出现体格生长加速和性早熟，4～5岁时更趋明显，主要表现为阴茎、阴囊增大，出现阴毛、变声、痤疮等，由于骨龄提前，最终身高落后于同龄，智能发育正常。女孩出生时即可出现不同程度的男性化体征：如阴蒂肥大、阴唇融合而类似男孩尿道下裂样改变，其他体格发育类似男孩。②失盐型：本型是21-OH完全缺乏所致，占21-OHD患者总数约75%。临床上除出现单纯男性化型表现外，还可有低血钠、高血钾及血容量降低等失盐症状的出现，如呕吐、腹泻、脱水、消瘦、呼吸困难和紫绀等。常因诊断延误、治疗不及时在出生2周内死亡。③非典型型：亦称轻型，是21-OH缺乏所引致的一种变异型。症状轻微，临床表现各异。发病年龄不一，早期男孩出现阴毛、性早熟，生长加速、骨龄超前；女孩表现则为初潮延迟、闭经、多毛症、不孕症等。

2. 11β-羟化酶缺乏症（11β-hydroxylase deficiency，11β-OHD） 约占本病的5%～8%。典型者临床表现出与21-羟化酶缺乏相似的男性化症状，出生时男孩外生殖器大多正常，部分患儿时至青春发育期因多毛、痤疮和月经不规则而就诊，多数患儿血压中等程度增高，

笔记栏

临床给予糖皮质激素后血压可下降，而停药后血压又回升。临床较难与21-OHD的非典型患者区别。

3. 3β-羟类固醇脱氢酶(3β-hydroxysteroid dehydrogenase deficiency，3β-HSD)缺乏症　本型临床较罕见，典型病例出生后即出现失盐和肾上腺皮质功能不全的症状，如厌食、呕吐、脱水、低血钠、高血钾及酸中毒等，严重者因循环衰竭而死亡。男孩出现假两性畸形，如阴茎发育差、尿道下裂。女孩出生时出现轻度男性化现象。非典型病例出生时往往无异常，至青春发育期前后出现轻度雄激素增高体征，如女孩阴毛早现、多毛、痤疮、月经量少及多囊卵巢等。由于醛固酮分泌低下，在新生儿期即发生失盐、脱水症状，病情较重。

4. 17-羟化酶缺乏症(17α-hydroxylase deficiency，17-OHD)　本型亦罕见，由于皮质醇和性激素合成受阻，而DOC和皮质酮分泌增多，临床出现低钾性碱中毒和高血压，由于性激素缺乏，女孩可有幼稚型性征、原发性闭经等；男孩则表现为男性假两性畸形，外生殖器女性化，有乳房发育，但患儿有睾丸。

表 15-3　各种酶缺乏类型的CAH临床特征

酶缺乏	盐代谢	临床表现
21-羟化酶(失盐型)	失盐	男性假性性早熟，女性假两性畸形
(单纯男性化型)	正常	同上
11β-羟化酶	失盐	同上
17-羟化酶	正常	男性假两性畸形，女性性幼稚
3β-羟化酶	失盐	男、女性假两性畸形
类脂性肾上腺皮质增生	失盐	男性假两性畸形，女性性幼稚
18-羟化酶	失盐	男、女性发育正常

案例 15-6

1. 为单纯男性化型：患儿5岁男孩，以同性性早熟为主要表现，出现声音低沉，面部痤疮，喉结明显，肌肉发育，出现阴毛，阴茎变粗，阴囊发育，睾丸直径3.5cm等第二性征出现；

2. 患儿出生正常，无外伤及手术史，智能发育正常。

【辅助检查】

1. 生化检测　血液检查包括钠(Na)、钾(K)、肾素血管紧张素原(PRA)、醛固酮(Aldo)、17-羟孕酮(17-OHP)、脱氢异雄酮(DHEA)、脱氧皮质酮(DOC)及睾酮。尿液检查包括17-羟类固醇(17-OHCS)、17-酮类固醇(17-KS)和孕三醇；临床检测判断意义参见表15-4。

2. 基因分析　聚合酶链反应(PCR)、聚合酶链反应-寡核苷酸杂交(PCR-ASO)、聚合酶链反应-限制性内切酶片段长度多态性(PCR-RFLP)：将PCR扩增产物进行相应酶解反应，从中判断是否存在相应的基因突变。

案例 15-6

1. 该患儿电解质：Na^+ 138mmol/L，K^+ 3.8mmol/L，Cl^- 101mmol/L，Ca^{2+} 2.54mmol/L，P^{3+} 4.3mmol/L。

2. 血清睾酮(T)：105nmol/L；E_2：31pmol/L。

3. 尿游离皮质醇：308μg[(0.23±0.131)μg/kg]；24h尿17-酮类固醇(17-KS)：2.5mg(正常1mg)；24小时尿17-羟类固醇(17-OH)：0.3mg(正常值0.5～3mg)；24小时尿孕三醇：2.5(0.6～1.5)mg。

4. 血浆17-羟孕酮(17-OHP)：800nmol/L(<600nmol/L)；脱氢异雄酮11nmol/L(<10.4nmol/L)；雄烯二酮25(<10nmol/L)。

5. 颅脑CT、MRI和腹部超声、CT均未见异常。

6. 左腕部X线平片：可见7个骨化中心。

7. 染色体核型检查：46，XY。

【诊断和鉴别诊断】　本病应争取早期诊断和及时治疗，症状出现前治疗可维持患儿的发育和生活，新生儿期失盐型患儿应与幽门狭窄、食道闭锁等症相鉴别；儿童期患儿应与性早熟、真两性畸形、肾上腺皮质肿瘤、性腺肿瘤等相鉴别。

表 15-4　各种类型CAH实验室检查

酶缺陷	血液						尿液				
	Na	K	PRA	Aldo	17-OHP	DHEA	DOC	T	17-OHPS	17-KS	孕三醇
21-羟化酶(失盐型)	降低	升高	升高	降低	升高	升高	降低	升高	降低	升高	升高
(单纯男性化型)	正常	正常	升高	降低	升高	升高	降低	升高	降低	升高	升高
11β-羟化酶	升高	降低	降低	降低	升高	升高	升高	升高	升高	升高	升高
17-羟化酶	升高	降低	降低	降低	降低	降低	升高	降低	降低	降低	降低
3β-羟类固醇脱氢酶	降低	升高	升高	降低	升高	升高	降低	降低	降低	降低	升高
类脂性肾上腺皮质增生	降低	升高	升高	降低	降低	降低	降低	降低	降低	降低	降低
18-羟化酶	降低	升高	升高	降低	正常	正常	正常	正常	正常	正常	正常

案例 15-6

该患儿根据临床表现、血清激素测定、骨龄超前、生化检查结果符合先天性肾上腺皮质增生症（典型 21-羟化酶缺乏型）。血垂体性激素检测、颅脑腹部影像学检查可以排除性早熟、真两性畸形、肾上腺皮质肿瘤、性腺肿瘤等。

【治疗】 治疗原则：①一经诊断应立即早期给予治疗；②纠正肾上腺皮质激素缺乏，维持正常生理代谢；③抑制男性化，促进正常的生长发育。

1. 及时纠正水、电解质紊乱（针对失盐型患儿） 静脉补液可用生理盐水，有代谢性酸中毒则用 0.45% 氯化钠和碳酸氢钠溶液。但不能使用含钾溶液。可肌内注射醋酸脱氧皮质醇 1～3mg/d，或 10～15mg/次，3～4 周 1 次口服氟氢可的松 0.05～0.1mg/d，剂量应按当日补给的氯化钠适量调整。脱水纠正后将糖皮质激素改为口服，并长期维持，同时给予氯化钠 2～4g/d。其量可根据病情适当调整。

2. 长期治疗

(1) 糖皮质激素的使用：大多应用氢化考的松，按每日 10～20mg/m^2 计算，2/3 量晚睡前用，1/3 量早晨服用。该类药物可替代肾上腺皮质醇的分泌不足，并抑制过多的 ACTH 合成，从而减少过多产生雄激素，达到改善男性化等症状的目的。

(2) 盐皮质激素：盐皮质激素可协同糖皮质激素的作用，使 ACTH 的分泌进一步减少。可口服氟氢可的松 0.05～0.1mg/d，症状改善后，逐渐减量、停药。因长期应用可引起高血压。失盐型还应该监测血钾、钠、氯等，调节激素用量。患儿在感染、过度劳累、手术或青春期，糖皮质激素的剂量应比平时增加 1.5～2 倍。

3. 在皮质激素治疗过程中必须进行临床评估及监测，包括血浆 17-OHP、DHEA、T、PRA、电解质及尿 17-酮的测定，以调节两类激素的用量，达到最佳治疗效果。

4. 手术治疗 男性患儿勿需手术治疗。女性假两性畸形患儿宜在 6 个月～1 岁行阴蒂部分切除术或矫形术。

案例 15-6

处方及医生指导

1. 氢化考的松 每日 7.3～14.6mg，2/3 量晚睡前用，1/3 量早晨用。

2. 氟氢可的松 0.05～0.1mg/d 口服，症状改善后，逐渐减量、停药，注意检测血压。

3. 注意监测血 17-羟孕酮或尿 17-酮类固醇及电解质。

4. 进入青春期后，糖皮质激素的剂量应比平时增加 1.5～2 倍。

【预防】

1. 产前诊断 ①21-OHD：在孕 9～11 周取绒毛膜活检进行胎儿细胞 DNA 监测；孕 16～20 周取羊水检测孕三醇、17-OHP 等生化项目。由于非典型 21-OHD 患儿出生后 17-OHP 水平不高，无法通过新生儿筛查而发现，故基因检测是唯一早期诊断的手段。②11β OHD 产前诊断类似 21-OHD，主要测定羊水 DOC 及取绒毛膜进行相关的 PCR 基因分析。③11β-OHD 主要测羊水 DOC 及取绒毛膜作相关基因分析进行诊断。

2. 新生儿筛查 主要是新生儿 21-羟化酶缺乏症的筛查，运用于血滴纸片法，在生后 2～5 天足跟采血滴于特制滤纸片上，经 ELISA、荧光免疫等方法测定 17-OHP 浓度来早期诊断。正常新生儿出生后 17-OHP 可增高，至 12～24 小时后降至正常。

第 5 节 儿童糖尿病

案例 15-7

患儿，女性，11 岁，因多尿、多饮、多食、体重下降半月，呕吐、腹痛 2 天入院。

患儿半月前出现尿频、多尿、烦渴、多饮、多食。尿量约 2500ml/d，无血尿，偶有尿痛。饮食较前明显增多，但体重下降月 5kg。伴乏力、疲倦，精神不振。近 2 天来，患儿出现呕吐 2～3 次/日，非喷射性，为胃内容物，伴腹痛，无腹泻，呼吸深长，关节疼痛，遂来诊。既往健康，半月前有上呼吸道感染史，无外伤及手术史。系第 1 胎，第 1 产，足月顺产，母乳喂养，吃奶好。生长发育正常，智力与同龄儿相同。预防接种随当地进行。父母均健康，非近亲婚配，无家族性遗传病和传染病史。

体格检查：体温 36.7℃，脉搏 100 次/分，呼吸 40 次/分，血压 100/70mmHg，体重 25kg，发育正常，营养一般，神志恍惚，精神萎靡，呼吸深大，全身皮肤干燥，弹性差，双瞳孔等大等圆，光反应灵敏，眼窝凹陷，耳鼻无畸形，口唇樱红，干燥。颈部无抵抗，气管居中，双肺呼吸音粗，无啰音。心音略低钝，律齐，心率 100 次/分，无杂音。腹平软，无压痛及反跳痛，肝脾不大，肠鸣音正常。脊柱四肢无畸形，生理反射存在，病理反射征未引出。

思考题：

1. 考虑该病的诊断及如何进行鉴别诊断？

2. 糖尿病的发病机制有哪些？

3. 糖尿病的急性并发症及其治疗？

糖尿病（diabetes mellitus，DM）是常见的多病因性慢性全身性代谢性疾病，以慢性高血糖为其主要生化特征伴全身性代谢紊乱。儿童原发性糖尿病主要分为三大类：①1 型糖尿病：是以胰岛 B 细胞破坏、胰岛素分泌绝对缺乏所造成的糖、脂肪和蛋白质代谢紊乱的一类糖尿病，且必须使用胰岛素治疗，故又称胰岛素依赖型糖尿病（IDDM），绝大多数儿童期糖

笔记栏

尿病属此类型；②2 型糖尿病：是由于胰岛 β 细胞分泌胰岛素不足和/或靶细胞对胰岛素不敏感(胰岛素抵抗)所致的糖尿病，亦称非胰岛素依赖性糖尿病(non insulin-dependent diabetes mellitus，NIDDM)，在儿童期发病者甚少，我国近年来有增加趋势；③其他特殊类型糖尿病：如青少年 MODY(maturity-onset type diabetes of the young)型糖尿病，这是一种常染色体显性的单基因遗传病，多伴有染色体异常，属非胰岛素依赖型糖尿病，儿童极为罕见。据我国 22 个省市的初步调查，15 岁以下儿童发病率为 5.6/10 万，较西欧和美国低。糖尿病在北方较多见，可发生于任何年龄，高峰在学龄前期和青春期，婴幼儿期较少。本节主要叙述 1 型糖尿病。

【病因和发病机制】 1 型糖尿病确切病因机制尚未完全阐明。可能与胰岛自身免疫、遗传易患性及环境因素密切相关。但确切的病因仍不清楚。一般认为是在遗传易患性基因的基础上，在外界环境因素的作用下，引起自身免疫反应，导致胰岛 B 细胞的损伤和破坏，当胰岛素分泌减少至正常的 90%以上时即出现临床症状。

1. 自身免疫　90%的 1 型糖尿病患者在诊断时血中有胰岛细胞自身抗体(ICA)、胰岛 B 细胞膜抗体(ICSA)、胰岛素自身抗体(IAA)以及谷氨酸脱羧酶(GAD)自身抗体、胰岛素受体自身抗体(IRA)等多种抗体，T 淋巴细胞是破坏胰岛的主要浸润细胞，可直接或间接地杀伤 B 细胞。同时 T 淋巴细胞、巨噬细胞等分泌产生的 1 型淋巴因子(IFN-γ，IL-2，TNF-β)和炎症前因子(IL-1α、IL-1β、TNFα 等)对胰岛 B 细胞有破坏作用。氧自由基可作为细胞因子诱导 B 细胞破坏的中介者。新近证实细胞免疫异常对 1 型糖尿病的发病起作重要作用，如抗谷氨酸脱羧酶(GAD)抗体、胰岛素抗体、胰岛素受体抗体(如酪氨酸磷酸酶抗体 LA_2)和胰岛细胞抗体(ICA)等。此类抗体可能引起免疫细胞间的复杂作用，产生一些有攻击胰岛 B 细胞作用的细胞因子，如 IL-1、TNF-α、IFN-γ 及 NO 等引起大量炎症介质的释放，导致胰岛组织 β 细胞的破坏。

2. 遗传易患性　根据同卵双胎的研究，1 型糖尿病的患病一致性为 50%，说明在 1 型糖尿病的发病过程中遗传因素起着重要的作用。目前认为该病是多基因遗传病，有多个基因与糖尿病的遗传易患性有关。研究最多的是 1 型糖尿病与人类白细胞抗原(HLA)的 D 区Ⅱ类抗原基因，后者位于第 6 号染色体短臂(6p21.3)与本病的发生有关。发现携带 HLA-DQA_1 52 位精氨酸、HLA-DQB_1 57 位非门冬氨酸决定了 1 型糖尿病的易感基因，反之 HLA-DQα52 位非精氨酸和 HLA-DQβ57 位门冬氨酸决定 1 型糖尿病的保护性。但遗传易感基因在不同种族间有一定的差异，说明遗传基因可能存在多态性。

3. 环境因素　环境因素与 1 型糖尿病的发病有一定关系一般认为 DM 发病率与下列因素有关。①病毒感染：在环境因素中某些病毒(柯萨奇病毒、巨细胞病毒、脑心肌病毒等)在动物研究中可引起糖尿病。②牛乳蛋白：包括 BSA、α-酪蛋白、β-酪蛋白、乳球蛋白等，可作为 1 型糖尿病体液和细胞免疫的靶抗原，可致机体产生相应交叉抗体，破坏胰岛 B 细胞引起糖尿病。③牛胰岛素：牛乳中含有牛胰岛素，可引起机体免疫反应。④其他如年龄、出生体重等也可能有一定影响。

笔记栏

案例 15-7

该患儿由于胰岛 B 细胞遭到破坏、胰岛素分泌绝对不足造成胰岛素缺乏，引起糖、脂肪、蛋白质代谢紊乱症，必须使用胰岛素治疗，故又称为胰岛素依赖型，易并发酮症酸中毒，为自身免疫性疾病。

【病理生理】 主要病理变化为胰岛 B 细胞大都被破坏，分泌胰岛素明显减少而分泌胰高糖素的 A 细胞和其他细胞则相对增生即引起代谢紊乱。人体中有 6 种涉及能量代谢的激素：胰岛素、胰高糖素、肾上腺素、去甲肾上腺素、皮质醇和生长激素，其中唯有胰岛素是促进能量储存的激素，其余 5 种激素在饥饿状态下皆促进能量释放，因而称为反调节激素。胰岛素作用可促进细胞内葡萄糖的转运，促进糖的利用和蛋白质的合成，促进脂肪合成并抑制肝糖原的分解。糖尿病患儿的胰岛素分泌不足或缺如，使葡萄糖的利用减少，胰高糖素、生长激素、皮质醇等反调节激素增高，且又促进肝糖原分解和葡萄糖异生作用，使脂肪和蛋白质分解加速，造成血糖和细胞外液渗透压增高，细胞内液向细胞外转移。当血糖浓度超过肾阈值(10mmol/L 或 180mg/dl)时，即产生糖尿，导致渗透性利尿，临床出现多尿症状由于机体的代偿，患儿呈现渴感增强、饮水增多。因为组织不能利用葡萄糖，能量不足而产生饥饿感，引起多食。胰岛素不足和反调节激素的增高也促进了脂肪分解，血中脂肪酸增高，肌肉和胰岛素依赖性组织即利用这类游离脂肪酸供能以弥补细胞内葡萄糖不足，而过多的游离脂肪酸在进入肝脏后则在胰高糖素等生酮激素作用下加速氧化，导致乙酰乙酸、β-羟丁酸等酮体长期累积在各种体液中，形成酮症酸中毒。酮症酸中毒时氧利用减低，脑功能受损，CO_2 严重潴留，呼吸中枢兴奋而出现不规则的呼吸深快，呼气中的丙酮产生特异的气味(烂水果味)。

【临床表现】 1 型糖尿病者起病较急，多有感染或饮食不当等诱因。其典型症状为多饮、多尿、多食和体重下降(即“三多一少”)。婴幼儿多饮多尿不易发现，并很快发展为脱水和酸中毒。学龄儿童有时因夜间遗尿而就诊。年长儿还可出现消瘦、精神不振、倦怠乏力等症状。约 40%糖尿病患儿在就诊时即处于酮症酸中毒状态，这类患儿常因急性感染、过食、突然中断胰岛素治疗等因素诱发，多表现为：起病急，进食减少、恶心、呕吐、腹痛、关节或肌肉疼痛，皮肤黏膜干燥，呼吸深长，呼气中带有酮味，脉搏细数，血压下降，甚至嗜睡，淡漠，昏迷。常被误诊为肺炎、败血症、急腹症或脑膜炎等。少数患儿起病缓慢，以精神呆滞、软弱、体重下降等为主。体格检查时除见体重减轻、消瘦外，一般无阳性体征。酸中毒时可出现呼吸深长，带有酮味。病程较久，对糖尿病控制不好时可发生生长落后、智能发育迟缓、肝大。晚期可出现蛋白尿、高血压等糖尿病肾病表现，最后致肾功能衰竭，还可出现白内障、视力障碍、视网膜病变，甚至双目失明。糖尿病治疗中常见的并发症如下：

1. 急性并发症　①糖尿病酮症酸中毒：儿童时期糖尿病约有1/3以上发生酮症酸中毒，常易误诊为肺炎、败血症、急腹症或脑膜炎等。酸中毒表现为不规则深长呼吸、有酮体味，突然发生恶心、呕吐、厌食或腹痛、腿痛等症状，严重者出现神志改变。血生化检查有不同程度酸中毒，血尿酮体增高。②低血糖：多是医源性用胰岛素用量过多或用药后未进食而引起。表现心悸、出汗、饥饿感、头晕或震颤等，严重者可昏迷、惊厥，若不及时抢救可致死亡。③感染：各种病毒或细菌感染、或结核病等常与糖尿病共存，严重感染可发生中毒型休克。这与免疫功能障碍有关。

2. 治疗后并发症　糖尿病治疗后会出现某些并发症，可能与治疗不当有关。其并发症持续时间长则可引起骨骼和关节异常，表现为关节活动受限，又称Rosenbloom综合征；生长障碍或身材矮小等症状；年长儿性成熟延迟和神经心理发育可有一定程度受损。

3. 晚期并发症　①糖尿病视网膜病：是糖尿病最常见的并发症，表现为视力障碍，甚至失明；②糖尿病肾病：患儿有明显的肾病，表现为浮肿、蛋白尿及高血压等，但少见终末期肾病。肾功能衰竭亦是引起儿童期糖尿病死亡的原因之一；③糖尿病周围神经病变：并不多见。

案例 15-7

1. 患儿因多尿、多饮、多食、体重下降半月，伴呕吐、腹痛，出现尿频，多尿，烦渴，多饮，多食，尿量约2500ml/d，饮食较前明显增多，但体重下降月5kg。伴乏力、疲倦，精神不振。近2天来，出现呕吐、无腹泻，伴腹痛，呼吸深长，关节疼痛。

2. 半月前有上呼吸道感染史。

3. 体重减低，发育正常，营养一般，神智恍惚，精神萎靡，呼吸深大，全身皮肤干燥，弹性差，眼窝凹陷，口唇樱红，干燥，示中度以上脱水、酸中毒。

【辅助检查】

1. 尿液检查　①尿糖：一般在治疗开始时分段收集晨8时至午餐前；午餐后至晚餐前；晚餐后至次晨8时的尿液，以了解24小时尿糖的变动情况。当糖尿病患者治疗前血糖超过肾阈值（>8.9～10mmol/L）尿糖出现阳性。②尿酮体：尿酮体糖尿病伴有酮症酸中毒时呈阳性。③尿微量白蛋白排泄率（UAE）：是用放射免疫方法定量分析尿中白蛋白含量，可及时了解肾脏的病变情况。

2. 血液检查　①血糖：增高，随机检测血糖可>11.1mmol/L（>200mg/ml）；②血脂：血清胆固醇、三酰甘油均可明显增高；③血电解质：测血Na、K、Cl、CO_2CP；④血酮体：增高；⑤血气分析：pH<7.30，HCO_3^-<15mmol/L时，提示代谢性酸中毒。⑥血常规检查WBC可增高。

3. 葡萄糖耐量试验（OGTT）　本试验用于空腹血糖正常或正常高限，餐后血糖高于正常而尿糖偶尔阳性的患儿。通常采用口服葡萄糖法：试验当日自0时起禁食，于清晨按1.75g/kg口服葡萄糖（最大量不超过75g），3～5分钟内服完；在口服前（0分钟）和口服后60、120及180分钟分别采血测血糖和胰岛素浓度。正常人0分钟血糖<6.7mmol/L（110mg/dl），口服葡萄糖后60和120分钟后血糖分别低于10.0和7.8mmol/L；糖尿病患儿120分钟血糖值>11mmol/L。试验前应避免剧烈运动、精神紧张，停服双氢克尿噻、水杨酸等影响糖代谢的药物。

4. 糖化血红蛋白　血红蛋白在红细胞内与血中葡萄糖或磷酸化葡萄糖呈非酶化结合，形成糖化血红蛋白（HbAlC），其量与血糖浓度呈正相关。正常人HbAlC<7%，治疗良好的糖尿病患儿应<9%，如>12%时则表示血糖控制不理想。因此，HbAlC可作为糖尿病病情衡量满意控制的指标之一。

案例 15-7

1. 该患儿血常规：RBC 3.6×10^{12}/L；HB 118g/L；WBC 14.5×10^9/L；PLT 128×10^9/L；N 64.1%；L35.9%。

2. 尿常规：酮体（＋＋＋），蛋白（＋），葡萄糖（＋＋＋），余（－）。

3. 血生化：Na^+ 134mmol/L，K^+ 4.1mmol/L，Cl^- 107mmol/L，Ca^{2+} 2.35mmol/L，P^{3+} 3.6mmol/L，CO_2 CP10mmol/L，AG18mmol/L。血糖（空腹）37.1mmol/L。肝、肾功能及血脂正常。

4. 动脉血气分析：pH7.21；PaO_2 6.7kPa；$PaCO_2$ 4.23kPa；HCO_3^- 12.56mmol/L；BE
11mmol/L。

【诊断和鉴别诊断】　儿童时期糖尿病诊断标准：

1. 确诊糖尿病　有症状伴随机血糖持续≥11.1mmol/L或空腹静脉血血浆标本血糖≥7.0mmol/L，按末梢血全血血糖判断则较静脉血浆血糖低1.1mmol/L。

2. 空腹血糖　空腹血糖≥6.0mmol/L但<7.0mmol/L。

3. 糖耐量低减　口服葡萄糖1.75kg（最大量75g），于0，1，2小时抽血。2小时血糖≥7.8mmol/L为糖耐量低减（如≥11.1mmol/L则确诊糖尿病）。

4. 排除糖代谢异常　①空腹血糖<6.0mmol/L；

笔记栏

②口服葡萄糖耐量试验(OGTT)2小时血糖<7.8mmol/L。

5. 无症状者　则需空腹,随机血糖均达确诊糖尿病标准。并再作OGTT,服糖后1或2小时血糖均≥11.1mmol/L,或2次空腹血糖≥7.0mmol/L时,可确诊糖尿病。

6. 对不能明确但高度怀疑者　①重复尿糖、血糖和HbAlC;②测胰岛细胞自身抗体标记(ICA、GAD、IAA和IA2等)。

儿童1型糖尿病一旦出现临床症状、尿糖阳性、空腹血糖达7.0mmol/L以上和随机血糖在11.1mmol/L以上,即可诊断为糖尿病。一般不需做糖耐量试验就能确诊。本病应与下列情况相鉴别。

1. 婴儿暂时性糖尿　病因不明,可能与患儿胰岛β细胞功能发育不够成熟有关。多在出生后6周内发病,表现为发热、呕吐、体重不增、脱水等症状。血糖增高,尿糖及酮体阳性,经临床补液等处理或给予小量胰岛素(1U/kg)即可恢复。对这些患儿应进行长期随访,注意与1型糖尿病鉴别。

2. 非糖尿病性葡萄糖尿　先天性代谢病如Fanconi综合征、肾小管酸中毒、胱氨酸尿症或重金属中毒等患儿都可发生糖尿,主要依靠病史及空腹血糖或葡萄糖耐量试验鉴别。

3. 其他酸中毒疾病　如尿毒症、感染中毒型休克、低血糖症、重症肺炎等。

案例15-7

该患儿根据出现临床症状、尿糖阳性、空腹血糖达7.0mmol/L以上符合糖尿病,出现深大呼吸、酮味、尿酮体阳性和高阴离子间隙型代谢性酸中毒表明并发酮症酸中毒。尿常规、空腹血糖、肝肾功能及电解质检查可排除婴儿暂时性糖尿、非糖尿病性葡萄糖尿和其他酸中毒疾病。

【治疗】 糖尿病是终身的内分泌代谢紊乱性疾病。其治疗应是综合性的,其中包括胰岛素治疗、饮食管理、运动及精神心理治疗。治疗目的是:①控制临床症状;②积极预防并及时纠正酮症酸中毒;③避免发生低血糖;④保证患儿正常生长、发育和性成熟;⑤防止肥胖及其脂代谢紊乱;⑥防止和纠正情绪障碍;⑦预防远期并发症。

1. 一般治疗

(1) 饮食治疗:2型糖尿病发病与营养和热量的过多摄入关系密切,是发病的重要因素。此外,高蛋白摄入、微量元素缺乏等与IDDM型糖尿病发生有关。1型糖尿病的饮食治疗是为了使血糖能控制在要求达到的范围内,且必须与胰岛素治疗同步进行。糖尿病患儿对热量的需求很重要:①热量需要:既满足儿童年龄、生长发育和日常生活的需要但又不过量。每日总热量kcal(千卡)=1000+[年龄×(70~100)]。对年幼儿宜稍偏高;②食物的成分:糖类50%~55%、蛋白质12%~15%、脂肪30%;③热量分配:全日热量分三大餐和三次点心,早餐为总热量的20%,午餐和晚餐各为30%,上午和下午的餐间点心各5%,睡前点心为10%。应根据患者的生活方式制定食谱,注重现实可行,鼓励家庭配合。

(2) 运动治疗:糖尿病患儿在血糖得到控制后应每天安排适当的运动,运动是儿童正常生长发育所必须的生活内容,对糖尿病患儿至关重要。运动应在血糖控制良好后才开始,其时间应在进餐1小时后的2~3小时以内为宜。坚持每天固定时间运动,有利于热卡摄入和胰岛素用量的调节。

2. 基本药物治疗　即胰岛素替代治疗,根据胰岛素作用快慢及持续时间可分为短效、中效和长效胰岛素。治疗过程分3个阶段。

(1) 初治阶段:新患者普通胰岛素每日0.5~1U/kg,已用胰岛素治疗者从每日0.7U/kg开始,年龄小于3岁者从每日0.25U/kg开始,分3~4次在进餐前20~30分钟皮下注射。如空腹血浆C肽过低及病程较长者,早餐前用量偏大,中、晚餐前用量可相等。

(2) 调整阶段:根据血糖、尿糖及病人对胰岛素敏感性调整。病情重、年龄大、病程长的胰岛用量大,在感染、外伤、手术者用量大,存在胰岛素抗体者用量大。通常根据尿糖来调整胰岛素用量。将每日小便分为4段尿、4次尿分别测定尿糖,分法如下。

1) 四段尿:第一段尿在上午7~11时;第二段尿在上午11时至下午5时;第三段尿在下午5~9时;第四段尿在晚9时至次晨7时。

2) 四次尿:早、中、晚餐前半小时及睡前半小时排空膀胱,在此后半小时中留取的尿,分别称为早餐前次尿、中餐前次尿、晚餐前次尿、睡前次尿。普通胰岛素调整——①早餐前用量:参照第一段尿及中餐前次尿的尿糖进行调整;②中餐前用量:参照第二段尿及晚餐前次尿的尿糖进行调整;③晚餐前用量:参照第三段尿及睡前次尿的尿糖进行调整;④睡前用量:参照第四段尿及次晨的早餐前次尿的尿糖进行调整。

(3) 维持阶段:可用中效、短效或长效、短效胰岛素混合,目前多主张多次、多成分皮下注射胰岛素(强化胰岛素治疗),剂量早晨3/5,晚餐前2/5或早、中、晚(2/5、15、2/5)分3次注射。

表15-5　胰岛素的种类和作用时间

胰岛素种类	开始作用时间(小时)	作用最强时间(小时)	维持时间(小时)
短效(RI)	0.5	3~4	6~8
中效(NPH)	1.5~2	4~12	18~24
混合(短效+中效	0.5	2~8	18~24
长效(PZI)	3~4	14~20	24~36

3. 儿童糖尿病酮症酸中毒治疗　包括脱水、酸中毒、电解质紊乱的纠正,①纠正脱水、酸中毒及电

笔记栏

解质紊乱：按中度脱水计算输液量（80～100ml/kg），再加继续丢失量后为24小时的总液量，开始先给生理盐水15～20ml/kg，以后根据血钠决定给半张或1/3张不含糖的液体。前8小时输入总液量的1/2，余量在后16小时输入，同时见排尿后即加入氯化钾3～6mmol/kg。一般不用碱剂纠酸，只有当血pH＜7.2时才用碳酸氢钠纠正酸中毒，碱剂补充量＝（22－所测HCO_3^- mmol/L）×体重（kg）×0.6。通常先给计算量的一半，再测血pH＞7.2时则不再需碱性液。酸中毒纠正后一般以低张液（1/2～1/3张）补给。②胰岛素应用：采用小剂量胰岛素持续静脉输入，儿童胰岛素用量采用每小时胰岛素0.1U/kg，将普通胰岛素25U加入生理盐水250ml中，以每小时1ml/kg静脉滴注，相当于每小时胰岛素0.1U/kg，每1～2小时测血糖一次，根据血糖下降情况调整输液速度，使血糖维持在11.2～14mmol/L为宜。当血糖＜11.2mmol/L时，停止静脉滴注胰岛素。如患儿清醒可进食，在停止静脉滴注胰岛素前半小时皮下注射普通胰岛素0.25U/kg。如血糖维持在11.2～14.0mml/L，患儿仍呕吐不能进食，或合并严重感染，可静脉滴注5%葡萄糖，但同时按每4g葡萄糖加用1U胰岛素的比例静脉滴注。

4. 胰岛素长期治疗过程中的注意事项　①胰岛素过量：胰岛素过量可致Somogyi现象。由于胰岛素过量，在午夜至凌晨时发生低血糖，在反调节激素作用下使血糖升高，清晨出现高血糖。即出现低血糖-高血糖反应。如未及时诊断，因日间血糖增高而盲目增加胰岛素用量，可造成恶性循环。故对于尿量增加，同时有低血糖出现或一日内血糖波动较大，胰岛素用量大于每日1.5U/kg者，应怀疑Somogyi现象，可测午夜后1～3时血糖，以及时诊断。②胰岛素不足：胰岛素不足可致清晨现象。因晚间胰岛素不足，在清晨5～9时呈现血糖和尿糖增高，可加大晚间注射剂量或将NPH注射时间稍往后移即可。持久的胰岛素用量不足可使患儿长期处于高血糖状态，症状不能完全消除，导致生长停滞、肝脾肿大、高血糖、高血脂，并容易发生酮症酸中毒。③胰岛素耐药患儿在无酮症酸中毒情况下，每日胰岛素用量＞2U/kg，仍不能使高血糖得到控制时，在排除Somogyi现象后称为胰岛素耐药。可换用更纯的基因重组胰岛素。

5. 教育和监控　由于糖尿病是慢性终生疾病，因此对本病的管理和监控非常重要。应做到及时联络、定期随访。

（1）糖尿病教育：内容包括：①了解糖尿病的并发症及其危害；②糖尿病治疗目的；③胰岛素注射技术及注意事项；④如何根据监测的血糖、尿糖调整胰岛素用量；⑤饮食的注意事项和如何制定食谱；⑥运动疗法的选择及注意事项；⑦低血糖症的识别、预防和治疗；⑧皮肤、眼睛、口腔的保健及其护理。

（2）糖尿病监控：①血糖监控：根据血糖的浓度调节胰岛素用量，故每天应常规四次测量血糖（三餐前及临睡前），每周测一次凌晨2～3时血糖。②并发症监控：糖尿病患者并发症较多，其中皮肤、眼睛及其他微血管炎应高度注意。③糖化血红蛋白（HbAlc）测定监控：应每3～4月检测一次。要求青少年HbAlc≤8%，婴幼儿控制在9%～9.5%。④尿微量白蛋白排泄率测定监控：一般每年检测1～2次，注意早期糖尿病肾病的发生，同时严密观察血压，以防高血压脑病。⑤并发症的监控：预防并发症积极预防微血管继发损害所造成的肾功能不全、视网膜和心肌等病变。

案例15-7

处方及医生指导

1. 液体治疗：①生理盐水500ml静脉滴注；②前8小时：0.45%氯化钠1000ml静脉滴注，测电解质、血糖；③后16小时：0.45%氯化钠1000ml静脉滴注；④排尿后加10%氯化钾75～150mmol（浓度不超过0.3%）；⑤pH7.21，不用碱剂纠酸。

2. 胰岛素治疗：静脉推注正规胰岛素（RI）2.5U，然后25U＋等渗盐水250ml中按25ml/h微量泵泵入，1～2小时复查血糖；当血糖＜17mmol/L时，输入5%葡萄糖溶液＋0.2%氯化钠溶液，改为皮下注射普通胰岛素6.25～12.5U，每4～6小时一次，至血糖稳定；其后，普通胰岛素每日12.5～25U分3～4次在进餐前20～30分钟皮下注射，根据4段尿调整用量，防止胰岛素不足或过量。

3. 饮食治疗：该患儿每日总热量1770～2100kcal，食物的成分糖类50%～55%、蛋白质12%～15%、脂肪30%，早餐为354～420kcal，午餐和晚餐各为531～630kcal，上午和下午的餐间点心各为88.5～105kcal，睡前点心各为177～210kcal。

4. 运动治疗：血糖控制良好后，在进餐1小时后的2～3小时以内坚持每天固定时间运动。

5. 对患儿进行教育和监控。

（刘长云　辛　毅）

第16章 小儿急救

第1节 小儿心肺复苏

心跳呼吸骤停(cardiopulmonary arrest)是指患儿突然呼吸及循环功能停止，是临床上最紧急的情况，必须分秒必争地抢救。对心跳、呼吸骤停采取的一切急救措施，恢复已中断的呼吸循环称心肺复苏(cardiopulmonary resuscitation, CPR)。

【心肺复苏技术的三个方面】

1. 基本生命支持(basic life support) 为心肺复苏第一阶段，是心肺复苏最为重要的内容。由在场人员立即对病人进行抢救，包括畅通呼吸道、呼吸支持、循环支持等，不需特殊设备，给病人提供最基本的生命支持，使心、脑有少量血流灌注，为进一步抢救争取时间。

2. 高级生命支持(advanced life support) 为心肺复苏的第二阶段，一般在医院或急救站进行，由医务人员气管插管、给药、输液、心电监测等治疗，以恢复自主呼吸和心跳，给心、脑等生命器官供血、供氧以恢复其功能。

3. 延续生命支持(prolonged life support) 为心肺复苏第三个阶段，一般在重症监护病房进行，病人恢复呼吸心跳并趋于稳定后，治疗多器官功能衰竭，重点是脑功能的恢复，争取存活而无脑损害。

【小儿心跳呼吸骤停病因】

1. 意外事故 严重创伤、溺水、触电等。

2. 过敏与中毒 青霉素、普鲁卡因等药物的过敏反应；氯化钾、洋地黄、奎尼丁、锑剂等药物中毒；一氧化碳、有机磷、安眠药及其他毒物中毒。

3. 水电解质紊乱 高血钾、低血钾、高血钙、严重脱水及酸中毒、碱中毒等。

4. 急性气道梗阻 喉痉挛、喉水肿、严重哮喘持续状态、气管异物等。

5. 心血管疾病 各种心肌病、心肌炎、心律失常、心包填塞等，严重的低血压。

6. 胸腔损伤和双侧的张力性气胸。

7. 中枢神经系统抑制 颅内各种炎症、肿瘤、脑血管意外、脑损伤所致急性脑水肿及颅内高压。

8. 手术及麻醉意外 气管、支气管及心导管检查，心血管及神经外科手术及危重休克病人手术。麻醉药物使用过量、中毒或呼吸道管理不当所至的缺氧窒息。

9. 肌肉神经疾病 如感染性多发性神经根炎、肌无力、进行性脊髓性肌营养不良、晚期肌皮病等。

10. 代谢性疾病 如新生儿低钙、低血糖、甲状腺功能低下等。

11. 婴儿猝死综合征 心跳、呼吸骤停的病因繁多，且往往是多种因素综合作用所致，有时不容易在短时间内确定明确的病因，而各种疾病引起的心跳、呼吸骤停的复苏措施基本一致，因此，心肺复苏应分秒必争，而不应过分强调病因诊断而延误复苏时机。

【诊断】

1. 主要诊断依据 ①心跳停止；②颈动脉和股动脉搏动消失，血压测不到；③心脏停搏30～45s后，呼吸遂停止；④神志突然丧失，出现昏迷、抽搐、面色苍灰或青紫；⑤瞳孔散大；⑥腱反射消失。

2. 心电图检查 示心搏徐缓、室性心动过速、心室纤颤(前三者可能为心跳骤停先兆)及心室停搏。

在临床工作中，对病儿突然出现烦躁不安、呼吸困难、面色苍白、发绀、脉搏减弱及血压下降等心跳停止前的临床表现应高度重视。只要有突然意识丧失和大动脉搏动消失两项，心跳停止的诊断即可确立，此时应立即进行心肺复苏，而不应为确诊而反复听诊，更不应该等待心电图检查，以免延误抢救的时机。

【治疗】 对于心跳呼吸骤停，现场抢救(first aid)十分必要，应争分夺秒地进行，以保持呼吸道通畅、建立呼吸及建立人工循环的顺序进行，以保证心、脑等重要脏器的血液灌流及氧供应。

1. 保持呼吸道通畅(Airway, A) 小儿低氧血症和呼吸停止可能引起或造成急剧恶化和心跳呼吸停止。因此建立和维持气道的开放和保持足够的通气是基本生命支持最重要的内容。首先应去除气道内的分泌物、异物或呕吐物，有条件时予以口、鼻等上气道吸引。将患儿头向后仰，抬高下颌，一只手置于患儿的前额，将头向背部倾斜处于正中位，颈部稍微伸展。用另一只手的几个手指放在下颌骨的颏下，提起下颌骨向外上方，注意不要让嘴闭上或推颌下的软组织，以免阻塞气道。当颈椎完全不能运动时，通过推下颌来开通气道。也可放置口咽导管，使口咽部处于开放状态。

2. 建立呼吸(Breathing, B) 当呼吸道通畅后仍无自主呼吸时应采用人工辅助通气，维持气体交换。常用的方法有：

(1) 口对口人工呼吸：此法适合于现场急救。操作者先深吸一口气，如患者是1岁以下儿，将嘴覆盖婴儿的鼻和嘴；如果是较大的婴儿或儿童，用口对口封住，拇指和食指紧捏住患儿的鼻子，保持其头后倾；将气吹入，同时可见患儿的胸廓抬起。停止吹气后，放开鼻孔，使患儿自然呼气，排出肺内气体。重复上述操作，儿童18～20次/分，婴儿可稍加快。口对口呼吸即使操作正确，吸入氧浓度也较低(<18%)，操

笔记栏

作时间过长，术者极易疲劳，故应尽快获取其他辅助呼吸的方法替代。

(2) 复苏囊的应用：在多数儿科急诊中，婴幼儿可用气囊面罩进行有效的通气。常用的气囊通气装置为自膨胀气囊，递送的氧浓度为30%～40%。气囊尾部可配贮氧装置，保证输送高浓度的氧气。带有贮氧装置的气囊可以提供60%～95%浓度氧气。气囊常配有压力限制活瓣装置，压力水平在35～40cmH_2O。将连接于复苏皮囊的面罩覆盖于患儿的口。正确的面罩大小应该能保证将空气密闭在面部，从鼻梁到下颏间隙盖住口鼻，但露出眼睛。用一只手将面罩固定在脸上并将头或下颌向上翘起。对婴幼儿，术者4、5指钩住下颌角向上抬，第3指根部抵住下颌，保证面罩与面部紧密接触。在面罩吸氧时，一定程度的头部伸展能保证气道通畅。婴儿和幼儿要最好保持在中间的吸气位置，而不要过度伸展头部，以免产生气道压迫梗阻。

(3) 气管内插管人工呼吸法：当需要持久通气时，或面罩吸氧不能提供足够通气时，就需要用气管内插管代替面罩吸氧。小于8岁的患儿用不带囊气管内插管，大于8岁的患儿用带囊插管。插管内径的大小可用公式进行估算：内经(mm)=(16+患儿年龄)/4。插管后可继续进行皮囊加压通气，或连接人工呼吸机进行机械通气。

3. 循环支持(Circulation,C)　如心脏停搏不久，先以手掌根部拍击或捶击心前区，击力中等不可过猛，可连击3～5次，如无效，立即进行胸外按摩。幼小婴儿则不宜捶击，以免心脏受损。对新生儿或小婴儿按压时可用一手托住患儿背部，将另一手两手指置于乳头线下一指处进行按压，或两手掌及四手指托住两侧背部，双手大拇指按压。对于1～8岁的儿童，可用一只手固定患儿头部，以便通气；另一手的手掌根部置于胸骨下半段(避开剑突)，手掌根的长轴与胸骨的长轴一致。对于年长儿(>8岁)，胸部按压方法与成人相同，应将患儿置于硬板上，将一手掌根部交叉放在另一手背上，垂直按压胸骨下半部。每次按压与放松比例为1∶1，按压深度为胸部厚度的1/3～1/2，频率在新生儿为100次/分、年长儿为80次/分。胸外心脏按压与呼吸的配合在新生儿为3∶1，年长儿为5∶1。心脏复苏成功的标志：①扪到颈、肱、股动脉跳动。②听到心音，心律失常转为窦性心律。③瞳孔收缩为组织灌流量及氧供给量足够的最早指征。④口唇、甲床颜色转红。

4. 进一步处理　大多数患儿，尤其是新生儿在呼吸道通畅，呼吸建立后心跳可恢复。如胸外心脏按压仍无效，可试用药物。在心跳骤停时，最好静脉内给药，但由于很难建立静脉通路，有些药物可在气管内给入，如阿托品、肾上腺素、利多卡因等。儿童气管内用药最佳剂量尚不肯定，气管内用药剂量应比静脉内用量大，才能达到同样的疗效。药物从骨髓腔注入能很好地被吸收，骨髓腔内注射与静脉内注射效果相同。常用药物有如下：

(1) 肾上腺素：儿科病人最常见的心律失常是心跳停止和心动过缓，肾上腺素有正性肌力和正性频率作用。剂量：0.01mg/kg，(1∶10 000溶液0.1ml/kg)，静脉或骨髓腔内给药，或气管内给药0.1mg/kg。间隔5分钟可重复1次。

(2) 碳酸氢钠：儿科病人中，心脏骤停的主要病因是呼吸衰竭，快速有效的通气对于控制心跳呼吸骤停引起的酸中毒和低氧血症很必要。碳酸氢钠应用可促进CO_2生成，而CO_2比HCO_3^-更易通过细胞膜，可以引起短暂的细胞内酸中毒，从而导致心肌功能不全。鉴于这些潜在毒性，轻、中度酸中毒、特别是有通气不足存在时，不宜使用碳酸氢钠。改善通气和扩容一般可以解决酸中毒。碳酸氢钠剂量为1ml/kg，可经静脉或骨髓腔给予。

(3) 阿托品：①指征：为低灌注和低血压性心动过缓、预防气管插管引起的迷走神经性心动过缓、房室传导阻滞所引起的少见的症状性心动过缓。②剂量：0.02mg/kg，静脉、气管内或骨髓腔给药，间隔5分钟可重复使用。最大剂量儿童不能超过1mg，青少年不超过2mg。

(4) 葡萄糖：在婴幼儿心脏复苏时，应快速进行床边的血糖检测，有低血糖时应立即给葡萄糖。剂量：0.5～1.0 g/kg，以25%葡萄糖液静脉注射。

(5) 钙剂：仅在疑有低钙血症时才可给钙剂，在治疗高钾血症、高镁血症、钙通道阻滞剂过量时，也可考虑使用。剂量：葡萄糖酸钙100～200mg/kg (10%葡萄糖酸钙液1～2 ml/kg)；氯化钙20～50mg/kg(10%氯化钙0.2～0.5ml/kg)。

(6) 利多卡因：当存在室颤时可用利多卡因。剂量：负荷量为1mg/kg，负荷量给以后即给静脉维持，剂量为20～50μg/(kg·min)。

(7) 其他：血管活性药物多用于维持血压，其他药物如苯妥英钠、肾上腺皮质激素、利尿剂、镇静剂、能量合剂等均酌情使用，阿片受体拮抗剂纳洛酮可拮抗内源性吗啡样物质所介导的各种反应，尤其具有对抗呼吸抑制的作用，中华急诊医学复苏组几年已将纳洛酮列为复苏用药之一。

5. 停止复苏的指征　经积极抢救15～30分钟，患儿仍呈深昏迷，瞳孔扩大、固定，无自主呼吸，往往提示脑死亡，继续复苏成功的机会极少。有时心搏虽已恢复，脑功能恢复却无保证，即使此后能自主呼吸也有成为植物人的可能，故已证实为脑死亡者应停止抢救。要注意的事，某些药物可影响意识判断或引起瞳孔扩大，而过度通气又可抑制自主呼吸造成脑死亡的假象。因此应反复排除上述可能，只要心脏对各种刺激(包括药物)尚有反应，心脏按压至少持续1小时以上。

6. 复苏后的处理　由于心跳、呼吸骤停后因缺氧所造成的脑、心、肺、肾等主要脏器损害及代谢紊乱。心肺虽复苏，但患儿仍面临着脑缺氧、心律紊乱、低血压、电解质紊乱及继发感染等威胁，必须密切观察心电图改变、血压、动脉pH、血气分析及血液电解质检

笔记栏

查等，及早采取措施，以防心脏再度停搏、呼吸再度骤停或发生严重的并发症和后遗症。

心肺复苏后的处理：

(1) 病因治疗。

(2) 改善心肺功能：①改善心功能及维持有效的血循环；②改善呼吸功能；③防治缺氧性脑损害，促进脑细胞功能的恢复；④维持水、电解质与酸碱平衡。因此，心肺复苏仅是抢救的第一步，心肺复苏后的任何一个环节的疏忽，均可导致抢救失败。

（贾秀红　朱淑霞）

第2节　急性中毒

一、总　　论

【概述】 凡具有毒性作用的物质进入人体后，损害和破坏人体某些器官和组织的生理功能或组织结构而引起一系列症状和体征，甚至危及生命，称为中毒。急性中毒是儿科的常见急症。

【中毒的途径】

1. 经消化道吸收中毒　为最常见的中毒形式，可高达90%以上。毒物进入消化道后可经口腔黏膜、胃、小肠、结肠和直肠吸收，但小肠是主要吸收部位。常见的原因有食物中毒、药物误服或把毒物误作普通食物（如毒蕈误作蘑菇、桐油误作食油、亚硝酸盐误作食盐等）服用、灭鼠或杀虫剂中毒、有毒动植物（如蟾蜍、河豚鱼、木薯等）中毒、灌肠时药物剂量过量等。

2. 皮肤接触中毒　小儿皮肤较薄，脂溶性毒物易于吸收；毒物也可经毛孔到达毛囊，通过皮脂腺、汗腺吸收。常见有穿着有农药污染的衣服、蜂刺、虫咬、动物咬伤等。

3. 呼吸道吸入中毒　多见于气态或挥发性毒物的吸入。由于肺泡表面积大，毛细血管丰富，进入的毒物易迅速吸收，这是气体中毒的特点。常见有一氧化碳中毒、有机磷吸入中毒等。

4. 注入吸收中毒　多为误注药物。如毒物或过量药物直接注入静脉，则被机体吸收的速度最快。

5. 经创伤口、面吸收　如大面积创伤而用药不当，可经创面或创口吸收中毒。

【中毒机制】 因毒物种类难以统计，很难了解所有毒物的中毒机制，常见的中毒机制包括：

1. 干扰酶系统　毒物通过抑制酶系统，通过竞争性抑制与辅酶或辅基反应或相竞争，夺取酶功能所必需的金属激活剂等。

2. 抑制血红蛋白的携氧功能　如一氧化碳中毒使氧合血红蛋白形成碳氧血红蛋白，亚硝酸盐中毒形成高铁血红蛋白，使携氧功能丧失。

3. 直接化学性损伤。

4. 作用于核酸　如烷化剂氮芥和环磷酰胺，使DNA烷化，形成交叉联结，影响其功能。

5. 变态反应　由抗原抗体作用在体内激发各种异常的免疫反应。

6. 麻醉作用。

7. 干扰细胞膜或细胞器的生理功能。

8. 其他。

【诊断】 中毒的诊断主要依据毒物接触史和临床表现。

1. 病史　由于小儿，尤其是婴幼儿的特点，家属陈述病史非常重要。在急性中毒的诊断中，家长如能告知中毒经过，则诊断极易。否则，由于中毒种类极多，加上小儿不会陈述病情，诊断有时极为困难。

应详细询问：发病经过，病前饮食内容，生活情况，活动范围，家长职业，环境中有无有毒物品，特别是杀虫、毒鼠药，家中有无常备药物、经常接触哪些人、同伴小儿是否同时患病等。

临床症状与体征常无特异性，小儿急性中毒首发症状多为腹痛、腹泻、呕吐、惊厥或昏迷，严重者可出现多脏器功能衰竭。

2. 体格检查　要注意有重要诊断意义的中毒特征，如呼气、呕吐物的特殊气味；口唇甲床是否发绀或樱红；出汗情况；皮肤色泽；呼吸状态、瞳孔、心律紊乱等。同时还需检查衣服、皮肤及口袋中是否留有毒物，以提供诊断线索。某些中毒常出现一些特征性症状和体征，对诊断有一定参考意义（表16-1）。

表16-1　常见中毒的特征性症状和体征

症状		毒物
神经系统	惊厥	中枢兴奋剂、苯海拉明、异丙嗪、氨茶碱、利血平、氰化物、白果、毒蕈、山道年、有机磷、有机氯、异烟肼、奎宁
	昏迷	上栏引起惊厥的毒物及颠茄类中毒的晚期，中枢抑制剂、一氧化碳、二氧化碳等
	狂躁	颠茄类、异丙嗪、氯丙嗪、乙醇、毒蕈、樟脑等
呼吸系统	呼吸困难	氰化物、一氧化碳、亚硝酸盐（包括肠源性发绀）的晚期、有机磷、硫化氢
	呼吸缓慢	安眠剂及镇静剂、乙醇、氰化物、一氧化碳、钡等
	呼吸急促	氨、酚、颠茄类、士的宁、咖啡因等
	喉头水肿肺水肿	毒蕈、毛果芸香、安妥（毒鼠药）、有机磷等

续表

症状		毒物
呼气及吐出物特殊气味	异味	乙醇、松节油、樟脑、氨水、汽油、来苏、煤油等
	蒜臭	有机磷、无机磷、砷等
	苦杏仁味	氰化物、含氰甙果仁等
心率	过速	肾上腺素、颠茄类、麻黄碱
	过缓	洋地黄、毒蕈、利血平、蟾蜍、奎宁
瞳孔	扩大	乙醇、颠茄、莨菪碱、654-2、阿托品、普鲁卡因、普鲁苯辛、哌替啶等
	缩小	有机磷、毒蕈、巴比妥类、鸦片类、氯丙嗪、水合氯醛、咖啡因、新斯的明等
皮肤	潮红	颠茄类、乙醇、河豚、烟酸、阿司匹林、利血平、组胺等
	紫绀	亚硝酸盐、二氧化碳、氰化物、有机磷、巴比妥类等
	黄疸	毒蕈、无机磷、磷化锌引起溶血及损害肝脏药物
	湿润	有机磷、水杨酸盐、毒蕈、蟾蜍、乙醇等
消化系统	流涎	有机磷、毒蕈、铅、新斯的明等
	腹痛、呕吐	磷、强酸、强碱、毒蕈、桐油子、蓖麻子、蟾蜍
	口腔黏膜糜烂	腐蚀性毒物：如强酸、强碱
尿液异常	血尿	磺胺药、环磷酰胺、酚、毒蕈、松节油
	血红蛋白尿	伯氨喹啉、奎宁、呋喃妥因、苯、毒蕈等

3. 毒源调查及检查　现场检查需注意患儿周围是否留有剩余毒物，如有是否有敞开的药瓶或散落的药片、可疑的食物等，尽可能保留患儿饮食、用具，以备鉴定。仔细查找吐出物、胃液或粪便中有无毒物残渣；若症状符合某种中毒，而问不出中毒史时，可试用该种中毒的特效解毒药作为诊断性治疗。有条件时应采集患儿呕吐物、血、尿、便或可疑的含毒物品进行毒物鉴定，这是诊断中毒的最可靠方法。

【中毒的处理】　处理原则为发生急性中毒时，应立即治疗，否则会失去抢救机会。在毒物性质未明时，按一般的中毒治疗原则抢救患儿。在一般情况下，以排除毒物为首要措施，尽快减少毒物对机体的损害；维持呼吸、循环等生命器官的功能；采取各种措施减少毒物的吸收，促进毒物的排泄。

1. 毒物的清除　根据中毒的途径、毒物种类及中毒时间采取相应的排毒方式。

(1) 排除尚未吸收的毒物大多数毒物经消化道或呼吸道很快被吸收，许多毒物可经皮肤吸收。一般来说，液体性药(毒)物在误服后 30 分钟内被基本吸收，而固体药(毒)物在误服后 1～2 小时内被基本吸收，故迅速采取措施减少毒物吸收可使中毒程度显著减轻。

1) 催吐：适用于年龄较大、神志清醒和合作的患儿。对口服中毒的患儿，当神志清醒，无催吐禁忌证时，均可进行催吐。可用手指、筷子、压舌板刺激咽部引起反射性呕吐。一般在中毒后 4～6 小时内进行，催吐越早效果越好。有严重心脏病、食管静脉曲张、溃疡病、昏迷或惊厥病人、强酸或强碱中毒、汽油、煤油等中毒及 6 个月以下婴儿不能采用催吐。药物催吐可采用吐根糖浆，该药同时作用中枢及消化道，引起呕吐。一般 90%～95%病人在用药后 20～30 分钟内出现呕吐，应用剂量：6～12 个月婴儿为 10ml，1～12 岁为 15ml，12 岁以上为 30ml。近 20 年来，吐根糖浆较少被应用。

2) 洗胃：常在催吐方法不成功或病人有惊厥、昏迷而去除胃内容确有必要时进行。洗胃方法是经鼻或经口插入胃管后，用 50ml 注射器抽吸，直至洗出液清澈为止，首次抽出物送毒物鉴定。常用的洗胃液有：温水、鞣酸、高锰酸钾（1∶10000）、碳酸氢钠（2%～5%）、生理盐水或 0.45%氯化钠溶液；洗胃禁忌的腐蚀性毒物中毒可用中和法，牛奶亦可起中和作用，同时可在胃内形成保护膜，减少刺激。可将活性炭加水，在洗胃后灌入或吞服，以迅速吸附毒物。

3) 导泻：可在活性炭应用后进行，使活性炭-毒物复合物排出速度加快。常用的泻药有硫酸镁，每次 0.25g/kg，配成 25%的溶液，可口服或由胃管灌入。在较小的儿童，应注意脱水和电解质紊乱。

4) 全肠灌洗（whole bowel irrigation）：中毒时间稍久，毒物主要存留在小肠或大肠，而又需尽快清除时，需作洗肠；对于一些缓慢吸收的毒物如铁中毒等较为有效。常用大量液体作高位连续灌洗（小儿约用 1500～3000ml），直至洗出液变清为止。洗肠液常用 1%温盐水或清水，也可加入活性炭，应注意水、电解质平衡。

5) 皮肤黏膜的毒物清除：接触中毒时应脱去衣服，用大量清水冲洗毒物接触部位，或用中和法即用弱酸，弱碱中和强碱、强酸；如用清水冲洗酸、碱等毒物应至少 10 分钟以上。

6) 对于吸入中毒，应将患儿移离现场，放置在通风良好、空气新鲜的环境，清理呼吸道分泌物，及时吸氧。

7) 止血带应用：注射或有毒动物咬伤所致的中

毒，在肢体近心端加止血带，阻止毒物经静脉或淋巴管弥散，止血带应每10～30分钟放松1次。

(2) 促进已吸收毒物的排除

1) 利尿：大多数毒物进入机体后经由肾脏排泄，因此加强利尿是加速毒物排出的重要措施。静脉输注5%～10%葡萄糖溶液可以冲淡体内毒物浓度，增加尿量，促使排泄。患儿较轻或没有静脉点滴条件时，可让其大量饮水。但如病人有脱水，应先纠正脱水。可应用利尿药，常用速尿1～2mg/kg静脉注射；20%甘露醇溶液0.5～1.0g/kg，或25%山梨醇溶液1～2g/kg静滴。大量利尿时应注意适当补充钾盐。保证尿量每小时在6～9ml/(kg·h)。在利尿期间应监测尿排出量、液体量、血清血电解质等。当病儿苏醒，严重中毒症状减轻或药物浓度低于中毒水平时，则可停止利尿。

2) 碱化或酸化尿液：毒物肾脏的清除率与尿量并不成比例，单独利尿并不意味排泄增加。碱化尿液后可使弱酸如水杨酸和苯巴比妥清除率增加；降低尿pH使弱碱类排出增加的方法在临床上较少应用。常采用碳酸氢钠溶液1～2mmol/kg静脉滴注1～2小时，在此期间检查尿pH，滴注速度以维持尿pH7.5～8为标准。乙酰唑胺同时有利尿和使尿碱化作用。维生素C1～2g加于500ml溶液中静脉滴入亦可获得酸性尿。

3) 血液净化方法：①透析疗法：很多种危重的急性中毒病人，可采用透析疗法增加毒物排出。透析疗法有多种，常用腹膜透析和血液透析。腹膜透析较简便易行；血液透析(人工肾)是很好的透析方法，能代替部分肾脏功能，将血液中的有毒物质和身体的代谢废物排除。②血液灌流法(hemoperf usion)：此法是将病儿血液经过体外循环，用吸附剂吸收毒物后再输回体内，应用指征与血液透析相同。有的毒物血液透析不能析出，用血液灌流则有效。③换血疗法：当中毒不久，血液中毒物浓度极高时，可用换血疗法，但此法需血量极多，临床较少采用。④血浆置换：能清除病人血浆蛋白结合的毒物。

4) 高压氧的应用：在高压氧情况下，血中氧溶解度增高，氧分压增高，促使氧更易于进入组织细胞中，从而纠正组织缺氧。可用于一氧化碳、硫化氢、氰化物、氨气等中毒。在一氧化碳中毒时，应用高压氧治疗，可以促使一氧化碳与血红蛋白分离。

2. 特效解毒剂　对不同毒物采取不同的有效解毒剂，如亚硝酸盐中毒引总起的高铁血红蛋白血症，可用亚甲蓝(美蓝)使之还原为正常血红蛋白，有机磷中毒，可用碘解磷定等治疗。使用解毒剂要迅速及时，并注意可能产生的副作用。

3. 对症处理　急性中毒抢救中对症处理很重要，它可解除直接威胁患儿生命的严重症状，让身体解毒功能和特效解毒剂有充分时间发挥作用。对症处理要根据具体情况，区分先后缓急，有目的地进行。对症处理主要针对下述几方面：①控制惊厥；②抢救呼吸衰竭；③抗休克；④纠正水、电解质紊乱及贫血；⑤治疗和保护重要器官(如心、肾、肝、脑、肺等)的功能；⑥预防和治疗继发感染；⑦做好中毒患儿的护理工作。

笔记栏

二、肠原性发绀

案例 16-1

患儿，男性，2岁8个月，因皮肤青紫1小时于2000年8月29日入院。患儿于1小时前出现皮肤青紫，渐加重，无抽搐，无呼吸困难，无发热，无咳喘。无呕吐及腹泻。在外未行特殊治疗来我院就诊。其祖父母同时发病。详细追问病史，三人均有食用面条史，其祖母误把亚硝酸盐当作食盐使用。

体格检查：体温36.8℃，脉搏98次/分，呼吸24次/分，体重14kg，血压80/50mmHg发育正常，营养中等，神志清，反应稍差。全身皮肤黏膜青紫，尤以口腔黏膜及四肢为重，呼吸平稳。双侧瞳孔等大，对光反应存在。颈软，双肺呼吸音清，未闻及干湿性啰音。心率98次/分，律整，各瓣膜区未闻及杂音。腹软，肝脾未及。四肢活动自如，肌力、肌张力正常。膝反射存在，Babinski征阴性，Brudzinski征阴性。

思考题：

1. 试述对该病的初步诊断？
2. 对该病的治疗原则？

【概述】 由于食入过量含亚硝酸盐类的蔬菜、井水或药物，而引起高铁血红蛋白血症，临床上出现皮肤黏膜发绀，称为肠原性发绀。

【病因】

1. 许多蔬菜如小白菜、韭菜、甜菜、菠菜、卷心菜等均含有亚硝酸盐或硝酸盐，煮熟后放置过久或淹渍时间太短，则硝酸盐被硝酸盐还原菌还原为亚硝酸盐，食入过量的此类蔬菜则可致病。

2. 消化功能失调或胃酸过低时，肠内硝酸盐还原菌大量繁殖，此时食入上述蔬菜则可能引起中毒。

3. 食入含亚硝酸盐和硝酸盐较多的苦井水亦可致病。此外，可以致病的药物及化学物有：苯胺类的醋酸苯胺、安替比林、非那西丁等，硝基类的次硝酸铋、硝酸铋、硝酸铵等。

案例 16-1

患儿有食用面条史，其祖母误把亚硝酸盐当作食盐使用。

【病理生理】 正常人高铁血红蛋白含量约占血红蛋白量的0.01%～0.5%，最高不超过4%(即含0.15g/dl)。由于红细胞内不停地进行着氧化还原过程，在这个过程中，不断产生高铁血红蛋白，但同时又不断地被还原，这样，使高铁血红蛋白始终保持在正常范围内。当大量亚硝酸盐进入血液时，血红蛋白氧化加强，超过了机体的还原能力，高铁血红蛋白在血中浓度明显增加。由于高铁血红蛋白缺乏带氧及释氧能力而呈棕黑色。当血中血红蛋白总量中含有10%的高铁血红蛋白时(即含 1.5g/dl),皮肤及黏膜即可发生发绀,含量为 20%～30%时出现缺氧症状,含量为55%～60%时即出现明显神经系统症状,含量超过 70%可致死。

【临床表现】 食菜引起的高铁血红蛋白血症多在餐后 1～3 小时骤然起病,轻者长黏膜、指(趾)甲呈灰蓝色外,可无其他症状。重者可有头晕、头痛、恶心、呕吐、气促、脉细速、血压下降等,皮肤、黏膜及指(趾)甲呈蓝褐到蓝黑色。严重者可出现神志不清、昏迷、惊厥、呼吸困难、心律不齐、瞳孔散大,血压明显下降,如不及时抢救可发展为呼吸衰竭、循环衰竭。

案例 16-1

1. 患儿于 1 小时前出现皮肤青紫,渐加重,无抽风,无呼吸困难,无发热,无咳喘。无呕吐及腹泻。

2. 发育正常,营养中等,神志清。全身皮肤黏膜青紫,尤以口腔黏膜及四肢为重,呼吸平稳。双侧瞳孔等大,对光反应存在,颈软,双肺呼吸音清,未闻及干湿性啰音。心率 98 次/分,律整,各瓣膜区未闻及杂音。腹软,肝脾未及。四肢活动自如,肌力、肌张力正常。膝反射存在,Babinski 征阴性,Brudzinski 征阴性。

【诊断与鉴别诊断】 根据突然发病,皮肤、黏膜出现灰蓝到蓝褐色,呼吸困难与皮肤发绀不成正比例,并曾有进食亚硝酸盐的食物及药物史,即可考虑本病的诊断。必要时可取血检验。患儿血液呈紫黑色,将血液加入抗凝剂于空气中摇动 15 分钟仍保持紫黑色,而在 5～6 小时后才变鲜红色。用分光镜检查,高铁血红蛋白的吸收光带的波长高峰位于 502nm 与 632nm,加入 1%氰化钾则光带立即消失。

正常血液不含硫化血红蛋白,当摄入大量芳香族胺类如磺胺、苯胺衍生物等,或一次大量进食含硫食物如肉、蛋等,经肠道细菌作用,产生大量硫化物,吸收后,可引起硫化血红蛋白血症,其临床症状与高铁血红蛋白血症相似,但患儿的血液与空气中摇动 15 分钟后不变色,5～6 小时后仍不变色,用分光镜检查其吸收光带的波长位于 620nm,加入 1%氰化钾不能使吸收光带消失。

肠原性发绀由于呼吸困难与“发绀”不成比例,故不难与呼吸、循环系统疾病引起的发绀鉴别,后二者尚伴有呼吸、循环系统的异常体征。

案例 16-1

1. 患儿,男性,2 岁 8 个月,因皮肤青紫 1 小时入院。其祖父母同时发病。详细追问病史,其祖母误把亚硝酸盐当作食盐使用。

2. 全身皮肤黏膜青紫,尤以口腔黏膜及四肢为重,呼吸平稳。双肺未闻及干湿性啰音。心率 98 次/分,律整,未闻及杂音。腹软,肝脾未及。四肢肌张力正常。

临床诊断:肠原性发绀(轻型)。

【治疗】 常用治疗方法如下:

1. 一般急救处理 如进食不久,应即迅速洗胃、导泻、清除余下毒物;同时予以氧气吸入。对重症者必要时输血。

2. 特效解毒药

(1) α 亚甲蓝(美蓝):美蓝本身为氧化剂,能使血红蛋白氧化为高铁血红蛋白。但小剂量使用时,机体内还原型的辅酶 I 脱氢酶可使 α 亚甲蓝还原为白 α 亚甲蓝,白 α 亚甲蓝能把高铁血红蛋白还原为低铁血红蛋白。因此病重者可用 1% α 亚甲蓝溶液 0.1～0.2ml/kg・次。加入 10%～25%葡萄糖溶液中,10～15 分钟缓慢静脉注入,一般在注射后 15～30 分钟见效。必要时于 2 小时后重复一次。病情好转后或病情并不严重者可口服 α 亚甲蓝,剂量为 3～5mg/kg・次,每日 3～4 次。

(2) 维生素 C:本药为还原剂,能使高铁血红蛋白还原为血红蛋白,但还原能力逊于 α 亚甲蓝,适用于轻症者的治疗,剂量为 1g 加于 25%葡萄糖溶液 10～20ml 中静脉注射。

(3)藿香:试管及动物试验证明本药有还原高铁血红蛋白的作用,对轻症者 100～150g,加紫苏 100～150g、生姜1～3片煎服。

案例 16-1

1. 洗胃、导泻、氧气吸入。

2. 特效解毒药:1% α 亚甲蓝 0.1～0.2ml/(kg・次)。加入 10%～25%葡萄糖溶液中,10～15 分钟缓慢静脉注入,一般在注射后 15～30 分钟见效。必要时于 2 小时后重复一次;维生素 C1g 加于 25%葡萄糖溶液10～20ml中静脉注射。

【预防】 进食的蔬菜要新鲜,防止腐烂,腌菜需腌透后才可食用(腌后 5 天亚硝酸盐含最高),胃肠功能不正常时减少进食蔬菜。含硝基及苯胺类药物要小心使用。不用苦井水作饮料或烹煮饭菜。

三、有机磷中毒

案例 16-2

患儿,男性,1 岁 6 个月,因呼吸困难、口吐白沫 6 小时于 1996 年 7 月 28 日 10pm 入院。患儿于 6 小时前突然出现呼吸困难、憋气、口吐白沫、大汗、肌束震颤,逐渐意识不清,叫之不应,无明显抽搐,无发热,无咳嗽,无呕吐及腹泻,尿量可。在院外未做任何治疗而来院急诊。患儿近

笔记栏

期经常跟随父母在田间地头玩耍，可能有接触农药史，其父母密切接触农药。患儿以往身体健康，无药物过敏史，无外伤手术史。第1胎，第1产，足月顺产，母乳喂养，6个月添加多种辅食，现仍未断奶。生长发育同同龄儿。定期随当地做各种预防注射。其父母身体均健康，非近亲婚配，否认遗传病及传染病史。

体格检查：体温37℃，脉搏88次/分，呼吸38次/分，体重11kg。发育正常，营养中等，一般情况较差。呼吸急促，全身皮肤未见皮疹及出血点，无黄染。浅表淋巴结无肿大，皮肤潮湿，出汗较多。头颅无畸形，双瞳孔针尖大小，等大等圆，对光反射存在。口吐白沫，口唇发绀，面色苍白。颈软，甲状腺不大，气管居中。双肺布满大量痰鸣音。心律规整，心音有力，心率88次/分，未闻及杂音。腹部平软，肝脾肋下未触及。脊柱四肢无畸形，四肢肌张力偏低。膝反射存在，Babinski征阴性，Brudzinski征阴性。

思考题：

1. 首先应考虑如何诊断？
2. 在明确诊断前，应做哪些实验室检查？
3. 如何给出处理意见？

【概述】 有机磷农药是农业常用杀虫剂，对人体有一定的毒性，儿童对有机磷毒性较成人敏感，临床上必须加以注意。在使用过程中，如不注意，可引起中毒。我国目前使用的有机磷农药已有数十种，常用的按其毒性的强弱分为三类：

1. 剧毒类　如对硫磷（1605）、内吸磷（1059）、甲拌磷（3911）、二氯磷、乙拌磷等。

2. 高毒类　如甲基对硫磷（甲基1605）、敌敌畏、三硫磷、甲基内吸磷、二甲硫吸磷等。

3. 低毒类　如马拉硫磷（4049）、美曲膦酯（敌百虫）、乐果和碘依可酯[乙硫磷（1240）]等。这类农药的毒性虽低，但大量进入体内亦可致中毒。

【病因】 小儿有机磷中毒主要由消化道、皮肤吸收或呼吸道吸入所致，如误食有机磷农药或被它污染的食物，婴儿接触母亲被污染的衣服，或用有机磷农药灭虱均可引起中毒。有时儿童在喷射农药的圈地附近玩耍亦可将其吸入而致中毒。

案例16-2

患儿近期经常跟随父母在田间地头玩耍，可能有接触农药史，其父母密切接触农药。

【毒理作用】 有机磷经消化道、呼吸道迅速被吸收、经皮肤则吸收较慢。吸收后经血液和淋巴液分布于各器官和组织而产生毒性作用。其主要毒性是与胆碱酯酶迅速结合形成磷酰化胆碱酯酶，使胆碱酯酶失去催化乙酰胆碱水解为胆碱和乙酸的能力。人体内胆碱能神经包括运动神经、交感神经节前纤维和部分节后纤维以及副交感神经节后纤维，这些神经受刺激后，在其末梢与细胞接点处释放乙酰胆碱，以支配器官的活动，在正常情况下，释出的乙酰胆碱，在乙酰胆碱酯酶的作用下，迅速被水解而失去活力。有机磷进入人体后与胆碱酯酶结合，使胆碱酯酶失去水解乙酰胆碱的能力，造成大量乙酰胆碱在体内蓄积，从而引起神经生理功能紊乱。其主要作用有：①兴奋胆碱能神经全部节后纤维，使平滑肌收缩，腺体分泌增加，瞳孔缩小，心律减慢，血压下降；②兴奋运动神经，引起肌震颤甚至痉挛，重度中毒可致肌力减弱以致麻痹；③兴奋交感神经节和节前纤维，使心血管兴奋，引起血压上升和心率增快。中毒晚期可因血管运动神经麻痹而发生循环衰竭；④对中枢神经系统的作用表现为先兴奋，后抑制。中毒晚期可发生呼吸中枢麻痹。此外，还有其他毒性作用：如血糖升高，血清转氨酶升高及血清白蛋白降低等。

【临床表现】 急性中毒大多在误食或接触后30分钟至12小时内发病，一般不超过24小时，大量口服或吸入则可在5分钟内发病。毒性强弱可影响发病快慢，剧毒类中毒发病最快。主要临床表现如下：

1. 副交感神经和分布于汗腺的交感神经节后纤维的胆碱能受体兴奋　表现出腺体分泌增加，引起大汗、流涎和支气管分泌物增加、支气管痉挛、呼吸困难；虹膜括约肌收缩，引起瞳孔缩小、视力模糊；胃肠平滑肌兴奋引起恶心呕吐、腹泻和腹痛；心血管系统抑制而致心跳缓慢，血压下降。这些与毒蕈中毒所引起的症状相似，统称为毒蕈碱样症状。

2. 运动神经肌肉连接点胆碱能受体兴奋　表现出肌肉纤维颤动或抽搐，晚期可表现为肌无力或麻痹，呼吸肌受累时可加重呼吸困难。交感神经的节前纤维（包括肾上腺髓质）的兴奋，则出现血压上升，心率加快和体温升高等症状，这与烟碱中毒所引起的症状相似，统称为烟碱样症状。但因副交感神经兴奋使心律减慢、血压下降，故使临床表现较为复杂，此时视何者占优势而定。

3. 中枢神经细胞触突间胆碱能受体兴奋　产生中枢神经系统功能失调的症状，引起头痛、头晕、不安、兴奋、躁动和谵语。严重时转为抑制，出现言语障碍、昏迷、呼吸麻痹等。

有机磷中毒的致死原因主要是呼吸中枢麻痹。

案例16-2

1. 呼吸困难、憋气、口吐白沫、大汗、肌束震颤，逐渐意识不清，叫之不应；

2. 呼吸急促，皮肤潮湿，出汗较多。双瞳孔针尖大小，等大等圆，对光反射存在。口吐白沫，口唇紫绀，面色苍白。双肺布满大量痰鸣音。心律规整，心音有力，心率88次/分，未闻及杂音。腹部平软，四肢肌张力偏低。膝反射存在，Babinski征阴性，Brudziski征阴性。

【诊断】 主要根据：

1. 病史　有食入、接触或吸入有机磷毒物史。

笔记栏

2. 症状　出现有机磷中毒症状，特别是流涎、出汗、肌肉纤维颤动、瞳孔缩小和血压上升等，对诊断有较大意义。但皮肤吸收者，由于发病缓慢，症状多不典型，需结合病史密切观察，注意皮肤有无红斑或水疱现象，并需与呼吸道和消化道的其他疾病鉴别。

3. 特殊气味　呕吐物或呼出气有特殊蒜臭味（敌敌畏、美曲膦酯经口中毒者，其呕吐物有特殊芳香臭味）。

4. 血清胆碱脂酶活性测定　对诊断和鉴别诊断有很大帮助。正常人胆碱酯酶活性为100%，胆碱酯酶活性下降至正常的50%～70%为轻度中毒，30%～50%为中度，30%以下为重度。

5. 有机磷化合物的鉴定　必要时可将呕吐物、第一次洗胃抽出液、呼吸道分泌物等作有机磷毒剂的测定。

6. 不典型病例或病史不清楚者　要注意除外其他类似疾病，如中毒型肺炎、食物中毒、毒蕈中毒和乙型脑炎等。血液胆碱脂酶活性测定对鉴别诊断有一定价值。

案例 16-2

1. 患儿，男性，1岁6个月，因呼吸困难、口吐白沫6小时入院；患儿近期经跟随常父母在田间地头玩耍，可能有接触农药史，其父母密切接触农药。

2. 呼吸急促，皮肤潮湿，出汗较多。双瞳孔针尖大小，等大等圆，对光反射存在。口吐白沫，口唇紫绀，面色苍白。双肺布满大量痰鸣音。心律规整，心音有力，心率88次/分，未闻及杂音。腹部平软，四肢肌张力偏低。

3. 胆碱脂酶活性明显降低。

临床诊断：急性有机磷中毒（重度）。

【预防】

1. 加强有机磷农药管理，防止儿童接触和误服。

2. 禁用剧毒类有机磷农药灭虱，使用其他有机磷灭虱时不能直接涂于毛发、皮肤，也不要洒于衣服及被褥上。已接触过有机磷农药的衣服和被褥，要反复漂洗干净，方可让儿童使用。

3. 哺乳期妇女尽可能不参加与有机磷农药接触的工作，已接触者，哺乳前必须做好清洁工作，方可接触哺乳的婴儿。

4. 禁食有机磷农药中毒的死鱼和禽畜。

【治疗】

1. 清楚毒物并防止毒物的继续吸收　①立即将患儿移离中毒现场。②口服中毒者应立即洗胃，由于多数有机磷酸脂类均可在碱性溶液中分解失效，故可用2%～4%碳酸氢钠洗胃。但美曲膦酯则在碱性溶液中转变为毒性更强的敌敌畏，故美曲膦酯中毒或农药种类不明者禁用碱性溶液，可使用生理盐水或清水洗胃。对硫磷、内吸磷、甲拌磷、乐果及马拉硫磷等中毒不能用高锰酸钾洗胃，因高锰酸钾可使之转变为毒性更大的对氧磷。有机磷中毒可产生胃排空时间延长的保护性反应，所以洗胃不应受时间限削，并应反复多次以求彻底，直至洗出液无有机磷农药臭味为止。洗胃后再灌入导泻剂，可用硫酸镁，忌用油类泻剂。③对于皮肤吸收中毒者应立即更换衣服，毛发、皮肤需用冷清水、肥皂水或3%碳酸氢钠彻底洗刷（美曲膦酯中毒忌用后两者），以防止毒物继续吸收。

2. 解毒药　常用解毒药有两类：①胆碱能神经抑制剂：如阿托品。本类药可拮抗乙酰胆碱的毒蕈碱样作用，提高机体对乙酰胆碱的耐受性，特别是能解除平滑肌痉挛，抑制支气管分泌，以保持呼吸道通畅，防止发生肺水肿，并有拮抗血压升高和心律失常作用，但对烟碱样作用无效，也不能使被抑制的胆碱脂酶恢复活力，故要早期、足量和反复使用。使用时要注意瞳孔大小、皮肤颜色、心率和体温等变化，以防止阿托品用量过大。对原来体温已升高者，要在物理降温条件下进行治疗。供氧和注意保持呼吸道通畅，并防止心室纤颤的发生。治疗过程中注意剂量的个体化、规范化和足够的疗程。阿托品化的表现：瞳孔不缩小而略微扩大、脸红、皮肤干燥、心率加快、肺部啰音消失。阿托品化后改为维持治疗，24小时以后未出现病情反复者可逐步减量和尝试停药。②胆碱酯酶复活剂：如碘解磷定、氯解磷定、双复磷等，前二者毒性较小，最为常用，可任选一种。本类药物能夺取已与胆碱脂酶结合的有机磷，恢复胆碱酯酶分解乙酯胆碱的活力，对于解除烟碱样作用和促使昏迷病人苏醒作用较为明显，而对毒蕈碱症状的疗效则较差，若与阿托品联用，可取得协同效果。本类药物对对硫磷、内吸磷、甲拌磷和碘依可酯等急性中毒的疗效显著；对美曲膦酯、敌敌畏、乐果和马拉硫磷等中毒的疗效较差，因此应以阿托品治疗为主。

本类药物应早期、足量使用。对于中度和重度中毒者，原则上将复活剂与阿托品联用，在联用时阿托品的剂量需适当减少。解毒药的剂量和用法。

(1) 轻度中毒：阿托品0.02～0.03mg/kg·次，肌内注射。或用碘解磷定15mg/kg·次，加于10%葡萄糖溶液中缓慢静脉注射。二药均每2～4小时可重复一次，直至症状消失为止。

(2) 中度中毒：可用阿托品0.03～0.05mg/(kg·次)。静脉注射，每30～60分钟注射一次。同时合并使用氯解磷定15～30mg/(kg·次)，静脉注射，每2～4小时可重复半量。上两药用至主要症状好转后逐渐减量及延长用药间隔时间，至症状消失为止。

(3) 重度中毒：可用阿托品0.05～0.1mg/(kg·次)，静脉注射。病情十分危重者，可酌情使用更大剂量。每10～20分钟可重复半量注射。同时合并使用氯解磷定30mg/(kg·次)，静脉注射，半小时后可重复半量。严重症状改善后逐步减少阿托品药量，并延长给药间隔时间，以后亦逐步减少胆碱脂酶复活剂的药量及给药间隔时间，至症状消失为止。

使用上述药物注意事项：①必须明确诊断方可大剂量使用阿托品，并随时注意其中毒症状出现。②氯解磷定不能与碱性药物混合使用。除静脉注射外，亦可肌内注射。

3. 对症治疗　及时吸出呼吸道分泌物，以保持呼

笔记栏

吸道的通畅。发现呼吸衰竭时，可用气管插管正压供氧。注意水电解质平衡，必要时输液以加速毒物排出，纠正代谢性酸中毒。有循环衰竭、血压下降者可用升压药。注意肺水肿及脑水肿的预防和治疗，对惊厥者可用苯巴比妥钠、地西泮或水合氯醛，忌用吗啡。注意护肝治疗。必要时可给予抗生素，以防感染。严重病人可使用肾上腺皮质激素类药物，如氢化可的松或地塞米松。亦可输入新鲜血液，以补充活性胆碱脂酶。极危重病人可采用换血疗法。

经治疗中毒症状好转或消失后，仍需密切观察24～48小时，注意中毒症状有无复现，并反复测定胆碱酯酶活力，如仍降低则仍需应用胆碱酯酶复活剂。

案例 16-2

1. 立即将患儿移离中毒现场；立即洗胃，应反复多次以求彻底；洗胃后再灌入导泻剂。

2. 解毒药：阿托品 0.05～0.1mg/(kg·次)，静脉注射。病情十分危重者，可酌情使用更大剂量。每10～20分钟可重复半量注射。同时合并使用氯解磷定 30mg/(kg·次)，静脉注射，半小时后可重复半量。症状改善后逐步减少阿托品药量。

3. 保持呼吸道的通畅。发现呼吸衰竭时，可用气管插管正压供氧。

四、氟乙酰胺中毒

案例 16-3

患儿，女性，3岁，因神志不清3小时伴抽搐3次于1998年9月28日2pm入院。患儿在外玩耍时曾误食在旧房子中拣到的未清洗甜瓜，同时吃甜瓜的有3位小儿，食后约半个小时出现腹痛，呕吐，另2位小儿也有类似症状，但较轻。在回家的路上患儿突然摔到，叫之不应，面色苍白，在来院途中抽搐3次，每次历时2～3分钟，能自行缓解，大小便失禁。无发热，在外未做处理而急症收入院。患儿以往除有时感冒外，未患过其他疾病，无传染病接触史。第1胎，第1产，足月顺产，生长发育同同龄儿，定期做各种预防注射。其父母均健康，无肝炎结核病史。

体格检查：体温38.6℃，脉搏132次/分，呼吸36次/分，体重15kg，血压70/50mmHg。发育正常，营养中等，神志不清，呈浅昏迷状态，压眶有反应。全身皮肤未见皮疹及出血点，浅表淋巴结无肿大。双瞳孔等大等圆，直径4mm，对光反射迟钝，颈软，甲状腺无肿大。胸廓对称无畸形，呼吸稍促，双肺呼吸音粗，可闻及痰鸣音，心率132次/分，心律规整，心音低钝，未闻及杂音。腹部平软，肝脾肋下未触及，腹部未及包块。脊柱四肢无畸形，四肢肌张力偏高，肌力正常。膝反射存在，右侧 Babinski 征阳性，余病理反射征阴性。

思考题：

1. 作为儿科医生，你首先应考虑如何诊断？
2. 在明确诊断前，应做哪些实验室检查？
3. 如何给出处理意见？

【概述】 氟乙酰胺为有机氟内吸性杀虫剂，又名敌牙胺，国外商品名氟素儿。可用来防治多种害虫，效能较高，有剧毒。系白色无味无臭的白色针状结晶，易溶于水，化学性质稳定，残效期长，不易挥发。主要经口由于误服而引起中毒。通常情况下，经呼吸道和皮肤中毒的可能性不大，但可通过破损的皮肤侵入人体引起中毒。食用被该农药毒死的鸡或狗肉也可发生中毒。人口服该药半数致死量为2～10mg/kg。

案例 16-3

患儿在外玩耍时曾误食在旧房子中拣到的未清洗甜瓜，同时吃甜瓜的有3位小儿，食后约半个小时出现腹痛、呕吐，另2位小儿也有类似症状，但较轻。

【毒理】 氟乙酰胺进入人体后脱胺形成氟乙酸，后者与三磷酸腺苷和辅酶A作用，形成氟乙酰辅酶A，再与草酰乙酸作用生成氟枸橼酸而抑制乌头酸酶，使枸橼酸不能代谢为乌头酸，从而导致三羧酸循环中断，妨碍正常的氧化磷酸化作用，主要影响神经系统、消化系统、心血管系统与糖代谢。

【临床表现】 潜伏期一般为15小时，严重者可1小时左右。

1. 轻度中毒　头痛、头晕、视力模糊、黄视、无力、四肢麻木、肢体小抽动，口渴、恶心、呕吐、上腹部烧灼感、腹痛、心动过速，体温降低等。

2. 中度中毒　除上述症状外，可有呼吸困难，分泌物增多，烦躁不安，肢体间歇性抽搐，血压降低，心电图提示轻度心肌损害等。

3. 重度中毒　除上述症状外，可发生惊厥，心律失常（如早搏、房室传导阻滞、甚至心室纤颤），严重心肌损害、心力衰竭、呼吸衰竭、肠麻痹等。

案例 16-3

1. 患儿在外玩耍时曾误食拣到的未清洗甜瓜，同吃甜瓜的有2位小儿，均在食后约半个小时出现腹痛，呕吐。抽风3次，每次历时2～3分钟，能自行缓解，大小便失禁。

2. 呈浅昏迷状态，压眶有反应。双瞳孔等大等圆，直径4mm，对光反射迟钝，呼吸稍促，双肺呼吸音粗，可闻及痰鸣音，心率132次/分，心律规整，心音低钝，未闻及杂音。腹部平软，肝脾肋下未触及，腹部未及包块。脊柱四肢无畸形，四肢肌张力偏高，肌力正常。膝反射存在，右侧 Babinski 征阳性，余病理反射征阴性。

笔记栏

【诊断】 根据农药接触史，神经系统和循环系统症状，血中枸橼酸量增高（正常全血含量为25mg/L）。血氟含量增高（正常为2～5mg/L），即可诊断。无条件做实验室检查时，应与有机磷中毒、中暑及食物中毒鉴别。

案例 16-3

1. 有可疑农药接触史：玩耍时曾误食在旧房子中拣到的未清洗甜瓜，同吃甜瓜的有2位小儿同时出现症状。

2. 出现腹痛，呕吐。在回家的路上患儿突然摔到，叫之不应，面色苍白，在来院途中抽风3次，大小便失禁。

3. 浅昏迷状态，压眶有反应。双瞳孔等大等圆，直径4mm，对光反射迟钝，呼吸稍促，双肺呼吸音粗，可闻及痰鸣音，心律规整，心率132次/分，心音低钝。腹部平软，肝脾肋下未触及。右侧Babinski征阳性。

4. 血氟含量：9mg/L；枸橼酸含量：50mg/L。心电图检查：窦性心动过速，ST-T改变。

临床诊断：氟乙酰胺中毒（中度）。

【治疗】

1. 一般处理及对症治疗　误食中毒者，立即催吐、洗胃及导泻，洗胃液体选择1∶5000高锰酸钾，洗胃后给予氢氧化铝凝胶或蛋清保护胃黏膜。对症治疗包括输液、应用维生素B_1、维生素C及能量合剂，以保护神经系统与心脏等。抽搐者可用苯巴比妥钠或地西泮。分泌物多者可给予阿托品肌注。出现脑水肿、心力衰竭、呼吸衰竭、心律失常者积极采用相应治疗措施。

2. 特效解毒剂的应用　乙酰胺是一种“乙酸盐给予体”，在体内对氟乙酸有干扰作用，从而减少了氟乙酰胺对三羧酸循环的毒性作用，故有满意的解毒效果。乙醇进入体内后可氧化为乙酸，具有与乙酰胺相同的作用，也可作为辅助解毒剂。乙酰胺剂量和用法：每天0.1～0.3g/kg，分2～4次肌内注射，可连用5～7天。也有加用乙醇5～10ml，稀释于50%葡萄糖溶液20～40ml中静脉注射。

案例 16-3

1. 立即催吐、洗胃及导泻。

2. 输液，应用维生素B_1、维生素C及能量合剂等。抽搐时可用苯巴比妥钠。

3. 特效解毒剂的应用：乙酰胺剂量和用法：每天0.1～0.3g/kg，分2～4次肌内注射，可连用5～7天。也有加用乙醇5～10ml，稀释于50%葡萄糖溶液20～40ml中静脉注射。

（贾秀红　朱淑霞）

第3节　小儿惊厥

【概述】 惊厥（convulsion）是小儿时期常见的急症，自新生儿至各年龄小儿均可发生，表现为突然发作的全身或局部肌群强直性和阵挛性抽搐，伴有（多数）或不伴意识障碍。小儿惊厥的发病率很高，据统计6岁以下小儿惊厥的发生率约为成人的10～15倍，尤以婴幼儿中多见，其原因是：①婴幼儿的大脑发育未成熟，皮层神经细胞分化不全，因而皮层的分析鉴别及抑制功能较差；又因神经元的树突发育不全，轴突的神经髓鞘未完全形成，兴奋性冲动易于泛化。②婴幼儿脑组织的化学成分如类脂质、氨基己糖、水和电解质的分布以及酶的活性等都与发育成熟的脑组织有所不同；兴奋性神经介质和抑制性经介质的动态平衡，因年龄而异。小儿脑组织的耗氧量亦较高。③婴幼儿期某些特殊疾病如产伤、脑发育畸形等可引起惊厥。④免疫机能低下，容易罹患急性感染及中枢神经系统感染，故在婴幼儿期（3岁以内）发生惊厥较多。

【病因及发病机制】 小儿惊厥的原因可以分为两类：①按感染的有无分为：感染性（热性惊厥）及非感染性（无热惊厥）。②按病变易累及的部位分为：颅内及颅外（表16-2）。

引起惊厥的疾病甚多，但惊厥的发生可有其本身的生理和生化变化，目前尚未完全阐明。

1. 生理方面　各种刺激因素作用于中枢神经系统或脑的某一部位，致使神经细胞处于过度兴奋状态，神经元群发生过度的反复放电活动，这种放电活动可为局限性，亦可由局部扩散到脑的其他部位甚至传布到全脑，超过一定限度，临床上就表现为限局性抽搐，或全身性抽搐。

2. 生化及代谢方面　①钙离子的正常浓度，可维持神经细胞膜对钠离子和钾离子选择性通透性的稳定性，并调节神经介质的释放，当钙离子减少时，神经轴突与肌膜对钠离子的通透性增高，容易发生除极化，使神经肌肉兴奋性增高导致惊厥发作。②神经细胞内外钠离子的相对浓度，与大脑的功能有关。可影响惊厥阈值。血清钠降低时，水易由细胞外进入细胞内，使神经细胞水肿，颅压增高，严重时可致抽搐。血清钠增高时，钠的浓度与神经肌肉应激性成正比，超过一定浓度，易引起抽搐。③γ-氨基丁酸（GABA）是神经抑制性介质，由谷氨酸经脱羧作用而合成。脱羧酶需磷酸吡哆醛（维生素B_6）作辅酶，当维生素B_6缺乏时，影响脱羧酶的活性，妨碍GABA的合成。脑内GABA的浓度降低后，可发生惊厥。④脑神经细胞能量代谢障碍，可引起脑神经元功能紊乱。缺氧、低血糖最常引起脑神经元能量代谢障碍；引起惊厥。高热一方面使中枢神经系统处于过度兴奋状态，使脑对内外环境各种刺激的敏感性增高，一方面使神经元代谢率增高，氧消耗增加，葡萄糖代谢增加而含量降低，使神经元功能紊乱，而引起惊厥。

笔记栏

表 16-2 小儿惊厥的常见病因

	颅内	颅外
感染性(热性惊厥)	病毒:乙型脑炎、病毒性脑炎(急性)、亚急性硬化性全脑炎(慢性) 细菌:流脑、化脓性脑膜炎、结核性脑膜炎、脑脓肿、静脉窦血栓形成 霉菌:新型隐球菌脑膜炎 寄生虫:脑型血吸虫病、脑型肺吸虫病、脑囊虫病、脑棘球蚴病、脑型疟疾、弓形体病	高热惊厥(常见于6个月至4岁) 中毒性脑病:(重型肺炎、中毒型菌痢、败血症、百日咳等为原发病)破伤风
非感染性(无热惊厥)	颅脑损伤:产伤、脑挫伤 窒息:新生儿窒息 颅内出血:蛛网膜下腔出血、硬膜下(外)血肿、维生素K缺乏、脑血管瘤破裂、出血性疾病 脑血管疾病:脑动静脉畸形、脑动脉栓塞或闭塞(急性小儿偏瘫综合征) 脑发育异常:头大(小)畸形、先天性脑积水、神经皮肤综合征、脑性瘫痪 癫痫:大发作、婴儿痉挛症 占位性病变:先天性脑囊肿、脑肿瘤、脑膜白血病 遗传、变性病:脱髓鞘脑病、脑黄斑变性 脑疾患后遗症:新生儿窒息、新生儿颅内出血、核黄疸、感染中毒等后遗症 脑水肿:Reye's综合征	代谢性病:低血糖、低血钙、低血镁、低血钠、高血钠(碱中毒)、维生素 B_1、B_6 缺乏症 遗传代谢病:糖原累积病、半乳糖血症、苯丙酮尿症、肝豆状核变性、黏多糖症、高雪血氏病 内脏疾病: 肾性:高血压脑病、尿毒症 心性:心律紊乱(阿-斯氏综合征) 血液:严重贫血 中毒: 药物:中枢兴奋剂、氨茶碱、异烟肼、阿托品、哌哔嗪、吩噻嗪类、肾上腺皮质激素 植物:毒蕈、白果、杏仁、地瓜子、洋金花、发芽马铃薯、马桑子 农药:有机磷(敌敌畏、美曲膦酯、1605)有机氯(DDT、666) 杀鼠药:磷化锌、安妥 其他:一氧化碳、汽油、贡、铅、食物中毒

【临床表现】

1. 惊厥 为突然发生的全身性或局部肌群的强直性或阵挛性抽动,常伴有不同程度的意识改变。发作大多在数秒钟或几分钟内自行停止,严重者可持续数十分钟或反复发作,抽搐停止后多入睡。根据抽搐表现分三种类型:

(1) 全身性强直—阵挛性抽搐:躯干及四肢对称性抽动,眼球上斜固定,呼吸暂停,面色苍白或发绀,意识丧失。

(2) 强直性抽搐:全身及四肢肌张力增高,上下肢伸直,前臂旋前,足跖曲,有时呈角弓反张状。见于破伤风、脑炎或脑病后遗症。

(3) 限局性抽搐:一侧眼轮匝肌、面肌或口轮匝肌抽动,或一侧肢体抽动,或手指脚趾抽动,或眼球转动、眼球震颤或凝视,或呼吸肌痉挛抽搐,以致呼吸运动减慢,呼吸节律不匀或呼吸停止,表现阵发性苍白或发绀。以上抽搐多见于新生儿或幼小婴儿。限局性抽搐如恒定不变,有定位意义。

2. 惊厥持续状态 惊厥发作持续30分钟以上,或两次发作间歇期意识不能恢复者称惊厥持续状态,为惊厥的危重型,死亡率较高。其原因有:严重感染引起的脑炎、脑膜炎或中毒型脑病、破伤风等;还见于脑血管病、颅内出血、代谢紊乱、脑发育缺陷、脑外伤、脑炎后遗症、脑瘤和癫痫等。其表现多为强直-阵挛性抽搐。由于抽搐时间过长可引起高热、脑缺氧性损害、脑水肿、甚至脑疝形成等。常因呼吸衰竭而死亡。

3. 高热惊厥 其特点为:①6个月至4岁之间的小儿在高热时常发生惊厥;②惊厥多在体温上升早期发生;③惊厥发作时间短暂,在一次发热性疾病中,很少连续发作多次,发作后意识恢复快,没有神经系统异常体征;④已排除了上述各种小儿惊厥的病因(尤以颅内病变);⑤热退后一周作脑电图正常。据统计小儿高热惊厥在全部小儿人口中约占5%~8%,占儿童时期惊厥的30%,约有1/3病例在以后的感染发热时有抽搐的复发,1/3病例可发生脑损伤及智力障碍,或转为癫痫。高热惊厥患儿的家族中有某种形式的惊厥发作者约为30%~60%,有明显遗传因素。一般认为,小儿高热惊厥常见于小儿呼吸道病毒感染的早期,据统计,276例热性惊厥儿中,49%可确定为病毒感染。

根据惊厥起病年龄、其与发热的关系、惊厥发作的类型、惊厥前后神经系统的体征及脑电图的改变,现将高热惊厥分为单纯性(良性)与复杂性(非良性)两类;其具体含义见表16-3。这着眼在预防复发,避免因反复惊厥所致的脑损伤导致智力发育障碍等后遗症。

笔记栏

表 16-3 单纯性与复杂性高热惊厥

特点	单纯性高热惊厥	复杂性高热惊厥
发病年龄	6个月至4岁常见	不定，可在6个月以前或6岁以后起初高热惊厥，数次后低热后甚至无热也发生惊厥
惊厥与发热的关系	发热早期(6小时内)，体温上升期，体温多在38.8～40℃之间出现惊厥	可达15～30分钟以上，反复发作多次
惊厥持续时间和发作次数	数十秒钟至数分钟、极少超过10分钟，多数仅一次	明显局限性
惊厥发作类型	多为全身性、对称性(幼婴儿可不对称)惊厥前无异常，抽搐后意识恢复快	惊厥前后有异常(原有脑外伤、窒息、中毒史)
神经系统症状	退热一周后正常	退热一周后有异常波形
脑电图预后	良好	差
预防服药方法	当发热时给与预防药物	长期规律服抗惊厥药

【诊断】 除新生儿惊厥临床表现不典型，往往需要认真观察和检查方能做出诊断，婴幼儿和年长儿惊厥的诊断关键是病因学诊断，应结合小儿的年龄、发病季节、惊厥同时伴发的症状、体检发现、流行病学和必要的实验室资料，综合分析，才能准确判断惊厥的病因。

1. 根据年龄判断惊厥病因

(1) 新生儿：以颅脑损伤(产伤)、窒息、颅内出血、破伤风、急性细菌性脑膜炎、大脑发育畸形、代谢紊乱和维生素缺乏多见。

(2) 婴儿期：以低钙血症、脑发育畸形、脑损伤后遗症、婴儿痉挛症、高热惊厥和脑膜炎多见。

(3) 幼儿期：以高热惊厥、中毒型脑病、颅内感染、低血糖症和癫痫多见。

(4) 学龄前期及学龄期：以中毒型脑病、颅内感染、癫痫、中毒、脑瘤、脑寄生虫和高血压脑病多见。

2. 根据季节判断惊厥病因 某些传染病的发生有明显的季节性，考虑传染病引起的惊厥发作应注意这一点。如夏秋季多见中毒型菌痢、乙型脑炎、肠道传染病；冬春季多见流行性脑脊髓膜炎、呼吸道传染病。低钙血症多见于冬末初春。植物和某些食物中毒常与植物花果成熟季节有关。

3. 根据病史分析惊厥病因 应注意惊厥发生的形式、次序、持续时间、是否有意识障碍、有无先兆及诱发因素、惊厥前后是否伴有发热、咳嗽、腹泻、呕吐、头痛、尖叫及精神行为与意识改变等伴随症状，惊厥后有无嗜睡、偏瘫、失语等，还要了解近期有无头颅外伤史、预防接种史、传染病接触史、毒物及药物接触史或服药史。新生儿惊厥应着重于围生期健康情况、分娩史、断奶时间等。对疑有先天性、遗传性疾病者影响为智能发育、家族史、父母亲婚配情况及职业、母妊娠期健康情况及用药史等。

4. 体格检查 惊厥发作时能亲自观察抽搐情况对鉴别是否惊厥甚为重要，惊止后全面详细体检包括神经系统检查。应注意观察皮肤的改变，如皮疹、瘀点、毛细血管扩张、皮脂腺瘤、咖啡牛奶斑、皮肤色素脱失斑、毛发及皮肤的颜色等。头颅的形态与大小、前囟大小及有无隆起与凹陷。四肢活动情况、脑膜刺激征、病理反射等重要检查。肝、脾肿大常提示有代谢缺陷。血压测量可及早发现休克及高血压。必要时作眼底检查。

5. 实验室检查及特殊检验

(1) 三大常规：白细胞数显著增高，中性粒细胞百分数增高提示细菌性感染，嗜酸粒细胞显著增高提示脑寄生虫病。对突起高热惊厥伴有中毒症状的患儿，用冷盐水灌肠留取粪便镜检，是诊断中毒型菌痢必不可少的步骤。婴幼儿发生高热惊厥如无任何特殊表现时，应作尿常规排除泌尿道感染。

(2) 血液生化检验：根据需要选作血糖、血钙、血钠、血镁、血尿素氮和肌酐等。

(3) 脑脊液检查：疑有颅内感染时，应作脑脊液检查包活墨汁染色、留薄膜涂片抗酸染色和培养，以明确有无感染，并可鉴别何种病原，以便病因治疗。

(4) 血、尿特殊检查：疑有遗传代谢疾病时，应取血、尿作特殊检查，以便及时发现苯丙酮尿症、果糖不耐症和半乳糖血症等。

(5) 脑超声波检查：探测脑中线波的位置有无偏移，以判断天幕上有无占位性病变。

(6) 脑电图：有助于癫痫的诊断，婴儿痉挛症90%有特征性"高幅节律紊乱"(hypsarrhythmia)波形，其他类型癫痫，如经适当诱发试验(如过度换气等)诱发异常放电可有75%～85%异常波形。对限局性脑病、脑瘤可定侧、定位。高热惊厥一周后检查，有助于判定性质和预后。

(7) 头颅X线检查：平片、脑血管造影、脑室造影、气脑造影等可协助诊断脑瘤、脑血管病等。

(8) 电子计算机X线体层摄影(CT)：可以分辨很小的组织密度差别，对小脑幕上、下肿瘤、脑室扩张、脑萎缩的确诊率很高，对颅内出血及血肿、脑脓肿和脑栓塞的诊断也很有价值。

笔记栏

【急救处理】

1. 一般惊厥处理

(1) 控制惊厥

1) 针灸法：针人中、百会、涌泉、十宣、合谷、内关等，在2～3分钟内不能止惊时，应迅速选用下列药物。此法适用于药物暂时缺如时。

2) 止惊药物

a. 地西泮：0.2～0.3mg/(kg·次)(或1mg/岁)一次量最大不超过10mg，直接静注，速度为1mg/min。新生儿破伤风时剂量可高至1～2mg/次，静脉缓注。本药显效快，1～3分钟内可发挥作用，但作用时间短，必要时20分钟以后可重复用一次。本药有抑制呼吸、心跳和降低血压之弊，尤其对曾用过巴比妥类药者，更应注意，备齐复苏措施。

b. 副醛：5%制剂0.1～0.2ml/(kg·次)，肌注，最大量不超过5ml或0.3～0.4ml/(kg·次)加等量矿物油保留灌肠。本药安全效速，但对呼吸道有刺激性。有呼吸道疾患者忌用。

c. 水合氯醛(10%)：50～60mg/(kg·次)，加等量生理盐水保留灌肠。

d. 苯巴比妥钠：8～10mg/(kg·次)，肌注，本药为基本抗惊厥药，兼有阻止产热作用，但生效慢，肌注后20～60分钟才能达到脑内药效水平，可用作维持治疗，巩固疗效。

e. 异戊巴比妥钠(阿米妥钠)或硫喷妥钠：以上药物无效时可选用。阿米妥钠5mg/(kg·次)，硫喷妥钠10～20mg/(kg·次)，用10%葡萄糖稀释成1%溶液，以1ml/分速度静注，惊止即停注。硫喷妥钠最大量不过300mg，静注时不要搬动头部，以免引起喉痉挛，一旦发生应立即将头后仰，托起下颌，以防舌后坠，并肌注阿托品解痉。

应用止惊药时，注意勿在短时间内反复用多种药，使用两剂药之间应间隔一定时间，避免两药协同作用而引起呼吸抑制。

3) 对新生儿惊厥首先应查明原因，给予病因治疗；如一时难于查明原因，可根据引起新生儿惊厥的常见原因，采取急救措施。①首先试用25%～50%葡萄糖10～20ml静注。因为新生儿出生时血糖值只有母体血糖的70%～80%，小样儿和早产儿体内糖原贮存量不足，而新生儿代谢所需糖量却相当大，尤以患严重疾病的婴儿代谢增快，糖需要量增加，故常易发生低血糖症而出现惊厥等神经系统症状。如15分钟后无效则采用；②10%葡萄糖酸钙液5ml加入10%葡萄糖液20ml中静滴。因为新生儿有暂时性生理性甲状旁腺功能不足，肾功能不成熟，易发生低血钙性抽搐。如确诊为低钙血症，前述治疗每日应重复2～3次。如无效，试用③维生素B_6 50～100mg静注。如因维生素B_6缺乏或依赖，则可止惊。

(2) 一般处理：取侧卧位，松解衣服及领扣，清除口鼻咽喉分泌物和呕吐物，防止吸入窒息，保持呼吸道通畅。在上下磨牙处安置牙垫，以防咬破舌，但牙关紧闭时不可用力撬开，以免损伤牙。严重者给氧。高热者给物理降温或/及解热药物降温。

(3) 控制感染：感染性惊厥者，应选用适当抗生素或磺胺类药物。

(4) 病因治疗：针对不同的病因，给以相应的治疗。

2. 惊厥持续状态的处理

(1) 立即止惊：同一般惊厥处理。

(2) 控制高热：持续惊厥可致体温升高，脑组织耗氧量增高，而呼吸停止又使脑缺氧加重，导致脑水肿和神经细胞损害。可用头部冰帽和冰敷等，迅速降低头部温度，以保护脑组织，同时用人工冬眠配合降温。

(3) 加强监护：密切观察患儿体温、呼吸、心率及血压、肤色、肢温、瞳孔大小和尿量等，及时掌握病情变化，采取急救措施。

(4) 降低颅内压：持续抽搐2小时以上，视网膜水肿，瞳孔忽大忽小或两侧不等及呼吸节律不整，提示脑水肿。处理原则见急性颅内压增高征。

(5) 维持水电解质平衡：无严重体液丧失时，按基础代谢(50cal/kg)补充液体60～80ml/(kg·d)或1000～1200 ml/m^2体表面积，钠2mmol/kg，钾1.5mmol/kg，保持轻度脱水及低钠，以利控制脑水肿。

3. 预防惊厥复发措施

(1) 单纯性高热惊厥患儿：平日注意保健，减少发热，一旦发热应尽快降温并给苯巴比妥6mg/kg立即口服，3mg/(kg·次)每6～8小时一次维持，直至退温后停药。

(2) 复杂性高热惊厥患儿：为了防止惊厥反复发作，避免脑进一步损伤，本次惊厥后应长期规律服抗惊厥药，苯巴比妥3～5mg/(kg·d)，分2次口服，或全日量睡前一次口服。疗程为自最后一次惊厥发生之日算起至少1～3年；如婴儿期起始服药，可用至4岁。

(贾秀红　朱淑霞)

笔记栏

参 考 文 献

陈树宝.2005.小儿心脏病学进展.北京:科学出版社
陈舜年,许春娣.2002.儿科消化病临床新技术.北京:人民军医出版社
陈竺主编.2005.医学遗传学.北京:人民卫生出版社
戴家熊,韩连书.1998.小儿哮喘.上海:上海科学技术文献出版社
邓力,申昆玲.2003.儿童严重急性呼吸综合征诊断标准和诊疗方案(试行).中华儿科杂志,6(41):413~414
都鹏飞,俞发舟.2000.儿科疾病诊治图解.乌鲁木齐:新疆科技卫生出版社
樊寻梅.2003.儿科学,北京:北京大学医学出版社
冯学斌.2006.儿科学教学案例讨论.北京:科学出版社
龚非力.2004.医学免疫学.北京:科学出版社
胡亚美,江载芳,诸福棠.2002.实用儿科学.第7版.北京:人民卫生出版社
胡亚美,颜纯.1998.临床儿科诊疗关键.南宁:广西科学技术出版社
黄绍良.2000.小儿血液病手册.第2版.北京:人民卫生出版社
金汉珍,黄德珉,官希吉.2000.实用新生儿学,第2版,北京:人民卫生出版社
李文益,陈述枚.2002.儿科学新理论和新技术.北京:人民卫生出版社
彭文伟.2003.传染病学.第6版.北京:人民卫生出版社
全国儿童哮喘防治协作组.1993.儿童哮喘诊断、治疗常规(试行方案).中华结核和呼吸杂志,16(哮喘增刊):10~12
宋名通.1979.儿科学.第2版.北京:人民卫生出版社
王继山,陈俭红.1997.实用小儿胃肠病学.北京:北京医科大学、中国协和医科大学联合出版社
王慕逖.2001.儿科学,第5版.北京:人民卫生出版社
韦昌谦,曹新.2000.遗传医学.上海:上海医科大学出版社
吴希如,李万镇.2005.临床儿科学.北京:科学出版社
薛辛东.2002.儿科学.北京:人民卫生出版社
杨思源.1996.小儿心脏病学.北京:人民卫生出版社
杨锡强,易著文.2004.儿科学.第6版.北京:人民卫生出版社
杨锡强.2001.儿童免疫学.北京:人民卫生出版社
张家骧.2000.新生儿急救学.北京:人民卫生出版社
中华医学会儿科学分会心血管学组,中华儿科杂志编辑委员会.2000.病毒性心肌炎诊断标准(修订草案).中华儿科杂志,38:79
中华医学会呼吸系病学会哮喘学组.1993.支气管哮喘的定义、诊断、严重度分级及疗效判定标准(修正方案).中华结核和呼吸杂志,16(哮喘增刊):5~10
朱启镕.2004.小儿传染性非典型肺炎的特征.临床儿科杂志,3(22):186~187
左启华.2002.小儿神经系统疾病.第2版.北京:人民卫生出版社

附　录

一、正常小儿外周血液细胞成分正常参考值

检查项目	第1日	第2～7日	2周	3月	6月	1～3岁	4～7岁	8～14岁
红细胞(RBC)($\times 10^{12}$/L)	5.7～6.4	5.2～5.7	4.2	3.9	4.2	4.3	4.4	4.5
血红蛋白(Hb)(g/L)	180～195	163～180	150	111	123	118	134	139
血细胞比容(%)	53	—	43	34	37	37	40	41
红细胞平均体积(MCV)(fl)	109	—	103	81	83	85	91	92
红细胞平均血红蛋白(MCH)(pg)	35	—	34	29	28	29	30	31
红细胞血红蛋白浓度(MCHC)(%)	32	—	34	33	33	32	33	34
红细胞平均直径(μm)	8.0～8.6	—	7.7	7.3	—	7.1	7.2	—
有核红细胞(以每100个红细胞中)	3～10	3～10	0	0	0	0	0	
网织红细胞(红细胞的%)	3	—	0.3	1.5	0.5	0.5	0.5	—
白细胞($\times 10^{9}$/L)	20	15	12	—	12	11	8	8
中性粒细胞(%)	65	40	35	—	31	36	58	55～65
嗜酸与嗜碱粒细胞(%)	3	5	4	—	3	2	2	2
淋巴细胞(%)	20	40	55	—	66	56	34	30
单核细胞(%)	7	12	6	—	6	6	6	6
未成熟白细胞(%)	10	3	0	—	0	0	0	0
血小板($\times 10^{9}$/L)	15～25	—	—	25	25～30	25～30	25～30	25～30

二、小儿尿液检查正常参考值

测定项目	SI单位	常用单位
蛋白		
定性	阴性	阴性
定量		<40mg/24小时
糖		
定性	阴性	阴性
定量	新生儿<1.1mmol/L	<20mg/dl
	儿　童<0.28mmol/L	<5mg/dl
比重	1.010～1.030	
渗透压	婴　儿50～700mmol/Kg	50～700mOsm/Kg
	儿　童300～1400mmol/Kg	300～1400mOsm/Kg
pH	4.8～7.8	

续表

测定项目	SI单位	常用单位
沉渣		
白细胞		<5 个/HP
红细胞		<3 个/HP
管　型		无或偶见
Aoldis 计数		
白细胞		<100 万/12 小时
红细胞		(0～50)万/12 小时
管　型		(0～5000)万/12 小时

三、血液生化检验正常参考值

测定项目	国际单位	常用单位		
		mmol/L	mg/dl	其　他
钠(S)	135～145mmol/L	135～145	310～320	
钾(S)	3.5～5.1mmol/L	3.5～5.1	14～20	
氯化物(S)	96～108mmol/L	96～108	340～383	
磷(S)	1.3～1.78mmol/L	2.3～3.3	4～5.5	
钙(S)	2.24～2.75mmol/L	4.5～5.5	9～11	
镁(S)	0.74～0.99mmol/L	1.5～2.0	1.8～2.4	
铁(S)	9.0～32μmol/L			50～180μg/dl
铁结合力(S)	48～72μmol/L			250～400μg/dl
锌(S)	7.65～22.95μmol/L			50～100μg/dl
pH(38℃)(P,S,B)	—			7.30～7.45
二氧化碳结合力(P)		18～27		40～60vol%
二氧化碳分压(A)	4.5～6kPa			34～45mmHg
				30～35(新生儿)
二氧化碳总含量(V,S)	23～27mmol/L	23～27		50～60vol%
氧分压(A)	10.64～13.3kPa			80～100mmHg
				60～90(新生儿)
氧饱和度(A)	0.91～0.977			91%～97.7%
(V)	0.60～0.85			60%～85%
标准碳酸(P)	20～24mmol/L	20～24		
缓冲碱(B)		45～52		
碱剩余(B)		−2.3～+2.3		
葡萄糖(空腹)(B)	4.44～6.72mmol/L		80～120	
总蛋白(P)	60～80g/L			6～8g/dl
白蛋白(P)	34～54g/L			3.4～5.4g/dl
球蛋白	20～30g/L			
蛋白电泳(S)白蛋白				55%～61%

续表

测定项目	国际单位	常用单位		
		mmol/L	mg/dl	其　他
`球蛋白 α_1				4%～5%
α_2				6%～9%
β				9%～12%
γ				15%～20%
胆固醇(P.S)	3.37～5.7mmol/L		130～220	
总胆红素(S)	3.42～13.68μμmolL		0.2～0.8	
直接胆红素(S)	0.51～3.42μmol/L		0.03～0.2	
尿素氮(B)	2.5～5.4mmol/L		7～15	
肌酸(S)	15～46μmol/L		0.2～0.6	
肌酐(S)	44～132μmol/L		0.5～1.5	
黏蛋白(S)	0.4～0.9g/L		40～90(按蛋白计)	
	0.02～0.04g/L		2～4(按酪氨酸计)	
纤维蛋白原(P)	2～4g/L		0.2～0.4g/dl	
蛋白结合碘(S)	275～550nmol/L			3.5～7.0μg/dl
17-羟皮质醇(P)	276～372.6nmol/L			10～13.5μg/dl
凝血酶时间(P)	15～20s			15～20s
				<25(新生儿)
凝血酶原时间	12～14s			12～14s
				新生儿<4天,<15
				新生儿>4天,>13
凝血酶原消耗时间(S)	>35s			>35s
淀粉酶(S)	1000～5000nkat/L			8～32单位(温氏)
碱性磷酸酶(S)	1000nkat/L			5～15单位(温氏)
	±320nkat/L			
	1月 980nkat/L			
	2～3月 7630±480nkat/L			
	4～6月 1630±530nkat/L			
	7～12月 1530±480nkat/I			
	2～15月 1470±430nkat/I			
谷草转氨酸(S)	新生儿 355±158nkat/L			<30单位(赖氏)
	1月 340±162nkat/L			
	2～3月 277±105nkat/L			
	4～6月 405±92nkat/L			
	7～12月 322±90nkat/L			
	2岁 262±80nkat/L			
	2～16岁 235±65nkat/L			
谷丙转氨酶(S)	1月(67±50)nkat/L			<30单位(赖氏)
	2～3月(125±27)nkat/L			

笔记栏

续表

测定项目	国际单位	常用单位		
		mmol/L	mg/dl	其　他
	4～12 月(103±45)nkat/L			
	1 岁以后(113±55)nkat/L			
胆碱脂酶(S)	15～35kat/L			0.96±0.16(pH 指示剂法)
				30～80 单位(比色法)
肥达反应(S)				
伤寒杆菌菌体抗原(O)				0～1/80
伤寒杆菌鞭毛抗原(H)				<1/160
副伤寒杆菌甲鞭毛抗原(A)				0～1/160
副伤寒杆菌乙鞭毛抗原(B)				0～1/160
副伤寒杆菌丙鞭毛抗原(C)				0～1/160
冷凝集试验				0～1/64
抗链球溶血素“O”试验(ASO)				0～500 单位(陆氏法)
抗链球激酶(S)				<80 单位(安徒生法)
血清总补体(S)				165±37.4 单位/ml
类分湿因子胶乳凝集试验(S)				阴性
血清 C-反应蛋白(CRP)(S)				阴性
乙型肝炎表面抗原(S)(HbsAg)				阴性
甲种胎儿球蛋白(S)(AFP)				阴性
抗核抗体(ANA)(S)				<1∶152
淋巴细胞转化试验(S)				转化率 60%～70%
花瓣形成试验(S)				(41±5.0)%(30%～50%)

测定项目栏中(S):血清,(P):血浆,(B):全血,(A):动脉血,(V):静脉血。

四、小儿脑脊液正常参考值

测定项目	SI 单位	常用单位
压力	新生儿 290～780Pa	30～80mmH_2O
	儿童 690～1960Pa	70～200mmH_2O
细胞数		
红细胞	出生后头 2 周可达 675×10^5/L	可达 675/mm^3
	2 周以后 $(0\sim2)\times10^6$/L	0～2/mm^3
白细胞(多为淋巴细胞)	婴儿 $(0\sim20)\times10^6$/L	0～20/mm^3
	儿童 $(0\sim10)\times10^6$/L	0～10/mm^3
蛋白定性(Pandy 实验)	阴性	
蛋白定量	新生儿 200～1200mg/L	20～120mg/dl
	儿童<400mg/L	<40mg/dl
糖	婴儿 3.9～4.9mmol/L	70～90mg/dl
	儿童 2.8～4.4mmol/L	50～80mg/dl
氯化物	婴儿 11～123mmol/L	111～123mEq/L
	儿童 118～128mmol/L	118～128mEq/L

笔 记 栏

英汉儿科学专业词汇

A

abdominal breathing　腹式呼吸
acidosis　酸中毒
acquired immunodeficiency syndrome　获得性免疫缺陷综合征
acute bronchitis　急性支气管炎
acute diarrhea　急性腹泻
acute gastritis　急性胃炎
acute glomerulonephritis, AGN　急性肾小球肾炎
acute infectious laryngitis　急性感染性喉炎
acute leukemia, AL　急性白血病
acute military tuberculosis of the lungs　急性粟粒性肺结核
acute poststreptococcal glomerulonephritis, APSGN　急性链球菌感染后肾炎
acute renal failure, ARF　急性肾衰竭
acute respiratory failure　急性呼吸衰竭
acute tracheobronchitis　急性气管支气管炎
acute upper respiratory infection, AURI　急性上呼吸道感染
adenovirus pneumonia　腺病毒肺炎
adolescence　青春期
adolescent　青少年
adrenogenital syndrome　肾上腺性征异常综合征
air bronchogram　支气管充气征
anaphylactoid purpura　过敏性紫癜
ancylostomiasis　钩虫病
anoxia　缺氧
anuria　无尿
apnea　呼吸暂停
ascariasis　蛔虫病
asphyxia of newborn　新生儿窒息
asthmatic bronchitis　哮喘性支气管炎
ataxia-telangiectasia, AT　共济失调毛细血管扩张综合征
atrial septal defect, ASD　房间隔缺损

B

bacillary dysentery, toxic type　中毒型细菌性痢疾
bacterial sepsis　细菌性败血症
benign childhood epilepsy with centrotemporal spikes　儿童良性癫痫
bilirubin encephalopathy　胆红素脑病
bilirubinemia　胆红素血症
birth injury　产伤
birth weight　出生体重
body length　身长
body weight　体重
bottle-feeding　人工喂养
breast-feeding　母乳喂养
broncahial asthma　支气管哮喘
bronchiolitis　毛细支气管炎
bronchopneumonia　支气管肺炎
brown fat　棕色脂肪
bubble　水泡音
Burkitt lymphoma　恶性淋巴瘤

C

candidiasis　念珠菌病
caput quadratum　方颅
caput succedaneum　先锋头
cardiac arrhythmia　心律失常
cardiogenic shock　心源性休克
cardiopulmonary resuscitation, CPR　心肺复苏
central nervous system leukemia, CNSL　中枢神经系统白血病
central respiratory failure　中枢性呼吸衰竭
cerebral palsy　脑性瘫痪
chest circumference　胸围
childhood absence epilepsy　儿童失神癫痫
chlamydial infection　衣原体感染
chlamydial pneumonia　衣原体肺炎
chronic diarrhea　慢性腹泻
chronic glomerulonephritis　慢性肾小球肾炎
chronic granulomatous, CGD　慢性肉芽肿病
combined immunodeficiency, CID　联合免疫缺陷病
common variable immunodeficiency, CVID　常见变异型免疫缺陷病
complete transposition of the great arteries c-TGA　完全性大动脉转位
congenital adrenal hyperplasia, CAH　先天性肾上腺皮质增生症
congenital heart disease, CHD　先天性心脏病
congenital hypertrophic pyloric stenosis　先天性肥厚性幽门梗阻
congenital hypothyroidism　先天性甲状腺功能减低症
congenital megacolon　先天性巨结肠
congenitary nephritic syndrome　先天性肾病综合征
congestive heart failure　充血性心力衰竭
conjugated bilirubin　结合胆红素
cough variant asthma　咳嗽变异性哮喘

笔记栏

craniotabes 颅骨软化
cryptocccosis 隐球菌病
cryptococcal meningitis 隐球菌脑膜炎
cyanosis 发绀
cystitis 膀胱炎
cytomegalovirus infection 巨细胞病毒感染

D

disseminated intravascular coagulation, DIC 弥散性血管内凝血
diabetes insipidus, DI 尿崩症
diabetes mellitus, MD 糖尿病
diaphragmatic hernia 膈疝
diastolic murmur 舒张期杂音
diastolic thrill 舒张期震颤
DiGeorge anormaly, DA 胸腺发育不全
distal renal tubular acidosis, dRTA 远端肾小管酸中毒
dry rales 干性啰音
Dubin-Johnson syndrome Dubin-Johnson 综合征
dyspnea 呼吸困难
dysuria 排尿困难

E

edema 水肿
Eisenmenger 艾森曼格综合征
empyema 脓胸
endemic congenital hypothyroidism 地方性先天性甲低
endocardial fibroelastosis 心内膜弹力纤维增生症
endocarditis 心内膜炎
enlargement of the liver/hepatomegaly 肝肿大
enlargement of the spleen/splenomegaly 脾肿大
enterobiasis 蛲虫病
enterohepatic circulation 肝肠循环
epilepsy 癫痫
epileptic seizures or seizures 痫性发作
exchange transfusion 换血疗法
extramedullary hematopoiesis 髓外造血

F

familiar recurrent hematuria 家族性再发性血尿
febril convulsion 高热惊厥
febrile seizures, FS 热性惊厥
fetal period 胎儿期
fetus 胎儿
fine rales 细湿啰音
free erythrocyte protoporphyrin, FEP 红细胞游离原卟啉
frog belly 蛙腹
full term infant 足月儿
funnel chest 漏斗胸

G

gallop rhythm 奔马律
gastritis 胃炎
gastroesophageal reflux, GER 胃食管反流
gastroesophageal reflux disease, GERD 胃食管反流病
gestational age 胎龄
glomerulonephritis 肾小球肾炎
glycogen storage disease, GSD 糖原累积病
Gram-negative bacillary pneumonia, GNBP 革兰阴性杆菌肺炎
grasp reflex 握持反射
growth retardation 生长迟缓
Growth hormone deficiency, GHD 生长激素缺乏症
Guillian-Barre Syndrome, GBS 格林-巴利综合征

H

Hand-Schuller-Christian disease, HSC 韩-薛-柯病
harrison's groove 肋膈沟
head circumference 头围
hematuresis 血尿
hemolysis crisis 溶血危象
hemolytic disease of newborn 新生儿溶血病
hemolytic uremic syndrome, HUS 溶血尿毒综合征
hemophilia 血友病
hemorrhagic disease of the newborn, HDN 新生儿出血症
Henoch-Schonlein syndrome, Henoch-Schonlein purpura, HSP 亨-舒综合征
hepatolenticular degeneration, HLD 肝豆状核变性
hereditary glomerular diseases 遗传性肾小球疾病
hereditary spherocytosis, HS 遗传性球型红细胞增多症
herpangina 疱疹性咽峡炎
herptic stomatitis 疱疹性口腔炎
high risk infant 高危儿
human immunodeficiency virus, HIV 人类免疫缺陷病毒
hyalinemembrane disease, HMD 肺透明膜病
hyperbilirubinemia 高胆红素血症
hypertension 高血压
hypotension 低血压
hypotonic dehydration 低渗性脱水
hypertonic dehydration 高渗性脱水
hyperkalemia 高钾血症
hypocalcemia 低钙血症
hypokalemia 低钾血症
hypothyroidism 甲状腺功能减低症
hypoxia 缺氧
hypoxic-ischemic encephalopathy, HIE 缺氧缺血性脑病

I

idiopathic thrombocytopenic purpura, ITP 特发性血小板减少性紫癜

笔记栏

idiopathic epilepsy 特发性癫痫
immunodeficiency,ID 免疫缺陷病
improper feeding 喂养不当
inborn errors of metabolism 先天性代谢缺陷
indirect bilirubin/unconjugated bilirubin 间接胆红素
infancy 婴儿期
infant 婴儿
infant appropriate for gestational age 适于胎龄儿
infant large for gestational age 大于胎龄儿
infant of extremely low birth weight 超低出生体重儿
infant of low birth weight 低出生体重儿
infant of normal birth weight 正常出生体重儿
infant of very low birth weight 极低出生体重儿
infant small for gestational age 小于胎龄儿
infantile diarrhea 婴儿腹泻
infectious atypical pneumonia 传染性非典型肺炎
infectious pneumonia 感染性肺炎
infective endocarditis 感染性内膜炎
inspection 望诊
insulin-dependent diabetes mellitus,IDDM 胰岛素依赖性糖尿病
intracranial haemorrhage of the newborn 新生儿颅内出血
intraparenchymal haemorrhage,IPH 脑室质出血
intussusception 肠套叠
imbalance of acid-base 酸碱平衡紊乱
iron deficient erythropoiesis,IDE 红细胞生成缺铁期
iron depletion,ID 铁减少期
isolated hematuria 孤立性血尿
isolated proteinuria 孤立性蛋白尿
isotonic dehydration 等渗性脱水

J

juvenile rheumatoid arthritis,JRA 幼年类风湿性关节炎

K

Kawasaki disease,KD 川崎病
kernicterus 胆红素脑病,核黄疸
Klinefelter syndrome 先天性睾丸发育不全综合征
Koplik's spots 口腔麻疹黏膜斑(柯氏斑)

L

Langerhans cell histiocytosis,LCH 朗格汉斯细胞组织增生症
larngospasm 喉痉挛
late newborn 晚期新生儿
latent tuberculosis infection 潜伏结核感染
left-sided heart failure 左心衰
Letterer-Siwe disease,LS 勒-雪病
Leukemia 白血病
levocardia 左位心
light therapy 光疗
lungs 肺脏
lupus nephritis 狼疮性肾炎

M

macrosomia infant 巨大儿
maintenance requirements 生理需要量
malnutrition 营养不良
measles 麻疹
meconium aspiration syndrome,MAS 胎粪吸入综合征
medullary hematopoiesis 骨髓造血期
megaloblastic anemia 巨幼红细胞性贫血
mesoblastic hematopoiesis 中胚叶造血期
metabolic acidosis 代谢性酸中毒
metabolic alkalosis 代谢性碱中毒
mild dehydration 轻度脱水
minimal residual disease,MRD 微小残留病
minimal residual leukemic cell,MRLC 微小残留白血病细胞
mixed-feeding 混合喂养
moderate dehydration 中度脱水
moist rales 湿性啰音
Moro reflex 拥抱反射
mucocutaneous cryptococcosis 皮肤黏膜隐球菌病
mucocutaneous Lymph node syndrome,MCLS 皮肤黏膜淋巴结综合征
mucopolysaccharidosis,MPS 黏多糖病
mumps,epidemic parotitis 流行性腮腺炎
Myasthenia Gravis,MG 重症肌无力
mycoplasma pneumoniae pneumonia 肺炎支原体肺炎

N

Neonatal Cold Injury Syndrome 新生儿寒冷损伤综合征
neonatal hyperglycemia 新生儿高血糖
neonatal hypocalcemia 新生儿低钙血症
neonatal hypoglycemia 新生儿低血糖
neonatal intensive care unit,NICU 重症监护室
neonatal jaundice 新生儿黄疸
neonatal necrotizing enterocolitis,NEC 新生儿坏死性小肠结肠炎
neonatal period 新生儿期
neonatal septicemia 新生儿败血症
neonatal tetanus 新生儿破伤风
neonate/newborn 新生儿
nephrotic syndrome,NS 肾病综合征
nephrotic type NS 肾炎性肾病
neutral temperature 中性温度
non insulin-dependent diabetes mellitus,NIDDM 非胰岛素依赖型糖尿病
normal term infant 正常足月儿
nutritional iron deficiency anemia,NIDA 营养性缺

笔记栏

铁性贫血
nutritional megaloblastic anemia 营养性巨幼红细胞性贫血

O

oliguria 少尿
ongoing loses 继续损失量
omphalitis 脐炎
oral rehydration salts, ORS 口服补液盐
orthopnea 端坐呼吸
ossification center 骨化中心

P

palpation 触诊
parasitic disease 寄生虫病
parorexis/pica 异食癖
patent ducts arteriosus, PDA 动脉导管未闭
pathologic jaundice 病理性黄疸
pediatrics 儿科学
peptic ulcer 消化性溃疡
percussion 叩诊
perinatology 围生医学
peripheral respiratory failure 周围性呼吸衰竭
periventricular-intraventricular haemorrhage, PVH-IVH 脑室周围-脑室出血
persistent glomerulonephritis 迁延性肾小球肾炎
persistent pulmonary hypertension of newborn PPHN 新生儿持续肺动脉高压
pharyngo-conjunctival fever 咽结合膜热
phenylalanine hydroxylase, PAH 苯丙氨酸羟化酶
phenylalanine, PA 苯丙氨酸
phenylketonuria, PKU 苯丙酮尿症
phototherapy 光照疗法
physical development 体格发育
physiological anemia 生理性贫血
physiological jaundice 生理性黄疸
physiological weight reduction 生理性体重下降
pigeon/chicken chest 鸡胸
pneumatocele 肺大泡
pneumonia 肺炎
poliomyelitis 脊髓灰质炎
poliovirus 脊髓灰质炎病毒
polyuria 多尿
posterior fontanel 后囟
post-term infant 过期产儿
preschool child 学龄前儿童
preschool years 学龄前期
preterm infant, premature infant 早产儿
primary apnea 原发性呼吸暂停
primary complex 原发综合征
primary glomerular diseases 原发性肾小球肾炎
primary immunodeficiency, PID 原发性免疫缺陷病
primary of child care 儿童保健
primary pulmonary tuberculosis 原发型肺结核
primary subarachoid haemorrhage, SAH 原发性蛛网膜下腔出血
Primitive reflexes 原始反射
prolonged diarrhea 迁延性腹泻
proximal renal tubular acidosis, pRTA 近端肾小管酸中毒
pseudohypertrophic muscular dystrophy 假肥大型肌营养不良
pulmonary circulation 肺循环
pulmonary edema 肺水肿
pulmonary hypertention 肺动脉高压
pulmonary stenosis, PS 肺动脉狭窄
purpura nephritis 紫癜性肾炎
purulent meningitis 化脓性脑膜炎
pyelonephritis 肾盂肾炎
pyopneumothorax 脓气胸

R

rachitic beads 肋骨串珠
rapidly progressive glomerulonephritis, RPGN 急进性肾小球肾炎
renal tubular acidosis, RTA 肾小管酸中毒
respiratory acidosis 呼吸性酸中毒
respiratory alkalosis 呼吸性碱中毒
respiratory distress syndrome, RDS 呼吸窘迫综合征
respiratory syncytial virus pneumonia, RSV 呼吸道合胞病毒肺炎
rewarming 复温
Reye syndrome Reye 综合征
rheumatic diseases 风湿性疾病
rheumatic fever 风湿热
right-sided heart failure 右心衰
root reflex 觅食反射

S

school child 学龄儿童
school years 学龄期
secondary apnea 继发性呼吸暂停
secondary glomerular diseases 继发性肾小球肾炎
secondary immunodeficiency 继发性免疫缺陷病
septicemia 败血症
severe dehydration 重度脱水
severe acute respiratory syndrome 严重急性呼吸道综合征
severe combined immunodeficiency, SCID 严重联合免疫缺陷病
sexual precocity 性早熟
shifting dullness 移动性浊音
short stature 矮身材
sighing respiration 叹气样呼吸
simple type NS 单纯性肾病
sporadic congenital hypothyroidism 散发性先天性

笔 记 栏

甲低
staphylococcal aureus pneumonia 金黄色葡萄球菌肺炎
status epilepicus, SE 惊厥持续状态
steroid-resistant NS 激素耐药型肾病
steroid-rsponsive NS 激素敏感型肾病
stomatitis 口炎
subcutaneous fat 皮下脂肪
subdural haemorrhage, SDH 硬膜下出血
sucking reflex 吸吮反射
superventricular tachycardia 阵发性室上性心动过速
symptomatic epilepsy 症状性癫痫
syndrome of inappropriate secretion of antidiuretic hormone, SIADH 抗利尿激素异常分泌综合征
systemic inflammatory response syndrome, SIRS 全身炎症反应综合征
systolic murmur 收缩期杂音
systolic thrill 收缩期震颤

T

testic leukemia, TL 睾丸白血病
tetralogy of FAllot, TOF 法洛四联症
thalassemia 地中海贫血
thoracic breathing 胸式呼吸
thrush, oral candidiasis 鹅口疮
tidal respiration 潮式呼吸
toddler 幼儿
toddlerhood 幼儿期
toxic shock syndrome, TSS 中毒型休克综合征
transient tachypnea of newborn 新生儿暂时性呼吸增快
21 trisomy syndrome 21-三体综合征
tuberculosis of trachebronchial lymphnodes 支气管淋巴结核
tuberculosis 结核病
tuberculous meningitis 结核性脑膜炎

U

umbilical cord 脐带
umbilical granuloma 脐肉芽肿
umbilical hernia 脐疝
unconjugated bilirubin 未结合胆红素
urethritis 尿道炎
urinary tract infection, UTI 泌尿道感染

V

varicella-zoster virus, VZV 水痘-带状疱疹病毒
ventricular septal defect, VSD 室间隔缺损
vesicoureteral reflux, VUR 膀胱输尿管反流
viral encephalitis 病毒性脑炎
viral meningitis 病毒性脑膜炎
viral myocarditis 病毒性心肌炎
vitamin D deficiency rickets 维生素D缺乏性佝偻病
vitamin D deficiency tetany 维生素D缺乏性手足搐搦症

（韩瑞敏）